第九版 · 2025

国家执业药师职业资格考试指南

中药学综合知识与技能

国家药品监督管理局执业药师资格认证中心　组织编写

中国健康传媒集团
中国医药科技出版社

内 容 提 要

本书是 2025 年国家执业药师职业资格考试指南之一，由国家药品监督管理局执业药师资格认证中心组织专家、学者编写，与《国家执业药师职业资格考试大纲（第九版）》配套使用。本书以中药学实践能力与技能综合为定位，从药物治疗学角度，为执业药师执业实践活动提供专业支撑，内容涵盖中医基础理论、中医诊断学等执业药师应具备的临床基础学科知识，以及在中医理论指导下中医常见疾病的辨证论治和用药指导相关知识，中药调剂养护等基础药学服务技能，合理用药与用药安全等综合药学服务技能，是执业药师理论联系实际、有效开展药学服务所需综合知识和技能的集中体现。

本书旨在帮助广大药学技术人员复习备考执业药师职业资格考试，同时对医学、药学实践工作也有很强的实用性和广泛的适用性，可供高等医药院校师生和医药专业技术人员学习参考。

图书在版编目（CIP）数据

中药学综合知识与技能. 2025 / 国家药品监督管理
局执业药师资格认证中心组织编写. -- 9 版. -- 北京：
中国医药科技出版社，2025. 3（2025. 4 重印）.--（国家执业药师职业
资格考试指南）. -- ISBN 978-7-5214-5072-9

Ⅰ. R28

中国国家版本馆 CIP 数据核字第 2025 AR8852 号

美术编辑　陈君杞
责任编辑　高延芳
版式设计　友全图文

出版　**中国健康传媒集团** | 中国医药科技出版社
地址　北京市海淀区文慧园北路甲 22 号
邮编　100082
电话　发行：010 – 62227427　邮购：010 – 62236938
网址　www. cmstp. com
规格　889 × 1194mm $^1/_{16}$
印张　29 $^1/_2$
字数　807 千字
初版　2010 年 12 月第 1 版
版次　2025 年 3 月第 9 版
印次　2025 年 4 月第 2 次印刷
印刷　北京盛通印刷股份有限公司
经销　全国各地新华书店
书号　ISBN 978-7-5214-5072-9
定价　**90. 00 元**

获取新书信息、投稿、
为图书纠错，请扫码
联系我们。

编 委 会

前　言

《国家执业药师职业资格考试大纲（第九版）·2025年》由国家药品监督管理局制定，并经人力资源和社会保障部审定后公布实施。为配合新版考试大纲的实施，满足广大参考人员学习、备考和能力提升需求，更好地适应国家执业药师职业资格考试工作的发展，国家药品监督管理局执业药师资格认证中心组织专家、学者编写了《国家执业药师职业资格考试指南（第九版）·2025年》。

本套考试指南分为中药学和药学两类，共7册，涵盖国家执业药师职业资格考试的所有科目。中药学类考试科目包括中药学专业知识（一）、中药学专业知识（二）、中药学综合知识与技能、药事管理与法规；药学类考试科目包括药学专业知识（一）、药学专业知识（二）、药学综合知识与技能、药事管理与法规。药事管理与法规是两类考试的共同考试科目。

本套考试指南紧扣新版考试大纲的要求，科学反映药学学科的发展，密切关注药品监管法律法规和政策的变化，充分体现执业药师在药品质量管理和药学服务两方面的专业知识和实践技能。在编写过程中，力求客观、系统地反映新版考试大纲的考试内容和要求，实现理论知识与实践应用的紧密结合，做到"学以致用，用以促学"。

本套考试指南为国家药品监督管理局执业药师资格认证中心指定的国家执业药师职业资格考试备考用书，对参考人员具有重要的指导作用，对医学、药学实践工作也具有很强的实用性和广泛的适用性。它既是参考人员复习备考和各单位开展考前培训的必备教材，也是高等医药院校师生和医药专业技术人员的学习资料。

本套考试指南的编写和出版是在以往各版考试指南的基础上进行的修订、完善和提升。编写期间，众多专家、学者付出了辛勤的努力；同时，社会各界提供了真诚的帮助，特别是中国医药科技出版社给予了大力的支持。在此，谨向所有参与工作的专家、学者、执业药师代表以及编辑人员表示衷心的感谢！

尽管经过反复审校，书中难免存在疏漏和不足，敬请提出宝贵意见建议，以便进一步完善。

国家药品监督管理局执业药师资格认证中心

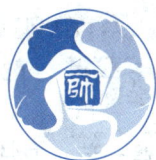

目　录

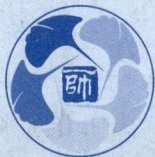

第一章 执业药师与中药药学服务

现代药学的发展历程主要经历了三个阶段，即传统的以药品供应为中心的阶段；参与临床用药实践，促进合理用药为主的临床药学阶段；更高层次的以患者为中心，改善患者生命质量的药学服务阶段。药学服务的变化反映了现代药学服务模式和健康理念，体现"以人为本"的宗旨，是时代进步赋予药师的使命，同时也是科学发展和药学技术进步的结果。中药自古被称为本草，记载中药的典籍传统上被称为本草学，里面的内容包罗万象，诸如药物形态、产地、采收、炮制、应用等。传统本草学近代始称中药学，随着现代生产、分析、制剂技术的发展，以及人们对疾病治疗认识的变化，中药学又形成了临床中药学、中药药理学、中药栽培学、中药药用植物学、中药化学、中药炮制学、中药药剂学、中药鉴定学、中成药学、中药调剂学等多个学科。随着现代药学在医疗实践中的发展，根植于中药学与中医学理论，研究通过药学实践促进中药合理应用的中药临床药学应运而生。

第一节 中药药学服务及其模式

一、中药药学服务的内涵与对象

药学服务于 1990 年由美国学者倡导，其含义是药师应用药学专业知识向公众（包括医务人员、患者及家属）提供直接的、负责任的、与用药相关的服务，以期提高药物治疗的安全、有效、经济和适宜性，改善和提高人类生活质量。这样的定位表明，药学服务不再像过去那样主要局限在传统的药物供应、调配以及制剂生产等基础工作上，而应该是以患者为中心的全程化药学服务。

（一）中药药学服务的内涵

中药药学服务是指中药师运用中医药专业知识，提供与中药相关的服务，以解决医疗、保健、预防中遇到的中药用药问题，提高中药治疗的安全、有效、经济与适宜性。其服务宗旨是"以人为本"；服务目标是促进临床合理使用中药，保障人民群众的身体健康，改善和提高人类生活质量。

（二）中药药学服务的对象

中药药学服务的对象是广大公众，包括患者及其家属、医护人员和健康人群。其中尤为重要的人群包括：①用药周期长的慢性病患者，需长期或终生用药者；②病情和用药复杂，患有多种疾病，需同时合并应用多种药品者；③特殊人群，如特殊体质者、肝肾功能不全者、过敏体质者、儿童、老年人、妊娠期及哺乳期妇女、血液透析者、听障者、视障者以及特殊职业者（如驾驶员）等；④用药效果不佳，需要重新选择药品或调整用药方案、剂量、方法者；⑤用药后易出现明显的药品不良反应者；⑥应用特殊剂型者，以及特殊给药途径者。

另外，医师在诊疗活动中，针对处方中饮片的选择、最佳给药方式、饮片的不良反应及禁忌证、中西药药物相互作用、临方炮制、临方制剂等，以及护士在执行医嘱、护理患者时，需要选择适宜的中药注射剂溶媒、溶解药品的正确操作方法、交代患者特殊煎服饮片的煎服方法等各种与药物的相关问题，均需要得到药师的帮助。

二、中药药学服务的模式与内容

（一）中药药学服务模式及转变

随着医药卫生体制改革不断深入，药学服

务工作面临新的任务和挑战，根据原卫计委《关于加强药事管理转变药学服务模式的通知》国卫办医发〔2017〕26 号，药学服务从"以药品为中心"转变为"以病人为中心"，从"以保障药品供应为中心"转变为"在保障药品供应的基础上，以重点加强药学专业技术服务、参与临床用药为中心"。随着中药临床药学的发展，中药师逐渐走进临床，为患者提供安全、有效的药学服务，建立起以患者为中心的中药药学服务模式，以合理用药为核心，药师参与临床疾病的诊断、治疗，从单纯的药品调剂拓展到协助医师选择治疗药物，制定个体化给药方案，向临床提供药品信息，及时为医护人员提供有关药物治疗及其相互作用、配伍禁忌、不良反应等方面问题的咨询服务。

（二）中药药学服务内容及规范

中药药学服务的主要实施内容包含与患者用药相关的全部需求，因此药学服务的具体工作，除传统的中药调剂工作以外，还包括中药处方点评、用药咨询与药学门诊、中药处方和医嘱审核、参与临床查房和临床会诊、独立开展药学查房、药学监护、患者用药教育、大众健康宣教、个体化药学服务及用药安全性监测等多个环节。2021 年 10 月，国家卫生健康委员会办公厅印发了《医疗机构药学门诊服务规范》《医疗机构药物重整服务规范》《医疗机构用药教育服务规范》《医疗机构药学监护服务规范》和《居家药学服务规范》5 项服务规范，指导医疗机构药师规范开展药学服务。2024 年 3 月，国家药品监督管理局执业药师资格认证中心制定了《药品零售企业执业药师药学服务指南》，指导药品零售企业执业药师开展药学服务，不断提升执业药师的服务能力和水平。中药药学服务部分内容的实施也可参考以上规范。

（三）中药药学服务新进展

随着中药药学服务的开展，药师越来越多地参与到药物治疗中去，中药药学服务的具体内容及工作模式也取得了日新月异的进展。

1. 药物重整（medication reconciliation） 是指在患者入院、转科和出院时，药师通过核对新开的医嘱和已有的医嘱，比较患者目前的整体用药情况（包括处方药、非处方药、营养补充剂等）与医嘱是否一致，以保证患者用药安全的过程。其目的是获取和确认患者的既往用药史，消除处方不一致，做好用药评估，预防医疗过程中的药品不良事件，避免漏服药物、重复用药、剂量错误和药物不良相互作用等。

2. 开展中药药物警戒工作 药物警戒理念最早起源于西方国家，目前基于药物警戒角度进行中药安全风险的评估已经在国家药监局及某些中医药高等院校中逐步开展。近年来有些学者已经开展了基于传统医药学知识对中药注射剂、感冒类药物成方制剂、止咳平喘类药物安全警示研究，弥补药品说明书及相关专业书籍中中药安全警示的不足。

3. 中药临方炮制和临方制剂 中药临方炮制和临方制剂最能体现中医药治疗中个体化给药的特色。当前药品使用场所使用的中药饮片多为中药饮片生产厂炮制、生产、供应，中成药制剂亦多具有明确的主治病证，使得各医疗机构和零售药店现有的中药饮片及中成药不能满足全部的临床治疗需要。部分医疗机构和中药饮片零售药店已经开始开展中药临方炮制和临方制剂（主要包括部分传统制剂的制备，如临方制备蜜丸、水丸、膏滋、药茶等）工作，这充分体现了中医药治疗的特色及中药临方炮制、临方制剂的临床价值。

4. 中药知识科普与药学信息服务 开展中药知识科普活动是中药药学信息服务的重要内容之一，其包括向患者或医护人员提供合理的用药方法宣教，介绍最新药物治疗进展、药品新品种、药物间相互作用、禁忌证、不良反应及使用注意事项等，对促进临床合理用药具有重要意义。

5. 中药调剂智能化建设 中药调剂是中药类别执业药师服务患者最基本的技能之一，在传统调剂工作中，执业药师需掌握中药学、中药鉴定学、中药养护学、中医基础理论等理论知识，传承中药文化习俗与行业操作技能。随着自动化技术的发展与诊疗模式的变革，愈来愈多的中药工作者开始探索中药智能化调配技术。目前研究的主要内容是传统饮片的自动调剂、自动煎煮、智能盘点等设备研究及工作模式的探索。此外，也有人系统提出建设智慧中药房与共享中药房，以重塑医疗卫生体系和整合优化医疗卫生资源，加快建设布局紧密型县域医共体，大力提升基层医疗卫生服务能力等。

三、中药药学服务对执业药师的要求

药学服务是高度专业化的服务过程，要求药师以合理用药为核心，以提高患者生命质量为目的。药师作为医疗团队成员之一，直接服务于患者，用自己不同于医护而独有的专业知识与技能，来保证药物使用获得满意的结果。

提供药学服务的执业药师必须具有药学专业背景，具备扎实的中医药学专业知识以及开展药学服务工作的实践经验和能力，并具备与药学服务相关的药事管理与法规知识、医学人文知识、沟通技巧及高尚的职业道德。

（一）职业道德

药既能治病救人，也能致病害人。执业药师必须遵守职业道德，忠于职守，以对药品质量负责、保证人民用药安全有效为基本准则，还必须要有良好的人文道德素养，遵循社会伦理规范。执业药师应遵守《执业药师业务规范》和职业道德准则，绝不允许调配、发出没有达到质量标准要求的药品以及缺乏疗效的药品，要尽力为患者提供专业、真实、准确和全面的信息，并尊重患者隐私，严守伦理道德。

（二）专业知识

执业药师要合格胜任药学服务工作，必须具备特定的知识结构和较高的实践能力。中药类别执业药师要提供中药药学服务，就需要有中医药学相关的背景和扎实的专业知识。诸如临床中药学、方剂学、中药炮制学、中药药剂学、中药鉴定学、中药化学、中药调剂学、中成药学、中医基础理论、中医诊断学、中医内科疾病治疗学、中医外科疾病治疗学、中医妇科疾病治疗学、中医儿科疾病治疗学及中医药经典著作等的理论知识都是中药类别执业药师必备的专业理论知识。

（三）专业技能

执业药师的基本技能是指在提供药学服务的各个环节所必须具备的专业技术方法与工作能力。中药类别执业药师的基本技能主要包括：

（1）中药处方审核、中药调配与复核、中药贮藏与养护、中药饮片真伪优劣鉴别、中药煎煮、提供中药用药咨询和健康宣教、中药处方点评及医嘱审核等通科中药药学服务技能。

（2）阅读医疗文书、问诊及常规查体、辨析中医常见病证并提供用药方案、利用临床药学思维分析药学问题；对特殊人群进行治疗药物监测，设计中医药治疗个体化给药方案；中药信息检索、书写公众宣传材料和为住院患者提供出院用药教育；收集、整理、分析并反馈中药安全信息，开展中药药物评价等专科临床药学服务技能。

（四）沟通技能

执业药师在药学服务中，常需与患者、患者家属、健康大众及医务人员进行深入地沟通。因此，具备良好的沟通技能是保障执业药师顺利开展药学服务的重要前提之一。在具体沟通过程中，执业药师首先应该注意实现良好沟通的四大原则：相互尊重、相互理解、以诚相待、关爱包容。同时，可以根据沟通对象、场景及目的的不同，采取恰当的沟通技巧，诸如①认真聆听、揣摩患者的表述；②注意口头语言的表达；③注意肢体语言的运用；④注意书面语言的运用；⑤交谈时间不宜过长；⑥对特殊人群应有必要的特殊关注。

第二节　药学服务常用文献信息

一、中医药文献信息特点与来源

信息是一个十分广泛的概念，它是在自然界、人类社会以及人类思想活动中普遍存在着的，是物质的本质属性。药学信息是指通过印刷品、光盘或网络等载体传递的有关药学方面的各种知识。中医药信息作为药学信息的重要组成部分，涉及中医药的研究、生产、流通和使用领域的各个方面。如中医研究信息、中药新药研发信息、中药专利信息、中药生产和上市信息、中药市场的价格信息、药事管理信息、中医药教育信息、中医药学科进展信息、中药不良反应和药物相互作用等临床药学信息等。

（一）中医药文献特点

1. 历史与现代并重　在漫长的发展过程中，

中医药学积累了大量的文献信息。由于这些信息高度的经验性和实用性，得到了人们普遍的重视和尊崇。它既是教科书的重要内容，又常常作为指导临床和科研的权威资料。而在当今的信息时代，中医药学科的研究与发展，借助于现代化的科学技术手段、研究思路与方法，使得中医药学科的基础理论研究、药理药化研究、实验以及临床研究等方面发生了新的变化，为中医药学的发展拓宽了方向，加快了中医药文献信息的更新。

2. 多学科相互交融 现代医学技术虽然发展到了细胞分子学理论，但对一些复杂疾病并没有从根本上明确其发病机制，也没有找到确切的单一治疗途径，而中医治疗疾病的药物大部分来自于自然，具有多靶点、多途径的疗效优势，对于一些现代医学没有弄清楚发病机制的复杂疾病，中医药显示出其不可替代的作用。中医药学经历了几千年的发展，蕴含着深厚的历史、民族、自然、哲学、天文、地理、动植物学、工农业生产、地质、体育、养生保健、美容等学科文化。中医药学还与现代医学的各基础学科如生物、化学、人体解剖等学科密切相关。中医药学科与众多学科的相互渗透、相互交叉，给中医药学的研究提供了大量可借鉴的思路方法，也使中医药文献信息的来源不断增大。

3. 数量迅速递增 中医药经过千百年的发展，为我们留下了巨大的知识宝库，现代中医药在传统理论的基础上更大大丰富和发展了原有的内涵，开创了如中西医结合学、中药药理学、中药制剂学、中医时间医学、中医心理学、中医药信息学等学科，进一步拓展了中医药知识信息容量。自 20 世纪 70 年代以来，中医药学科被全世界医学界逐渐认同，中医药信息已不仅来自中国或亚洲几个国家，更是来自全世界。据统计，目前全世界有 20 多种文字出版有关中医中药文献。我国国内公开发行的中医药文献种类、数量也正处在加速发展时期，中医中药、中西医结合文献在现代医学文献中所占篇数的比例呈上升趋势。

4. 质量良莠不齐 在市场经济的条件下，多种利益群体的博弈，使得中医药信息也受到影响，某些网络平台等的无序宣传，对一般人来说可谓是鱼龙混杂、真伪难辨，这就要求执业药师要根据自己所学的专业知识，认真分析辨识，学会去伪存真，为人民群众提供切实、可靠的药学信息服务，保障人民的用药安全。

（二）中医药文献来源

按照文献资料的加工层次不同，文献可以分为一次文献、二次文献、三次文献。一次文献是作者以本人的研究成果为依据而撰写的原始文献，如专著、期刊论文、会议文献、学位论文、专利说明等。二次文献是对一次文献进行整理分类、提炼加工，按一定规则编排而成，如书目、题录、文献等。三次文献是在利用二次文献基础上，对某一特定专题的一次文献进行收集整理和综合分析从而编写而成的文献，如论文综述、专题评论、教科书、词典、百科全书、年鉴、手册等。综合上述三种级别的信息，目前中医药信息来源主要可以分为以下几个部分。

1. 图书 中医药图书内容比较系统、全面、成熟、可靠。但其撰写和出版需要较长时间，提供的信息比专业期刊等文献要晚，通常为 3 ~ 5 年以前的信息资源。

2. 专业期刊 专业期刊一般按时出版，多选择一些新的一次文献。与图书相比，其出版周期短，信息更新速度快，内容新颖，影响面较广，是中医药专业信息最重要的来源。通过专业期刊可以汲取当前中医药领域已有的成果，掌握科研进展，了解科研动态，开阔研究思路。

3. 报纸 报纸是以刊登新闻报道和评论为主的连续出版物，特别是专业报纸通常刊载一些中医药的科普文章和学术论文介绍等。相对于期刊，报纸的出版周期更短，信息传递更快，中医药领域的新发现、新发明、新技术和新成果会在很短的时间内在报纸上披露。如《健康报》《中国中医药报》《中国医药报》《医药经济报》等。

4. 会议文献 包括学术会议上宣读或书面交流的论文和报告。目前会议上宣读或交流的论文，大多还没有在正式刊物上公开发表过，多数为中医药领域某一专题的最新研究成果或进展，信息具有很强的新颖性和原始性，是了解中医药学领域最高研究水平、动态和发展趋势的重要文献。

5. 学位论文　有学士论文、硕士论文和博士论文。一般来讲，硕士和博士论文的研究水平会更高一些，多具有一定的原创性和独到见解，在问题的探讨和阐述方面会更具有参考价值。

6. 专利文献　专利是由政府有关部门（国家专利局）根据发明人的申请，认为其发明符合法律规定的条件（经审查和批准）而授予发明创造者在一定时期内对其发明独自享有制造、使用和销售的权利。专利文献具有技术内容广泛、技术前沿或新颖、描述详细等特点。

7. 药品说明书　药品说明书是药品信息重要的法定文件，是选用药品的法定指南。药品说明书的内容包括品名、规格、主要成分或药味、性状、药理作用、适应证或功能主治、用法、用量、禁忌、不良反应、注意事项和贮藏等药品使用信息，也包括了生产企业、药品批准文号、产品批号、有效期等药品生产信息，是医务人员、患者了解药品的重要途径，是执业药师指导患者合理用药的首要依据。

8. 产品样本　与中医药有关的产品样本主要是中成药和中医医疗仪器的产品样本。因为产品已投入使用，所以所提供的信息较为可靠、数据可观，特别是一些产品样本附有较多的外观图片和内部结构图，形象直观，图文并茂。当然有些产品样本内容比较简单，信息量少，宣传成分较多，甚至有夸张的嫌疑，这一点要特别注意。

二、常用古代典籍文献

中医药学历史悠久，医籍浩繁，其种类齐全，数量繁多，充分显示出中医药伟大宝库内容之丰富，分为医经、诊法、针灸、按摩、本草、方书、临证各科、养生、医案医话医论、医史、综合性著作等。

（一）主要医学典籍

1.《黄帝内经》　又称《内经》，是最早的一部中医典籍，也是中医学最重要的经典著作。《黄帝内经》分《黄帝内经·素问》和《黄帝内经·灵枢》两部分。

《黄帝内经·素问》，简称《素问》。原书9卷，计81篇。托名黄帝所述，实非出自一人一时之手，大约历经春秋战国至秦汉陆续汇集而成。全书以黄帝与岐伯、雷公等君臣问答体例讨论了摄生、阴阳五行、藏象经络、病因病机、诊法治则及对有关病证认识等内容。作为现存最早、最为系统的医学经典著作，全面总结了秦汉以前古代医学的临床经验和理论，将人的生命活动置于自然界的运动变化中加以考察，在探讨人与自然的过程中充分汲取了中国古代哲学、天文学、地理学等学科的先进思想和研究成果，创建了阴阳、五行、脏腑、经络、精气神等各种医学理论，以演绎其运动变化的客观规律，对人的生理与病理现象、各种疾病的诊断、治疗及其预后转归等各方面均有较为系统、全面的阐述，充分体现了人与自然统一的整体运动观念，确立了因时、因地、因人制宜的辨证施治原则，形成了独具特色的中医学理论体系，并为其发展奠定了坚实的基础。

《黄帝内经·灵枢》，简称《灵枢》。原书9卷，计81篇。托名黄帝所述，约成书于春秋战国至秦汉时期，后世有增益，非一人一时之作。《灵枢》一书不仅论述了人体生理、病理、诊断、治疗，以及阴阳五行、脏腑气血津精、人与自然等医学理论，更侧重于经络理论和针刺方法，是全面系统总结我国汉代以前中医学理论、经络学说和针刺技术的经典著作，为后世医学尤其是针灸学的发展奠定了坚实的基础。因其详于经络腧穴针灸刺法，故又有《针经》之称。

2.《伤寒论》　简称《伤寒》，汉·张机（字仲景）撰著，晋·王熙（字叔和）编次，宋·林亿校正。刊于北宋治平二年（公元1065年）。全书10卷，共22篇。书中总结了先秦两汉时代的医学成就，继承与发展了《内经》的基本理论，创造性地将医学理论与临床实践紧密结合。在《素问·热论》六经分证基础上，将六经作为辨证论治的纲领，提示了外感病发生、发展的一般规律，并对其发展过程中可能出现的合病、并病、坏病等，也相应提出了治疗原则。"六经辨证体系"继承了《内经》中关于经络、脏腑、气化、气血、营卫，以及邪正斗争、阴阳消长等理论，赋予"六经"以新的内容，奠定了中医学辨证论治的基础，对临床各科均有指导意义。

该书载方113首，配伍严谨，体现了君臣佐使的组方原则，并包含汗、吐、下、和、温、清等法，具有广泛的适用性。剂型有汤剂、散剂、丸剂、栓剂等，有很高的临床实用价值，后世称其为"众方之祖"。所用药物约96味，有植物药、动物药、矿物药、加工品等。炮制方法有火制、水制、水火同制等，且注重煎服之法，具有很高的科学价值。并创药物与针灸并用之法，对临床具有指导意义。

3.《金匮要略方论》 简称《金匮要略》《金匮》，汉·张机（字仲景）撰著，晋·王熙（字叔和）编次，宋·林亿校正。全书3卷，共25篇。按病分篇，如以"中风历节病脉证并治"等为篇名。其首篇（"脏腑经络先后病"）为全书总论，对疾病的病因、病机、预后、诊断、预防、治疗作原则性的指示，具有纲领性意义；第2至17篇为内科疾病，包括中风、虚劳、胸痹、痰饮、黄疸、水气等30多种病证的辨证论治；第18篇论述肠痈等外科疾病；第19篇讨论阴狐疝气、蛔虫等病；第20至22篇专论恶阻、腹痛、脏躁等妇产科病证20多种；末后3篇专论杂疗方和食物禁忌。共载病证60余种，方剂262首。

全书以《内经》理论为指导，理论联系实际，开创了内伤杂病辨证论治的体系，对后世临床医学的发展有深远影响。

4.《巢氏诸病源候论》 又名《诸病源候论》，简称《巢氏病源》，隋·巢元方等撰。成书于隋大业六年（公元610年）。全书50卷，共载71类疾病，1739种病证，是我国第一本证候学专著。

该书的主要成就包括：①强调以病为纲，以证为目，每类疾病之下，分述各种病证，再论各病证概念、病因和证候，部分病证之末附"养生导引法"。②论述病证，先明确概念，后论述病因、病机。如论流饮候，谓"流饮者，由饮水多，水流走于肠胃之间，辘辘有声，谓之流饮"，简明易晓。③在病因方面，除六淫、七情、饮食劳倦等外，认为乖戾之气是传染病

病因。对某些疾病的认识亦有独到之处，如论诸癫、疥疮、癣，认为皆因"虫"所致。④对证候描述，详尽明晰，如癫疾之候，初期为"皮肤不仁"，中期则"令人顽痹""锥刺不痛"，后期"眉睫堕落""鼻柱崩倒""肢节坠落""头面部起为疱肉，如核桃大枣"等，备录详尽。

该书继承和发展了中医病因病机学理论，对后世影响很大，为历代医家所推崇。

5.《温疫论》 明·吴又可撰于公元1642年。全书共2卷，补遗1卷。卷1载论文50篇，阐述温疫的病因、病机、证治，其主旨在论述温病与伤寒的区别。卷2收论文32篇，主要论述温疫的各种兼证。补遗1卷有成书后补入的"正名、伤寒例正误、诸家温疫正误"等篇。该书为中医史上第一部论温疫的专著，在温病温疫的病因、病机和证治方面突破了《伤寒论》的原有框架，创立了辨治温疫温病的新理论，对后世温病医家有很大启发和影响。

（二）主要本草典籍

1.《神农本草经》 简称《本经》《本草经》《神农本草》。托名神农氏撰，约成书于东汉时期（公元25~219年），非一时一人所作。

全书共3卷，序例1卷。该书序例部分，包括药物三品分类原则、君臣佐使配合、七情、四气五味、采造时月、真伪新陈、药性调剂宜忌、用药察源、毒药用法、用药大法、服药时间、大病之主等。载药365种。其分类原则：上品120种，无毒，欲轻身益气，不老延年者；中品120种，无毒有毒斟酌其宜，欲遏病补虚赢者；下品125种，多毒，欲除寒热邪气，破积聚愈疾者。每药之下，阐述性味、功效主治、别名等。主治涉及内、外、妇、眼、耳鼻喉等科170余种病证。该书是最早的本草学专著，具有重要的科学价值和历史影响，为我国医药学四大经典著作之一。

2.《本草经集注》 南朝·陶弘景（一作宏景，字通明，号华阳居士、华阳隐居、华阳真人）撰。成书于南北朝南齐永元二年（公元500年）之前。

该书的主要成就包括：①全书7卷，是《本经》之后对我国中药学进行的又一次总结，

系统整理了南北朝以前的药物学资料。②创立了新的编写体例：药物分类按自然属性进行区分，改进了《本经》三品分类法；所载药物内容采用朱墨、大小字体分书法，保持了引录文献的原有面貌。③创设了"诸病通用药"专项，以病证类药，如治风项有防风、防己、独活等，治小便淋沥有滑石、冬葵子等，治瘿瘤有海藻、昆布等，利于临证遣药参考。④记载了对药物性能的认识，书中记载药性有寒、微寒、大寒、平、淡、微温、大温、大热等八种，体现出对药性寒温程度的进一步认识。对前人所述的药物功能则根据临床观察提出疑问，如丹参条称"时人服多赤眼，故应性热，今云微寒，恐为谬矣"；天名精条称"味至苦而云甘，恐或是非"等。⑤记载了药物产地、形态与鉴别经验。书中对当时各种药物的产地做了介绍，强调产地不同，药性有异。在形态方面描述也甚详。⑥重视药物的炮制与配制前的加工。书中介绍了各种药物的炮制法，如称麦冬要抽去心，"不尔令人烦"；半夏要用"汤洗十许过令滑净，不尔戟人咽喉"，强调了通过炮制能减轻药物的毒副反应。在配制丸、散时，指出巴豆、杏仁、胡麻等药要先熬黄，则"丸经久不坏"等，都有指导意义。

3. 《新修本草》 又称《唐本草》，为唐代长孙无忌、李勣领衔，苏敬等人在《本草经集注》一书的基础上重修而得。由于《新修本草》的完成依靠了国家的行政力量和人力物力，故称该书为中国历史上第一部官修本草。全书共54卷，载药850种。书中除本草正文外，增加了图谱，并附以文字说明，开创了图文对照编纂药学专著的先例，是我国历史上第一部药典性本草，也被誉为世界上第一部药典。

4. 《经史证类备急本草》 简称《证类本草》，宋代四川名医唐慎微编撰的大型综合性本草著作。初稿成于元丰五年（公元1082年），元符年间（公元1098~1100年）复经增订。直至大观二年（公元1108年）由艾晟校正后刊行，称为《大观经史证类备急本草》（简称《大观本草》），原书今佚。政和六年（公元1116年）经曹孝忠等修订为《政和新修经史证类备用本草》（简称《政和本草》），原书今佚。公元

1249年，曹孝忠本经张存惠增补修订为《重修政和经史证类备用本草》（简称《重修政和本草》《重修政和》），原版今存。元、明间又有各种《大观本草》《政和本草》合刻本，称为《经史证类大全本草》《重刊经史证类大观本草》《重刊经史证类大全本草》《经史证类大观本草》，今存，通称《大全本草》。该书是以《嘉祐补注神农本草》（简称《嘉祐本草》）及《嘉祐图经本草》（简称《本草图经》）为基础，兼采诸家方书、经史传记、佛书道藏中有关药物资料，并参考了大量医药文献及文史古籍编纂而成。

全书共30卷，分两部分：第一部分，卷1~2为"序例"，主要内容包括前代重要本草著作的序文、各家本草序例及有关凡例、药物炮炙、药性理论、方剂组成、各种病证的常用药物，以及药物的配伍宜忌等。其中唐慎微在卷1内增加了《雷公炮炙论序》；卷2《诸病通用药》部分增加了一些病证主治药。这一部分基本上可以反映宋以前用药理论的渊源、发展与各家学术论点。第二部分，卷3~29系药物各论。分类方法基本上遵循《新修本草》，仅次序略有调整，分部较细，卷数增多。全书收载药物1746种，分为10部，即石部、草部、木部、人部、兽部、禽部、鱼部、果部、米谷部、菜部，另有"本经外类"和"有名未用药类"2类。在10部药物中，除"人部"外，每部又按照上品、中品、下品的次序排列。各论中每种药物的内容包括该药的正名、别名、性味、毒性、药效、主治、产地、形态、采制、炮炙法以及单方、药论、史料、医案等。编排体例，凡有《本草图经》药图者，药图均列于药物之前。其正文部分仍按照《嘉祐本草》旧例，《神农本草》原文用白色大字，《名医别录》为黑色大字。出于《新修本草》《开宝本草》《嘉祐本草》的药物正文亦用黑色大字，但分别注以"唐附""今附""新补"等字样。唐慎微新增的药物，则在药名上加用"墨盖子（【）"作为标记。药物条下的注文均用小字，双行排列，首载《别录》旧注，不作标记；以下依次载陶弘景注文，冠以"陶隐居云"；《新修本草》注文冠以"唐本注"；《开宝本草》注文冠以"今

注"；《嘉祐本草》注文冠以"臣掌禹锡等谨按×××"等。这些注文出处的标记，都用黑底白字。另《本草图经》原文冠以"图经曰"大字标题。凡唐氏增补的内容均列于"墨盖子"以下，如《雷公炮炙论》原文、该药的临床处方应用及文史著作中有关该药的论述等。

《证类本草》是我国现存的内容完整的本草书中最早的一部。它几乎囊括了我国北宋以前的本草精华，在本草学发展史上有其独特而伟大的贡献。

5.《本草纲目》　简称《纲目》，明·李时珍著，成书于1578年。52卷，卷1~2为序例，卷3~4为百病主治药，卷5~52为各论部分，按水、火、土、金石、草、谷、菜、果、木、服器、虫、鳞、介、禽、兽、人将药物分作16部，每药按释名、集解、气味、主治、修治、发明、证讹、附方等项详细论述。此书可谓中药学巨著，内容广博，收罗繁富。全书引据历代本草凡84家，古今医书目277种，另从经史子集各部著作中引录了大量有关的文献资料，参考文献共计800余种。书中共收载药物1892种，方剂11096首，附有药物图谱1109幅。问世后被全部或部分译成日、朝、英、法、意、俄等多种文字。

6.《本草纲目拾遗》　简称《纲目拾遗》，清代中医学者、本草学家赵学敏编著，成书于乾隆三十年（1765年），又经过卅多年的增订工作，使之更完备。初刊于同治三年（1864年）。《纲目拾遗》体例与《本草纲目》类似，时距《本草纲目》刊行近两百年，以拾《本草纲目》之遗为目的。全书10卷，按水、火、土、金、石、草、木、藤、花、果、谷、蔬、器用、禽、兽、鳞、介、虫分类，除未列人部外，另加藤、花两类，并把"金石"部分为两部。载药921种，其中《本草纲目》未收载的有716种，包含了不少民间药材，如冬虫夏草、鸦胆子、太子参等，以及一些外来药品，如金鸡勒（喹啉）、日精油、香草、臭草等。本书除补《本草纲目》之遗以外，又对《本草纲目》所载药物备而不详的，加以补充，错误处给予订正。对研究《本草纲目》与明代以来药物学的发展，起到了重要的参考作用。作为清代最

重要的本草著作，受到海内外学者的重视。

7.《植物名实图考》　是清代吴其濬所著。初刊于道光二十八年（1848年）。该书考订植物名实，涉及药用植物甚多。共载植物1714种，仿《本草纲目》分谷、蔬、山草、隰草、石草、水草、蔓草、芳草、毒草、群芳、果、木12类。附图1805幅，绝大多数系写生而成。书中一般一物一图，图文对照。其文字内容介绍文献出处、产地、形态、颜色或性味、用途等。所收植物以见于前人本草者居多，亦收有新增品519种。作者辨认植物，注重实际比较观察及采访民间辨药经验，故对近现代考求植物品种甚有价值。其图形精美，据此常可鉴定植物科属。书中亦收载众多采访所得之植物功用，内涉及医药者较多，故于医药亦多裨益。

（三）主要方书典籍

1.《肘后备急方》　又名《肘后救卒方》，简称《肘后方》，东晋·葛洪撰，成书年代不详。全书共8卷，73篇，第1~72篇为内、外、五官、妇、儿各科急症的治疗；第73篇为治疗牛、马等六畜疾病，属兽医学内容。此书属急症手册性质。

全书总结了东晋以前的中医急症治疗成就，许多记载具有很高的医学史料价值，在急症的病因、病理上时有发明。

2.《备急千金要方》　简称《千金要方》，唐·孙思邈撰著。成书于唐永徽三年（公元652年）。全书30卷。孙氏首重医德，序例中著有"大医习业""大医精诚"两篇专论。

该书的主要成就包括：①论病首重妇婴病的防治与护理，对妇人经带胎产疾病有系统论治，并载"徐之才逐月养胎方"等；阐述了婴儿的变蒸、择乳母、初生护理，以及外感、杂病的治疗，对后世妇婴专科的形成有很大影响。②论中风有"凡此风之发也，必由热盛"的新观点，主张用荆沥方治疗。③论治伤寒及瘟疫诊治，载有脏腑瘟病阴阳毒诸方，并有华佗论热入于胃，胃烂发斑之说。④杂病论治重视脏腑虚实寒热辨证，诸多疾病分属五脏六腑61门。⑤对不少疾病的诊治具有独到之见，如阐述消渴的病机、证治全面而具体，并指出"消渴之人，愈与未愈，常须思虑有大痈"。⑥根据

淋证的证候和发病机制的不同，首次分为气淋、石淋、膏淋、热淋、劳淋、血淋，而施以各法。⑦在伤科、"养性"方面也有许多独到之处。⑧强调食疗的重要性，正确阐述了一些营养缺乏病的防治方法。⑨对针灸也有丰富论述，并强调针药并用，认为"知针知药，固是良医。"

孙氏集唐以前方书之大成，使之流传后世，如犀角地黄汤、大小续命汤、独活寄生汤、苇茎汤、温胆汤、定志丸、磁珠丸、蛇床子散、半夏茯苓汤、盐汤探吐方、枕中丹等名方，仍为现代临床所常用。

3.《千金翼方》 唐·孙思邈撰著于公元682年。该书是《千金要方》的续编，与《千金要方》相辅相成。全书30卷。卷1～4为药物学，内容包括药物的采收、炮制、收藏以及道地药材的产地、诸病通用药等。卷5～8和卷11论妇、儿科疾病，主要为补充《千金要方》妇、儿科专篇中的未尽之义。卷9～10为伤寒。卷12～15论养生之道，其中总结了作者晚年的研究心得和经验。后15卷分别为中风2卷、杂病5卷、疮痈2卷、诊法1卷、针灸3卷、禁经2卷。该书与《千金要方》对后世中医学发展具有重要的影响。

4.《外台秘要》 唐·王焘编撰。成书于唐天宝十一年（公元752年）。全书22卷，分1104门，载方6743首。内容涉及临床各科，主要有伤寒、天行、温病、疟疾、霍乱、心腹痛、痰饮、消渴、积聚、骨蒸、中风、虚劳、脚气、水肿、痈疽、痢疾、淋疾、杂病、金疮、麻风、妇人病、小儿病以及灸法、虫兽等篇章。每篇首列《诸病源候论》有关病候，次述各家医疗方剂。

该书是继《备急千金要方》后又一部综合性医学巨著，为医学史的研究提供了不少珍贵资料。如《素女经》《范汪方》《崔氏方》《姚氏集验方》《小品方》《删繁方》《深师方》《许仁则方》《张文仲方》《古今录验》《近效方》《必效方》等，均赖以保存其概貌。

该书采撷古方，广博而实效，并收集许多民间单方验方，记载其疗效和应用范围。在用药方面，重视某些药物的特异疗效，如常山、蜀漆（常山苗）治疟，动物肝脏治雀目（夜盲症）等；汇集了唐代以前多种治法，如灸法、浴法、通便法、导引法等。此外，对结核病、中风、奔豚、天花、霍乱、脚气等病证的记述甚为细致。

5.《太平圣惠方》 宋·王怀隐等编。全书共100卷，分1670门，收方16834首，内容包括脉法、处方用药、五脏病证、内、外、骨伤、妇儿各科以及针灸、食疗等。该书以临床实用为目的，首详诊脉辨阴阳法，次叙处方用药法则，然后按科分叙各科病证和病因、病理以及方药的适应证和药物剂量。因证设方，药随方施，理法方药兼收并蓄。

6.《太平惠民和剂局方》 简称《和剂局方》《局方》，宋代太医局编。全书10卷。内容涉及内科、外科、妇科、儿科、伤科、五官科等病证。每一门下分列医方，详其主治、配伍、药物炮制及制剂用法等。

该书为宋代官府颁行，是我国第一部成药典，撷取了张仲景、孙思邈、钱乙、朱肱等名家良方，荟萃宋以前历代方剂之精华，名方出于是书者甚多，如二陈汤、平胃散、四君子汤、四物汤、十全大补汤、参苓白术散、紫雪丹、至宝丹、苏合香丸、牛黄清心丸、藿香正气散、香苏散、香薷散、逍遥散、参苏饮、人参败毒散、失笑散、八正散、川芎茶调散、附子理中丸、戊己丸、三拗汤、半硫丸、无比山药丸、人参养荣丸、真人养脏汤、苏子降气汤、香连丸、肥儿丸、来复丹、青娥丸等，皆为选药精良、配伍得宜、切于实用而卓有疗效的著名方剂。该书对后世影响颇大，其所载方剂至今在临床上多有应用。

7.《普济方》 明·朱橚等撰，公元1390年撰成，1406年刊行。原为168卷，后改为426卷，收方61739首，原有插图239幅，保存了大量的民间验方，是中国古代收方最多的方书，为研究复方用药提供了极为珍贵的资料。朱橚为医药学的发展做出了较大的贡献，使明初及其以前的医药资料得以保存。今有铅印本共10册，仅有文无图。10册铅印本是以《四库全书》版排印，共1960论，2175卷，778法，载方61739首。

（四）主要炮制典籍

1. 《雷公炮炙论》 南北朝刘宋时期雷敩编撰，全书3卷，是我国第一部炮制专著，第一次系统总结了前人炮制技术和经验，初步奠定了炮制学基础。书中记述了药物的各种炮制方法，如净制中有拣、去甲土、去粗皮、去节并沫、揩、拭、刷、刮、削、剥等法；切制中有切、锉、擘、捶、舂、捣、研、杵、磨、水飞等法；干燥有拭干、阴干、风干、晒干、焙干、炙干、蒸干等法；水火制法有浸、煮、煎、炼、炒、熬、炙、焙、炮、煅等法；辅料制药有苦酒浸、蜜涂炙、同糯米炒、酥炒、麻油煮、糯泔浸、药汁制等法。该书对炮制的作用也作了较多的介绍，如"……半夏……若洗不净，令人气逆，肝气怒"。一些药物的炮制方法被现代证实具有科学性，如莨菪、吴茱萸等含有生物碱，用醋制可使生物碱成盐，而增大在水中的溶解度。原书已佚，其多存于《证类本草》中，清末张骥所辑《雷公炮炙论》为此书最早辑佚本，收录佚文180余条。现代中医文献学家尚志钧所辑《雷公炮炙论》，计收载原书药物288种，校注详尽，书后附研究论文数篇，代表了当代《雷公炮炙论》辑佚、研究的最高水平。

2. 《炮炙大法》 明·万历时著名医药学家缪希雍的炮制专书。全书按药物类别分为水、火、土、金、石、草、木、果、米谷、菜、人、兽、禽、虫鱼等14部，共439种中药。书中叙述了各药的炮制方法，也包括各药的出处、采集、优劣鉴别、炮制辅料、炮制过程、炮制后贮藏方法，对某些药物阐述了炮制前后性质的变化和不同的治疗效果，在书末附有"用药凡例"，对药物的丸散汤膏制法、煎服药法及宜忌等都进行了较详细的说明。所述药物炮炙方法，有的系引用《雷公炮炙论》的内容，有的则是记述当世制法，并将前人的炮制方法归纳为炮、爁、煿、炙、煨、炒、煅、炼、制、度、飞、伏、镑、搬、曝、露17种方法，即称雷公炮炙十七法。《炮炙大法》是继《雷公炮炙论》之后的第二部炮制专著，在前人的基础上有所发展，正如作者所说的"自为阐发，以益前人所未逮"。

3. 《修事指南》 清代张仲岩所著，收录药物232种，为我国第三部炮制专著。全书共分3部分。第一部分为炮炙论上，总论炮制的重要性和各种方法；第二部分为炮炙论下，总论各种炮制方法的作用；第三部分为分论，记载了232种药物的具体炮制方法。此书的主要成就：①认为炮制在中医药学中非常重要，指出"炮制不明，药性不确，则汤方无准而病证无验也。""有略制而效者，有甚制而不验者。"②总结炮制的作用："去头芦者免吐，去核者免滑，去皮者免损气。""煅者去坚性。""麸皮制去燥性而和胃，糯饭米制润燥而泽土。""吴茱萸汁制抑苦寒而扶胃气，猪胆汁制泻胆火而达木郁，牛胆汁制去燥烈而清润，秋石制抑阳而养阴，枸杞汤制抑阴而养阳……炙者取中和之性，炒者取芳香之性。"③总结炮制的基本方法："有时以物制药者，有时以药制药者，有时热药而制冷药者，有时良药而制毒药者，有时润药而制燥药者，有时缓药而制烈药者，有时霸药而制良药者，有时泻药而制补药者，有时补泻良霸而各治者。"④总结炮制先人经验并对酸枣仁、杜仲、茯苓等药的炮制方法进行了补充。⑤系统论述炮制辅料、炮制器具。

三、常用现代中医药工具书和文献检索数据库

（一）药品标准

1. 《中华人民共和国药典》（现行版） 简称《中国药典》《药典》，由一部、二部、三部、四部组成。药典一部收载药材及饮片、植物油脂和提取物、成方制剂和单味制剂等；药典二部收载化学药品、抗生素、生化药品、放射性药品等；药典三部收载生物制品；药典四部为通则和药用辅料。

2. 《中华人民共和国卫生部药品标准》《国家食品药品监督管理局标准》及其他 《中华人民共和国卫生部药品标准》又简称《部颁标准》，包括原卫生部药品标准二部1~6册、原卫生部颁化学药品及制剂第一册、原卫生部颁抗生素药品第一册、原卫生部颁生化药品第一册、原卫生部颁中药材第一册、原卫生部药品标准中药成方制剂1~20册、原卫生部新药转正标准1~15册、原卫生部药品标准藏药第一

册、原卫生部药品标准蒙药分册、原卫生部药品标准维吾尔药分册。此外，还有原国家食品药品监督管理局颁化学药品地标升国标药品标准1~16册、原国家食品药品监督管理局颁新药转正标准1~48册。

（二）常用中医药工具书与文献

1.《中药大辞典》　作者为江苏新医学院，分上、下2册，附编1册，共3册。1977年7月1日出版，2001年重新修订，上海科学技术出版社出版。收载药物5767种，其中植物药4773种，动物药740种，矿物药82种，加工制成品172种。该书既是辞书，又是综合性本草书。药名按笔画顺序排列，正名为辞目。每药按异名、基原、原植物、栽培（驯养）、采集、制法、药材、成分、药理、炮制、性味、归经、功用主治、用法用量、宜忌、选方、临床报道、各家论述、备考等19项撰列。附编包括：中药名索引；药用植物、动物、矿物拉丁学名索引；化学成分中英文名对照；化学成分索引；药理作用索引；疾病防治索引；成分、药理、临床报道参考文献；古今度量衡对照。

2.《中国医籍大辞典》　由上海中医药大学承担，裘沛然教授任主编，汇集上海中医药大学有专长的各科专家，历时十年编纂完成。上海科学技术出版社出版，2002年第1版。该书的编纂为国家组织的中医药研究重点工程，其投入量之大，涉及全国各省市图书馆馆藏之广，编纂历时之久，都是前所未有的。

全书共收录了上自先秦，下迄20世纪末的23000余种中医药书目，根据"书名实名制"原则编纂；其中，既包括现存古医籍以及近代以来至1999年出版的有一定价值的中医药著作，又考证辑录了历代的亡佚医书，故是对我国中医药文献首次全面的系统整理与研究，堪称医籍辞书的巨著。

书中所收录的医籍词目，既含有书目、卷次、作者、成书年代、版本等目录学的基本要素，更着重于勾勒其内容提要，介绍其学术特色；词目的释文力求客观公正、实事求是，学术纷争之处，一般采取多数认同的见解为主，兼述他说，对较有影响的学术著作，客观评述其文献价值，或引用他人评语介绍其对后世医

学发展的影响；词条均按照学科类别、成书或刊行年代编排，有利于读者了解某一学科医籍的源流与沿革情况，并可据以考证医学流派的发展、历代医家的基本学术观点等。本书以学科分类和编年方法编次，采取对兼跨学科的书目，以入编临证综合、综合性著作类为主，或据其所述主要内容及侧重学科入编，十分有利于读者的探索。

3.《中医方剂大辞典》　该书主编单位为南京中医药大学，由彭怀仁教授主编，人民卫生出版社出版，1993年第1版。全书对我国上自秦、汉，下迄1966年的所有有方名的方剂进行了一次系统的整理。共收集方剂约100000首，分11册出版。检索上，汇集了古今有方名的医方，按照辞书形式编纂，有目录和索引；方源上，参考古今各种中医药文献，对每一首方剂的方源均注明其原始出处；方剂的质量力求"脱者补之，衍者删之，倒、讹者正之"；本书对所有方剂分散在各种文献中的不同主治、方论、验案以及现代试验研究资料分别设项进行整理筛选，汇集于各方之下，为读者全面了解方剂提供了便利。

4.《中医大辞典》　该书的主编单位为原中国中医研究院及原广州中医学院，李经纬、余瀛鳌、蔡景峰、区永欣、邓铁涛、欧明主编，人民卫生出版社出版，1995年第1版。该书是一部较全面反映中医学术的综合性辞书，力求在继承与发展的同时，充分反映当代中医药面貌和中西医结合状况，是供医疗、教学和科研工作应用的大型中医工具书。

5.《中国医学文摘—中医》　该期刊为双月刊，1960年创刊，原中国中医研究院中医药信息研究所主办。收集刊载于国内各期刊上的中医药研究资料，涉及中医药医史、历代医家论述、基础理论、内科、外科及其他专科和中药学、方剂学等，以文摘形式著录，年终有该年度主题索引。

（三）常用药品集和专著

1.《中华人民共和国药典临床用药须知》　简称《临床用药须知》，是《中华人民共和国药典》配套丛书之一。《临床用药须知》由国内各学科医药学权威专家，根据临床用药经验并结

合国内外公认的资料编写。该书内容科学、翔实，论述严谨、有序，紧密结合临床实际，具有较高的实用性和权威性。收载药品包括化学药和生物制品、中药饮片和中药成方制剂。

《临床用药须知·化学药和生物制品卷》收载的药品，除《中国药典》（现行版）所收载品种外，尚包括部分药典未收载，但国家已正式批准生产且临床应用广泛的品种，并根据需要新增了部分临床广泛应用的进口药品的相关信息。

《临床用药须知·中药成方制剂卷》总论部分除介绍了我国中成药的发展简史，还介绍了中成药的命名分类组成、常用剂型、用法与用量、注意事项、不良反应等，并重点从辨证合理用药、配伍合理用药、安全合理用药、依法合理用药四个方面，系统地介绍了指导临床安全、有效、科学地使用中成药的理论和方法。各论部分按科系、病证分类，每类药中有概述、定义、功能与主治、分类特点、临床应用及使用注意。具体品种在方解、临床应用、药理毒理、不良反应、注意事项、用法与用量、参考文献等方面逐项做了系统介绍。

《临床用药须知·中药饮片卷》的编写属探索性、开创性的工作，包括总论和各论两部分，总论系统介绍了中药的发展历史、遣药组方规律以及中药化学、中药药理毒理与遣药组方的关系。各论按药物功能分类，每类药物设有概说，包括该类药物的基本概念、作用特点、适应范围、药物分类、配伍规律、使用注意、药理毒理等内容，每类药物的内容最后介绍病证用药。正品药物按中文名称、汉语拼音名、药材来源、炮制、性味归经、功能主治、效用分析、配伍应用、鉴别应用、方剂举隅、成药例证、用法用量、不良反应、使用注意、化学成分、药理毒理、本草摘要、参考文献等项分别撰写。

2. 《中华本草》 是由国家中医药管理局主持，南京中医药大学总编审，全国 60 多个单位 500 余名专家历时 10 年共同编纂，上海科学技术出版社出版的划时代巨著。

全书共 35 卷。前 30 卷为中药，1999 年 9 月出版，包括总论 1 卷，药物 26 卷，附编 1 卷，索引 2 卷。共收载药物 8980 味，备考药物 571 种，插图 8534 幅，引用古今文献约 1 万余种，计约 2800 万字。后 5 卷为民族药专卷，包括藏药、蒙药、维吾尔药、傣药、苗药各 1 卷。①藏药卷，2002 年出版，收载常用藏药 396 种，插图 395 幅，计约 140 万字；②蒙药卷，2004 年出版，收载常用蒙药 421 种，插图 484 幅，计约 160 万字；③维吾尔药卷，2005 年出版，收载常用维吾尔药 423 种，插图 320 幅，计约 150 万字；④傣药卷，2005 年出版，收载常用傣药 400 种，插图 351 幅，计约 100 万字；⑤苗药卷，2005 年出版，收载常用苗药 391 种，插图 400 余幅，计约 100 万字。

该书全面总结了中华民族两千余年来传统药学成就，集中反映了 20 世纪中药学科、藏药学科、蒙药学科、维吾尔药学科、傣药学科及苗药学科的发展水平，对中医药、藏医药、蒙医药、维吾尔医药、傣医药及苗医药的教学、科研、临床治疗、资源开发、新药研制等具有一定的指导作用和实用价值。

3. 《中国中药资源志要》 由张洪魁主编，科学出版社 1994 年出版。该书是在全国中药资源普查基础上，参考各省市、自治区提供的中药资源名录及国内外有关文献和部分科研成果编撰而成。全书共收载了全国药用植物 12964 种，其中药用植物 383 科 2313 属 11020 种（含种下等级 1208 个），药用动物 414 科 879 属 1590 种，药用矿物 84 种，较为全面系统地总结了新中国成立以来中医药工作者对中药资源的研究成果。

4. 《中国常用药品集》 由上海市执业药师协会组织编写，张瑶华、李端主编，上海交通大学出版社发行，2006 年出版。收载了 4500 余种我国目前常用药品、6000 余种各种剂型的药品，15000 余个药品通用名、英文名（中成药为汉语拼音）、别名、商品名、制剂名称等，其中包括国内临床已使用但尚未生产的进口药品 200 余种。全书分上、下两篇，介绍了收载药品的通用名、英文名、别名、商品名、药理作用、药动学、适应证、用法用量、不良反应、注意事项等内容，是一部常用药品信息的实用大型药学参考书。

5.《中国药品使用手册·中成药专册》（2002 年版） 由潘学田主编，中医古籍出版社 2002 年出版。书中较系统地收集整理了中成药品种 5781 种，包括了自 1985 年《国家药品管理法》实施以来，由原卫生部和原国家食品药品监督管理局批准生产的全部主要中成药品种。其中有药典品种 468 个、部颁品种 4284 个、新药品种 1029 个。具有信息量大、内容新鲜等特点。既从一个方面总结了 1985 年至 2001 年期间全国中药研究事业的工作成就，又从一个角度反映了一个时代的用药特色。

6.《全国中草药汇编》 由原中国中医研究院《中草药汇编》编写组编写，全书分上、下、图谱 3 册，收药 2202 种，书后附表约 1734 种。合计 3936 种，是对第二次中药普查的大总结，图文对照，按笔画排列，图在正文者为墨线图，在图谱册为彩色图。上册于 1975 年、下册于 1978 年、图谱于 1977 年，均由人民卫生出版社出版。

7.《中华临床中药学》（第一版） 是现代雷载权、张廷模主编的一部临床中药学的现代综合性著作。全书为上、下两卷，分《总论》《各论》《索引》3 部分。《总论》共 7 章，介绍中药学的一般知识和基本理论。《各论》选择常用中药 583 种，附药 28 种，按解表药等分为 21 章；每章下或再分若干节，每章、节前有概说性文字；每药先作概要性介绍，然后按历史、性能、应用、用法用量、使用注意、按语及现代研究等项叙述；其中"应用"项和"按语"项是本书的论述重点，内容比较充实。《索引》包括中药正名索引和拉丁学名索引。1998 年由人民卫生出版社出版。

（四）常用文献检索数据库

1. 中国知网 也称 CNKI，是指国家知识基础设施（National Knowledge Infrastructure），由清华大学、清华同方发起，我国相关机构领导支持下开发的具有国际先进水平的数字图书馆，该库是目前世界上最大的连续动态更新的中国期刊全文数据库，收录国内 8200 多种重要期刊，内容覆盖自然科学、人文社会科学等多个领域。CNKI 提供对标题、作者、关键词、摘要、全文等数据项的搜索功能，文献搜索提供了多种智能排序算法，使排序结果更合理。

2. 万方数据库 万方数据库是由万方数据公司开发的，涵盖期刊、会议纪要、论文、学术成果、学术会议论文的大型网络数据库。万方数字化期刊集纳了理、工、农、医、人文五大类 70 多个类目共 4529 种科技类期刊全文。《中国学术会议论文全文数据库》是国内唯一的学术会议文献全文数据库，主要收录 1998 年以来国家级学会、协会、研究会组织召开的全国性学术会议论文，数据范围覆盖自然科学、工程技术、农林、医学等领域。2008 年万方数据与中华医学会在北京签订了战略合作协议，获得中华医学会旗下 115 种医学核心期刊的独家数字出版权，成为互联网上传播中华级期刊的唯一窗口。

3. 维普网 原名维普资讯网，是重庆维普资讯有限公司建立的网站，其《中文科技期刊数据库》是经国家新闻出版广电总局批准的大型连续电子出版物，收录有中文报纸约 400 种、中文期刊 12000 多种、外文期刊 6000 余种；已标引加工的数据总量达 1500 万篇、3000 万页次，涉及社会科学、自然科学、医药卫生等方面内容。

4. 中医药在线 又名中国中医药数据库，是中国中医科学院中医药信息研究所自 1984 年开始建设的中医药学大型数据库，目前数据库总数 40 余个，数据总量约 110 万条，包括中医药期刊文献数据库、疾病诊疗数据库、各类中药数据库、方剂数据库、民族医药数据库、药品企业数据库、各类国家标准数据库（中医证候治则疾病、药物、方剂）等相关数据库。

5. 中国生物医学文献数据库 中国生物医学文献数据库（CBM）是由中国医学科学院医学信息研究所于 1994 年研制开发的综合性中文医学文献数据库，整合了中国生物医学文献数据库（CBM）、西文生物医学文献数据库（WBM）、北京协和医学院博硕学位论文库等多种资源，涵盖基础医学、临床医学、预防医学、药学、口腔医学、中医学及中药学等生物医学的各个领域，收录了 1978 年以来 1600 余种中国生物医学期刊，以及汇编、会议论文的文献题录 530 余万篇，全部题录均进行主题标引和分类标引等规范化加工处理。年增文献 40 余万篇，每月更新。

（毛 敏）

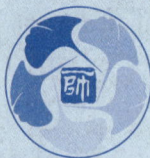

第二章 中医理论基础

中医理论是中华民族在几千年生产生活实践和与疾病做斗争中逐步形成与发展的，对人与自然、人与社会、人类生命活动、健康与疾病规律性认识的独特理论体系，是中医养生保健、防病治病和科技创新的指导思想和实践指南，是中医药学的基础与核心。

第一节　中医学的基本特点

中医学，是以中医药理论与实践经验为主体，研究人类生命活动中健康与疾病转化规律及其预防、诊断、治疗、康复和保健的综合性医学科学体系。

中医学理论体系的主要特点：一是整体观念，二是辨证论治。

一、整体观念

（一）概念

整体观念是中医学认识人体自身以及人与自然环境、社会环境之间联系性和统一性的学术思想。

（二）内容

1. 人是一个有机的整体

（1）五脏一体观：人体以五脏为中心，配合六腑、五体、五官、九窍、四肢百骸等，通过经络系统的联系以及精、气、血、津液的作用，构成了心、肝、脾、肺、肾五个生理系统。心、肝、脾、肺、肾五个生理系统之间，具有结构的完整性和功能的统一性，相互促进，相互制约，共同维持生命活动的正常进行。这种以五脏为中心的结构与功能相统一的观点，称为"五脏一体观"。

（2）形神一体观：人的形体结构和物质基础与精神意识思维活动的结合与统一。正常的生命活动，形与神相互依附，不可分离。形是神的藏舍之处，神是形的生命体现。

（3）物质与功能一体观：脏腑、经络、精气血津液与其相关的生理功能活动密切相关、协调统一。物质为功能活动提供必要的给养，而功能活动又能调节物质的新陈代谢。

中医学阐述人体的生理功能、病机变化、疾病诊断、治疗，以及养生、康复等方面，都贯穿着"人是一个有机的整体"这一基本观点。

2. 人与自然环境的统一性　人类生活在自然界之中，自然界存在着人类赖以生存的必要条件，同时自然界的变化又可以直接或间接地影响人体，从而产生相应的反应。例如，春夏季节，阳气发泄，气血容易趋向于体表，表现为皮肤松弛、多汗，机体则以出汗散热来调节人体之阴阳平衡；秋冬季节，阳气收敛，气血容易趋向于里，表现为皮肤致密、少汗多尿，既可保证人体水液代谢正常地进行，又能保证人体阳气不过分地向外耗散。人体四时的脉象变化，昼夜寤寐生理活动变化等，都是随自然阴阳变化进行的生理性调节。由于人与自然界存在着相互统一的关系，因此，在辨证论治过程中，中医学十分注意分析和把握外在环境与内在环境整体的有机联系，从而进行有效的治疗。

3. 人与社会环境的统一性　人不仅是生物人、自然人，而且还是社会人。每个人与政治、经济、文化、宗教、法律、人际关系、婚姻等社会因素密切相关。社会环境因素必然通过与人的信息交换影响着人体的各种生理、心理活动和疾病变化，而人也在与社会环境的交流中，维持着生命活动的稳定有序与协调平衡。

二、辨证论治

（一）症、证、病的区别与联系

症，指疾病的外在表现，即症状和体征。

证是中医学特有的诊断学概念，是对疾病过程中所处一定阶段的病机概括，包括病变的部位、原因、性质以及邪正关系等，是指机体对致病因素做出的反应状态，是对疾病当前本质所做的结论。病，即疾病的简称，指有特定的致病因素、发病规律和病机演变的异常生命过程，具有特定的症状和体征。

症状和体征是认识病和证的着眼点，是病和证的基本构成要素。病所反映的重点是贯穿疾病全过程的基本矛盾，而证反映的重点是当前阶段的主要矛盾。具有内在联系的症状和体征组合在一起即构成证候，反映疾病某一阶段或某一类型的病变本质；各阶段或类型的证贯串起来，便是疾病的全过程。

（二）辨证与论治的关系

辨证论治，是中医学认识疾病和治疗疾病的基本原则。所谓"辨证"，就是将四诊（望、闻、问、切）所收集的症状和体征，通过分析、综合，辨清疾病的原因、性质、部位，以及邪正之间的关系，从而概括、判断为某种性质的证的过程。所谓"论治"，亦称"施治"，则是根据辨证分析的结果，确定相应的治疗原则和治疗方法。辨证是决定治疗的前提和依据，论治是治疗疾病的手段和方法。

1. 辨病与辨证的关系 中医学临床认识和治疗疾病，既辨病又辨证，并通过辨证而进一步认识疾病。例如，感冒是一种疾病，临床可见恶寒、发热、头身疼痛等症状，属于表证，但由于致病因素和机体反应的不同，则又常表现为风寒感冒和风热感冒两种不同的证。只有把感冒所表现的"证"是属于风寒还是属于风热辨别清楚，才能确定选用辛温解表或是辛凉解表方法，给予适当的治疗。

2. "同病异治"与"异病同治" 中医学认为，同一种疾病可以包括几种不同的证，不同的疾病在其发展过程中可以出现相同的证，因此，在临床治疗中往往采取"同病异治"或"异病同治"的方法。"同病异治"，是指同一种疾病，由于发病的时间、地区及患者机体的反应不同，或处于不同的发展阶段，所表现的证不同，因而治法就各异。"异病同治"，则是指不同的疾病，在其发展过程中，由于出现了

相同的证，因而也可以采用同一种方法来治疗。由此可见，中医治病主要不是着眼于"病"的异同，而是着眼于"证"的区别。所谓"证同治亦同，证异治亦异"，是"同病异治"或"异病同治"的依据。

第二节 阴阳学说

阴阳，属于中国古代哲学的范畴，对构建中医学思维模式具有指导意义。阴阳学说认为，世界是物质性的整体，世界本身即是阴阳二气对立统一的结果。

一、阴阳的概念与属性

阴阳，是指事物或事物之间相互对立的两种基本属性，既可标示一事物内部相互对立的两个方面，又可标示相互对立又相互关联的两种事物或现象。

宇宙间的任何事物，都包含着阴与阳相互对立的两个方面。以天地而言，则"天为阳，地为阴"，由于天气轻清在上故属阳，地气重浊在下故属阴；以水火而言，则"水为阴，火为阳"；由于水性寒而润下故属阴，火性热而炎上故属阳；以动静而言，则"静者为阴，动者为阳"；以物质的运动变化而言，则"阳化气，阴成形"，即是指当某一物质出现蒸腾气化的运动状态时则属阳的功能，出现凝聚成形的运动状态时则属阴的功能。一般来说，凡是剧烈运动的、外向的、上升的、温热的、明亮的、无形的，皆属于阳；相对静止的、内守的、下降的、寒冷的、晦暗的、有形的，皆属于阴。阴和阳的相对属性引入于医学领域，即把对于人体具有推动、温煦、兴奋等作用的物质和功能，统属于阳；对于人体具有凝聚、滋润、抑制等作用的物质和功能，统属于阴。

事物的阴阳属性不是绝对的，而是相对的。阴阳属性的相对性，主要表现在两个方面：其一，阴阳的可分性，即阴阳双方中的任何一方又可以再分阴阳，即所谓阴中有阳，阳中有阴。例如，昼为阳，夜为阴：白天的上午与下午相对而言，则上午为阳中之阳，下午为阳中之阴；夜晚的前半夜与后半夜相对而言，则前半夜为阴中之阴，后半夜为阴中之阳。其二，阴阳的

相互转化性，即在一定条件下，阴阳可以发生相互转化，阴可以转化为阳，阳也可以转化为阴。例如，属阴的寒证在一定条件下可以转化为属阳的热证；属阳的热证在一定条件下也可以转化为属阴的寒证。病变的寒热性质变化，病证的阴阳属性也随之改变。

中医学运用阴阳学说的基本理论来说明人体的生理活动、病机变化，并用以指导临床的诊断治疗以及养生、康复。

二、阴阳的相互关系

（一）阴阳的对立制约

阴阳对立制约，是指事物或现象中阴与阳两个方面，具有阴阳相反、相互抑制的关系。阴阳学说认为，自然界一切事物或现象都存在着相互对立、相反相成的两个方面。例如，上与下、左与右、天与地、动与静、出与入、升与降、昼与夜、明与暗、寒与热、水与火等。阴与阳相反的两个方面，相互抑制、相互约束，以维持事物或现象的动态平衡。在自然界，春夏之所以温热，是因为春夏阳气上升抑制了秋冬的寒凉之气；秋冬之所以寒冷，是因为秋冬阴气上升抑制了春夏温热之气，从而春、夏、秋、冬四季有温、热、凉、寒的正常气候变化。人体之所以能进行正常的生命活动，就是阴与阳相互制约，取得相对的动态平衡，称之为"阴平阳秘"。

（二）阴阳的互根互用

阴阳互根互用，是指事物或现象中相互对立的阴阳两个方面，具有相互依存、相互为用的关系，又称"阴阳互藏"。阴阳互根，即"阳根于阴，阴根于阳"，阴和阳互为根本，任何一方都不能脱离另一方而单独存在，每一方都以其相对另一方的存在为自己存在的前提和条件。例如，上为阳，下为阴，没有上，也就无所谓下，没有下，也就无所谓上；左为阳，右为阴，没有左，就无所谓右，没有右，也就无所谓左；热为阳，寒为阴，没有热，就无所谓寒，没有寒，也就无所谓热等。阴阳互用，即阴阳相互资生、相互促进的关系。例如，组成人体气血的关系，气属阳，血属阴，气能生血、行血和统血；血能载气、生气。故气的正

常，有助于血的生化和正常运行；血之充盈则又可资助气以充分发挥其生理效应。

阴阳的互根互用，是阴阳转化的内在根据。由于阴和阳本来就是相互关联事物的对立双方，或本是一个事物内部的对立双方，因而阴和阳在一定的条件下，可以各自向着自己相反的方面转化。

（三）阴阳的消长平衡

阴阳的消长平衡，是指在一定的限度内，阴或阳的运动变化出现减少或增加的量变形式。消，即减少、消耗；长，即增多、增加。阴阳学说认为，事物对立的双方不是处于静止和不变的状态，而是始终处于不断的运动变化之中，在一定限度、一定时间内"阴消阳长""阳消阴长"维持着相对的平衡，则为正常状态；反之，如果超过或不及一定限度、一定时间，阴阳消长平衡被破坏，则为异常状态。

阴阳的消长平衡以阴阳对立互根为基础，体现此消彼长、此长彼消、此消彼消、此长彼长四种基本形式。由于阴阳相互制约关系的变化，主要体现为此消彼长，包括阴消阳长和阳消阴长；或此长彼消，包括阳长阴消和阴长阳消。由于阴阳互根互用关系的变化，主要体现为此消彼消和此长彼长，即阴或阳的一方消耗太过，导致另一方的减少；或阴或阳的一方增多，导致另一方增加。以四时气候变化而言，从冬至春及夏，气候从寒冷逐渐转暖变热，即是"阴消阳长"的过程；由夏至秋及冬，气候由炎热逐渐转凉变寒，即是"阳消阴长"的过程。四时气候变迁，寒暑更易，实际上是反映了自然界阴阳消长的过程，其中虽有"阴消阳长""阴长阳消"的不同变化，但从一年的总体来说，还是处于相对的动态平衡。以人体的生理功能而言，白天阳盛，故以兴奋为主；黑夜阴盛，故以抑制为主。子夜一阳生，日中阳气隆，机体的生理功能由抑制逐渐转向兴奋，即是"阴消阳长"的过程；午时一阴生，日中至黄昏，阳气渐衰，阴气渐盛，机体的生理功能也从兴奋逐渐转向抑制，即是"阳消阴长"的过程。如果某种原因破坏了阴阳的消长平衡，形成阴或阳的偏盛或偏衰，对人体来说，也就是病变状态，即"阴胜则阳病，阳胜则阴病"。

由此可见，阴阳消长既可以用来说明人体的生理变化，又可用以分析病机变化，但两者在程度和性质上是有区别的。

阴阳的消长平衡，符合事物运动规律，即运动是绝对的，静止是相对的；消长是绝对的，平衡是相对的。在绝对运动之中包含着相对的静止，在相对的静止之中又蕴藏着绝对的运动；在绝对的消长之中维持着相对的平衡，在相对的平衡之中又存在着绝对的消长。事物就是在绝对的运动和相对的静止、绝对的消长和相对的平衡之中生化不息、发生和发展着的。

（四）阴阳的相互转化

阴阳转化，是指在一定的条件下，阴或阳可以各自向其相反方向转化的质变形式，即由阴转阳、由阳转阴。阴阳相互转化的条件，一般都表现在事物变化的"物极"阶段。如果说阴阳消长是一个量变过程的话，则阴阳转化便是在量变基础上的质变。

阴阳对立双方之所以能够相互转化，是因为对立的双方已相互存在着向其对立面转化的因素，即存在着阴阳依存的关系，这就是事物转化的内在根据。如果没有这种内在根据，事物就不可能发生转化。另一方面，事物的转化，必须具备一定的外部条件，如果事物有转化的内在根据，而没有外部条件，那么也不能转化。事物转化的条件是各种各样的，随着事物的不同，其促进转化的内部和外部条件也各不相同。

阴阳的消长（量变）和转化（质变）是事物发展变化全过程中密不可分的两个阶段，阴阳的消长是转化的前提，而阴阳的转化则是消长发展的结果。

综上所述，阴阳的对立制约、互根互用、消长平衡和相互转化，说明阴和阳之间的相互关系不是孤立的、静止不变的，它们之间是相互联系的。阴阳对立互根，是事物之间或事物内部所存在的固有属性；阴阳消长转化，是事物量变和质变的运动变化形式。在一定限度内，阴阳消长运动是绝对的，平衡则是相对的；在一定的条件下，阴阳消长运动可以由量变产生质变，从而形成阴阳转化，这就是中医阴阳学说的主要内容。

三、阴阳学说的临床应用

阴阳学说，贯穿在中医学理论体系的各方面，用来说明人体的组织结构、生理功能、疾病的发生发展规律，并指导着临床诊断和治疗。

（一）在疾病诊断中的应用

中医学认为，人体的正常生命活动是阴阳两个方面保持着对立统一协调关系的结果。疾病发生、发展和变化的根本原因在于阴阳失调。任何疾病，尽管临床表现错综复杂，千变万化，却都可用阴或阳来加以概括辨析而运用于疾病的诊断辨证之中。

在诊法方面，用阴阳属性来分析四诊收集到的临床症状和体征。例如，以面色、皮肤色泽明暗分阴阳，鲜明者为病在阳分，晦暗者为病在阴分。以声息动态分阴阳，语声高亢洪亮、多言而躁动者，多属实、属热，为阳；语声低微无力、少言而沉静者，多属虚、属寒，为阴；呼吸有力，声高气粗，多属于阳；呼吸微弱，声低气怯，多属于阴。以脉象部位分阴阳，则寸为阳，尺为阴；以至数分，则数者为阳，迟者为阴；以形态分，则浮大洪滑为阳，沉小细涩为阴。

在临床辨证方面，首先要分清阴阳，才能抓住疾病的本质，做到执简驭繁。阴阳是八纲辨证的总纲，表证、实证、热证属于阳证，里证、虚证、寒证属于阴证。外科病证中的阴证、阳证又有特殊的含义：疖、痈、丹毒、脓肿等，表现为红、肿、热、痛等症状，属于阳性疮疡；结核性感染、肿瘤等，表现为苍白、平塌、不热、麻木、不痛或隐痛等症状，属于阴性疮疡。

总之，无论望、闻、问、切四诊或辨证，都应以分别阴阳为首务，只有掌握住阴阳纲领，才能在辨证中正确地区别阴阳。

（二）在疾病治疗中的应用

治疗的基本原则是调整阴阳，即补其不足，损其有余，恢复阴阳的相对平衡。阴阳学说用以指导疾病的治疗，主要有两个方面：一是确定治疗原则；二是归纳药物的性能。

1. 确定治疗原则 阴阳失调的基本病机是阴阳偏盛和阴阳偏衰。阴阳偏盛，又称"阴阳偏胜"，即阴或阳的过盛有余，为邪气有余之实证。阴阳偏盛的治疗原则是"损其有余""实则泻之"。阳盛则热属实热证，宜用寒凉药以制其阳，治热以寒，即"热者寒之"。阴盛则寒属实寒证，宜用温热药以制其阴，治寒以热，即"寒者热之"。若其相对一方出现偏衰时，则当兼顾其不足，配合以扶阳或益阴之法。

阴阳偏衰，即阴或阳的虚损不足，或为阴虚，或为阳虚。阴阳偏衰的治疗原则是"补其不足""虚则补之"。阴虚不能制阳而致阳亢者，属虚热证，一般不能用寒凉药直折其热，应"壮水之主，以制阳光"，即用滋阴壮水之法以抑制阳亢火盛，又称为"阳病治阴"。若阳虚不能制阴而造成阴盛者，属虚寒证，不宜用辛温发散药以散阴寒，应"益火之源，以消阴翳"，即用扶阳益火之法以消退阴盛，又称为"阴病治阳"。

对阴阳偏衰的治疗，明·张景岳根据阴阳互根的原理，提出了阴中求阳、阳中求阴的治法，即在用补阳药时，可佐用补阴药；在用补阴药时，可佐用补阳药，以发挥其互根互用的生化作用。

2. 归纳药物的性能 中药的性能，主要依据其气（性）、味和升降浮沉来决定，而药物的气、味和升降浮沉，皆可用阴阳来归纳说明，作为指导临床用药的依据。

（1）药性，即寒、热、温、凉，又称"四气"。其中寒凉属阴（凉次于寒），温热属阳（温次于热）。具有减轻或消除热证作用的中药，一般具有寒性或凉性，如黄芩、栀子等。反之，具有减轻或消除寒证作用的中药，一般具有温性或热性，如附子、干姜之类。

（2）五味，即辛、甘、酸、苦、咸，各种药味具有不同的功效。有些药物具有淡味或涩味，所以实际上不止五种。但是习惯上仍然称为五味。其中辛、甘、淡属阳，酸、苦、咸属阴。

（3）升降浮沉，升是上升，降是下降，浮为浮散，沉为重镇。大抵具有升阳、发表、祛风、散寒、涌吐、开窍等功效的药物，多上行向外，其性升浮，升浮者为阳；具有泻下、清热、利尿、重镇安神、潜阳息风、消导积滞、降逆、收敛等功效的药物，多下行向内，其性皆沉降，沉降者为阴。

总之，治疗疾病，就是根据病证的阴阳偏盛偏衰情况，确定治疗原则，再结合药物性能的阴阳属性，选择相应的药物，以纠正由疾病引起的阴阳失调状态，从而达到治愈疾病之目的。

第三节 五行学说

一、五行与五行学说

五行，即木、火、土、金、水五类物质的运动。我国古代先民在长期的生活和生产实践中，认识到木、火、土、金、水是人类生产和生活不可缺少的最基本物质，故五行最初称作"五材"。

五行学说，是在"五材"说的基础上形成的，在对木、火、土、金、水五种物质的认识基础上，进行抽象而逐渐形成的哲学概念。

（一）五行的特性

1. 木的特性 "木曰曲直"。"曲直"是指树木的生长形态，为枝干曲直，向上向外周舒展。因而引申为具有生长、升发、条达、舒畅等作用的事物，均归属于木。

2. 火的特性 "火曰炎上"。"炎上"是指火具有温热、上升的特性。因而引申为具有温热、升腾等作用的事物，均归属于火。

3. 土的特性 "土爰稼穑"。"稼穑"是指土有播种和收获农作物的作用。因而引申为具有生化、承载、受纳等作用的事物，均归属于土。故有"土为万物之母"之说。

4. 金的特性 "金曰从革"。"从革"是指"变革"的特性。引申为具有清洁、肃降、收敛等作用的事物，均归属于金。

5. 水的特性 "水曰润下"。"润下"是指水具有滋润和向下的特性。引申为具有寒凉、滋润、向下运行等作用的事物，均归属于水。

（二）五行的分类

古人根据五行的特性对各种事物进行归类。五行归类的方法有二：其一，取象比类法，即将事物的性质和作用与五行的特性相类比，推演得出事物的五行属性。例如，以五脏配属五行，由于肝主条达而归属于木，心阳主温煦而归属于火，脾主运化而归属于土，肺主肃降而归属于金，肾主水而归属于水。其二，推演络绎法，即根据已知某些事物的五行属性，推演至其他相关的事物，以得知这些事物的五行属性。例如，肝属于木，则肝主筋和肝开窍于目的"筋"和"目"亦属于木；心属于火，则"脉"和"舌"亦属于火；脾属于土，则"肉"和"口"亦属于土；肺属于金，则"皮"和"鼻"亦属于金；肾属于水，则"骨"和"耳""二阴"亦属于水。

根据五行特性对事物和现象进行归类，主要应用于解析五行的关系及其运动变化。属于同一五行属性的事物或现象，存在着密切联系，"同气相通""过则相残"。因而，五行学说是

说明人与自然环境统一的内在基础。例如，正常状态下，肝为风木之脏、风气通于肝、酸味入肝；病变状态下，肝风内动、酸味太过伤肝等。属于不同五行属性的事物或现象，存在着"相生""相克"正常的生克制化关系，维持事物或现象的和谐平衡。例如，水能生木，水能克火；土能生金，土能克水等。

中医学在天人相应思想指导下，以五行为中心，以空间结构的五个方位，时间结构的四时或五季，人体结构的五脏为基本框架，将自然界的各种事物和现象以及人体的生理病变现象，按其属性进行归纳，从而将人体的生命活动与自然界的事物或现象联系起来，形成了联系人体内外环境的五行结构系统，用以说明人体以及人与自然环境的统一。（表2－3－1）

表2－3－1 事物属性的五行归类表

自然界							五行	人体					
五音	五味	五色	五化	五气	方位	季节		五脏	五腑	五官	形体	情志	五声	变动
角	酸	青	生	风	东	春	木	肝	胆	目	筋	怒	呼	握
徵	苦	赤	长	暑	南	夏	火	心	小肠	舌	脉	喜	笑	忧
宫	甘	黄	化	湿	中	长夏四时	土	脾	胃	口	肉	思	歌	哕
商	辛	白	收	燥	西	秋	金	肺	大肠	鼻	皮	悲	哭	咳
羽	咸	黑	藏	寒	北	冬	水	肾	膀胱	耳及二阴	骨	恐	呻	栗

二、五行的生克乘侮

五行学说运用五行之间的相生、相克，阐释事物之间有序的促进和制约的联系，以达到协调平衡的正常状态；运用五行之间的相乘、相侮，阐释事物之间协调平衡关系被破坏后的相互影响。

（一）五行的相生相克

1. 五行相生 五行相生，是指木、火、土、金、水之间存在着有序的资生、助长和促进的作用。

五行相生的次序是：木生火，火生土，土生金，金生水，水生木。从五行相生关系来说，五行中的任何"一行"，都存在着"生我""我生"两个方面的联系。"生我"和"我生"，在《难经》中比喻为"母"和"子"的关系。"生我"者为"母"，"我生"者为"子"，故五行

的相生关系又可称作"母子"关系。以火为例，木生火，火生土，故"生我"者为木；"我生"者为土，即木为火之"母"，土为火之"子"，也就是木和火是"母子"，而火和土亦是"母子"。

2. 五行相克 五行相克，是指木、土、水、火、金之间存在着有序的克制、制约的作用。

五行相克的次序是：木克土，土克水，水克火，火克金，金克木。从五行相克关系来说，五行中的任何"一行"，都存在着"克我""我克"两方面的联系。"克我"和"我克"，在《内经》中称作"所不胜"和"所胜"。即"克我"者为"所不胜"，"我克"者为"所胜"。以火为例，水克火，火克金，故"克我"者为水，"我克"者为金。

相生与相克是不可分割的两个方面，"造化之机，不可以无生，亦不可以无制。无生则发

育无由，无制则亢而为害。"正因为事物之间存在着相生和相克的联系，而且，生中有克，克中有生，才能在自然界维持生态平衡，在人体维持生理平衡，故"制则生化"。

（二）五行的相乘相侮

1. 五行相乘 五行相乘，是指五行的某一行对所胜一行克制太过，从而引起一系列的异常相克反应，也称为"过克"。乘，即以强凌弱的意思。引起相乘的原因，不外乎"太过""不及"两个方面。其一，太过所致相乘：所不胜一行过于强盛，因而造成对所胜一行的克制太过，促使所胜一行的虚弱，引起五行之间的生克制化异常。例如，木过于强盛，则克土太过，造成土的不足，即称为"木乘土"。其二，不及所致相乘：所胜一行虚弱不及，因而"克我"的所不胜一行就相对增强，造成对所胜一行的克制太过，而其本身就更加衰弱。例如，木本不过于强盛，其克制土的力量也仍在正常范围，但由于土本身的不足，因而形成了木克土的力量相对增强，使土更加不足，即称为"土虚木乘"。

2. 五行相侮 五行相侮，是指由于五行的某一行对所不胜一行进行反向克制，又称"反侮"或"反克"。引起相侮的原因，也有"太过""不及"两个方面。其一，太过所致相侮：所胜一行过于强盛，使原来克制它的所不胜不仅不能克制它，反而受其反向克制。例如，木气过于亢盛，其所不胜之金不仅不能克木，反而受到木的欺侮，出现"木反侮金"的反向克制现象，称为"木亢侮金"。其二，不及所致相侮：所不胜一行过于虚弱，不仅不能制约其所胜的一行，反而受其反向克制。例如，木过度虚弱，其所胜一行的土则相对偏盛，反向克制所不胜一行的木，称为"木虚土侮"。

相乘和相侮，都是异常的相克现象，两者之间既有区别又有联系。相乘与相侮的主要区别：前者是按五行的相克次序发生过强的克制，从而形成五行间相克关系的异常；后者则是与五行相克次序发生相反方向的克制现象，从而形成五行间相克关系的异常。两者之间的联系是在其发生相乘时，也可同时发生相侮；发生相侮时，也可以同时发生相乘。例如，木过强时，既可以乘土，又可以侮金；金虚时，既可以受到木的反侮，又可以受到火乘。

三、五行学说的临床应用

中医药学应用事物属性的五行分类方法和生克乘侮的变化规律，具体地解释人体生命活动、病因病机，并指导着临床诊断与治疗。

（一）在疾病诊断中的应用

五行学说，不仅应用于说明在生理情况下脏腑间的相互联系，而且也可以说明在病变情况下脏腑间的相互影响。某脏有病可以传至他脏，他脏疾病也可以传至本脏，这种病变上的相互影响，称之为"传变"。

1. 阐释疾病传变

（1）相生关系的传变：包括"母病及子"与"子病及母"两个方面。母病及子，即母脏之病传及子脏。例如，肾精亏虚不能资助肝血而致的肝肾精血亏虚证，肾阴不足不能涵养肝木而致的肝肾阴虚、肝阳上亢证等。子病及母，即子脏之病传及母脏。例如，心血不足累及肝血亏虚而致的心肝血虚证，心火旺盛引动肝火而形成心肝火旺证等。

（2）相克关系的传变：包括"相乘"和"相侮"两个方面。相乘，是相克太过致病。例如，由于肝气郁结或肝气上逆，影响脾胃的运化功能，即"木旺乘土"；或先有脾胃虚弱，不能耐受肝气的克伐，即"土虚木乘"，而致肝脾不调或肝胃不和证。相侮，是反向克制致病。例如，暴怒而致肝火亢盛，肺金不仅无力制约肝木，反遭肝火之反向克制，称为"木火刑金"；脾土虚衰不能制约肾水，出现全身水肿，称为"土虚水侮"。

2. 指导疾病诊断 由于脏腑都具有五行属性，因此从面色、口味、脉象等外在表现，可以用来诊断脏腑疾病。例如，辨识本脏病：面见青色，喜食酸味，脉见弦象，诊断为肝病；面见赤色，口味苦，脉象洪，诊断为心火亢盛。辨识疾病传变：脾虚患者，脉见缓象，而面见青色，为木来乘土；心病患者，脉象洪，而面见黑色，为水来乘火等。并且，可以从色与脉之间的生克关系来判断疾病的预后。例如，肝病，面色青，见弦脉（木），为色脉相符；若见沉脉（水）或浮脉（金），为色脉不符；得相生之脉（水生木），为顺，主预后良好；得相胜之脉（金克木），为逆，主预后不良。其他四脏亦可据此判断。

（二）在疾病治疗中的应用

临床在确定治疗原则和治疗方法时，五行相生相克规律亦有重要的指导意义。

1. 根据相生规律确定的治则治法 根据相生规律确定的基本治则，包括补母或泻子两个方面，即"虚则补其母，实则泻其子"。补母，适用于母子关系失调的虚证；泻子，适用于母子关系失调的实证。

根据相生规律确定的治法，主要有滋水涵木法、培土生金法、金水相生法、益火补土法等。

（1）滋水涵木法：通过滋补肝肾之阴，以涵敛潜制肝阳的治法，又称滋肾养肝法、滋补肝肾法。适用于肾阴亏虚，不能涵养肝木，而致肝阴不足，阴不制阳，肝阳偏亢之"水不涵木"证。临床可见头目眩晕，两目干涩，颧红耳鸣，五心烦热，腰膝酸软，男子遗精，女子月经不调，舌红少苔，脉弦细而数等症。

（2）金水相生法：滋补肺肾阴虚的治法，又称补肺滋肾法、滋养肺肾法。适用于肺阴虚不能布津以滋肾，或肾阴亏虚，不能上荣于肺，而致肺肾阴虚的病证。临床可见咳嗽气逆，干咳少痰或咯血，音哑，潮热盗汗，腰膝酸软，遗精，体瘦，口干，舌红少苔，脉细数等症。

（3）培土生金法：通过补脾益气而补益肺气的治法，又称补养脾肺法。适用于脾胃气虚，生化减少，而致肺气失养的肺脾气虚证。临床可见久咳，痰多清稀，食欲减退，大便溏薄，四肢无力，舌淡脉弱等症。

（4）益火补土法：温肾阳以补脾阳的治法，又称温肾健脾法（火，在此是指命门之火，而非心火。益火，补益命门之火，即温肾阳之法）。适用于肾阳衰微而致脾阳不振的脾肾阳虚证。临床可见畏寒肢冷，腰膝冷痛，腹泻，完谷不化，或五更泄泻，舌淡胖边有齿痕，苔白滑，脉沉无力等症。

2. 根据相克关系确定的治则治法 根据相克关系确定的基本治则，包括抑强或扶弱两个方面，即泻其乘侮之太过，补其乘侮之不及。抑强，适用于相克太过引起的相乘和相侮；扶弱，适用于相克不及引起的相乘和相侮。

根据五行相克规律确定的治法，主要有抑木扶土法、培土制水法、佐金平木法、泻南补北法等。

（1）抑木扶土法：疏肝健脾或平肝和胃的治法，又称疏肝健脾法、调和肝胃法，适用于木旺乘土或土虚木乘之证。具体应用时，对木旺乘土之证，以抑木为主，扶土为辅；对土虚木乘之证，以扶土为主，抑木为辅。

（2）培土制水法：健脾利水以制约水湿停聚的治法，又称敦土利水法。适用于脾虚不运、水湿泛溢而致水肿胀满的证候。

（3）佐金平木法：滋肺阴、清肝火的治法，又称滋肺清肝法。适用于肺阴不足，肝火上逆犯肺之证。若因肝火太盛，耗伤肺阴的肝火犯肺之证，又当以清肝火为主，兼以滋肺降气。

（4）泻南补北法：泻心火、补肾水的治法，又称泻火补水法、滋阴降火法。适用于肾阴不足，心火偏旺，水火未济，心肾不交之证。

在实际运用的过程中，阴阳、五行学说相互结合，关系密切。论阴阳则联系到五行，言五行又离不开阴阳。例如，概括藏象的阴阳五行属性：心在五行属火，为阳中之阳。除某一脏腑本身有其不同的阴阳属性外，由于脏腑之间均存在着五行生克的关系，所以，任何脏腑阴或阳的变化，都可能涉及与之有关的其他脏腑阴或阳的变化。阴阳五行学说的结合应用，不仅可以说明事物双方的一般关系，而且可以说明事物间相互联系、相互制约的较为复杂的关系，从而有利于解释复杂的生命现象和病变过程。

第四节 藏 象

藏象，又称"脏象"，指藏于体内的脏腑及其表现于外的生理病变征象及与外界环境相通应的事物和现象。脏腑，是内脏的总称，也是藏象学说中的主要内容。

脏腑分类：根据脏腑的生理功能特点，分为三类。一是五脏，即心、肺、脾、肝、肾；二是六腑，即胆、胃、小肠、大肠、膀胱、三焦；三是奇恒之腑，即脑、髓、骨、脉、胆、女子胞。五脏主藏精气，以藏为主，藏而不泄；六腑传化水谷，传化物而不藏。奇恒之腑，虽名为腑，但其功能却有异于六腑，并有类似于五脏贮藏精气的作用，具有似脏非脏、似腑非腑的特点。

藏象学说的特点：一是五脏功能系统观。五脏是脏腑的核心，与六腑相表里，与形体官窍各有其特定的联系。例如，心与小肠相表里，在体为脉，其华在面，开窍于舌等。根据整体观念，神分属五脏，称"五脏神"，即《素问·宣明五气》所云："心藏神，肺藏魄，肝藏魂，脾藏意，肾藏志。"人的意识、思维等精神活动与五脏的生理活动具有密切的关系。二是五脏阴阳时空观。应用五行理论将自然界的五时、五方、五气、五化等与人体五脏功能系统相联系，构建了天人相应的宏观整体调控模式。五脏与四时之气相通应，例如，肝通于春气，心通于夏气，脾通于长夏气或四时，肺通于秋气，肾通于冬气。地域不同，气候、水土、饮食、居处以及生活习惯等有异，往往使人体脏腑强弱不同，体质各异，进而发病倾向也有一定区别。因此，藏象学说中的脏腑，不单纯是一个解剖学的概念，更重要的是概括了人体五脏与内外环境相参相应的综合性功能系统。

一、五脏

（一）心

心居于胸腔，横膈之上，有心包卫护于外。心为神之居，血之主，脉之宗，起着主宰生命活动的作用。心在志为喜，在体为脉，其华在面，开窍于舌，在液为汗，与夏气相通应。心与小肠相表里，手少阴经属心而络于小肠。

心的生理功能主要有两方面：一是主血脉，二是主神明。

1. 心主血脉

（1）心有推动血液在脉管内运行的作用。心、脉和血液循行在体内构成一个相对的独立系统。心主血脉的关键是心脏正常搏动。心脏的正常搏动，有赖于心气、心阳的推动和温煦作用，以及心血、心阴的营养和滋润作用，从而维持正常的心力、心率、心律，维持血液在

脉内正常运行。例如，心的气、血、阴、阳不足或失调，皆可影响心脏的正常搏动而出现异常现象。

（2）心对血液的生成也有一定的作用。饮食物经过脾胃的消化吸收，将精微上输于心肺，经心肺的气化作用，化赤而形成血液。因此，心脏正常搏动和血液正常运行，也有赖于全身血液充盈。若心血不足，血不养心，可见心悸、脉数等症。

2. 心主神明

又称心藏神，即心有主宰生命活动和主宰意识、思维、情志等精神活动的功能。广义之神，指整个人体生命活动的主宰和总体现；狭义之神，指人的意识、思维、情志等精神活动。心所藏之神，既是广义之神，又包括了狭义之神。人体的脏腑、经络、形体、官窍，各有不同的生理功能，但都必须在心神的主宰和调节下分工合作，共同完成整体生命活动，故称心为"五脏六腑之大主"。同时，心具有接受外界客观事物和各种刺激并做出反应，进行意识、思维、情志等活动的功能，故《灵枢·本神》云："所以任物者谓之心。"心主神明的生理功能正常，主要依赖于心血、心阴对心神的滋养及心气、心阳的鼓动和振奋作用。

心主神志与心主血脉在生理上密切相关，血液是神志活动的物质基础，精神活动能调节和影响血液循环。病变时两者互为影响，血虚、血热等常可出现神志改变、心神不安，也可引起血行不畅。

[附] 心包络

心包络，简称心包，是心脏外面的包膜，为心脏的外围组织，具有保护心脏的作用。外邪侵袭于心，首先心包受病，称为心包代心受邪。例如，在温病学说中，将外感热病中所出现的神昏、谵语等症，称之为"热入心包"。

（二）肺

肺居胸腔，左右各一，上接气管、喉咙，与鼻相通。在诸脏腑中，肺位最高，故称"华盖"。由于肺叶娇嫩，不耐寒热，易被邪侵，故又称"娇脏"。肺在志为悲，在体为皮，其华在毛，开窍于鼻，在液为涕，与秋气相通应。肺与大肠相表里，手太阴经属肺而络于大肠。

肺的生理功能，包括肺主气、司呼吸，主

宣发肃降，通调水道，朝百脉而主治节。

1. 肺主气，司呼吸

（1）肺主呼吸之气：肺是体内外气体交换的场所，人体通过肺，从自然界吸入清气，呼出体内的浊气，吐故纳新，使体内外的气体不断交换，从而保证了人体新陈代谢的正常进行。

（2）肺主一身之气：肺吸入的清气与脾胃运化的水谷精气，在胸中相合生成宗气，贯心脉以行心血；并且，肺气的升降出入运动对全身气机具有调节作用，故"诸气者，皆属于肺"。

2. 肺主宣发与肃降

肺主宣发，是指肺气具有向上、向外、升宣、发散的生理功能。主要体现在三个方面：一是通过肺的宣发，排出体内的浊气；二是将脾所转输的津液和水谷精微布散周身，外达皮毛；三是宣发卫气，调节腠理之开阖，将津液化为汗液，排出体外。

肺主肃降，是指肺气具有向下、向内、肃降、收敛的生理功能。主要体现在三个方面：一是吸入自然界清气，下纳于肾；二是将脾转输至肺的水谷精微向下布散于其他脏腑，并将津液下输于肾；三是清肃呼吸道的异物，保持呼吸道的通畅。

肺气的宣发和肃降，在生理情况下，两者相互依存，相互配合，相互制约，维持呼吸运动、水液代谢的正常进行。在病变情况下，"肺气失宣"，可见鼻塞、喷嚏、恶寒、无汗、呼吸不畅、胸闷、喘咳等症状；"肺失肃降"，可见呼吸短促、喘息、咳痰等症状；两者又常相互影响，可见呼吸功能失常、津液代谢障碍等症。

3. 肺主通调水道

肺通调水道的功能，是指肺气宣发和肃降对于体内津液代谢具有疏通和调节的作用。主要体现在两个方面：一是肺气宣发，不仅将津液和水谷精微布散于周身，而且主司腠理的开阖，调节汗液的排泄，使汗液排出正常；二是肺气肃降，可将体内的水液不断地向下输送，经肾和膀胱的气化作用，生成尿液而排出体外。肺在调节津液代谢中发挥重要作用，故又称"肺为水之上源"和"肺主行水"等。

4. 肺朝百脉，主治节

肺朝百脉，是指全身的血液，都通过经脉而会聚于肺，通过肺的呼吸，进行气体的交换，然后再输布到全身。

血液的正常循行，亦有赖于肺气的正常敷布和调节，即肺气具有辅心行血的作用。

肺主治节，是指肺具有治理调节呼吸及全身之气、血、津液的功能。主要体现在四个方面：一是治理调节呼吸运动；二是治理调节一身之气的生成和运动；三是治理调节血液的运行；四是治理调节津液的输布代谢。由此可见，肺主治节，是对肺的主要生理功能的高度概括。

（三）脾

脾位于中焦，横膈之下。脾为后天之本，气血生化之源，在志为思，在体为肉，主四肢，开窍于口，其华在唇，在液为涎，与长夏之气相通应，又有"脾寄旺于四时"之说。足太阴经属脾而络于胃。

脾的生理功能主要有两方面：一是主运化，二是主统血。

1. 脾主运化

（1）运化水谷精微：指脾对饮食物的消化和水谷精微的吸收、转输、布散的作用。饮食物由胃受纳腐熟，必须依赖于脾的运化功能，才能将水谷转化为精微物质，转输到心肺，布散于全身，从而使各个脏腑、组织、器官得到充足的营养，并通过心肺的作用化生气血，故"脾为后天之本，气血生化之源"。脾气上升，将水谷精微上输于心肺、头目，化生气血以营养全身，称为"脾主升清"，清，即水谷精微；并具有升举作用，从而维持腹腔内脏在相对固定的位置。

脾气的运化功能正常，称为"脾气健运"；运化功能失常，称为"脾失健运"，则可影响饮食物的消化和精微的吸收而出现腹胀、便溏、食欲不振，乃至倦怠、消瘦等精气血生化不足的病变。脾气虚弱，不能升清，水谷精微无以上荣，可致头晕目眩等；升举无力，中气下陷，可致内脏下垂等症状。

（2）运化水液：指脾对水液的吸收、转输和布散作用。水饮的消化吸收亦在胃、小肠和大肠中进行，但又必须经脾的运化作用才能完成。脾气转输津液，上输于肺，通过肺气宣降输布全身；并"以灌四傍"，向四周布散，发挥其滋养濡润脏腑的作用。脾气健运，津液化生充足，输布正常，脏腑形体官窍得养。脾失健运，津液输布障碍，可见水湿痰饮等。如《素问·至真要大论》云："诸湿肿满，皆属于脾。"

2. 脾主统血　脾主统血，是指脾能统摄、控制血液，使之正常地循行于脉内，而不逸出于脉外。脾统血的机制，与气对血液的固摄作用密切相关。脾的运化功能健旺，则气血充盈，气的固摄作用正常，则能统摄血液，使血液循行于脉内，不逸出脉外。若脾失健运，统摄作用减退，称为"脾不统血"，可见各种虚性出血。

（四）肝

肝位于右胁之内，横膈之下。肝具有刚强之性，喜条达、舒畅而恶抑郁；内寄相火，主升主动，易亢易逆，故称"刚脏"。肝在志为怒，在体为筋，开窍于目，在液为泪，其华在爪，与春气相通应。肝与胆相表里，足厥阴经属肝而络于胆。

肝的生理功能主要有两方面：一是主疏泄，二是主藏血。

1. 肝主疏泄　肝主疏泄，是指肝气具有疏通、畅达全身气机，进而调畅精血津液的运行输布、脾胃之气的升降、胆汁的分泌排泄以及情志活动等作用。肝的疏泄功能反映了肝为刚脏、主升、主动的生理特点，中心环节是调畅全身气机。

肝主疏泄，调畅全身气机的功能具体体现在以下五个方面。

（1）调畅情志：情志活动以气机调畅、气血调和为重要条件。"肝喜条达而恶抑郁"为其生理特性。肝的疏泄功能正常，气机调畅，气血平和，则心情舒畅，情志活动才能正常。肝的疏泄功能障碍，气机失于调畅，则会导致精神情志活动的异常，例如，易于抑郁、善怒等。

（2）协调脾胃升降：肝调畅气机，协调脾之升清与胃之降浊，维持正常的消化吸收功能。若肝疏泄功能失常，既可影响脾气升清，致脾失健运、清气下陷，见腹胀、腹泻等症；又可影响胃气降浊，致胃失通降、胃气上逆，见纳呆、脘胀、嗳气、呕吐、便秘等。前者称"肝脾不和"或"肝气犯脾"，后者称"肝胃不和"或"肝气犯胃"。

（3）促进胆汁生成与排泄：胆汁由肝之余气而生，汇聚胆囊，在肝的疏泄作用下，排泄至小肠，以助消化。若肝气郁结，疏泄失职，胆汁的分泌排泄障碍，不仅会影响消化吸收功能，导致厌油腻、腹胀；而且会导致胆汁郁积，进而形成结石，见胁痛、黄疸等症。

（4）促进血液运行和津液代谢：血液的正常循行和津液的输布代谢，均有赖于气机升降出入运动。肝主疏泄，调畅气机，气的运行通利，既能使血行通畅，又能通利三焦，疏通水道，维持津液代谢的平衡。若肝气疏泄失常，在气机失调的同时，可见血行异常，或津液代谢障碍。

（5）调畅排精、行经：男子的排精、女子的排卵与月经来潮等，皆与肝气疏泄密切相关。《格致余论·阳有余阴不足论》云："主闭藏者肾也，司疏泄者肝也。"男子精液的贮藏与施泄，是肾肝两脏闭藏与疏泄作用相互协调的结果。若肝气郁结，疏泄失职，可导致男子精液排泄异常，或女子月经不调。

2. 肝主藏血　肝藏血，是指肝具有贮藏血液、调节血量和防止出血的功能。

（1）贮藏血液：肝为血海，能贮存一定的血量，以制约肝的阳气升腾，勿使过亢，维护肝的疏泄功能，使之冲和条达。

（2）调节血量：肝调节人体各部分的血量分配，特别是对外周血量的调节起着主要的作用。当机体活动剧烈或情绪激动时，肝就把所贮存的血液向机体的外周输布，以供应机体活动的需要；在人体安静、休息或情绪稳定时，机体外周血液需要量相对减少，则部分血液回流于肝而藏之。

（3）防止出血：肝气充足，则能固摄肝血而不致出血；肝之阴气主凝敛，肝阴充足，肝阳被涵，阴阳协调，则能发挥凝血作用而防止出血。

肝调节血量的功能是以贮藏血液为前提的，只有血量的储备充足，才能有效地进行调节。

肝主疏泄和藏血的功能相互为用、相辅相成。肝内贮藏充足的血液，可涵养肝气，维持肝气的冲和条达，以保证疏泄功能的正常发挥；血液藏于肝中，以及肝血输布外周，或下注冲任形成月经，是肝的疏泄功能在血液运行方面的体现。

（五）肾

肾左右各一，位于腰部，故"腰为肾之府"。肾为先天之本、脏腑阴阳之本。肾在志为恐，在体为骨，齿为骨之余，其华在发，开窍于耳及前后二阴，在液为唾，与冬气相通应。肾与膀胱相表里，足少阴经属肾络膀胱。

肾的生理功能主要有三方面：一是藏精，主生长、发育与生殖；二是主水；三是主纳气。

1. 肾藏精，主生长、发育与生殖　肾藏精，是指肾对精气具有封藏作用。肾所藏之精包括"先天之精"和"后天之精"。所谓"先天之精"，禀受于父母的生殖之精，与生俱来，是构成胚胎发育的原始物质，并具有生殖、繁衍后代的功能。所谓"后天之精"，包括水谷之精气和五脏六腑之精，即出生之后，来源于饮食物，通过脾胃运化功能而生成的水谷之精气；分布于脏腑而成为五脏六腑之精，以发挥滋养濡润作用。"先天之精"与"后天之精"的来源不同，但同藏于肾而构成肾中精气。

（1）肾主生长发育：人体的生、长、壮、老、已的生命过程，与肾中精气的盛衰密切相关。例如，幼年时期，肾中精气开始充盛，人体生长发育迅速，更换乳牙，头发亦逐渐茂盛；青壮年时期，肾中精气逐步旺盛，精神饱满，筋骨劲强，肌肉强壮，牙齿坚固，头发黑亮；待到老年，肾中精气逐渐衰减，人体逐渐衰老，发鬓斑白，牙齿动摇，耳聋失聪，面憔无华。

（2）肾主生殖：人体的生殖功能主要与肾有关。其一，肾藏先天之精，其携带遗传物质，促进人体胚胎发育，是生命起源的物质基础；其二，肾精能化生"天癸"。所谓"天癸"，是随着肾中精气不断充盈，所产生的具有促进人体生殖器官发育成熟和维持人体生殖功能的精微物质。随天癸的发生、发展和消亡，人体的生殖器官和生殖功能出现发育、成熟及衰退的同步变化。从青年期男子出现排精现象、女子月经按时而下，男女性功能逐渐成熟，并具备一定的生殖能力；到老年期，生殖能力的逐步丧失，是肾中精气盛衰直接影响人体生殖功能的结果。

（3）肾中阴阳为各脏阴阳之根本：肾中精气化生肾精、肾气，肾气包括肾阴、肾阳。肾阴、肾阳又称为元阴和元阳、真阴和真阳。肾阴，对机体各脏腑起着滋养和濡润作用；肾阳，对机体各脏腑起着温煦和推动作用。二者之间相互依存、相互制约，维持着脏腑阴阳的相对平衡，是各脏阴阳的根本。

2. 肾主水　肾主水，是指肾的气化功能，对于体内津液的输布和排泄，维持津液代谢平衡，起着极为重要的调节作用。

（1）主宰全身水液代谢：肾的气化作用主要有赖于肾阳和肾气。肾中阳气对参与津液代谢的其他脏腑如肺、脾、肝、三焦等具有促进和调节作用。

（2）生成尿液：肾之阳气的蒸腾气化，使水液中清者上升，浊者下降。清者上升，是指含有营养物质的津液，在肾阳的蒸腾作用下，经三焦水道而上升，复归于肺，布散周身；浊者下降，则指经过代谢后多余的水液，在肾的气化作用下，注于膀胱而为尿。尿液的生成和排泄，在维持体内津液代谢的平衡中又起着极其关键的作用。

3. 肾主纳气　肾主纳气，是指肾有摄纳肺所吸入的清气，保持吸气的深度，防止呼吸表浅的作用。人体的呼吸功能，虽为肺所主，但吸入之气必须由肾摄纳，才能使人体的呼吸保持一定的深度。因此，肾主纳气，对人体的呼吸具有重要意义，只有肾的精气充沛，摄纳正常，才能保证呼吸均匀和调。

二、五脏之间的关系

（一）心与肺的关系

心与肺的关系，主要表现在心主血与肺主气、心主行血与肺主呼吸之间的关系。肺主气，具有助心行血之作用。肺气正常则是血液正常循行的必要条件。心主血，推动血液循行，方能维持肺呼吸功能的正常进行，故有"呼出心与肺"之说。联结心之搏动和肺之呼吸两者之间的中心环节是积于胸中的"宗气"。由于宗气具有贯心脉而行气血，走息道而司呼吸的生理功能，从而加强了血液循环与呼吸运动之间的相互联系，因此在病变上又相互影响。

（二）心与脾的关系

心与脾的关系，主要表现在血液生成和运行两方面。

1. 血液生成 脾运化水谷精微，以生化血液。脾气旺盛，则血之生化功能正常，血液充盛心有所主。心主血，营气和津液化赤为血。心之阳气可以温养脾土，使脾阳健运，保证了脾生化血液之正常。

2. 血液运行 心气推动血液循环，脾气统摄血液行于脉中，推动力和固摄力的协调平衡，从而维持血液正常循行。

（三）心与肝的关系

心与肝的关系主要表现在血液与神志方面的依存与协同。

1. 血液运行 血液贮藏于肝，通过心气推动作用而运行于全身。心行血功能正常，肝有所藏。若肝不藏血，则心无所主，血液运行必致失常。

2. 神志活动 心主神明，肝主疏泄。人的意识、思维、情志等精神活动，虽由心所主，但与肝的疏泄功能亦密切相关，故心、肝病变亦都可表现为神志活动的异常。

（四）心与肾的关系

心与肾的关系，主要表现在心肾阴阳水火既济与心血肾精之间的依存关系。

1. 心肾相交 心在五行属火，位居于上而属阳；肾在五行属水，位居于下而属阴。在正常情况下，心火必须下降于肾，助肾阳以温肾水，使肾水不寒；肾水必须上济于心，滋心阴以濡心阳，使心火不亢，如此维持心肾阴阳水火协调平衡，称为"心肾相交"，又称"水火既济"。

2. 精神互用 心藏神，肾藏精，神可驭精、积精全神，两者具有相互协同的关系。因此，心与肾病变相互影响，可见精亏神逸的病变。

（五）肺与脾的关系

肺与脾的关系，主要表现在气的生成和津液的输布代谢两个方面。

1. 气的生成 肺所吸入的清气和脾运化而生成的水谷精气，是组成宗气的主要物质。因此，肺的呼吸功能和脾的运化功能是否强健，

与气的盛衰密切相关。

2. 津液的输布代谢 肺主宣发肃降，通调水道；脾主运化水液，输布津液。肺的宣发肃降和通调水道功能，有助于脾的运化水液功能，从而防止内湿的产生；而脾转输津液，散精于肺，则不仅是肺通调水道的前提，而且亦为肺的生理活动提供了必要的营养。因此，二者之间在津液的输布代谢中存在着相互为用的关系。

（六）肺与肝的关系

肺与肝的关系，主要表现于气机的调节。肺主降而肝主升，二者相互协调，对于全身气机的调畅是一个重要的环节。若肝升太过，或肺降不及，则多致气火上逆，可出现咳逆上气、甚则咯血等病变表现，称之为"肝火犯肺"。

（七）肺与肾的关系

肺与肾的关系主要表现于津液代谢、呼吸运动、阴液互滋三个方面。

1. 津液代谢 肾为主水之脏，具有气化功能，升清降浊，主持水液的蒸腾气化，维持津液代谢的正常。肺为水之上源，具有宣发肃降功能，能使水道通调，可使上焦之水液下输于肾，浊者变为尿液排出体外。

2. 呼吸运动 肺主呼吸，肾主纳气，肺的呼吸功能需要肾的纳气作用来协助。肺从自然界吸入的清气，须在肺气肃降的作用下，下归于肾，由肾摄纳，才能为人体所用。若肾中精气充盛，摄纳功能正常，则可见呼吸深沉平稳。故有"肺为气之主，肾为气之根"之说。

3. 阴液互滋 肺肾之阴液亦相互资生，称"金水相生"。肾阴为一身阴液之根本，对各脏腑之阴液具有滋养作用。肺阴虚可损及肾阴，反之，肾阴虚亦无以上滋肺阴，从而形成肺肾阴虚证。

（八）肝与脾的关系

肝与脾的关系，主要表现在饮食物消化和血液生成、贮藏及运行方面。

1. 饮食物消化 脾的运化有赖于肝的疏泄调节。肝疏泄功能正常，则脾的运化功能健旺，饮食方能正常消化。脾气健运，水谷之精微化源充盛，方能滋养肝体，肝木得养，疏泄功能方能正常发挥。

2. 血液生成、贮藏及运行　肝主疏泄而维持血行，藏血而调节血量、防止出血；脾生血、统血，又为气血生化之源。

（九）肝与肾的关系

肝与肾的关系，称"肝肾同源"或"乙癸同源"（以天干配五行，肝属乙木，肾属癸水，故称），主要表现于精血同源、藏泄互用及阴阳互资等方面。

1. 精血同源　肝藏血，肾藏精。血的化生，有赖于肾藏精生髓，精髓化血；肾中精气的充盛，亦有赖于血液的滋养。精血同源于水谷精微，精能生血，血能化精，称为"精血同源"。

2. 藏泄互用　肝气疏泄可使肾气开合有度，肾气闭藏可防止精气妄泻。疏泄与封藏相反相成，从而调节女子的排卵、月经来潮和男子的排精功能。

3. 阴阳互资　肝属木，肾属水，水能生木。肾阴滋养肝阴，共同制约肝阳，则肝阳不亢；肾阳资助肝阳，共同温煦肝脉，可防肝脉寒滞。肾阴不足常可引起肝阴不足，阴不制阳而导致肝阳上亢，称为"水不涵木"；肝阴不足，亦可导致肾阴亏虚，从而导致相火上亢。另外，肝火太盛亦可下劫肾阴，从而形成肾阴不足之病证。

（十）脾与肾的关系

脾与肾的关系，主要表现于先天后天相辅相成和津液代谢两方面。

1. 先天后天相辅相成　脾为后天之本，肾为先天之本。先天生后天，后天养先天，相互资助和相互促进。脾主运化水谷精微，脾气的健运，须借助于肾中阳气的温煦，而肾脏精气的不断充盈和成熟，亦有赖于水谷精微的培育和充养。

2. 津液代谢　脾主运化水液，肾主宰水液代谢，脾肾两脏密切配合，方能使津液代谢正常进行。

三、五脏与志、液、体、华、窍的关系

志，即情志活动，是人体对外界信息所引起的情绪、情感等变化。情志活动由五脏精气所化生，故与五脏相配合，称为五志，即喜、怒、思、忧、恐。

液，即津液，是机体内正常水液的总称。其中，与五脏功能活动相关所产生的分泌液和排泄液，称为五液，即汗、涕、涎、泪和唾液。

体，即形体。广义的形体，泛指人体的身形和躯体。狭义的形体，指脉、筋、肌肉、皮肤、骨，称为五体。五体又与五脏有着特定的联系。

华，即外荣、光彩，与五脏功能活动相关而外荣于体表的部分，即面、发、毛、爪、唇，称为五华。面、发、毛、爪、唇的明润光泽是五脏精气充盛的外候。

窍，即孔穴、苗窍，为五脏功能活动而与外界相连通的门户、窗口。人体头面部有七窍，即耳、目、鼻各有两窍，口、舌合为一窍，窍多称官，故又称"五官"；加下部前阴、后阴二窍，共为九窍，但前、后阴只称为窍而不名为官。

（一）心与志、液、体、华、窍的关系

1. 心在志为喜　心在志为喜，是指心的生理功能与精神情志活动的"喜"有关。在正常情况下，喜乐愉悦，属于良性的刺激。但是，喜乐过度，则又可使心神受伤，神志涣散，不能集中或内守。心为神明之主，故不仅喜能伤心，而且五志过极均能损伤心神，出现神志病变。

2. 心在液为汗　汗液，是人体津液经过阳气的蒸化，从汗孔排出的液体。汗液排泄还有赖于卫气对腠理的开阖作用，腠理开则汗出，腠理闭则无汗。由于汗为津液所化生，血与津液又同出一源，均为水谷精气所化生，因此又有"汗血同源"之说。心主血，故又称"汗为心之液"。心气虚损，则可见自汗；心的阳气暴脱，即可见大汗淋漓等。反之，汗出过多，也可损伤心的阳气。

3. 心在体合脉，其华在面　心在体合脉，是指全身的血脉统属于心，即心主血脉。其华在面，是说心的生理功能正常与否，可以反映于面部的色泽变化。心主血脉，人体面部的血脉分布比较丰富，因此，心脏气血的盛衰可从面部的颜色与光泽上反映于外。若心气旺盛，则血脉充盈，面部红润而有光泽；心的阳气虚

损不足，可见面白或暗滞，脉沉迟无力；心血虚少，可见面色苍白无华，脉细弱；心血瘀阻，可见面色青紫，脉弦涩或结代等。

4. 心在窍为舌 舌为心之外候，又称"舌为心之苗"。舌的主要功能是主司味觉，表达语言。心的经脉上通于舌，舌的功能要靠心的气血之充养才能维持。由于舌面无表皮覆盖，血脉又很丰富，因此，从舌质的色泽即可以直接察知气血的情况，并判断心的生理功能正常与否。心的功能正常，则舌体红活荣润，柔软灵活，味觉灵敏，语言流利。若心有病变，则反映于舌。例如，心的阳气不足，则舌质淡白胖嫩；心的阴血不足，则舌质红绛瘦瘪；心火上炎，则舌红，甚则生疮；心血瘀阻，则舌质暗紫，或有瘀斑；心主神志的功能异常，则舌卷、舌强、语謇或失语等。舌不但为心之苗，又与其他脏腑的关系十分密切。因此，通过望舌亦可有助于对其他脏腑病变的诊断。

（二）肺与志、液、体、华、窍的关系

1. 肺在志为悲（忧） 悲和忧，属同类不良情志刺激，若以七情配属五脏，则悲、忧同属于肺之志。肺主气，故悲忧易于伤肺。过度悲伤致病，则消耗肺气。反之，肺气虚弱，则人体对外来非良性刺激的耐受性就会下降，从而易于产生悲忧的情志变化。

2. 肺在液为涕 涕，即鼻涕，有润泽鼻窍、防御外邪、利于呼吸的作用。鼻涕由肺津所化，并有赖于肺气的宣发。肺津、肺气充足，则鼻涕润泽鼻窍而不外流。例如，风寒犯肺，则鼻流清涕；风热犯肺，则鼻流黄稠涕；燥邪伤肺，则鼻干而无涕。

3. 肺在体合皮，其华在毛 皮肤是一身之表，被覆在人体的表面，直接和外界环境相接触，包括汗腺、毫毛等皮肤的附属器，又称为"皮毛"，具有防御外邪、调节津液代谢与体温以及辅助呼吸的作用。肺与皮毛之间存在着相互为用的关系，故称"肺合皮毛"。

肺与皮肤的关系主要体现在两方面：一是肺具有宣发卫气和津液以营养滋润皮肤毫毛的作用；二是汗孔排泄汗液有协助肺排泄废物的作用。汗孔排泄汗液，可以调节体温，排出部分代谢废物；又宣散肺气，以调节呼吸，故

《内经》把汗孔称作"玄府"，又称"气门"。

4. 肺在窍为鼻，喉为肺之门户 鼻与喉相通，喉下连气管以至于肺。肺司呼吸，其气与鼻、喉息息相通。故肺之气阴充足，肺气通利，则喉之发音正常，鼻之嗅觉灵敏。在病变情况下，肺的功能失常，常引发鼻与喉的病变，可见鼻塞，流涕，喷嚏，喉痒，喉痛，音哑或失音等。而外邪侵袭，也常从口鼻而入，引发肺的病变。

（三）脾与志、液、体、华、窍的关系

1. 脾在志为思 思，即思虑、思考，是人的意识思维活动之一。正常思考问题，对机体的生理活动并无不良影响。思虑过度，影响气的正常运行，导致气滞与气结，则脾胃呆滞，运化失常，消化吸收功能障碍，而出现脘腹胀闷、食欲不振等症。

2. 脾在液为涎 涎为口津，是唾液中较清稀的部分，有保护润泽口腔的作用，进食时分泌较多，有助于食物的吞咽和消化。在正常情况下，涎液上行于口，但不溢出于口外。若脾胃不和，则往往可导致涎液分泌的急剧增加，出现口涎自出等现象。

3. 脾在体合肌肉，主四肢 脾主肌肉，是指肌肉的营养来自脾所吸收转输的水谷精微。胃的腐熟与脾的运化功能正常，则水谷精微充盈，肌肉丰满、壮实。四肢是肌肉比较集中的部位，故脾又主四肢。脾主运化与升清，脾气健运，则四肢肌肉的营养充足，其活动亦强劲有力；若脾失健运，清阳不升，布散无力，则四肢的营养不足，可见四肢倦怠无力，甚则痿弱不用。脾主四肢肌肉的理论，对临床具有一定的指导意义，在治疗以四肢肌肉痿废不用为主要表现的痿证时，常从脾胃着手，称为"治痿独取阳明"。阳明，指足阳明胃，在此泛指脾胃。

4. 脾在窍为口，其华在唇 口，即口腔，食物由此下咽以至食道，具有咀嚼、初步消化，并参与吞咽等功能。脾开窍于口，说明脾运强健，则口味正常，食欲良好；脾失健运，则不仅可见食欲不振，还可见到口味异常，如口淡、口腻、口甜、口臭等。

唇，即口唇。脾主运化，为气血生化之源，

脾的运化功能强健与否，可反映于口唇。如脾运强健，口唇见色泽红润；脾运失健，口唇见淡白不泽。

（四）肝与志、液、体、华、窍的关系

1. 肝在志为怒 怒是一种不良的情志刺激。怒与肝的关系最为密切。一方面，怒可以伤肝，导致疏泄失常，肝气亢奋，可见面红目赤，心烦易怒，甚则血随气逆，可见吐血、衄血；血菀于上，则猝然昏倒、不省人事。另一方面，如肝失疏泄，也可致情志失常，表现为情绪不宁、烦躁易怒。

2. 肝在液为泪 肝开窍于目，泪具有润泽和保护眼睛的功能。泪与肝的关系密切，在病变情况下，可见泪的分泌异常。例如，肝的阴血不足，则两目干涩；肝经风热，则两目红赤、羞光流泪；肝经湿热，则目眵增多等。

3. 肝在体合筋，其华在爪 筋是连接肌肉、骨和关节的组织，包括肌腱、韧带等。筋附着于骨而聚于关节，是联结关节肌肉、主司运动的组织。筋有赖于肝血的充分滋养，才能强健有力，活动自如。如肝血虚少，血不养筋，则肢体麻木、屈伸不利，甚则拘挛震颤；热邪侵袭人体，燔灼肝经，劫伤肝阴，筋膜失养，则见四肢抽搐、颈项强直、角弓反张等动风之象。

爪，即爪甲，包括指甲和趾甲。爪乃筋之延续的部分，故称"爪为筋之余"。爪甲的荣枯，也就可以反映肝血的盛衰。爪甲依赖于肝血的滋养，肝血充足，则爪甲坚韧明亮，红润光泽。肝血不足，则爪甲软薄，甚则变形脆裂。

4. 肝在窍为目 目，又称"精明"，是视觉器官，具有视物的功能。在结构上，肝的经脉联系于目。肝之藏血与疏泄功能，与目的视觉生理密切相关。肝火上炎，则两目红肿热痛；肝阴虚而阳亢，则头目晕眩。

此外，五脏六腑之精气皆上注于目，故观察眼睛的变化，即可了解全身功能的盛衰。中医"五轮学说"把眼睛各部分配属五脏，黑睛为风轮，属肝；两眦血络为血轮，属心；上下眼睑为肉轮，属脾；白睛为气轮，属肺；瞳孔为水轮，属肾。

（五）肾与志、液、体、华、窍的关系

1. 肾在志为恐 恐是人们对事物惧怕的状态。惊与恐有所区别，惊为不自知，事出意外而受惊吓；恐为自知而发于内。过度恐惧，可导致"恐伤肾""恐则气下"等病变，出现二便失禁，甚则遗精、滑精等症。惊恐虽然属肾，但总与心主神志相关。心藏神，神伤则易惊善恐。

2. 肾在液为唾 唾为肾精所化，是唾液中较黏稠的部分，咽而不吐，有滋养肾中精气的作用。若唾多或久唾，则易耗伤肾中精气。所以，养生家以舌抵上腭，待津唾满口后，咽之以养肾精，称此法为"饮玉浆"。

3. 肾在体合骨，齿为骨之余，藏精生髓，其华在发 骨，即骨骼。骨是人体的支架，并有保护内脏等作用。肾主骨，是说骨的生长发育及其功能的发挥，均依赖于肾中精气的充养。"齿为骨之余"，牙齿是全身最硬的骨组织，牙齿的生长与脱落，与肾中精气的盛衰密切相关。所以牙齿与骨同属肾所主。肾精亏虚，则骨失所养而痿弱，易于骨折，牙齿松动而脱落。

髓，分为骨髓和脑髓。脑为髓聚之处，故称"脑为髓之海"。脑髓也依赖于肾精的充养。肾精充足，髓海满盈，则思维敏捷，耳聪目明，精神饱满。肾精亏虚则髓海不足，脑失所养，在小儿可见智力低下；在成人可见思维缓慢，记忆衰减，甚则痴呆。肾精充足，骨髓充盈，则骨骼健壮。肾精亏虚则骨髓失养，在小儿可见骨软无力，身材矮小；在老人可见髓减骨枯，骨质疏松。

发，即头发，发的生机根于肾。肾精生血，血能生发，发的生长，赖血以养，故"发为血之余"。发的生长，与精血充盈密切相关。青壮年肾精充盈，则发长而有光泽；老年人肾精虚弱，则头发花白或脱落。临床上对于头发枯槁或过早花白脱落，往往责之于肾，从肾论治。

4. 肾在窍为耳及二阴 耳的听觉功能灵敏与否，与肾中精气的盈亏有密切关系。肾中精气充盈，髓海得养，则听觉灵敏。人到老年，肾中精气逐渐衰减，髓海空虚，则多见耳鸣、耳聋。

二阴，即前阴和后阴。前阴指外生殖器和尿道，后阴指肛门。前阴与排尿和生殖功能有关，后阴与排便功能有关。二便的排泄有赖于

肾的气化，故"肾开窍于二阴""肾主二便"。肾主生殖，外生殖器的功能也直接与肾气强弱相关。

四、六腑

（一）胆

胆与肝直接相连，附于肝之短叶间，内贮胆汁。胆与肝又有经脉相互络属，故互为表里。胆的生理功能主要包括两方面：一是贮藏和排泄胆汁，以助饮食物的消化，是脾胃运化功能得以正常进行的重要条件，并与肝的疏泄功能密切相关。二是胆主决断，胆具有对事物进行判断、做出决定的功能。

胆为六腑之一，又属奇恒之腑。因胆汁直接有助于饮食物的消化，故属六腑；但由于胆内藏胆汁，此又称"精汁"，与胃、肠等有别，并且与精神活动有关，故又归属奇恒之腑。

（二）胃

胃，又称胃脘，分上、中、下三部。上部称上脘，包括贲门部分；中部称中脘，即胃体部分；下部称下脘，包括幽门部分。胃的主要生理功能是受纳与腐熟水谷，胃以通降为和。胃与脾又有经脉相互络属，故互为表里。

1. 胃主受纳腐熟　饮食入口，经过食管，容纳于胃，故称胃为"太仓""水谷之海"。经过胃的腐熟，即初步消化，形成食糜，而下传于小肠。水谷精微部分经脾之运化而营养全身，故称脾胃为"后天之本"。脾胃对饮食水谷的消化功能，又常概括为"胃气"。由此，中医临床诊治疾病，十分重视"胃气"的盛衰。有胃气则平，少胃气则病，无胃气则死。故"人以胃气为本"，把"保胃气"作为重要的治疗原则。

2. 胃主通降，以降为和　胃为"水谷之海"，饮食物入胃后，经过胃的腐熟，必须下行而入小肠，以便进一步消化吸收。胃的通畅、下降，对于小肠、大肠之气的通降具有重要作用。

（三）小肠

小肠是一个相当长的管道器官，位居腹中，其上口在幽门处与胃之下口相接，其下口在阑门处与大肠相连。小肠的主要生理功能是受盛、化物和泌别清浊。小肠与心有经脉相互络属，故互为表里。

1. 小肠主受盛和化物　小肠接受经胃初步消化的食糜，食糜必须在小肠内停留相当长的时间，称为"受盛"；进一步对食糜进行消化，并吸收水谷之精微，称为"化物"。此过程的实现有赖于脾的运化功能正常。

2. 小肠泌别清浊　小肠泌别清浊的功能主要体现在三个方面：一是食糜经过小肠消化，分别（泌别）为水谷精微和食物残渣两个部分；二是将清者即水谷精微吸收，并将浊者即食物残渣传输于大肠；三是小肠在吸收水谷精微的同时，也吸收了大量的水液，故称"小肠主液"。

（四）大肠

大肠居于下腹中，其上口在阑门处与小肠相接，其下端紧接肛门（又称"魄门"）。大肠的主要生理功能是传化糟粕，并吸收部分水液。大肠与肺有经脉相互络属，故互为表里。

大肠接受经过小肠泌别清浊后传输而来的食物残渣，吸收其中多余的水液，故称"大肠主津"。糟粕形成粪便，经肛门而排出体外。

（五）膀胱

膀胱位于小腹中央。膀胱的主要生理功能是贮尿和排尿。膀胱和肾直接相通，二者又有经脉相互络属，故互为表里。

津液在代谢过程中，经过肾的蒸腾气化作用，清者重新参与津液代谢；浊者生成尿液。膀胱可贮留一定量的尿液，开合有度，尿液可及时地从溺窍排出体外。膀胱的开合有度有赖于肾气的推动和固摄作用。

（六）三焦

三焦是上焦、中焦、下焦的合称。因在人体脏腑中，唯其最大，又无脏与之相表里，故三焦又有"孤府"之称。

三焦总的生理功能为主持诸气，总司人体的气机和气化，为元气运行的通路和水液运行的通道。

三焦又划分为上、中、下焦三个部位，有其各自的生理功能特点。

①上焦：是指横膈以上的胸部，包括心、

肺。生理功能特点为"上焦如雾"，即形容心肺输布营养至全身的作用；②中焦：是指横膈以下至脐以上的腹部，包括脾、胃。生理功能特点为"中焦如沤"，即形容脾胃等脏腑腐熟水谷、运化精微的作用；③下焦：是指脐以下的部位，包括小肠、大肠、肾、膀胱等脏腑。生理功能特点为"下焦如渎"，即形容肾、膀胱、大肠等脏腑排泄二便的作用。

对于三焦的内涵，众说纷纭，直至目前，中医界尚未能取得一致的观点。主张三焦"有形"的医家，试图在形态结构上找到根据，如胸腹腔说、肾下脂膜说、网油说、淋巴系统说、自主神经系统说等。但是，任何一种组织器官或系统，都不能概括三焦的全部概念。主张三焦"无形"的医家，认为三焦并不是单一的形态器官，而是一个功能单位。实质上，三焦是对人体某些部位和内脏等生理功能的综合概括。

五、奇恒之腑

"奇"，即异、不同；"恒"，即寻常、普通。奇恒之腑为脑、髓、骨、脉、胆、女子胞的总称。奇恒之腑，虽名为腑，但不与水谷直接接触，有异于六腑；其功能"以藏为主"，类似于五脏贮藏精气；似脏非脏，似腑非腑，不同于一般的五脏六腑。本部分主要阐述脑和女子胞。

（一）脑

1. 脑的生理功能　脑是人体的生命活动中枢，能主宰和调节人体的生理活动，诸如呼吸、心跳、吞咽等。

人的思维、意识和情志活动以及记忆力等，都由脑的功能活动所主管，故有"脑为元神之府"之说。

2. 脑与五脏的关系　中医藏象学说是以五脏为中心，心、脑主管思维、意识及情志活动等，又分属于五脏，即"心藏神，肺藏魄，肝藏魂，脾藏意，肾藏志。"由于心主神志、肝主疏泄而调节情志活动，肾藏精而生髓充脑，故精神情志活动的认识与心、肝、肾三脏的联系更为密切。

（二）女子胞

1. 女子胞的生理功能　女子胞，又称"胞宫"，包括子宫等女性生殖器官。主要功能是发生月经和孕育胎儿。女性从14岁左右开始，生殖器官逐渐发育成熟，发生周期性变化。子宫的周期性出血，称作月经。如果阴阳和合而怀孕，则子宫就担负着养育胎儿的职能。月经到49岁左右停止，称为绝经。

2. 影响女子胞功能的生理因素　女性的月经来潮和胎儿的孕育，是一个复杂的生理活动过程，主要与以下三个方面的生理因素密切相关。

（1）肾中精气和天癸的作用：肾的精气阴阳能促进天癸生成，天癸又可促进生殖器官的发育成熟。胞宫发育成熟，就有月经来潮，并为孕育胎儿准备了条件。当进入老年，肾中精气阴阳逐渐减少，天癸亦随之减少以至衰竭，女性则进入绝经期，月经停止来潮，则丧失生殖功能。

（2）肝气、肝血的作用：肝在女性的特殊生理活动中起着十分重要的作用。肝主疏泄，能使气机调畅，与女性的月经通调和排卵功能密切相关；肝主藏血，能贮藏血液和调节血流量，与女性月经量的多少和养育胎儿的功能密切相关。故又有"女子以肝为先天"的论述。

（3）冲任二脉的作用：冲脉和任脉同起于胞中。冲脉能调节十二经脉的气血，有"冲为血海"之称。任脉与妊娠有关，故称"任主胞胎"。因此，气血通过冲、任二脉的调节，平时可产生月经，孕时则养育胎儿。

六、五脏与六腑的关系

五脏与六腑的关系，实际上就是阴阳表里关系。脏属阴，腑属阳，脏为里，腑为表，一脏一腑，一阴一阳，一表一里，相互配合，并有经脉相互络属，从而构成了脏腑之间的密切联系，即心与小肠、肺与大肠、脾与胃、肝与胆、肾与膀胱互为表里，又称"脏腑相合"。

（一）心与小肠

心与小肠通过经脉相互联系，心经属心络小肠，小肠经属小肠络心。在生理方面，小肠泌别清浊，其清者可转化为心血。心主血脉，将气血输送于小肠，有利于小肠的受盛和化物。在病变方面，心与小肠互相影响传变，例如，心火炽盛，可以循经下移于小肠，引起小肠泌别清浊的功能失常，出现小便短赤、灼热疼痛，甚或尿血等症，此即"心火移热于小肠"；反之，小肠有热，也可循经上扰于心，出现心烦、口舌生疮等症。

（二）肺与大肠

肺与大肠通过经脉的相互络属而构成表里相合关系。在生理方面，肺主肃降，肺气的下降可以推动大肠的传导，有助于糟粕下行。大肠传导正常，腑气通畅，亦有利于肺气的下降。在病变方面，肺失清肃，津液不能下达，大肠失润，传导失常，可见大便干结难下。若肺气虚弱，推动无力，大肠传导无力，可见大便困难，称为"气虚便秘"。反之，若大肠腑气不通，传导不利，则肺气壅塞而不能下降，出现胸闷、咳喘、呼吸困难等，是谓"上窍不通则下窍不利，下窍不利则上窍为之闭塞。"在治疗中，中医常用通腑泄热以治疗肺热咳喘，亦常采用宣降肺气治疗大肠腑气不通的病证。

（三）脾与胃

脾与胃通过经脉相互络属而构成表里关系。脾与胃的相互配合，生理主要体现在三个方面。

1. 纳运协调　脾主运化，胃主受纳，一纳一运，相互协调配合，共同完成饮食物的消化吸收及其精微的输布，以营养全身。在生理方面，胃主受纳，饮食物进入胃腑之后，由胃进行腐熟，即初步消化，为脾的运化水谷精微提供了物质基础；而脾主运化，即消化吸收、转输布散水谷精微，则又为胃的再一次受纳创造条件。在病变方面，胃主受纳与脾主运化相互影响，胃之受纳失常则脾之运化不利，脾失健运则胃纳失常，出现恶心呕吐、脘腹胀满、不思饮食等，称为"脾胃不和"。

2. 升降相因　脾气主升，胃气主降，一升一降，相互协调。在生理方面，脾气上升，则水谷精微得以输布；胃气下降，则饮食水谷及其糟粕才得以下行。脾升胃降，气机调畅，方能维持饮食物消化吸收的正常进行。在病变方面，脾升胃降相互影响。脾气不升，水谷夹杂而下，出现泄泻，甚则完谷不化；胃气不降反而上逆，可见恶心呕吐、呃逆嗳气。

3. 燥湿相济　在生理方面，脾属阴喜燥而恶湿，胃属阳喜润而恶燥。两脏燥湿相合，相互为用而协调共济，方能完成饮食物的腐熟和运化过程。在病变方面，脾阳易损，而导致水湿不运；胃阴易伤，而致消化异常。在临床上应注意保护脾阳、胃阴。

（四）肝与胆

胆附于肝，肝胆经脉互为络属而构成表里关系。胆汁来源于肝之余气，胆汁的正常排泄和发挥作用，又依靠肝的疏泄功能。肝主疏泄，调畅情志，胆主决断，与人之勇怯相关，肝胆之间相互为用。在病变方面，若肝的疏泄功能失常，就会影响胆汁的分泌与排泄。反之，若胆汁排泄不畅，亦会影响肝的疏泄。临床可见口苦、纳呆、腹胀、胁肋胀痛，甚或黄疸。此外肝胆病变还常引起精神、情志异常，可见多疑善虑、胆怯易惊等。

（五）肾与膀胱

肾与膀胱通过经脉相互络属，构成表里关系。膀胱的贮尿和排尿功能，均依赖于肾的气化。肾气充足，则固摄有权，膀胱开合有度，以维持津液的正常代谢。在病变方面，肾的功能失常，常会影响到膀胱。例如，肾气虚衰，固摄无权，则膀胱开合无度，可见尿频、小便清长、遗尿，甚或尿失禁等；若肾阳虚衰，肾与膀胱气化不利，可见小便不利，甚或癃闭等。

第五节　气血津液

气、血、津液是构成生命和维持生命活动的基本物质，也是各脏腑生理活动的主要物质基础。

一、气

中国古代哲学观点认为，"气"是物质，是构成自然界一切事物的本原，自然界的事物和现象都是由气的运动变化而产生。中国古代哲学渗透并影响着中医学，形成对人体之气的基本认识。

人体之气是具有很强活力、不断运动、构成生命和维持生命活动的最基本物质。

（一）气的生成

气来源于父母先天之精气、后天饮食物中的水谷精微以及从自然界吸入的清气。

1. 先天之气　先天之气为先天之精所化生，依赖于肾藏精的生理功能，才能充分发挥生理作用。

2. 后天之气　水谷之精气，依赖于脾胃的运化功能，才能从饮食水谷中化生；自然界的清气，则依赖于肺的呼吸功能，才能吸入人体。

因此，气的生成，除与先天禀赋、后天饮食营养，以及自然环境等有关外，还与肾、脾胃、肺等脏腑的生理功能密切相关。

（二）气的分类与分布

人体之气，由于生成来源、分布部位及功能特点的不同，而有着各自不同的名称。

1. 元气　又称"原气"，是人体最基本、最重要的气，是人体生命活动的原动力。元气主要由先天之精化生而来，并受后天水谷之精气的不断补充和培育。可见，元气的盛衰，不仅决定于先天之禀赋，亦与脾胃运化水谷精气的功能密切相关。元气根于肾，通过三焦而流行于全身，内至脏腑，外达肌肤腠理。

元气的生理功能：推动和促进人体的生长发育，温煦和激发各脏腑、经络等组织器官的生理活动。机体元气充沛，则各脏腑、经络等组织器官的活力旺盛，体质强健而少病。若因先天禀赋不足，或因后天水谷失养，或因久病损耗，以致元气的生成不足或耗伤太过时，就会形成元气虚衰而产生种种病变。

2. 宗气　宗气是积于胸中之气。宗气在胸中聚集之处，称作"气海"，又称"膻中"。宗气由肺吸入的清气和脾胃运化产生的水谷精气相互结合而生成。因此，肺的呼吸功能与脾胃的运化功能正常与否，直接影响着宗气的盛衰。宗气聚集于胸中，向上分布于肺与息道，向下贯注于心脉，布散全身。

宗气的生理功能：上走息道以行呼吸，贯注心脉以行气血。故凡语言、声音、呼吸的强弱，气血的运行，肢体的寒温和活动能力，视听功能，心搏的强弱及其节律等，皆与宗气盛衰有关。临床上亦常以心尖搏动部位（虚里）的搏动状况和脉象来了解宗气的盛衰。

3. 营气　又称"荣气"，与卫气相对而言，营气行于脉内而属阴，故又有"营阴"之称。主要来源于脾胃所运化的水谷精气，由水谷精气中的精华部分所化生。水谷精微中的精华部分是营气的主要成分，是脏腑、经络等生理活动的主要营养物质。

营气的生理功能：包括营养人体和化生血液两方面。营气运行于全身血脉之中，成为血液的重要组成部分。故营气与血液的关系极为密切，可分而不可离，故常以"营血"并称。

4. 卫气　卫气与营气相对而言，卫气行于脉外而属阳，又称"卫阳"。卫气主要由水谷精气所化生，卫气活动力特别强，流动迅速，故称"水谷之悍气"，不受脉管的约束，可运行于皮肤、分肉之间，布散于全身内外上下。

卫气的生理功能包括三方面：一是护卫肌表，防御外邪入侵；二是温养脏腑、肌肉、皮毛等；三是调节控制汗孔开合和汗液排泄，以维持体温的相对恒定。人体卫外功能的强弱，以及能否维持体温的相对恒定，同卫气的功能活动是否正常有着密切关系。

营气和卫气，皆来源于水谷之精气，"营在脉中""卫在脉外"，营气守于内而属阴，卫气卫于外而属阳。二者运行有一定规律，且彼此必须协调，才能维持正常的汗孔开合及正常的体温，并保持正常的"昼精而夜寐"，以及正常的防御外邪的能力。反之，若营卫不和，则可发生恶寒发热，无汗或汗多，"昼不精而夜不寐"，抗御外邪能力低下等病变。

人体的气，除了上述最重要的四种气之外，还有"脏腑之气""经络之气"等。"脏腑之气"和"经络之气"，都是元气所派生，元气分布于某一脏腑或某一经络，即成为某一脏腑或某一经络之气，是构成各脏腑、经络的最基本物质，又是推动和维持各脏腑、经络进行生理活动的物质基础。在中医学中，气的名称还有很多，与构成人体基本物质的"气"有所区别。例如，把致病的物质，称作"邪气"；把体内不正常的水液，称作"水气"；把中药的寒、热、温、凉四种性质和作用，称作"四气"等。

（三）气的生理功能

1. 推动作用　气是活动能力极强的精微物质，对人体生长发育、各脏腑组织器官的功能活动、血液的循行、津液的生成输布和排泄等，均能发挥激发和推动作用。如果气的推动作用减弱，则影响生长发育，甚至出现早衰；使脏腑组织器官、经络等功能减退；或使血液、津液的生成不足，运行滞缓，而发生血虚、血行不利或水液在体内潴留等病变。

2. 温煦作用　气的运动是人体热量的来源。人体体温的恒定，依赖气的温煦和调节；各脏腑组织器官、经络等，也要在气的温煦作用下，才能进行正常的生理活动；"血得温则行，得寒则凝"，血和津液之所以能保持液态在体内不停地运行，除依赖于气的推动外，也要依靠气的温煦作用，方可不致凝聚。例如，体内气虚，温煦作用失常，便会引起畏寒喜热、四肢不温、体温下降、血行滞缓、津液凝聚等病变。反之，因某些原因引起局部或全身气盛有余，则会表现为局部或全身发热等病变。

3. 防御作用　气具有防御和抵抗各种邪气的功能。主要表现在：一是护卫肌表，防止外邪侵入；二是与侵入体内的各种邪气进行斗争，驱邪外出。气的防御功能，是通过脏腑经络的生理功能而体现的。脏腑经络功能正常，说明正气充沛，防御和战胜邪气的力量就强，则不易受邪而患病。如《素问·刺法论》云："正气存内，邪不可干。"反之，若正气不足，防御和战胜邪气的力量减弱，外邪得以侵入机体，则容易受邪而发生各种病变。

4. 固摄作用　气的固摄作用，主要是对精、血、津液等液态物质具有防止其无故流失，以及维护脏腑器官各自位置的相对恒定等作用。具体表现在：固摄血液，即维持血液在脉管内循行，防止逸出脉外；固摄汗液、尿液、唾液、胃液、肠液等正常物质分泌和排泄，防止其无故外泄和流失，从而维持体内水液代谢的相对平衡；维持脏腑位置的稳定，固摄冲任及带脉，维持胎儿在胞宫内的安定和带下正常等。

5. 气化作用　气化，是指通过气的运动而产生的各种变化。气化作用的过程，实际上就是体内物质代谢的过程，即物质转化和能量转化的过程。具体而言，即精、气、血、津液等物质的新陈代谢及相互转化。例如，将饮食物转化成水谷之精气，然后再化生为气、血、津液、精等；津液经过代谢可转化成汗液、尿液、涕、唾、泪、涎等；饮食物经过消化和吸收后，其残渣可转化成糟粕排出体外等，都是气化作用的具体表现。

6. 营养作用　气对脏腑、经络、形体、官窍等具有营养作用。如营气、水谷精气等。若气虚，脏腑、经络、形体、官窍等失养，可致脏腑经络功能减退、皮毛枯槁、耳目失聪等病变。

气的六种功能，虽然各不相同，但都是人体生命活动中不可缺少的，它们相互协调配合，相互为用，维持着生理活动的正常运行。

（四）气的运动

气的运动，称作"气机"，"升降出入"是气运动的基本形式。气的升降出入运动体现在脏腑、经络、形体、官窍的功能活动中。例如，肺主呼吸，有出有入，有宣有降；肺主呼气（出）、肾主纳气（入）；心火下降、肾水升腾，以及脾主升清、胃主降浊等。气的升降出入运动的平衡协调状态，称为"气机调畅"，是人体生命活动的根本。气的运动失于平衡调畅，称为"气机失调"。气的升降出入一旦停止，也就意味着生命活动的停止。

二、血

血，是脉管中流动的红色液体，是构成人体和维持人体生命活动的基本物质之一，由脾胃运化的水谷之精微所化生。由于血液仅存在于脉管之中，所以称"脉为血之府"。血由心所主，藏于肝，统于脾，循行于脉中，对人体各脏腑组织具有濡养作用，是人体不可缺少的营养物质。

（一）血的生成

水谷精微和肾精是血液化生的物质基础。一方面，中焦脾胃受纳、运化饮食水谷，吸收水谷精微，化生营气和津液，二者进入脉中，经过心肺的气化作用，变化而成红色的血液。由水谷精微化生的营气和津液是化生血液的主要物质，也是血液的主要组成部分。故饮食物的优劣和脾胃运化功能的强弱，直接影响着血液的化生。另一方面，肾藏精，精生髓，髓化血。精和血之间存在着相互资生和相互转化的关系。精藏于肾，血藏于肝，肾中精气充盈，则肝有所养，血有所充，肝藏血充足，则肾有所藏，精有所生，故有"精血同源"之说。肾精充足，精髓化血，充养全身。

（二）血的运行

血液循行于脉管之中，流布于全身，运行不息，以供给机体各脏腑组织的营养需要。血液的正常循行，依靠气的推动与固摄作用的协调平衡。心主血脉，心气的推动，是血液循行的基本动力。肺朝百脉，即全身的血液，汇聚于肺，依赖肺气作用合成宗气，助心行血，分布全身。肝主疏泄，调畅气机，气行则血行。而脾主统血和肝主藏血的功能则依赖气的固摄作用，使血液运行于脉中而不逸于脉外。

血的特性是"喜温而恶寒"，血液充盈与否以及寒热变化也能影响到血的运行。寒凉能使血行缓慢，过热能使血行加速。"脉为血之府"，脉道通利完整，也是血液运行的重要条件。温热之邪或痰瘀阻滞脉道都能造成血行不畅或局部阻塞不通。

（三）血的生理功能

血液的主要功能表现在对全身的营养和滋润作用，营气和津液是血液的主要成分。血液在脉中循行，内至脏腑，外达皮肉筋骨，运行不息，对全身各脏腑组织起着充分的营养和滋润作用，以维持正常的生理活动。

血液又是精神活动的主要物质基础。人的精力充沛，神志清晰，感觉灵敏，活动自如而协调，均有赖于血气的充盛和血液运行的调和与流利。血虚、血热或血液运行失常，则可发生精神衰退、健忘、多梦、失眠、烦躁，甚至神志恍惚、惊悸不安，以及谵妄、昏迷等神志失常的多种病变。

（四）气与血的关系

气与血都是人体生命活动的物质基础，同源于水谷精微，经肺、脾、肾等脏的功能活动而化生。气属阳，以推动、温煦功能为主；血属阴，以营养、滋润功能为主。气与血之间的关系，概括为气为血之帅、血为气之母。

1. 气为血之帅

（1）气能生血：指血的组成及其化生过程，均离不开气和气化功能。营气和津液是血的主要组成部分，来自脾胃所运化的水谷精气。从摄入的饮食物转化成水谷精气，从水谷精气转化成营气和津液，从营气和津液转化成赤色的血，均离不开气化作用。另外，精可以转化为血，亦需气的作用，因此说，气能生血。气旺，则化生血的功能亦强；气虚，则化生血的功能亦弱，导致血虚。故临床治疗血虚病证时，常于补血药中配用补气药物以提高疗效，此为"气能生血"理论在临床中的具体应用。

（2）气能行血：血的循行，有赖于气的推动，即有赖于心气的推动，肺气的宣发布散，肝气的疏泄条达。由此可见，血是在心、肺、肝三脏之气的推动作用下，运行不息，而流布于全身。故临床在治疗血行失常的病证时，常分别配合降气、理气或补气等药物。

（3）气能摄血：气对血液的统摄作用，主要依赖脾统血、肝藏血的摄血功能，使血液循行于脉中，而不逸出脉外。如气虚不能统摄血液，则可以导致各种出血病证，称为"气不摄血"。治疗时，必须用补气摄血的方法以达止血的目的。

2. 血为气之母 血为气之母，是指血是气的载体，并给气以充分的营养，概括为血能载气和血能生气。由于气的活力很强，易于逸脱，所以气必须依附于血和津液。如气失去依附，则浮散无根而发生气脱。因此，血虚者，可以进一步引起气虚；血脱者，气亦随脱。在治疗大出血时，往往采用益气固脱之法，其机制亦在于此。

三、津液

津液，是体内各种正常水液的总称，包括各脏腑组织的内在体液及正常的分泌物，例如，唾液、胃液、肠液、关节液等。津液，也是构成人体和维持人体生命活动的基本物质。

（一）津液的生成与分布

津和液，同属于水液，来源于饮食，有赖于脾胃运化功能，以及小肠主液、大肠主津的功能活动而生成。由于津和液的性状、功能及分布部位有所不同，因而又有一定的区别。一般来说，质地较清稀，流动性较大，布散于体表皮肤、肌肉和孔窍，并能渗注于血脉，起滋润作用的，称为津；质地较稠厚，流动性较小，灌注于骨节、脏腑、脑、髓等组织，起濡养作用的，则称为液。津和液之间可以相互转化，故津和液常同时并称。但在对"伤津"和"脱液"病变进行辨证论治时，又须加以区别。

（二）津液的代谢

津液的代谢就是津液的生成、输布和排泄的过程，这是一个极其复杂的生理过程，是通过多个脏腑器官综合作用而完成的。

津液来源于饮食水谷，通过胃对饮食物的"游溢精气"，小肠"分清别浊"吸收大量水液，称"小肠主液"；大肠也具有吸收水分的功能，称"大肠主津"；吸收的水分，"上输于脾"，经脾的运化而生成津液。

津液的输布和排泄需要相关脏腑一系列生理功能的协调配合，以肺、脾、肾三脏为主。肺"通调水道"，即通过肺的宣发作用，将津液输布于全身体表，以发挥津液的营养和滋润作用，津液经过气化形成汗液而排出体外；通过肺的肃降作用，将津液输送到肾和膀胱，最后生成尿液而排出体外。另外，肺在呼气时，也排出了一定量的水分。可见肺的宣发肃降，通调水道，对于津液的输布和排泄起着重要的作用。脾对津液的输布作用体现在两方面，一方面将津液输布到全身以滋润和灌溉脏腑组织；另一方面，则是将津液上输于肺，然后由肺再宣发到全身。肾对于津液的输布和排泄起着极其重要的作用。例如，胃、脾、肺以及小肠在水液代谢中的作用都需要依靠肾的蒸腾气化而实现。全身的津液亦都要通过肾的蒸腾气化、升清降浊来环流，即体内有用的津液（清者）蒸腾上升，向全身布散；多余的津液（浊者）化为尿液下降，注入膀胱，从而对全身津液代谢的平衡起着主导和调节作用。

总之，津液的生成，依赖于脾胃对饮食物的运化功能；津液的输布，则依靠脾的"散精"和肺的"通调水道"功能，津液的排泄，则主要通过汗液、尿液和呼气的形式而实现，津液

在体内的升降出入，则是在肾的蒸腾气化作用下，以三焦为通道，随着气的升降出入，布散于全身而环流不息。可见津液的代谢过程依赖于气和许多脏腑一系列生理功能的协调配合，其中肺、脾、肾三脏的生理功能起着主要的调节平衡作用。

（三）津液的生理功能

1. 滋润和濡养作用　津的质地较清稀，布散于体表而滋润皮毛肌肉，输注于孔窍而滋润眼、鼻、口等；液的质地较浓稠，分布于脏腑而发挥濡养作用，充养骨髓、脊髓、脑髓，流注骨节则关节滑利，屈伸自如。

2. 化生血液　津液不仅流行敷布于脉外，还能进入脉内，化生血液，成为血液的组成部分。

3. 运输代谢废料　津液在代谢过程中，能把机体各部分代谢废料收集起来，通过脉内血液或脉外的途径，运输到相关排泄器官，不断地排出体外。例如，经皮肤汗孔排出的汗，经肾与膀胱排出的尿，经大肠排出的粪便等。

气、血、津液，是构成人体和维持人体生命活动的基本物质，虽然各有其性状和功能特点，但其来源和形成均离不开先天禀赋和脾胃运化而生成的水谷精气。在生理功能上彼此又存在着相互依存、相互制约和相互为用的关系。因此，无论在生理还是在病变情况下，气、血、津液之间均存在着极为密切的关系。

第六节　经　络

一、经络与经络系统

（一）经络与经络学说的概念

经络，是运行全身气血、联络脏腑肢节、沟通表里上下内外、调节体内各部分功能活动的通路，是人体特有的组织结构和联络系统。

经络学说，是研究人体经络系统的生理功能、疾病变化及其与脏腑、气血津液相互关系的学说，是中医学理论体系的重要组成部分。

（二）经络系统的组成

经络系统，由经脉、络脉及其他连属部分所组成。经络系统通过有规律地循行和错综复杂地联络交会，纵横交错，网络全身，把人体

的五脏六腑、四肢百骸、五官九窍、皮肉筋脉等联结成一个统一的有机整体，从而保证人体生命活动的正常进行。

1. 经脉 经脉主要有正经、奇经和经别三类。

（1）正经：分为手足三阴经和手足三阳经，合称"十二经脉"，是人体气血运行的主要通道。十二经脉有一定的起止点、循行部位和交接顺序，在肢体的分布和走向有一定的规律，同时与体内的相关脏腑有直接的络属关系。

（2）奇经：督脉、任脉、冲脉、带脉、阴跷脉、阳跷脉、阴维脉、阳维脉，合称"奇经八脉"。此八条经脉同十二经脉的循行有所不同，大部分自下而上纵行，也有横行者（如带脉）以及循行于躯干正中线者（如督脉、任脉），故称其为"别道奇行"。奇经穿插循行于正经之间，主要起统率、联络和调节十二经脉的作用。

（3）经别：从十二经脉别行分出的重要支脉，又称"十二经别"。主要功能是加强十二经脉中相为表里的两经之间的联系。

2. 络脉 络脉是经脉的分支，其循行部位较经脉为浅。络脉有别络、浮络和孙络之分。除别络外，大多无一定的循行路径，纵横交错，网络全身。

（1）别络：络脉系统中较大的和主要的络脉。十二经脉在四肢部位各分出一支别络，再加上躯干部的任脉之络、督脉之络及脾之大络合为"十五别络"，简称"十五络"。主要功能是沟通表里两经和渗灌气血。

（2）浮络：循行于人体浅表部位而常浮现的络脉。

（3）孙络：最细小的络脉，具有"溢奇邪""通荣卫"的作用。

3. 连属部分

（1）经筋：十二经脉之气"结、聚、散、络"于筋肉、关节的体系，是十二经脉的附属部分，故称"十二经筋"。具有联缀四肢百骸、主司关节运动的作用。

（2）皮部：是指十二经脉及其络脉所分布的皮肤部位，亦即在皮肤的经络分区，故称"十二皮部"。皮部受十二经脉及其络脉气血的

濡养滋润而维持正常生理功能。

二、十二经脉

十二经脉，即手太阴肺经、手厥阴心包经、手少阴心经、手阳明大肠经、手少阳三焦经、手太阳小肠经、足太阴脾经、足厥阴肝经、足少阴肾经、足阳明胃经、足少阳胆经、足太阳膀胱经。十二经脉的名称结合了阴阳、手足及脏腑等三方面要素。十二经脉对于人体的生理功能和疾病变化有着极为重要的意义，故称"正经"。

十二经脉是经络系统中的主要组成部分，对称地分布于人体的左右两侧，分别循行于上肢或下肢的内侧或外侧，而每一条经脉又分别属于一个脏或一个腑，并与相表里的脏腑相络属。奇经、经别和络脉等都是以十二经脉为主体，彼此联系，相互配合而发挥作用的。

（一）走向和交接规律

1. 十二经脉的走向规律 十二经脉的走向规律：手三阴经，从胸走手；手三阳经，从手走头；足三阳经，从头走足；足三阴经，从足走腹（胸）。即手三阴经均起于胸中，从胸腔走向手指末端，交手三阳经；手三阳经均起于手指端，从手指末端走向头面部，交足三阳经；足三阳经均起于头面部，从头面部走向足趾末端，交足三阴经；足三阴经均起于足趾端，从足趾末端走向腹腔、胸腔，交手三阴经。这样，就构成了一个循环的经脉通路。

2. 十二经脉的交接规律

（1）相为表里的阴经与阳经在指趾端相交接：手太阴肺经在食指端与手阳明大肠经交接，手少阴心经在小指端与手太阳小肠经交接，手厥阴心包经在无名指端与手少阳三焦经交接。足阳明胃经在足大趾端与足太阴脾经交接，足太阳膀胱经在足小趾端与足少阴肾经交接，足少阳胆经在足大趾爪甲后丛毛处与足厥阴肝经交接。

（2）同名的手、足阳经在头面部相交接：手阳明大肠经和足阳明胃经交接于鼻翼旁，手太阳小肠经和足太阳膀胱经交接于目内眦，手少阳三焦经和足少阳胆经交接于目外眦。

（3）手、足阴经在胸部交接：足太阴脾经与手少阴心经交接于心中，足少阴肾经与手厥阴心包经交接于胸中，足厥阴肝经与手太阴肺经交接于肺中。

（二）十二经脉的分布规律和流注次序

1. 分布规律

（1）四肢部：阴经分布于内侧面，阳经分布于外侧面。内侧分为三阴，外侧分为三阳，前后顺序规律：太阴、阳明在前缘，少阴、太阳在后缘，厥阴、少阳在中线。

上肢内侧的经脉分布是手太阴肺经在前，手厥阴心包经在中，手少阴心经在后；上肢外侧的经脉分布是手阳明大肠经在前，手少阳三焦经在中，手太阳小肠经在后。

下肢内侧的经脉分布是内踝上八寸以下，足厥阴肝经在前，足太阴脾经在中，足少阴肾经在后；至内踝八寸以上，则足太阴脾经在前，足厥阴肝经在中，足少阴肾经在后；下肢外侧的经脉分布是足阳明胃经在前，足少阳胆经在中，足太阳膀胱经在后。

（2）头面部：手、足阳明经行于面部、额部，手、足太阳经行于面颊、头顶及头后部，手、足少阳经行于头侧部。

（3）躯干部：手三阳经行于肩胛部，手三阴经均从腋下走出。

足三阳经则是阳明经行于前（胸、腹面），太阳经行于后（背面），少阳经行于侧面；足三阴经均行于腹面。

循行于腹面的十二经脉，排列顺序自内向外为足少阴肾经、足阳明胃经、足太阴脾经、足厥阴肝经。

十二经脉分布于胸、背、头面、四肢，均是左右对称地分布于人体之两侧，共计二十四条经脉。其中，每一条阴经都与另一条阳经在体内与有关脏腑相互属络，同时在四肢部位则循行于内侧和外侧相对应的部位。

2. 流注次序

十二经脉是气血运行的主要通道。十二经脉的流注次序自手太阴肺经开始，逐经依次相传至足厥阴肝经，再复注于手太阴肺经，首尾相贯，如环无端，形成十二经脉的主要气血循环流注（图2-6-1）。

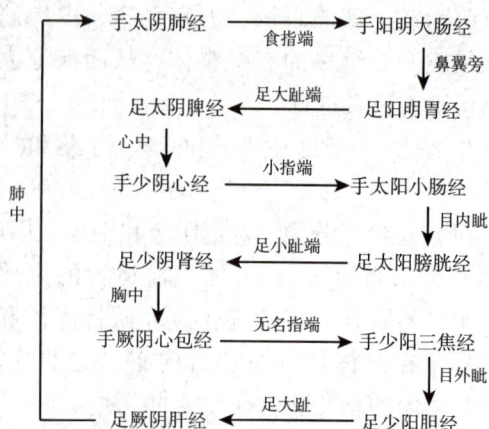

图2-6-1 十二经脉的流注次序图

三、奇经八脉

（一）奇经八脉的特点和作用

奇经八脉，是指在十二经脉之外"别道而行"的八条经脉，包括督脉、任脉、冲脉、带脉及阴跷脉、阳跷脉、阴维脉、阳维脉在内。奇者，异也。由于奇经八脉在循行路线和与内脏的联系上均有别于十二经脉，故称其为"奇经"。

1. 奇经八脉的特点

奇经八脉的分布和走向不像十二经脉那样规则。例如，上肢无奇经八脉的分布；带脉横行围腰腹一周；冲脉有一分支向下循行外，其余诸脉都是从下肢或会阴部向上循行；与奇恒之腑和部分脏腑有一定的联系，但同五脏六腑无直接络属关系；奇经八脉之间无表里相合关系。

2. 奇经八脉的作用

（1）进一步密切了十二经脉之间的联系：奇经八脉在其循行的过程中，同十二经脉的某些经脉交叉衔接，从而紧密地沟通了各条经脉之间的相互联系。例如，督脉"总督诸阳"，能联系手足三阳经脉，使阳经的经气交会于督脉的大椎穴；任脉"总任诸阴"，其脉多次与手足三阴经交会；带脉有"约束诸经"的作用；冲脉则通行上下，渗灌三阴、三阳；"阳维维于阳""阴维维于阴"，则维系所有的阳经和阴经；阴跷脉与阳跷脉，则对分布于腿膝内外侧的阴经和阳经有协调作用。

（2）调节十二经脉之气血：当十二经脉的气血旺盛而有余时，则流注于奇经八脉，蓄以备用，当人体生理功能活动需要或十二经脉气血不足时，则可由奇经"溢出"，渗灌和供应于全身组织，予以补充，发挥调节气血的作用。

（3）参与人体生殖及脑髓功能的调节：奇经与肝、肾及女子胞的关系极为密切，与女子的经、带、胎、产等功能密切相关，故能参与人体生殖功能的调节。例如，"冲为血海""任主胞胎"。奇经在循行过程中与脑、髓直接联系，相互之间在生理和病变上均有一定的影响。

（二）督脉、任脉、冲脉、带脉的基本功能

1. 督脉的基本功能
（1）调节阳经气血，故称"阳脉之海"。
（2）与脑、髓和肾的功能有关。

2. 任脉的基本功能
（1）调节阴经气血，故称"阴脉之海"。
（2）主持妊养胞胎。

3. 冲脉的基本功能
（1）调节十二经气血，故称"十二经之海"。
（2）冲为血海，有促进生殖之功能，并同妇女的月经有着密切的联系。

4. 带脉的基本功能
（1）约束纵行诸经。
（2）主司妇女的带下。

四、经络的生理功能

经络的功能活动，主要表现在沟通表里上下，联络脏腑器官，感应传导信息，以及调节人体各部分功能平衡等方面。

（一）沟通联络作用

人体由五脏六腑、四肢百骸、五官九窍、皮肉筋骨等所组成，这些脏腑组织虽然各有不同的生理功能，但又是相互协作，并保持协调和统一。这种功能活动的协调统一，主要是通过经络系统的联络作用而实现的。经络系统的联络作用，使人体不仅在组织上成为一个不可分离的整体，在生理上亦成为一个协调共济的有机整体。

1. 脏腑同外周肢节之间的联系 十二经脉在体内与五脏六腑相络属，其附属部分在体表则散络结聚于经筋，并布散于皮部。这样就可使皮肤与四肢筋肉组织同内脏之间，通过经脉的沟通而联系起来。

2. 脏腑同官窍之间的联系 目、耳、鼻、口、舌、前阴、后阴等官窍，都是经脉循行所经过的部位，而经脉又多入内属络于脏腑，这样五官九窍同内脏之间，亦可通过经脉的沟通而联系起来。例如，手少阴心经属心，络小肠，上连"目系"，其别络上行于舌；足厥阴肝经属肝，络胆，上连"目系"；足阳明胃经属胃，络脾，环绕"口唇"等。

3. 脏腑之间的联系 十二经脉中每一经都分别络属于一脏一腑，从而加强了相为表里的一脏一腑之间的联系。有的经脉还联系多个脏腑，例如，胃经的经别上通于心；脾经注心中；胆经的经别贯心；肾经出络心；心经却上肺；肾经入肺；肝经注肺中；小肠经抵胃；肝经挟胃；肺经循胃口；肾经贯肝等。这样就构成了脏腑之间的多种联系途径。

4. 经脉与经脉之间的联系 十二正经阴阳表里相接，具有一定的衔接和流注次序；十二正经与奇经八脉之间纵横交错；奇经八脉之间又彼此相互联系，从而构成经脉与经脉之间的多种联系途径。

（二）运输气血作用

人体各个组织器官，均需气血以濡润滋养，才能维持其正常的生理活动。而气血之所以能通达于全身，发挥其营养脏腑组织器官、抗御外邪、保卫机体的作用，则必须依赖于经络的传注方能实现。

（三）感应传导作用

感应传导，是指经络系统对于针刺或其他刺激信息具有传递通导作用，又称为"经络感传现象"。例如，针刺的"得气"或"气至"就是经络感应传导作用的体现。

（四）调节平衡作用

当人体发生疾病时，出现气血不和或阴阳偏盛偏衰等证候，即可运用针灸等治疗方法以激发经络的调节作用，针刺有关经络的穴位，则可对各脏腑功能产生调整作用，原来亢进的可使之抑制，原来抑制的又可使其兴奋，从而达到协调平衡。

第七节 体 质

体质，中医学又称"素质、禀质、气质、禀赋"等，相关论述早在《内经》中已有记载。体质的概念，明代医家已开始广泛应用。

体质，是人体在先天禀赋和后天获得的基础上表现出来的形态结构、生理功能和心理状态方面综合的相对稳定的个性化特性。中医体质学说就是以人体结构和功能的理论为指导，研究正常人体功能和形态的差异性及其对疾病发生、发展和演变过程的影响的学说。

体质，在生理上表现为功能、代谢以及对外界刺激反应等方面的个体差异，影响着人对自然、社会环境的适应能力和对疾病的抵抗能力；在病变上表现为对某些病因和疾病的易感性，以及产生疾病的类型与疾病传变转归中的某种倾向性，还影响着个体对治疗的反应性，使人体的生命过程具有明显的个体特异性。总体来说，体质是相对稳定的，一旦形成则不易很快改变。然而，体质也不是一成不变的，其变化多长期缓慢。因此，体质是人群在生理共性的基础上，所具有的明显的个体差异性。

一、体质的构成要素与分类

（一）体质的构成要素

体质由形态结构、生理功能和心理状态三个方面的差异性所构成，其中的形态结构、生理功能决定着体质的特性。

1. 形态结构的差异性 人体在形态结构上的差异性是个体体质特征的重要组成部分，包括内部形态结构，如脏腑、经络、精气血津液等；外部形态结构，如体格、体型、体态、性征、面色、毛发、舌象、脉象等。

2. 生理功能的差异性 人体的生理功能是其内部形态结构完整性、协调性的反映，是脏腑经络及精气血津液功能正常的体现。个体不同的形态结构决定着机体生理功能和对刺激反映的差异，机体的防御抗病能力、新陈代谢和自我调节能力等的不同，都是其差异性的体现。

3. 心理特征的差异性 心理，是指客观事物在五脏、脑、胆等脏腑中的反映，包括感觉、知觉、情感、记忆、思维、性格等，人的心理

特征不仅与形态、功能有关，而且与不同个体的生活经历以及所处的社会文化环境有着密切的联系。因此，即使形体结构和生理功能相同者，也可以表现为不同的心理特征。

（二）体质的分类

中医学体质分类的方法，主要是根据中医学的基本理论来确定人群中不同个体的体质差异。依据《内经》原文，主要是按阴阳五行及气血多少，结合人体肤色、体形、禀性、态度、性情等外观与心理状态，以及对自然界变化的适应能力等方面的特征，将体质分成太阴、少阴、太阳、少阳、阴阳平和型，以及分为木型之人、火型之人、土型之人、金型之人、水型之人。按阴阳五行及气血的偏颇、功能活动的盛衰，结合人的体态胖瘦、性情变化，运用阴阳分类方法对体质进行分类是体质分类的基本方法，其他体质类型常是在阴阳分类的基础上派生、发展而成。人体体质大致可分为阴阳平和质、偏阳质、偏阴质三种类型。

1. 阴阳平和质 是指强健壮实、功能比较协调的体质类型。体质特征：身体强壮，胖瘦适度，体形匀称健壮；面色与肤色虽有五色之偏，但都红黄隐隐，明润含蓄，头发稠密有光泽；鼻色明润，嗅觉通利；食量适中，二便调畅；目光有神，性格开朗、随和；夜眠安和，精力充沛，反应灵活，思维敏捷，能耐寒暑，自身调节和对外适应能力强；唇色红润，舌质淡红、润泽，苔薄白，脉象缓匀有神。

具有这种体质特征的人，不易感受外邪，平素患病较少，即使患病，易于治愈，康复亦快，有时可不药而愈，易获长寿。

2. 偏阳质 是指具有代谢相对亢奋、身体偏热、多动、易兴奋等特性的体质类型。体质特征：形体适中或偏瘦，但较结实；面色多略偏红或微苍黑，或呈油性皮肤，皮肤易生疮疖；食量较大，消化吸收功能健旺，大便易干燥，小便易黄赤；平素畏热喜冷，耐冬不耐夏，或体温略偏高；动则易出汗，口渴喜冷饮；精力旺盛，动作敏捷，反应灵敏，性欲较强，喜动好强；性格外向，易急躁；唇、舌偏红，苔薄易黄，脉象多数或细弦。

具有这种体质特征的人，阳气偏亢，多动

少静，对风、暑、热、燥等阳邪具有易感性，外感发病后多表现为热证、实证，易从阳化热伤阴。容易发生眩晕、头痛、心悸、失眠及出血等病证。在用药上宜凉润，忌用辛香燥热。

3. 偏阴质 是指具有代谢相对减退、身体偏寒、喜静少动等特征的体质类型。体质特征：形体适中或偏胖，但肌肉不壮；面色偏白而欠华，口唇色淡；毛发易落；食量较小，消化吸收功能一般；平时畏寒喜热，手足不温，耐夏不耐冬，或体温偏低；大便溏薄，小便清长；精力偏弱，容易疲劳，睡眠偏多；动作迟缓，反应较慢，喜静少动，性欲偏弱；性格内向，或胆小易惊；舌质偏淡，脉多迟缓。

具有这种体质类型的人，对寒、湿等阴邪具有易感性，受邪发病后多表现为寒证、虚证；容易发生湿滞、水肿、痰饮、瘀血等病证。在用药上宜温，忌用苦寒。

二、体质学说的应用

（一）指导养生防病

对于不同的体质，应当采用不同的养生方法。例如，体质强壮者应注意预防疾病。因为疾病可以损伤人体，使体质下降，防病可维持体质，加强身体锻炼，可保持体质的强壮；而体质虚弱者除了要预防疾病外，还要注意饮食起居，避免劳逸过度，适当锻炼，促使体质增强。对于不同类型的体质，还应注意生活起居和饮食方面的宜忌。例如，阳盛体质宜凉忌热，阴盛体质宜温忌寒。

（二）指导辨证治疗

体质状况对证候的分析和用药的宜忌等有密切关系。一般而言，某一体质易感受某种邪气而形成相应的证候，中医学称之为"同气相感"，医生可据此作为辨证的参考，例如，素体阳弱之质，多有阳虚，故易感受寒邪，证候多为寒证；而素体阴弱之质，多有虚火，故易感温热之邪，证候多为热证。此外某一种性质的证候虽与原有体质没有直接关系，但在治疗时也要考虑其体质，用药有所顾忌，更要考虑到患者的年龄和性别的差异，生活环境的异同，应用相应的恰当的方法治疗，才能取得疗效，使患者恢复健康。

第八节 病 因

病因，即引起人体疾病的原因，又称致病因素、病邪。导致疾病发生的原因是多种多样的，主要有六淫、疠气、七情内伤、饮食失宜、劳逸失度、痰饮、瘀血等。中医学认识病因，除问询可能作为致病因素的客观条件外，主要是以病证的临床表现为依据，通过分析疾病的症状、体征来推求病因，为治疗用药提供依据。此种方法，即"辨证求因"。在中医病因学中六淫和七情是最主要的发病因素。

一、外感病因

外感病因，是指来源于自然界的致病因素。外感病因包括六淫、疠气两类。

（一）六淫

六淫，即风、寒、暑、湿、燥、火六种外感病邪的统称。风、寒、暑、湿、燥、火是自然界中六种不同的气候变化，在正常情况下，称为"六气"。正常的六气不易使人致病。只有当四季气候变化异常，六气发生太过或不及，或非其时而有其气，或气候变化过于急骤，加上人体正气的不足、抵抗力下降时，六气才能成为致病因素，伤及人体而发生疾病。在这种情况下，反常的六气便称为"六淫"。

六淫致病的共同特点：①外感性：六淫为病，其发病途径多首先侵犯肌表，或从口鼻而入，或两者同时侵袭；②季节性：六淫致病常有明显的季节性，与气候变化密切相关；③地域性：六淫致病与生活、工作区域环境密切相关；④相兼性：六淫邪气既可单独侵袭人体而致病，又可两种以上同时侵犯人体而致病。

1. 风邪 凡致病具有善动不居、轻扬开泄等特点的外邪，称为风邪。

风邪为病，以春季为多见，但终岁常在，四季皆有。风邪伤人多从皮毛而入，引起外风病证。风邪是导致外感病极为重要的致病因素，故称"风为六淫之首"。

风邪的性质和致病特点：

（1）风为阳邪，其性开泄，易袭阳位：风邪善动而不居，具有升发、向上、向外的特性，故属阳邪。其性开泄，是指其易使腠理疏松开张而汗出。易袭阳位，故常伤及人体的上部（即头面）、阳经和肌表，出现头痛、口眼喎斜、恶风等症状。

（2）风邪善行而数变："善行"，是指风邪致病，具有病位游移，行无定处的特性。"数变"，是指风邪致病，具有变幻无常和发病迅速的特点。例如，风疹块（荨麻疹）就有皮肤成片风团瘙痒，发无定处，此起彼伏的特点。一般发病多急，传变也较快。

（3）风为百病之长：风邪为六淫邪气的主要致病因素，凡寒、湿、燥、热诸邪，多依附于风邪而侵犯人体，如外感风寒、风热、风湿等。所以风邪常为外邪致病之先导，多兼他邪同病。

2. 寒邪　凡致病具有寒冷、凝结、收引等特点的外邪，称为寒邪。

寒邪常见于冬季，当水冰地坼之时，伤于寒者为多，故冬多寒病；但寒邪为病也可见于其他季节，如气温骤降、贪凉露宿、空调过冷、恣食生冷等，亦常为感受寒邪的重要原因。

寒邪的性质和致病特点：

（1）寒为阴邪，易伤阳气："阴盛则寒"，寒为阴气盛的表现，故其性属阴。又"阴盛则阳病"，感受寒邪，最易损伤人体阳气，阳气受损，温煦气化功能减弱，人体功能活动降低，从而表现为寒证。

（2）寒性凝滞，主痛："凝滞"即凝结、阻滞不通之意。寒邪伤人，阴气偏盛，阳气受损，经脉气血因寒邪凝滞而不通，不通则痛。故寒邪伤人多见疼痛症状。例如，偏于寒盛之痹证，则多见疼痛较剧。

（3）寒性收引：收引，有收缩牵引之意。寒邪侵袭人体，可使气机收敛，腠理、经络、筋脉收缩而挛急。例如，寒邪侵袭肌表，毛窍腠理闭塞，卫阳被郁不得宣泄，则可见恶寒发热、无汗等；寒客血脉，则气血凝滞，血脉挛缩，可见头身疼痛、脉紧；寒客经络关节，经脉拘急收引，则可使肢体屈伸不利，或冷厥不仁。

3. 暑邪　凡致病具有炎热、升散、兼湿特性的外邪，发病于夏至之后，立秋以前，称为暑邪。

暑邪的性质和致病特点：

（1）暑为阳邪，其性炎热：暑为夏季火热之气所化，火热属阳，故暑为阳邪。暑邪伤人，多表现出阳热亢盛所致症状。

（2）暑性升散，耗气伤津：暑为阳邪，有升发之特点，故暑邪侵犯人体，多直入气分，可使腠理开泄而多汗。暑热之邪，易于扰乱心神，则见心烦闷乱、神不安宁等。由于大量汗出，气随津泄而致气虚。外伤暑邪，可见气短乏力，甚则突然昏倒、不省人事等。

（3）暑多夹湿：夏季气候炎热，且雨水较多，热蒸湿动，空气中湿度增加，故暑邪致病，多夹湿邪，即暑邪湿邪合而致病。其临床表现除发热、心烦、口渴等暑邪致病症状外，还常兼见四肢困倦、胸闷恶心、大便溏泄或不爽等湿邪致病症状。

4. 湿邪　凡致病具有重浊、黏滞、趋下特性的外邪，称为湿邪。

湿邪为病，长夏居多，但四季均可发生。长夏，又称"季夏"，时值夏秋之交，阳热尚盛，雨水且多，热蒸水腾，潮湿充斥，为一年中湿气最盛的季节。此外，涉水淋雨、居处潮湿、水中作业等环境，也是常见感受湿邪的原因。

湿邪的性质和致病特点：

（1）湿为阴邪，易阻遏气机，损伤阳气：湿邪侵及人体，留滞于脏腑经络，最易阻遏气机，使气机升降失常，经络阻滞不畅，常可出现胸闷脘痞、小便短涩、大便不爽等症状。此外，湿为阴邪，易损伤阳气。脾主运化水湿，其性喜燥而恶湿，故外感湿邪，留滞体内，常先困脾气，使脾阳不振，运化水湿功能减弱，水湿停聚，出现腹泻、尿少、水肿、腹水等病证。

（2）湿性重浊："重"，即沉重或重着之意。感受湿邪，常可见头重如裹、周身困重、四肢酸懒沉重等症状。若湿邪留滞经络关节，则阳气输布受阻，故见肌肤不仁、关节疼痛重着等，又称"湿痹"或"着痹"。"浊"，即秽浊不清，多指分泌物和排泄物秽浊不清。临床症状多见面垢眵多、大便溏泻、下利黏液脓血、小便浑浊、妇女白带过多、湿疹浸淫流水等。

（3）湿性黏滞："黏"，即黏腻，"滞"，即停滞。湿邪黏腻停滞主要表现在两个方面：一是指湿邪致病的临床表现多黏滞不爽，如排出物及分泌物黏腻滞涩而不畅；二是指湿邪为病多缠绵难愈，病程较长或反复发作，如湿温、湿痹、湿疹等病，皆因湿邪难以祛除而不易速愈。

（4）湿性趋下，易伤阴位：湿邪伤人，其病多见于下部，如下肢水肿明显。此外，淋浊、妇女带下、泄利等病证，亦多由湿邪下注所致。

5. 燥邪 凡致病具有干燥、收敛等特性的外邪，称为燥邪。

燥为秋季的主气，但一年四季皆可发生。秋季天气收敛，其气清肃，气候干燥，失于水分滋润，自然界呈现一派肃杀景象。燥气太过，伤人致病，则为燥邪。燥邪伤人，多自口鼻而入，首犯肺卫，发为外燥病证。

燥邪的性质和致病特点：

（1）燥性干涩，易伤津液：燥邪最易耗伤人体的津液，造成阴津亏虚的病变，常见口鼻干燥、咽干口渴、皮肤干涩，甚则皲裂、毛发不荣、小便短少、大便干结等。

（2）燥易伤肺：肺为娇脏，喜润而恶燥，既不耐寒温，也不耐干燥。肺主呼吸，与外界大气相通，外合皮毛，开窍于鼻，所以燥邪伤人，多从口鼻而入，故最易伤损肺津，影响肺的宣发与肃降功能，出现干咳少痰，或痰液胶黏难咳，或痰中带血，以及喘息胸痛等证。

6. 火（热）邪 凡致病具有炎热升腾等特性的外邪，称为火热之邪。

火热旺于夏季，但并不像暑那样具有明显的季节性，也不受季节气候的限制，故火热之气太过，伤人致病，一年四季均可发生。

火与热异名同类，本质皆为阳盛，都是外感六淫邪气，致病也基本相同。火邪与热邪的主要区别：热邪致病，临床多表现为全身性弥漫性发热征象；火邪致病，临床多表现为某些局部症状，如肌肤局部红、肿、热、痛，或口舌生疮，或目赤肿痛等。另外，与火热之邪同类的尚有温邪。温邪是导致温热病的致病因素，一般多在温病范畴中应用。

火热之邪的性质和致病特点：

（1）火热为阳邪，其性炎上：阳主动而向上，火热之性，亦升腾上炎，故属阳邪。因此，火热伤人，多见高热、烦渴、汗出、脉洪数等症。又因其主动而炎上，故火热之邪伤人常见神明扰乱，表现为心烦、失眠、狂躁妄动、神昏谵语等。

（2）火易伤津耗气：火热之邪最易迫津外泄，消灼津液，使人体津液耗伤。故火热邪气致病，除见高热之外，往往伴有口渴喜冷饮、口舌咽干、小便短赤、大便干结等津伤阴亏征象。此外，还认为火热亢盛，极易损伤正气，而使全身功能减弱。所以又有"壮火食气"之说。"壮火"，这里指火热之邪。

（3）火热易生风动血：火热之邪侵袭人体，燔灼肝经，耗伤阴津，使筋失其滋养濡润而致运动失调，引起"肝风内动"，称为"热极生风"。临床表现为高热、神昏谵语、四肢抽搐、目睛上视、颈项强直、角弓反张等。此外，火热之邪可以加速血行，灼伤脉络，甚则迫血妄行而逸出脉外，导致各种出血。如吐血、衄血、便血、尿血、皮肤紫斑、妇女月经过多及崩漏等。

（4）火热易发肿疡：火热之邪入于血分，则可聚于局部，腐蚀血肉，发为痈肿疮疡。其临床表现以疮疡局部红肿热痛为特征。

（二）疠气

疠气，即疫疠邪气，是一类具有强烈传染性的外感致病邪气，又称"戾气""异气""毒气""乖戾之气"等。疠气与一般的六淫邪气不同，乃是天地间别有的一种特殊的致病因素。疠气致病多从口鼻侵入人体。在人群中，可以散在发生，也可以形成瘟疫而大面积流行。疫疠邪气所致疾病称"疫病"，如大头瘟、疫痢、白喉、烂喉丹痧、天花、霍乱、鼠疫等。

疠气的致病特点：发病急骤、病情较重；一气一病、症状相似；传染性强、易于流行。

二、内伤病因

内伤病因，是指人的情志、饮食、劳逸等不循常度，导致气血津液失调、脏腑功能失常的致病因素。主要包括七情内伤、饮食失宜、劳逸失度等。

（一）七情内伤

七情，即喜、怒、忧、思、悲、恐、惊七种情志变化。在一般情况下，七情是人体对客观外界事物的不同反映，属正常的情志活动，并不能成为致病因素。只有突然、强烈或长期持久的情志刺激，才能影响人体的生理活动，使脏腑气血功能紊乱，从而引发疾病。七情异常是直接影响内脏功能，造成气机紊乱而发病的因素，故又称"七情内伤"，属于内伤病的一类致病因素。

1. 七情与脏腑气血的关系 情志活动以脏腑气血为物质基础，因此喜、怒、思、悲、恐，分别由心、肝、脾、肺、肾的五脏精气所化生，故常称"五志"，即五脏相关情志表现。

2. 七情内伤的致病特点

（1）直接伤及内脏：不同的情志刺激可伤及不同的内脏，即怒伤肝、喜伤心、思伤脾、悲（忧）伤肺、（惊）恐伤肾。此外，心为五脏六腑之大主，又主神明，所以各种情志刺激都与心有关，心神受损又可涉及其他脏腑。情志所伤之脏，以心、肝、脾为多见。

（2）影响内脏气机：情志所伤，主要影响脏腑气机，使其紊乱。主要的病机变化："怒则气上""喜则气缓""悲则气消""恐则气下""惊则气乱""思则气结"。

怒则气上，是指过度愤怒，可使肝气疏泄太过，气机上逆，甚则血随气逆，并走于上。可见头胀头痛、面红目赤、呕血，甚则昏厥猝倒等。

喜则气缓，是指过喜或暴喜，可使心气涣散而不收。在正常情况下，心情喜悦，气血调和，能缓和精神紧张；但暴喜或过喜，则又可使心气涣散，神不内守，表现为精神不能集中，甚则神志失常，狂乱，或见心气暴脱的大汗淋漓、气息微弱、脉微欲绝等症。

悲则气消，是指过度悲忧，可使肺气抑郁，意志消沉，从而使肺气耗伤。可见精神不振、气短胸闷、乏力懒言等症。

恐则气下，是指恐惧过度，因恐而伤及肾气，肾气不固，可见二便失禁；或恐惧不解，肾精不固，而发生骨酸痿厥、遗精等症。

惊则气乱，是指突然受惊，以致心无所倚，神无所归，虑无所定。可见精神不安、惊慌失措，或遇事犹豫不决等症。

思则气结，是指思虑劳神过度伤脾，使脾不健运，运化无力，气血化生无源。若耗伤心血，则心血亏虚，心神失养，表现为心悸、健忘、失眠、多梦；若脾运不健，又可影响胃纳，可见食欲减退、脘腹胀满或腹泻便溏等症。

（3）影响病情变化：七情变化对病情具有两方面的影响：一是有利于疾病康复，情绪积极乐观，七情反应适当，精神保持愉悦恬淡，有利于病情的好转乃至痊愈；二是加重病情，情绪消沉，悲观失望，或七情异常波动，不能及时调解，可使病情加重或恶化。了解七情活动对病情的正反两方面的影响，对把握病情发展变化，采取全面正确的治疗，具有实际指导意义。

（二）饮食失宜

饮食是人赖以生存和维持健康的基本条件，是人体后天生命活动所需精微物质的重要来源。如果饮食失宜，可成为内伤病因，损伤脾胃，进而导致脏腑功能失调，或正气损伤而发生疾病。

1. 饮食不节

（1）过饥：指不能按时进食，或长期进食不足，以致气血化生无源，气血得不到足够的补充，日久即可导致脏腑功能衰弱而为病，或因正气不足，抗病无力，继发他病。

（2）过饱：指饮食太多，或暴饮暴食，超过脾胃的消化能力，则会损伤脾胃之气。由于食物不能及时腐熟运化，则可导致脘腹胀痛拒按、厌食、嗳腐吞酸、泻下臭秽等症，此种病证多见于小儿。这是由于小儿进食常缺乏规律性，且脾胃运化功能又比成年人弱，故食滞日久郁而化热；伤于生冷寒凉，则又可以聚湿生痰；婴幼儿食滞日久，还可以引起疳积。若久食肥甘厚味，则容易化生内热，甚至引起痈疽疮毒等病证。

2. 饮食不洁 因进食不清洁的食物，可引起胃肠疾病和肠道寄生虫病。胃肠疾病可见吐泻、腹痛或下利脓血等症。若染寄生虫病（如蛔虫、钩虫、绦虫、蛲虫病等），可见腹痛、嗜食异物、面黄肌瘦、肛门瘙痒等症；若蛔虫窜入胆道，则上腹出现阵发性绞痛、四肢厥冷，或呕吐蛔虫。若进食腐败变质或有毒食物，则可出现剧烈腹痛、吐泻等中毒症状，严重者可出现昏迷或死亡。

3. 饮食偏嗜

（1）寒热偏嗜：饮食物也有寒热温凉的不同性质，若嗜食寒凉或温热，可导致人体的阴阳失调，发生某些病变。例如，多食生冷寒凉之物，可以损伤脾胃阳气，使寒湿内生，发生腹痛、泄泻等症；多食油煎辛热之物，可以损伤脾胃阴液，使肠胃积热，发生口渴、口臭、嘈杂易饥、便秘等症。

（2）五味偏嗜：中医学认为，五味与五脏，各有其一定的亲和性，例如，酸入肝、苦入心、甘入脾、辛入肺、咸入肾。五味代表多种饮食物的丰富味道，如果长期嗜好而多食某种味道的食物，不食或少食某些味道的食物，就会使五脏功能偏盛或偏衰，也可使某些营养缺乏而发生疾病。例如，多食肥甘厚味，易生痰、化热，发生眩晕、胸痹、昏厥、痈疡等病证；嗜好饮酒，或恣食辛辣，不仅可以损伤脾胃之阴液，而且饮酒过量，能致中毒昏迷；缺乏某些必要的营养可致脚气病、瘿瘤、夜盲、佝偻病等。因此，饮食必须五味调和，不可凭个人喜恶而偏嗜择食。

（三）劳逸失度

劳逸失度，是指过度劳累、过度安逸，导致疾病的发生，是内伤病的致病因素之一。

1. 过劳 过劳包括劳力过度、劳神过度和房劳过度三方面。

（1）劳力过度：指体力劳动负担过重，时间过长，得不到应有的休息以恢复体力，耗气伤血，积劳成疾。表现为少气乏力、神疲消瘦、自汗等症。

（2）劳神过度：指思虑太过，劳伤心脾。脾主运化，在志为思，心主血而藏神，所以思虑劳神过度，则耗伤心血，损伤脾气，可出现心神失养的心悸、健忘、失眠、多梦，及脾失健运的纳呆、腹胀、便溏等症。

（3）房劳过度：指性生活不节，房事过度频繁。肾藏精而主封藏，肾精不宜过度耗泄。

若房事不节，过度频繁，则耗伤肾精，可见腰膝酸软、眩晕耳鸣、精神萎靡、性功能减退，或遗精、早泄，甚或阳痿等症。

2. 安逸过度 过度安逸，是指长期不从事劳动和体育运动，使脾胃之气呆滞，功能减弱，气血化生不足，运行不畅，从而出现食少乏力、精神不振、肢体软弱、痰湿内停，或形体臃肿发胖，动则心悸、气短、自汗等，或继发他病。

三、病理产物性病因

病理产物性病因，是继发于其他病变过程而产生的病理产物，这些病理产物形成之后，又作为致病因素作用于人体，干扰机体的正常功能，不仅可以加重原有病情，还可引起新的病变发生，又称"继发性病因"。主要包括痰饮、瘀血、结石等。

（一）痰饮

痰饮是人体水液代谢障碍所形成的病理产物，较稠浊者称为痰，较清稀者称为饮。

1. 痰饮的形成 外感六淫、疠气、七情内伤、饮食劳逸、瘀血、结石等是形成痰饮的初始病因，导致肺、脾、肾、肝及三焦等脏腑气化功能失常，水液代谢障碍，水湿内停，聚而成痰，积而成饮。有形之痰饮，视之可见，触之可及，闻之有声，如咳痰喘鸣、肌肤痰核等；无形之痰饮，主要根据症状来辨证求因，并通过使用祛除痰饮的中药获效而得到验证。

2. 痰饮的致病特点

（1）阻滞气血运行：痰饮为实邪，可随气流行全身，或停滞于经脉，或留滞于脏腑，阻滞气机，妨碍气血运行。若痰饮流注于经络，则致经络气机阻滞，气血运行不畅，出现肢体麻木、屈伸不利，甚至半身不遂，或形成瘰疬痰核，阴疽流注等；若痰饮留滞于脏腑，则阻滞脏腑气机，使脏腑气机升降失常。如痰饮阻肺，肺气失于宣降，则见胸闷气喘、咳嗽吐痰等；痰饮停胃，胃气失于和降，则见恶心呕吐等；痰浊痹阻心脉，血气运行不畅，可见胸闷心痛；无形之痰气结滞于咽喉，则形成"梅核气"，临床常见咽中梗阻如有异物，咽之不下，吐之不出，胸膈满闷，情绪低落，善太息等。

（2）影响水液代谢：痰饮本为水液代谢失

常产生的病理产物，但是痰饮一旦形成之后，可作为一种继发性致病因素反过来作用于人体，进一步影响肺、脾、肾、三焦等脏腑的功能活动，影响水液代谢。如痰湿困脾，可致水湿不运；痰饮阻肺，可致宣降失职，水液不布；痰饮停滞下焦，可影响肾、膀胱的蒸化功能，从而进一步导致水液停蓄。因此，痰饮致病能影响人体水液的输布与排泄，使水液进一步停留于体内，加重水液代谢障碍。

（3）易于蒙蔽心神：痰饮为浊物实邪，而心神性清净，故痰浊为病，随气上逆，尤易蒙蔽清窍，扰乱心神，使心神活动失常，出现头晕目眩、精神不振等症；或者痰浊上犯，与风、火相合，蒙蔽心窍，扰乱神明，以至出现神昏谵妄，或引起癫、狂、痫等疾病。

（4）致病广泛，变幻多端：痰饮随气流行，内而五脏六腑，外而四肢百骸、肌肤腠理，无处不到，可停滞而引发多种疾病，因而其致病异常广泛。由于其致病面广，发病部位不一，且又易于兼邪致病，因而在临床上形成的病证繁多，症状表现非常复杂，故有"百病多由痰作祟"之说。痰饮停滞于体内，其病变可伤阳化寒，可郁而化火，可夹风、夹热，可化燥伤阴，可上犯清窍，可下注足膝，且病势缠绵，病程较长。因此，痰饮为病，还具有变幻多端，病证错综复杂的特点。

根据痰饮所在部位和性质的不同，痰饮病的临床表现也不完全一样。临床常见的痰饮病证有寒痰、热痰、燥痰、风痰、湿痰、痰饮、溢饮、支饮、悬饮等。

（二）瘀血

瘀血，是指体内局部血液的停滞，包括离经之血积存体内，或血行不畅，阻滞于经脉、脏腑及其他部位的血液。

1. 瘀血的形成 瘀血的形成常包括两个方面：一是由于气虚、气滞、血寒、血热等原因，使血行不畅而瘀滞；二是由于内外伤，或气虚失摄，或血热妄行等原因，引起血离经脉，积存于体内而形成瘀血。

2. 瘀血共同致病特点

（1）疼痛：多为刺痛，痛处固定不移，拒按，夜间痛甚。

（2）肿块：外伤肌肤局部，可见青紫肿胀；积于体内，久聚不散，则形成癥积，按之有痞块，固定不移。

（3）出血：血色多呈紫暗色，并伴有血块。

（4）望诊，可见面色黧黑、肌肤甲错、唇甲青紫、舌色紫暗或有瘀点、瘀斑，或舌下静脉曲张等表现。

（5）切诊，多见细涩、沉弦或结代等脉象。

瘀血阻滞不同部位，出现症状各异。例如，瘀阻于心，可见心悸、胸闷心痛、口唇指甲青紫；瘀阻于肺，可见胸痛、咯血；瘀阻胃肠，可见呕血、大便色黑如漆；瘀阻于肝，可见胁痛痞块；瘀血攻心，可致发狂；瘀阻胞宫，可见少腹疼痛、月经不调、痛经、闭经、经色紫暗成块，或见崩漏；瘀阻于肢体末端，则可形成脱骨疽；瘀阻肢体肌肤局部，则可见局部肿痛青紫等。

（三）结石

结石，是指体内某些部位形成并停滞为病的砂石样病理产物或结块。常见泥沙样结石、圆形或不规则形状的结石、结块样结石（如胃结石）等，大小不一。一般来说，结石小者，易于排出；而结石较大者，难于排出，多留滞而致病。

1. 结石的形成

（1）饮食不当：饮食偏嗜，喜食肥甘厚味，影响脾胃运化，蕴生湿热，内结于胆，久则可形成胆结石。湿热下注，蕴结于下焦，导致肾的气化失司，日久可形成肾结石或膀胱结石。空腹食入过多的未熟柿子、黑枣等，可影响胃的受纳和通降，形成胃结石。此外，某些地域的水质中含有过量的矿物及杂质等，也是促使结石形成的原因之一。

（2）情志内伤：若情志不遂，肝气郁结，疏泄失职，可导致胆气不达，胆汁郁结，排泄受阻，日久也可形成胆结石。

（3）服药不当：长期过量服用某些药物，致使脏腑功能失调，或药物代谢产物沉积于局部，是形成肾或膀胱结石的原因之一。

（4）体质差异：由于先天禀赋及后天因素引起的体质差异，导致对某些物质的代谢异常，从而易于在体内形成结石。

2. 结石的致病特点 由于致病因素、形成部位不同，结石致病的临床表现差异很大。但总体而言，气机不畅为各种结石的基本病机，疼痛是各种结石的共同症状。

（1）多发于肝、胆、肾、膀胱等脏腑：肝主疏泄，关系着胆汁的生成和排泄；肾气的蒸腾气化，影响着尿液的生成和排泄，故肝肾功能失调易生成结石；胆、膀胱等管腔性器官，结石易于停留。

（2）病程较长，病情轻重不一：结石多为湿热内蕴，日渐煎熬而成，故大多数结石的形成过程缓慢。由于结石的大小不等，停留部位不一，故临床表现差异很大。一般来说，结石小者，甚至可无任何症状；结石过大者，或梗阻在较狭窄的部位，则症状明显，疼痛剧烈。

（3）阻滞气机，损伤脉络：结石为有形实邪，停留体内，势必阻滞气机，影响气血津液运行，引起局部胀痛、水液停聚等。重者，结石嵌滞于狭窄部位，如胆道或输尿管中，常出现剧烈绞痛；结石嵌滞局部，损伤脉络，可引起出血，如肾结石、膀胱结石可致尿血等。

四、其他病因

除上述病因之外的致病因素，统称为其他病因，主要有外伤、诸虫、毒邪、药邪、医过、先天因素等。本节重点阐述毒邪、药邪。

（一）毒邪

毒邪，简称"毒"，泛指一切强烈、严重损害机体结构和功能的致病因素。毒的概念在中医学中应用非常广泛，病因、病机、病证、药物等，都与之有密切联系。

1. 毒邪的形成

（1）外来之毒：来源于自然界，多为天时不正之气所感，或起居接触，或外伤感染等侵入人体所致。形成与时令、气候、环境有关，具有外感性特点。如大风苛毒、疫毒、热毒、寒毒、湿毒、燥毒、温毒、暑毒，以及梅毒、秽毒、水毒、虫毒、蛊毒、漆毒、煤气毒、瘴毒等。

（2）内生之毒：来源于饮食失宜、七情内伤、痰饮瘀血、治疗不当等；或脏腑功能失调，毒邪郁积所致，具有内生病邪和病理产物性病因的特点。如食毒、药毒、癌毒、伏毒（邪伏化郁而成毒）、瘀毒、痰毒、胎毒、脏毒等。

2. 毒邪的致病特点

（1）毒性剧烈，损脏伤形：毒邪致病，多发病较急，传变较快，扰及神明，病势危重，可见壮热、恶寒、神昏、谵语、烦躁、呕吐、泄泻、出血、紫癜、黄疸等，甚至死亡。毒邪致病，常损伤正气，导致脏腑阴阳气血失调、生理功能异常和形态结构破坏；或伤及肌肤、筋骨、血脉等形体，导致疮疡痈肿，筋伤骨坏，血脉浸淫等。

（2）致病广泛，复杂多变：毒邪致病，常兼夹其他病邪，侵犯部位广泛，外至形体、经络、官窍，内至脏腑，涉及多脏腑、多部位发病，导致多种疾病发生。邪气蕴结，形成毒邪后，又作为新的病因，多因素交互作用，使病情更加复杂多变。如毒易化热化火，伤阴败血，多见高热、汗出、口渴、舌干、便秘等；火热邪毒，灼伤脉络，迫血妄行，可致吐血、衄血、咯血；热盛肉腐，则为疮疡痈肿等。

（3）症状秽浊，顽固难愈：毒邪致病，郁积日久，可见皮肤、黏膜等处出现黏液、糜烂、溃疡、腐败等秽浊不清的症状。毒邪蕴积，易成痼疾，反复发作，病程较长；迁延日久，则病多缠绵，难以治愈。如瘀毒致病，每多夹痰，痰瘀凝结，深入于里，影响脏腑，阻滞经络；癌毒致病，结为癥积，形成痼疾。

（二）药邪

药邪，是指因药物炮制，或使用不当而引发疾病的一类致病因素。药物既可治病，也可致病。如果药物炮制不当，或医生不熟悉药物的性味、用量、配伍禁忌而使用不当，或患者不遵医嘱而误服某些药物等，均可引发疾病。

1. 药邪的形成

（1）用药过量：药物用量过大，特别是一些有毒药物的用量过大，则易于中毒。如生川乌、生草乌、马钱子、细辛、巴豆等均含有毒成分，临床使用均有用量规定，必须严格遵守，用量过大则易中毒。

（2）炮制不当：某些含有毒性成分的药物经过适当的炮制可减轻毒性。例如，乌头火炮或蜜制、半夏姜制、马钱子去毛去油等。如果对此类药物炮制不规范，达不到降低毒性的目的，服用后则易致中毒。

（3）配伍不当：部分药物配伍使用时会产生毒性或使毒性增加。例如，中药"十八反""十九畏"等。

（4）用法不当：某些药物在使用上有着特殊要求和禁忌。例如，有的药物应先煎以减低毒性，妇女妊娠期间的用药禁忌等。若使用不当或违反有关禁忌，也可致不良反应或变生他疾。

2. 药邪的致病特点

（1）中毒：误服或过量服用有毒药物则易致中毒，且其中毒症状与药物的成分、用量有关。轻者常表现为头晕心悸，恶心呕吐，腹痛腹泻，舌麻等。重者可出现全身肌肉震颤，烦躁，黄疸，发绀，出血，昏迷乃至死亡。

（2）加重病情，变生他疾：药物使用不当，非助邪即伤正，不仅可使原有的病情加重，还可引起新的病变发生。如妇女妊娠期间可因用药不当而引起流产、畸胎、死胎等。

第九节 发病与病机

一、发病原理

发病，是研究疾病发生基本机制的理论。病邪作用于人体，机体的正气必然奋起抗邪，正邪相争，可以破坏人体阴阳的相对平衡，或使脏腑经络的功能失调，或使气血运行异常等，从而导致疾病的发生。

人体疾病之所以会发生，主要关系到邪气和正气两方面。正气，是指人体正常功能活动的统称，包括自我调节能力、适应环境能力、抗邪防病能力和康复自愈能力。邪气，是指存在于外在环境中，或人体内部产生的具有致病作用的各种因素的总称。

1. 正气不足是发病的内在根据 中医学的

发病学说，非常重视正气在发病中的作用。在一般情况下，若人体正气旺盛，足以抗御邪气的侵袭，即使受到邪气的侵犯，也能及时消除其不利影响，因此不会发生疾病。当人体正气不足，或正气相对虚弱时，无力抗御邪气的侵袭，又不能及时消除其不利影响，从而导致人体形态结构的损伤及其功能活动的紊乱，于是就发生疾病。

人体正气强弱，可以决定疾病的发生与否，并与发病部位、程度轻重有关。因此，正气不足是发病的内在根据。

2. 邪气是发病的重要条件 中医学除了强调正气在发病中的主导作用外，也不排除邪气在疾病发生中的重要作用。邪气是发病的重要条件，在一定条件下，甚至可能起主导作用。例如，高温、高压、电流、枪弹伤、虫兽伤、机械损伤、化学毒剂、疫疠邪气等，不论正气强弱，都能对人体产生一定的损害，引起疾病的发生。

3. 邪正相搏的胜负决定发病与否 正气充足，或抵御外邪入侵，或祛邪外出，或防止内生病邪的产生，机体不受邪气的侵害，不出现临床症状和体征，故不发病。如果邪气亢盛，致病力强，超越了正气的抗邪能力，外邪得以侵入人体，或内生病邪亢盛，进一步损害机体，造成机体阴阳失调，或脏腑功能异常，或心理活动障碍，或脏腑组织的形质损伤，出现临床症状和体征，则发生疾病。

二、基本病机

病机，即疾病发生、发展与变化的机制。病机包括基本病机、系统病机、症状病机等不同层次。基本病机，是疾病的一般规律与共性机制，是分析认识各类疾病和证候的理论基础。基本病机主要包括邪正盛衰、阴阳失调、气血失常、津液代谢失常等。

（一）邪正盛衰

邪正盛衰，是指在疾病的发生、发展过程中，机体正气的抗病能力与致病邪气之间相互斗争所发生的盛衰变化。这种斗争不仅关系着疾病的发生，而且直接影响着疾病的发展和转归，同时也决定病证的虚实变化。

在疾病的发展过程中，邪正的消长盛衰变化决定病机、病证的虚实夹杂或转化。一般规律：正盛邪退则病势好转或向愈；邪去正虚则病愈而体虚；正虚邪恋则病势缠绵迁延而难愈；邪盛正衰则病势恶化，甚则死亡。"邪气盛则实，精气夺则虚"，但是在特殊情况下，病变可出现本质与表现不一致的虚实真假变化，这对于全面认识疾病的发展及转化具有重要意义。

1. 虚实变化　在疾病的发展变化过程中，正气和邪气这两种力量不是固定不变的，而是正邪双方在其斗争的过程中，在力量对比上发生着消长盛衰的变化。一般来说，正气增长而旺盛，则必然促使邪气消退，反之，邪气增长而亢盛，则必然会损耗正气。随着体内邪正的消长盛衰，形成了病证的虚实变化。

（1）实：指邪气亢盛，是以邪气盛为矛盾主要方面的病机变化。致病邪气的毒力和机体的抗病能力都比较强盛，或是邪气虽盛而机体的正气未衰，能积极与邪抗争，故正邪相搏，斗争剧烈，反应明显，可出现一系列病变反应比较剧烈的、亢盛有余的证候，谓之实证。

实证常见于外感病证的初期和中期，或由于痰、食、水、血等滞留于体内而引起的病证。例如，痰涎壅盛、食积不化、水湿泛滥、瘀血内阻等病变，以及壮热、狂躁、声高气粗、腹痛拒按、二便不通、脉实有力等，都属于实证。

（2）虚：指正气不足，是以正气虚损为矛盾主要方面的病机变化。也就是说，机体的气、血、津液和经络、脏腑等生理功能较弱，抗病能力低下，因而机体的正气对于致病邪气的斗争，难以出现较剧烈的反应，可出现一系列虚弱、衰退和不足的证候，谓之虚证。

虚证多见于素体虚弱，或外感病证的后期，以及多种慢性病证。例如，大病、久病消耗精气，或大汗、吐泻、大出血等耗伤人体气血津液、阴阳，均会导致正气虚弱，出现神疲体倦、面容憔悴、心悸气短、自汗盗汗，或五心烦热，或畏寒肢冷、脉虚无力等临床表现。

2. 虚实错杂

（1）实中夹虚：指以邪实为主，兼见正气虚损的病机变化。例如，在外感热病的发展过程中，由于邪热炽盛，消灼津液而形成的实热伤津、气阴两伤证，可出现高热、烦渴欲饮、尿少便干等表现，当属于实中夹虚的病机变化。

（2）虚中夹实：指以正虚为主，兼夹邪实的病机变化。例如，脾阳不振，运化无权之水肿病，就属此类。这是由于脾失健运，气不化水，水湿停聚，泛溢肌肤所致。因为水湿之邪滞留于体内，故称之为实，但其邪实乃由脾虚

不运所致，故其病机变化仍以虚为主，而邪实则居其次，属于虚中夹实的病证。

3. 虚实转化

（1）由实转虚：指因疾病失治或治疗不当，病邪久留，损伤人体正气，导致疾病由实转化为虚的病机演变过程。例如，实热证大量耗伤阴液，可转化为虚热证。

（2）因虚致实：指因正气不足，无力驱邪外出，或正虚而内生水湿、痰饮、瘀血等病变产物的凝结阻滞，导致疾病由虚转化致实的病机演变过程。例如，肺肾两虚的哮证，肺卫不固，复感风寒，哮喘复发，而见寒邪束表，痰涎壅肺证。

4. 虚实真假

（1）真实假虚：又称"大实有羸状"，是指病机的本质为"实"，但表现出"虚"的临床假象的病机变化。一般是由于邪气亢盛，结聚体内，阻滞经络，气血不能外达所致。例如，热结肠胃，出现腹痛硬满拒按、大便秘结、潮热、谵语等实性症状，同时出现下利清水，色纯青等状似虚的假象。

（2）真虚假实：又称"至虚有盛候"，是指病机的本质为"虚"，但表现出"实"的临床假象的病机变化。一般是由于正气虚弱，脏腑经络气血不足，功能减退，气化无力所致。例如，脾气虚弱，运化无力，可见脘腹胀满、疼痛等假实征象。又如，老年人或大病久病者，因气虚推动无力而出现的便秘等。

分析病机的虚或实，必须透过现象看本质，才能不被假象所迷惑，真正把握住疾病的虚实变化。

（二）阴阳失调

阴阳失调，是阴阳消长失去平衡协调的简称，是指机体在疾病的发生发展过程中，由于各种致病因素的影响，导致机体阴阳消长失去相对的平衡，从而形成阴阳偏盛、偏衰，或阴不制阳、阳不制阴的病变状态。因此，阴阳失调，是中医学的基本病机之一，是疾病发生、发展的内在根据。

阴阳失调病机，是以阴阳的属性，阴和阳之间所存在的相互制约、相互消长、互根互用和相互转化的理论，来阐释、分析、综合机体

一切病变现象的机制，形成了阴阳偏盛、阴阳偏衰、阴阳互损、阴阳格拒、阴阳亡失等病机的概念及以寒热变化为主的证候。阴阳的偏盛和偏衰之间，亡阴和亡阳之间，都存在着内在的密切联系。也就是说，阴阳失调的各种病机，并不是固定不变的，而是随着病情的进退和邪正的盛衰等情况而变化，因此，必须随时观察和掌握阴阳失调病机的不同变化，方能把握住疾病发生、发展的本质。

1. 阴阳偏盛　又称"阴阳偏胜"，阴或阳的偏盛，主要是指"邪气盛则实"的实证。

（1）阳盛：又称"阳偏盛"，是指机体在疾病过程中出现的阳邪偏盛、功能亢奋、热量过剩的病机变化。病机特点多表现为阳盛而阴未虚的实热证。形成阳偏盛的主要原因，多由于感受温热阳邪；或虽感受阴邪，但从阳化热；也可因情志内伤、五志过极而化火；或气滞、血瘀、食积等郁而化热所致。

由于阳以热、动、燥为特点，阳偏盛，即出现热象，所以说"阳胜则热"。如壮热、面红、目赤等，就是阳偏盛的具体表现。

"阳胜则阴病"，即阳长则阴消。邪客于阳而致阳盛，阳邪伤阴，导致阴的相对不足，出现实热证。如果由于阳盛明显耗伤机体的阴液，此时阴由相对的不足转而成为绝对的虚亏，这就从实热证转化为虚热证或实热兼阴亏证。

（2）阴盛：又称"阴偏盛"，是指机体在疾病过程中所出现的一种阴邪偏盛、功能障碍或减退、产热不足，以及病变性代谢产物积聚的病机变化。病机特点多表现为阴盛而阳未虚的实寒证。阴偏盛多由感受寒湿阴邪，或过食生冷，寒滞中阻，阳不制阴而致。

由于阴以寒、静、湿为特点，阴偏盛，就常出现寒象，所以说"阴胜则寒"。如形寒、肢冷、舌淡等，就是阴偏胜的具体表现。

"阴胜则阳病"，即阴长则阳消。邪客于阴而致阴盛，阴盛伤阳，导致阳的相对不足，出现实寒证。如果由于阴盛明显耗伤机体的阳气，此时阳由相对的不足转而成为极度的虚亏，即从实寒证转化为虚寒证或实寒兼阳虚证。

2. 阴阳偏衰　阴或阳的偏衰，是指"精气夺则虚"的虚证。"精气夺"，实质上是包括了机体的精、气、血、津液等基本物质的不足及其生理功能的减退，同时也包括了脏腑、经络等生理功能的减退和失调。

如果由于某种原因，出现阴或阳的某一方面物质减少或功能减退时，必然不能制约对方而引起对方的相对亢盛，形成"阳虚则阴盛""阳虚则寒"（虚寒）；"阴虚则阳亢""阴虚则热"（虚热）的病变现象。

（1）阳虚：又称"阳偏衰"，是指机体阳气虚损、功能减退或衰弱、热量不足的病机变化。病机特点多表现为机体阳气不足，阳不制阴，阴相对亢盛的虚寒证。形成阳偏衰的主要原因多为先天禀赋不足，或后天饮食失养和劳倦内伤，或久病损伤阳气。

阳气不足，一般以脾肾之阳虚为主，其中尤以肾阳为诸阳之本，所以，肾阳虚衰（命门之火不足）在阳偏衰的病机中占有极其重要的地位。阳虚则不能制阴，阳气的温煦功能减弱，经络、脏腑等组织器官的某些功能活动也因之而减退，血和津液的运行迟缓，水液不化而阴寒内盛，这就是阳虚则寒的主要机制。阳虚则寒，不但可见到面色白、畏寒肢冷、舌淡、脉迟等寒象，而且还有喜静踡卧、小便清长、下利清谷等虚象。

阳虚则寒与阴胜则寒，不仅在病机上有区别，而且在临床表现上也有不同。前者是虚而有寒；后者是以寒为主，虚象不明显。

（2）阴虚：又称"阴偏衰"，是指机体精、血、津液等物质亏耗，以及阴不制阳，导致阳相对亢盛、功能虚性亢奋的病机变化。病机特点多表现为阴液不足，滋养、宁静功能减退，以及阳气相对偏盛的虚热证。形成阴偏衰的主要原因多为阳邪伤阴，或五志过极、化火伤阴，或久病耗伤阴液。

阴液不足，一般以肝肾之阴为主，尤其是肾阴为诸阴之本，所以，肾阴不足在阴偏衰的病机中占有极其重要的地位。由于阴液不足，不能制约阳气，从而形成阴虚内热、阴虚火旺和阴虚阳亢等多种表现。例如，五心烦热、骨蒸潮热、颧红消瘦、盗汗、咽干口燥、舌红少苔、脉细数无力等，就是阴虚则热的表现。

阴虚则热与阳胜则热，不仅在病机上不同，

而且在临床表现上也有所区别。前者是虚而有热，后者是以热为主，虚象并不明显。

3. 阴阳互损 阴阳互损，是指阴或阳任何一方虚损到相当程度，病变发展影响到相对的一方，形成阴阳两虚的病变机制。由于肾藏精气，内寓真阴真阳，为全身阳气阴液之根本，因此，一般而言，无论阴虚或阳虚，多损及肾的阴阳，在肾本身阴阳失调的情况下，才易于产生阴损及阳或阳损及阴的阴阳互损病机变化。

（1）阴损及阳：指由于阴气亏损，累及阳气生化不足，或阳气无所依附而耗散，从而在阴虚的基础上又出现了阳虚，形成以阴虚为主的阴阳两虚的病机变化。

（2）阳损及阴：指由于阳气虚损，无阳则阴无以生，从而在阳虚的基础上又导致了阴虚，形成以阳虚为主的阴阳两虚的病机变化。

4. 阴阳格拒 阴阳格拒，是阴阳失调病机中比较特殊的一类病机。形成阴阳相互格拒的机制，主要是在病变过程中阴或阳的一方偏盛至极，或阴和阳的一方极端虚弱，双方盛衰悬殊，盛者壅遏于内，将虚弱、不足的一方排斥格拒于外，迫使阴阳之间不相维系，从而出现真寒假热或真热假寒的复杂病变现象。

（1）阴盛格阳：指阴寒之邪壅盛于内，逼迫阳气浮越于外，使阴阳之气不相顺接、相互格拒，表现为真寒假热的病机变化。病变本质是阴寒内盛，临床可见四肢厥逆、下利清谷、脉微欲绝等症状；又可见阳浮于外，症见身热反不恶寒（但欲盖衣被）、面颊泛红等假热之象。

（2）阳盛格阴：指邪热过盛，深伏于里，阳气被遏，郁闭于内，不能外透布达于肢体，从而形成阴阳排斥，而格阴于外，表现为真热假寒的病机变化。病变本质是阳热内盛，临床可见身热、面红、气粗、烦躁等症状；又突然出现四肢厥冷（但身热不恶寒）、脉象沉伏（但沉数有力）等假寒之象。

5. 阴阳亡失 指机体的阴液或阳气突然大量地亡失，导致生命垂危的一种病变状态。阴精和阳气是人体生命活动的根本物质，两者是相互依存，相互资生的对立统一体，当疾病发展至严重阶段时，不仅消耗阴精而使之亏竭，

而且亦可劫夺阳气而使之衰脱。故阴阳亡失，实际上是这两大类生命物质互根关系的解体。阴精亏竭，可迅速导致阳脱，而阳气脱失，亦可立即导致阴竭。阴阳亡失包括亡阴和亡阳两类，两者既有区别，又有联系。

（1）亡阳：指机体的阳气发生突然性脱失，而致全身功能突然严重衰竭的病机变化。多由于外邪过盛，正不敌邪，阳气突然大量耗伤而脱失；或因素体阳虚，正气不足，又因疲劳过度等多种因素而诱发；或过用汗法，汗出过多，阳随津泄，阳气骤虚而外脱等导致；而慢性消耗性疾病所致亡阳，则多由阳气严重耗散而衰竭，虚阳外越引起。临床表现可见冷汗淋漓、肌肤手足逆冷、精神疲惫、神情淡漠，甚则见昏迷、脉微欲绝等症。

（2）亡阴：指机体由于阴液发生突然性的大量消耗或丢失，而致阴精亏竭，滋养濡润功能丧失，全身功能严重衰竭的病机变化。多由于外感温热，热邪炽盛；或邪热久留，大量煎灼阴液，或大出血，或吐泻过度，而耗伤阴液，或其他疾病快速消耗阴液导致。临床表现多见汗出不止、汗热而黏、手足温热、喘渴烦躁，或昏迷谵妄、身体干瘪、皮肤皱褶、目眶深陷、脉疾躁无力等症。

（三）气血失调

人体生命活动的进行，主要是依靠后天所化生的气、血、津液，通过经脉输布于全身，营养各个脏腑组织而实现的。人体的气血是脏腑经络等组织进行功能活动的物质基础，若气、血、津液失常，必然会影响机体的各种生理功能，从而导致疾病的发生。同时，气与血又是脏腑气化活动的产物，因此，脏腑发生病变，不但可以引起本脏腑之气血失常，而且也会影响全身的气血，导致全身气和血的病机变化。所以，气、血、津液失常不仅是脏腑、经络、形体、官窍等各种病机变化的基础，而且亦是分析和研究各种临床病证的病机的基础。

1. 气失调 气失调，主要包括气虚和气机失调两方面的病机变化。

（1）气虚：指元气耗损，功能失调，脏腑功能衰退，抗病能力下降的病机变化。主要由于先天禀赋不足，或后天失养，或肺脾肾的功

能失调而致气的生成不足；也可因劳倦内伤、久病不复等导致。气虚有多种情况，例如，包括心气虚、脾气虚、肺气虚等的脏腑气虚；抑或元气虚、宗气虚、营气虚、卫气虚等。

气虚，则推动、营养、防御等功能减弱。若某一脏腑之气不足，则表现为该脏腑功能减弱的虚证。例如，心气虚，可致推动血液运行的功能减弱；卫气虚，则机体易为外邪所侵袭。

（2）气机失调：指气的升降出入运行失常，而引起的气滞、气逆、气陷、气闭和气脱等病机变化。气运行于经络之中，卫气运行于脉外，贵乎流通畅达。若因外感、内伤，或痰食中阻，即可阻碍气之运行，导致气的运行失常。

气行失常，可涉及五脏六腑、表里内外、四肢九窍等各方面的多种病变。一般概括为气滞、气逆、气陷、气闭和气脱等。气的运行不畅，或在局部郁滞不通，称作"气滞"。气的升降失常，若上升太过或下降不及，称作"气逆"；上升不及或下降太过，称作"气陷"。气的出入失常，若外出太过而不能内守，称作"气脱"；不能外达而郁结闭塞于内，称作"气闭"。

2. 血失调 血失调，是指血虚和血行失常的病机变化。

（1）血虚：指血液不足或血的濡养功能减退的病机变化。失血过多，新血来不及生成，或脾胃虚弱，饮食营养不足，化生血液的功能减弱或化源不足，而致血液化生障碍，或因久病不愈、慢性消耗等因素而致营血暗耗等，均可导致血虚。全身各脏腑、经络等，都依赖于血的濡养。在血虚时，就会出现全身或局部的失荣失养，功能活动逐渐衰退等虚弱的证候。例如，面色不华，唇舌爪甲色淡，头目晕眩，心悸怔忡，神疲乏力，形体瘦怯，或手足麻木，关节屈伸不利，或两目干涩，视物昏花等。血虚以女子最为多见，多与月经、胎孕、分娩、哺乳等密切相关，可引发月经量少，或经闭，或不孕，或乳少，或产子多羸弱。

（2）血行失常：血液运行失常出现的病机变化，主要有血寒、血热、血瘀和出血。血脉受寒，血流滞缓，乃至停止不行，可致血瘀。热入血脉，使血行加速，脉络扩张，或灼伤血脉，迫血妄行，可致出血。出血之原因还有外

伤出血、气不摄血、血热妄行、因瘀出血。血瘀可由气滞血行受阻，或气虚血行迟缓，或痰浊阻于脉络，或寒邪入血，或邪热煎熬血液等导致。

（四）津液失调

津液失调，是指津液代谢障碍所产生的津液不足和输布、排泄障碍的病机变化。

1. 津液不足 津液不足，是指津液在数量上的亏少，进而导致内则脏腑，外而孔窍、皮毛失其濡润滋养作用，因之产生一系列干燥失润的病机变化。伤津多由燥热之邪或五志之火，或发热、多汗、吐泻、多尿、失血，或过用、误用辛燥之剂等引起津液耗伤导致。常见口、鼻、皮肤干燥；大吐、大泻、多尿时出现目陷、螺瘪，甚则转筋等。脱液多由热病后期或久病伤阴所致，可见舌光红无苔或少苔、唇舌干燥而不引饮、形瘦肉脱、肌肤毛发枯槁，甚则肌肉、手足震颤、蠕动等临床症状。

2. 津液的输布、排泄障碍 津液的输布障碍，是指津液得不到正常的输布，导致津液在体内环流迟缓，或在体内某一局部发生滞留，因而津液不化，水湿内生，酿痰成饮。

津液的排泄障碍，是指津液转化为汗液和尿液的功能减退，而致水液潴留，上下溢于肌肤而为水肿。导致津液输布、排泄障碍的原因很多，主要涉及肺的宣发和肃降、脾的运化和散精、肝的疏泄条达、肾的蒸腾气化以及三焦的水道是否通利。

应当指出，津液的输布障碍和排泄障碍，二者虽然有别，但亦常相互影响和互为因果，其结果导致内生水湿，酿痰成饮，而引起多种病变。

第十节 防治原则

防治原则，是预防和治疗疾病的基本原则，是在整体观念和辨证论治指导下制定的反映中医预防和治疗学规律和特色的理论知识。

防治原则，包括治未病与治则治法。治未病，是中医学的预防思想。治则，是治疗疾病时所必须遵循的基本原则。治法是针对疾病与证候、在一定治则指导下所制订的治疗大法、

治疗方法和治疗措施。

一、治未病

《内经》最早提出"治未病"的思想。如《素问·四气调神大论》云："圣人不治已病治未病，不治已乱治未乱……夫病已成而后药之，乱已成而后治之，譬犹渴而穿井，斗而铸锥，不亦晚乎！"为后世医家对中医预防理论研究奠定了基础。治未病，包括未病先防、既病防变、愈（瘥）后防复三个方面。

（一）未病先防

未病先防，是指在疾病未发生之前，采取各种预防措施，增强机体的正气，消除有害因素的侵袭，以防止疾病的发生。疾病的发生，主要关系到邪正盛衰。正气不足是疾病发生的主导因素，邪气是发病的重要条件。因此，未病先防，必须从增强人体正气和防止病邪侵害两方面入手。

1. 扶助机体正气

（1）顺应自然：自然界四时气候和昼夜晨昏等变化，必然影响人体，使之发生相应的生理和疾病反应。只有顺应自然变化而摄生，才能保障健康，避免邪气侵害，减少疾病发生。据此《素问·上古天真论》提出"法于阴阳""和于术数"的顺时养生原则。法，即效法、顺应；阴阳，指自然界变化规律；和，为调和、协调；术数，即修身养性之术。人们应顺应季节、气候等的变化规律，能动地调节衣食起居，采取修身养性的方法，从而摄生防病。

（2）调畅情志：人的精神情志活动与机体的生理、病变有着密切关系。突然、强烈或持续的精神刺激，不仅可以直接伤及脏腑，引起气机紊乱，气血阴阳失调而发病，而且可使正气内虚，抗病能力下降，容易感受病邪而诱发疾病。在疾病过程中，情志失调，又可致病情恶化。因此，《内经》重视精神调养，要求做到"恬惔虚无"。恬，安静；惔，平淡；虚，即虚怀若谷，虚己以待物；无，是没有过分的私欲妄想。胸怀开朗乐观，心情舒畅，精神愉快，则人体气机调畅，气血和平，正气旺盛，对于预防疾病发生和发展，促进病情好转，具有重要意义。

（3）饮食有节：饮食要有节制，养成良好的饮食习惯，提倡定时定量，不可过饥过饱，以免损伤胃肠功能。注意不可过食肥甘厚味，否则易于化生内热，甚至引起痈疽、疮毒等。克服饮食偏嗜，保持食性的寒温适中，不可过食辛温燥热、生冷寒凉。并注意饮食种类搭配和膳食结构的合理，平衡膳食，提倡全面合理营养的食养思想。此外，要注意饮食卫生，防止"病从口入"。

（4）起居有常：是指生活起居要有一定的规律。中医学重视起居作息的规律性，要求人们要顺应四时和昼夜的变化，安排适宜的作息时间，以达到增进健康和预防疾病的目的。还要注意劳逸适度，弛张结合。人需要一定的体力劳动，使气血流畅，促进身体健康。若劳逸失度则有损健康，过劳则耗伤气血，过逸又可致气血阻滞，均可引起疾病的发生。

（5）锻炼身体：经常锻炼身体，可使人体气机调畅，血脉流通，关节活利，筋骨肌肉壮实，体魄强健，进而增强体质，提高抗病力，减少疾病的发生，促进健康长寿，并且对某些慢性病也有一定的治疗作用。

2. 防止病邪侵害

（1）避其邪气：邪气是导致疾病发生的重要条件，有时甚至可变为主要因素，如各种冻伤、烧烫伤、电击伤、化学伤、虫兽伤、交通伤害等，故未病先防除调养身体、培养正气、提高抗病能力之外，还要特别注意避免病邪的侵害。《素问·上古天真论》云："虚邪贼风，避之有时。"即适时躲避外邪的侵害，包括顺应四时，防止四时不正之气的侵害，如春季防风邪，夏日防暑邪，秋天防燥邪，冬天防寒邪等；避疫毒，预防疠气之染易；日常生活和工作中要用心防范，防止外伤和虫兽伤害；讲究卫生，防止环境、水源和食物的污染等。

（2）药物预防：事先使用某些药物，可提高机体的抗邪能力，有效地防止病邪的侵袭，从而起到预防疾病的作用，亦是防病于未然的一项重要措施。这一方法，尤其在预防疫病流行方面更具有重要意义。我国16世纪就发明了人痘接种术以预防天花，开创了人工免疫之先河，为后世预防接种的发展作出了极大的贡献。

近年来，在中医预防理论的指导下，用中草药预防疫病也取得了良好的效果。

（二）既病防变

既病防变，是指在疾病发生之后，早期诊断，早期治疗，见微知著，防微杜渐，以防止疾病的发展和传变。

1. 早期诊治　疾病过程中，由于邪正斗争和消长，疾病的发展多会出现由浅入深、由轻到重、由较单纯到复杂的发展变化。外感病初期，邪未深入，脏腑气血未伤，正气未衰，病情轻浅，自然治之较易，故诊治越早，疗效越好。即使内伤杂病，包括许多重病、难病，也越早诊治效果越好，否则容易延误病情，甚至丧失治疗良机，酿成大患。如《素问·阴阳应象大论》云："故邪风之至，疾如风雨，故善治者治皮毛，其次治肌肤，其次治筋脉，其次治六腑，其次治五脏。治五脏者，半死半生也。"另外，某些疾病处于亚临床阶段，常有一些细微征兆，医者必须善于发现疾病苗头，早期做到正确的诊断，进行及时有效和彻底的治疗。

2. 防止传变　是指认识和掌握疾病发生、发展规律及其传变途径，早期诊断，并采取及时有效的防治措施，从而制止疾病的发展或恶化。掌握不同疾病的发生、发展变化过程及其传变的规律，才能在早期诊治过程中，既着眼于当前病证，又能前瞻性地采取措施避免传变的发生。防止传变主要包括阻截病传途径与先安未受邪之地两方面。

（1）阻截病传途径：各种疾病的传变有一定的规律和途径，如外感热病的六经传变、卫气营血传变、三焦传变；内伤杂病的五脏之间相生相克规律传变、表里传变、经络传变等。根据疾病各自的传变规律，及时采取适当的防治措施，截断其传变途径，是阻断病情发展或恶化的有效方法。如麻疹初起，疹毒未透，易内传于脏腑，转为重证。应及时采取宣透之药发表透疹，促使邪毒随汗由表而泄，以防其内犯脏腑。若疹毒已侵及于肺，则应肃清肺热透其疹毒，以阻止其传入心包或中焦。

（2）先安未受邪之地：由于人体"五脏相通，移皆有次，五脏有病，则各传其所胜"（《素问·玉机真脏论》）。因此，在临床诊治疾病中，不但要对病位之所进行诊治，而且应该根据疾病发展传变规律，对尚未受邪而可能即将被传及之处，事先给予调养、充实以安抚，则可以阻止病变传至该处，达到防止其传变，截断其发展的目的。这种根据疾病传变规律，实施预见性治疗，以控制其传变的防治原则，清代医家叶天士称之为"务必先安未受邪之地"。

（三）愈后防复

愈后防复，又称"瘥后防复"，指在疾病初愈、缓解或痊愈时，要注意从整体上调理阴阳，维持并巩固阴阳平衡的状态，预防疾病复发，病情反复。《素问·至真要大论》云："谨察阴阳所在而调之，以平为期。"

中医学认为，疾病就是人体在邪正斗争作用下出现的阴阳失衡状态，而治疗目的就是调整阴阳的偏盛、偏衰，通过扶弱抑强、补虚泻实、温寒清热、升降沉浮来调理气血、疏通经络、调和脏腑、固护正气，以期达到阴阳平衡。患者初愈后，阴阳刚刚达到新的平衡，一般而言，大多仍有邪气留恋之势，机体处于不稳定状态，生理功能尚未完全恢复，这就要求在病愈或病情稳定之后，针对患者的具体情况，采取综合措施，促使脏腑经络功能尽快恢复正常，以达到邪尽病愈，扶助正气，消除宿根，避免诱因，防其复发之目的。如《素问·热论》在论述热病的护理与饮食禁忌时指出："病热少愈，食肉则复，多食则遗，此其禁也。"热病初愈，但还有余热未尽，蕴藏在内，脾胃虚弱，胃气未复的状况，若食肉或多食，则会伤及脾胃，助长热邪而复发疾病，提示当此之时，一定要注意饮食调护和禁忌，促进疾病痊愈，健康恢复。

二、治疗原则

治疗原则，又称"治则"，是治疗疾病的准则，对治法具有很强的原则性和指导性。治则是针对疾病所表现出的基本病机而确立的。疾病之基本病机，可概括为邪正盛衰、阴阳失调、气血津液失常、脏腑失调等，因而扶正祛邪、正治反治、标本缓急、调整阴阳、调和脏腑、调理气血津液、三因制宜等，均属于基本治则。

治病求本，是指在治疗疾病时，必须辨析出疾病的病因病机，抓住疾病本质，并针对疾病本质进行治疗。治病求本是整体观念与辨证论治在治疗观中的体现，是中医治疗疾病的指导思想，位于治则、治法理论的最高层次。

（一）扶正祛邪

1. 扶正与祛邪的概念　所谓扶正，即扶助正气、增强体质、提高机体抗邪能力。扶正多用补虚之法，并包括针灸、气功及体育锻炼等，而精神调摄和饮食营养补充对于扶正具有重要的意义。所谓祛邪，即祛除病邪。祛邪多用泻实之法，不同的邪气，不同的部位，其治法亦不一样。

扶正与祛邪，两者相互为用，相反相成。扶正使正气增强，有助于机体抵御和祛除病邪；祛邪能够排除病邪的侵害和干扰，使邪去正安，有利于正气的保存和恢复。

2. 扶正与祛邪的运用　运用扶正祛邪治则时，要认真细致地观察和分析正邪两方消长盛衰的情况，并根据正邪在矛盾斗争中的地位，决定扶正与祛邪的主次和先后。

（1）扶正：适用于以正气虚为主要矛盾，而邪气也不盛的虚性证候。如补法，包括补气、助阳、滋阴、养血等，为扶正治则指导下的具体治法。

（2）祛邪：适用于以邪实为主要矛盾，而正气未衰的实性证候。如汗法、吐法、下法、清法、消法等，为祛邪治则指导下的具体治法。

（3）扶正与祛邪兼用：又称"攻补兼施"，适用于虚实错杂证，两者同时兼用，则扶正不留邪，祛邪又不会伤正。在具体应用时，还要分清以正虚为主，还是以邪实为主。虚中夹实证，应以扶正为主，兼顾祛邪；而实中夹虚证，则以祛邪为主，兼顾扶正。

（4）先祛邪后扶正：适用于虽邪盛正虚，但正气尚能耐攻，或同时兼顾扶正反会助邪的病证。如积聚癌毒浸淫，气滞血瘀痰结，邪气亢盛，患者虽有正气不足，但尚可耐攻，则先采用解毒散结、行气活血之法以祛除邪气，后用扶正抗癌治法。

（5）先扶正后祛邪：适用于正虚邪实，以正虚为主的病证。因正气过于虚弱，若兼以攻邪，则反而更伤正气，故应先扶正而后祛邪。如癌症患者，发现已是晚期，或患病日久，正气太过虚弱，不宜行祛邪攻伐，应先用补益之法以扶正，待正气有所恢复后再给予抗癌祛邪之法。

（二）正治反治

1. 正治　又称逆治，是指采用方药性质与疾病证候性质相反的治疗法则。逆，即相反。正治，适用于临床表现与疾病证候本质相一致的病证。如寒病见寒象、热病见热象、虚病见虚象、实病见实象等，治疗则反其道而行之，例如，寒证用热药，热证用寒药等。正治是临床上最常用的一种治疗法则。常用的治法有寒者热之、热者寒之、虚则补之、实则泻之等。

（1）寒者热之：又称"以热治寒"，指寒性病证出现寒象，用温热方药进行治疗。如表寒证用辛温解表方药，里寒证用辛热温里方药等。

（2）热者寒之：又称"以寒治热"，指热性病证出现热象，用寒凉方药进行治疗。如表热证用辛凉解表方药，里热证用苦寒清里方药等。

（3）虚则补之：指虚损性病证出现虚象，用补益方药进行治疗。如阳虚用温阳方药，阴虚用滋阴方药，气虚用补气方药，血虚用补血方药等。

（4）实则泻之：指实性病证出现实象，用攻逐邪实的方药进行治疗。如气滞用理气行滞方药，食滞胃脘用消食导滞方药，水饮停留用逐水方药，瘀血用活血化瘀方药等。

2. 反治　又称从治，是指顺从疾病证候的外在假象而治的治疗法则。从，即顺从。反治，适用于临床表现与疾病证候本质不完全一致的病证。如寒病反见热象、热病反见寒象、虚病反见实象、实病反见虚象等。表面上，反治是顺从疾病证候的外在假象而治，究其实质，还是在"治病求本"指导下，针对疾病证候的本质而进行治疗。常用的治法有热因热用、寒因寒用、塞因塞用、通因通用等。

（1）热因热用：又称"以热治热"，指针

对假热的临床表现，用热性药物进行治疗。适用于阴寒内盛、格阳于外，反见假热之象的真寒假热证。

（2）寒因寒用：又称"以寒治寒"，指针对假寒的临床表现，用寒性药物进行治疗。适用于里热盛极、阳盛格阴，反见假寒之象的真热假寒证。

（3）塞因塞用：又称"以补开塞"，指针对闭塞不通的临床表现，用补虚药物进行治疗。适用于因虚而出现闭塞不通假象的真虚假实证。如脾虚腹胀、血虚经闭等。

（4）通因通用：又称"以通治通"，指针对通泄的临床表现，用通利药物进行治疗。适用于因实而出现通利假象的真实假虚证。如热结旁流、湿热淋证、瘀血崩漏等。

（三）标本缓急

标本缓急，是指针对疾病过程中各种矛盾的主次关系、轻重缓急的复杂病变，所采取的治疗法则。标、本是一个相对的概念，如从邪正双方比较，正气是本，邪气是标；从病因与症状看，病因是本，症状是标；从疾病先后看，旧病、原发病是本，新病、继发病是标；从病位看，脏腑、精气病变是本，肌表、经络病变是标。

1. 急则治标　是指在疾病过程中出现某些急重症状、病情严重，不及时救治可能危及生命，必须要采取紧急措施进行治疗的治疗法则。如急性大出血的患者，不论属于何种出血，均应采取应急措施，首先止血以治其标，并及时探究出血原因，治其本病。臌胀患者，针对腹水大量增加，腹部胀满，呼吸喘促，大、小便不利等紧急情况，应先利水、逐水以改善症状，待腹水减轻，病情稳定后，再调理肝脾，治其本病。

治标只是在应急情况下的权宜之计，而治本才是解决疾病的根本。急则治标，可缓解病情，为治本创造更为有利的条件，其目的仍是为了更好地治本。

2. 缓则治本　是指在病情缓和、病势迁延、暂无急重症状的情况下，抓住疾病的本质进行的治疗法则。因标病产生于本病，本病得治，

标病自然也随之而去。缓则治本，对慢性病或急性病恢复期的治疗有重要指导意义。如肺痨咳嗽，其本多为肺肾阴虚，应滋养肺肾之阴以治其本。

3. 标本兼治　是指在标本俱急或标本俱缓时，当标本同时进行治疗。如身热、腹硬满痛、大便燥结、口干渴、舌燥苔焦黄等，此属邪热里结为标，阴液耗伤为本，标本俱急，治当标本兼顾，可用增液承气汤治之。又如虚人感冒，素体气虚，反复外感，治宜益气解表，益气为治本，解表为治标。

标本缓急的治疗法则，既有原则性，又有灵活性。临床应用或先治本，或先治标，或标本兼治，应视病情变化适当掌握，最终目的在于抓住疾病的本质，有的放矢，正确治疗。

（四）调整阴阳

疾病的发生，其根本是阴阳的相对平衡遭到破坏，出现偏盛、偏衰的结果。因此，调整阴阳，使之恢复平衡，促进阴平阳秘，也是临床治疗的根本法则之一。

1. 阴阳偏盛的治则治法　对于阴阳偏盛，即阴邪或阳邪过盛有余的病证，应采用"损其有余""实则泻之"之法。如阳热亢盛的实热证，应采用"热者寒之"之法，以清泻其阳热；阴寒内盛的实寒证，应采用"寒者热之"之法，以温散其阴寒。

在阴阳偏盛的病变中，一方的偏盛可能导致另一方的不足；阴寒偏盛易于损伤阳气，阳热亢盛易于耗伤阴液，即"阴胜则阳病，阳胜则阴病"。故在调整阴或阳的偏盛时，应注意是否同时存在阳或阴偏衰的情况，若已引起另一方偏衰时，则当兼顾其不足，配合扶阳或益阴之法。

2. 阴阳偏衰的治则治法　对于阴阳偏衰，即阴液或阳气的一方虚损不足的病证，如阴虚、阳虚或阴阳两虚等，治当采用"补其不足""虚则补之"之法。根据阴阳对立制约的理论，采用阴病治阳、阳病治阴；根据阴阳互根互济的理论，采用阴中求阳、阳中求阴。

（1）阴病治阳：针对阳虚而阳不制阴，阴气偏盛的虚寒证，应采用助阳以抑阴的原则，

又称为"益火之源，以消阴翳"。

（2）阳病治阴：针对阴虚而阴不制阳，阳气偏亢的虚热证，应采用滋阴以制阳的原则，又称为"壮水之主，以制阳光"。

（3）阴中求阳：针对阳虚所致虚寒证，阳虚日久，可在补阳时适当配用补阴药，使阳得阴助而生化无穷。

（4）阳中求阴：针对阴虚所致虚热证，阴虚日久，可在补阴时适当配用补阳药，使阴得阳生而泉源不竭。

对于阴阳两虚证，则采用阴阳并补治法。但须分清主次而用：阳损及阴者，以治疗阳虚为主，并在补阳的基础上辅以滋阴之品；阴损及阳者，以治疗阴虚为主，并在滋阴的基础上辅以补阳之品。

对于阴阳亡失证，亡阳者，当回阳以固脱；亡阴者，当救阴以固脱。由于亡阳与亡阴二者均为极危重证候，皆与气脱病机密切相关，故治疗时都要施以峻剂补气固脱之法。

（五）调和脏腑

1. 顺应脏腑生理特性　五脏藏精气而不泻，六腑传化物而不藏。脏腑的阴阳五行属性、气机升降出入规律、四时通应，以及喜恶苦欲等有所不同，故调和脏腑须顺应脏腑之特性而治。如脾胃属土，脾为阴土，阳气易损，胃为阳土，阴气易伤；脾喜燥恶湿，胃喜润恶燥；脾气主升，以升为顺，胃气主降，以降为和。故治脾常宜甘温、辛散之剂以助其升运，而慎用阴寒之品以免助湿伤阳；治胃常用甘寒之剂以生津润燥，降气和胃之剂以助其通降，而慎用温燥之品以免伤其阴。

根据脏腑生理特性，六腑传化物而不藏，以通为用，以降为和；五脏藏精气而不泻，以藏为贵，故有"实则泻腑，虚则补脏"之治。

（1）实则泻腑：六腑之实，自当泻腑以逐邪，如阳明腑实证之胃肠热结，用承气汤以荡涤胃肠之实热。五脏之实，亦可泻腑以祛邪，如心火上炎，可借清泻小肠，使热从小便而出。

（2）虚则补脏：五脏之虚，自当补虚以扶正，如脾气虚证用四君子汤补脾益气，肾阳虚证用金匮肾气丸温阳补肾等。而六腑之虚，亦

可借补脏以扶正，如膀胱气化无权而小便频多，甚则遗溺，多从补肾固摄而治；小肠泌别清浊功能低下，多从温补脾肾治之等。

（3）脏腑同治：脏腑病变，虽可脏病治腑，腑病治脏，但临床上亦可脏腑同治。如脾与胃，纳运相得，燥湿相济，升降相因。故脾病必及胃，胃病必累脾。所以，临床上常脾胃同治。

2. 调理脏腑阴阳气血　脏腑是人体生命活动的中心，脏腑阴阳气血是人体生命活动的根本，脏腑的阴阳气血失调是脏腑病变的基础。因此，调理脏腑阴阳气血是调理脏腑的基本原则。

脏腑的生理功能不一，其阴阳气血失调的病机变化也不尽一致。因此，应根据脏腑病机变化，虚则补之，实则泻之，寒者热之，热者寒之。如肝藏血而主疏泄，以血为体，以气为用，性主升发，宜条达舒畅，病机特点为肝气、肝阳常有余，肝阴、肝血常不足等，其病变主要在于气血，气有气虚、气郁、气逆，血有血虚、血瘀、出血等。故治疗肝病重在调气、补血、和血，结合病机予以清肝、滋肝、平肝等。

3. 调理脏腑相互关系　人体是以五脏为中心的有机整体，脏与脏、脏与腑、腑与腑之间，生理上相互协调，相互为用，在病机上也相互影响。因此，从整体入手调整各脏腑之间的关系，使之重新恢复平衡状态，是调理脏腑的基本原则。运用五行相生、相克规律确立治则包括补母泻子、抑强扶弱。

（1）补母泻子：临床上运用五行相生规律来治疗疾病，其基本治疗原则是补母和泻子，即"虚则补其母，实则泻其子"（《难经·六十九难》）。根据五行相生规律确立的治法，包括滋水涵木法、益火补土法、培土生金法、金水相生法等。

（2）抑强扶弱：临床上运用五行相克规律来治疗疾病，其基本治疗原则是抑强和扶弱。根据五行相克规律确立的治法，包括抑木扶土法、培土制水法、佐金平木法、泻南补北法等。

此外，亦可根据脏腑相合理论进行调理，或脏病治腑，或腑病治脏，或脏腑同治。

（六）调理气血津液

1. 调气

（1）气虚宜补：肺主一身之气，脾为气血生化之源，故补气主要是补脾肺之气，而尤以培补中气为重。先天之精气，依赖于肾藏精气的生理功能，才能充分发挥先天之精气的生理效应。故气虚之极，又要从补肾入手。

（2）气滞宜疏：人体气机升降出入，多与肝主疏泄、肺主宣降、脾主升清、胃主降浊有关，故气滞多与肺、肝、脾、胃等脏腑功能失调有关。

（3）气陷宜升：气陷宜用益气升提之法，所谓"陷者举之"。适用于中气下陷而见凶陷、胞睑下垂、脱肛，以及冲任不固所致崩漏、带下、阴挺、胎动不安等。

（4）气逆宜降：气逆宜用降气之法。降气法，适于气逆实证，且宜暂用，不可久图。若因虚而逆者，补其虚而气自降，不得过用降气之品。

（5）气脱宜摄：脱有缓急，故临床上有虚脱和暴脱之分。暴脱者，应回阳敛阴，使摄气固脱。虚脱者，每于补气固本之中加入收涩之品，以补而摄之。

（6）气闭宜开：气闭多因清窍闭塞而昏厥，故又称开窍通闭。开窍有温开、凉开之分。

2. 调血

（1）血虚宜补：血虚多与心、肝、脾、肾有密切关系，故补血多结合补脏治疗。气为阳，血为阴，气能生血，血能载气，故补血方内常加入补气药物，可收补气生血之效。

（2）血瘀宜行：行血以活血祛瘀为要。血瘀有寒、热、虚、实之分，其治当寒者热之、热者寒之、虚则补之、实则泻之。

（3）血寒宜温：血寒治以温经散寒为主，由于血寒多致血瘀，故常配伍通经活络、和血行血之法。

（4）血热宜凉：血热治以清热凉血为主。血热可致血不循经而出血，故又用凉血止血之法。应用清热凉血和凉血止血等寒凉药物，要中病即止，不可过剂。

（5）出血宜止：止血之法，有收敛止血、凉血止血、温经止血、化瘀止血之分。正确地运用止血法，必须分清出血的原因、性质和部位而辨证施治，切勿一味止血，即"见血休治血"之谓。

3. 调津液

（1）滋养津液：适用于津液不足而致的肺燥、胃燥、肠燥等，主要采用滋阴生津润燥之法。若为实热伤津者，治宜清热生津。

（2）祛除水湿痰饮：适用于水湿痰饮证。其中，湿盛者宜祛湿、化湿或利湿；水肿或腹水者，宜利水消肿；痰饮者宜化痰逐饮。水液代谢障碍多责之肺、脾、肾，故水湿痰饮的调治，从脏腑而言，多从肺、脾、肾入手。

4. 调理气血津液的关系

气病治血：气血互相维附，气虚则血弱，气滞则血瘀，气陷则血下，气逆则血乱，气温则血滑，气寒则血凝。气病则血随之亦病。气虚宜顾其血弱，气郁宜顾其血滞，气逆宜顾其血乱，而求于气血冲和。

血病治气：气病血易病，血病气易伤，气血两者，和则俱和，病则同病。治血必调气，气和则血宁。血虚者，补其气而血自生。血瘀者，行其气而血自调。出血者，调其气而血自止。

调理气与津液的关系：气虚而致津液化生不足者，宜补气生津。气不行津而成水湿痰饮者，宜补气、行气以行津；气不摄津而致体内津液丢失者，宜补气以摄津。

利水行气：治疗水湿痰饮所致病证，在利水祛湿、祛痰化饮的同时，多兼以行气，气行则津行。

（七）三因制宜

三因制宜，即因时、因地、因人制宜，是指根据季节、地域以及人的体质、性别、年龄等不同而制定适宜治法的治疗原则。由于疾病的发生、发展与转归受多方面因素的影响，如时令气候、地理环境等，尤其是患者的体质因素对疾病的影响更大。因此，在治疗疾病时，中医学特别强调要对具体情况做具体分析，区别对待，以制定出适宜的治疗方法。

1. 因时制宜的原则和临床应用　根据不同季节、气候特点，来考虑治疗用药的原则，即"因时制宜"。四时气候的异常变化对人体的生

理功能、病机变化均产生一定的影响。

（1）用温远温：前者之"温"，指药性之温；后者之"温"，指气候之温；"远"，即避之、避免之意。下文仿此。春季，气候由温渐热，阳气升发，应避免过用辛温发散药物，以免发泄太过。

（2）用热远热：夏季，气候炎热，人体腠理疏松，阳气偏盛，应避免过用热性药物，以免耗伤气阴。

（3）用凉远凉：秋季，阴长阳消，气候转凉，人体腠理致密，避免过用凉性药物，以免伤及阳气。

（4）用寒远寒：冬季，气候由凉变寒，阴盛阳衰，阳气内敛，应避免过用寒性药物，以防伤阳。

2. 因地制宜的原则和临床应用 根据不同地域的地理特点，来考虑治疗用药的原则，即"因地制宜"。不同地区，由于地势高低、气候条件及生活习惯各异，人的生理活动和病变特点也不尽相同，故治疗用药应根据当地环境及生活习惯而有所变化。如我国西北高原地区，气候寒冷，干燥少雨，其民依山陵而居，经常处在风寒环境之中，多食鲜美酥酪肉类和牛羊乳汁，体质较壮，故外邪不易侵犯，其病多为内伤。东南地区，滨海傍水，平原沼泽较多，地势低洼，温热多雨，其民食鱼而嗜咸，大都皮肤色黑，腠理疏松，病多痈疡，或较易外感。故临证常见虽患病相同，但因地理环境不同而用药有别的现象。如外感风寒证，西北严寒地区，用辛温解表药量较重，常用麻桂；东南温热地区，用辛温解表药量较轻，多用荆防。

3. 因人制宜的原则和临床应用 根据患者年龄、性别、体质、生活习惯等不同特点，来考虑治疗用药的原则，即"因人制宜"。

（1）年龄：不同年龄则生理状况和气血盈亏不同，治疗用药也应有区别。小儿生机旺盛，但气血未充，脏腑娇嫩，发病易寒易热，易虚易实，病情变化较快，故治小儿病，忌投峻剂，少用补益，用药量宜轻。老年人生机减退，气血亏虚，患病多虚证或虚实夹杂，治疗虚证宜补；有实邪者攻邪要慎重，用药量应比青壮年轻。

（2）性别：男女性别不同，各有其生理特点，妇女有经、带、胎、产、乳等情况，治疗用药应加以考虑。如在妊娠期，对峻下、破血、滑利、走窜伤胎或有毒药物，当禁用或慎用。产后应考虑气血亏虚及恶露有无等。

（3）体质：体质有强弱与寒热之偏，阳盛或阴虚之体，慎用温热之剂；阳虚或阴盛之体，慎用寒凉伤阳之药。说明体质不同，治疗用药常不同。此外，有的患者素有某些慢性病或职业病，以及不同的情志内伤、不良生活方式等，在诊治时，也应注意。

综上分析，因人制宜，是指治病时不能孤立地看病证，必须看到人的整体和不同特点；因时、因地制宜，则强调了自然环境对人体的影响。因时、因地、因人制宜的法则，充分体现了中医治病的整体观念和辨证论治在实际应用上的原则性和灵活性。只有全面地看问题，具体情况具体分析，善于因时、因地、因人制宜，才能取得较好的治疗效果。

三、治法

治法是从属于一定治则的治疗大法、具体治法及治疗措施，针对性较强，是治则理论在临床实践中的具体运用。治法有不同层次：治疗大法是治法中的较高层次，清·程钟龄《医学心悟·医门八法》归纳为汗、吐、下、和、温、清、消、补八法，适应范围相对较广，对具体治法及治疗措施有一定指导作用。具体治法，是在基本治法限定范围之内，针对某一具体证候所确立的具体治疗方法，如辛温解表、镇肝息风、健脾利湿等，可以决定选择何种治疗措施。治疗措施，是在治法指导下对病证进行治疗的具体技术、方式与途径，包括外治、针灸、按摩、导引、熏洗等，是治法中的实施措施。

（一）汗法

1. 汗法的适应证及分类 又称"解表法"，是针对外邪袭表、邪在肺卫病机拟定的治法。汗法主要适用于表证，通过发汗解表以祛邪；"汗之"还有和阴阳、通表里、调脏腑的作用。

汗法由于感受外邪有风寒、风热等不同，以及体质的差异，可分为辛温解表法、辛凉解表法、透疹解表法、扶正解表法等。

（1）辛温解表法：适用于外感风寒表证。症见恶寒重，发热轻，无汗，头痛身疼，鼻塞，流清涕，咳嗽，痰白清稀。舌苔薄白，脉浮紧。

（2）辛凉解表法：适用于外感风热表证。症见发热重，恶寒轻，咽干，口渴，鼻塞，流黄涕，咳嗽，痰黏或黄。舌苔薄黄，脉浮数。

（3）透疹解表法：适用于表邪外束，疹毒内陷，麻疹不透证。症见发热恶风，麻疹透发不出，或出而不畅。舌苔薄黄，脉浮数。

（4）扶正解表法：适用于体虚外感表证。体虚随气虚、血虚、阴虚、阳虚的不同，又分为益气解表法、养血解表法、滋阴解表法、助阳解表法四种。

2. 汗法的应用注意事项 汗法多选用辛散轻扬的药物，不宜过煮，以免药性挥发。服药后，酌情增加衣被、饮用热水，促使发汗，但以遍身微汗为宜，不宜汗出过多、大汗淋漓；发汗之时，腠理开疏，应避风寒，并忌食油腻厚味及辛辣食物。应用汗法，以汗出邪去为度，避免损伤津液，耗散元气。

对于表邪已解、麻疹已透、疮疡已溃，不宜再汗。对于半表半里证、里证、虚证等，不宜使用汗法。对于自汗、盗汗、失血、吐泻、热病后期津亏、妇女月经期，不宜使用汗法。体质虚弱而感受外邪，确需发汗解表时，应配合益气、养血、滋阴、助阳等。

（二）吐法

1. 吐法的适应证及分类 又称"涌吐法"，是针对停蓄在咽喉、胸膈、胃脘的痰涎、宿食、毒物而拟定的治法。适用于中风、癫狂、喉痹之痰涎壅盛、阻塞咽喉；或宿食停滞胃脘；或误食毒物，为时不久，毒物尚留胃中者等。

吐法根据体质强弱、病情轻重等情况，可分为峻吐法、缓吐法等。

（1）峻吐法：适用于体壮邪实、痰食停蓄在咽喉、胸膈、胃脘的病证。痰涎壅滞胸中，症见痰涎壅盛，胸中痞硬，心中烦闷，气上冲咽喉不得息，寸脉浮且按之紧；宿食内停上脘，症见胸闷脘胀，时时欲吐而不得吐；中风实证之闭证，症见不省人事，不能言语，痰涎壅盛；癫痫发作，症见痰浊壅塞；误食毒物，尚在胃脘等，均宜及时峻吐。

（2）缓吐法：适用于虚证催吐。邪盛正虚，痰涎、宿食、毒物之邪在上焦，非吐难以祛除，宜邪正兼顾之缓吐法。

2. 吐法的应用注意事项 使用吐法，多饮温水并以鹅翎或手指探吐、催吐，迅速达到吐法之目的。吐法以一吐为快，得吐即止，不可连续使用。若呕吐不止，可用生姜汁或冷粥、冷开水止吐，或用其他方法止吐。呕吐之后，胃气受伤，要注意调养胃气，用稀粥调养，忌食不易消化的食物。

吐法作用较为峻猛，对病势危笃、年老体弱、气血不足、孕妇、产后、幼儿以及各种血证、喘证、脾胃虚弱、阴液不足等病证，不宜使用吐法。

（三）下法

1. 下法的适应证及分类 又称"泻下法"，是运用具有泻下作用的药物，通泻大便，逐邪外出的治疗方法。下法适用于胃肠实热内结或寒积、宿食积滞、水饮、痰湿、瘀血等停留体内的里实证。

下法针对里实证病机有热结、寒结、燥结和水结等的不同，以及体质有虚实的差异，可分为寒下法、温下法、润下法、泻下逐水法、攻补兼施法五种。

（1）寒下法：适用于热结便秘证。症见高热谵语，大便秘结，腹胀腹痛，口舌干燥。舌红，苔黄或黄燥，脉滑数。

（2）温下法：适用于寒积便秘证。症见大便秘结，脘腹冷痛，喜温拒按，畏寒肢冷，甚或手足厥逆。舌淡，苔白滑或白腻，脉沉紧或沉弦。

（3）润下法：适用于血虚津枯、肠燥便秘证。症见大便秘结，脘腹痞满，不思饮食，口唇干燥，面色无华。舌淡红，少苔，脉细涩。

（4）泻下逐水法：适用于水饮邪热壅实、形气俱实之胸腹水肿。症见胸腹水肿，口渴，气粗，腹坚，二便不通。舌苔白腻，脉沉实有力。

（5）攻补兼施法：适用于里实积滞、邪实正虚之便秘证。里热实结、气血虚弱者，症见大便秘结，下之不通，身热口渴，气短乏力等；

里实热结、津液损伤者，症见大便秘结，下之不通，口唇干燥；寒实内结、气虚阳衰者，症见大便秘结，腹痛得温则缓，或久利赤白，手足不温等，皆可采用攻补兼施法治之。

2. 下法的应用注意事项 应用下法，要根据病情和患者体质，适当掌握剂量，以邪去为度，不可过量或久用，以防正气受损。

对于邪在表者、邪在半表半里者、阳明病腑未实者，不可使用下法。若表邪未解而里实证已具时，宜先解表后攻里，或表里双解。

对于高龄津枯便秘，或素体虚弱、阳气衰微者，以及新产后营血不足而大便难下者，皆不宜用峻下法。妇人行经期、妊娠期及脾胃虚弱者，均应慎用或禁用下法。

（四）和法

1. 和法的适应证及分类 又称"和解法"，是通过调和、和解的方法，使半表半里之邪，或脏腑、阴阳、表里失和之证得以解除的治法。

和法原为和解少阳而设，适用于病在半表半里的少阳证。后世医家在和解少阳法的基础上，扩展出调和肝脾法、调和肠胃法等。

（1）和解少阳法 适用于邪犯少阳证。症见寒热往来，胸胁苦满，不欲饮食，心烦喜呕，口苦，咽干，目眩。舌苔薄白，脉弦。

（2）调和肝脾法 适用于肝气郁结，横犯脾胃，或脾虚不运，肝失疏泄，肝脾不和证。症见胸闷胁痛，脘腹胀痛，不思饮食，大便溏泻，或妇女乳房胀痛，月经不调及痛经等。

（3）调和肠胃法 适用于肠胃不和证。症见心下痞硬，满闷不舒，欲呕不食，或肠鸣下利等。

2. 和法的应用注意事项 和法虽属较缓和的治法，但如使用不当，亦能助邪或伤正。凡病邪在表而尚未入少阳者，或邪气入里、阳明热盛之实证者，或三阴寒证者，均不宜使用和法。

（五）温法

1. 温法的适应证及分类 又称"温里法"，是使用温热药治疗寒证的治法。温里法适用于里寒证。由于里寒证病情的不同，温里法又分为温中祛寒法、回阳救逆法、温经散寒法三种。

（1）温中祛寒法：适用于中焦虚寒证。症见脘腹冷痛，肢体倦怠，手足不温，恶心呕吐，腹痛泄泻，口淡不渴。舌苔白滑，脉沉迟。

（2）回阳救逆法：适用于阳气衰微、阴寒内盛证。症见四肢厥逆，恶寒蜷卧，吐利腹痛，下利清谷。脉沉细或沉微。

（3）温经散寒法：适用于寒滞经脉证。症见腰、腿、足等部位冷痛，手足不温。舌淡，苔白，脉沉细。

此外，临床常用的温肺化饮法、温化寒痰法、温肾利水法、温经暖肝法、温胃理气法等，皆属温法范畴。

2. 温法的应用注意事项 寒证较重，温之应峻；寒证轻浅，温之宜缓。温热之药，性多燥烈，久用或用量较大时，应避免耗血伤津。

凡素体阴虚、血虚以及血热妄行的出血证，不宜使用温法。内热火炽，阴虚火旺，夹热下痢，神昏液脱，以及热盛于里而见手足厥冷的真热假寒证，均不宜使用温法。孕产妇应慎用温法。

（六）清法

1. 清法的适应证及分类 又称"清热法"，是运用寒凉性质的方药，通过其泻火、解毒、凉血等作用，以解除热邪的治法。清法适用于里热证。由于热邪有虚实、病位及兼夹他邪的不同，清热法又分为清热泻火法、清热凉血法、清热燥湿法、清热解毒法、清虚热法等。

（1）清热泻火法：适用于气分实热证。症见壮热面赤，烦躁，口渴，汗出。舌红，苔黄，脉洪大有力。

（2）清热凉血法：适用于热入营血证。症见身热夜甚，心烦失眠，神昏谵语。舌质绛，脉细数。

（3）清热燥湿法：适用于湿热内蕴证。由于湿热之邪所居部位不同，湿热证的临床表现亦各具特点，如湿热蕴积胃肠所致泄泻、痢疾；湿热蕴结肝胆所致黄疸；湿热下注膀胱而致淋证；湿热蕴结下焦而致带下；湿热蕴积肌肤而致湿疹、湿疮等。

（4）清热解毒法：适用于热毒壅盛证。若三焦火毒热盛，可见身热烦躁，口燥咽干，错语不眠，脉数有力等；若热毒壅聚中焦，可见壮热口渴，腹胀腹痛，恶心呕吐，便秘溲黄。舌红，苔黄，脉滑数等；若热毒壅于上焦，可见头面红肿，腮颐肿大，咽喉肿痛等；若热毒壅结于肌肤，可见疮痈肿毒，局部红肿热痛；若热毒蕴于大肠，可见热毒泻痢，腹痛腹泻，里急后重，下利赤白，肛门灼热。舌红，苔黄，脉滑数等。

（5）清退虚热法：适用于阴虚发热证。症见午后或夜间发热，手足心热，或骨蒸潮热，心烦少寐，颧红，盗汗，口干咽燥。舌红，少苔，脉细数。

此外，清泄脏腑、清热解暑、清热生津、清热养阴、清热开窍、清热止血等法，亦属于清法范畴。

2. 清法的应用注意事项　清法多使用寒凉药物，应避免用药过量，以免损伤脾胃之气，或损伤人体阳气。

凡体质阳虚、脏腑本寒者，表邪未解、阳气被郁而发热者，气虚或血虚导致虚热者，以及阴寒内盛、格阳于外的真寒假热证，均不宜使用清法。

（七）消法

1. 消法的适应证及分类　又称"消导法"，是消散体内有形积滞以祛除病邪的治法。运用范围比较广泛，凡由气、血、痰、湿、食等壅滞而形成的积滞痞块，均可用消法。

由于致病原因和病情的不同，消法主要分为消食导滞法、消痞散积法、软坚散结法等。

（1）消食导滞法：适用于食积停滞证。症见脘腹痞满，恶心呕吐，嗳腐吞酸，厌食纳呆，大便泄泻。舌苔厚腻，脉滑。

（2）消痞散积法：适用于气滞血瘀痰凝等所致的癥积痞块证。症见两胁癖积，脘腹癥结，攻撑作痛，饮食少进，肌肉消瘦等。

（3）软坚散结法：适用于痰浊瘀血等结聚有形的瘰疬、瘿瘤、癥瘕、久疟等。症见下颌、颈部、乳房、两胁、脘腹等部位按之较硬，推之不移的有形肿块。

2. 消法的应用注意事项　消法的应用，因病邪郁滞具有在脏、在腑、在气、在血、在经络之不同，必须准确辨证，指导处方用药，不致诛伐无辜。对于虚实夹杂证，如正气虚而邪实者，应补法与消法同时应用。

消法虽较泻下法缓和，但仍属祛邪之法，对于纯虚无实之证应禁用。凡气滞中满之鼓胀、脾虚失于健运之腹痛腹胀、妇人血枯经闭等，不宜使用消法。

（八）补法

1. 补法的适应证及分类　又称"补益法"，是用补益药物补养人体气血阴阳不足、改善衰弱状态，治疗各种虚证的治法。补法适用于脏腑、气血、阴阳等各种虚证。

由于虚证有气虚、血虚、阴虚、阳虚的不同，补法可分为补气法、补血法、补阴法、补阳法等。

（1）补气法：适用于气虚证。脾气虚证，症见食欲不振，脘腹虚胀，大便溏薄，体倦神疲，面色萎黄，消瘦等；肺气虚证，症见气少喘促，动则益甚，咳嗽无力，声音低怯，甚或喘促等；心气虚证，症见心悸怔忡，胸闷气短，活动后加重；肾气虚证，症见腰膝酸软，头晕耳鸣，神疲乏力等。

（2）补血法：适用于血虚证。症见面色苍白或萎黄，唇爪苍白，眩晕耳鸣，心悸怔忡，失眠健忘，或月经量少色淡，甚则闭经。舌淡，脉细等。

（3）补阴法：适用于阴虚证。心阴虚证，症见心悸心烦，五心烦热，潮热盗汗等；肺阴虚证，症见干咳无痰，或痰少而黏，口燥咽干，形体消瘦，潮热盗汗，声音嘶哑等；肝阴虚证，症见头晕耳鸣，两目干涩，胁肋灼痛，五心烦热，潮热盗汗等；肾阴虚证，症见腰膝酸痛，眩晕耳鸣，失眠多梦，遗精，五心烦热，潮热盗汗等；脾胃阴虚证，症见胃脘隐痛，饥不欲食，口燥咽干，大便干结等。

（4）补阳法：适用于阳虚证。症见畏寒肢冷，腰膝酸软，性欲淡漠，阳痿早泄，宫寒不孕，五更泄泻等。

根据各脏腑虚证的不同，采用不同的补法。如补心、补肝、补肺、补脾、补肾等，其中补脾、补肾在补法中占有重要地位。

2. 补法的应用注意事项　补法针对不同证候进行补益，"药证不符，参茸亦毒"，进补一定要注意"辨证施补"。补法又有平补、峻补等快慢急缓的不同，必须因人、因地、因时、因病、因证而异，针对病情轻重缓急、体质强弱而采取不同的进补方法。对于虚实夹杂的病证，若只用补法扶正则不利除邪，若单用祛邪法则易伤正，在治疗上往往采用补法与祛邪各法配合使用。

无虚之人，不可妄用补益之法，不仅无益，反而有害。若属实证，邪气有余，而正气不虚者，不可妄补。对于邪实正虚而以邪气偏盛者，应慎用补法，以免"闭门留寇"之弊。对于"大实有羸状"的真实假虚证，不宜使用补法，勿犯"误补益疾"之害。

上述八法是针对八纲辨证与方药功效而归纳的基本治疗大法。由于病情的错综复杂与动态变化，在临床运用时，单用一法难以适应，常需两法或多法配合应用，如汗下并用、补下并用、温清并用、消补并用等，方能全面兼顾。

（郑洪新）

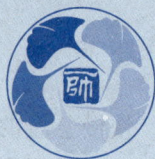

第三章 中医诊断基础

第一节 中医诊断学概述

一、主要内容

中医诊断学的主要内容，包括四诊、八纲、辨证、疾病诊断、症状鉴别和病案撰写。本书不设病案撰写的内容。

1. 四诊 是诊察疾病的四种基本方法，也称为诊法。具体分为四种：一是望诊，是通过眼目对患者全身或局部状况进行观察，以了解内在病情，掌握疾病的变化；二是闻诊，是通过听声音、嗅气味以进一步深入了解、辨别患者的病情变化；三是问诊，是通过对患者或陪诊者的询问以了解病情及有关情况；四是切诊，是通过诊察患者的脉象和身体其他部位的变化，以测知体内、体外病候变化的情况。

临床诊断疾病不能以一诊代四诊，应该遵循四诊合参的原则，全面收集症状、体征与了解病史，准确审察，认真从事。

2. 八纲 指阴阳、表里、寒热、虚实八个辨证要点，也是辨证的纲领。寒热用以分辨疾病的属性；表里用以分辨疾病病位与病势的浅深；虚实用以分辨邪正的盛衰；疾病的基础是阴阳失调，因此，阴阳是区分疾病类别的总纲。

3. 辨证 八纲辨证是基础、是关键。病因、气血津液、脏腑、经络、六经、卫气营血和三焦辨证等各种辨证既各有其特点和适应范围，又相互联系，同时又都是在八纲辨证的基础上加以深化。

4. 诊断 诊断分为常见疾病诊断和证候诊断两个方面。疾病诊断简称诊病，是对患者所患疾病以高度概括，并给予恰当病名的诊断方法。证候诊断即辨证，是对所患疾病某一阶段中证候的判断与分析。

望、闻、问、切四诊，是诊断人体疾病的主要方法。人体疾病的病理变化，大都蕴藏于内，通过望其外部的神色，听其声音，嗅其气味，切其脉候，问其所苦，从而观察病变的所在和疾病的本质。原理就在表现于机体外部的现象与体内的生理功能是相互关联的。脏腑受邪发生病理变化必然会从外在的症状、体征、舌象和脉象上表现出来。因此，可以运用望、闻、问、切等手段，把这些表现于外的症状、体征、舌象、脉象等有关资料收集起来，然后分析其脏腑病机及病邪的性质，以判断疾病的本质和证候类型，从而做出诊断。

二、基本原则

1. 审内察外，整体统一 中医学认为人是一个有机的整体，内在脏腑与外在体表、四肢、五官等组织结构通过经络的属络，形成一个统一的整体；整个机体又与外界环境相互通应，形成天人一体的一个统一整体。因此，人体一旦发生病变，局部可以影响全身，全身病变也可反映于某一局部；外部有病可以内传入里，内脏有病也可以反映于外；精神刺激可以影响脏腑功能活动，脏腑有病也可以造成精神活动的异常。同时，疾病的发展也与气候及外在环境密切相关。因此，在诊察疾病时，要从整体统一的角度审察患者的内外各种与疾病相关的因素，才能做出正确的诊断。所以说，审内察外，整体统一观察疾病是中医诊断学的一个基本原则。

2. 四诊合参 四诊，具体指望、闻、问、切四种诊断方法。要对患者做全面详细的检查和了解，必须四诊合参，即四诊并用或四诊并重。四诊合参是从不同角度来检查病情和收集临床资料，四诊不能相互取代。疾病的发展可以表现出一系列的症状，要准确地进行分析、归纳、综合，得出有关病因、病性、病位等各方面情况的综合概括，必须要对患者做全面详细的检查，才可做出确切的判定。

3. 辨证求因，审因论治 辨证求因，就是在审内察外，整体统一观察疾病的基础上，根据患者一系列的具体表现，加以分析综合，求得疾病发生的本质、症结、原因等，是中医诊断疾病的一个特色。审因论治，是指依据辨证所得的原因，确立治疗所采用方药的基本原则。

第二节 四 诊

四诊，包括望、闻、问、切四个内容，是中医诊察疾病的主要方法，又称为"诊法"。

中医学认为人体是一个有机的整体，局部的病变可以影响全身，反之内脏的病变，可以从体表的不同组织器官和部位反映出来。所以通过望色、闻声、问症、切脉等手段，诊察疾病显现在各个部位的症状和体征，就可以了解疾病的原因、性质及其内部联系，从而为辨证论治提供依据。

望、闻、问、切是用以调查了解疾病变化的四种不同方法，各有其独特作用，不能相互取代。在临床运用时，必须将它们有机地结合起来，也就是"四诊合参"，才能全面而系统地了解病情，保证判断的准确性。任何只强调某一种诊法的重要性，而忽视其他诊法的做法，都是不对的。

一、望诊

望诊，是对患者的神、色、形、态、舌象以及分泌物、排泄物的色、质异常变化进行有目的的观察，以测知内脏病变，了解疾病情况的一种诊断方法。中医学通过长期大量的医疗实践，逐渐认识到机体外部，特别是面部、舌质、舌苔与脏腑的关系非常密切。如果脏腑气血阴阳有了变化，就必然反映到体表。因此，通过望诊就可以了解到机体内部的某些病变。临床应用主要有望神、望面色、望舌、望形体和望分泌物的变化等。

（一）望神的临床表现及意义

神，是人体生命活动的总体外在表现，又指精神意识活动。神是以精气为物质基础的，是脏腑气血盛衰的外露征象，通过机体的形态动静、面部表情、语言气息等方面表现出来。因此，察神的存亡，对判断正气盛衰、疾病轻重及预后有重要意义。

望神，就是观察患者的精神好坏、意识是否清楚、动作是否矫健协调、反应是否灵敏等方面的情况，以判断脏腑阴阳气血的盛衰和疾病的轻重预后。由于"目"为五脏六腑精气之所注，其目系通于脑，为肝之窍，心之使，"神藏于心，外候在目"，所以察眼神的变化又是望神的重要内容之一。

1. 有神的临床表现及意义 在疾病过程中，如患者两眼灵活、明亮有神、鉴识精明、神志清楚、反应灵敏、语言清晰，称为"有神"或"得神"。神以精气为基础，故精气充盛则神旺，而精气表现于两目则比较突出。"有神"，表示正气未伤，脏腑功能未衰，即使病情较重，预后亦多良好。

2. 失神的临床表现及意义 在疾病过程中，如患者表现为目光晦暗、瞳仁呆滞、精神萎靡、反应迟钝、呼吸气微，甚至神识昏迷、循衣摸床、撮空理线，或猝倒而目闭口开、手撒、遗尿等，均称为"失神"或"无神"。"失神"，表示正气已伤，病情严重，预后不良。

3. 假神的临床表现及意义 在疾病过程中，如患者原来不欲言语、语声低弱、时断时续，突然转为言语不休；原来精神极度衰颓、意识不清，突然精神转"佳"；原来面色十分晦暗，忽然两颧发红如妆，都属于假神，是为阴阳格拒，阴不敛阳，欲将离决的虚假现象，人们通常把它比喻为"回光返照"或"残灯复明"，应予以特别注意。假神，往往见于久病、重病、精气极度衰弱的患者，表示正气大伤，病情严重又复杂，预后不良。

4. 神乱的临床表现及意义 神乱，即神志异常。在疾病过程中，如患者表情淡漠、寡言少语、闷闷不乐，继则精神呆滞、哭笑无常的，多为痰气凝结、阻蔽心神的癫病；烦躁不宁、登高而歌、弃衣而走、呼号怒骂、打人毁物、不避亲疏，多属痰火扰心的狂病；若突然跌仆、昏不知人、口吐涎沫、四肢抽动，多属痰迷心窍、肝风内动的痫病。神乱，常见于癫、狂、痫的患者。

（二）望面色的临床表现及意义

望面色，是指望面部的颜色与光泽。面部的色泽，是脏腑气血的外荣。望色也主要是察面部的气色。一般国人的正常面色，为微黄红润而有光泽，但由于体质的差异，所处地理环境的不同，以及季节、气候、工作之差异，面色可以有略黑或稍白等差异。只要是明润光泽，都属于正常面色的范围。

色与泽两方面的异常变化，是人体不同病理反映的表现。不同的色反映着不同的病证，而泽则反映着机体精气的盛衰，所以察颜面肤色的润泽与否，对诊断疾病的轻重和推断病情的进退有重要意义。一般而言，患者气色鲜明、荣润的，说明病变轻浅，气血未衰，其病易治，预后良好。面色晦暗、枯槁的，说明病变深重，精气已伤，预后欠佳。颜面部青、黄、赤、白、黑之五色变化，既代表不同脏腑的病变，又代表不同性质的病邪。如《灵枢·五色》云："以五色命脏，青为肝，赤为心，白为肺，黄为脾，黑为肾。"此属于前者；又云："青黑为痛，黄赤为热，白为寒。"此属于后者。古人的这种认识，在临床实践上有一定的参考意义。如脾虚湿盛患者，面色淡黄而晦暗；久病肾虚患者，面色多黑而无华等。现将五色主病分述如下。

1. 白色的临床意义　白色主虚寒证、失血证。白为气血不荣之候，凡阳气虚衰，气血运行无力，或耗气失血，致使气血不充者，颜面俱呈白色。若白而虚浮，多属阳气不足；淡白而消瘦，多为营血亏损。若急性病突然面色苍白，常属阳气暴脱的证候。里寒证出现剧烈腹痛，或虚寒战栗时，也可见面色苍白，为阴寒凝滞、经脉拘急所致。

2. 黄色的临床意义　黄色主虚证、湿证。黄为脾虚、湿蕴的征象。故脾失健运，而气血不充，或水湿不化者，面即常见黄色。面色淡黄，枯槁无泽，称为萎黄，多属脾胃气虚、营血不能上荣之故。若面色黄而虚浮，称为黄胖，多是脾气虚衰、湿邪内阻所致。如面、目、身俱黄，称为黄疸，其中黄而鲜明如橘子色者，为阳黄，多属湿热；黄而晦暗如烟熏者，为阴黄，多属寒湿。

3. 赤色的临床意义　赤色主热证。赤为血色，热盛而致脉络血液充盈则面色红赤，故面赤多见于热证。若满面通红，多属外感发热，或脏腑阳盛的实热证。仅颜面部潮红，则多属阴虚而阳亢的虚热证。如久病、重病面色苍白却时而泛红如妆，多为戴阳证，是虚阳上越的危重证候。

4. 青色的临床意义　青色主寒证、痛证、瘀血证及惊风证。青为寒凝气滞、经脉瘀阻的气色。寒主收引，寒盛而留于经脉，则经脉拘急不舒，阻碍气血的运行，或气滞而凝，或血阻而瘀，都可使面色发青，甚至出现青紫色。如阴寒内盛，心腹疼痛，可见苍白而带青的面色；心气不足，推动无力，血行不畅，可见面色青灰、口唇青紫，多为气虚血瘀所致。另有小儿高热，面部青紫，以鼻柱、两眉间及口唇四周最易察见，往往是惊风的先兆。

5. 黑色的临床意义　黑色主肾虚、水饮证、瘀血证。黑为阴寒水盛的病色。寒水阴邪所以过盛，主要在于肾阳的虚衰。肾为水火之脏，阳气之根。阳虚火衰，则水寒内盛，血失温养，经脉拘急，血行不畅，故面多见黑色。目眶周围见黑色，多见于肾虚水泛的水饮病，或寒湿下注的带下证。若面黑而干焦，则多为肾精久耗。

（三）望形体、头面的主要内容及临床意义

1. 望形体强、弱、肥、瘦的主要内容及临床意义　机体外形的强弱，与五脏功能的盛衰是统一的，内盛则外强，内衰则外弱。一般来说，凡形体肥胖、肤白无华、精神不振者，即"形盛气虚"，多为阳气不足之证；形瘦肌削、面色苍黄、胸廓狭窄、皮肤干焦，常见于阴血不足之证；如瘦削已至大肉脱失的程度，每见于精气衰竭的患者。如"鸡胸""龟背"等畸形，则多属先天禀赋不足，后天调养失节，往往是肺气耗散、脾胃虚弱、肾精亏损的病变。前人所谓"肥人多痰，瘦人多火"等经验之谈，虽然不尽如此，但在临床上有一定的意义。

2. 望姿态异常的主要内容及临床意义　患

者的动静姿态和体位，也常常是病理变化的外在反映。不同的疾病，表现出不同的姿态和体位。从总的方面来看，"阳主动，阴主静"，喜动者属阳，喜静者属阴。如患者卧位、身轻自能转侧、面常向外，多为阳、热、实证；身重难于转侧、面常向里、精神萎靡者，多为阴、寒、虚证。若患者卧时仰面伸足、常揭去衣被、不欲近火者，多属热证；卧时蜷缩成团、喜加衣被或向火取暖者，多属寒证。若坐而仰首，多是痰涎壅盛的肺实证；坐而俯首、气短懒言者，多属肺虚或肾不纳气之证。若坐而不得卧、卧则气逆，多是心阳不足，水气凌心；咳逆倚息不得卧，每发于秋冬的，多是内有伏饮。

对于某些患者形体异常动作的观察，很能帮助诊断。如眼睑、口唇或手指、足趾不时颤动，见于急性热病，则为动风发痉的先兆；见于虚损久病，则为气血不足，经脉失养。四肢抽搐，多见于风病，如痫证、破伤风、小儿急惊风、小儿慢惊风等。手足拘挛、屈伸不利，属于肝病的筋急，或为寒凝筋脉，或为血脉损伤、筋膜失养。足或手软弱无力、行动不灵，多属于痿证。一侧手足举动不遂，或麻木不仁，多为中风偏瘫；一侧手足疼痛而肌肉萎缩，多为风邪耗血，正虚邪留。项背强直、角弓反张、四肢抽搐，则为痉病。

3. 望头形与头发的主要内容及临床意义　望头的外形、动态及发的色泽变化也是望诊中的一个重要内容。头为诸阳之会，精明之府，中藏脑髓，髓为肾所主。发为肾之华、血之荣，所以望头与发，可以了解肾和气血的盛衰情况。

（1）望头形：主要观察头的形状及动态。如小儿头形过大或过小，伴有智力发育不全，多属肾精亏损；囟门下陷，多属虚证；囟门高突，多属热证；囟门迟闭，头项软弱不能竖立者，多为肾气不足，发育不良；无论大人小儿，头摇不能自主者，皆为风证。

（2）望头发：主要望发的质和色的变化。如发稀疏易落，或干枯不荣，多为精血不足之证；突然出现片状脱发，多属血虚受风；年少落发，不属于肾虚，便属于血热。青年白发，无其他病象者不属病态，头发的质和色与家族遗传也直接相关。

4. 望目的主要内容及临床意义　望目，包括观察眼神，以及眼睛外形、颜色和动态等方面的变化。目为肝之窍，同时五脏六腑之精气皆上注于目，故眼目的异常变化，不仅关系于肝，而且也能反映其他脏腑的病变。眼胞红肿，多为肝经风热；目胞浮肿，如卧蚕状，多为水肿；眼窝下陷，多是津液亏耗；目眦赤烂，多属湿热；小儿睡时露睛，多属脾虚，气血不足；瞳孔散大，是为精气衰竭；白睛黄染，常见于黄疸；目眦淡白，属气血不足。诸经热盛，均可见到目赤，凡开目而欲见人者，属阳证；闭目而不欲见人者，为阴证。两目上视或斜视、直视，多见于肝风，或为动风先兆。

5. 望耳鼻的主要内容及临床意义　望耳，包括耳廓的色泽和耳内的情况。耳为肾之窍，属少阳经，为经脉所过，经气汇聚之处。耳轮干枯焦黑，多是肾精亏耗，精不上荣所致，属危证；耳背有红络，耳根发凉，多是麻疹先兆；耳内流脓水，病为脓耳或聤耳，多为肝胆湿热所致。总之，耳轮总以红润为佳，或黄或白或黑或青，都属病象，薄而白或黑，概为肾精亏损。

望鼻，包括望鼻内分泌物和鼻的外形。鼻为肺之窍，胃经之所过，是气呼吸进出的通道。鼻流清涕，多为外感风寒；流浊涕，则属风热。久流浊涕而有腥臭味者，是为鼻渊，由于感受外邪或胆经蕴热所致。若见鼻头或周围充血或生红色丘疹，名酒渣鼻，多属肺胃有热；鼻柱溃烂塌陷，常见于麻风病或梅毒；鼻翼扇动，多见于肺热，或肺肾精气衰竭而出现的喘息。

6. 望唇、齿龈、咽喉的主要内容及临床意义

（1）望唇：以观察唇的颜色、润燥和形态的变化为主。唇为脾之外荣，若唇色淡白，多属气血两虚；色青紫，常为寒凝血瘀；色深红，则为热在营血。口唇干枯皲裂，可见于外感燥邪，亦见于热炽津伤；口角流涎（或睡时流），多属脾虚湿盛或胃中有热，亦见于虫积；口唇糜烂，多由脾胃蕴热上蒸；口㖞斜，则为中风；撮口或抽掣不停，为肝风内动，或脾虚生风；口开不闭，常见于脱证。

（2）望齿：以观察牙齿的色泽、润燥、形

态几个方面。齿乃骨之余，骨为肾所主。如牙齿干燥，多是胃热炽盛、津液大伤；干燥如枯骨，多为肾精枯竭，肾水不能上承所致；牙齿松动稀疏、齿根外露者，多属肾虚或虚火上炎；睡中咬牙或啮齿，常见于胃中有热或虫积的患者。

（3）望龈：以观察牙龈的颜色及形态的变化为主。胃之经脉络于龈中，龈色淡白者，多是血虚不荣；红肿者，多属胃火上炎；牙龈出血而红肿者，为胃火伤络；不红而微肿者，或为气虚，或为虚火伤络。

（4）望咽喉：以观察咽喉部的色泽及形态的变化为主。咽喉为肺胃的通路，心、肾、肝、脾、胃等诸经均络于咽喉，所以许多脏腑病变可从咽喉的变化中反映出来。咽喉红肿而痛，多属肺胃积热；红肿溃烂，有黄白腐点，为肺胃热毒壅盛；若色鲜红娇嫩，疼痛不甚，多为阴虚火旺；色淡红不肿，久久不愈，是为虚火上浮；如有灰白色假膜，擦之不去，重擦出血，且随即复生者，是为白喉，属肺热阴伤之证。

7. 望体表的主要内容及临床意义　望体表，以观察皮肤色泽及外形的变化为主。皮肤居一身之表，内合于肺，卫气循行其间，而为机体的屏障。如皮肤面目皆黄，是为黄疸；皮肤虚浮肿胀，多属水湿泛滥致病；皮肤干瘪枯槁，多由津伤液耗所致等。除此以外，更要注意斑疹、白㾦及痈疽疔疖等病证变化。

（1）斑疹：斑和疹也是全身性疾病反映于皮肤的一种证候现象。望斑疹，以观察其色泽与形态的变化为主。斑疹的色泽，以红活润泽为顺。若深红如鸡冠色，多为热毒炽盛；色紫暗者，多为热毒盛极；色淡红或淡紫者，为气血不足，或阳气衰微。斑疹的形态，以分布均匀、疏密适中为顺。若稀疏松浮，为病邪轻浅；稠密紧束，压之不褪色，则为热毒深重；疹点疏密不匀，或先后不齐，或见而即陷者，多为正气不足、病邪内陷的危候。

斑疹常见于外感热病，亦可点大成片，或红或紫，平铺于皮下，摸之不碍手者，谓之斑；色红疹点小如粟，高出于皮肤，摸之碍手（亦有不高出皮肤，抚之无碍手之感者），谓之疹。斑疹见于外感热病，多是邪热郁于肺胃不能外

泄，内迫营血所致。其中从肌肉而出的为斑，从皮肤血络发出的则为疹。内伤杂病见斑疹，一般多属血热；若斑色暗紫，其形较大，时出时陷，则多为气虚不能摄血或夹有瘀血之候。有些疾病直接以斑疹命名，如风疹、麻疹、瘾疹等。风疹为风疹病毒所致；麻疹则为急性呼吸道传染病；瘾疹属于西医学中的荨麻疹，是由人体过敏因素所致的，可在皮肤上出现风团样改变，伴有强烈瘙痒的过敏性皮肤病。

（2）白㾦：又名白疹，是皮肤上出现的晶莹如粟的透明小疱疹，高出皮肤，擦破流水，以胸部及颈项部多见，亦偶见于四肢，唯不见于面部，多系湿郁肌表、汗出不彻所致。

一般来说，白㾦晶莹饱满者为顺，又称为"晶"，乃湿热外达之候；若色枯白、空窍无液者为逆，称为"枯"，是津液枯竭的反映。因湿性黏滞，一时不易尽透，故白㾦往往容易反复出现。

（3）痈疽疔疖：痈疽疔疖都属于在皮肤体表部位有形证可见的疮疡一类的外科病证。若发病局部范围较大，红、肿、热、痛，根盘紧束的为痈，属阳证；若漫肿无头，部位较深，皮色不变者为疽，属阴证；若范围较小、初起如粟、根角坚硬，或麻或痒或木，顶白而痛者，为疔；若起于浅表，形圆而红、肿、热、痛，化脓即软者，为疖。

（四）望舌质和舌苔的主要内容及临床意义

望舌质和舌苔，属望舌，是舌诊的主要内容，是望诊的重要组成部分，也是中医诊断疾病的重要依据之一。舌质，又称舌体，是舌的肌肉脉络组织。舌苔，是舌体上附着的一层苔状物，由胃气所生。正常舌象，是舌体柔软，活动自如，颜色淡红，舌面铺有薄薄的、颗粒均匀、干湿适中的白苔，常描写为"淡红舌、薄白苔"。疾病状态下舌象会发生变化，早在《内经》中已有"舌干""舌上黄""舌卷"的记载。望舌，以观察舌质和舌苔两方面的变化为主。

舌诊，在中医的医疗实践中不断发展，积累了丰富经验，形成了较为系统的理论。其一，舌与脏腑相关是舌诊的基础。舌为

心之苗，又为脾之外候。由于舌通过经络直接或间接地联系许多脏腑，如手少阴心经之别系舌本，足太阴脾经连舌本、散舌下，足少阴肾经挟舌本，足厥阴肝经络舌本，足太阳之筋结于舌本，手少阴之筋入系舌本等。所以，脏腑的精气可上营于舌，脏腑的病变亦可从舌象变化反映出来，这就是望舌可以诊察内脏病理变化的依据。

其二，在长期的临床实践过程中，前人还发现舌的一定部位与一定的脏腑相联系，并反映着相关脏腑的病理变化，从而把舌划分为舌尖、舌中、舌根、舌边四个部分，分属于心肺、脾胃、肾、肝胆等有关脏腑。这种以舌的分部来诊察脏腑病变的方法，在临床上有一定的参考价值。

1. 望舌质的主要内容及临床意义 望舌质，主要是察其颜色、形态的异常。对于诊察脏腑精气盛衰存亡，判断疾病预后转归，具有重要意义。

（1）望舌色：主要观察舌质颜色的异常变化，主要有如下四种。

①淡白舌：较正常舌色浅淡。主虚寒证，为阳气虚弱、气血不足之象。阳虚血少，气血不荣，故舌色淡白。常见于阳虚、血虚的病证。

②红舌：舌色深于正常舌。主热证。热盛则气血涌甚，反映于舌质，故呈现红色。可见于里实热证，也可见于阴虚内热。

③绛舌：舌色深红。主内热深重。外感热病见绛舌，表示邪热深入营血，多见于热性病极期。内伤杂病中，绛舌常见于久病、重病之人，多属阴虚火旺。

④紫舌：舌见紫色，主病有寒热之分，绛紫色深，干枯少津，多系邪热炽盛、阴液两伤、血气壅滞不畅之象；淡紫或青紫湿润，多因阴寒内盛、血脉瘀滞所致。舌上有紫色斑点，称为瘀斑或瘀点，多为血瘀之象。

（2）望舌形：以观察舌质的荣枯老嫩及形体的异常变化为主。首先应注意舌体的荣枯老嫩，舌体明润者为荣，说明津液充足；舌体干瘪者为枯，说明津液已伤；舌质纹理粗糙，形色坚敛苍老者为老，多属实证、热证；纹理细腻，形色浮胖娇嫩者为嫩，多属虚证、寒证。

同时还要观察舌体的胖瘦、大小，有无裂纹、齿痕及芒刺等五种常见的形体变化情况。

①胖大舌：较正常舌体胖大。有胖嫩与肿胀之分，若舌体胖嫩，色淡，多属脾肾阳虚、津液不化、水饮痰湿阻滞所致；如舌体肿胀满口，色深红，多是心脾热盛；若舌肿胖，色青紫而暗，多见于中毒。

②瘦薄舌：舌体瘦小而薄。是阴血亏虚、舌体不充之象。瘦薄而色淡者，多是气血两虚；瘦薄而色红绛且干，多是阴虚火旺、津液耗伤所致。

③裂纹舌：舌面上有明显的裂沟。多由阴液亏损不能荣润舌面所致。若舌质红绛而有裂纹，多属热盛津伤、阴精亏损；舌色淡白而有裂纹，常是血虚不润的反映。其中正常人亦有裂纹舌者，在临床上无诊断意义。

④齿痕舌：舌体的边缘见牙齿的痕迹。多因舌体胖大而受齿缘压迫所致，故齿痕舌常与胖大舌同见，多属脾虚。若舌质淡白而湿润，多为脾虚而寒湿壅盛。

⑤芒刺舌：舌乳头增生、肥大，高起如刺，摸之棘手，称为芒刺。若芒刺干燥，多属热邪亢盛，且热愈盛则芒刺愈多。根据芒刺所生部位，可分辨邪热所在脏腑，如舌尖有芒刺，多属心火亢盛；舌边有芒刺，多属肝胆火盛；舌中有芒刺，多属胃肠热盛。

（3）望舌态：主要是观察舌体运动的变化，主要有如下五种。

①强硬：舌体强硬，运动不灵活，屈伸不便，或不能转动，致使语言謇涩，称为"舌强"。若见于外感热病，多属热入心包、痰浊内阻，或高热伤津、邪热炽盛。见于杂病中者，多为中风征兆。

②痿软：舌体软弱，伸卷无力，转动不便，当为"舌痿"，多属气血虚极、阴液亏损、筋脉失养所致。若久病舌淡而痿，是气血俱虚；舌绛而痿，是阴亏已极。新病舌干红而痿者，则为热灼阴伤。

③颤动：舌体震颤不定，不能自主，称为舌体颤动。久病中见舌颤，属气血两虚或阳气虚弱。外感热病中见之，多属热极生风或虚风内动之象。

④吐弄：舌伸长，吐露出口外者为吐舌；舌时时微出口外，立即收回口内，或舌舔口唇上下或口角左右，称为弄舌。两者都属心脾有热。吐舌可见于疫毒攻心，或正气已绝；弄舌多为动风先兆，或小儿智能发育不良。

⑤喝斜：舌体偏斜于一侧，称为喝斜。多是中风或中风之先兆。

⑥短缩：舌体紧缩不能伸长。多是危重证候的反映。舌淡或青而湿润短缩，多属寒凝筋脉；舌胖而短缩，属痰湿内阻；舌红绛干而短缩，多属热病津伤。

2. 望舌苔的主要内容及临床意义　舌苔是胃气上蒸而生。正常人仅有一层薄白苔，干湿适中，不滑不燥，是胃气正常的表现。病苔是胃气兼夹邪气上蒸而成。观察舌苔的异常变化，有助于对疾病的诊断。望舌苔，包括望苔色及苔质两个内容。

（1）望苔色：以观察苔色的变化来推断疾病的性质。苔色主要有白、黄、灰、黑四种，苔色与病邪性质有关。

①白苔：一般常见于表证、寒证。薄白苔，本是正常的舌苔。感受外邪，病犹在表，尚未传里的时候，舌苔往往不起明显变化，而仍见薄白苔，故苔薄白，在临证时可作为病邪在表而未入里的佐证。舌淡苔白，常见于里寒证。若舌上满布白苔，有如白粉堆积在舌上，扪之不燥，为积粉苔，由于外感秽浊不正之气，毒热内盛所致，常见于瘟疫，亦见于内痈。

②黄苔：主热证、里证。黄苔，为热邪熏灼所致，故主热证。一般来讲，苔色越黄，反映热邪越重，淡黄为热轻，深黄为热重，焦黄为热结。黄苔又主里证，故外感病苔由白转黄者，为表邪入里化热的征象。由于黄苔主热主里，因此黄苔又常与红绛舌并见。若舌淡胖嫩而见苔黄滑润者，则应考虑阳虚水湿不化。

③灰苔：主里证，可见于里热证，亦可见于寒湿证。灰色即浅黑色，常可发展为黑苔，故灰黑苔常同时并见。灰苔可由白苔转化而来，也可与黄苔同时并见。若苔灰而润，则多为寒湿内阻，或痰饮内停；而苔灰干燥，则多属热炽津伤，或阴虚火旺。

④黑苔：主里证，主热极，又主寒盛。黑苔多由灰苔或焦黄苔发展而来，常见于疾病的严重阶段。若苔黑而燥裂，甚则生芒刺，多为热极津枯；苔黑而润滑，则多属阳虚寒盛。可见灰黑苔辨寒热，看苔之干燥与润滑有重要意义。

（2）望苔质：主要是观察舌苔的厚薄、润燥、腻腐、剥脱、有根无根等来推断疾病的变化。

①厚薄：苔质的厚薄，以"见底"和"不见底"为标准，也就是透过苔能隐隐见到舌体的为薄苔，不能见到舌体的为厚苔。观察舌苔的厚薄，能帮助了解病邪的轻重及病情的进退。一般来说，疾病初起、病邪在表、病情较轻者，舌苔多薄；而病邪传里、病情较重，或内有食饮痰湿积滞者，则舌苔多厚。舌苔由薄增厚，表示病邪由表入里，病情由轻转重，为病进；而由厚变薄，则表示邪气得以内消外达，病情由重变轻，多属病退。

②润燥：正常舌苔是润泽的，为津液上承之征。察舌苔的润燥，主要是了解津液变化的情况。苔面干燥，望之枯涸，扪之无津，称为燥苔；更甚者有粗糙刺手感觉的称糙苔，是津液不能上承所致，多见于热盛津伤或阴液亏耗的病证。但也有因阳气虚不能化津上润而苔反燥者。苔面有过多水分、扪之滑利而湿，称为滑苔，多是水湿内停之征。舌苔由燥转润，往往是热邪渐退或津液渐复之象，表示病情好转，若由润变燥，则表明津液已伤，热势加重，或邪从热化。

③腻腐：腻苔，是舌面上覆盖着一层浊而滑腻的苔垢，颗粒细腻而致密，刮之难去，多见于湿浊、痰饮、食积等阳气被阴邪所抑的病变，如痰饮、湿浊等病证。腐苔，苔质颗粒较大，松软而厚，形如豆腐渣堆积舌面，刮之易脱，多由阳热有余、蒸腾胃中腐浊邪气上升而成，常见于食积、痰浊等病。

④剥落：苔的有无与消长变化，是正邪斗争互为消长的表现。若舌苔骤然退去，不再复生，以致舌面光洁如镜，则为光剥舌，又称"镜面舌"，是胃阴枯竭、胃气大伤的表现。若舌苔剥落不全，剥脱处光滑无苔，称为"花剥苔"，也属胃的气阴两伤之候。若花剥而兼有腻

苔者，说明痰浊未化、正气已伤，病情较为复杂。

⑤有根与无根：舌苔坚敛而着实，紧贴着舌面，刮之难去，舌与苔如同一体，苔像从舌里长出来的，为有根苔，又称"真苔"；而舌苔不着实，似浮涂在舌上，刮之即去，不像从舌上生出来的，则为无根苔，又称"假苔"。察舌苔之有根、无根，对辨邪正虚实、胃气的有无有重要意义。一般而言，有根的多为实证、热证，表示有胃气；无根的则多见于虚证、寒证，表示胃气衰。

3. 望舌的注意事项 望舌时，还应注意光线，伸舌姿势，以及染苔等几个方面。

（1）注意光线：望舌时需要充足的自然光线，并且尽可能使光线直射于口内，如晚间望舌不太准，必要时还需白天复检。

（2）注意伸舌姿势：望舌时要求患者将舌自然地伸出口外，充分暴露舌体，舌尖略向下，舌面向两侧展平，不要卷缩，也不要过分用力外伸，以免影响舌质的颜色。

（3）注意染苔：望舌时要注意某些可使舌苔染上颜色的食物或药物。若因食用食物或药物使舌苔变色的，称为"染苔"。如乌梅、橄榄等能使舌苔染黑；黄连、核黄素等药物可将舌苔染黄；吸烟可将舌苔染灰等。临床如见到舌苔突然变化或舌苔与病情不符时，应注意询问其饮食及服药情况，以防染苔造成假象。

另外需注意的是，饮食的摩擦或是刮舌，可使苔由厚变薄；进热饮食或刺激性食物，可使舌质变红；鼻塞或张口呼吸的患者，舌面多干燥等，应予以鉴别。

4. 舌诊的临床意义 疾病是一个复杂的发展过程，舌质与舌苔的变化，都是内在的复杂病变在舌上的反映，所以在分别掌握舌质、舌苔的基本变化及其主病的同时，应注意到舌质与舌苔之间的相互关系，并将舌质与舌苔的变化结合起来分析。

一般情况下，舌质与舌苔的变化是统一的，其主病往往是两者的综合。例如，内有实热则多见苔黄舌红而干；病属虚寒则多见苔白舌淡而润。但是，在疾病过程中，也常有舌质与舌苔变化不一致的情况，如红绛舌本属于热证，

而白苔常见于寒证，但亦有红绛舌与白苔并见的。其中舌色红绛、苔白滑腻者，在外感温热病中属于营分有热、气分有湿；在内伤杂病中则多见于阴虚火旺而有痰浊食积的病证。若见红绛舌白干苔者，则多属燥热伤津之候。前者由于湿遏热伏，后者由于燥气化火迅速，病情发展快，苔色还未转黄，燥热便已入营，津液已经大伤。因此，它们和一般热证见苔黄的规律有所不同。由于舌质与舌苔从不同的方面反映着病情，所以在临床辨证时，要把两方面的情况都考虑进去，并加以综合分析，才能为辨证提供可靠的依据。

临床实践证明，舌象的变化能较客观地反映人体气血的盛衰、病邪的性质、病位的浅深、病情的进退，以及判断疾病的转归与预后。舌质与舌苔的异常，可以从不同的方面反映着病情的变化，在某种情况下，甚至可以作为辨证的主要依据。因此，察舌质与舌苔，在临床诊断上就有着不同的意义。一般而言，察舌质，重在辨内脏的虚实；察舌苔，则重在辨病邪的深浅与胃气的存亡。综合起来可概括为以下几个方面。

（1）判断正气的盛衰：脏腑气血之盛衰，可在舌上反映出来。如舌质红润，为气血旺盛；舌质淡白，为气血虚衰；苔薄白而润，是胃气旺盛；舌光无苔，为胃气衰败，或胃阴大伤。

（2）分辨病位的深浅：在外感疾病中，舌苔的厚与薄，常足以反映病位的深浅。如苔薄，多为疾病的初期，病位尚浅；苔厚，则为病邪渐入于里，表示病位较深，若有舌质绛，则为热入营血，病位更深，病情亦较严重了。

（3）区别病邪的性质：不同性质的病邪，在舌象上能反映出不同的变化。如黄苔多是热，白苔多是寒，腐腻苔多属食积痰浊为病。舌质有瘀点或瘀斑者，则是瘀血的表现。

（4）推断病势的进退：由于舌苔变化，反映着正邪的消长与病位的深浅，所以察舌苔可以推断病势的进退。这在急性热病中尤有其特殊的意义，如舌苔由白转黄、变黑，多是病邪由表入里，由轻变重；由寒化热，舌苔由润转燥，多是热盛而津液渐伤；若舌苔由燥转润，由厚变薄，往往为津液复生、病邪渐退的表现。

但也应该指出，在临床上有时亦见到病重者舌象变化不大，或正常人有时见异常舌象。因此，在望舌的同时还必须联系病史，以及其他方面的症状、体征，互相参照，全面分析，才能做出确切的诊断。

（五）望排出物的主要内容及临床意义

所谓排出物包括痰涎、呕吐物、二便、涕、泪、带下等。了解排出物的色、质、量及其有关变化情况，是进行辨证分析的必要参考资料。

一般来说，排出物清稀者，多为寒证；黄浊黏稠者，多属热证。因寒凝则阳气不运，功能衰退，水湿不化，致使水液澄澈清冷，排出物质地清稀；而热邪熏灼，煎熬津液，故排出物见黄浊而黏稠。

本指南重点介绍对痰涎、呕吐物、二便形质变化的观察。

1. 痰涎　对痰涎来说，一般痰色白而清稀，多为寒证；痰色黄或白而黏稠者，多属热证。痰少极黏、难以排出者，多属燥痰；痰白易咳而量多者，为湿痰。咯吐脓血如米粥状，为热毒蕴肺，多是肺痈证；痰中带血，或咯吐鲜血，多为热伤肺络。

2. 呕吐物　对呕吐物来说，一般呕吐痰涎，其质清稀者，属于寒饮；呕吐物清稀而夹有食物、无酸臭味者，多为胃气虚寒。呕吐物色黄味苦，多属肝胆有热、胃失和降；呕吐物秽浊酸臭，多因胃热或食积所致；吐血鲜红或暗红，夹有食物残渣，多因肝火犯胃或瘀血内停；呕吐脓血、味腥臭者，多为内痈。

3. 大便　对大便来说，一般稀溏如糜，色深黄而黏，多属肠中有湿热；便稀薄如水样，夹有不消化食物，多属寒湿；便如黏胨，夹有脓血，是为痢疾。色白者为病在气分；色赤者为病在血分；赤白相杂者多属气血俱病。先便后血，其色黑褐的是远血；先血后便，其色鲜红的是近血。

4. 小便　对小便来说，一般清澈而量多者，多属虚寒；量少而黄赤者，多属热证。小便浑浊不清，或为湿浊下注，或为脾肾气虚；尿血者，多是热伤血络；尿有砂石者为石淋；尿如膏脂者为膏淋。

二、闻诊

闻诊，包括听声音和嗅气味两方面。听声音，主要是听患者语言气息的高低、强弱、清浊、缓急等变化，以及呃逆、嗳气、喘哮、太息等音响的特点，以分辨病情的寒热虚实。嗅气味，主要是嗅患者的口气、分泌物与排泄物的异常气味，以鉴别疾病。

（一）语声、呼吸异常及咳嗽、呃逆、嗳气等声音变化的临床意义

1. 语声变化的临床意义

（1）语声强弱：患者说话声音的强与弱，既能反映正气的盛衰，也与邪气的性质有关。一般来说，语声高亢洪亮、多言而躁动的，属实证、热证；语声低微无力、少言而沉静的，属虚证、寒证。若发不出音，称为"失音"，亦有虚实之分，见于外感风寒、风热，或感邪后又伤于饮食，或妊娠末期气道受阻者，多属实证；见于内伤，肺肾阴虚，津液不能上承，表现为慢性或反复发作的，多属虚证。语声重浊，常见于外感，亦见于湿浊阻滞，为肺气不宣、气道不畅所致。如呻吟、惊呼等，常与痛、胀有关。

（2）语言错乱："言为心声"，语言错乱多属于心的病变。若神识昏糊、胡言乱语、声高有力的，是谵语，常见于热扰心神的实证；神识不清、语言重复、时断时续、声音低弱的，是郑声，属于心气大伤、精神散乱的虚证；若言语粗鲁、狂妄叫骂、失去理智控制的为狂言，常见于狂证，是痰火扰心所致；喃喃自语、讲话无对象、见人便停止的是独语，常见于癫证，多是心气虚、精不养神的表现。而语言謇涩，则多属于风痰上扰的病变。

2. 呼吸异常变化的临床意义

（1）气微与气粗：气微，指呼吸微弱，多是肺肾之气不足，属于内伤虚损；气粗，指呼吸有力，声高气粗，多是热邪内盛、气道不利，属于实热证。

（2）哮与喘：哮，是喘气时喉中有哮鸣声的现象。喘，指呼吸困难、短促急迫，甚则鼻翼扇动，或张口抬肩，不能平卧的现象。喘有虚实之分。若喘息气粗、声高息涌、唯以呼出为快的，属实喘，多因肺有实邪、气机不利所

致；若喘声低微息短、呼多吸少、气不得续的，属虚喘，乃肺肾气虚、出纳无力之故。

（3）少气与叹息：少气，指呼吸微弱，气少不足以息的现象，多因气虚所致。叹息（古称太息），指胸中郁闷不舒，发出长叹声音的现象，多因情志抑郁、肝失疏泄所致。

3. 咳嗽声音变化的临床意义 咳嗽是肺失宣肃，肺气上逆的反映。闻诊时应注意其声响，以及有无痰声等变化。咳声重浊，多属实证；咳声低微气怯，多属虚证。呈阵发性、咳而气急、连声不绝、终止时作鹭鸶叫声的，称为顿咳（百日咳）。咳声如犬吠，多为白喉。干咳无痰，或只有少量稠痰，多属燥邪犯肺或阴虚肺燥。咳嗽有痰，则应分清痰色、痰量、痰质的变化，以辨别病证的性质。

4. 呃逆、嗳气声音变化的临床意义 呃逆、嗳气都是胃气上逆所致，但临床表现不同，主病亦略有差异。

呃逆，俗称"打呃"。呃声高亢而短、响亦有力，多属实热；呃声低沉而长、气弱无力，多属虚寒。日常的打呃，呃声不高不低，无其他不适，多为食后偶然触犯风寒，或因咽食急促所致，不属病态；若久病胃气衰败，出现呃逆、声低无力，则属危证。

嗳气，又称噫气，俗名"打嗝"，多见于饱食后。嗳气，可由宿食不化、肝胃不和、胃虚气逆等原因引起。食后嗳出酸腐气味，多为宿食停积，或消化不良；无酸腐气味的，则为肝胃不和或胃虚气逆所致。

（二）口气、痰涕、二便气味异常的临床意义

1. 口气异常的临床意义 口气，指能闻及的口中气味。口气臭秽，多属胃热，或消化不良，亦见于龋齿、口腔不洁等；口气酸臭，多是胃有宿食；口气腐臭，多是牙疳或有内痈。

2. 排泄物与分泌物异常的临床意义 排泄物与分泌物，包括二便、痰液、脓液、带下等。有恶臭者多属实热证；略带腥味者多属虚寒证。如大便臭秽为热，有腥味的属寒。小便臊臭，多为湿热。矢气奇臭，多为消化不良、宿食停滞。咳吐浊痰脓血，腥臭异常的，多为热毒炽盛、瘀结成脓的肺痈。

三、问诊

问诊，是医生对患者或其家属、亲友进行病情查询的一种诊察方法。问诊的主要方法，首先要抓住主诉。主诉是患者自觉最为痛苦的一个或几个主要症状。抓住主诉之后，就可围绕主诉的症状，根据中医的基本理论，从整体出发，按辨证要求，有目的地一步一步地深入询问，以收集辨证资料。问诊既要抓住重点，又要了解一般。没有重点，也就是抓不住主要矛盾，则会主次不分，针对性不强，如果不做一般了解，又容易遗漏病情。

有关疾病的很多情况，如患者的自觉症状、起病过程、治疗经过、生活起居、平素体质以及既往病史、家族病史等，只有通过问诊才能了解。所以，问诊是诊察病情的重要方法之一，在四诊中占有重要地位。

在主诉之后，首先要问的是一般情况，包括姓名、年龄、性别、婚姻、职业、籍贯、住址等。了解一般情况，可取得与疾病有关的资料。年龄、性别、籍贯的不同，往往有不同的多发病。如麻疹、水痘、百日咳多见于小儿；青壮年患者以实证为多；老年人、体弱久病的人以虚证为多。妇女除一般疾病外，还有经、带、胎、产等特有疾病。长江以南十三省市的江湖岸区有血吸虫病，桑蚕地区多钩虫病等。某些疾病如硅肺、铅中毒、汞中毒等，则多与职业有关。

其次问起病。起病，是指从发病到就诊时疾病发生、发展和变化的整个过程。如起病的时间、原因及症状，症状的部位及性质，突然发病或起病缓慢，有何诱因等。疾病的经过，包括主要症状的特点及变化规律，如是持续性还是间歇性，加重还是减轻，性质有无变化，病程中是否经过治疗，曾服何药，有何反应等。了解起病过程，对于掌握疾病发生、发展和变化规律，以指导当前病变的辨证治疗，有重要参考意义。

再要问既往病史与家族史。了解患者既往健康情况，曾患何病，往往可以帮助辨证并作为当前临床用药的参考。如素患肝阳偏亢，可以引起中风；素有胃病、癫痫等疾患，容易复发；素体虚弱，应慎用攻下；素体阳盛，用药则宜偏凉等。由于某些疾病有传染性和遗传性，因此，询问患者家族史有助于诊断。此外，患者的生活习惯、饮食嗜好等也能影响病情，故与疾病有关的生活起居情况也应询问。

最后是问现在症状，是问诊的主要组成部分，对了解患者的整体情况和辨证具有重要意义，应予以足够重视。

（一）问寒热的临床意义

寒热变化是机体病变所表现于外的症状，也是疾病中较为常见的症状，包括恶寒、畏寒、发热、恶热、烦热等。恶寒是患者的主观感觉，凡患者感觉怕冷，甚则加衣被、近火取暖，仍觉寒冷的，称为恶寒。若虽怕冷，但加衣被或近火取暖有所缓解者，称为畏寒。发热，除指体温高于正常值外，还包括患者自觉全身或某一局部发热的主观感觉，如"五心烦热"等。

恶寒与发热的产生，主要取决于病邪的性质和机体的阴阳盛衰两方面。一般来说，在邪气致病的时候，寒邪多致恶寒，热邪多致恶热。在机体阴阳失调时，阳盛则发热，阴盛则恶寒，阴虚阳盛者多热，阳衰阴盛者多寒。总之，寒为阴象，热为阳征。通过询问患者寒热发生的状况，就可以辨别病变的性质和阴阳的盛衰。

问寒热，首先要问患者有无恶寒发热的症状。如有寒热，就必须问清恶寒与发热是同时出现，还是单独出现，问清寒热的轻重、出现的时间、寒热的特点，以及寒热的兼症等。

1. 恶寒发热同见的临床意义 恶寒发热同见，多见于外感表证。疾病初起即有恶寒发热，是外邪客于肌表，卫阳与邪气相争的反映。一般有两种状态，一是恶寒重发热轻；二是恶寒轻发热重。两者不同的原因，源于外感表证有外感风寒与风热的不同。一般规律，外感风寒常表现为恶寒重发热轻。因寒邪束表伤阳，所以表现为以寒性反应为主的恶寒重；寒性收引凝滞，使卫阳郁闭不宣，所以发热；且常伴有头身痛、无汗、脉浮紧等症状。外感风热常表现为发热重恶寒轻。因风热为阳邪，阳邪致病则阳盛，故发热重；风热袭表，卫外不固，腠理开泄，所以微恶风寒；并常兼见口渴、自汗、脉浮数等症。

表证寒热的轻重，不仅与病邪性质有关，而且与正气的盛衰亦有密切关系。如邪轻正衰的恶寒发热常较轻，邪正俱盛的恶寒发热多较重，邪盛正衰的恶寒重而发热轻等。

2. 但寒不热的临床意义 但寒不热，指的是在疾病过程中，患者唯感畏寒而不发热，多属虚寒证。阳气虚于内，阳虚则寒，不能温煦肌表，故同时并见面色苍白、肢冷蜷卧、喜着衣被等虚寒证的表现。寒邪直中脏腑，阳气被伤，也可见畏寒或病变部位冷痛，此即所谓"阴盛则寒"。

3. 但热不寒的临床意义 但热不寒，指的是在疾病过程中，患者唯感有热而没有寒象，同时怕热，此类症状多属热证的表现。发热不恶寒而但恶热，临床常见以下几种情况。

（1）壮热：指患者高热不退、不恶寒反恶热。多见于风寒入里化热，或风热内传的里实热证。正盛邪实，里热炽盛，蒸达于外，故热势鸱张，此即所谓"阳盛则热"。常兼有多汗、烦渴等症状。

（2）潮热：指发热如潮有定时、按时而发或按时而热更甚的（一般多在下午）。临床常见三种情况。

①阴虚潮热：每当午后或入夜即发热，属于"阴虚生内热"，且以五心烦热为特征，甚至有热自深层向外透发的感觉，故又称"骨蒸潮热"。常兼见盗汗、颧赤、口咽干燥、舌红少津等症。

②湿温潮热：以午后热甚、身热不扬为特征。其病多在脾胃，因湿遏热伏，热难透达，所以身热不扬，初扪之不觉很热，扪之稍久则觉灼手。多伴有胸闷呕恶、头身困重、大便溏薄、苔腻等症。

③阳明潮热：是由于胃肠燥热内结所致，因其常于日晡阳明旺时而热甚，故又称"日晡潮热"，常兼见腹满痛拒按、大便燥结、手足汗出、舌苔黄燥，甚则生芒刺等症。

（3）长期低热：指发热日期较长，而热度仅较正常体温稍高（一般不超过38℃），或仅患者自觉发热而体温并不高者。长期低热的病机比较复杂。例如上述阴虚潮热或暑夏季节的发热，即所谓"疰夏"，可能表现为长期低热不止。

这里主要介绍由于气虚引起的长期低热，称为"气虚发热"。气虚发热，除表现为发热日久不止和热度不高以外，还可见面色白、食少乏力、短气懒言、劳倦则甚、舌淡、脉虚弱等症。多因脾气虚损，中气下陷，清阳不升，郁而为热。

4. 寒热往来的临床意义 寒热往来，指恶寒与发热交替发作，是半表半里证的特征，为邪气虽不太盛，正气却也不强，邪气既不能侵入于里，正气也不能祛邪使之出表，正邪交争，两不相下的表现。若寒战与壮热交替，发有定时，一日一次或二三日一次者，则为疟疾。由于疟邪伏藏于半表半里之间，入与阴争则寒，出与阳争则热，故其病寒热往来，休作有时，并常有头痛欲裂、汗出热退，持续反复，经久不愈的特点。

（二）问汗出的临床意义

汗为心液，是阳气蒸化津液，出于体表而成，即所谓"阳加于阴谓之汗"。出汗的病变，在外感证和内伤证中都可以见到。询问出汗的情况，首先要问有汗或无汗，然后再进一步问清出汗的时间、出汗的部位，汗量的多少及其主要兼证等。

兹将常见汗出辨析分述如下。

1. 表证辨汗的临床意义 表证是病位在肌表，了解表证有汗与无汗，往往可以分辨感受外邪的性质和正气的盛衰。表证无汗，多属外感寒邪，如伤寒表实证之类，寒主收敛，使腠理致密、汗孔闭塞所致。表证有汗，多属外感风邪，如太阳中风证之类。因风性开泄，热性升散，均可使腠理疏松而汗出。因此，外感风热，以及卫阳虚弱、复感风热外邪的表证，都可以见到出汗。

2. 自汗的临床表现及意义 自汗，指经常汗出不止，活动后加重的临床表现。多因气虚卫阳不固所导致，故常伴有神疲、乏力、气短、畏寒等阳气虚损的症状。

3. 盗汗的临床表现及意义 盗汗，指入睡则汗出，醒后则汗止的临床表现。多因阴虚导致，阴虚则阳亢，阳热亢盛，蒸发阴津而为汗，故常伴有五心烦热、失眠、颧红、口咽干燥等症。

4. 绝汗的临床表现及意义 绝汗，指病情危重之时，大汗不止的临床表现。常见于亡阴、亡阳之危重病证，若大汗淋漓，伴有呼吸喘促、神疲气弱、四肢厥冷、脉微欲绝等症，则为亡阳之汗，是元气欲脱、津随气泄的危候。若病势危重，汗出而黏如油、躁扰烦渴、脉细数疾者，则为亡阴之汗，是内热涸竭之阴津外泄之危候。

5. 战汗的临床表现及意义 战汗，指先见全身恶寒战栗，继之汗出的临床表现。战汗的发生是邪正相争、病变发展的转折点。如汗出热退、脉静身凉，是邪去正安的好转现象；若汗出而烦躁不安、脉来疾急，为邪胜正衰的危候。除上述之外，还有上焦邪热，或中焦湿热郁蒸所致的汗出，其汗出仅限于头部，称之为头汗。……如重病末期，突然头额部汗大出，是属虚阳上越。

此外，还有上焦邪热，或中焦湿热郁蒸所致汗出，汗出仅见于头部。老年人气喘而头额汗出，则多为虚证。如重病末期，突然额汗大出，属虚阳上越、阴虚不能附阳、阴津随气而脱的危象；还有风痰或风湿之邪阻滞经脉，或营卫不调，或气血不和所致的半侧身体出汗，或见于左侧，或见于右侧，或见于上半身，或见于下半身；还有阴经郁热熏蒸所致的手足心汗出；因思虑过度、劳伤心脾所致的独见于心胸部多汗等。

临床上除应辨别以上各种汗症外，还应注意辨别冷汗与热汗。冷汗多因阳虚，卫气不足，肌表不固所致；热汗多由外感风热或内热蒸迫引起。

（三）问疼痛的临床意义

疼痛，是临床上最常见的自觉症状之一。可发生于患病机体的各个部位。其形成，有因实而致痛的，如感受外邪，或气滞血瘀或痰浊凝滞，或虫积食积等，阻闭经络，使气血运行不畅，"不通则痛"；也有因气血不足，或阴精亏损，脏腑经脉失养，因虚致痛的。由于引起疼痛的病因、病机的不同，故疼痛的性质特点也不同。了解疼痛的不同性质特点，有助于分辨疼痛的原因与病机。

1. 疼痛的性质特点及临床意义

（1）胀痛：指疼痛伴有胀满或胀闷。多为气滞所致，在很多部位都可以出现，以胸脘、腹部为最多。如胃脘胀痛，则为中焦寒凝气滞；胸胁胀痛，则为肝郁气滞等。头部胀痛，则多见于肝阳上亢或肝火上炎的病证。

（2）重痛：指疼痛并伴有沉重的感觉。多见于头部、四肢及腰部，多因湿邪困遏气血所致。湿性重浊而黏腻，湿滞于经脉，则令人有沉重的感觉。如头沉而痛、四肢困重疼痛、腰重坠而痛者，均属湿证。

（3）刺痛：指疼痛有如针刺的感觉。是瘀血疼痛的特点之一，以胸胁、少腹、小腹、胃脘部为多。

（4）绞痛：指痛如绞割，疼痛剧烈难忍的感觉。多因有形实邪闭阻气机而成，如心血瘀阻引起的真心痛，蛔虫上窜引起的脘腹痛，石淋引起的腰痛或小腹痛等，往往都具有绞痛的性质。

（5）灼痛：指痛有灼热感而喜凉的感觉。常见于两肋或胃脘部。多由于火邪窜络，或阴虚阳热亢盛所致。

（6）冷痛：指痛有冷感而喜暖的感觉。常见于头、腰、脘腹部的疼痛，多因寒邪阻络或为阳气不足，脏腑、经络不得温养而成。

（7）隐痛：指疼痛并不剧烈，可以忍耐，却绵绵不休，持续时间较长的感觉。一般多由气血不足，阴寒内生，气血运行滞涩导致。多见于头、脘、腹、腰部的虚性疼痛。

（8）掣痛：指抽掣或牵引而痛的感觉。多由筋脉失养或阻滞不通所致，因肝主筋，故掣痛多与肝病有关。

问痛，除询问疼痛的部位及性质外，还应询问疼痛的持续时间、喜按还是拒按。一般来说，新病疼痛，持续不解，或痛而拒按，多属实证；久病疼痛，时有缓止，或痛而喜按，则多见于虚证。

2. 不同部位疼痛的临床意义

由于机体的各个部位总是与一定的脏腑经络相联系，所以分辨疼痛的部位，对于了解病变所在的脏腑经络也具有一定的意义。

（1）头痛：头为诸阳之会，脑为髓之海，十二经脉与奇经八脉大都与头部有联系，尤其是三阳经，直接循行于头部。某些外感邪气，如风、寒、暑、湿、火以及痰浊、瘀血阻滞或上扰清阳，所引起的头痛多为实证；气血津液亏损，不能上荣于头，致使髓海空虚，也可以发生头痛，则属于虚证。凡头痛之在于经脉者，可根据经络的分布，以确定其病位之所在。如头项痛属太阳经，前额痛属阳明经，头侧痛属少阳经，头顶痛属厥阴经等。有时头痛常常伴有头晕，需要参考头晕的辨证特点。

（2）胸痛：胸为心肺所居，故心肺的病变，如阳气不足、寒邪乘袭、瘀血阻滞、痰浊阻遏、火热伤络等，均可以导致胸部气机不畅而发生疼痛。胸闷痛而痞满者，多为痰饮；胸胀痛而走窜，嗳气痛减者，多为气滞；胸痛而咳吐脓血者，多见于肺痈；胸痛喘促而伴有发热、咳吐铁锈色痰者，多属肺热；胸痛、潮热、盗汗、痰中带血者，多属肺痨；胸痛彻背、背痛彻胸，多属心阳不振；痰浊阻滞的胸痹，如有胸前憋闷、痛如针刺刀绞，甚则面色灰滞、冷汗淋漓，则为"真心痛"。

（3）脘痛：脘，指上腹，是胃所在部位，故又称"胃脘"。胃脘疼痛，可见于寒邪犯胃、食滞胃脘、肝气犯胃等病证。

（4）胁痛：胁为肝胆二经分布的部位。如肝气不疏、肝火郁滞、肝胆湿热、血瘀气滞以及悬饮等病变，都可引起胁痛。

（5）腹痛：腹部分大腹、小腹、少腹三部分。脐以上为大腹，属脾胃；脐以下为小腹，属肾、膀胱、大小肠及胞宫；小腹两侧为少腹，是肝经经脉所过之处。就其疼痛的不同部位，可以察知其所属的不同脏腑。对于腹痛，还需分清虚实，如寒凝、热结、气滞、血瘀、食滞、虫积等，多为实证；至于气虚、血虚、虚寒等，概属虚证。

（6）腰痛：腰为肾之府，腰痛多见于肾的病变。因风、寒、湿邪阻塞经脉者，或瘀血阻络者均为实证；因肾精气不足或阴阳虚损不能温煦、滋养而致者则为虚证。

（7）四肢痛：四肢疼痛，或在关节，或在肌肉，或在经络，多由风寒湿邪的侵袭，阻碍气血运行所引起。亦有因于脾胃虚损、水谷精气不能运于四肢而发作。疼痛独见于足跟，甚则掣及腰脊者，多属肾虚。

（四）问口渴与饮水、食欲与食量及口味

询问中应注意口干渴与否，饮食的多少，食欲与食量，喜进冷热以及口中的异常味觉和气味等。

1. 口渴与饮水异常变化的临床意义　口渴与否，常反映着人体津液的盛衰及输布状况。在病变过程中口不渴，标志着津液未伤，多见于寒证，或是没有明显的热邪。若口渴，则多提示津液损伤，或因津液内停不能气化上承所致。应根据口渴的特点、饮水的反映及有关兼症加以分析辨别。

一般来说，口渴多饮，常见于热证；大渴喜冷饮，为热盛伤津；渴喜热饮，饮量不多或口渴欲饮，水入即吐，小便不利，多为痰饮内停、津液不能上承之证；口渴而不多饮，常见于急性热病，多属热入营血；口干，但欲漱水不欲咽，常见于瘀血；大渴引饮，小便量多，是为消渴。

2. 食欲与食量异常变化的临床意义　了解患者食欲状况，进食多少，对于判断患者的脾胃功能以及疾病的预后转归，有较重要的临床意义。

食欲减退或不欲食，胃纳呆滞，多是脾胃功能失常的表现。若食少见于久病，兼有面色萎黄、形瘦、倦怠等症者，属脾胃虚弱；而食少伴有胸闷、腹胀、肢体困重、舌苔厚腻者，则多是脾湿不运；厌恶食物或恶闻食臭，为厌食，又称"恶食"，多见于伤食；妇女怀孕，亦可有厌食的反应，多因妊娠后冲脉之气上逆、胃失和降所致；厌油腻、身目发黄、胁肋胀痛、口苦咽干，多见于肝胆湿热；有饥饿感，但不想食用或进食不多者，称为饥不欲食，多因胃阴不足、虚火上扰所致。

食欲过于旺盛、食后不久即感饥饿者，为消谷善饥，往往身体反见消瘦，这是胃火炽盛、腐熟太过所致，如《灵枢·师传》所云："胃中热则消谷，令人悬心善饥。"易饥多食，但大便溏泄、倦怠乏力，属胃强脾弱。嗜食生米、泥土等异物，尤多见于小儿，往往是虫积的征象。妇女妊娠偏嗜某种食物，一般不属病态。

疾病过程中，食量渐增，表示胃气渐复；食量渐减，常是脾胃功能衰退的表现。若久病之人，本不能食，但突然反而暴食，这是中焦脾胃之气将绝的征象，称为"除中"，也是"回光返照"的一种表现。

3. 口味异常的临床意义　主要是询问患者口中的异常味觉与气味。口苦，多见于热证，特别是常见于肝胆实热的病变；口甜而腻，多属脾胃湿热；口中泛酸，多为肝胃蕴热；口中酸馊，多为食积内停；口淡乏味，常见于脾虚不运。

（五）问大小便的变化

问大小便的变化，应注意询问其性状、颜色、气味、时间、量多少以及排便的次数和伴随的症状等。有关颜色、气味等内容，已述于望诊、闻诊中，本节仅就二便性状、次数、量多少及排便感等项内容介绍如下。

1. 大便异常变化的临床意义　大便性状的异常变化，主要有偏干和偏稀、不成形两种情况。大便干燥坚硬，排出困难，排便间隔时间长，便次减少，称为便秘，多是热结肠道，或津亏液少，或气液两亏，以致大肠燥化太过、传导不行所致；大便稀软不成形，甚则呈水样，便次增多，间隔时间相对缩短，称为泄泻，常见于脾失健运、小肠不能分清别浊、水湿直趋大肠的病证；大便先干后溏，多属脾胃虚弱；大便时干时稀，多为肝郁脾虚、肝脾不和；水粪夹杂，下利清谷或五更泄泻，多为脾肾阳虚、寒湿内盛；泻下黄糜，多属大肠湿热；大便夹有不消化食物，酸腐臭秽，多是伤食积滞；老年人大便不干不稀，而只是排便困难，则多属气虚。

排便时，肛门有灼热感的，多是热迫直肠；大便滑脱不禁，肛门有下坠感甚或脱肛的，多见于脾虚下陷的久泄；里急后重，多见于痢疾；大便溏泄不爽，多是肝失疏泄的表现；便色黑如柏油而大便反易，多属瘀血；腹痛则泻，泻后痛减者多为伤食，泻后痛不减者多是肝郁脾虚。

2. 小便异常变化的临床意义　小便为津液所化，了解小便的变化，可以察知津液的盈亏和有关内脏的气化功能是否正常。尿量过多，其病在肾，多属虚寒，也常见于消渴证。小便

短少，既可由于热盛津伤，或汗、吐、下太过损伤津液，以致化源不足所致，也常见于肺、脾、肾功能失常，气化不利，水湿内停的病证。小便不畅、点滴而出为癃，小便不通、点滴不出为闭，一般统称为"癃闭"。癃闭因湿热下注，或瘀血、结石阻塞的，多属实证；若因肾阳不足，不能气化，或肾阴亏损，津液内虚的，多属虚证。

小便次数增多，为小便频数；短赤而急迫的，多属下焦湿热；量多而色清的，多属下焦虚寒，肾气不固，膀胱失约；尿频而涩少，常是阴虚内热；小便数而大便硬，多是脾约病；小便次数减少，除属津液亏耗，化源不足外，还常见于气化不利，水湿内停的病证。

小便时尿道疼痛，并常伴有急迫、艰涩、灼热等感觉的，多是湿热下注的淋证；小便后自觉空痛，多属肾气虚衰；尿后余沥不尽、不自主的排尿，或不能控制的尿滴沥，称为"尿失禁"，多属肾气不固，若伴见神识昏迷则多是危重证候；睡中不自主排尿，是为遗尿，多属肾气不足的虚证。

（六）问睡眠的临床意义

询问睡眠的异常变化，常可了解机体的阴阳盛衰情况。临床上有关睡眠的异常变化，主要有失眠与嗜睡两种。

1. 失眠的临床意义　失眠，是指以经常不易入睡或睡而易醒，醒后不易再入睡，或时时惊醒睡不安稳，甚至彻夜不眠为特征的症状，又称"不寐"或"不得眠"。不寐，是阳不入阴、神不守舍的病理表现。其致病原因常包括两方面：一是阴血不足、阳热亢盛，以致心神不安、难以入寐，如心肾阴虚、心火炽盛的心烦不寐，心脾两虚、血不养心的心悸怔忡不寐等；一是由于痰火食积诸邪气干扰所致，如胆郁痰扰的失眠、食滞内停的"胃不和则卧不安"等。

2. 嗜睡的临床意义　嗜睡，是指睡意很浓，经常不自主入睡的症状表现。多见于阳虚阴盛、痰湿困滞的病证。如头目昏沉而嗜睡者，多由痰湿困遏、清阳不升所致；而神疲欲寐，闭眼即睡，呼之即醒或蒙眬迷糊，似睡非睡，似醒非醒者，称为"但欲寐"，是少阴心肾阳虚之

证。若昏睡见于急性热病者，多属邪入心包、热盛神昏之象。

（七）问耳鸣、耳聋、头晕、目眩的临床意义

1. 耳鸣、耳聋的临床意义

（1）耳鸣：指患者自觉耳内鸣响，如闻蝉鸣或潮水声，或左或右，或两侧同时鸣响，或时发时止，或持续不停的临床表现。对于耳鸣，临床有虚实之分，若暴起耳鸣声大，用手按而鸣声不减，属实证，多因肝胆火盛所致；渐觉耳鸣，声音细小，以手按之，鸣声减轻，属虚证，多与肾虚精亏、髓海不充、耳失所养有关。

（2）耳聋：指患者听觉丧失的症状，可由耳鸣发展而成。新病突发耳聋多属实证，因邪气蒙蔽清窍、清窍失养所致；渐聋多属虚证，多因脏腑虚损而成。一般而言，虚证多而实证少，实证易治，虚证难治。

2. 头晕的临床意义　头晕，是指患者自觉视物昏花旋转，轻者闭目可缓解，重者感觉天旋地转，不能站立，闭目亦不能缓解的症状表现。头晕，可由外邪侵袭或脏腑功能失调引起经络阻滞，清阳之气不升或风火上扰，邪干清窍而引发。临床常见的有风火上扰的头晕、阴虚阳亢的头晕、心脾血虚的头晕、中气不足的头晕、肾精不足的头晕和痰浊中阻的头晕等，临证可作参考。

3. 目眩的临床意义　目眩，是指视物昏花迷乱，或眼前有黑花闪烁、蚊虫飞行的感觉。多因肝肾阴虚、肝阳上亢，肝血不足或气血不足，目失所养而致。

（八）问月经与带下的变化

妇女有月经、带下、妊娠、产育等生理特点。在对妇女一般性疾病的治疗中，也当了解上述几方面的情况，尤其是月经和带下更为重要。

1. 月经变化的临床意义　在对月经变化的问诊中，应注意询问月经的周期，行经的天数，经量、经色、经质及其兼证。必要时须询问末次月经的日期，以及初潮或停经的年龄。

（1）经期异常变化的临床意义：月经一般以28天至30天为一个周期，若提前八九天以

上者，为月经先期，多因邪热迫血妄行，或因气虚不能摄血，血行无制，属于肝郁或瘀血的亦较多见；若周期错后八九天以上者，为月经后期，多因寒凝气滞，血不畅行，或因血少，任脉不充，也常见于痰阻或气滞血瘀；若经期错乱，或前或后，经行无定期，多因肝气郁滞，或因脾肾虚损，也有因瘀血积滞所致；还有极少数妇女终生月经未潮，但也能正常妊娠生育的，称为"暗经"，属于生理上的异常，不作病论。

（2）经量异常变化的临床意义：由于个体素质、年龄的不同，在正常情况下，经量有相对的多或少的差异，均为生理范围。若经量超过了生理范围，称为月经过多，多因血热、冲任受损，或气虚不能摄血所致；若经量少于正常量，称为月经过少，多因血虚生化不足，或因寒凝、血瘀、痰湿阻滞等；若停经超过三个月，而又未妊娠者，称为闭经，多因生化不足、气虚血少，或血瘀不通，或血寒凝滞等；但也有因生活环境的改变而停经的，若无明显症状者不属病态。

（3）色质异常变化的临床意义：正常月经血色正红，质地不稀不稠，亦不夹杂血块。若经色淡红质稀，多为血少不荣，属虚证；若经色深红质稠，属血热内炽，为实证；色紫暗有块，乃寒凝血滞，暗红有块，则为血瘀。

（4）行经腹痛的临床意义：行经时腰腹作痛，甚至剧痛不能忍受，并随月经周期持续发作，称为痛经。经前或经期小腹胀痛者，多属气滞血瘀；小腹冷痛、遇暖则缓者，多属寒凝；行经或经后小腹隐痛、腰酸痛者，乃气血亏虚、胞脉失养所致。

2. 带下变化的临床意义 正常情况下，妇女阴道内应有少量乳白色、无臭的分泌物，有濡润阴道壁的作用。若分泌过多或缠绵不绝，即为带下。其中色白、量多淋漓者，为白带；白带中混有血液、赤白分明的，为赤白带；带下色淡红黏稠、似血非血，称为赤带；带下色淡黄、黏稠臭秽，是为黄带。临床以白带、黄带较为多见。

问带下，应注意了解量的多少，色质和气味等。若带下量多色白、清稀如涕，多属脾虚湿注；带下色黄、黏稠臭秽或伴有外阴瘙痒疼

痛，多属湿热下注；带下色赤、淋漓不断、微有臭味，多属肝经郁热；带下晦暗、质稀薄而多、腰腹酸冷，多属肾虚。总之，凡带下色白而清稀的，多属虚证、寒证；色黄或赤，黏稠臭秽的，多为实证、热证。

[附]《十问歌》

一问寒热二问汗，三问头身四问便，五问饮食六胸腹，七聋八渴俱当辨，九问旧病十问因，再兼服药参机变，妇女尤必问经期，迟速闭崩皆可见，再添片语告儿科，天花麻疹全占验。

四、切诊

切诊，包括脉诊和按诊两部分，是医者运用指端的触觉，在患者的一定部位进行触、摸、按、压，以了解病情的方法。脉诊是中医诊病的主要手段之一。

（一）切脉的部位和寸口脉分候脏腑

脉诊，又称"切脉"或"候脉""按脉""持脉"，是医生用手指触按患者的桡动脉以探查脉象，用于了解病情变化的一种诊病方法。

1. 脉诊的部位 关于脉诊的部位，《素问》中曾记载包括头、手、足的"遍诊法"，汉·张仲景在《伤寒论》中提出包括人迎（颈外动脉）、寸口（桡动脉）、趺阳（足背动脉）的三部诊法，但后世均少采用。现代普遍选用的切脉部位是"寸口"，即切按患者桡动脉腕后表浅部位。

"寸口"又称"气口"或"脉口"，分寸、关、尺三部。掌后高骨（桡骨茎突）的部位为"关"，关前（腕端）为"寸"，关后（肘端）为"尺"。两手各有寸、关、尺三部，共为六脉。中医采用"寸口诊法"，是因为寸口脉搏能够反映五脏六腑的病变。其主要依据包括：①寸口部位乃手太阴肺经的经穴所在之处，而五脏六腑的经脉均须会合于肺，所谓"肺朝百脉"；②因足太阴脾经与手太阴肺经相通，且手太阴肺经起于中焦脾胃，脾胃为各脏腑气血之源。因此，全身脏腑经脉气血的情况都可以从寸口脉上反映出来。

2. 寸口脉分候脏腑 关于三部脉分候脏腑的问题，历代论说颇多，但基本精神是一致的。

现临床常用的划分方法：右寸候肺，右关候脾胃，右尺候肾（命门）；左寸候心，左关候肝，左尺候肾。总的来说是体现了"上（寸脉）以候上（躯体上部），下（尺脉）以候下（躯体下部）"的原则，这在临床上有一定的参考意义，但也不能把三部候脏腑的方法机械地看待，临床诊断时需结合具体的病证综合各方面情况加以分析，才能得出比较正确的诊断。当然，寸口脉搏最易切按，这也是诊脉独取寸口的原因之一

切脉时让患者取坐位或仰卧位，手臂与心脏近于同一水平位，直腕仰掌，以使血流畅通。

对成人切脉，用三指定位，即先以中指按在掌后高骨定关，然后用示指按在关前定寸，用无名指按在关后定尺。三指应呈弓形，指头齐平，以指腹按触脉体。布指的疏密要与患者的身长相适应，身材高大布指宜疏，身材矮小布指宜密。小儿寸口脉部位甚短，不容三指以候寸、关、尺，可用"一指（拇指）定关法"，而不细分三部。

切脉时常运用三种不同的指力以体察脉象，轻用力按在皮肤上为浮取，名曰"举"；重用力按至筋骨为沉取，名曰"按"；不轻不重，中等度用力按到肌肉为中取，名曰"寻"。寸、关、尺三部，每部有浮、中、沉三候，合称"三部九候"。

三指平布同时切脉，称为"总按"，是诊脉常法。为了有重点地了解某一部脉象，也可用一个手指单按，这称作"单按"或"单诊"。临床上，总按与单诊常配合使用。

切诊时，应有一个安静的内外环境，若患者刚经过剧烈的活动，应先让其休息片刻，然后切脉。切脉者必须呼吸均匀、平静，态度认真，把注意力集中于指下。每次诊脉的时间，古人认为不应少于五十动，现在临床上也不应少于一分钟。

诊脉主要是体察脉象。所谓脉象，也就是脉动应指的形象，包括频率、节律、充盈度、显现的部位、通畅的程度和波动的幅度等。通过所察脉象的变化，以达到辨别病证的部位、性质以及正邪盛衰等情况。

3. 平脉的特点及变异 所谓平脉，即正常脉象，又称"常脉"。平脉的至数是一呼一吸即一息脉来四至，脉象和缓有力、从容有节、不快不慢。并随生理活动和气候环境的不同而有相应的正常变化。脉学中认为，平脉主要有三个特点，一是"有神"，即脉象和缓有力；二是"有胃"（胃气），即脉来去从容而节律一致；三是"有根"，在尺部沉取，仍有一种从容不迫应指有力的气象。

脉象和人体内外环境的关系十分密切。由于年龄、性别、体质以及精神状态的不同，脉象也会随之发生某些生理性的变化。例如，年龄越小脉率越快，婴儿脉急数，青壮年体强脉多有力，老年人体弱脉来较弱，成年女性较成年男性脉濡弱而略快。身材高大的人，脉的显现部位较长，矮小的人，显现部位较短。瘦人脉多稍浮，胖人脉多稍沉。重体力劳动、剧烈运动、长途步行、喝酒、饱食或情绪激动时，脉多快而有力，饥饿时脉来较弱等等。四季的变化对脉象也有一定影响，如春季脉稍弦、夏季脉稍洪、秋季脉稍浮、冬季脉稍沉等。这些变化在临床脉诊时应注意与病脉鉴别。

有的人，脉不见于寸口部，而从尺部斜向手背，名"斜飞脉"，若显现于寸口的背侧，名"反关脉"，均是桡动脉解剖部位的异常，属于生理特异的脉位，不作病脉论。

（二）常见病脉的脉象和主病

疾病反应于脉象的变化，即为病脉。一般来说，除了正常生理变化范围以及个体生理特异之外的脉象，均属病脉。由于在脉学发展过程中，医者的切脉体会不同，故对脉象命名的方法亦各有所异。为了便于学习掌握，将相类似脉象归之一起加以比较。

1. 浮脉与主病

[脉象] "举之有余，按之不足"。轻取即得，重取稍弱。特点是脉象显现部位表浅。

[主病] 浮脉主表证。浮而有力为表实证，浮而无力为表虚证。

[相似脉]

散脉：浮大无根，浮取脉形很大，但无力，稍一用力则按不着。散脉表示正气耗散、脏腑精气将绝，多见于病证的危候。

芤脉：浮大中空，有如按葱管。多见于大

失血或大汗后。

2. 沉脉与主病

[脉象] 轻取不应，重按始得。特点是脉象部位深在。

[主病] 病邪在里。有力为里实，无力为里虚。

[相似脉]

伏脉：较沉脉部位更深，须重按推筋着骨始得，甚至暂时伏而不显。常见于厥证、邪闭、痛极等病证。

牢脉：脉来实大弦长，浮取、中取均不应，沉取始得，坚牢不移。多见于阴寒积聚的病证，如癥瘕、痞块、疝气等。

3. 迟脉与主病

[脉象] 脉来迟慢，一息不足四至（相当于每分钟脉搏在60次以下）。

[主病] 主寒证。有力为冷积，无力为阳虚。

[相似脉]

缓脉：仍一息四至，但脉势的来去却有缓慢之感。多见于湿邪致病及脾胃虚弱证。

4. 数脉与主病

[脉象] 一息脉来五至以上（相当于每分钟脉搏在90次以上），"去来促急"。

[主病] 主热证。有力为实热，无力为虚热。

[相似脉]

疾脉：脉来急疾，一息七至以上。其特征是数而躁。在热性病极期，以及劳瘵病阴竭阳越时，都可见到疾脉。

5. 虚脉与主病

[脉象] 三部脉举按皆无力，隐隐蠕动于指下，令人有一种软而空豁的感觉，是无力脉的总称。

[主病] 气血两虚，尤多见于气虚。

6. 实脉与主病

[脉象] 脉来去俱盛，三部举按皆较大而坚实有力，是有力脉的总称。

[主病] 主实证。邪气实而正气不虚，邪正相搏，气血壅盛之证。

7. 滑脉与主病

[脉象] "往来流利，如盘走珠"，指下有一种圆滑感。

[主病] 痰饮、食滞、实热等。平人脉滑而冲和，是营卫充实之象。妇人妊娠亦常见滑象，是血气充盛而和调的表现。

[相似脉]

动脉：脉来滑数有力，应指跳突如豆，但搏动的部位较短小，主惊、主痛。

8. 涩脉与主病

[脉象] 往来艰涩不畅，有如轻刀刮竹。

[主病] 气滞、血瘀、精伤、血少。

9. 细脉与主病

[脉象] 脉来细小如线，软弱无力，但应指明显。

[主病] 气血两虚、诸虚劳损，又主湿病。

[相似脉]

濡脉：浮而细软，轻按可以触知，重按反不明显。虚证与湿证均常见。

微脉："极细而软，按之欲绝，若有若无"。常见于心肾阳衰及暴脱的患者。

弱脉：沉细而应指无力。主气血两虚诸证。

10. 洪脉与主病

[脉象] "洪脉极大，状如洪水，来盛去衰，滔滔满指"。即脉体阔大，充实有力，来的力量较去的力量为大。

[主病] 邪热亢盛。久病气虚，或虚劳、失血、久泄等病证而见洪脉，则多属邪盛正衰的危证。

[相似脉]

大脉：脉形虽大于常脉，却无汹涌之势。若大而有力，为邪热实证；大而无力多为虚损。

11. 弦脉与主病

[脉象] 端直以长，如按琴弦。

[主病] 肝胆病、痛证、痰饮等。弦大兼滑，阳热为病；弦紧兼细，阴寒为病；虚劳内伤，中气不足，肝病乘脾，也常见弦脉；若弦而细劲，如循刀刃，便是全无胃气，病多难治。

[相似脉]

紧脉："紧脉有力，左右弹手"，有如绞转绳索一般。其主病为寒、为痛，为宿食。寒邪在表，脉多见浮紧；寒邪在里，脉多见沉紧。痛证多因寒邪所致，故亦常见紧脉。

革脉：脉来弦急而中空，如同按鼓皮。多见于亡血、失精、半产、崩漏等病证，也见于精血内虚。

12. 代脉与主病

[脉象]脉来缓弱而有规则的歇止，间歇时间较长。

[主病]主脏气衰微。风证、痛证、七情惊恐、跌仆损伤诸病而见代脉，多属因病而致脉气不能衔接，与脏气衰微或"一脏无气"的代脉有所不同。

[相似脉]

促脉：脉来急数而有不规则的间歇。主阳热亢盛、气滞血瘀或痰食停积等病证。凡血气、痰食、肿痛诸实热证，均可见此脉，但促而有力。若促而细小无力，多是虚脱之象，临证应加注意。

结脉：脉来缓慢而有不规则的间歇。主阴盛气结、寒痰瘀血。寒痰瘀血，气结不行，脉气阻滞，故也见结脉。

总之，促、结、代脉都属于节律不整而有歇止的脉象，这是三者的共同之处。但结、促脉都是不规则的间歇，歇止时间短，而代脉则是有规律的间歇，歇止时间较长，这是结、促脉与代脉的不同之处。结脉与促脉虽都有不规则的间歇，但结脉是迟而歇止，促脉则数而歇止，这又是结、促脉的不同之处。

13. 相兼脉与主病

在疾病过程中，由于病变机体的正气有盛衰不同，致病因素可以两种以上邪气相互兼夹，病变的部位和性质也不断变化，所以在临床上见到的病脉往往不是单一的脉象，而是两种或两种以上的脉同时出现，如浮缓、沉紧之类。这种由两个以上单一脉相兼并复合而成的脉象，称为"相兼脉"，又称"复合脉"。二十八脉中有些脉本身就是由几种单一脉复合而成，如细而兼浮为濡脉，沉而兼细为弱脉等。只要不是两种性质完全相反的单一脉，如浮与沉、迟与数、虚与实等，均可随病情变化而相兼出现，构成复合脉。

相兼脉的主病，一般等于组成该相兼脉的各单一脉主病的相合。例如，浮紧脉：浮脉主表证，紧脉主寒证，浮紧脉即主表寒证；沉迟脉：沉脉主里证，迟脉主寒证，沉迟脉即主里寒证；沉细数脉：沉脉主里证，细脉主虚证，数脉主热证，沉细数脉即主里虚热证。余可类推。

兹将临床常见的相兼脉象所主病证举例如下：

浮紧脉，主外感寒邪之表寒证，或风痹疼痛。

浮缓脉，主风邪伤卫，营卫不和，太阳中风表虚证。

浮数脉，主风热袭表之表热证。

浮滑脉，主风痰，或表证夹痰。常见于素体痰盛而又感受外邪者。

沉迟脉，主里寒证，常见于脾胃阳虚、阴寒凝滞等病证。

弦紧脉，主寒痛，常见于寒滞肝脉，或肝郁气滞、两胁作痛等病证。

弦数脉，弦为肝脉，数主热，常见于肝郁化火或肝胆湿热等病证。

滑数脉，主痰热、痰火或内热食积。

洪数脉，主气分热盛，多见于外感热病。

沉弦脉，主肝郁气滞，或水饮内结。

沉涩脉，主血瘀，尤常见于阳虚而寒凝血瘀者。

弦细脉，主肝肾阴虚，或血虚肝郁，或肝郁脾虚。

沉缓脉，主脾肾阳虚、水湿停留诸证。

沉细数脉，主阴虚或血虚有热。

弦滑数脉，见于肝火夹痰，或风阳上扰、痰火内蕴等证。

（三）按肌肤、按脘腹的要点和临床意义

按诊，是对患者的肌肤、手足、脘腹及其他病变部位施行触摸按压，以测知局部冷热、软硬、压痛、痞块或其他异常变化，从而推断疾病的部位和性质的一种诊病方法。

1. 按肌肤的内容及临床意义

按肌肤，是审察肌表寒热、荣枯、润燥以及肿胀等的方法。按肌表不仅能从冷暖以知寒热，还可以从热的微甚、浅深而辨明表里虚实。一般来说，热邪盛的身体多热，阳气衰的身体多寒。凡身热，按其皮肤，初按热甚、久按热反转轻的，是热在表；若久按其热更甚，热自内向外蒸发的，是热在里；肌肤热泛而无蒸腾感的，属虚劳发热。

轻触肌表，可以察皮肤的润燥，了解患者

有汗无汗和津液是否损伤。如皮肤润泽的，多属津液未伤；干燥或甲错的，多属津液已伤，或内有干血。重手扪按，审察肿胀，可以辨别水肿和气肿。重手按之不能即起，凹陷成坑的是水肿；按之凹陷，手举而即起的是气肿。

在外科方面，触按病变部位，可辨别病证的阴阳，以及是否成脓。如疮疡按之肿硬而不热、根盘平塌漫肿的，多属阴证；按之高肿灼手、根盘紧束的，多属阳证。按之固定、坚硬而热不甚，是未成脓；按之边硬顶软而热甚的，是已成脓。轻按即痛的，为脓在浅表；重按方痛的，为脓在深部。按之陷而不起为脓未成，按之有波动感的为脓已成。

另外，还有触摸"尺肤"的诊法，对温热病诊断有一定意义。尺肤，是指肘内至掌后横纹处的一段皮肤。尺肤热甚，见于外感疾病时，多属温热证。

2. 按脘腹辨疼痛、痞满、积聚的要点和临床意义 按脘腹，主要是通过轻触表面，察皮肤的润燥，触压局部，了解有无痛感，重手推按，审其软硬，以辨别脏腑虚实和病邪性质及其积聚的程度。

按脘部：脘部，指胸骨以下部位，又称"心下"。按心下的软硬和有无压痛，可鉴别痞证与结胸等。心下按之硬而痛的是结胸，属实证；心下满按之濡软而不痛的，多是痞证；心下坚硬，大如盘，边如旋杯，多为水饮。

按腹部：腹痛喜按为虚，拒按为实。腹胀满、叩之如鼓、小便自利的属气胀；按之如囊裹水、小便不利的是水臌。腹内有肿块、按之坚硬、推之不移且痛有定处的，为癥为积，多属血瘀；肿块时聚时散，或按之无形，痛无定处的，为瘕为聚，多属气滞。若腹痛绕脐，左下腹部按之有块累累，当考虑燥屎内结；腹有结聚、按之硬、且可移动聚散的，多为虫积；右侧少腹部按之疼痛，尤以重按后突然放手而疼痛更为剧烈的，多是肠痈。

第三节 辨 证

辨证是在中医基础理论指导下，对患者的临床资料进行分析、综合，对照各种证的概念，从而对疾病当前病理本质做出判断、确定具体证候的过程，是认识疾病、决定治疗的前提和依据。

辨证的方法有多种，本节主要介绍的是八纲辨证、脏腑辨证、气血辨证。八纲辨证是各种辨证的总纲，也可以说是从各种辨证方法的个性中概括出来的共性。脏腑辨证主要应用于杂病，又是其他各种辨证的基础。气血辨证，是与脏腑辨证密切相关、互相补充的一种辨证方法。这些辨证方法，虽有其各自的特点，对不同疾病的诊断上各有侧重，但又是互相联系和互相补充的。

一、八纲辨证

八纲，即指阴、阳、表、里、寒、热、虚、实八类证候。通过对四诊所取得的材料，进行综合分析，进而用阴、阳、表、里、寒、热、虚、实这八类证候归纳说明病变的部位、性质以及病变过程中正邪双方力量对比等情况的辨证方法，就是八纲辨证。

疾病的表现尽管极其复杂，但基本上都可以归纳于八纲之中。疾病类别，不外阴证、阳证两大类；病位浅深，不在表就在里；疾病性质不是热证，便是寒证；邪正盛衰，邪气盛者为实证，正气衰者为虚证。因此，八纲辨证就是把千变万化的病证，归纳为表与里、寒与热、虚与实、阴与阳四对纲领性证候，用以指导临床治疗。其中阴阳两纲又可以概括其他六纲，即表、热、实证属阳，里、寒、虚证属阴，所以，阴阳又是八纲中的总纲。

（一）表证、里证的临床表现、相互关系及辨证鉴别要点

表里辨证是辨别病变部位和病势趋向的一种辨证方法。一般来说，病在皮毛、肌腠，部位浅在者属表证；病在脏腑、血脉、骨髓，部位深在者属里证。

1. 表证的临床表现及辨证要点 表证，指的是病位浅在肌肤的一类证候。一般是指六淫之邪从皮毛、口鼻侵入人体而引起的外感病初起阶段。

其临床表现以发热恶寒，或恶风，舌苔薄白，脉浮为主。常兼见头身疼痛、鼻塞、咳嗽等症状。以起病急、病程短、有发热恶寒的症

状为辨证要点。

2. 里证的临床表现及辨证要点　里证，指的是病位深在于内（脏腑、气血、骨髓等）的一类证候，是与表证相对而言的。概括地说，凡非表证的一切证候皆属里证。以无新起恶寒发热并见为里证的辨证要点。

里证包括的范围极广，其临床表现的具体内容详见虚实寒热辨证及脏腑辨证等有关章节。

3. 表证和里证的鉴别　以辨别热性病的表证和里证为例，要辨清发热是否伴有恶寒，舌苔是白是黄，脉象是浮是沉。从临床表现上分析，一般发热恶寒并见，苔薄白、脉浮者，属表证；发热不恶寒，苔黄、脉数或沉滑者，属里证。

4. 表证和里证的关系　表证和里证可以相互转化，即由表入里或由里出表。一般机体抗邪能力降低，或邪气过盛，或护理不当，或失治、误治等因素，可导致表证不解，内传入里，侵犯脏腑，转为里证。病邪由表入里，病势加重，如加强护理，人体抵抗力提高，病邪可由里出表，表示病势减轻。

（二）寒证、热证的临床表现、相互关系及辨证鉴别要点

寒热，是辨析疾病性质的两个纲领。寒热也是阴阳偏盛偏衰的具体表现。一般来说，寒证是机体阳气不足或感受寒邪所表现的证候，热证是机体阳气偏盛或感受热邪所表现的证候。

1. 寒证的临床表现及辨证要点　寒证，是指感受寒邪，或阳虚阴盛、机体的功能活动衰减所表现的证候。

其临床表现常见恶寒喜暖，口淡不渴，面色苍白，肢冷蜷卧，小便清长，大便溏稀，舌淡苔白而润滑，脉迟或紧等症状。以寒为主，功能减退为辨证要点。

2. 热证的临床表现及辨证要点　热证，多指由外感火热之邪，或因七情过激、郁而化火，或饮食不节、积蓄为热，或房事劳倦、劫夺阴精、阴虚阳亢，或阳盛阴虚，表现为机体的功能活动亢进的证候。

其临床表现多见发热喜凉，口渴饮冷，面红目赤，烦躁不宁，小便短赤，大便燥结，舌红苔黄而干燥，脉数等症状。以热为主，功能

活动亢进为辨证要点。

3. 寒证和热证的鉴别　寒证属阴盛，多与阳虚并见；热证属阳盛，常有津液干涸的证候出现。一般来说，发热喜凉为有热，恶寒喜暖为有寒；口渴为有热，不渴为有寒；面赤为有热，面白为有寒；手足烦热多为热，手足厥冷多为寒；小便短赤、大便燥结为热，小便清长、大便溏稀为寒；舌红苔黄、脉数为有热，舌淡苔白、脉迟或紧为有寒。

4. 寒证和热证的关系　寒证和热证两者可以互相转化，一般由寒证转化为热证，是人体正气尚盛；若由热证转化为寒证，多属正不胜邪。

（三）虚证、实证的临床表现、相互关系及辨证鉴别要点

虚实辨证，是分析辨别邪正盛衰的两个纲领。

1. 虚证的临床表现及辨证要点　虚证，指人体正气不足所表现的证候。其虽有阴、阳、气、血虚损的区分，但凡属虚证者，皆为人体正气不足所表现的证候。虚证的形成，有先天不足和后天失养两方面，但以后天失于调养为主。如饮食失调，后天之本不固，七情劳倦，内伤脏腑气血，房事过度，耗散肾脏元真，或久病以及失治、误治损伤正气等，均可导致虚证。

虚证有阴虚、阳虚、气虚、血虚等多种证候的不同，所以临床表现亦极不一致，很难概括全面。常表现为面色苍白或萎黄，精神萎靡，身疲乏力，心悸气短，形寒肢冷或五心烦热，自汗盗汗，大便滑脱，小便失禁，舌上少苔、无苔，脉虚无力等。总之，以症状表现为不足、虚弱为辨证要点。

2. 实证的临床表现及辨证要点　实证，是指邪气过盛所反映出来的一类证候。形成实证有两方面的原因：一是外邪侵入人体；二是由于内脏功能失调，代谢障碍，以致痰饮、水湿、瘀血等病理产物停留在体内所致。一般来说，实证虽属邪气过盛所致，但正气犹能抵抗，未至亏损的程度，故实证往往表示邪正斗争处于激烈的阶段。

由于实邪的性质及所在部位的不同，实证的临床表现亦极不一致。主要包括发热，腹胀

痛拒按，胸闷烦躁甚至神昏谵语，呼吸喘粗，痰涎壅盛，大便秘结，小便不利。脉实有力，舌苔厚腻等。以症状表现为有余、亢盛为辨证要点。

3. 虚证和实证的鉴别　虚，指正气不足。虚证便是由正气不足所表现的证候。实，指邪气过盛。实证便是由邪气过盛所表现的证候。一般来说，外感初期，证多属实；内伤久病，证多属虚。临床症状表现为有余、亢盛的，属实；表现为不足、虚弱的，属虚。其中声音、气息强者为实，弱者为虚。痛处喜按为虚，拒按为实。舌质苍老为实，胖嫩为虚。脉强有力为实，脉弱无力为虚。

4. 虚证和实证的关系　虚实两类证候，不是孤立、不变的，而是互相联系、可变的。虚证和实证在一定的条件下可以相互转化，也可以同时并存。实证状态下，由于失治或误治，如大汗、大吐、大下之后，耗伤阴液，损伤正气就有可能转为虚证；如身体虚弱，脏腑功能失调，代谢障碍，以致痰、血、水、湿等病理产物滞留为病，可形成虚实夹杂证。一般来说，虚证转为实证相对较少。

5. 虚实和表里、寒热的关系　表证和里证各有寒热虚实之证，即表寒证、表热证、表虚证、表实证、里寒证、里热证、里虚证、里实证。在里证中还有虚寒、虚热、实寒和实热证。虚寒证，由体内阳虚生寒而成，故又称为阳虚证。虚热证，泛指阴、阳、气、血不足引起的发热，但以体内阴虚所致，最为多见。实寒证，以寒邪过盛，困遏阳气所致。实热证，则由热邪过盛而成。

（四）阴证、阳证的临床表现及辨证鉴别要点

阴阳是八纲辨证的总纲，用以统括其余的六个方面。

1. 阴证和阳证　中医学用阴阳对立统一的关系，概括说明人体一切生理、病理现象。因此，阴阳可以归纳表、里、寒、热、虚、实的六种证候，是辨证的总纲。表、热、实证属阳证，如气病属阳，腑病属阳，而阳热证则指实热证。里、寒、虚证属阴证，如血病属阴，脏病属阴，需要指出的是，临床上所说的阴证多

数指虚寒证。

2. 阴证的临床表现及辨证要点　阴证的形成，多由于年老体衰，或内伤久病，或外邪内传五脏，以致阳虚阴盛，功能衰减，脏腑功能降低，常见于里证之虚寒证。其临床表现为无热恶寒，四肢逆冷，息短气乏，身体沉重，精神不振，但欲卧寐，呕吐，下利清谷，小便色白，爪甲色青，面白。舌淡，脉沉微等症状。阴证以见寒象为辨证要点。

3. 阳证的临床表现及辨证要点　阳证的形成，多由于邪气盛而正气未衰，正邪斗争处于亢奋阶段，常见于里证之实热证。常表现为身热，恶热不恶寒，心烦口渴，躁动多言，气高而粗，口鼻气热，面唇色红，爪甲色红，小便黄赤，大便或秘或干。舌质红绛，苔黄，脉滑数有力等症状。阳证以见热象为辨要点。

4. 阳证和阴证的鉴别　一般来说，阳证必见热象，多见身热、恶热、烦渴、脉数；阴证必见寒象，多见身寒肢冷、无热恶寒、精神萎靡、脉沉微无力。

阴阳本身的病变，即阴阳的相对平衡遭到破坏，可引起阴虚、阳虚，亡阴、亡阳等病理变化，同时可导致相关的证候。

（1）阴虚与阳虚：是指机体阴阳亏损而导致的阴不制阳、阳不制阴的阴虚证和阳虚证。

阴虚证的临床表现，除见形体消瘦、口燥咽干、眩晕、失眠、舌红脉细数等阴液不足的症状外，还常伴见五心烦热、潮热盗汗、舌红绛、脉数等阴不制阳、虚热内生的症状。

阳虚证的临床表现，除见神疲乏力、少气懒言、蜷卧嗜睡、脉微无力等气虚、功能衰减的症状外，还常兼见畏寒肢冷、口淡不渴、尿清便溏或尿少肿胀、面白舌淡等阳不制阴、水寒内盛的症状。

（2）亡阴与亡阳：大都在高热大汗、剧烈吐泻、失血过多等阴液或阳气迅速亡失的情况下出现，所导致的亡阴证与亡阳证属于疾病过程中的危重证候。它们的临床表现，除了原发疾病的各种危重症状外，均有不同程度的汗出，而汗液性状的不同是区别亡阴证与亡阳证的要点。

亡阴之汗，汗出热而黏，兼见肌肤热、手

足温、口渴喜冷饮、脉细数疾按之无力等阴液欲竭的症状。亡阳则大汗淋漓，汗出清稀而凉，兼见肌肤凉、手足冷、口不渴、喜热饮、蜷卧神疲、脉微欲绝等阳气欲脱的症状。由于阴阳是互根的，阴竭则阳气无所依附而散越，阳亡则阴无以化生而告竭，所以，亡阴证与亡阳证难于截然割裂，只是有先后主次的不同。

此外，还有一些病证，根据它们的不同特点，也可分别归属于阴阳两类证候之中，这些都是就这些病变的特性和相对病变的关系而言，并不是说这些病变都是由阴阳本身的变化所引起的，所以它们不属于阴阳本身病变的范围。

二、脏腑辨证

脏腑辨证，是中医辨证方法中的一个重要组成部分。它是以脏腑学说为基础，运用四诊的方法，结合脏腑的病理反映，来分析各种症状，用以指导临床治疗的一种辨证方法。

在病变过程中，脏腑各有其功能特性，同时脏腑之间还相互影响。因此，脏腑证候相当复杂，脏腑辨证也是错综复杂的。这里仅介绍脏腑病变的基本证候。

（一）心病主要证候的临床表现及辨证要点

心病主要证候有心气虚证、心阳虚证、心血虚证、心阴虚证、心血瘀阻证及心火亢盛证

1. 心气虚证与心阳虚证的临床表现及辨证要点　心阳虚与心气虚的共有症状：心悸，气短，自汗，活动或劳累后加重。

心气虚证的临床表现，除上述共有症状外，兼见面色白，体倦乏力，舌质淡，舌体胖嫩，苔白，脉虚。

心阳虚证的临床表现，除上述共有症状外，兼见形寒肢冷，心胸憋闷，面色苍白，舌淡或紫暗、脉细弱或结代。如出现心阳虚脱，除有心阳虚的症状外，还兼见大汗淋漓，四肢厥冷，口唇青紫，呼吸微弱，脉微欲绝。

心气虚证与心阳虚证的辨证要点：心气虚与心阳虚往往由于年老脏气日衰，或由其他疾病的转变，或者由于汗、下太过以及各种损伤气血的原因而形成。心气虚证以心本脏及全身功能活动衰弱为辨证要点。心阳虚证以在心气虚证的基础上出现虚寒症状为辨证要点。

2. 心血虚证与心阴虚证的临床表现及辨证要点　心血虚与心阴虚的共同症状：心悸，心烦，易惊，失眠，健忘。

心血虚证的临床表现，除上述症状外，兼见眩晕，面色不华，唇舌色淡，脉细弱。

心阴虚证的临床表现，除上述症状外，兼见低热，盗汗，五心烦热，口干，舌红少津，脉细数。

心血虚证与心阴虚证的辨证要点：心血虚与心阴虚，或由于血的生化之源不足，或继发于失血之后，如产后失血过多、崩漏、外伤出血等，亦可由过度劳神，致营血亏虚、阴精暗耗所引起。心血虚证以心的常见症状与血虚证共见为辨证要点。心阴虚证以心的常见症状与阴虚证共见为辨证要点。

3. 心血瘀阻证与心火亢盛证的临床表现及辨证要点　心血瘀阻证的临床表现，多见心悸，心前区刺痛或闷痛，并常引臂内侧疼痛，尤以左臂痛厥为多见，一般痛势较剧，时作时止，重者并有面、唇、指甲青紫，四肢逆冷，舌质暗红，或见紫色斑点，苔少，脉微细或涩。一般以胸部憋闷疼痛、痛引肩背内臂、时发时止为辨证要点。

心火亢盛证的临床表现，多见心中烦热，急躁失眠，口舌糜烂疼痛，口渴，舌红，脉数，甚则发生吐血、衄血。一般以心及舌、脉等出现实火内炽的症状为辨证要点。

（二）肺病主要证候的临床表现及辨证要点

肺病主要证候有肺气虚证、肺阴虚证、风寒犯肺证、风热犯肺证、燥热犯肺证及痰浊阻肺证。

1. 肺气虚证的临床表现及辨证要点　肺气虚证的临床表现，常见咳喘无力，气短懒言，声音低微，或语言断续无力，稍一用力则气呼而喘，周身乏力，自汗出，面色白。舌质淡嫩，脉虚弱等。一般以咳喘无力，气少不足以息和全身功能活动减弱为辨证要点。

2. 肺阴虚证的临床表现及辨证要点　肺阴虚证的临床表现，常见咳嗽较重，干咳无痰，或痰少而黏，并有咽喉干痒，或声音嘶哑，身

体消瘦，舌红少津，脉细无力。阴虚火旺还可见咳痰带血，干渴思饮，午后发热，盗汗，两颧发红。舌质红，脉细数。一般以在肺病常见症状的基础上伴见阴虚内热为辨证要点。

3. 风寒犯肺证的临床表现及辨证要点 风寒犯肺证的临床表现，常见咳嗽或气喘，咳痰稀薄，色白而多泡沫，口不渴，常伴有鼻流清涕，或发热恶寒，头痛身酸楚。舌苔薄白，脉浮或弦紧。一般以咳嗽兼见风寒表证为辨证要点。

4. 风热犯肺证的临床表现及辨证要点 风热犯肺证的临床表现，常见咳嗽，咳黄稠痰，不易咳出，甚则咳吐脓血臭痰，一般还伴咽喉疼痛、鼻流浊涕、口干欲饮等。舌尖红，脉浮数。病重者可见气喘鼻扇、烦躁不安。一般以咳嗽与风热表证共见为辨证要点。

5. 燥热犯肺证的临床表现及辨证要点 燥热犯肺证的临床表现，常见干咳无痰，或痰少而黏，缠喉难出，鼻燥咽干。舌尖红，苔薄白少津，脉浮细而数。并常伴有胸痛或发热头痛、身酸楚等症状。一般以肺系症状表现干燥少津为辨证要点。

6. 痰浊阻肺证的临床表现及辨证要点 痰浊阻肺证的临床表现，常见咳嗽，痰量多，色白而黏，容易咳出，或见气喘、胸满、呕恶等症，舌苔白腻，脉象多滑。一般以咳嗽、痰多质黏、色白易咳为辨证要点。

（三）脾病主要证候的临床表现及辨证要点

脾病的主要证候有脾气虚证、脾阳虚证、寒湿困脾证及脾胃湿热证。

1. 脾气虚证的临床表现及辨证要点 由于素体虚弱，劳倦与饮食不节等，内伤脾气，以致脾气虚证。临床上脾虚证候常分三类。

（1）脾失健运证：临床表现常见食纳减少，食后作胀，或肢体浮肿，小便不利，或大便溏泻，时息时发，并伴有身倦无力，气短懒言，面色萎黄。舌质淡嫩，苔白，脉缓弱。一般以运化功能减退和气虚证共见为辨证要点

（2）脾虚下陷证：临床表现常见子宫脱垂，脱肛，胃下垂，慢性腹泻，并见食纳减少，食后作胀，少腹下坠，体倦少气，气短懒言，面

色萎黄，舌淡苔白，脉虚。一般以脾气虚和内脏下垂为辨证要点

（3）脾不统血证：临床表现常见面色苍白或萎黄，饮食减少，倦怠无力，气短，肌衄，便血以及妇女月经过多，或崩漏。舌质淡，脉细弱。一般以在脾气虚的基础上共见出血为辨证要点。

2. 脾阳虚证的临床表现及辨证要点 脾阳虚证的临床表现常见在脾失健运症状的基础上，同时出现腹中冷痛，腹满时减，得温则舒，口泛清水，四肢不温，气怯形寒。脉沉迟而舌淡苔白。妇女则见白带清稀，小腹下坠，腰酸沉等症。一般以脾运失健的基础上伴有寒象为辨证要点。

3. 寒湿困脾证与脾胃湿热证的临床表现及辨证要点 寒湿困脾证的临床表现，常见脘腹胀满，头身困重，食纳减少，泛恶欲吐，口不渴，便溏稀薄，小便不利，妇女带下。舌苔白腻或厚，脉迟缓而濡。一般以脾的运化功能障碍为基础，同时又有寒湿中遏的表现为辨证要点。

脾胃湿热证的临床表现，常见面目皮肤发黄，鲜明如橘色，脘腹胀满，不思饮食，厌恶油腻，恶心呕吐，体倦身重，发热，口苦，尿少而黄。舌苔黄腻，脉濡数。一般以脾的运化功能障碍和湿热内阻的症状为辨证要点。

（四）肝病主要证候的临床表现及辨证要点

肝病的主要证候有肝气郁结证、肝火上炎证、肝阳上亢证、肝风内动证、肝阴虚证、肝血虚证、肝胆湿热证及寒滞肝脉证。

1. 肝气郁结证的临床表现及辨证要点 肝气郁结证的临床表现常见胁肋胀痛，胸闷不舒，善太息，神情沉默，不欲饮食，或见口苦善呕，头目晕眩。舌苔白滑，脉弦。在妇女则有月经不调、痛经或经前乳房作胀等症。一般以情志抑郁，肝经所过部位发生胀闷疼痛，妇女月经不调等作为辨证要点。

2. 肝火上炎证的临床表现及辨证要点 肝火上炎证的临床表现常见头痛眩晕，耳聋耳鸣，面红目赤，口苦，尿黄，甚则咯血、吐血、衄血。舌红苔黄，脉弦数。一般以肝脉循行所过

的头、目、耳、胁部位见到实火炽盛症状作为辨证要点。

3. 肝阴虚证的临床表现及辨证要点　肝阴虚证的临床表现常见眩晕耳鸣，胁痛目涩，面部烘热，五心烦热，潮热盗汗，口咽干燥，手足蠕动。舌红少津，脉弦细数。一般以肝病症状和阴虚证共见为辨证要点。

4. 肝阳上亢证的临床表现及辨证要点　肝阳上亢证的临床表现常见头痛、头胀、眩晕，时轻时重，耳鸣耳聋，口燥咽干，两目干涩，失眠健忘，腰膝酸软。舌红少津，脉多弦而有力。一般以肝阳亢于上而肾阴亏于下的症状表现为辨证要点。

5. 肝血虚证的临床表现及辨证要点　肝血虚证的临床表现常见眩晕耳鸣，面白无华，爪甲不荣，夜寐多梦，视力减退或雀目，或见肢体麻木，关节拘急不利，手足震颤，肌肉瞤动。舌淡苔白，脉弦细。妇女常见月经量少、色淡，甚则经闭。一般以筋脉、爪甲、两目、肌肤等失去血的濡养以及全身血虚的表现为辨证要点。

6. 肝风内动证的临床表现及辨证要点　风有内风、外风之分，一般所称肝风，均指内风而言。其症状主要以眩晕抽搐、震颤等为主。

（1）肝阳化风证：临床表现常见眩晕欲仆，头胀头痛，肢麻或震颤，舌体喎斜。舌红脉弦。甚则猝然昏倒，舌强，言语不利，或半身不遂。一般根据患者平素具有肝阳上亢的现象结合突然出现肝风内动的症状为辨证要点。

（2）热极生风证：临床表现常见高热，肢体抽搐，项强，两眼上翻，甚则角弓反张，神识昏迷。舌红脉弦数。一般多以高热与肝风共见为辨证要点。

（3）血虚生风证：临床表现常见头目眩晕，视物模糊，面色萎黄，肢体麻木或震颤，手足拘急，肌肉瞤动。脉弦细，舌淡少苔。一般以筋脉、爪甲、两目、肌肤等失去血的濡养所致症状，以及全身血虚为辨证要点。

7. 肝胆湿热证的临床表现及辨证要点　肝胆湿热证的临床表现常见胁肋满闷疼痛，黄疸，小便短赤，或小便黄而浑浊，或带下色黄腥臭，外阴瘙痒，或睾丸肿痛，红肿灼热。舌苔黄腻，脉弦数。一般以胁肋胀痛、身目发黄或阴部瘙

痒、带下黄臭、舌红苔黄腻为辨证要点。

8. 寒滞肝脉证的临床表现及辨证要点　寒滞肝脉的临床表现常见少腹胀痛，牵引睾丸，或睾丸胀大下坠，或阴囊冷缩。舌润苔白，脉多沉弦。一般以少腹牵引阴部坠胀冷痛为辨证要点。

（五）肾病主要证候的临床表现及辨证要点

肾病的主要证候有肾阳虚证、肾阴虚证、肾精不足证、肾气不固证、肾不纳气证及肾虚水泛证。

1. 肾阳虚证的临床表现及辨证要点　肾阳虚证的临床表现常见形寒肢冷，精神不振，腰膝酸软，或阳痿不举。舌淡苔白，脉沉迟或两尺无力。一般以全身功能低下伴见寒象为辨证要点。

2. 肾阴虚证的临床表现及辨证要点　肾阴虚证的临床表现常见头晕目眩，耳鸣耳聋，牙齿松动，失眠，遗精，口燥咽干，五心烦热，盗汗，腰膝酸痛。舌红，脉细数。一般以肾病的主要症状和阴虚内热症状同见为辨证要点。

3. 肾精不足证的临床表现及辨证要点　肾精不足证的临床表现常见男子精少不育，女子经闭不孕，性功能减退。小儿发育迟缓，身材矮小，智力低下和动作迟钝，囟门迟闭，骨骼痿软。成人早衰，发脱齿摇，耳鸣耳聋，健忘恍惚，动作迟缓，足痿无力，精神呆钝等。一般以小儿生长发育迟缓、成人早衰、生殖功能减退的表现为辨证要点。

4. 肾气不固证与肾不纳气证的临床表现及辨证要点　肾气不固证的临床表现常见滑精早泄，尿后余沥，小便频数而清，甚则不禁，腰脊酸软，面色淡白，听力减退。舌淡苔白，脉细弱。一般以肾及膀胱不能固摄所致症状为辨证要点。

肾不纳气证的临床表现常见气虚喘促，呼多吸少，动则喘甚，汗出，四肢不温，恶风寒，面部虚浮。舌质淡，脉虚弱。一般以久病咳喘、呼多吸少、气不得续、动则加重为主，伴见肺肾气虚所致症状为辨证要点。

5. 肾虚水泛证的临床表现及辨证要点　肾虚水泛证的临床表现常见全身浮肿，腰以下为甚，按之没指，小便短少，腰膝酸软冷痛，畏寒肢冷，腹部胀满，或心悸气短，咳喘痰鸣。舌淡胖

苔白滑，脉沉迟无力。一般以浮肿腰以下为甚、小便短少与肾阳虚症状共见为辨证要点。

（六）六腑病变主要证候的临床表现及辨证要点

六腑病变的主要证候有胃寒证、胃热（火）证、食滞胃脘证、胃阴虚证、大肠湿热证、大肠津亏证、膀胱湿热证。

1. 胃寒证的临床表现及辨证要点　胃寒证的临床表现常见胃脘疼痛，轻则绵绵不已，重则拘急剧痛，阵阵发作，遇寒则重，得热则缓，呕吐清水。舌苔白滑，脉沉迟或沉弦。一般以胃脘疼痛和寒象共见为辨证要点。

2. 胃热（火）证的临床表现及辨证要点　胃热（火）证的临床表现常见胃脘灼热而疼痛，烦渴多饮或渴欲冷饮，消谷善饥，牙龈肿痛，口臭，泛酸嘈杂。舌红苔黄，脉滑数。一般以胃病常见症状和热象共见为辨证要点。

3. 食滞胃脘证的临床表现及辨证要点　食滞胃脘证的临床表现常见脘腹胀满，呕吐酸腐，嗳气反酸，或矢气酸臭，不思饮食，大便泄泻或秘结。舌苔厚腻，脉滑。一般以胃脘胀闷疼痛、嗳腐吞酸为辨证要点。

4. 胃阴虚证的临床表现及辨证要点　胃阴虚证的临床表现常见口咽发干，多以睡后明显，不思饮食，或知饥不食，并有心烦、低热、大便不调、干呕作呃。舌红少苔或无苔，脉细数。一般以胃病常见症状伴见阴虚为辨证要点。

脾与胃相表里，一司运化，一司受纳，两者互为影响，所以脾胃往往同病。例如脾胃不和证，既可出现胃脘饱胀、隐痛，嗳气，甚则呕吐等胃失和降诸症，又可出现腹胀、消化不良、大便溏泄等脾气不升所致诸症。

5. 大肠湿热证的临床表现及辨证要点　大肠湿热证的临床表现常见腹痛下利，里急后重，或便脓血，肛门灼热，小便短赤。舌苔黄腻，脉多弦滑而数。一般以腹痛、排便次数增多，或下痢脓血，或下黄色秽臭稀水为辨证要点。

6. 大肠津亏证的临床表现及辨证要点　大肠津亏证的临床表现常见大便秘结干燥，难于排出，往往数日一次，可兼见头晕、口臭等症。脉涩或细，舌红少津或可见黄燥苔。一般以大便干燥难于排出为辨证要点。

由于肺与大肠相表里，大肠燥结可影响肺气的肃降，而发生喘咳、肺气上逆、咳嗽或气喘；亦可影响气津的下达，而发生大便干燥。前者可用润肠利肺治法，后者可用利肺理气治法

7. 膀胱湿热证的临床表现及辨证要点　膀胱湿热证的临床表现常见小便不畅，尿频尿急，尿痛或小便淋沥，尿色浑浊，或有脓血，或有砂石。舌苔黄腻，脉数。一般以尿频、尿急、尿痛、尿黄为辨证要点。

（七）脏腑兼病主要证候的临床表现及辨证要点

脏腑兼病的主要证候有心肺两虚证、心脾两虚证、心肾不交证、肺脾两虚证、肝火犯肺证、肺肾阴虚证、肝脾不调证、肝胃不和证、脾肾阳虚证与肝肾阴虚证。

1. 心肺两虚证的临床表现及辨证要点　心肺两虚证的临床表现常见久咳不已，气短心悸，面色白，甚者可见口唇青紫。舌淡，脉细弱。一般以心悸咳喘与气虚证共见为辨证要点。

2. 心脾两虚证的临床表现及辨证要点　心脾两虚证的临床表现常见心悸怔忡，失眠多梦，健忘，食纳减少，腹胀，大便溏泻，倦怠乏力。舌质淡嫩，脉细弱。

心脾两脏病变常互相影响，辨证时必须抓住矛盾主要方面。如因心而影响脾的，见症重点当在心悸、气短，治疗当以益心为主；如因脾而影响心的，见症重点应在食少腹胀、便溏乏力，治疗当以补脾为主。一般以心悸失眠、面色萎黄、神疲食少、腹胀便溏为辨证要点

3. 心肾不交证的临床表现及辨证要点　心肾不交证的临床表现常见虚烦失眠，心悸健忘，头晕耳鸣，咽干，腰膝酸软，多梦遗精，潮热盗汗，小便短赤。舌红无苔，脉细数。心阴虚，神失所养，故见虚烦失眠、心悸健忘。肾阴虚，则腰膝酸软。肾之阴精不足，不能上养清窍，故见头晕耳鸣。虚火内扰、精关不固，则多梦遗精。潮热盗汗、咽干、小便短赤、舌红无苔、脉细数，均属阴虚内热之象。一般以失眠，伴见心火亢而肾水虚的症状为辨证要点。

4. 肺脾两虚证的临床表现及辨证要点　肺脾两虚证的临床表现常见久咳不已，短气乏力，痰多清稀，食纳减少，腹胀便溏，甚则足面浮肿。

舌淡苔白，脉细弱。肺虚则失其宣降，脾虚则湿痰内生，故久咳、痰多清稀。脾气不足，运化失常，故食少腹胀、便溏。脾肺气虚，故短气乏力。若气不行水，水湿停留则见浮肿。舌淡苔白、脉细弱皆为气虚见症。一般以咳喘、纳少、腹胀便溏为主，伴见气虚症状为辨证要点。

5. 肝火犯肺证的临床表现及辨证要点　肝火犯肺证的临床表现常见胸胁窜痛，咳嗽阵作，甚则咯吐鲜血，性急善怒，烦热口苦，头眩目赤。舌质红，舌苔薄，脉弦数。这些症状，均由肝郁气滞、气郁化火、肝火上逆犯肺引起。一般以胸胁灼痛、急躁易怒、目赤口苦、咳嗽为辨证要点。

6. 肺肾阴虚证的临床表现及辨证要点　肺肾阴虚证的临床表现常见咳嗽痰少，动则气促，间或咯血，腰膝酸软，消瘦，骨蒸潮热，盗汗遗精，颧红。舌红苔少，脉细数。这些症状均由肺肾阴虚、阴虚内热、虚火上炎引起。一般以久咳痰血、腰膝酸软、遗精等症与阴虚症状共见为辨证要点。

7. 肝脾不调证的临床表现及辨证要点　肝脾不调证的临床表现常见胸胁胀痛，善太息，腹部胀满，肠鸣，大便稀薄，矢气多，精神抑郁，性情急躁，食纳减少。舌苔白，脉弦数。肝郁气滞，故胸胁胀满、善太息、精神抑郁、性情急躁。脾失健运，故食纳减少、腹胀肠鸣、多矢气、大便稀薄。一般以胸胁胀满窜痛、易怒、纳呆、腹胀、便溏为辨证要点。

8. 肝胃不和证的临床表现及辨证要点　肝胃不和证的临床表现常见胸胁胀满，善太息，胃脘胀满作痛，嗳气吞酸，嘈杂或呕恶。苔薄黄，脉弦。肝郁气滞，故胸胁胀痛、善太息。肝气犯胃，胃失和降，故嗳气、吞酸、嘈杂、呕恶。胃脘胀满作痛为气滞疼痛的特点，亦由肝气犯胃所致。一般以脘胁胀痛、吞酸嘈杂为辨证要点。

9. 脾肾阳虚证的临床表现及辨证要点　脾肾阳虚证的临床表现常见畏寒肢冷，气短懒言，身体倦怠，大便溏泻或五更泄泻，或见浮肿，甚则腹满膨胀。舌质淡，苔白润，脉细弱。气短懒言、倦怠乏力、便溏等为脾阳虚的见症。畏寒肢冷、五更泄泻则主要为肾阳虚的见症。

又肾主水，脾能运化水液，故脾肾阳虚可出现浮肿，甚则水停于腹腔内，可致腹满膨胀。舌质淡、苔白润、脉细弱，均为阳虚之征。一般以腰膝、下腹冷痛，久泻不止，浮肿等与寒症共见为辨证要点。

10. 肝肾阴虚证的临床表现及辨证要点　肝肾阴虚证的临床表现常见头晕目眩，耳鸣，胁痛，腰膝酸软，咽干，颧红，盗汗，五心烦热，男子或见遗精，女子或见月经不调。舌红无苔，脉细数。

肝肾阴虚，虚火上扰，故见头晕目眩、耳鸣、咽干、颧红等症。肝脉布两胁，肝阴不足，则经脉失养故胁痛。腰为肾之府，肾主骨，肝主筋，膝为筋之府，肝肾阴虚，故腰膝酸软。肾阴亏虚，虚火内生，扰动精室，故男子可见遗精。肝肾阴虚，冲任失调，可致月经不调。五心烦热、盗汗、舌红无苔、脉细数，均为阴虚内热之征象。一般以胁痛、腰膝酸软、耳鸣、遗精与阴虚内热症状共见为辨证要点。

三、气血津液辨证

气血津液辨证，就是分析气、血、津液的病理变化，从而辨认其所反映的不同证候特点，为治疗选药的基础。

（一）气病主要证候的临床表现及辨证要点

气的病变很多，一般可概括为气虚证、气陷证、气滞证、气逆证四种

1. 气虚证的临床表现及辨证要点　气虚证的临床表现常见头晕目眩，少气懒言，疲倦乏力，自汗，活动时诸症加剧。舌淡，脉虚无力。一般以全身功能活动低下为辨证要点。

2. 气陷证的临床表现及辨证要点　气陷证的临床表现常见头目昏花，少气倦怠，腹部有坠胀感，脱肛或子宫脱垂等。舌淡苔白，脉弱。一般以内脏下垂为主要诊断要点。

3. 气滞证的临床表现及辨证要点　气滞证的临床表现常见胀闷疼痛，妇女乳房胀痛。一般以胀闷疼痛为辨证要点。

4. 气逆证的临床表现及辨证要点　肺气上逆，可见咳嗽喘息等；胃气上逆，则见呃逆、嗳气、恶心呕吐等；肝气升发太过，则见头痛、

眩晕、昏厥、呕血等。一般以气机上逆的症状为辨证要点。

（二）血病主要证候的临床表现及辨证要点

血的病证颇多，概括起来主要有血虚证、血瘀证、血热证、血寒证四个方面。

1. 血虚证的临床表现及辨证要点　血虚证的临床表现常见面色苍白或萎黄，唇色淡白，头晕眼花，心悸失眠，手足发麻，妇女经行量少、愆期甚或经闭。舌质淡，脉细无力。一般以面色、口唇、爪甲失其血色及全身虚弱为辨证要点。

2. 血瘀证的临床表现及辨证要点　血瘀证的临床表现常见局部肿胀疼痛，痛如针刺，拒按，痛处固定不移，且常在夜间加重，一般伴有面色晦暗，口唇色紫，舌有瘀斑，口干但欲漱水不欲咽等症状。一般以痛如针刺、痛有定处、拒按、肿块、唇舌爪甲紫暗、脉涩等为辨证要点。

3. 血热证的临床表现及辨证要点　血热证的临床表现常见心烦，或躁扰发狂，口干不喜饮，身热，以夜间为甚。脉细数，舌红绛。或见各种出血证，妇女月经先期、量多等。一般以出血和全身热象为辨证要点。

4. 血寒证的临床表现及辨证要点　血寒证的临床表现常见疼痛喜暖，得暖痛减，形寒肢冷。舌淡而暗，脉沉迟涩。妇女常见少腹冷痛，畏寒肢冷，月经愆期，经色暗淡有血块等。一般以手足、腹部等局部冷痛，肤色紫暗为辨证要点。

（三）气血同病常见证候的临床表现及辨证要点

气为阳，血为阴。气与血有阴阳相随、互为依存的关系，故气血变化的互相影响在临床上非常多见。气血同病证候，常见气虚血瘀证、气滞血瘀证、气血两虚证、气不摄血证、气随血脱证等。

1. 气虚血瘀证的临床表现及辨证要点　气虚血瘀证的临床表现常见面色淡白或面色暗滞，倦怠乏力，少气懒言，胸胁或其他部位疼痛如刺，痛处固定不移、拒按。舌淡暗或淡紫或有紫斑、紫点，脉涩。一般多以气虚与血瘀的症状同见为辨证要点。

2. 气滞血瘀证的临床表现及辨证要点　气滞血瘀证的临床表现常见胸胁胀满走窜疼痛，性情急躁，并兼见痞块刺痛拒按。舌紫暗或有瘀斑等。妇女还可见月经闭止，或痛经、经色紫暗有块，乳房胀痛等症状。一般以病程较长和肝经循行部位的疼痛、痞块为辨证要点。

3. 气血两虚证的临床表现及辨证要点　气血两虚证的临床表现常见少气懒言，乏力自汗，面色苍白或萎黄，心悸失眠。舌淡而嫩，脉细弱等。一般多以气虚与血虚的症状共见为辨证要点。

4. 气不摄血证的临床表现及辨证要点　气不摄血证的临床表现常见出血的同时有气短，倦怠乏力，面色苍白，脉软弱细微，舌淡等气虚的症状。一般多以出血和气虚症状共见为辨证要点。脾有统摄血液在脉中运行和运化水谷精微的功能，所以气不摄血证，也常可见到脾虚的症状。

5. 气随血脱证的临床表现及辨证要点　气随血脱证的临床表现常见于大量出血的同时，有面色白，四肢厥冷，大汗淋漓，甚至晕厥。脉微细或弱等症。一般多以大量出血时，随即出现气脱的症状为辨证要点。

（四）津液不足、水肿的临床表现及辨证要点

1. 津液不足证的临床表现及辨证要点　津液不足证的临床表现常见口渴咽干，唇燥舌干少津或无津，皮肤干燥，甚或干瘪，或见下肢痿弱，或小便短少，大便干结。脉多细数。若因高热灼伤津液，并见心烦，渴饮，舌红、苔黄，脉细数等症状。若气阴两伤，则并见气短，神疲，舌色较淡，苔少或光剥无苔，脉虚无力的症状。一般多以皮肤、口唇、舌咽干燥及尿少便干为辨证要点。

2. 水肿的临床表现及辨证要点　水肿的临床表现常见下肢浮肿，甚或一身面目悉肿，或单纯腹大如鼓。脉象沉弦，舌淡苔白滑或舌质胖大的症状。水肿有阳水和阴水的区别，一般阳水以发病急，来势猛，先见眼睑头面，上半身肿甚者为辨证要点。阴水以发病较缓，足部先肿，腰以下肿甚，按之凹陷不起为辨证要点。

（郭霞珍）

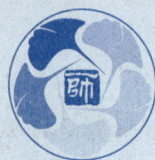

第四章　常用医学检查指标及其临床意义

医学检查指标是诊断疾病的重要依据，亦是疾病治疗中需要监控的指标。药师在参与药学监护、用药方案设计和调整时，要善于学习和掌握常用医学检查指标的正常参考范围，并了解其主要临床意义，有利于与医师沟通，观察疾病的病理状态和进程，对药物治疗方案和疾病的监测指标做出判断，提高疗效和减少药物不良反应的发生率。

本章所述各项检查结果的正常参考范围，依据《全国临床检验操作规程》（第4版）、《临床检验基础》（第5版）、《诊断学》（第9版）、《常见细菌药物敏感性试验报告规范中国专家共识》等编写。鉴于实验方法、试剂和临床习惯的不同，实验结果的正常参考范围可能略有差异。

第一节　血常规检查

血液是在中枢神经的调节下由循环系统流经全身各器官的红色黏稠液体，其在血管内流动，具有输送营养、氧气、抗体、激素和排泄废物及调节水分、体温、渗透压、酸碱度等功能。一般成人的血液占体重的8%～9%，总量为5000～6000ml，血液pH 7.35～7.45，比重为1.05～1.06。血液中的成分可分为血浆（无形成分）和血细胞（有形成分）两大部分。血浆为去除血细胞后的液体部分，占血液总量的55%～60%；血浆中除去91%～92%的水分外，还包括蛋白质、葡萄糖、无机盐、酶、激素等。血细胞在正常情况下主要包括红细胞、白细胞、血小板等。血液检查的内容通常包括红细胞、白细胞、血红蛋白及血小板等参数。

一、红细胞计数

红细胞计数（red blood cell count，RBC）是指单位体积血液中所含红细胞数目。红细胞是血液中数量最多的有形成分，在正常情况下几乎占血容量的1/2，故使血液呈红色黏稠的混悬液。红细胞为双凹圆盘形，其主要生理功能是作为呼吸载体，能在携带和释放氧气至全身各个组织的同时运输二氧化碳，协同调节并维持酸碱平衡和免疫黏附作用。免疫黏附作用可增强吞噬性白细胞对微生物的吞噬作用，消除抗原－抗体复合物的作用，防止复合物在易感区域形成可能有害的沉淀物。红细胞在骨髓内生成，释放入血液后寿命为120天左右，衰老的红细胞被单核－巨噬细胞系统破坏，分解为铁、血红蛋白和胆色素。

【正常参考范围】

新生儿：$(6.0 \sim 7.0) \times 10^{12}/L$

成年男性：$(4.0 \sim 5.5) \times 10^{12}/L$

成年女性：$(3.5 \sim 5.0) \times 10^{12}/L$

【临床意义】

1. 生理性变化

（1）年龄的影响：新生儿的红细胞通常会高于成人。老年人由于造血功能减退，红细胞通常降低。妊娠中、晚期血浆量明显增多，红细胞因被稀释而减低。

（2）时间的影响：红细胞在一天内不同的时间存在着波动。据报道上午7时出现高峰，随后下降。

（3）采血部位：静脉血比毛细血管血的结果低10%～15%，这可能与静脉血的流速较快有关。

（4）精神因素：感情冲动、兴奋、恐惧、冷水浴刺激等均可使肾上腺素分泌增多，导致红细胞和血红蛋白暂时升高。

（5）气压因素：当气压低时，因缺氧刺激，红细胞代偿性增生，因此在高山地区居住人群和登山运动员的红细胞较高。

2. 病理性变化

（1）病理性增多：①相对性增多：频繁呕吐、出汗过多、大面积烧伤等，由于大量失水使血浆减少、血液浓缩，血中各种有形成分（包括红细胞）相对增多，仅为一种暂时的现象；②病理代偿性和继发性增多：常继发于慢性肺心病、肺气肿、高原病和肿瘤（肾癌、肾上腺肿瘤）患者，可引起红细胞代偿性增生；③真性红细胞增多：为原因不明的慢性骨髓功能亢进，红细胞计数可达 $(7.0 \sim 12.0) \times 10^{12}/L$。

（2）病理性减少：①急性、慢性红细胞丢失过多：常由各种原因的出血引起，如消化道溃疡、痔疮、十二指肠钩虫病等。②红细胞生成减少：a. 骨髓造血功能障碍，如再生障碍性贫血、骨髓瘤等；红系祖细胞、幼红细胞或促红细胞生成素免疫性破坏，如单纯红细胞再生障碍性贫血；骨髓被异常细胞或组织所浸润，如骨髓病性贫血。b. 造血物质缺乏或利用障碍，如肾性贫血、缺铁性贫血、铁粒幼细胞贫血等。③红细胞破坏过多：a. 红细胞内异常，如膜结构缺陷，导致的遗传性球形红细胞增多症等；酶活性缺陷，导致的葡萄糖 - 6 - 磷酸脱氢酶缺乏症等；珠蛋白肽链量改变及分子结构变异导致的血红蛋白病等。b. 红细胞外异常，如血清中存在红细胞抗体或补体导致的自身免疫性溶血性贫血；机械性、化学性、物理性及生物因素、脾功能亢进症等原因导致的红细胞破坏过多。

二、血红蛋白

血红蛋白（hemoglobin，Hb）又称血色素，是红细胞的主要组成部分，由珠蛋白和血红素组成。在正常情况下，血液中血红蛋白的成分主要为氧合血红蛋白和还原血红蛋白。血红蛋白在体内的主要作用为运输氧和二氧化碳，携带氧的血红蛋白称为氧合血红蛋白，携带二氧化碳的血红蛋白则称为还原血红蛋白。血红蛋白除能与氧结合形成氧合血红蛋白外，尚可与某些物质作用形成多种血红蛋白衍生物，在临床上可用于诊断某些变性血红蛋白血症和血液系统疾病。

【正常参考范围】

成年男性：120 ~ 160g/L

成年女性：110 ~ 150g/L

新生儿：170 ~ 200g/L

【临床意义】

血红蛋白增减的临床意义基本上与红细胞增减的意义相同，但血红蛋白能更好地反映贫血的程度。贫血按严重程度可分为：极重度贫血，Hb < 30g/L；重度贫血，30g/L ≤ Hb < 60g/L；中度贫血，60g/L ≤ Hb < 90g/L；轻度贫血，90g/L ≤ Hb < 正常参考范围下限。

三、白细胞计数

白细胞计数（white blood cell count，WBC）是指单位体积血液中所含白细胞数目。白细胞是血液中有形成分的重要组成部分，呈球形的无色有核细胞，是机体抵御病原微生物等异物入侵的重要防线。正常外周血液中常见的白细胞分类有中性粒细胞、嗜酸性粒细胞、嗜碱性粒细胞、淋巴细胞和单核细胞。

【正常参考范围】

新生儿：$(15.0 \sim 20.0) \times 10^9/L$

6 个月至 2 岁婴幼儿：$(11.0 \sim 12.0) \times 10^9/L$

成人：$(4.0 \sim 10.0) \times 10^9/L$

【临床意义】

1. 生理性变化

（1）年龄：新生儿白细胞较高，通常 3 ~ 4 天后降至 $10 \times 10^9/L$ 左右，约保持 3 个月。然后逐渐降至成人水平。

（2）日间变化：一般安静松弛时较低，活动和进食后较高；早晨较低，下午较高；一日之间最高值与最低值之间可相差 1 倍。

（3）运动、疼痛和情绪影响：一般脑力和体力活动、冷热水浴、日光或紫外线照射均可使白细胞轻度增加，而剧烈运动、剧烈疼痛和情绪激动可使白细胞显著增多，以中性粒细胞为主，当运动结束后迅速恢复原来水平。这种短暂变化主要是由于体内白细胞重新分布，也与骨髓释放有关。

（4）妊娠与分娩：妊娠期白细胞常轻度增加，特别是临近分娩的最后一日，波动范围为 $(12 \sim 17) \times 10^9/L$，分娩时可高达 $34 \times 10^9/L$。

产后 2 周内恢复正常。

2. 病理性变化

（1）白细胞（中性粒细胞）增加：①急性感染：细菌、某些病毒、真菌、螺旋体等感染。②中毒：代谢性中毒如尿毒症、糖尿病酮症酸中毒；急性化学药物中毒如汞中毒、铅中毒等。③急性大出血。④白血病、骨髓增殖性疾病及恶性肿瘤等。⑤严重的组织损伤及大量红细胞破坏：严重外伤、大手术、大面积烧伤、心肌梗死及严重的血管内溶血后。

（2）白细胞（中性粒细胞）减少：①特殊感染：如革兰阴性菌感染（伤寒、副伤寒）、结核分枝杆菌感染、病毒感染（风疹、肝炎）、寄生虫感染（疟疾）及流行性感冒。②物理、化学损害：如 X 线、γ 射线、放射性核素等物理因素；化学物质如苯及其衍生物、铅、汞等，应用化学药物如磺胺类药、解热镇痛药、部分抗生素、抗甲状腺药、抗肿瘤药等。③血液系统疾病：如再生障碍性贫血、白细胞减少性白血病、粒细胞缺乏症等。④过敏性休克、重度恶病质。⑤脾功能亢进症和自身免疫性疾病。

四、白细胞分类计数

白细胞是一个"大家族"，白细胞分类计数（white blood cell differential count，WBC DC）是指对不同类型的白细胞分别计数并计算其百分比。正常血液中白细胞以细胞质内有无颗粒而分为"有粒"和"无粒"两大类，前者（称为粒细胞）根据颗粒被瑞氏染料染色（伊红 – 美蓝染色）的特点分为中性、嗜酸性、嗜碱性三种；后者包括单核细胞、淋巴细胞。每类细胞的形态、功能、性质各异。

【正常参考范围】

中性分叶核粒细胞(中性粒细胞)：50% ~70%

中性杆状核粒细胞：0 ~5%

嗜酸性粒细胞：0.5% ~5%

嗜碱性粒细胞：0 ~1%

淋巴细胞：20% ~40%

单核细胞：3% ~8%

【临床意义】

1. 中性粒细胞 中性粒细胞是血液中的主要吞噬细胞，在白细胞中所占比例最高，在急

性感染中起重要作用，具有吞噬和杀灭病原体的作用。中性粒细胞计数的临床意义与前述"白细胞计数"的临床意义相同。

中性粒细胞异常改变：①核象变化，包括核左移、核右移。a. 核左移现象：即杆状核粒细胞增多或见晚幼粒细胞甚至出现更早期的粒细胞，若白细胞总数不增高而核左移，常见于严重感染或患者机体抵抗力低下，如感染性休克等；b. 核右移现象：即五叶核粒细胞增多，超过 5% 是骨髓功能减退的表现，核右移出现于感染如肺炎、败血症等急性细菌性感染，巨幼细胞贫血及造血功能衰退时，也可见于应用抗代谢药（如阿糖胞苷或 6 – 巯基嘌呤等）。②毒性变化与退行性变，在严重感染或中毒时，中性粒细胞胞浆中可出现中毒颗粒，或胞浆内出现空泡，发生核膨胀或核固缩等变性。

2. 嗜酸性粒细胞 嗜酸性粒细胞具有变形运动和吞噬功能，可吞噬抗原 – 抗体复合物或细菌。嗜酸性粒细胞可释放组胺酶，抑制嗜碱性粒细胞及肥大细胞中生物活性物质的合成与释放，或将此类物质灭活。其临床意义如下。

（1）嗜酸性粒细胞增多

①过敏性疾病：支气管哮喘、荨麻疹、药物性皮疹、血管神经性水肿、食物过敏、血清病、过敏性肺炎等。

②皮肤病与寄生虫病：牛皮癣、湿疹、天疱疮、疱疹样皮炎、真菌性皮肤病、肺吸虫病、钩虫病、包虫病、血吸虫病、丝虫病、绦虫病等。

③血液系统疾病：慢性粒细胞白血病、嗜酸性粒细胞白血病等。

④药物：应用头孢拉定、头孢氨苄、头孢呋辛钠、头孢哌酮等抗生素。

⑤恶性肿瘤：某些上皮性来源肿瘤如肺癌等。

⑥传染病：猩红热。

⑦其他：风湿性疾病、肾上腺皮质功能减退症等。

（2）嗜酸性粒细胞减少

①疾病或创伤：见于伤寒、副伤寒，大手术后、严重烧伤等应激状态。

②药物：长期应用肾上腺皮质激素、烟酸、

甲状腺素等。

3. 嗜碱性粒细胞 嗜碱性粒细胞无吞噬功能，颗粒中有许多生物活性物质，其中主要为肝素、组胺、慢反应物质、血小板激活因子等。在免疫反应中与 IgG 具有较强的结合力，结合了 IgG 的嗜碱性粒细胞再次接触相应的过敏原时，发生抗原 – 抗体反应，细胞发生脱颗粒现象，继而引起毛细血管扩张、通透性增加，平滑肌收缩，腺体分泌增多等变态反应。其临床意义如下。

（1）嗜碱性粒细胞增多

①血液系统疾病：慢性粒细胞白血病、真性红细胞增多症、原发性血小板增多症。

②中毒：铅中毒、铋中毒。

③内分泌疾病：糖尿病、甲状腺功能减退症等。

④过敏性疾病：药物、食物、吸入物所致超敏反应等。

（2）嗜碱性粒细胞减少

①疾病：速发型过敏反应，如过敏性休克等。

②药物：见于促肾上腺皮质激素、肾上腺皮质激素应用过量及应激反应。

4. 淋巴细胞 淋巴细胞在免疫过程中具有重要作用，如 B 淋巴细胞在抗原刺激下转化为浆细胞，分泌特异性抗体，参与体液免疫。其临床意义如下。

（1）淋巴细胞增多

①传染病：主要见于病毒感染，如传染性淋巴细胞增多症、结核病、水痘、麻疹、风疹、流行性腮腺炎，也可见于百日咳杆菌感染、布鲁菌感染等。

②血液系统疾病：急、慢性淋巴细胞白血病，淋巴瘤等。

③移植排斥反应。

（2）淋巴细胞减少：多见于免疫缺陷病、接触放射线以及长期应用肾上腺皮质激素后等。

5. 单核细胞 单核细胞具有活跃的变形运动和强大的吞噬功能，其进入组织后转化为巨噬细胞，除了能吞噬一般细菌、组织碎片、衰老的红细胞、细胞内细菌（结核分枝杆菌）外，尚可吞噬抗原、传递免疫信息并活化 T、B 淋巴细胞，在特异性免疫中起重要作用。其临床意义如下。

单核细胞增多：①感染性疾病：如 EB 病毒感染、布鲁菌病、水痘 – 带状疱疹、细菌性心内膜炎、活动性肺结核、伤寒、疟疾、黑热病。②血液系统疾病：如单核细胞白血病、粒细胞缺乏症恢复期。③炎症性疾病：如炎症性肠病、结节病。④药物：如糖皮质激素等。

五、血小板计数

血小板计数（platelet count，PLT）是指单位体积血液中所含血小板数目。血小板由骨髓巨核细胞产生，每个巨核细胞可以产生 2000 ~ 3000 个血小板，生存期为 8 ~ 11 天，具有黏附、聚集、释放等多种功能。

血小板的主要作用：①生理情况下，它通过营养血管内皮，填补内皮细胞间的缝隙来保持毛细血管壁的完整性；对毛细血管发挥营养和支持作用。②当毛细血管壁受损时，它黏附于损伤部位，通过黏附、聚集、释放功能参与初期止血过程，在伤口处形成白色血栓而止血。③通过释放细胞内凝血因子、提供催化表面和收缩功能参与二期止血；其中血小板第 3 因子对血液的凝固尤为重要，故血小板数量发生改变时常导致出血。④释放血小板收缩蛋白使纤维蛋白网发生退缩，促进血液凝固。血小板计数是评估止血和凝血功能的重要指标之一。血小板在血栓形成、动脉粥样硬化、肿瘤转移、炎症反应、免疫反应等病理生理过程中也有重要作用。因此，血小板计数是出血性疾病必不可少的检测项目。

【正常参考范围】
（100 ~ 300）×10^9/L

【临床意义】

1. 生理性变化

（1）正常人每天血小板计数有 6% ~ 10% 的波动，一般晨间较低、午后略高，春季较低、冬季略高，平原居民较低、高原居民略高。静脉血平均值较周围血稍高。

（2）新生儿较出生后超过 28 天的婴儿为低，出生后 3 个月后才达到成人水平。

（3）女性月经前血小板计数降低，月经期

后逐渐上升。妊娠中、晚期升高，分娩后 1 ~ 2 天降低。

（4）剧烈活动和饱餐后血小板计数升高，休息后可恢复到原来水平。

2. 病理性变化

（1）血小板计数降低：①血小板生成减少：常见于造血功能损伤（再生障碍性贫血、急性白血病）。②血小板破坏或消耗过多：常见于原发性血小板减少性紫癜、淋巴瘤、风疹、弥散性血管内凝血。③血小板分布异常：如脾肿大。④药物作用：如氯霉素、噻氯匹定、阿司匹林、阿加曲班、肝素钠、依诺肝素、磺达肝癸钠、利奈唑胺等。

（2）血小板计数增高：常见于慢性粒细胞白血病、真性红细胞增多症、急性感染、急性溶血等。

六、红细胞沉降率

红细胞沉降率（erythrocyte sedimentation rate，ESR）也称血沉，是指红细胞在一定条件下于单位时间内的沉降距离。红细胞的密度大于血浆密度，在地心引力的作用下产生自然向下的沉力。一般而言，除一些生理性因素外，凡体内有感染或坏死组织的情况，血沉就可加快，提示有病变的存在。

【正常参考范围】

男性：0 ~ 15mm/h（魏氏法）

女性：0 ~ 20mm/h（魏氏法）

【临床意义】

1. 生理性增快 见于女性月经期、妊娠 3 个月以上（至分娩后 3 周内）。

2. 病理性增快

（1）炎症反应：结核病、急性细菌性感染所致的炎症反应，活动期血沉常增快；当病情好转或稳定，血沉也逐渐恢复正常。

（2）组织损伤及坏死：心肌梗死时血沉明显增快，心绞痛时血沉多正常。较大的手术或创伤可致血沉加速，多于 2 ~ 3 周恢复正常。

（3）恶性肿瘤：迅速增长的恶性肿瘤导致血沉增快，而良性肿瘤时血沉多正常。

（4）各种原因造成的高球蛋白血症：如慢性肾炎、肝硬化、系统性红斑狼疮、巨球蛋白

血症、亚急性细菌性心内膜炎。多发性骨髓瘤的血浆中出现大量异常球蛋白，血沉加速非常显著，因而血沉为重要诊断指标之一。

（5）贫血：血沉增快与贫血程度相关，贫血越严重，血沉增快越明显。但是当小细胞低色素性贫血时，因红细胞体积较小、血红蛋白量不足而血沉缓慢；遗传性球形红细胞增多症、镰状细胞贫血时，红细胞形态不利于缗钱状聚集，血沉反而减慢。

七、C – 反应蛋白

C – 反应蛋白（C reactive protein，CRP）是经肝脏合成，能与肺炎链球菌细胞壁 C 多糖发生反应的急性时相反应蛋白。CRP 不仅可与多糖结合，还可以与卵磷脂、核酸等结合，发挥激活补体系统、促进吞噬、调节免疫等作用。

【正常参考范围】

CRP < 2.87mg/L（速率散射比浊法）

【临床意义】

CRP 升高可伴发于多种疾病导致的急、慢性炎症，包括感染性疾病和非感染性炎症性疾病。CRP 升高多见于化脓性感染、心肌梗死、手术创伤、结缔组织病等。CRP 的应用主要包括以下三方面：①可初步用于鉴别细菌性感染与非细菌性感染，前者升高程度往往高于后者。②可用于治疗效果的评估。风湿性多肌痛患者多表现为 CRP 升高，可在治疗过程中监测 CRP 是否有改善以评估治疗效果。③鉴别部分器质性疾病和功能性疾病，前者升高，后者不升高。但孕妇 CRP 较高。

第二节 尿常规检查

尿液是人体泌尿系统排出的代谢废物，正常人每日排出尿液 1000 ~ 3000ml；儿童每小时 3 ~ 4ml/kg。其中 97% 为水分；而在 3% 的固体物质中，主要包含有机物（尿素、尿酸、肌酐等蛋白质代谢产物）和无机物（氯化钠、磷酸盐、硫酸盐、铵盐等）。尿量的多少主要取决于肾小球滤过率和肾小管的重吸收，正常人的尿量变化幅度较大，可能与饮水量和排汗量有关。正常尿液常为黄色或淡黄色，清澈透明，新鲜尿液呈弱酸性。

尿液检查的目的包括：①泌尿系统疾病的诊断，如泌尿系统感染、结石、结核、肿瘤、血管与淋巴管病变以及肾移植等，由于上述疾病相关的代谢产物可直接进入尿液，因此可作为泌尿系统疾病诊治的首选。②血液系统及代谢性疾病的诊断，如糖尿病、胰腺炎、肝炎、溶血性疾病等，在尿液中的代谢产物也有所改变。③职业病的诊断，如急性汞、四氯化碳中毒，慢性铅、镉、铋、钨中毒，均可引起肾功能损害，尿液中将出现异常改变。④药物安全性监测，某些具有肾毒性或治疗安全窗窄的药物，如庆大霉素、卡那霉素、多黏菌素 B、磺胺类药等，可引起肾功能损害，尿液检查可指导药物不良反应的防范和治疗。

一、尿液酸碱度

正常的尿液呈中性或弱酸性，尿液酸碱度受疾病、用药和饮食的影响而变化。尿液酸碱度（urine pH）反映了肾脏维持血浆和细胞外液正常氢离子浓度的能力，人体代谢活动所产生的非挥发性酸，如硫酸、磷酸、盐酸及少量丙酮酸、乳酸、枸橼酸和酮体等，主要以钠盐形式由肾小球排出；而碳酸氢盐则被重吸收。肾小管分泌的氢离子与肾小球滤过的钠离子交换，因此，肾小球滤过率及肾血流量可影响尿液酸碱度。

【正常参考范围】

晨尿：pH≈6.5

随机尿：pH 4.5 ~ 8.0

【临床意义】

1. 尿 pH 增高

（1）疾病：代谢性或呼吸性碱中毒、感染性膀胱炎、肾小管性酸中毒。

（2）药物：应用碱性药物，如碳酸氢钠、碳酸钾、氨丁三醇等。

2. 尿 pH 降低

（1）疾病：代谢性或呼吸性酸中毒、痛风、糖尿病酮症酸中毒、慢性肾小球肾炎等。

（2）药物：应用酸性药物，如维生素 C、氯化铵等。

二、尿比重

尿比重（urine specific gravity，SG）系指在

4℃时尿液与同体积纯水的重量之比。在正常情况下，人体为维持体液和电解质的平衡，通过肾脏排出水分和多种固体物质进行调节。尿比重可以反映肾小管浓缩和稀释功能，尿比重受尿中所含可溶性物质的数量、质量及尿量的影响，即取决于尿液中溶解物质（尿素、氯化钠）的浓度，其中尿素主要反映食物中蛋白质的含量，氯化钠反映盐的含量。

【正常参考范围】

成人晨尿：> 1.020

成人随机尿：1.015 ~ 1.025

【临床意义】

1. 尿比重增高 急性肾小球肾炎、心力衰竭、糖尿病、脱水、高热等。

2. 尿比重降低 慢性肾小球肾炎、慢性肾功能不全、尿崩症等。

三、尿蛋白

尿蛋白（urine protein，PRO）即尿中蛋白质，是尿液检查的核心项目之一。正常情况下，由于肾小球基底膜的滤过孔径屏障及电荷屏障，只有少量的白蛋白及其他低分子蛋白质能通过肾小球基底膜而进入鲍氏囊，其中 95% 以上的蛋白质在近端肾小管通过胞饮作用被重吸收。因此，正常人 24 小时尿液中的尿蛋白含量极微，应用一般定性试验方法常检测不出。但当人体肾脏的肾小球基底膜通透能力增加（肾炎）或血浆中低分子蛋白质过多时，蛋白质进入尿液中，超过肾小管的重吸收能力，便会出现蛋白尿。此外，当近曲小管上皮细胞受损，重吸收能力降低或丧失时，也会产生蛋白尿。

【正常参考范围】

定性试验：阴性

定量试验：0 ~ 80mg/24h 尿

【临床意义】

蛋白尿大体上可分为功能性蛋白尿（functional proteinuria）和病理性蛋白尿（pathological proteinuria）。

1. 功能性蛋白尿 又称为生理性蛋白尿，泌尿系统无器质性病变，尿内暂时出现蛋白质，但诱因解除后消失。常见于剧烈运动、高热、严寒、精神紧张时。

2. 病理性蛋白尿

（1）肾小球性蛋白尿：各种原因导致肾小球基底膜通透性及电荷屏障受损，血浆蛋白大量滤入原尿，超过肾小管重吸收能力所引起。见于肾小球肾炎、肾病综合征、肾肿瘤等。

（2）肾小管性蛋白尿：肾小管对相对分子质量小的蛋白质的重吸收减弱，导致出现蛋白尿。常见于肾盂肾炎、间质性肾炎、肾小管性酸中毒、重金属（汞、铅、镉）中毒、使用肾毒性药物庆大霉素等。

（3）混合性蛋白尿：肾小管和肾小球同时受损所致的蛋白尿，高、低分子质量的蛋白质都大幅增加。如糖尿病、系统性红斑狼疮等。

（4）溢出性蛋白尿：因血浆中出现异常增多的低分子蛋白质，超过肾小管重吸收阈值所致的蛋白尿。常见于急性溶血、肌肉损伤等。

（5）组织性蛋白尿：由于肾组织破坏或肾小管分泌蛋白质增多所致的蛋白尿。常见于肾脏炎症或药物刺激泌尿系统。

（6）假性蛋白尿：在肾脏以下的泌尿道发生疾患时可产生大量含蛋白质的成分物质（如白细胞、红细胞等），使尿中蛋白质呈阳性。常见于膀胱炎、肾盂肾炎等。

四、尿葡萄糖

尿液中排出的糖主要为葡萄糖，一般尿糖检查均指尿葡萄糖（urine glucose，GLU）检查。正常人24小时尿液中含糖量甚少，用一般检测方法呈阴性反应。尿液中出现葡萄糖取决于血糖水平、肾小球滤过葡萄糖速度、近端肾小管重吸收葡萄糖速度和尿流量。当血糖阈值超过肾滤过与重吸收阈值或肾小管重吸收葡萄糖阈值下降时，肾小球滤过葡萄糖量超过肾小管重吸收的最大能力时，较多的葡萄糖从尿液中排出，尿糖定性试验出现阳性，称为糖尿（glycosuria）。

【正常参考范围】

定性试验：阴性

定量试验：成人 <0.56~5.0mmol/24h 尿

【临床意义】

1. 血糖增高性糖尿 多见于糖代谢紊乱、甲状腺功能亢进症、垂体前叶功能亢进症、嗜

铬细胞瘤等。

2. 血糖正常性糖尿 由于肾小管病变导致葡萄糖重吸收能力降低所致；肾滤过与重吸收阈值下降产生的糖尿，也称肾性糖尿。主要见于慢性肾小球肾炎、肾病综合征、间质性肾炎等。

3. 暂时性糖尿 多见于进食含糖食品、头部外伤、脑出血、急性心肌梗死等。

五、尿胆红素

胆红素是血红蛋白的降解产物，在正常尿液中不含有胆红素。尿胆红素（urine bilirubin，BIL）的检出是提示肝细胞损伤和鉴别黄疸类型的重要指标，在诊断和预后方面有重要意义。

【正常参考范围】

定性试验：阴性

【临床意义】

尿胆红素检测仅作为黄疸实验室鉴别的一个项目，实际应用时，尚需与血清胆红素、尿胆原、粪胆原等检测结果一起综合分析。尿胆红素阳性通常提示急性黄疸型肝炎、胆汁淤积性黄疸。而尿胆原阳性多见于肝细胞性黄疸和溶血性黄疸。

六、尿红细胞

含一定量红细胞的尿液称为血尿。1000ml尿液含血量超过 1ml 时，尿液呈红色，称为肉眼血尿；而离心尿液中红细胞超过 3 个/HPF，但外观呈无色或淡黄色的尿时，称为镜下血尿。

【正常参考范围】

玻片法：0~3 个/HPF

定量试验：0~5 个/μl

【临床意义】

尿红细胞阳性：尿中异常红细胞呈现均一性时，考虑肾小球以外部位的泌尿系统出血，如尿路结石、出血性膀胱炎等；当呈现非均一性时，考虑肾小球肾炎、肾病综合征等疾病。

七、尿沉渣白细胞

正常成人的尿液中可有少数白细胞，超过一定数量时则为异常；尿中白细胞多为炎症感染时出现的中性粒细胞，已发生退行性改变，

又称为脓细胞。尿沉渣白细胞（urine leuko-cytes，LEU）是检测离心尿沉淀物中白细胞的数量，结果以白细胞数/高倍视野（WBC/HPF）或白细胞数/微升（WBC/μl）表示。

【正常参考范围】

玻片法：0～5 个/HPF

定量试验：0～10 个/μl

【临床意义】

尿沉渣白细胞增多：泌尿系统感染如肾盂肾炎、膀胱炎、前列腺炎，女性白带混入尿液时也可发现较多的白细胞。

八、尿沉渣管型

尿沉渣管型（casts in urine sediment）是尿液中的蛋白质在肾小管内聚集而成，尿液中出现管型是肾实质性病变的证据。

常见的管型种类包括透明管型、细胞管型（白细胞、红细胞、上皮细胞）、颗粒管型、蜡样管型、脂肪管型。

【正常参考范围】

镜检法：0 或偶见透明管型

【临床意义】

（1）透明管型：多见于急性或慢性肾小球肾炎、急性肾盂肾炎、肾病综合征等。

（2）颗粒管型：多见于急性或慢性肾小球肾炎、肾病综合征、慢性肾盂肾炎等。

（3）细胞管型：红细胞管型多见于急性肾小球肾炎、肾出血等；白细胞管型多见于肾实质感染性病变；肾上皮细胞管型多见于急性肾小管坏死、间质性肾炎；混合细胞管型多见于活动性肾小球肾炎等。急性肾盂肾炎少见白细胞管型，偶见颗粒管型。

（4）蜡样管型：提示肾小管严重病变，多见于慢性肾小球肾炎晚期、尿毒症等。

（5）脂肪管型：提示肾小管损伤，可见于亚急性肾小球肾炎、慢性肾小球肾炎等。

九、尿沉渣结晶

尿沉渣中的无机沉渣物主要为结晶体，称为尿沉渣结晶（crystals in urine sediment），多来自饮食中盐类代谢的结果。正常人尿沉渣结晶中的磷酸盐、草酸盐、尿酸盐最为常见，一般临床意义不大；而有些结晶具有重要的临床意义。

【正常参考范围】

正常的尿液中有少量磷酸盐、草酸盐和尿酸盐等结晶。

【临床意义】

（1）大量草酸钙结晶及胱氨酸结晶多见于肾或膀胱结石。

（2）大量尿酸盐结晶见于高尿酸性肾病、急性痛风、慢性间质性肾炎。

（3）感染引起结石时，尿中常见磷酸镁铵结晶。

（4）大量磷酸钙结晶出现时需警惕甲状旁腺功能亢进症、肾小管酸中毒。

（5）胆红素结晶多见于黄疸、急性肝坏死；亮氨酸结晶多见于急性肝萎缩、急性磷中毒。

（6）药物结晶多见于服用磺胺类药物，多与用药过量有关。

十、尿酮体

酮体包括乙酰乙酸、β－羟丁酸、丙酮，是体内脂肪酸氧化的中间产物。酮体由肝脏产生，在血液中循环，在其他组织中氧化生成 CO_2 和 H_2O，但在正常人体中极少有酮体。当糖供应不足和组织中葡萄糖氧化分解降低时，脂肪氧化加强；如酮体产生的速度大于组织利用的速度，则血液中酮体增加而出现酮血症，继之发生酮尿而出现尿酮体（urine ketone bodies，KET）。

【正常参考范围】

定性试验：阴性

【临床意义】

1. 非糖尿病酮尿 如高热、呕吐、腹泻。

2. 糖尿病酮尿 糖尿病尚未控制或未曾治疗，持续出现酮尿，提示有糖尿病酮症酸中毒，尿液中排出大量酮体，常早于血液中酮体的升高。

第三节 粪常规检查

人每日有 500～1000ml 食糜残渣进入结肠。其中含水分3/4，剩余的1/4为固体成分，水分和电解质大部分在结肠上半段被吸收。

一、粪外观

正常人的粪外观（fecal appearance）色泽为黄褐色，婴儿为黄色（主要由于婴儿的胆色素代谢功能尚未发育完全），均为柱状软便。粪便有臭味，有少量黏液但肉眼不可见。影响粪便色泽的生理因素如下。

1. 饮食　当大量摄入某种食物时，粪便颜色会相应改变。肉食者粪便为黑褐色；绿叶菜食者粪便为暗绿色；食用巧克力、咖啡者粪便为酱色；食用西红柿、西瓜者粪便为红色；食用黑芝麻者粪便为无光泽的黑色。

2. 药物　口服药用炭、铋制剂、铁制剂、某些中草药者粪便可呈无光泽的灰黑色；服用大黄、番泻叶等中药者粪便呈黄色；服用保泰松、羟基保泰松可使粪便变为红色或黑色；服用水杨酸钠可使粪便变为红至黑色；服用利福平可使粪便变成橘红至红色；服用抗凝药华法林、双香豆素、双香豆素乙酯、醋硝香豆素可使粪便变红。

【临床意义】

1. 稀糊状或水样便　常由肠蠕动亢进、水分吸收不充分导致，见于各种感染性或非感染性腹泻，或急性胃肠炎；若出现大量的黄绿色稀便并含有膜状物，则应考虑伪膜性肠炎（亦称假膜性肠炎）。

2. 米泔水样便　因肠道受刺激而引发大量水分分泌所致，见于霍乱、副霍乱等。

3. 黏液便　由于肠道受刺激而分泌过多黏液所致，见于小肠炎症（黏液混于粪便中）、大肠炎症（黏液附着于粪便表面）等。

4. 胨状便　主要见于过敏性肠炎、慢性菌痢等。

5. 脓血便　为下段肠道疾病的表现，主要见于细菌性痢疾、溃疡性结肠炎、直肠或结肠癌、阿米巴痢疾（以血为主，呈暗红果酱色）等。

6. 乳凝块便　为脂肪或酪蛋白消化不良的表现，常见于儿童消化不良等。

7. 鲜血便　主要见于痔疮、肛裂、息肉等下消化道出血等。

8. 细条便　为直肠狭窄的表现，主要见于直肠癌。

9. 白陶土样便　由于胆汁减少或缺乏，使粪胆原减少或缺乏，见于各种病因所致的梗阻性黄疸。

二、粪隐血

一般情况下，粪便中不可见红细胞，粪隐血（fecal occult blood）结果通常为阴性。

【正常参考范围】

阴性

【临床意义】

粪隐血可见于如下病理情况。

1. 消化道溃疡　胃、十二指肠溃疡患者的隐血阳性率可达40%～70%，可呈间歇性阳性，虽出血量大但呈非持续性。

2. 消化道肿瘤　胃癌、结肠癌患者的隐血阳性率可达87%～95%，出血量小但呈持续性。

3. 其他疾病　肠结核、克罗恩病、溃疡性结肠炎等。

三、粪便细胞显微镜检查

粪便细胞显微镜检查（microscopic examination of feces cell）主要对有形细胞、原虫、真菌、寄生虫卵进行观察，以便了解整个消化系统的器官功能或病理状态。

【正常参考范围】

红细胞：无
白细胞：无或偶见
上皮细胞：偶见
细菌：正常菌群
真菌：少量
寄生虫卵：无致病性虫卵

【临床意义】

1. 白细胞增多　见于肠道炎症（常伴有脓细胞），如细菌性痢疾（以中性粒细胞增多为主）、溃疡性结肠炎、痔疮和肠道变态反应性疾病（还可伴有嗜酸性粒细胞和浆细胞增多）。

2. 红细胞增多　见于痢疾、溃疡性结肠炎、结肠癌等。细菌性痢疾常有散在红细胞，形态较完整；阿米巴痢疾可见红细胞成堆且被破坏。

3. 吞噬细胞增多　主要见于急性肠炎和痢疾（可与脓细胞同时出现）。在急性出血坏死性肠炎中，有时可见多核巨细胞。

4. 上皮细胞增多　为肠壁炎症的特征，如见于结肠炎、伪膜性肠炎等。

5. 真菌增多　见于大量或长期应用广谱抗生素引起真菌的二重感染。如白色念珠菌致病常见于菌群失调，普通酵母菌大量繁殖可致轻度腹泻。

第四节　肝功能检查

肝脏是人体内最大的实质性器官，具有十分重要和复杂的生理功能。首先是人体内各种物质代谢和加工的重要部位，将门静脉从肠道吸收的营养物质进行加工以变成人体内自己的成分供应全身，并将多余的物质加以贮存，如糖类、蛋白质、脂肪；又把动脉血带来的代谢产物进行加工利用，或把不能利用的部分加以处理，再由肾脏或胆道排泄，以此维持和调节人体内环境的稳定、水与电解质平衡和血容量的稳定。其次，肝脏还有生物转化和解毒功能，所有进入人体的药物或毒物等都会在肝脏发生氧化、还原、水解、结合等化学反应，不同程度地被代谢，最后以原型药或代谢物的形式排出体外。

由于肝细胞不断地从血液中吸取原料，难以避免遭受有毒物质或病毒、细菌和寄生虫的感染或损害，轻者丧失一定的功能，重者造成肝细胞坏死，最后发展为肝硬化、肝癌及肝衰竭，甚至发生肝性脑病。肝功能检查指标在临床上具有十分重要的意义。

一、血清丙氨酸氨基转移酶

丙氨酸氨基转移酶（alanine aminotransferase，ALT）是一组催化氨基酸与 α - 酮酸间氨基转移反应的酶类，旧称谷丙转氨酶（GPT）。主要存在于肝（最主要）、肾、心肌、骨骼肌、胰腺、脾、肺、红细胞等组织与细胞中，同时也存在于正常体液如血浆、胆汁、脑脊液、唾液中。当富含 ALT 的组织与细胞受损时，ALT 从细胞释放增加，进入血液后导致 ALT 活力上升。其增高的程度主要与肝细胞被破坏的程度呈正比。

【正常参考范围】

速率法：成人 <40U/L

【临床意义】

ALT 的测定可评估肝细胞损伤程度。ALT 升高常见于以下疾病。

1. 肝胆疾病　反映肝损伤，如传染性肝炎、中毒性肝炎、肝癌、肝硬化活动期、肝脓肿、脂肪肝、梗阻性黄疸、胆汁淤积症、胆管炎、胆囊炎。其中慢性肝炎、脂肪肝、肝硬化、肝癌可见 ALT 轻度上升或正常。

2. 其他疾病　急性心肌梗死、心肌炎、心力衰竭等。

3. 用药与接触化学品　服用有肝毒性的药物或接触某些化学物质，如氯丙嗪、异烟肼、奎宁、水杨酸、利福平、氟康唑、他汀类药物、乙醇、汞、铅、有机磷等。

二、血清天门冬氨酸氨基转移酶

天门冬氨酸氨基转移酶（aspartate transaminase，AST）同样是体内最重要的氨基转移酶之一，催化 L - 天门冬氨酸与 α - 酮戊二酸间氨基转移反应，旧称谷草转氨酶（GOT）。主要存在于心肌、肝、肾、骨骼肌、胰腺、脾、肺、红细胞等组织细胞中，同时也存在于正常体液如血浆、胆汁、脑脊液及唾液中。当富含 AST 的组织细胞受损时，细胞通透性增加，AST 从细胞释放增加，进入血液后导致 AST 活性上升。

【正常参考范围】

速率法：成人 <40U/L

【临床意义】

AST 的测定可评估肝细胞损伤程度。AST 升高常见于肝脏疾病，如传染性肝炎、中毒性肝炎、肝癌、肝硬化活动期等；在急性或轻型肝炎时，血清 AST 升高，但升高幅度不如 ALT，AST/ALT 比值 <1；在慢性肝炎、肝硬化时，AST 上升的幅度高于 ALT。故 AST/ALT 比值测定有助于肝病的鉴别诊断。

三、血清 γ - 谷氨酰转移酶

γ - 谷氨酰转移酶（γ - glutamyl transferase，GGT）又称 γ - 谷氨酰转肽酶，是催化谷胱甘肽或其他化合物的 γ - 谷氨酰基转移至某些 γ - 谷氨酰受体上的酶。GGT 主要存在于血清及除肌肉外的所有组织中，如肾、胰、肝、大肠、心肌等，其中以肾组织中最高。

【正常参考范围】

男性：11～50U/L

女性：7～32U/L

【临床意义】

GGT 升高见于以下疾病。

1. 肝胆疾病　肝内或肝外胆管梗阻者血清 GGT 升高明显，如原发性胆汁性肝硬化、梗阻性黄疸性胆管炎。慢性肝炎、肝硬化者 GGT 持续升高，提示病情不稳定或有恶化趋势。

2. 其他疾病　胰腺炎、脂肪肝、前列腺肿瘤等。

四、血清碱性磷酸酶

碱性磷酸酶（alkaline phosphatase，ALP）为一组单酯酶，广泛存在于人体组织和体液中，其中以骨、肝、乳腺、小肠、肾脏的浓度较高。碱性磷酸酶可催化磷酸酯的水解反应，并有转移磷酸基的作用。当上述器官或组织病变时，此酶的活性增强。

【正常参考范围】

男性：45～125U/L

女性：20～49 岁　30～100U/L

　　　　50～79 岁　50～135U/L

【临床意义】

ALP 增高可见于以下疾病。

1. 肝胆疾病　梗阻性黄疸、胆道梗阻、胰头癌、急性或慢性黄疸型肝炎、肝癌等。

2. 骨骼疾病　骨损伤、骨疾病、变形性骨炎（Paget 病），使成骨细胞内有高度的 ALP 释放入血；纤维性骨炎、骨折恢复期、佝偻病、骨软化症、成骨不全症等，因为 ALP 生成亢进，血清 ALP 活性升高。

五、血清总蛋白、白蛋白和球蛋白

总蛋白（total protein，TP）为白蛋白（亦称清蛋白）（albumin，ALB）和球蛋白（globulin，GLO）之和。血浆蛋白具有维持正常的血浆胶体渗透压、体内运输、机体免疫、凝血和抗凝血及营养等生理功能。当肝脏受损时，血浆蛋白减少，在炎症性肝细胞破坏和抗原性改变时，可刺激免疫系统，导致 γ-球蛋白比例增

高，此刻总蛋白量变化不大，但白蛋白和球蛋白比值（A/G）会变小，甚至发生倒置。为了反映肝脏功能的实际情况，在做血清总蛋白测定的同时，尚需要测定 A/G 比值。

【正常参考范围】

TP：成人 60～80g/L

ALB：成人 40～55g/L

GLO：20～30g/L

A/G 比值：（1.5～2.5）：1

【临床意义】

1. 总蛋白

（1）总蛋白增高：①各种原因脱水所致的血液浓缩：如呕吐、腹泻、休克、高热、肾上腺皮质功能减退症等；②血浆蛋白合成增加：如多发性骨髓瘤等。

（2）总蛋白降低：①各种原因引起的血浆蛋白丢失和摄入不足：营养不良、消化吸收不良；②血液稀释：可导致总蛋白浓度相对减少，如水钠潴留或静脉应用过多的低渗溶液；③疾病：见于多种慢性消耗性疾病，如结核病、肿瘤、甲状腺功能亢进症等。

血清总蛋白的测定值常与白蛋白、球蛋白及血白蛋白电泳等指标综合分析。

2. 白蛋白　在肝脏合成，属于非急性时相蛋白，在维持血浆胶体渗透压、体内运输、营养方面均起着非常重要的作用。

（1）白蛋白降低：①营养不良：摄入不足、消化吸收不良。②消耗增加：见于多种慢性消耗性疾病，如结核病、恶性肿瘤、甲状腺功能亢进症；或蛋白丢失过多，如急性大出血、严重烧伤。③合成障碍：主要是肝功能障碍，若持续低于 30g/L，则提示有慢性肝炎或肝硬化。

（2）白蛋白增高：见于严重脱水而致血液浓缩。

3. 球蛋白　是多种蛋白质的混合物，主要以 γ-球蛋白为主。

（1）球蛋白增高：①炎症或慢性感染性疾病：如结核病、疟疾、黑热病、麻风病等；②自身免疫性疾病：风湿热、系统性红斑狼疮、类风湿关节炎；③恶性肿瘤：如骨髓瘤和淋巴瘤等。

（2）球蛋白降低：①生理性减少：出生后

至3岁；②免疫功能抑制：如应用肾上腺皮质激素和免疫抑制剂；③低γ-球蛋白血症。

4. A/G 比值　A/G 倒置提示有慢性肝炎、肝硬化、肝实质性损害、多发性骨髓瘤等。

六、血清胆红素

胆红素（bilirubin，Bil）是由衰老红细胞在肝脏、脾脏及骨髓的单核－巨噬细胞系统中的分解产物。由红细胞破坏生成的胆红素，含有亚铁血红素的非血红蛋白物质及骨髓中无效造血的血红蛋白，均为游离胆红素（free bilirubin），也称为非结合胆红素（unconjugated bilirubin，UCB）或间接胆红素（indirect bilirubin，Ibil）。非结合胆红素以白蛋白为载体随血流进入肝脏，之后与白蛋白分离，被肝细胞摄取并最终与尿苷二磷酸葡萄糖醛酸作用，形成单葡萄糖醛酸胆红素及双葡萄糖醛酸胆红素，即结合胆红素（conjugated bilirubin，CB），也称直接胆红素（direct bilirubin，Dbil）。直接胆红素与间接胆红素之和即血清总胆红素（serum total bilirubin，STB 或 Tbil）。

【正常参考范围】

总胆红素：成人 3.4～17.1μmol/L

直接（结合）胆红素：0～6.8μmol/L

间接（非结合）胆红素：1.7～10.2μmol/L

【临床意义】

1. 判断有无黄疸及其程度　根据总胆红素测定水平，当 17.1～34.2μmol/L 时，为隐性黄疸或亚临床性黄疸；34.2～171μmol/L 时，为轻度黄疸；171～342μmol/L 时，为中度黄疸；>342μmol/L 时，为高度黄疸。

2. 判断黄疸类型　若总胆红素升高伴间接胆红素明显升高，为溶血性黄疸；若总胆红素升高伴直接胆红素明显升高，为梗阻性黄疸；三者均升高为肝细胞性黄疸。

第五节　肾功能检查

肾脏是人体最重要的器官之一，其功能主要是分泌和排泄尿液、废物、毒物和药物；调节和维持体液容量和成分（水分和渗透压、电解质、酸碱度）；维持机体内环境（血压、内分泌）的平衡。肾脏的工作量极大，每日经肾小球滤过的血浆大约180L。因此，变态反应、感染、肾血管病变、代谢异常、先天性疾病、全身循环和代谢性疾病以及药物，均可影响肾脏功能，主要表现为肾功能检查指标的异常，在临床诊断和治疗上具有重要意义。

一、血清尿素氮

尿素氮是人体蛋白质的代谢产物。体内尿素氮90%以上经肾小球滤过而随尿液排出体外。当肾实质受损时，肾小球滤过率降低，致使血清尿素氮（blood urea nitrogen，BUN）浓度增加，因此通过测定尿素氮可了解肾小球的滤过功能。

【正常参考范围】

成人：3.2～7.1mmol/L

儿童：1.8～6.5mmol/L

【临床意义】

1. 血清尿素氮增高

（1）肾脏疾病：常见于急性肾小球肾炎、严重的肾盂肾炎等。肾功能轻度受损时，血清尿素氮检测值可无变化，因此尿素氮测定不能作为肾病早期肾功能的测定指标；但对肾衰竭，尤其是氮质血症的诊断有重要价值。

（2）泌尿系统疾病：泌尿道结石或肿瘤、前列腺增生症等使尿路梗阻而引起尿量显著减少或尿闭时，也可造成血清尿素氮检测值增高（肾后性氮质血症）。

（3）其他原因：脱水、剧烈呕吐、长期腹泻也可引起血清尿素氮升高。

2. 血清尿素氮降低　常见于严重肝病等。

二、血肌酐

血肌酐（serum creatinine，SCr）分为外源性和内源性两种，外源性肌酐是肉类食物在体内代谢后的产物，内源性肌酐是体内肌肉组织代谢的产物。在外源性肌酐摄入量稳定、内源性肌酐生成量恒定的情况下，其浓度取决于肾小球滤过功能。因此，血肌酐浓度可在一定程度上准确反映肾小球滤过功能的损害程度。

人体肾功能正常时，肌酐排出率恒定；当肾实质受到损害时，肾小球的滤过率就会降低，当滤过率降低到一定程度后，血肌酐浓度就会急剧上升。

【正常参考范围】

成年男性：53～106μmol/L

成年女性：44～97μmol/L

【临床意义】

血肌酐增高见于以下情况。

1. 肾小球滤过功能减退　如急性肾衰竭或慢性肾衰竭。

2. 其他　肾前性和肾实质性少尿。

三、血尿酸

尿酸（uric acid）为体内核酸中嘌呤代谢的终末产物，主要由肾小球滤过和肾小管排泌；大部分被肾小管重吸收，仅排出肾小球滤过量的8%；如发生肾小球滤过功能受损，可致血尿酸水平升高。在正常生理情况下，嘌呤的合成与分解处于相对平衡状态，尿酸的生成与排泌也较恒定；但当体内核酸大量分解（白血病等其他恶性肿瘤）或食入高嘌呤食物时，将引起血尿酸水平升高。

【正常参考范围】

男性：150～416μmol/L（酶法）

女性：89～357μmol/L（酶法）

【临床意义】

1. 血尿酸增高

（1）病理性：痛风，急、慢性肾炎，肾结核、肾积水等。核蛋白代谢增强，如粒细胞白血病、多发性骨髓瘤、红细胞增多症等。

（2）生理性：食用高嘌呤食物。

（3）药物：四氯化碳、铅中毒，或服用非甾体抗炎药（阿司匹林、贝诺酯）、利尿剂（氢氯噻嗪、托拉塞米、依他尼酸）、抗结核药（吡嗪酰胺、乙胺丁醇）等。

2. 血尿酸降低　见于急性重症肝炎、长期大量使用糖皮质激素等。

第六节　其他常用血液生化检查

一、淀粉酶

淀粉酶（amylase，AMY）在体内的主要作用是水解淀粉，生成葡萄糖、麦芽糖、寡糖和糊精。血清淀粉酶主要来自胰腺和唾液腺，分子量较小，可从肾小球滤过后直接排出。

【正常参考范围】

35～135U/L

【临床意义】

1. 淀粉酶增高　血清淀粉酶活性测定主要用于急性胰腺炎的诊断。急性胰腺炎发病后6～12小时，血清淀粉酶开始升高，12～72小时达到高峰，3～5天恢复正常。此外，尚可见于急性腮腺炎、胰腺肿瘤引起的胰腺导管阻塞、消化性溃疡穿孔、急性酒精中毒等。

2. 淀粉酶降低　可见于慢性胰腺炎、胰腺癌等。

二、肌酸激酶

肌酸激酶（creatine kinase，CK）是人体能量代谢过程中的重要酶类，旧称肌酸磷酸激酶（CPK），主要存在于骨骼肌、脑和心肌组织中，为诊断骨骼肌和心肌疾病的敏感指标，其增高与骨骼肌、心肌受损的程度基本一致。由B、M两种亚基聚合形成CK－BB、CK－MM、CK－MB三种类型同工酶。检测肌酸激酶总活性及分析其同工酶的类型，对判断是否存在心肌梗死和溶栓后冠状动脉再通有一定意义。

【正常参考范围】

（1）CK总活性

男性：50～310U/L

女性：40～200U/L

（2）CK同工酶活性

CK－BB：极少或无

CK－MM：94%～96%

CK－MB：<5%

【临床意义】

1. 肌酸激酶增高

（1）心肌梗死：在发病后3～8小时开始上升，10～36小时达高峰，3～4天恢复正常。为急性心肌梗死早期诊断指标之一，增高程度与心肌受损程度基本一致。

（2）各种肌肉疾病：如横纹肌溶解、肌肉损伤、多发性肌炎、进行性肌营养不良等。

（3）脑血管疾病：脑梗死、急性脑外伤、酒精中毒、惊厥、癫痫、甲状腺功能减退症出现黏液性水肿时，肌酸激酶也可增高。

（4）药物：羟甲戊二酰辅酶 A 还原酶抑制剂（他汀类药物），或他汀类药和贝特类药联合应用可增加肌病的发生危险，表现为肌酸激酶升高。

2. 肌酸激酶降低　见于长期卧床、甲状腺功能亢进症等。

三、心肌肌钙蛋白

心肌肌钙蛋白（cardiac troponin，cTn）是肌肉收缩的调节蛋白。其中，心肌肌钙蛋白 T（cardiac troponin T，cTnT）绝大多数以复合物形式存在于细肌丝上，6% ~ 8% cTnT 以游离形式存在于心肌细胞的细胞质中；当心肌损伤时，cTnT 会释放入血，因此其血清浓度变化对诊断心肌缺血性损伤的严重程度有重要价值。心肌肌钙蛋白 I（cardiac troponin I，cTnI）以复合物和游离形式存在于心肌细胞的细胞质中；当心肌损伤时 cTnI 也会释放入血，故其血清浓度变化亦可用于反映心肌缺血性损伤的严重程度。

【正常参考范围】

cTnT：0.02 ~ 0.13μg/L；> 0.5μg/L 可诊断急性心肌梗死

cTnI：<0.2μg/L；>1.5μg/L 为临界值

【临床意义】

（1）cTnT、cTnI 均可用于诊断心肌梗死以及判断微小心肌缺血性损伤。

（2）急性心肌炎患者 cTnI 呈低水平增高。

（3）cTnT 可用来预测肾衰竭患者的心血管不良事件发生率，若增高提示预后不良或猝死风险增大（肾衰竭患者反复血液透析可引起血流动力学和血脂异常，其所致心肌缺血性损伤是导致患者死亡的主要原因之一）。

四、血糖

血糖是指血液中葡萄糖（blood glucose，GLU）的浓度，葡萄糖由食物中的淀粉、牛奶乳糖、蔗糖和麦芽糖等以及肝内肝糖原与肌内肌糖原，经消化、吸收或分解而生成。大部分贮存于肝脏和肌肉内，供应生命活动所需能量。正常情况下，在胰岛素、胰高血糖素等激素的参与下，葡萄糖的合成、分解与代谢处于动态平衡状态，血糖保持相对稳定。临床通过监测空腹、餐后血糖数值的变化来诊断疾病，掌握糖尿病的病情和治疗效果。

【正常参考范围】

空腹血糖：成人 3.9 ~ 6.1mmol/L

餐后 2 小时血糖：< 7.8mmol/L

【临床意义】

1. 血糖增高

（1）胰岛素功能低下：胰岛素分泌不足导致的糖尿病。

（2）导致血糖升高的激素分泌增多：嗜铬细胞瘤、肾上腺皮质功能亢进症（库欣综合征）、腺垂体功能亢进症（巨人症、肢端肥大症）、甲状腺功能亢进症、胰高血糖素瘤等。

（3）其他疾病：颅内压增高、急性脑血管病、颅脑外伤、妊娠呕吐、大面积烧伤等。

（4）药物：如肾上腺糖皮质激素（泼尼松、泼尼松龙、甲泼尼松、氢化可的松、地塞米松等）可调节糖代谢，在中长程应用时可出现多种代谢异常，包括高血糖；甲状腺激素（左甲状腺素钠）可使胰岛素水平下降；利尿剂（呋塞米、依他尼酸、氢氯噻嗪）可抑制胰岛素释放，使糖耐量降低，血糖升高或尿糖阳性；加替沙星可致严重或致死性低血糖或高血糖；非甾体抗炎药（阿司匹林、吲哚美辛、阿西美辛等）偶可引起高血糖。

2. 血糖降低

（1）胰岛素分泌过多：如胰岛 β 细胞瘤。

（2）导致血糖升高的激素分泌减退：肾上腺皮质功能减退症（Addison 病）、腺垂体功能减退症、甲状腺功能减退症等。

（3）其他疾病：严重营养不良、肝癌、重症肝炎、Ⅰ型与Ⅲ型糖原贮积病、酒精中毒等。

（4）药物：应用磺酰脲类促胰岛素分泌剂过量等。

五、糖化血红蛋白

糖化血红蛋白（glycosylated hemoglobin，GHb）中的 HbA$_1$c 为葡萄糖与红细胞中血红蛋白的结合物，且结合后不再解离，并持续于红细胞的生命周期中。由于红细胞的平均寿命约为 120 天，因此，测定糖化血红蛋白和血红蛋白的百分率能客观反映测定前 3 个月内的平均血糖水平，不但可用于糖尿病的诊断，且可用于糖尿病患者用药疗效的观察和治疗药物的监测。

【正常参考范围】

HbA$_1$c：4.0%～6.0%

【临床意义】

糖化血红蛋白反映过去 3 个月的平均血糖水平，其增高主要见于糖尿病及其他高血糖状态。

六、总胆固醇

人体胆固醇的来源有两种，一种是从食物中获取，另一种是机体以乙酰辅酶 A 为原料自身合成。食物的主要来源是动物的内脏、蛋黄、奶油及肉等。人体内含胆固醇约 140g，其中 25% 分布于脑和神经组织中，在肾、脾、皮肤、肝和胆汁中含量也较高。肝脏是合成、贮存和供给胆固醇的主要器官。胆固醇的合成具有昼夜节律变化；此外，总胆固醇（total cholesterol, TC）的水平易受饮食、年龄、性别等多种因素的影响。

【正常参考范围】

＜5.2mmol/L

【临床意义】

1. 总胆固醇增高

（1）心血管系统疾病：动脉粥样硬化症、冠状动脉粥样硬化性心脏病及高脂血症等。

（2）其他疾病：肾病综合征、糖尿病、甲状腺功能减退症、胆汁淤积性黄疸等。

（3）药物：口服避孕药、环孢素、肾上腺糖皮质激素、阿司匹林等。

2. 总胆固醇降低

（1）贫血：如再生障碍性贫血、溶血性贫血、缺铁性贫血等，因骨髓及红细胞合成胆固醇的功能受到影响，血清总胆固醇降低。

（2）其他疾病：甲状腺功能亢进症、营养不良、严重的肝脏疾病、恶性肿瘤等。

血清中总胆固醇的浓度可以作为评估脂类代谢的指标，但脂类代谢又常与糖类及激素等其他物质的代谢与分泌密切相关。所以，其他物质代谢异常时也可以影响血清总胆固醇的

浓度。

七、甘油三酯（三酰甘油）

甘油三酯（三酰甘油）（triglyceride, TG）是人体贮存能量的形式，主要来源于食物，内源性 TG 主要在肝脏合成；人体的小肠黏膜在脂类吸收后也合成大量的三酰甘油。三酰甘油约占总脂质的 25%，为乳糜微粒和极低密度脂蛋白的主要成分，并直接参与胆固醇和胆固醇酯的合成。在正常情况下，人体三酰甘油水平保持在正常参考范围内，伴随年龄的增长而逐渐增高。

【正常参考范围】

0.56～1.70mmol/L

【临床意义】

1. 三酰甘油增高

（1）冠心病、动脉粥样硬化症、原发性高脂血症、家族性高三酰甘油血症。

（2）胆汁淤积性黄疸、肥胖、糖尿病、甲状腺功能减退症等。

2. 三酰甘油降低　见于甲状腺功能亢进症、肾上腺皮质功能减退症、肝功能严重障碍等。

八、高密度脂蛋白胆固醇

高密度脂蛋白胆固醇（high density lipoprotein cholesterol, HDL－C）主要在肝脏合成，是一种抗动脉粥样硬化的脂蛋白，可将胆固醇从肝外组织转运到肝脏进行代谢，由胆汁排出体外。其在限制动脉壁胆固醇的积存速度和促进胆固醇的清除上起着一定的积极作用，HDL－C 水平与动脉粥样硬化和冠心病的发生和发展呈负相关。

【正常参考范围】

1.03～2.07mmol/L

【临床意义】

高密度脂蛋白胆固醇降低：可见于动脉粥样硬化症、高脂血症、脑血管病、糖尿病、肾病综合征、急性感染等。

九、低密度脂蛋白胆固醇

低密度脂蛋白胆固醇（low density lipoprotein cholesterol, LDL－C）是在血浆中由极低密度脂蛋白胆固醇（VLDL－C）转变而来，其合成部位主要在血管内，降解部位在肝脏。低密

度脂蛋白是空腹血浆中的主要脂蛋白，约占血浆脂蛋白的 2/3，其是运输胆固醇到肝外组织的主要运载工具。LDL－C 的含量与心血管疾病的发病率以及病变程度相关，被认为是动脉粥样硬化的主要致病因子。

【正常参考范围】

≤ 3.4mmol/L

【临床意义】

1. 低密度脂蛋白胆固醇增高　常见于动脉粥样硬化症、甲状腺功能减退症、肾病综合征、糖尿病、神经性厌食、妊娠等。

2. 低密度脂蛋白胆固醇降低　见于营养不良、慢性贫血、肝硬化、甲状腺功能亢进症等。

第七节　乙型肝炎血清免疫学检查

乙型肝炎血清免疫学检查（表面抗原、表面抗体、e 抗原、e 抗体、核心抗体）对乙型肝炎病毒的感染、复制及转归，乙型肝炎的诊断、鉴别、预后以及用药后效果具有较大的参考价值。

一、乙型肝炎病毒表面抗原

乙型肝炎病毒表面抗原（hepatitis B virus surface antigen，HBsAg）俗称"澳抗"，为乙型肝炎病毒（HBV）表面的一种糖蛋白，是乙型肝炎病毒感染最早期（1～2 个月）血清里出现的一种特异性标志物，可维持数周至数年，甚至终生。HBsAg 可从多种乙型肝炎患者的体液和分泌物（血液、精液、乳汁、阴道分泌物）中测出。

【正常参考范围】

ELISA 法或化学发光法：阴性

【临床意义】

乙型肝炎病毒表面抗原阳性

（1）提示急性或慢性乙型肝炎，与 HBV 感染有关的肝硬化或原发性肝癌。

（2）肝功能已恢复正常而 HBsAg 尚未转阴，或 HBsAg 阳性持续 6 个月以上，而患者既无乙肝症状也无 ALT 异常，即所谓 HBsAg 携带者。

二、乙型肝炎病毒表面抗体

乙型肝炎病毒表面抗体（hepatitis B virus surface antibody，抗－HBs，HBsAb）是人体针对 HBsAg 产生的中和抗体，为一种保护性抗体，表明人体具有一定的免疫力。大多数 HBsAg 的消失和 HBsAb 的出现，意味着 HBV 感染的恢复期和人体产生了免疫力。

【正常参考范围】

ELISA 法或化学发光法：阴性

【临床意义】

乙型肝炎病毒表面抗体阳性

（1）乙型肝炎恢复期，或既往曾感染过 HBV，现已恢复，且对 HBV 具有一定的免疫力。

（2）接种乙肝疫苗所产生的效果。

三、乙型肝炎病毒 e 抗原

乙型肝炎病毒 e 抗原（hepatitis B virus e antigen，HBeAg）是 HBV 复制的指标之一，位于 HBV 病毒颗粒的核心部分。

【正常参考范围】

ELISA 法或化学发光法：阴性

【临床意义】

乙型肝炎病毒 e 抗原阳性

（1）乙型肝炎活动期，在 HBV 感染的早期，HBeAg 阳性表示血液中含有较多的病毒颗粒，提示肝细胞有进行性损害和血清具有高度传染性；若血清中 HBeAg 持续阳性，则提示乙型肝炎转为慢性，表明患者预后不良。

（2）HBsAg 和 HBeAg 均为阳性的妊娠期女性，可将 HBV 传播给新生儿，其感染的阳性率为 70%～90%。

四、乙型肝炎病毒 e 抗体

乙型肝炎病毒 e 抗体（hepatitis B virus e antibody，抗－HBe，HBeAb）是 HBeAg 的对应抗体，但非中和抗体，即不能抑制 HBV 的增殖。其出现于 HBeAg 转阴之后，证明人体对 HBeAg 有一定的免疫清除力。

【正常参考范围】

ELISA 法或化学发光法：阴性

【临床意义】

乙型肝炎病毒 e 抗体阳性

（1）HBeAg 转阴的患者，即 HBV 部分被清除或抑制，病毒复制减少，传染性降低。

（2）部分慢性乙型肝炎、肝硬化、肝癌患者可检出抗－HBe。

五、乙型肝炎病毒核心抗体

乙型肝炎病毒核心抗体（hepatitis B virus core antibody，抗－HBc，HBcAb）是乙型肝炎病毒核心抗原（HBcAg）的对应抗体，也非中和抗体，不能抑制 HBV 的增殖，是反映肝细胞受到 HBV 侵害后的一项指标，为急性感染早期标志性抗体，常紧随 HBsAg 和 HBeAg 之后出现于血清中。主要包括 IgM 和 IgG 两型，抗－HBc－IgM 对急性乙型肝炎的诊断、病情监测及预后判断均有较大的价值，因此，常以抗－HBc－IgM 作为急性 HBV 感染的指标。

【正常参考范围】
ELISA 法或化学发光法：阴性

【临床意义】
乙型肝炎病毒核心抗体阳性

（1）抗－HBc－IgM 阳性，是诊断急性乙型肝炎和判断病毒复制活跃的指标。

（2）抗－HBc－IgG 阳性，在急性 HBV 感染后可能一直存在。

六、"大三阳"与"小三阳"

如在乙型肝炎患者血液中检出乙型肝炎病毒表面抗原、e 抗原、核心抗体同为阳性，在临床上称为"大三阳"；在其血液中检测出乙型肝炎病毒表面抗原、e 抗体、核心抗体同为阳性，在临床上称为"小三阳"。

"大三阳"说明 HBV 在人体内复制活跃，带有传染性；如同时见 AST 及 ALT 升高，为最具有传染性的一类肝炎，应尽快隔离。"小三阳"说明 HBV 在人体内复制减少，传染性小；如肝功能正常，又无症状，称为乙型肝炎病毒无症状携带者，不需要隔离。

第八节　甲状腺功能检查

在甲状腺疾病的诊断和治疗中，对甲状腺功能进行实验室检查是很有必要的。近年来，甲状腺疾病的患病率呈上升趋势，女性明显高于男性。甲状腺功能异常的早期临床表现并不明显，主要依赖于甲状腺功能的实验室检查指标，合理分析相关激素和抗体的改变，对于诊断和鉴别诊断甲状腺疾病、指导治疗、预测疗效和病理研究都具有重要意义。

【正常参考范围】

临床常将游离三碘甲状腺原氨酸（FT3）、游离四碘甲状腺原氨酸（FT4）、促甲状腺激素（TSH）、血清总三碘甲状腺原氨酸（TT3）、血清总四碘甲状腺原氨酸（TT4）称为"甲功五项"。有一部分医院和医生会将"甲功三项"（FT3、FT4、TSH）及"抗体两项"［甲状腺球蛋白抗体（TGAb）、甲状腺过氧化物酶抗体（TPOAb）］称为"甲功五项"。

FT3：6.0～11.4pmol/L

FT4：10.3～25.7pmol/L

TT3：1.6～3.0nmol/L

TT4：65～155nmol/L

TSH：0.3～4.8μIU/ml

TGAb：0～4.5 IU/ml（吖啶酯化学发光法）

TPOAb：0～60 IU/ml（吖啶酯化学发光法）

【临床意义】

1. 甲状腺激素　血清中的四碘甲状腺原氨酸（T4）由甲状腺分泌；而三碘甲状腺原氨酸（T3）仅有 20% 直接来自甲状腺，其余 80% 是在外周组织中由 T4 经脱碘代谢转化而来。T4 是反映甲状腺功能状态的较好指标，T3 是甲状腺激素在组织中实现生物作用的活性形式。

正常情况下，血循环中约 99.98% 的 T4 与特异性血浆蛋白结合，包括甲状腺结合球蛋白（TBG）、甲状腺结合前白蛋白与白蛋白，仅 0.02% 的 T4 呈游离状态（FT4）；约 99.7% 的 T3 与 TBG 结合，0.3% 的 T3 呈游离状态（FT3）。结合型与游离型之和为总 T4（TT4）、总 T3（TT3）。

FT3 含量对鉴别诊断甲状腺功能是否正常、亢进或减退有重要意义，对甲状腺功能亢进症（简称甲亢）的诊断很敏感，是诊断 T3 型甲亢的特异性指标。FT4 测定是临床常规诊断甲状腺疾病的重要依据之一，可作为甲状腺抑制治疗的监测手段；当怀疑甲状腺功能紊乱时，FT4 和 TSH 常常一起测定。

TT3 增高常见于 T3 型甲亢，其 TT4 正常、TSH 降低而 TT3 明显增高；甲亢治疗过程中及甲状腺功能减退症（简称甲减）早期，TT3 呈相对性增高；碘缺乏性甲状腺肿患者的 TT4 可降低，但 TT3 亦呈相对性增高；TT3 增高还见于高 TBG 血症。TT3 降低见于甲减、低 T3 综合征（各种严重感染，慢性心、肾、肝、肺功能衰竭，慢性消耗性疾病等）等。

TT4 增高见于甲亢、高 TBG 血症、甲状腺激素不敏感综合征、急性肝炎、妊娠、口服雌激素等。TT4 降低见于甲减、慢性淋巴细胞甲状腺炎、低 TBG 血症，也可见于心力衰竭、糖尿病酮症酸中毒等。

2. 促甲状腺激素 促甲状腺激素（TSH）是垂体前叶（腺垂体）产生的主要激素之一，是反映下丘脑 - 垂体 - 甲状腺轴功能的敏感指标。TSH 水平受 T3、T4 的负反馈调节，同时也可受神经调节。当甲状腺功能变化时，循环血中 TSH 波动最迅速、明显，其含量呈对数变化，因此是反映甲状腺功能最敏感、最有价值的客观指标。TSH 与 FT3、FT4 联合检测能更好地反映甲状腺功能状态。

TSH 增高：原发性甲减、异位 TSH 分泌综合征（异位 TSH 瘤）、垂体 TSH 瘤、甲状腺炎等。

TSH 降低：继发性甲减、腺垂体功能减退

症、肢端肥大症等。

3. 甲状腺球蛋白抗体 甲状腺球蛋白抗体（TGAb）是一组针对甲状腺球蛋白（TG）不同抗原决定簇的多克隆抗体，要正确理解 TGAb 的作用，首先应了解 TG。TG 由甲状腺滤泡细胞分泌，是甲状腺激素合成和贮存的载体，与甲状腺肿、甲状腺组织的炎症有关。正常情况下，TGAb 对甲状腺无损伤作用。

TGAb 的检测主要用于：①自身免疫性甲状腺疾病的诊断；②诊断分化性甲状腺癌时，测定 TGAb 可作为 TG 测定的辅助检查。

4. 甲状腺过氧化物酶抗体 甲状腺过氧化物酶（TPO）是甲状腺微粒体的主要抗原成分，其功能与甲状腺素的合成有关。甲状腺过氧化物酶抗体（TPOAb）可能使甲状腺细胞损伤。

检测 TPOAb 的临床意义与 TGAb 大致相同，主要用于：①自身免疫性甲状腺疾病的诊断；②在某些药物治疗过程中（如干扰素、白介素、胺碘酮等），TPOAb 阳性是甲状腺功能异常的危险因素；③TPOAb 阳性或增高是妊娠期间甲状腺功能异常或产后甲状腺炎的危险因素，也是流产和体外受精失败的危险因素。

（杨　阳）

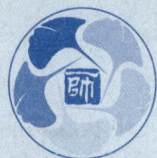

第五章　中医内科常见病的辨证论治

第一节　感　冒

感冒是感受风邪或时行病毒，卫表失和而导致的常见外感疾病，临床表现以鼻塞、流涕、喷嚏、头痛、恶寒、发热、全身不适、脉浮等为特征。西医学中上呼吸道感染、流行性感冒有上述临床表现者，可参考此内容辨证论治。

一、证候类型与治则治法

本病邪在肺卫，辨证属表证，临床常见风寒感冒、风热感冒、时行感冒、暑湿感冒、体虚感冒等，其中体虚感冒以气虚感冒为多见。

由于感冒为邪在肺卫，治疗应采用解表祛邪的方法。时行感冒重在清热解毒，体虚感冒应扶正解表。

二、辨证论治

（一）风寒感冒

【症状】恶寒重，发热轻，无汗头痛，肢体酸痛，或鼻塞声重，或鼻痒喷嚏，流涕清稀，咽痒，咳嗽，痰吐稀白。舌苔薄白，脉浮紧。

【治法】辛温解表，宣肺散寒。

【方剂应用】

1. 基础方剂　荆防败毒散（荆芥、防风、前胡、柴胡、羌活、独活、川芎、茯苓、枳壳、桔梗、甘草）加减。

2. 合理用药与用药指导

饮片选择：荆防败毒散出自明代《摄生众妙方》。方中荆芥宜选用生品，生荆芥性微温，解表祛风力强。柴胡宜选用生品，长于和解表里，用于感冒发热，寒热往来。枳壳生品较峻烈，偏于行气宽中除胀，麸炒枳壳可缓和烈性，故建议用麸炒枳壳。甘草味甘，生品性平微偏凉，能清热解毒，还有缓和药性，调和百药之功，故建议使用生甘草。

剂量建议：原方中甘草用量偏小，其余药物均等分。羌活，桔梗可能导致恶心呕吐，若患者平时脾胃虚弱，二者可酌情减量。

煎法服法：本方多为辛散轻扬之品，不宜久煎，以免药性耗散，作用减弱。煎煮后宜趁温热服，服后避风覆被取汗，或食热稀饭、米汤以助药力，以"遍身漐漐微似有汗者益佳"。若汗后热退，诸症减轻，可以停后服，不必尽剂；若不汗，依前法再服，或缩短服药间隔。

【中成药应用】

1. 常用中成药（表 5 - 1 - 1）

表 5 - 1 - 1　风寒感冒常用中成药

药物名称	药物组成	临床应用	用法用量
荆防颗粒（合剂）	荆芥、防风、羌活、独活、柴胡、前胡、川芎、枳壳、茯苓、桔梗、甘草	外感风寒夹湿所致感冒。症见头身疼痛，恶寒无汗，鼻塞流涕，咳嗽，痰白。舌淡，苔白	开水冲服。一次15g，一日3次
感冒清热颗粒（口服液，胶囊，咀嚼片）	荆芥穗、薄荷、防风、柴胡、紫苏叶、葛根、桔梗、苦杏仁、白芷、苦地丁、芦根	外感风寒或内有郁热所致感冒。症见头痛发热，恶寒身痛，鼻流清涕，咳嗽，咽干。舌红，苔薄白或薄黄，脉浮	开水冲服。一次1袋，一日2次
感冒软胶囊	羌活、麻黄、桂枝、荆芥穗、防风、白芷、川芎、石菖蒲、葛根、薄荷、苦杏仁、当归、黄芩、桔梗	外感风寒所致感冒。症见发热头痛，恶寒无汗，鼻塞流涕，骨节痛，咳嗽，咽痛。舌淡，苔薄白，脉浮	口服。一次2~4粒，一日2次

续表

药物名称	药物组成	临床应用	用法用量
九味羌活丸（口服液，颗粒）	羌活、防风、苍术、细辛、川芎、白芷、黄芩、甘草、地黄	外感风寒湿邪所致感冒。症见恶寒发热，肌表无汗，头痛项强，肢体酸楚疼痛，口苦而涩	姜葱汤或温开水送服。一次 6~9g，一日 2~3 次
葛根汤颗粒（片）	葛根、麻黄、白芍、桂枝、甘草、生姜、大枣	风寒袭表所致感冒。症见恶寒发热无汗，头痛，项背强急不舒，肢体酸痛，鼻塞声重，时流清涕，咳嗽，痰稀薄色白，口不渴或渴喜热饮，舌苔薄白而润，脉浮或浮紧	开水冲服。一次 4g，一日 3 次

2. 合理用药与用药指导 荆防颗粒的药物组成同方剂荆防败毒散，治疗外感风寒夹湿（肢体酸痛），内有肺气不宣（咳嗽、痰白）。感冒清热颗粒，作用缓和，用于外感风寒初期，内有伏热（咳嗽、咽干）。感冒软胶囊，药物组成由麻黄汤和九味羌活汤加减而成，用于外感风寒症状较重者。九味羌活丸的药物组成同九味羌活汤，用于风寒感冒而头身酸痛明显者。葛根汤颗粒的药物组成同葛根汤，用于风寒感冒而项背不舒者。

风热感冒，或湿热证，或寒郁化热明显，或温病内热口渴者，均慎用该类中成药；服药期间忌食辛辣、生冷、油腻食物；感冒清热颗粒与环孢素 A 同用，可能引起环孢素 A 血药浓度升高；高血压，心脏病患者慎用葛根汤颗粒、感冒软胶囊。

（二）风热感冒

【症状】身热较著，微恶风，头胀痛，或咳嗽少痰，或痰出不爽，咽痛咽红，口渴。舌边尖红，苔薄白或微黄，脉浮数。

【治法】辛凉解表，宣肺清热。

【方剂应用】

1. 基础方剂 银翘散（金银花、连翘、淡竹叶、荆芥、牛蒡子、薄荷、桔梗、淡豆豉、甘草）加减。

2. 合理用药与用药指导

饮片选择：银翘散出自清代《温病条辨》。方中宜选用荆芥穗，荆芥穗长于祛风解表。牛蒡子辛苦性寒，生用长于疏散风热、解毒散结，因此本方用生牛蒡子，而牛蒡子清炒后能缓和寒滑之性，以免伤中，如果患者平素便溏，则可选择炒牛蒡子。薄荷叶和薄荷梗二者功用相似，但薄荷叶偏于发汗解表，薄荷梗偏于疏肝行气，本方建议用薄荷叶。甘草味甘，生品性平微凉，能清热解毒，还有缓和药性，调和百药之功，建议使用生品。

剂量建议：本方作用为解表清热，原方以金银花、连翘为君，用量最大，为一两（30g），若患者平素脾虚，则二者用量宜小。原方牛蒡子用量六钱（18g），本品性寒，滑肠通便，如果患者平素脾胃虚弱，则用量宜小，或者使用炒牛蒡子。原方桔梗用量六钱（18g），如果患者用药后出现恶心不适，则可适当减量。

煎法服法：煎煮时"香气大出，即取服，勿过煎"，因为该药轻清，过煎则味浓效差，煎煮时薄荷后下为宜。服用方法为"病重者，约二时一服，日三服，夜一服；轻者三时一服，日二服，夜一服；病不解者，作再服。"

【中成药应用】

1. 常用中成药（表 5-1-2）

表 5-1-2 风热感冒常用中成药

药物名称	药物组成	临床应用	用法用量
银翘解毒丸（颗粒，片，胶囊，合剂，蜜丸，浓缩丸）	金银花、连翘、薄荷、荆芥、淡豆豉、牛蒡子（炒）、桔梗、淡竹叶、甘草	外感风热所致感冒。症见发热，微恶风寒，鼻塞，流黄浊涕，身热，无汗，头痛，咳嗽，口干，咽喉疼痛。舌苔薄黄，脉浮数	用芦根汤或温开水送服。一次 1 丸，一日 2~3 次

续表

药物名称	药物组成	临床应用	用法用量
双黄连口服液（颗粒，片，糖浆，合剂，胶囊，咀嚼片，气雾剂，软胶囊）	金银花、黄芩、连翘	外感风热所致感冒。症见发热，微恶风，汗泄不畅，头胀痛，鼻塞流黄浊涕，咳嗽。舌红，苔薄黄，脉浮数	口服。一次20ml，一日3次
桑菊感冒片（颗粒，合剂，糖浆，丸）	桑叶、菊花、连翘、薄荷素油、苦杏仁、桔梗、甘草、芦根	外感风热所致感冒。症见感冒初起，头痛，咳嗽，目干，咽痛。舌红，苔黄，脉浮数	口服。一次4~8片，一日2~3次
感冒清胶囊	南板蓝根、大青叶、金盏银盘、岗梅、山芝麻、对乙酰氨基酚、穿心莲叶、盐酸吗啉胍、马来酸氯苯那敏	外感风热所致感冒。症见发热，头痛，鼻塞流涕，喷嚏，咽喉肿痛，全身痛。舌质红，苔薄黄，脉浮数	口服。一次1~2粒，一日3次
柴银口服液	柴胡、金银花、黄芩、葛根、荆芥、青蒿、连翘、桔梗、苦杏仁、薄荷、鱼腥草	外感风热所致感冒。症见发热恶风，头痛，咽痛，汗出，鼻塞流涕，咳嗽。舌边尖红，苔薄黄	口服。一次20ml，一日3次，连服3日

2. 合理用药与用药指导　银翘解毒丸的药物组成同方剂银翘散，为辛凉平剂，治疗风热外感，热重寒轻，全身症状明显者。双黄连口服液，治疗风热感冒，发热、咽痛、咳嗽明显者。桑菊感冒片的药物组成同方剂桑菊饮，为辛凉轻剂，治疗风热外感，全身症状轻而咳嗽明显者。感冒清胶囊为清热解毒中药和解热镇痛药组成的中西药复方制剂，解热作用强。柴银口服液，药物组成中除了清热疏风解表药物外，还配伍柴胡、黄芩，取小柴胡汤和解少阳之意，用于风热感冒有入里之势。

风寒感冒时慎用银翘解毒丸、双黄连口服液、感冒清胶囊、桑菊感冒片。孕妇慎用银翘解毒丸。使用柴银口服液偶有腹泻，故脾胃虚寒者宜温服。感冒清胶囊为中西药复方制剂，为清热解毒中药加西药盐酸吗啉胍、马来酸氯苯那敏、对乙酰氨基酚，用药期间不宜驾驶车辆、管理机器及高空作业。此外，服该类中成药期间，忌服滋补性中药，饮食宜清淡，忌食辛辣、油腻食物。

（三）时行感冒

【症状】突然发热，高热不退，甚则寒战，周身酸痛，无汗，咳嗽，口干，咽喉疼痛，伴明显全身症状，呈现流行性发作。舌红，苔黄，脉浮数。

【治法】清热解毒，凉血泻火。

【方剂应用】

1. 基础方剂　清瘟败毒饮（石膏、生地、犀角、栀子、丹皮、黄连、桔梗、黄芩、知母、赤芍、玄参、连翘、竹叶、甘草）加减。

2. 合理用药与用药指导

饮片选择：清瘟败毒饮出自清代《疫疹一得》。方中石膏宜选用生品，长于清热泻火，除烦止渴。知母，苦寒滑利，长于清热泻火，生津润燥，泻肺胃之火尤宜生用，故本方选用生知母。栀子宜选用生品，长于清热泻火，凉血解毒，但因苦寒较甚，易伤中气，且对胃有刺激性，若平素脾胃较弱者，可使用炒栀子除此弊。

剂量建议：在原方中，石膏、生地、黄连、犀角四味药物有大剂、中剂、小剂三个剂量档，需根据病情的轻重来选择药物的剂量，若患者症状重且脉沉细而数则用大剂；若患者脉沉而数则用中剂；若患者脉浮大而数者则用小剂。

煎法服法：水煎温服，每日2~3次，餐后服用。本方为宣散之品，煎煮时间不宜过长，以免降低疗效。煎煮过程中，石膏宜先煎，不宜与滋补类中药同服。犀角多用水牛角锴片代替，宜先煎3小时以上。

【中成药应用】

1. 常用中成药（表5-1-3）

2. 合理用药与用药指导 清瘟解毒片，由清瘟解毒丸（《经验方钞》）加减而成，发汗解表作用强，用于感受风热或时疫温毒，内有蕴热的外感疾病。连花清瘟胶囊，由银翘散、麻黄杏仁甘草石膏汤配伍大黄等中药加减而成，用于时行感冒而发热、咽痛、大便干患者。维C银翘片，为银翘散加解热镇痛药组成的中西药复方制剂，解热作用强。银翘伤风胶囊，为银翘散加人工牛黄组成，可增强清热解毒之功。

风寒感冒者慎用清瘟解毒片、连花清瘟胶囊、维C银翘片、银翘伤风胶囊。孕妇慎用银翘伤风胶囊、维C银翘片。维C银翘片是中西药复方制剂，含有对乙酰氨基酚，若将其与常见的美扑伪麻片、氨咖黄敏胶囊等含有对乙酰氨基酚的西药联用，可能导致患者肝脏功能损害。此外，使用该类中成药时，忌服滋补性中药，饮食宜清淡，忌食烟酒及辛辣、生冷、油腻食物。

（四）暑湿感冒

【症状】 发热，微恶风，汗少，汗出热不退，头昏重胀痛，鼻塞流浊涕，口渴黏腻，渴不多饮，胸闷脘痞，泛恶，腹胀，大便溏，小便短赤。舌苔薄黄腻，脉濡数。

【治法】 清暑祛湿，化浊解表。

【方剂应用】

1. 基础方剂 新加香薷饮（香薷、金银花、连翘、鲜扁豆花、厚朴）加减。

2. 合理用药与用药指导

饮片选择：新加香薷饮首载于清代《温病条辨》。方中厚朴燥湿消痰，下气除满，生用药力较为峻烈，一般认为燥湿宜生用，故本方选用生厚朴。解暑唯鲜扁豆花为最，如无花时，用鲜扁豆皮，若再无此，用生扁豆皮代替。

剂量建议：本方作用为解暑清热，以金银花、鲜扁豆花用量最大，若患者平素脾虚，则金银花用量宜小。

煎法服法：本方为宣散之品，煎煮时间不宜过长，以免降低疗效。

【中成药应用】

1. 常用中成药（表5-1-4）

表5-1-3 时行感冒常用中成药

药物名称	药物组成	临床应用	用法用量
清瘟解毒片（丸）	天花粉、葛根、白芷、桔梗、连翘、玄参、甘草、大青叶、柴胡、羌活、川芎、赤芍、防风、黄芩、牛蒡子、淡竹叶	风热毒邪所致时行感冒。症见憎寒壮热，头痛，无汗，口渴咽干，四肢酸痛。脉浮数	口服。一次6片，一日2~3次
连花清瘟胶囊（颗粒，片）	连翘、金银花、炙麻黄、炒苦杏仁、石膏、板蓝根、绵马贯众、鱼腥草、广藿香、大黄、红景天、薄荷脑、甘草	热毒袭肺所致时行感冒。症见发热甚或高热，恶寒，肌肉酸痛，咳嗽，头痛。舌偏红，苔黄或黄腻	口服。一次4粒，一日3次
维C银翘片	山银花、连翘、荆芥、淡豆豉、淡竹叶、牛蒡子、芦根、桔梗、甘草、马来酸氯苯那敏、对乙酰氨基酚、维生素C、薄荷素油	外感风热所致时行感冒。症见发热重，微恶风寒，鼻塞流黄浊涕，身热，无汗，头痛，咳嗽，口干，咽喉疼痛，口渴欲饮。舌苔薄黄，脉浮数	口服。一次2片，一日3次
银翘伤风胶囊	山银花、连翘、牛蒡子、桔梗、芦根、薄荷、淡豆豉、甘草、淡竹叶、荆芥、人工牛黄	外感风温热邪所致时行感冒。症见发热恶寒，高热，口渴，头痛，目赤，咽喉肿痛	口服。一次4粒，一日3次

表5-1-4 暑湿感冒常用中成药

药物名称	药物组成	临床应用	用法用量
藿香正气水（颗粒，片，合剂，口服液，滴丸，胶囊，软胶囊）	苍术、陈皮、厚朴（姜制）、白芷、茯苓、大腹皮、生半夏、甘草浸膏、广藿香油、紫苏叶油	外感风寒、内伤湿滞所致感冒。症见恶寒发热，头身困重疼痛，胸脘满闷，恶心纳呆。舌淡红，苔白腻，脉浮缓	口服。一次5~10ml，一日2次，用时摇匀

续表

药物名称	药物组成	临床应用	用法用量
保济丸（浓缩丸，口服液）	钩藤，菊花，蒺藜，厚朴，木香，苍术，天花粉，广藿香，葛根，化橘红，白芷，薏苡仁，稻芽，薄荷，茯苓，广东神曲	外感表邪、胃失和降所致感冒。症见发热，头痛，腹痛，腹泻，嗳食嗳酸，恶心呕吐。舌淡，苔腻，脉浮	口服。一次1.85~3.7g，一日3次

2. 合理用药与用药指导　藿香正气水的药物组成同方剂藿香正气散，有解表化湿之功效，用于暑天乘凉饮冷后出现不适的阴暑证。保济丸，有解表、祛湿、和中之功效，长于治疗因暑湿感冒而腹痛腹泻、恶心呕吐等消化道症状明显者。

孕妇禁用保济丸，慎用藿香正气水。风热感冒者慎用藿香正气水。藿香正气水辅料中含乙醇（酒精），酒精过敏者禁用，服药期间不得与头孢菌素类（如头孢氨苄、头孢呋辛、头孢他啶）、甲硝唑、替硝唑、酮康唑、呋喃唑酮等药联合使用，以免导致双硫仑样反应；藿香正气水可引起药疹、紫癜、休克等过敏反应及肠梗阻、上消化道出血、过敏性哮喘、酒醉貌样过敏、过敏性休克等。服药期间饮食宜清淡，忌食辛辣、油腻食物。

（五）体虚感冒

【症状】发热，恶寒较甚，无汗，头痛鼻塞，身楚倦怠，咳嗽，痰白，咳痰无力。舌淡，苔白，脉浮而无力。

【治法】益气解表。

【方剂应用】

1. 基础方剂　参苏饮（人参、紫苏叶、甘草、茯苓、葛根、前胡、半夏、枳壳、桔梗、陈皮、木香）加减。

2. 合理用药与用药指导

饮片选择：参苏饮出自宋代《太平惠民和剂局方》。方中生晒参味甘、性平，偏重于补气生津，安神，特别适用于气阴不足、肺虚喘咳、津伤口渴、内热消渴，故本方选用生晒参。清半夏长于燥湿化痰，适用于痰多咳喘者，本方宜选用清半夏。枳壳生品较峻烈，偏于行气宽中除胀，麸炒枳壳可缓和烈性，建议用麸炒枳壳。甘草味甘，生品性平微凉，能清热解毒，还有缓和药性、调和百药之功，建议使用生品。

剂量建议：半夏有毒，内服一般炮制后使用，用量不宜过大，《中国药典》规定的使用剂量为3~9g。

煎法服法：水煎温服，每日2~3次，餐后热服，以被盖卧，连进数服，以微汗为宜。

【中成药应用】

1. 常用中成药（表5-1-5）

2. 合理用药与用药指导　参苏丸的药物组成基本同方剂参苏饮，用于平素气虚之人感受风寒并咳嗽、咳痰等呼吸道症状明显者。败毒散的药物组成基本同方剂人参败毒散，用于体弱之人感受风寒湿邪并头身酸痛症状明显者。

风热感冒者、孕妇慎用参苏丸。此外，服该类中成药期间忌烟酒，以及辛辣、生冷、油腻食物。

表5-1-5　体虚感冒常用中成药

药物名称	药物组成	临床应用	用法用量
参苏丸（胶囊）	党参、紫苏叶、葛根、前胡、茯苓、半夏（制）、陈皮、枳壳（炒）、桔梗、木香、甘草、生姜、大枣	身体素虚、复感风寒所致感冒。症见恶寒发热，头痛，鼻塞，咳嗽痰多，胸闷，呕逆，乏力，气短。舌胖淡，苔薄白，脉虚	口服。一次6~9g，一日2~3次
败毒散	柴胡、前胡、川芎、枳壳、羌活、独活、茯苓、桔梗、党参、甘草	正气不足，外感风寒湿邪所致感冒。症见恶寒发热，头项强痛，肢体酸痛，无汗，鼻塞声重，咳嗽痰白，胸膈痞满。舌淡苔白，脉浮而按之无力	口服。一次6~9g，一日1~2次

第二节　咳　嗽

咳嗽是指因肺失宣降，肺气上逆而引起咳嗽作声，或伴咳吐痰液的病证，也是肺系疾病的主要表现之一。西医学中急性上呼吸道感染、咽炎、急慢性支气管炎、肺炎、支气管扩张症、咳嗽变异性哮喘等以咳嗽为主要表现者，可参考此内容辨证论治。

一、证候类型与治则治法

咳嗽可分为外感、内伤两大类。外感咳嗽为六淫外邪犯肺，多为新病，起病急，病程短，常有肺卫表证，一般属邪实，包括风寒袭肺证、风热犯肺证、风燥伤肺证；内伤咳嗽为脏腑功能失调内邪干肺，多为久病，常反复发作，可见脏腑功能失调的表现，多为虚实夹杂，包括痰湿蕴肺证、痰热郁肺证、肺阴亏耗证，临床也可见肝火犯肺证。

咳嗽的治疗应分清邪正虚实。外感咳嗽，应祛邪利肺，按病邪性质给予散寒、清热、润燥等方法。内伤咳嗽，治疗需辨邪正虚实，标实为主者，治宜祛邪止咳。本虚为主者，治宜扶正补虚。由于五脏六腑皆令人咳，因此，除直接治肺外，还应从整体出发，调理相关脏腑。

二、辨证论治

（一）风寒袭肺证

【症状】咳嗽声重，气急，咽痒，咳痰稀薄色白，常伴鼻塞，流清涕，头痛，肢体酸楚，或见恶寒、发热、无汗等风寒表证。舌苔薄白，脉浮或浮紧。

【治法】疏风散寒，宣肺止咳。

【方剂应用】

1. 基础方剂　三拗汤（麻黄、杏仁、甘草）合止嗽散（桔梗、荆芥、甘草、白前、陈皮、百部、紫菀）加减。

2. 合理用药与用药指导

饮片选择：三拗汤出自宋代《太平惠民和剂局方》，止嗽散出自清代《医学心悟》。方中选用生甘草，取其清热解毒之效，协同麻黄、杏仁利气祛痰。选用生麻黄，发汗解表力强。杏仁选炒苦杏仁，苦杏仁有小毒，炒后毒性降低，长于温散肺寒。选用生荆芥，性微温，解表散风力强。白前、紫菀、百部均为蜜炙品，可增强润肺止咳的功效。

剂量建议：苦杏仁有小毒，用量不宜过大，《中国药典》规定其内服剂量为5～10g。麻黄中所含麻黄碱具有兴奋中枢神经系统的作用，用量也不宜过大，《中国药典》规定其内服剂量为2～10g。

煎法服法：水煎温服，每日2～3次，餐后服用。本方为宣散之品，煎煮时间不宜过长，以免降低疗效。炒苦杏仁宜捣碎，后下。

【中成药应用】

1. 常用中成药（表5-2-1）

表5-2-1　咳嗽风寒袭肺证常用中成药

药物名称	药物组成	临床应用	用法用量
通宣理肺丸（胶囊，口服液，片，颗粒，膏，浓缩丸）	紫苏叶、前胡、桔梗、苦杏仁、麻黄、甘草、陈皮、半夏（制）、茯苓、枳壳（炒）、黄芩	风寒束表、肺气不宣所致感冒咳嗽。症见发热，恶寒，咳嗽，鼻塞流涕，头痛，无汗，肢体酸痛	口服。水蜜丸一次7g，大蜜丸一次2丸，一日2～3次
风寒咳嗽丸（颗粒）	麻黄、紫苏叶、苦杏仁、法半夏、陈皮、桑白皮、青皮、五味子、甘草（蜜炙）	外感风寒、肺气不宣所致咳嗽。症见头痛鼻塞，痰多咳嗽，胸闷气喘	口服。一次6～9g，一日2次
杏苏止咳糖浆（露，口服液）	苦杏仁、甘草、桔梗、前胡、紫苏叶、陈皮	风寒外束、肺气壅滞、宣降失常所致咳嗽。症见发热恶寒，咳嗽，鼻塞流涕。舌淡红，苔薄白，脉浮紧	口服。一次10～15ml，一日3次；小儿酌减
三拗片	麻黄、苦杏仁、甘草、生姜	风寒袭肺所致咳嗽。症见咳嗽声重，咳嗽痰多，痰白清稀。舌淡苔白或白腻，脉弦	口服。一次2片，一日3次

2. 合理用药与用药指导　通宣理肺丸，在三拗汤的基础上加紫苏叶和前胡祛风止咳，再加二陈汤（半夏、陈皮、茯苓、甘草）燥湿化痰，主要用于风寒感冒后期咳嗽明显而表证较轻的患者。风寒咳嗽丸，与通宣理肺丸组成类似，用于风寒外感咳嗽而表证不明显的患者。杏苏止咳糖浆，由通宣理肺丸去麻黄、半夏、茯苓、枳壳、黄芩而成，临床应用基本同通宣理肺丸但力量偏弱。三拗片的临床应用同三拗汤，是治疗咳嗽风寒袭肺证的基础中成药。

孕妇慎用通宣理肺丸、风寒咳嗽丸。儿童、年老体弱者及过敏体质者慎用三拗片。心脏病、高血压、青光眼患者慎用通宣理肺丸、风寒咳嗽丸、三拗片。风热或痰热咳嗽、阴虚干咳者均当慎用通宣理肺丸、风寒咳嗽丸、杏苏止咳糖浆。不建议以上四种中成药同时使用，属于重复用药。

（二）风热犯肺证

【症状】咳嗽频剧，气粗，或咳声嘶哑，咳痰不爽，痰黏稠或稠黄，喉燥咽痛，口渴，常伴鼻流黄涕，头痛，肢楚，或见恶风身热等表证。舌苔薄黄，脉浮数或浮滑。

【治法】疏风清热，宣肺止咳。

【方剂应用】

1. 基础方剂　桑菊饮（桑叶、苦杏仁、芦根、菊花、甘草、连翘、薄荷、桔梗）加减。

2. 合理用药与用药指导

饮片选择：桑菊饮出自清代《温病条辨》。方中选用黄菊花，其味较白菊花偏苦，疏散风热，泻火解毒之力较强。薄荷叶偏于发汗解表，薄荷梗偏于下气宽中，本方选用薄荷叶。选用生甘草，性平微偏凉，长于清热解毒，缓和药性，调和百药。苦杏仁有小毒，选用炒制品，炒后毒性降低。

剂量建议：原方中桑叶用量最大。苦杏仁有小毒，用量不宜过大，《中国药典》规定其内服剂量为5～10g。

煎法服法：水煎温服，每日2～3次，餐后服用。薄荷宜后下。

【中成药应用】

1. 常用中成药（表5–2–2）

表5–2–2　咳嗽风热犯肺证常用中成药

药物名称	药物组成	临床应用	用法用量
桑菊感冒片（颗粒，合剂，糖浆，丸）	桑叶、菊花、连翘、薄荷素油、苦杏仁、桔梗、甘草、芦根	风热客肺，肺气不宣所致咳嗽。症见咳嗽，口干，咽干或痛。舌红，苔薄黄，脉浮数	口服。一次4～8片，一日2～3次
急支糖浆（颗粒）	鱼腥草、金荞麦、四季青、麻黄、紫菀、前胡、枳壳、甘草	外感风热或痰热壅肺所致咳嗽。症见发热恶寒，咳嗽，痰黄，口渴，咽痛。舌边尖红，苔薄黄，脉浮数	口服。一次20～30ml，一日3～4次
羚羊清肺颗粒（丸）	浙贝母、桑白皮（蜜炙）、前胡、麦冬、天冬、天花粉、地黄、玄参、石斛、桔梗、枇杷叶（蜜炙）、苦杏仁（炒）、金果榄、金银花、大青叶、栀子、黄芩、板蓝根、牡丹皮、薄荷、甘草、熟大黄、陈皮、羚羊角粉	外感时邪，肺胃热盛，肺失宣肃所致咳嗽。症见咳嗽气促，痰多黏稠，色黄，咳吐不爽，胸胁胀满，或身热。舌红，苔薄黄腻，脉滑数	开水冲服。一次6g，一日3次
风热咳嗽胶囊	桑叶、菊花、薄荷、桔梗、苦杏仁霜、黄芩、连翘、前胡、枇杷叶、浙贝母、甘草	外感风热，邪犯于肺，肺失宣降而致咳嗽。症见咳嗽痰多，痰稠而黄，难以咳出，口渴，咽痛，胸闷，心烦，鼻流浊涕，发热，咽干舌燥。舌边尖红，脉浮数	口服。早3粒，中午4粒，晚3粒

2. 合理用药与用药指导　桑菊感冒片的药物组成基本同方剂桑菊饮，为辛凉轻剂，治疗风热外感，全身症状轻而咳嗽明显者。急支糖浆，长于清热化痰，治疗风热咳嗽痰多而黄稠

者。羚羊清肺颗粒，由清金化痰汤加羚羊角粉，以及疏风清热、止咳、滋阴、利咽等中药组成，治疗风热咳嗽，有入里化热，里热明显者，如见咳嗽黄痰，咽痛，便干等。风热咳嗽胶囊，由桑菊饮去芦根，加黄芩、前胡、枇杷叶、浙贝母而成，临床应用同桑菊感冒片而黄痰增多者。

运动员禁用急支糖浆。孕妇及心脏病、高血压患者慎用急支糖浆。外感风寒或寒痰咳嗽者慎用桑菊感冒片、急支糖浆、羚羊清肺颗粒、风热咳嗽胶囊。服用风热咳嗽胶囊偶有恶心、呕吐。不建议桑菊感冒片与风热咳嗽胶囊同时使用，属于重复用药。

（三）风燥伤肺证

【症状】干咳，连声作呛，喉痒，唇鼻干燥，咽干而痛，口干，无痰或痰少而黏，不易咳出，或痰中带血丝，或兼微恶寒、身热。舌质红而少津，苔薄白或薄黄，脉浮数。

【治法】疏风清肺，润燥止咳。

【方剂应用】

1. 基础方剂　桑杏汤（桑叶、苦杏仁、沙参、象贝、香豉、栀子、梨皮）加减。

2. 合理用药与用药指导

饮片选择：桑杏汤出自清代《温病条辨》。方中苦杏仁有小毒，炒后毒性降低，长于温散肺寒。选用南沙参，微苦性凉，擅入肺经，长于清肺祛痰，养阴润肺。象贝即浙贝母，长于清热化痰。生栀子，长于清热泻火，凉血解毒，但因苦寒较甚，易伤中气，若患者平素脾胃较弱，可使用炒栀子除此弊；亦可选用栀子皮，偏于达表清热。

剂量建议：原方中沙参（即南沙参）用量最大。苦杏仁有小毒，用量不宜过大，《中国药典》规定其内服剂量为 5～10g。

煎法服法：本方为轻清之品，煎煮一次，顿服，病情较重者可再次使用。

【中成药应用】

1. 常用中成药（表 5－2－3）

表 5－2－3　咳嗽风燥伤肺证常用中成药

药物名称	药物组成	临床应用	用法用量
蜜炼川贝枇杷膏	川贝母、枇杷叶、桔梗、陈皮、水半夏、北沙参、五味子、款冬花、杏仁、薄荷脑	外感燥邪、入里犯肺、肺失宣肃，其气上逆而致咳嗽。症见痰黄而黏，咳痰不爽，口渴咽干，咽喉疼痛或痒，声音嘶哑。舌苔薄黄，脉数	口服。一次 15ml，一日 3 次
二母宁嗽丸（颗粒，口服液，片）	川贝母、知母、石膏、炒栀子、黄芩、蜜桑白皮、茯苓、炒瓜蒌子、陈皮、麸炒枳实、炙甘草、五味子（蒸）	燥热犯肺所致咳嗽。症见咳嗽，痰黄而黏，不易咳出，胸闷气促，久咳不止，声哑喉痛。舌苔黄，脉滑数	口服。大蜜丸一次 1 丸，水蜜丸一次 6g，一日 2 次
雪梨止咳糖浆	梨清膏、桔梗、苦杏仁、前胡、紫菀、款冬花、枇杷叶	燥痰阻肺所致咳嗽。症见咳嗽痰少，痰中带血，咽干口渴，声音嘶哑。舌红而干，苔薄黄，脉细数或弦细数	口服。一次 10～15ml，一日 3～4 次

2. 合理用药与用药指导　蜜炼川贝枇杷膏，治疗外感燥邪引起的咳嗽，咳痰不爽。二母宁嗽丸，用川贝母、知母配伍清热化痰中药，治疗燥热引起的咳嗽，痰黄而黏，不易咳出。雪梨止咳糖浆，长于润肺止咳，治疗咳嗽痰少。

外感风寒咳嗽慎用蜜炼川贝枇杷膏、二母宁嗽丸。痰湿蕴肺者慎用雪梨止咳糖浆。

（四）痰湿蕴肺证

【症状】咳嗽反复发作，咳声重浊，痰多色白黏腻，或稠厚成块，痰多易咳，早晨或食后咳甚痰多，进甘甜油腻物加重，胸闷脘痞，呕恶食少，大便时溏。舌苔白腻，脉濡滑。

【治法】健脾燥湿，化痰止咳。

【方剂应用】

1. 基础方剂　二陈平胃散（陈皮、半夏、茯苓、甘草、苍术、厚朴）合三子养亲汤（紫苏子、白芥子、莱菔子）加减。

2. 合理用药与用药指导

饮片选择：二陈平胃散出自明代《症因脉

治》。方中选用法半夏，长于燥湿化痰。选用炒苍术，其燥性得以缓和，增强了健脾和胃的作用。厚朴燥湿消痰，下气除满，生用药力较强。三子养亲汤出自明代《韩氏医通》。选用炒芥子，可缓和辛散走窜之性，避免耗气伤阴，善于顺气豁痰。莱菔子，炒后性降，药性缓和，有香气，并长于消食除胀，降气化痰，常用于食积腹胀，气喘咳嗽，本方宜炒用。

剂量建议：生半夏有毒，内服一般炮制后使用，用量不宜过大，《中国药典》推荐剂量为3~9g。

煎法服法：水煎温服，每日2~3次，餐后服用。炒紫苏子、炒白芥子、炒莱菔子皆宜捣碎后入煎。

【中成药应用】

1. 常用中成药（表5-2-4）

2. 合理用药与用药指导　二陈丸的药物组成同方剂二陈汤，有燥湿化痰之功效，是治疗咳嗽痰湿蕴肺证的基础中成药。橘贝半夏颗粒，在橘红、半夏的基础上加止咳化痰中药，作用较二陈丸强。蛇胆陈皮胶囊，由蛇胆汁、陈皮组成，其中蛇胆汁苦寒，有清肺作用，可用于痰湿化热引起的咳嗽。

肺阴虚所致的燥咳、咯血慎用二陈丸，且本药辛香温燥易伤阴津，不宜长期服用。孕妇以及心脏病、高血压患者慎用橘贝半夏颗粒。

（五）痰热郁肺证

【症状】咳嗽，气息粗促，或喉中有痰声，痰多，质黏稠色黄，或有腥味，难咳，胸胁胀满，或咳时引痛，面赤，或有身热，口干而黏，欲饮水。舌质红，苔黄腻，脉滑数。

【治法】清热肃肺，豁痰止咳。

【方剂应用】

1. 基础方剂　清金化痰汤（黄芩、栀子、桔梗、麦冬、桑白皮、贝母、知母、瓜蒌仁、橘红、茯苓、甘草）加减。

2. 合理用药与用药指导

饮片选择：清金化痰汤出自明代《医学统旨》。方中选用生栀子，长于清热泻火，凉血解毒。选用生桑白皮，长于泻肺行水。选用浙贝母，长于清肺化痰。

剂量建议：原方桔梗用量最大，其次是黄芩、栀子，但因苦寒较甚，易伤中气，若患者平素脾胃较弱，可适当减少用量。

煎法服法：水煎温服，每日2~3次，餐后服用。

【中成药应用】

1. 常用中成药（表5-2-5）

表5-2-4　咳嗽痰湿蕴肺证常用中成药

药物名称	药物组成	临床应用	用法用量
二陈丸（浓缩丸）	陈皮、半夏、茯苓、甘草	痰湿停滞所致咳嗽。症见咳嗽痰多，色白易咳，胸脘痞闷，恶心呕吐，肢体困倦，头眩心悸。舌苔白滑或腻，脉弦缓	口服。一次9~15g，一日2次
橘贝半夏颗粒	橘红、半夏（制）、川贝母、枇杷叶、桔梗、远志（制）、紫菀、款冬花（炒）、前胡、苦杏仁霜、麻黄、紫苏子（炒）、木香、肉桂、天花粉、甘草	痰气阻肺，肺失宣肃所致咳嗽。症见咳嗽，痰多黏稠，色白或微黄，胸脘满闷。苔白或黄腻，脉弦滑	口服。一次3~6g，一日2次
蛇胆陈皮胶囊（片、口服液、散）	蛇胆汁、陈皮（蒸）	痰浊阻肺所致咳嗽。症见咳嗽痰多，质稠厚或黄，量多易咳，胸闷、脘痞，呕恶。苔腻或黄腻，脉滑	口服。一次1~2粒，一日2~3次

表5-2-5　咳嗽痰热郁肺证常用中成药

药物名称	药物组成	临床应用	用法用量
清肺化痰丸	胆南星（砂炒）、苦杏仁、法半夏（砂炒）、枳壳（炒）、黄芩（酒炙）、川贝母、麻黄（炙）、桔梗、白苏子、瓜蒌子、陈皮、莱菔子（炒）、款冬花（炙）、茯苓、甘草	痰邪壅肺、肺失宣降所致咳嗽。症见咳嗽，咳痰黏稠，色黄，不易咳出，或兼口渴，尿黄，便干。舌红，苔黄，脉弦滑数	口服。水蜜丸：一次6g；大蜜丸：一次1丸；一日2次

续表

药物名称	药物组成	临床应用	用法用量
清肺抑火丸	黄芩、栀子、知母、浙贝母、黄柏、苦参、桔梗、前胡、天花粉、大黄	痰热阻肺、肺失宣肃所致咳嗽。症见咳嗽气粗，痰多色黄黏稠，口干咽痛，大便干燥，小便黄赤。舌红，苔黄，脉滑数	口服。水丸：一次6g；大蜜丸：一次1丸；一日2~3次
复方鲜竹沥液	鲜竹沥、鱼腥草、生半夏、生姜、枇杷叶、桔梗、薄荷素油	感受外邪、入里化热、肺失宣肃、痰浊内生所致咳嗽。症见咳嗽，痰多黏稠色黄。舌淡，苔黄腻，脉滑	口服。一次20ml，一日2~3次

2. 合理用药与用药指导 清肺化痰丸，以黄芩和胆南星为君药泻肺清热化痰，治疗痰热郁肺引起的咳嗽、喘促。清肺抑火丸，以清肺泻火化痰中药为主，配伍大黄通腑泄热、引肺火下行，治疗痰热咳嗽，兼有大便干燥。复方鲜竹沥液，以鲜竹沥为君，其性寒滑利、清肺降火、化痰止咳，长于治疗肺热咳嗽而痰多色黄黏稠难咳者。

运动员禁用清肺化痰丸。高血压、心脏病患者慎用清肺化痰丸。孕妇及风寒咳嗽、脾胃虚弱者慎用清肺化痰丸、清肺抑火丸、复方鲜竹沥液。

（六）肺阴亏耗证

【症状】咳嗽日久，咳声短促，痰少黏白，或痰中夹血，或伴五心烦热，颧红，耳鸣，消瘦，神疲。舌质红，苔少，脉细数。

【治法】滋阴清热，润肺止咳。

【方剂应用】

1. 基础方剂 沙参麦冬汤（沙参、玉竹、生甘草、冬桑叶、麦冬、生扁豆、天花粉）加减。

2. 合理用药与用药指导

饮片选择：沙参麦冬汤出自清代《温病条辨》。方中选用南沙参，既清热养阴又祛痰。选用生玉竹，长于养阴润燥、生津止渴。选用生甘草，性平微偏凉，长于清热解毒、祛痰止咳。选用生扁豆，味甘性平，气清香而不窜，可化湿而不伤阴。

煎法服法：水煎温服，每日2~3次，餐后服用。

【中成药应用】

1. 常用中成药（表5-2-6）

2. 合理用药与用药指导 养阴清肺膏的药物组成同方剂养阴清肺汤，治疗肺阴虚引起的干咳少痰。百合固金丸的药物组成同方剂百合固金汤，治疗肺肾阴虚引起的燥咳。二冬膏，由天冬、麦冬组成，用于全身阴虚症状明显伴有干咳少痰的患者。

孕妇慎用养阴清肺膏。脾虚便溏、痰多湿盛的咳嗽患者慎用二冬膏、养阴清肺膏、百合固金丸。

表5-2-6 咳嗽肺阴亏耗证常用中成药

药物名称	药物组成	临床应用	用法用量
养阴清肺膏（糖浆，口服液，丸，颗粒）	地黄、麦冬、玄参、川贝母、白芍、牡丹皮、薄荷、甘草	阴虚肺燥所致咳嗽。症见干咳无痰或痰少而黏，或痰中带血。舌质红，脉细数	口服。一次10~20ml，一日2~3次
百合固金丸（口服液，片，颗粒）	白芍、川贝母、地黄、桔梗、熟地黄、百合、当归、甘草、麦冬、玄参	肺肾阴虚所致燥咳。症见干咳少痰，痰中带血，咳声嘶哑，午后潮热，口燥咽干。舌红少苔，脉细数	口服。水蜜丸：一次6g；大蜜丸：一次1丸；一日2次
二冬膏	天冬、麦冬	肺阴不足所致咳嗽。症见干咳无痰，或痰少质黏，甚或痰中带血，口鼻干燥，咽喉疼痛，伴五心烦热。舌红少津，脉细数	口服。一次9~15g，一日2次

第三节　喘　证

喘证是以呼吸困难，甚至张口抬肩、鼻翼扇动、不能平卧等为主要表现的病证。严重时喘促持续不解甚或发生喘脱。西医学的肺炎、支气管炎、慢性阻塞性肺疾病、心源性哮喘、急性呼吸窘迫综合征以及癔病等出现以呼吸困难为主要临床表现时，可参考此内容辨证论治。

一、证候类型与治则治法

喘证的辨证以虚实为纲。实喘病势多急，包括风寒闭肺证、痰热壅肺证、痰浊阻肺证；虚喘病势徐缓，主要是肾不纳气证，临床还可见肺气虚耗证。

实喘治肺，以祛邪利气为主，区分寒、热、痰的不同，分别采用温化宣肺、清化肃肺、化痰理气的方法；虚喘以培补摄纳为主；至于虚实夹杂、寒热互见者，则当根据具体情况分清主次，权衡标本，辨证选方用药。

二、辨证论治

（一）风寒闭肺证

【症状】喘息咳逆，呼吸急促，胸部胀闷，痰多色白稀薄而带泡沫，兼头痛鼻塞，无汗，恶寒，发热。舌苔薄白而滑，脉浮紧。

【治法】宣肺散寒平喘。

【方剂应用】

1. 基础方剂　麻黄汤（麻黄、杏仁、桂枝、炙甘草）合华盖散（麻黄、杏仁、桑白皮、紫苏子、茯苓、陈皮）加减。

2. 合理用药与用药指导

饮片选择：麻黄汤出自东汉《伤寒论》，华盖散出自宋代《太平惠民和剂局方》。方中选用生麻黄，长于发汗解表、宣肺平喘。苦杏仁有小毒，炒后毒性降低，本方选用炒制品，长于温散肺寒。选用炙甘草，性平而偏温，补脾和胃力胜。紫苏子炒后辛散之性缓和，温肺降气力强，故选。选用蜜桑白皮，炙后性寒偏润，能缓和寒泻之性，兼润肺止咳。

剂量建议：原方中麻黄用量最大，但麻黄中所含麻黄碱具有兴奋中枢神经系统的作用，注意观察用药后的反应。苦杏仁有小毒，用量不宜过大，《中国药典》推荐剂量为 5~10g。

煎法服法：本方为宣散之品，煎煮时间不宜过长。

【中成药应用】

1. 常用中成药（表 5 - 3 - 1）

表 5 - 3 - 1　喘证风寒闭肺证常用中成药

药物名称	药物组成	临床应用	用法用量
小青龙胶囊（合剂，颗粒，糖浆）	麻黄、桂枝、白芍、干姜、细辛、炙甘草、法半夏、五味子	风寒束表、水饮内停所致喘证。症见恶寒发热，无汗，喘咳，痰多而稀，鼻塞流涕。舌苔白滑，脉浮滑	口服。一次 2~4 粒，一日 3 次
风寒咳嗽颗粒（丸）	麻黄、苦杏仁、法半夏、紫苏叶、陈皮、桑白皮、五味子、青皮、生姜、甘草（蜜炙）	风寒外束、肺失宣降、痰浊阻肺所致喘证。症见咳嗽反复发作，气喘胸闷，咳痰色白质清，脘痞。舌苔白腻，脉濡滑	开水冲服。一次 5g，一日 2 次
苓桂咳喘宁胶囊	茯苓、桂枝、白术（麸炒）、甘草（蜜炙）、法半夏、陈皮、苦杏仁、桔梗、龙骨、牡蛎、生姜、大枣	风寒客肺、肺气不宣所致喘证。症见喘咳气急，痰多稀薄起沫，可兼头痛，恶寒伴发热，无汗。舌苔薄白而滑，脉浮紧	口服。一次 5 粒，一日 3 次。10 天为一疗程
桂龙咳喘宁胶囊	桂枝、龙骨、白芍、生姜、大枣、炙甘草、牡蛎、黄连、法半夏、瓜蒌皮、苦杏仁（炒）	外感风寒、痰湿阻肺、肺气上逆所致喘证。症见呼吸急促，痰涎壅盛。苔白滑腻，脉浮滑数	口服。一次 3 粒，一日 3 次

2. 合理用药与用药指导　小青龙胶囊的药物组成同方剂小青龙汤，用于外寒里饮咳喘患者的治疗。风寒咳嗽颗粒，由华盖散加减并配伍法半夏、五味子、青皮、生姜而成，治疗风寒闭肺的咳喘。苓桂咳喘宁胶囊，由苓桂术甘汤、二陈汤加减并配合止咳中药而成，用于内

有中阳不足之痰饮，外感风寒引起的咳喘。桂龙咳喘宁胶囊，由桂枝汤、小陷胸汤加龙骨、牡蛎、苦杏仁等加减而成，用于内有痰热，外感风寒引起的咳喘。

儿童、孕妇及哺乳期妇女、肝肾功能不全者、运动员，禁用小青龙胶囊。运动员禁用风寒咳嗽颗粒。内热咳喘、虚喘者，以及高血压、青光眼者慎用小青龙胶囊、风寒咳嗽颗粒。风热、痰热咳嗽和阴虚干咳者及孕妇慎用风寒咳嗽颗粒、苓桂咳喘宁胶囊、桂龙咳喘宁胶囊。

（二）痰热壅肺证

【症状】喘咳气涌，胸部胀痛，痰黏稠色黄，或夹血痰，伴胸中烦闷，面赤身热，汗出，口渴喜冷饮，咽干，尿赤，或便秘。舌质红，苔薄黄腻，脉滑数。

【治法】清热化痰，宣肺平喘。

【方剂应用】

1. 基础方剂 桑白皮汤（桑白皮、半夏、苏子、苦杏仁、贝母、黄芩、黄连、栀子）加减。

2. 合理用药与用药指导

饮片选择：桑白皮汤出自明代《古今医统大全》。方中选用生栀子，长于清热泻火，凉血解毒。选用生桑白皮，长于泻肺行水。浙贝母苦寒，长于清肺化痰。苦杏仁有小毒，炒后毒性降低。清半夏，辛温燥烈之性较缓，长于燥湿化痰。

剂量建议：苦杏仁有小毒，用量不宜过大，常规使用剂量为 5～10g。生半夏有毒，内服一般用炮制品，用量不宜过大，常规使用剂量为 3～9g。

煎法服法：水煎温服，每日 2～3 次，餐后服用。炒苏子、苦杏仁、栀子均宜捣碎后入煎。

【中成药应用】

1. 常用中成药（表 5－3－2）

表 5－3－2 喘证痰热壅肺证常用中成药

药物名称	药物组成	临床应用	用法用量
清肺消炎丸	麻黄、石膏、地龙、牛蒡子、葶苈子、人工牛黄、苦杏仁（炒）、羚羊角	痰热阻肺、肺失宣降所致喘证。症见气喘，咳嗽，胸胁满胀，咳吐黄痰。舌红苔黄，脉滑数	口服。12 岁以上及成人一次 60 丸，一日 3 次
葶贝胶囊	葶苈子、蜜麻黄、川贝母、苦杏仁、瓜蒌皮、石膏、黄芩、鱼腥草、旋覆花、赭石、白果、蛤蚧、桔梗、甘草	痰热壅肺、肺失宣降所致喘证。症见气喘不能平卧，咳嗽，咳吐黄痰，胸闷	饭后服用。一次 4 粒，一日 3 次。7 天为一疗程或遵医嘱

2. 合理用药与用药指导 清肺消炎丸，由麻黄杏仁甘草石膏汤加减并配伍清热化痰的地龙、牛蒡子、葶苈子、牛黄、羚羊角，治疗热邪壅肺，咳喘并重者。葶贝胶囊，由麻黄杏仁甘草石膏汤加减并配伍泻肺止咳的葶苈子、川贝母，以及敛肺定喘的白果、蛤蚧，降气消痰的旋覆花、赭石等中药，治疗痰热壅肺兼喘憋明显者。

运动员禁用清肺消炎丸。孕妇，体弱年迈者，以及高血压、青光眼、心功能不全者慎用清肺消炎丸、葶贝胶囊。风寒表证咳嗽者慎用清肺消炎丸。脾虚便溏者慎用葶贝胶囊。

（三）痰浊阻肺证

【症状】喘而胸满闷窒，甚则胸盈仰息，咳嗽，痰多黏腻色白，咯吐不利，兼有呕恶纳呆，口黏不渴。舌苔白腻，脉滑或濡。

【治法】化痰降逆，宣肺平喘。

【方剂应用】

1. 基础方剂 二陈汤（陈皮、半夏、茯苓、甘草）合三子养亲汤（紫苏子、白芥子、莱菔子）加减。

2. 合理用药与用药指导

饮片选择：二陈汤出自宋代《太平惠民和剂局方》。方中选用清半夏，辛温燥烈之性较缓，长于燥湿化痰。炙甘草，性平偏温，以补脾和胃力胜。

剂量建议：生半夏有毒，内服一般用炮制品，用量不宜过大，常规使用剂量为 3～9g。

煎法服法：水煎温服，每日 2～3 次，餐后服用。

三子养亲汤可参考"咳嗽"中"痰湿蕴证"的相关内容。

【中成药应用】

1. 常用中成药（表 5-3-3）

2. 合理用药与用药指导　橘红痰咳颗粒，由二陈汤加减并配伍百部、白前、苦杏仁、五味子组成，用于痰浊阻肺所致喘证伴有明显咳嗽者。祛痰止咳颗粒，用健脾益气的党参，配伍化痰的水半夏、芫花（醋制）、甘遂（醋制）、紫花杜鹃、明矾组成，治疗脾虚而痰浊明显的咳喘。

孕妇禁用祛痰止咳颗粒。阴虚燥咳者慎用橘红痰咳颗粒和祛痰止咳颗粒。外感咳嗽、肾虚作喘及体弱年迈者慎用祛痰止咳颗粒，且中病即止，不宜过量、久用。

（四）肾不纳气证

【症状】喘促日久，气息短促，呼多吸少，动则喘甚，气不得续，形瘦神疲，或跗肿，汗出肢冷，面唇青紫。舌淡苔白或黑而润滑，脉微细或沉弱；或见喘咳，面红烦躁，口咽干燥，足冷，汗出如油。舌红少津，脉细数。

【治法】补肾纳气平喘。

【方剂应用】

1. 基础方剂　肾气丸（桂枝、附子、熟地、山萸肉、山药、茯苓、丹皮、泽泻）合参蛤散（人参、蛤蚧）加减。

2. 合理用药与用药指导

饮片选择：肾气丸出自东汉《金匮要略》。方中选用炮附片，以温肾暖脾为主。参蛤散出自宋代《圣济总录》。选用生晒参，性微温，偏重于补气生津，安神。蛤蚧选用生品，以补肺益精，纳气定喘见长。

剂量建议：附子有毒，《中国药典》规定使用剂量为 3～15g，用量不宜过大。人参的常规使用剂量为 3～9g，另煎兑服，也可研粉吞服，一次 2g，一日 2 次。蛤蚧的常用剂量为 3～9g。

煎法服法：水煎温服，每日 2～3 次，餐后服用。附子宜先煎，久煎。蛤蚧多入丸散或酒剂；生晒参入汤剂时另煎兑服，也可研粉吞服。

【中成药应用】

1. 常用中成药（表 5-3-4）

2. 合理用药与用药指导　补金片，由大量的血肉有情之品，如哈蟆油、鹿角胶、乌梢蛇（去头，炒）、紫河车、鸡蛋黄油、龟甲胶、蛤蚧（去头、足），配伍补肾纳气、止咳化痰药物组成，用于病程久，肾不纳气所致喘证者。

肺热咳嗽、感冒者慎用补金片。

表 5-3-3　喘证痰浊阻肺证常用中成药

药物名称	药物组成	临床应用	用法用量
橘红痰咳颗粒（煎膏，口服液）	化橘红、苦杏仁、百部（蜜制）、水半夏、白前、茯苓、五味子	痰浊阻肺所致喘证。症见呼吸短促，喉中痰鸣，甚至张口抬肩，呕吐痰涎，胸脘憋闷。舌淡苔白，脉弦滑	开水冲服。一次 10～20g，一日 3 次
祛痰止咳颗粒（胶囊）	党参、水半夏、芫花（醋制）、甘遂（醋制）、紫花杜鹃、明矾	脾胃虚弱、痰浊内生、上犯阻肺所致喘证。症见呼吸困难，甚至张口抬肩，鼻翼扇动，胸脘憋闷。舌淡苔白滑，脉弦滑	口服。一次 2 袋，一日 2 次

表 5-3-4　喘证肾不纳气证常用中成药

药物名称	药物组成	临床应用	用法用量
补金片	陈皮、哈蟆油、鹿角胶、乌梢蛇（去头，炒）、紫河车、鸡蛋黄油、桔梗、龟甲胶、百部（蜜炙）、浙贝母、红参、白及、黄精（蒸）、茯苓、蛤蚧（去头、足）、麦冬、核桃仁、当归	肾不纳气所致喘证。症见喘促、短气，动则喘甚，呼多吸少，气不得续，气怯声低，咳声低弱，痰吐稀薄或咳呛，或痰少质黏，烦热，口干，形瘦神疲，或跗肿，面色晦暗，口唇青紫，腰膝酸软。舌淡暗或暗红，苔剥，脉沉弱或细数	口服。一次 5～6 片，一日 2 次

第四节　肺　胀

肺胀是多种肺系疾患反复发作，迁延不愈，导致肺气胀满，不得敛降的病证，临床表现为胸部膨满，憋闷如塞，喘息上气，咳嗽痰多，烦躁，心悸，面色晦暗，或唇甲青紫，脘腹胀满，肢体浮肿等。西医学中慢性阻塞性肺疾病、慢性肺源性心脏病有上述表现者，可参考此内容辨证论治。

一、证候类型与治则治法

肺胀辨证总属本虚标实，但有偏实、偏虚的不同，临床常见证候包括痰浊阻肺证、痰热郁肺证、肺肾气虚证。

治疗应抓住标本两个方面，祛邪与扶正兼施。标实者以降气化痰为主，需分辨痰的寒热性质；本虚则以补益肺肾为主。

二、辨证论治

（一）痰浊阻肺证

【症状】胸膺满闷，短气喘息，稍劳即著，咳嗽痰多，色白黏腻或呈泡沫，畏风易汗，脘痞纳少，倦怠乏力。舌暗，苔薄腻或浊腻，脉滑。

【治法】燥湿化痰，降气平喘。

【方剂应用】

1. 基础方剂　苏子降气汤（紫苏子、半夏、前胡、厚朴、陈皮、甘草、当归、生姜、大枣、肉桂）合三子养亲汤（紫苏子、白芥子、莱菔子）加减。

2. 合理用药与用药指导

饮片选择：苏子降气汤出自宋代《太平惠民和剂局方》。方中选用清半夏，辛温燥烈之性较缓，长于燥湿化痰。炙甘草，性平偏温，补脾和胃力胜。厚朴燥湿消痰，下气除满，生用药力较为强烈，本方宜生用。

剂量建议：原方中紫苏子、半夏用量最大。半夏有毒，内服一般用炮制品，用量不宜过大，《中国药典》规定使用剂量为 3～9g。

煎法服法：水煎温服，每日 2～3 次，餐后服用。

三子养亲汤可参考"咳嗽"中"痰湿蕴肺证"的相关内容。

【中成药应用】

1. 常用中成药（表 5-4-1）

表 5-4-1　肺胀痰浊阻肺证常用中成药

药物名称	药物组成	临床应用	用法用量
苏子降气丸	炒紫苏子、厚朴、前胡、甘草、姜半夏、陈皮、沉香、当归	痰涎壅盛、肾不纳气所致肺胀。症见呼吸困难，张口抬肩，喉中痰鸣，甚至不能平卧，胸膈满闷	口服。一次 6g，一日 1～2 次
理气定喘丸	紫苏子（炒）、芥子（炒）、莱菔子（炒）、紫苏梗、紫苏叶、陈皮、法半夏、苦杏仁（炒）、川贝母、桑白皮（蜜炙）、款冬花、紫菀、炙黄芪、茯苓、白术（麸炒）、百合、麦冬、天冬、知母、地黄、当归、何首乌（黑豆酒炙）、阿胶（蛤粉炙）	久咳伤肺、痰浊壅阻所致肺胀。症见喘息，胸膈满闷，咳痰量多，气短，乏力，心悸	口服。小蜜丸：一次6g；大蜜丸：一次 1 丸；一日 2 次

2. 合理用药与用药指导　苏子降气丸的药物组成基本同方剂苏子降气汤，用于治疗上实下虚的肺胀。理气定喘丸，由三子养亲汤、二陈汤及止咳化痰平喘和益气滋阴润肺的中药加减而成，治疗气阴两虚为本，痰浊壅阻为标所致的肺胀。

外感痰热咳喘者及孕妇慎用苏子降气丸和理气定喘丸。

（二）痰热郁肺证

【症状】咳逆，喘息气粗，胸满，目胀睛突，痰黄或白，黏稠难咳，烦躁，口渴欲饮，尿赤，大便干。舌红，苔黄或黄腻，脉滑数。

【治法】清肺化痰，降逆平喘。

【方剂应用】

1. 基础方剂　越婢加半夏汤（麻黄、石膏、生姜、大枣、甘草、半夏）或桑白皮汤

（桑白皮、半夏、苏子、杏仁、贝母、黄芩、黄连、山栀）加减。

2. 合理用药与用药指导

饮片选择：越婢加半夏汤出自东汉《金匮要略》，桑白皮汤出自明代《古今医统大全》。方中选用生麻黄，发汗解表、利水消肿力强。选用生栀子，长于清热泻火，凉血解毒。选用生桑白皮，性寒，泻肺行水力强。选用浙贝母，苦寒，长于清肺化痰。苦杏仁有小毒，炒后毒性降低。选用清半夏，辛温燥烈之性较缓，长于燥湿化痰。

剂量建议：原方中石膏用量最大，其次是麻黄。麻黄常规使用剂量为 2～10g，且所含麻黄碱具有兴奋中枢神经系统的作用，注意观察用药后的反应。苦杏仁有小毒，用量不宜过大，《中国药典》规定使用剂量为 5～10g。黄芩、栀子因苦寒较甚，易伤中气，若患者平素脾胃较弱，可适当减少用量。

煎法服法：水煎温服，每日 2～3 次，餐后服用。方中石膏宜先煎。

【中成药应用】

1. 常用中成药（表 5－4－2）

表 5－4－2　肺胀痰热郁肺证常用中成药

药物名称	药物组成	临床应用	用法用量
止咳平喘糖浆	麻黄、苦杏仁、石膏、水半夏、桑白皮、陈皮、茯苓、罗汉果、鱼腥草、甘草、薄荷油	痰热阻肺、肺失宣降所致肺胀。症见咳喘气促，甚至鼻翼扇动，痰嗽痰多，痰黏难咳。苔黄，脉数	口服。一次 10～20ml，一日 3 次
清肺消炎丸	麻黄、石膏、地龙、牛蒡子、葶苈子、牛黄、苦杏仁（炒）、羚羊角	痰热阻肺、肺失宣降所致肺胀。症见气喘，咳嗽，胸胁满胀，咳吐黄痰。舌红苔黄，脉滑数	口服。一次 60 丸，一日 3 次

2. 合理用药与用药指导

止咳平喘糖浆，由麻黄杏仁甘草石膏汤、二陈汤加清泻肺热的桑白皮、鱼腥草等加减而成，治疗痰热郁肺引起的咳喘。清肺消炎丸，由麻黄杏仁甘草石膏汤加清热化痰的地龙、牛蒡子、葶苈子、牛黄、羚羊角等加减而成，清热力量强，治疗痰热壅肺，咳喘并重者。

运动员禁用止咳平喘胶囊和清肺消炎丸，孕妇及寒痰阻肺咳喘者慎用，二药均含麻黄，高血压、青光眼、心功能不全者慎用。

（三）肺肾气虚证

【症状】胸部膨满，呼吸浅短难续，声低气怯，甚则张口抬肩，不能平卧，咳嗽，痰白如沫，咳吐不利，胸闷心慌，形寒汗出，腰膝酸软，小便清长，或尿有余沥。舌淡或暗紫，苔白润，脉沉细无力，或结、代。

【治法】补肺摄纳，降气平喘。

【方剂应用】

1. 基础方剂　平喘固本汤（党参、五味子、冬虫夏草、胡桃肉、沉香、灵磁石、脐带、苏子、款冬花、法半夏、橘红）合补肺汤（人参、黄芪、熟地黄、五味子、紫菀、桑白皮）加减。

2. 合理用药与用药指导

饮片选择：平喘固本汤出自《中医内科学》，补肺汤出自元代《永类钤方》。方中选用生晒参，味甘微温，偏重于补气生津，安神。选用蜜五味子，其补益肺肾作用增强。选用生黄芪，擅长固表止汗。选用法半夏，辛温之性较弱，功能燥湿化痰。选用煅磁石，其聪耳明目，补肾纳气力强，并质地酥脆，易于粉碎及煎出有效成分。紫菀、款冬花、桑白皮均为蜜炙品，增强润肺止咳的功效。

剂量建议：人参的常规使用剂量为 3～9g，另煎兑服；也可研粉吞服，一次 2g，一日 2 次。半夏有毒，内服一般用炮制品，用量不宜过大，《中国药典》规定使用剂量为 3～9g。

煎法服法：水煎温服，每日 2～3 次，餐后服用。磁石宜打碎先煎。沉香不可久煎，当以研末或磨汁后冲服。

【中成药应用】

1. 常用中成药（表5-4-3）

2. 合理用药与用药指导　参茸黑锡丸，配伍大量温肾助阳，纳气平喘的中药，用于肾阳亏虚，痰浊壅肺所致的肺胀。百令胶囊，治疗肺肾两虚所致肺胀。

孕妇禁用，实热证、阴虚内热证慎用参茸黑锡丸，本品含有附子、硫黄、黑锡，不宜过量、久用。外感实证咳喘者慎用百令胶囊。

第五节　心　悸

心悸是患者自觉心中悸动、惊惕不安、甚则不能自主的病证，临床多呈反复发作性，常因七情所伤、体虚劳倦等因素诱发，且可伴胸闷、气短，甚至喘促、眩晕、晕厥等表现。西医学中各种原因引起的心律失常以及心肌炎等，当表现以心悸为主症时，可参考此内容辨证论治。

一、证候类型与治则治法

心悸应辨虚实。主要证候包括心脾两虚证、阴虚火旺证、心阳不振证、瘀阻心脉证。

心悸的治疗，需在辨证的基础上，给予补气、养血、滋阴、温阳、行瘀等治法。基于心悸心神不宁的病机特点，治疗时应酌情配合安神宁心或镇心之法。心悸的治疗应将辨证论治与辨病治疗相结合，以取得更满意的疗效。

二、辨证论治

（一）心脾两虚证

【症状】　心悸气短，头晕目眩，失眠健忘，面色无华，倦怠乏力，纳呆食少。舌淡红，脉细弱。

【治法】　健脾益气，养心安神。

【方剂应用】

1. 基础方剂　归脾汤（人参、黄芪、白术、茯神、龙眼肉、酸枣仁、木香、当归、远志、甘草、生姜、大枣）加减。

2. 合理用药与用药指导

饮片选择：归脾汤出自南宋《济生方》，明代《正体类要》增入当归、远志。方中人参在脾肺气虚严重时，宜选用生晒参；脾虚便溏者，可用党参代人参。蜜炙黄芪，专走里，补益肺脾之力更强。在治脾虚纳差，食少腹胀时，宜选用麸炒白术；在治脾虚湿困，腹胀泄泻时，宜选用土炒白术；在治脾虚食滞，泻下酸臭时，宜选用焦白术。选用炒酸枣仁，偏温，敛津液，安心神效佳。选用煨木香、炒木香，则辛散之力缓，有一定的燥湿之力，功专实肠止泻。在治血虚兼血瘀时，宜选用酒炒当归；在治心脾两虚有大便稀溏时，宜选用土炒当归。宜选用炙甘草，性平偏温，健脾益气力较强。

剂量建议：原方黄芪、白术、茯神、酸枣仁、龙眼肉用量最大，其次是人参、木香，生姜5片、大枣1枚调和营卫。

煎法服法：水煎温服，每日2～3次，宜餐后1小时服用；失眠者，宜在中午及晚上临睡前各服用一次。人参宜另煎，兑入其他药液；酸枣仁宜捣碎后入煎剂，亦可研末吞服，每次1.5～3g；大枣宜擘开后入煎剂。全方以补益为主，宜"先武火后文火"煎煮，文火煎煮时间宜长，以出药液量约为加水量的一半以下为度。

表5-4-3　肺胀肺肾气虚证常用中成药

药物名称	药物组成	临床应用	用法用量
参茸黑锡丸	红参、鹿茸、黑锡、荜澄茄、胡芦巴、丁香、小茴香（盐炒）、益智仁（盐炒）、肉豆蔻（制霜）、橘红、半夏（制）、附子（制）、木香、赭石（煅）、补骨脂（盐炒）、肉桂、川楝子、阳起石（煅）、沉香、硫黄（制）	肺病日久及肾，肺失敛降，肾失摄纳所致肺胀。症见胸部膨满，憋闷气短，喘促不得安卧，汗出肢冷。舌淡暗，苔灰滑	口服。一次1.5～3g，一日1～2次
百令胶囊（片）	发酵冬虫夏草菌粉	肺肾两虚所致肺胀。症见咳声低微，喘促，气短，动则益甚，痰少或痰白而黏，盗汗，神疲乏力，腰膝酸软。舌淡嫩，苔白，脉弱	口服。一次2～6粒，一日3次

【中成药应用】

1. 常用中成药（表 5 – 5 – 1）

2. 合理用药与用药指导 以上四药均可用于气血亏虚所致心悸。心悸兼有脾不统血之便血、崩漏、带下者，宜选用人参归脾丸。心悸兼脾胃虚弱明显者，宜选用复方扶芳藤合剂。心悸兼气血不足严重者，宜选用益气养血口服液。心悸兼血瘀之四肢酸痛者，宜选用消疲灵颗粒。

孕妇、月经期及有出血倾向者慎用益气养血口服液。因含有肉桂，孕妇慎服消疲灵颗粒。周岁以内婴儿及外感发热患者禁用复方扶芳藤合剂。阴虚、痰湿壅盛者慎用人参归脾丸。阴虚内热、肝阳上亢、痰火内盛之心悸不寐者慎用复方扶芳藤合剂。湿热内盛，痰火壅盛者慎用益气养血口服液。体实有热者、感冒者慎服消疲灵颗粒。

不建议将人参归脾丸、复方扶芳藤合剂、益气养血口服液、消疲灵颗粒中的任意两种或多种同时使用，因皆属重复用药。

（二）阴虚火旺证

【症状】心悸易惊，心烦失眠，五心烦热，口干，盗汗，思虑劳心则症状加重，伴耳鸣腰酸，头晕目眩，急躁易怒。舌红少津，苔少或无，脉细数。

【治法】滋阴清火，养心安神。

【方剂应用】

1. 基础方剂 天王补心丹（人参、玄参、丹参、茯苓、五味子、远志、桔梗、当归、天冬、麦冬、柏子仁、酸枣仁、生地黄、朱砂）加减。

2. 合理用药与用药指导

饮片选择：天王补心丹出自明代《校注妇人良方》。方中选用人参，味甘微苦，性微温，善补气生津，安神益智。选用蒸玄参，长于养阴，泻无根之火。丹参宜生用，凉血清心除烦之力强。五味子起补益作用，宜使用炮制后的北五味子，如蜜炙五味子、酒五味子、醋五味子，一般认为，蜜炙可增强补益之功，酒炙滋肾之力较胜，醋炙则长于收敛，此处可根据组方的侧重点而区别选用三种炮制品。远志可选用炙远志、蜜远志、朱远志，若素有胃疾，胃气虚弱者，宜选用炙远志；若兼有心血不足所致失眠多梦，宜选用蜜远志；若入丸散，为增强安神定志的作用，宜选用朱远志。桔梗宜选用炒桔梗，因其辛散作用已缓，对胃的刺激性小，可免恶心呕吐之弊，阴虚久嗽及胃弱津伤者应避免使用生品。选用酒炒当归、酒洗当归，

表 5 – 5 – 1　心悸心脾两虚证常用中成药

药物名称	药物组成	临床应用	用法用量
人参归脾丸（大蜜丸，水蜜丸，小蜜丸，浓缩丸）	人参、炙黄芪、当归、龙眼肉、白术（麸炒）、茯苓、远志（去心，甘草炙）、酸枣仁（炒）、木香、炙甘草	思虑过度、劳伤心脾，或脾胃虚弱，气血生化之源不足，心失所养所致心悸。症见心悸，怔忡，头晕目眩，面色不华，倦怠乏力。舌质淡，脉细弱；心律失常、心肌炎见上述证候者	口服。一次 1 丸，一日 2 次
复方扶芳藤合剂	红参、黄芪、扶芳藤	心脾两虚、生化乏源、气血不足、心失所养所致心悸。症见心悸气短，胸闷不舒，面色不华，神疲乏力，失眠健忘，纳谷不馨，脘腹胀满。舌淡胖或有齿痕，脉细弱；神经衰弱、白细胞减少见上述证候者	口服。一次 15ml，一日 2 次
益气养血口服液	人参、黄芪、党参、麦冬、当归、炒白术、地黄、制何首乌、五味子、陈皮、地骨皮、鹿茸、淫羊藿	脾胃虚弱，气血化生不足，心失所养，神无所附所致心悸。症见气短，心悸，面色不华，倦怠乏力。舌淡苔薄，脉细弱；心律失常见上述证候者	口服。一次 15 ~ 20ml，一日 3 次
消疲灵颗粒	人参、当归、黄芪、茯苓、龙眼肉、阿胶、麦冬、五味子、灵芝、鸡血藤、丹参、枣仁、肉桂、山楂	禀赋不足，或饮食劳倦，或思虑过度，或年高体迈、气血亏虚、心失所养所致心悸。症见心悸不安，气短少言，倦怠乏力，精神不振，不寐；贫血、功能性心律失常见上述证候者	开水冲服。一次 10 ~ 20g，一日 1 ~ 3 次。6 天为一疗程

其活血之力大增，适用于血瘀兼血虚之证，然酒炒当归之功略逊于酒洗当归。选用生天冬，既可养阴清热、滋阴降火，又能润燥滑肠，为阴伤有热、便结而硬者所宜；若肺肾阴虚、虚火内扰而现烦躁不寐、心神不宁之证，宜选用朱天冬。宜用去心麦冬，麦冬生用长于养阴润肺，益胃生津，去心（心能令人烦）后又能清心除烦；若心阴不足而见烦躁狂乱、谵语等症者，宜选用朱麦冬，其镇惊安神之力尤佳。在阴虚烦热失眠兼便秘时，宜选用生柏子仁；若失眠健忘，心悸怔忡或阴虚盗汗兼大便溏泻者，宜选用柏子仁霜，可免滑肠致泻，并增强了宁心安神，养阴止汗的作用。选用生酸枣仁，其味甘而润，性偏凉，对心肾不足，阴虚火旺所致的心悸、健忘、失眠、便秘者佳；若阴虚心悸、盗汗明显，兼脾胃虚弱者，宜选用炒酸枣仁。宜用生干地黄，长于滋阴养血；细生地功同干地黄，然气味较薄，宜用于滋阴养血而又恐胃弱易腻者。朱砂宜选用水飞加工后的细粉，即飞

朱砂，其毒性降低便于运用，内服可镇心安神。

剂量建议：原方中生地黄用量最大，其次是当归、酸枣仁、柏子仁、天冬、麦冬。朱砂有毒，《中国药典》规定内服剂量为每日0.1～0.5g，多入丸散服，不宜入煎剂；不宜大量服用，也不宜少量久服；外用适量。上方若制丸散，选用朱茯苓、朱远志、朱天冬、朱麦冬等，则应注意朱砂含量，避免朱砂总量超量。

煎法服法：水煎温服，每日2～3次，宜餐后1小时服用；失眠者，宜在中午及晚上临睡前各服用一次。若制成丸剂，宜空心白滚汤或龙眼肉汤送服。若制成汤剂，上方多质柔味厚之品，宜"先武火后文火"煎煮，文火煎煮时间宜偏长；五味子、柏子仁、酸枣仁宜捣碎后入煎剂；酸枣仁入安神剂，煎煮时间宜长，效果更佳；朱砂不可入煎剂，可用药汁冲服。方中若使用朱砂，孕妇及肝肾功能不全者禁用。

【中成药应用】

1. 常用中成药（表5-5-2）

表5-5-2 心悸阴虚火旺证常用中成药

药物名称	药物组成	临床应用	用法用量
天王补心丸（水蜜丸，小蜜丸，大蜜丸，浓缩丸，片）	丹参、当归、石菖蒲、党参、茯苓、五味子、麦冬、天冬、地黄、玄参、制远志、炒酸枣仁、柏子仁、桔梗、甘草、朱砂	心肾阴虚、心失所养所致心悸。症见心悸，气短。舌红少苔，脉细数或结代；病毒性心肌炎、冠心病、心律失常、原发性高血压及甲状腺功能亢进症见上述证候者	口服。一次6g，一日2次
朱砂安神片（水蜜丸，大蜜丸）	朱砂、黄连、地黄、当归、甘草	心阴（血）不足、心火偏亢所致心悸。症见心悸怔忡，烦躁，健忘，头目眩晕。舌红，脉细数	口服。一次4～5片，一日2次
宁神补心片（胶囊）	丹参、生地黄、女贞子（制）、熟地黄、墨旱莲、珍珠母（煅）、石菖蒲、首乌藤、合欢皮、五味子	心肾阴虚、心失所养所致心悸。症见心悸，气短。舌红少苔，脉细数或结代	口服。一次4～6片，一日3次；或遵医嘱
安神补心丸（浓缩水丸，胶囊，颗粒，片）	丹参、五味子（蒸）、石菖蒲、安神膏、合欢皮、菟丝子、墨旱莲、首乌藤、地黄、珍珠母、蒸女贞子	肝肾亏虚、阴血不足所致心悸。症见心悸不宁，心烦少寐，梦遗滑精，手足心热	口服。一次15丸，一日3次

2. 合理用药与用药指导 以上四药均可用于阴虚火旺所致心悸。心悸以心肾阴虚为主，兼有心肾不交、阴虚内热者，宜选用天王补心丸。心阴（血）不足、心火偏亢较重的心悸怔忡、烦躁失眠者，宜选用朱砂安神片。肝肾阴虚血少所致心悸，兼头昏耳鸣，健忘失眠者，

宜选用宁神补心片。肝肾阴虚、阴血不足所致心悸，兼有腰膝酸软，梦遗滑精，头晕耳鸣者，宜选用安神补心丸。

孕妇慎用天王补心丸、朱砂安神片；因含有朱砂，天王补心丸、朱砂安神片均不宜过量或长期服用。孕妇、哺乳期妇女禁用宁神补心

片。肝肾功能不全者禁用天王补心丸。脾肾阳虚、脾胃虚寒、大便稀溏及感冒发热者不宜服用宁神补心片。宁神补心片宜饭前服用,文献报道其可能导致皮肤瘙痒,所以在首次使用时应监测患者皮肤的变化。

不建议天王补心丸与朱砂安神片同时使用,因其皆含有朱砂,易出现有毒药物超量,属于联合用药不适宜情况。不建议将宁神补心片与安神补心丸同时使用,因属重复用药。

(三)心阳不振证

【症状】心悸不安,胸闷气短,动则尤甚,面色苍白,形寒肢冷。舌淡苔白,脉虚弱或沉细无力。

【治法】温补心阳,安神定悸。

【方剂应用】

1. 基础方剂 桂枝甘草龙骨牡蛎汤(桂枝、甘草、龙骨、牡蛎)合参附汤(人参、熟附子)加减。

2. 合理用药与用药指导

饮片选择:桂枝甘草龙骨牡蛎汤出自东汉《伤寒论》。方中"桂枝"可在肉桂、桂心、炒桂枝中选择,肉桂补火助阳,温通经脉;桂心味厚燥性较小,可助心阳交心肾;桂枝经炒制

后辛散之力减弱,而温通之功增强。选用炙甘草,善补中益气,调和诸药。选用生龙骨、生牡蛎,两者生用时平肝潜阳、镇惊安神的作用均较强。参附汤出自宋代《济生续方》。方中选用红参,补气的同时尚有刚健温燥之性,最善振奋阳气。宜选用附子炮制品,如白附片、黑顺片、黄附片、明附片、制附片、淡附片或炮附子,其中白附片、黑顺片、黄附片、明附片与淡附片相比,燥性较大,药力稍猛,不若淡附片缓和;淡附片毒性极微,应用安全,药力缓和,由散专守,常用于温肾壮阳;炮附子毒性较白附片大,除温补以外,常用于回阳救逆、散寒祛湿。

剂量建议:原方中龙骨、牡蛎、甘草用量最大,其次是桂枝。参附汤中附子用量较大,其次是人参。附子有毒,《中国药典》规定内服剂量为每日 3~15g。

煎法服法:水煎温服,每日 2~3 次,宜餐后服用;因心阳亏虚所致心悸,每次服用汤液量不宜过多,可以控制在 100~150ml。生龙骨、生牡蛎宜打碎,先煎;熟附子宜先煎、久煎。

【中成药应用】

1. 常用中成药(表5-5-3)

表5-5-3 心悸心阳不振证常用中成药

药物名称	药物组成	临床应用	用法用量
参仙升脉口服液	红参、淫羊藿、补骨脂(盐炙)、枸杞子、麻黄、细辛、丹参、水蛭	心肾阳虚、寒凝血脉所致心悸。症见脉迟,脉结,心悸胸闷,畏寒肢冷,腰膝酸软,气短乏力或头晕。舌质暗淡或有齿痕,或舌有瘀斑、瘀点。相当于轻、中度窦性心动过缓(心率>50次/分)和轻度病态窦房结综合征不合并室上性快速心律失常的心肾阳虚,寒凝血脉证	口服。一次2支,一日2次
心宝丸	附子、鹿茸、人参、肉桂、洋金花、三七、麝香、蟾酥、冰片	心肾阳虚、无力运血、心脉瘀阻所致心悸。症见心悸气短,动则喘促,畏寒肢冷,下肢肿胀。脉结代;冠心病、心功能不全、病态窦房结综合征见上述证候者	口服。慢性心功能不全按心功能1、2、3级一次分别服用120mg(2丸)、240mg(4丸)、360mg(6丸),一日3次,一疗程为2个月;在心功能正常后改为维持量60~120mg(1~2丸)。病态窦房结综合征病情严重者一次300~600mg(5~10丸),一日3次,疗程为3~6个月。其他心律失常(期前收缩)及房颤、心肌缺血或心绞痛一次120~240mg(2~4丸),一日3次,一疗程为1~2个月

续表

药物名称	药物组成	临床应用	用法用量
芪苈强心胶囊	黄芪、人参、黑顺片、丹参、葶苈子、泽泻、玉竹、桂枝、红花、香加皮、陈皮	阳气虚乏、络瘀水停所致心悸。症见心慌气短，动则加剧，夜间不能平卧，下肢浮肿，倦怠乏力，小便短少，口唇青紫，畏寒肢冷，咳吐稀白痰。舌质淡或紫暗，苔白，脉虚弱，或沉涩；冠心病、高血压所致轻、中度充血性心力衰竭见上述证候者	口服。一次4粒，一日3次

2. 合理用药与用药指导　以上三药均可用于心阳不振所致心悸。心肾阳虚、瘀血阻脉之心悸（如病态窦房结综合征）宜选用参仙升脉口服液或心宝丸。阳气亏虚，血瘀水停所致心悸兼喘促、水肿者，宜选用芪苈强心胶囊或心宝丸。

孕妇、哺乳期妇女、运动员、合并高血压及严重心脏病者，均慎用参仙升脉口服液。肝阳上亢、湿热内盛者禁用参仙升脉口服液；病态窦房结综合征中的慢－快综合征及病态窦房结综合征视病情需安装起搏器者，均不宜使用参仙升脉口服液；服药期间应注意心率、血压的变化，并采取相应的治疗措施。孕妇、经期妇女、青光眼患者禁用心宝丸。阴虚内热、肝阳上亢、痰火内盛者不宜使用心宝丸。正在服用洋地黄类药物者慎用心宝丸，本品中含附子、洋金花、蟾酥，不宜过量服用及久服；有临床报道患者在服用心宝丸后出现过敏反应。孕妇慎用芪苈强心胶囊。芪苈强心胶囊宜饭后服用。

（四）瘀阻心脉证

【**症状**】心悸不安，胸闷不舒，心痛时作，痛如针刺，唇甲青紫。舌质紫暗或有瘀斑，脉涩或结或代。

【**治法**】活血化瘀，理气通络。

【**方剂应用**】

1. 基础方剂　红花桃仁煎（丹参、赤芍、桃仁、红花、乳香、香附、延胡索、青皮、当归、川芎、生地）合桂枝甘草龙骨牡蛎汤（桂枝、甘草、龙骨、牡蛎）加减。

2. 合理用药与用药指导

饮片选择：红花桃仁煎出自宋代《素庵医要》。方中丹参有丹参片、炒丹参、酒丹参之别，生用则偏凉，清心除烦力胜，适用于温热病中见瘀阻心脉所致心悸者；炒丹参则性已温，作用缓和，养血活血，无凉血之功，适用于血虚或瘀血内停而无热象的心悸；酒丹参借酒之辛散，活血祛瘀之效大增，适用于瘀阻心脉所致心悸兼疼痛较著者。选用炒赤芍，寒性已缓，清热凉血之力稍减，适用于血瘀兼脾胃虚寒者；酒赤芍则行血之力强，适用于瘀阻心脉所致心悸者。选用桃仁泥或炒桃仁，桃仁临用时捣碎成泥状，有利于药性的煎出；炒桃仁则破血作用增强，功偏润燥。乳香生用气芳香，性走窜，油性较重，活血止痛效佳，但对胃有刺激性，易致恶心呕吐，故内服剂量不宜过大；选用醋制乳香，可减少恶心之弊，增强入肝经之效，适用于肝经气郁血瘀所致胸胁疼痛。香附可选用醋香附、酒香附、制香附；醋香附消积聚、理气止痛力强；酒香附活血，通行经络力强；制香附（四制香附）比单用酒、醋炮制者，疏肝理气、止痛、止呕的作用增强。选用醋延胡索或酒延胡索，醋延胡索可提高疗效，增强行气止痛的作用；酒延胡索则增强行血祛瘀之功。青皮生用时性猛烈，破气散积力胜，易损人真气，不宜久用和过量；酒青皮辛散之力增强，适宜与行气活血药合用，治疗气滞血瘀或癥瘕积聚等。选用酒当归，得酒之辛散，活血之力大增。选用酒川芎，则活血祛瘀、行气止痛之力较胜。生地，在血瘀有热时宜选用大生地；一般情况下，血瘀诸证用药不宜寒凉，此时可选用炒生地或酒炒生地。

剂量建议：红花桃仁煎原方未载剂量；《中国药典》规定乳香内服每日剂量为3～5g，入煎汤或入丸散。延胡索内服每日剂量3～10g；研末吞服，一次1.5～3g。

煎法服法：水煎温服，每日2～3次，宜餐后服用。桃仁宜捣碎后入煎。有研究报道，延胡索治疗冠心病心绞痛、胸闷等症状时，宜生品打粉和酒服；上方若选用生延胡索粉，亦可用其他饮片煎煮所得汤液冲服。

桂枝甘草龙骨牡蛎汤可参考本病"心阳不振证"的相关内容。

【中成药应用】

1. 常用中成药（表 5 - 5 - 4）

表 5 - 5 - 4 心悸瘀阻心脉证常用中成药

药物名称	药物组成	临床应用	用法用量
血府逐瘀口服液（胶囊，颗粒，丸）	柴胡、当归、地黄、赤芍、红花、桃仁、麸炒枳壳、甘草、川芎、牛膝、桔梗	气滞血瘀、心神失养所致心悸。症见心悸，胸闷不适，失眠多梦。舌暗红或有瘀斑，脉弦紧或涩	口服。一次 10ml，一日 3 次；或遵医嘱
七叶神安片（滴丸，分散片）	每片三七叶总皂苷 50mg	心气不足、心血瘀阻所致心悸。症见心悸，失眠，胸闷，胸痛	口服。一次 50 ～ 100mg，一日 3 次，饭后服；或遵医嘱
稳心颗粒	党参、黄精、三七、琥珀、甘松	气阴两虚、心脉瘀阻所致心悸。症见心悸不宁，怔忡，短气喘息，胸闷不舒，胸痛时作，神疲乏力，心烦少寐。舌暗有瘀点、瘀斑，脉虚或结代；室性早搏、房性早搏等心律失常见上述证候者	开水冲服。一次 1 袋，一日 3 次；或遵医嘱
参松养心胶囊	人参、麦冬、山茱萸、丹参、炒酸枣仁、桑寄生、土鳖虫、甘松、赤芍、黄连、南五味子、龙骨	气阴两虚、心络瘀阻所致心悸。症见心悸不安，气短乏力，动则加剧，胸部闷痛，失眠多梦，盗汗，神倦，懒言。舌质暗或有瘀点，少苔，脉细弱或结代；冠心病室性早搏见上述证候者	口服。一次 2 ～ 4 粒，一日 3 次

2. 合理用药与用药指导 以上四药均可用于瘀阻心脉所致心悸。心悸兼有血瘀阻络的头痛及气郁所致急躁易怒、内热烦闷者，宜选用血府逐瘀口服液。心气不足、心血瘀阻所致心悸兼失眠者，宜选用七叶神安片。气阴两虚、瘀血阻络所致心悸，宜选用稳心颗粒或参松养心胶囊。参松养心胶囊除益气养阴、活血通络外，兼有清心安神之功，对气阴两虚、心络瘀阻兼有内热者更佳。

孕妇禁用血府逐瘀口服液、七叶神安片、参松养心胶囊。气虚血瘀者慎用血府逐瘀口服液。孕妇慎用稳心颗粒。服用稳心颗粒时，应将药液充分搅匀，勿将杯底药粉丢弃。七叶神安片宜饭后服用。

不建议参松养心胶囊与生脉饮等组成重复的中成药同用，此属重复用药。

第六节 胸 痹

胸痹是指以胸部闷痛，甚则胸痛彻背，短气、喘息不得卧为主症的疾病，轻者仅感胸闷如窒，呼吸欠畅，重者则有胸痛，严重者胸痛彻背，背痛彻心。西医学的冠状动脉粥样硬化性心脏病（心绞痛或心肌梗死）、其他如心包炎、心肌病、肺栓塞、肺源性心脏病等以上述表现为主者，可参考此内容辨证论治。

一、证候类型与治则治法

胸痹属本虚标实之证，辨证应先辨虚实标本。临床常见证候包括气滞血瘀证、痰浊闭阻证、寒凝心脉证、气虚血瘀证、气阴两虚证。

基于本病的基本病机，治疗应先治其标，再治其本，必要时标本兼顾同治。针对标实，如气滞、血瘀、寒凝、痰浊的不同，分别予以理气、活血、温通、豁痰，尤重活血通脉法；针对本虚，给予益气、养阴之法。

二、辨证论治

（一）气滞血瘀证

【症状】 心胸疼痛，如刺如绞，痛有定处，入夜为甚，重者胸痛彻背，背痛彻胸，或痛引肩背，伴有胸闷，日久不愈，可因暴怒、劳累而加重。舌质紫暗，有瘀斑，苔薄，脉弦细。

【治法】理气活血，通脉止痛。

【方剂应用】

1. 基础方剂 血府逐瘀汤（当归、生地、桃仁、红花、枳壳、赤芍、柴胡、川芎、桔梗、牛膝、甘草）加减。

2. 合理用药与用药指导

饮片选择：血府逐瘀汤出自清代《医林改错》。方中选用酒当归，酒性升腾散发，可助药势，使当归的作用趋势"向上""向外"，活血化瘀，通络止痛之力更强。选用生枳壳，行气宽中，消胀止痛力强。选用酒赤芍、醋赤芍，酒炒者行血力强，适用于血脉凝涩之疼痛；醋炒者善入肝经血分，祛瘀止痛力胜，胸痹疼痛日久者宜选用。选用醋柴胡，醋炙缓和柴胡升散之性，增强疏肝止痛之效。选用生桔梗，开宣肺气力强，但对胃黏膜有刺激，可引起恶心呕吐；对胃弱津伤之年老体弱者宜选用炒桔梗。牛膝宜选用川牛膝，长于活血散瘀，兼宣通关节；若用酒牛膝则活血通络作用力更强，且能引血下行。

剂量建议：血府逐瘀汤原方以活血祛瘀止痛为主，兼理气解郁。原方中桃仁用量最大，且润燥滑肠，如果患者平素脾虚便溏可酌情减量。桔梗可能导致恶心，脾胃虚弱者用量宜小。

煎法服法：水煎温服，每日2~3次，宜餐后服用。方中桃仁宜捣碎后入煎剂。

【中成药应用】

1. 常用中成药（表5-6-1）

表5-6-1 胸痹气滞血瘀证常用中成药

药物名称	药物组成	临床应用	用法用量
血府逐瘀口服液（胶囊，颗粒，丸）	柴胡、当归、生地黄、赤芍、红花、桃仁、麸炒枳壳、甘草、川芎、牛膝、桔梗	气滞血瘀、心脉闭塞所致胸痹。症见胸痛，痛如针刺而有定处，烦躁，心悸，气短。舌暗红或有瘀斑，脉弦紧或涩；冠心病心绞痛见上述证候者	口服。一次10ml，一日3次；或遵医嘱
速效救心丸	川芎、冰片	气滞血瘀、心脉闭阻所致胸痹。症见胸闷而痛，或心悸，或痛有定处，或牵引左臂内侧。舌紫暗苔薄，脉细涩；冠心病心绞痛见上述证候者	含服。一次4~6粒，一日3次；急性发作时，一次10~15粒
复方丹参滴丸（颗粒，片，胶囊，丸）	丹参、三七、冰片	气滞血瘀、阻塞心脉所致胸痹。症见胸前闷痛，或猝然心痛如绞，痛有定处，甚则胸痛彻背，背痛彻心。舌紫暗或有瘀斑，脉弦涩或结代；冠心病心绞痛见上述证候者	口服或舌下含服。一次10丸，一日3次，4周为一个疗程
冠心丹参滴丸（片，胶囊，颗粒）	丹参、三七、降香油	气滞血瘀、心脉痹阻所致胸痹。症见胸闷憋气，心胸隐痛，甚或猝痛，如刺如绞，心悸短气。舌暗红或有瘀斑，舌下络脉青紫，脉弦涩或结代；冠心病心绞痛见上述证候者	舌下含服。一次10粒，一日3次
银丹心脑通软胶囊	银杏叶、丹参、灯盏细辛、绞股蓝、山楂、大蒜、三七、艾片	气滞血瘀所致胸痹。症见胸痛、胸闷、气短、心悸。唇舌紫暗，脉涩；冠心病心绞痛、高脂血症、脑动脉硬化、中风、中风后遗症见上述证候者	口服。一次2~4粒，一日3次

2. 合理用药与用药指导 以上五药均可用于气滞血瘀所致胸痹。胸痹兼血瘀阻络头痛，心悸，失眠及内热烦躁者，宜选用血府逐瘀口服液。胸痹兼有饮食积滞者，或兼有高脂血症、脑动脉硬化、中风者，宜选用银丹心脑通软胶囊。胸痹患者因胃肠道不适而不能长期服用冰片者，宜选用冠心丹参滴丸。

孕妇禁用血府逐瘀口服液、速效救心丸；慎用复方丹参滴丸、冠心丹参滴丸。气虚血瘀者慎用血府逐瘀口服液。气阴两虚、心肾阴虚所致胸痹心痛者，有过敏史者及伴重度心力衰竭的心肌缺血者慎用速效救心丸；临床上有服用速效救心丸引发口腔溃疡、口唇肿胀、急性荨麻疹及全身性皮疹的报道。寒凝血瘀胸痹心痛者、脾胃虚寒者慎用复方丹参滴丸；因含冰片，服药后胃脘不适者，宜饭后服用，临床有报道服用片剂后出现腹泻者。月经期及有出血倾向者禁用冠心丹参滴丸，寒凝血瘀、气虚血瘀、阴虚血瘀所致胸痹心痛者不宜单用此药。

不建议将速效救心丸、复方丹参滴丸、冠心丹参滴丸、冠心苏合滴丸、银丹心脑通软胶囊中的任意两种或多种同时使用，因皆属重复用药。

（二）痰浊闭阻证

【症状】心胸窒闷疼痛，胸闷重心痛轻，痰多气短，肢体沉重，形体肥胖，遇阴雨天而易发作或加重，伴有倦怠乏力，纳呆便溏，咳吐痰涎。舌体胖大且边有齿痕，苔浊腻或白滑，脉滑。

【治法】通阳泄浊，豁痰开结。

【方剂应用】

1. 基础方剂　瓜蒌薤白半夏汤（瓜蒌、薤白、半夏、白酒）合涤痰汤（制半夏、制南星、陈皮、枳实、茯苓、人参、石菖蒲、竹茹、甘草、生姜）加减。

2. 合理用药与用药指导

饮片选择：瓜蒌薤白半夏汤出自东汉《金匮要略》。方中选用全瓜蒌，既可清肺胃热而化痰散结，又能润大肠燥而滑肠通便；若患者便溏，宜选用瓜蒌皮，无滑肠之弊。薤白生用则味辛性滑，通阳散结为其所长，治疗胸痹心痛配伍全瓜蒌效佳；炒薤白则滑利之性稍缓，对胃黏膜的刺激性较小，适用于脾胃素弱或消化道溃疡患者。本方宜选用法半夏、清半夏，辛燥之性缓和，还可燥湿化痰，消痞散结。白酒现在多用低度黄酒代替。涤痰汤出自明代《奇效良方》。方中选用制天南星，降低毒性，增强祛风化痰的作用。选用辛辣之味缓和的广陈皮，既能健胃，又可祛痰。选用麸炒枳实，无破气伤正之弊。选用姜竹茹，降逆止呕力胜，无论胃寒、胃热均适合。选用炙甘草，性平偏温，可缓急止痛，缓和药性。

剂量建议：瓜蒌薤白半夏汤原方中瓜蒌实一枚，半夏半升。涤痰汤原方中制天南星、半夏用量最大。生半夏有毒，《中国药典》规定内服一般用炮制品，每日 3～9g。制天南星有毒，内服剂量为每日 3～9g。

煎法服法：水煎温服，每日 3 次，宜餐后服用。瓜蒌薤白半夏汤原方用白酒煮其余三味药，现代多用黄酒一半，水一半，一起煎煮其他饮片；对酒精过敏者应该避免使用黄酒煎药。人参宜另煎后兑服。竹茹用量较大时，可煎汤代水。

【中成药应用】

1. 常用中成药（表 5-6-2）

表 5-6-2　胸痹痰浊闭阻证常用中成药

药物名称	药物组成	临床应用	用法用量
血滞通胶囊	薤白	痰凝闭阻、阳气被遏所致胸痹。症见胸闷、乏力、腹胀等；高脂血症见上述证候者	口服。一次 2 粒，一日 3 次，4 周为一疗程；或遵医嘱
丹蒌片	瓜蒌皮、薤白、葛根、川芎、丹参、赤芍、泽泻、黄芪、骨碎补、郁金	痰瘀互结所致胸痹。症见胸闷胸痛，憋气，舌质紫暗，苔白腻；冠心病心绞痛、高脂血症见上述证候者	口服。一次 5 片，一日 3 次，饭后服用
舒心降脂片	紫丹参、山楂、桃仁、红花、赤芍、虎杖、鸡血藤、薤白、降香、葛根、荞麦花粉	气滞血瘀、痰浊阻络、胸阳痹阻所致胸痹。症见胸痛或憋闷感，痛有定处或太息，心悸乏力，麻差，脘腹痞满。舌暗红苔白腻，脉弦滑或涩；冠心病心绞痛见上述证候者	口服。一次 3～4 片，一日 3 次
降脂通络软胶囊	姜黄提取物（以姜黄素类化合物计）	气滞血瘀、痰浊阻滞所致胸痹。症见心前区刺痛，胸闷，心悸，气短；冠心病心绞痛见上述证候者	口服。一次 2 粒，一日 3 次，饭后服用；或遵医嘱

2. 合理用药与用药指导 以上四药均可用于痰浊闭阻所致胸痹。高脂血症之血瘀痰阻证有胸闷者，宜选用血滞通胶囊。高脂血症之血瘀气滞证有胸痛、胸闷者，宜选用降脂通络软胶囊。丹蒌片、舒心降脂片二药较血滞通胶囊多活血化瘀之功，舒心降脂片的活血化瘀，行气止痛之力较丹蒌片强，但是丹蒌片理气兼有补气，可防止理气、活血而耗气。

孕妇禁用丹蒌片、舒心降脂片。便溏、泄泻者慎用丹蒌片。气虚血瘀、阴虚血瘀、寒凝血瘀致胸痹者及湿热内蕴、肝胆湿热、肝肾阴虚致高脂血症者，均慎用舒心降脂片；有文献报道服用此药后出现过敏反应。腹胀、腹泻者慎用降脂通络软胶囊。血滞通胶囊有蒜臭，味微辣，不建议拆开胶囊服用，避免对胃产生刺激。

不建议将血滞通胶囊与丹蒌片或舒心降脂片同时使用，不建议在服用瓜蒌薤白剂治疗胸痹的同时服用中成药丹蒌片，因皆属重复用药。

（三）寒凝心脉证

【症状】 猝然心痛如绞，心痛彻背，喘不得卧，多因气候骤冷或骤感风寒而发病或加重，伴形寒，甚则手足不温，冷汗自出，胸闷气短，心悸，面色苍白。舌质紫暗，苔薄，脉沉紧或沉细。

【治法】 辛温散寒，宣通心阳。

【方剂应用】

1. 基础方剂 枳实薤白桂枝汤（枳实、厚朴、薤白、桂枝、瓜蒌实）合当归四逆汤（当归、桂枝、芍药、细辛、通草、炙甘草、大枣）加减。

2. 合理用药与用药指导

饮片选择：枳实薤白桂枝汤出自东汉《金匮要略》。方中选用麸炒枳实，既能减弱其寒性，又可缓其酷烈之性，无论因寒因热均可使用。选用生厚朴，气味俱厚，行气导滞，降气平喘，消积除胀力强。当归四逆汤出自东汉《伤寒论》。方中选用全当归，补血和血；若寒凝血瘀，疼痛明显者，宜选用酒炒当归、酒洗当归，两者活血之力大增；若寒伤脾阳，大便稀溏者，宜选用土炒当归，去其润滑之性。选用炒赤芍、酒赤芍，两者寒性已缓，酒炒赤芍行血之力较强，适用于血脉凝涩之病证。选用北细辛，辛香燥烈，散寒止痛力强。通草应选用源于木通科的木通，因汉代之通草为今天的木通；炒木通则寒性稍减，善入血分，通利血脉、关节更佳。

剂量建议：枳实薤白桂枝汤原方中薤白用量最大，薤白蒜味重，气虚无滞、胃弱纳呆及不耐蒜味者，用量不宜过大。当归四逆汤原方中当归、桂枝、芍药、细辛用量最大，大枣用量较大。原方主治血虚寒客经络所致疼痛较重，故细辛入煎剂用量大；《中国药典》规定细辛内服剂量每日 1～3g，入散剂每次 0.5～1g。

煎法服法：水煎温服，每日 3 次，宜餐后服用。枳实薤白桂枝汤宜先煎枳实、厚朴，去滓取滤液，再煎煮其他药物。大枣宜擘开后入煎剂；细辛用量大时，煎煮时间宜适当延长。

【中成药应用】

1. 常用中成药（表 5 - 6 - 3）

表 5 - 6 - 3 胸痹寒凝心脉证常用中成药

药物名称	药物组成	临床应用	用法用量
宽胸气雾剂	檀香油、荜茇油、高良姜油、细辛油、冰片	阴寒凝滞、胸阳不振、气机郁闭所致胸痹。症见胸闷气短，心痛，感寒痛甚，重则喘息，不能平卧，形寒肢冷，面色苍白。舌苔白，脉沉细；冠心病心绞痛见上述证候者	心绞痛发作时，将瓶倒置，喷口对准口腔，喷 2～3 次
苏合香丸	苏合香、安息香、冰片、水牛角浓缩粉、人工麝香、檀香、沉香、丁香、香附、木香、乳香（制）、荜茇、白术、诃子肉、朱砂	胸阳不振、痰瘀互阻、气机不畅所致胸痹。症见胸痛胸闷，气短喘促。舌质淡，舌苔白腻，脉滑；冠心病心绞痛见上述证候者	口服。一次 1 丸，一日 1～2 次；1 个月为一个疗程

续表

药物名称	药物组成	临床应用	用法用量
冠心苏合滴丸（胶囊，软胶囊，丸）	苏合香、冰片、乳香（制）、檀香、土木香	寒凝心脉、阳气不运、闭阻气机所致胸痹。症见猝然心痛如绞，遇寒即发，形寒肢冷，甚则胸痛彻背，背痛彻胸。舌淡苔薄白，脉沉弦或沉迟；冠心病心绞痛见上述证候者	含服或吞服。一次10～15丸，一日3次；或遵医嘱
神香苏合丸	人工麝香、冰片、水牛角浓缩粉、乳香（制）、安息香、白术、香附、木香、沉香、丁香、苏合香	阴寒凝滞、心脉不通、气机不畅所致胸痹。症见心痛，胸闷，气短，胀满，甚则喘息，不能平卧，面色苍白，遇寒加重；冠心病心绞痛见上述证候者	口服。一次1瓶（0.7g），一日1～2次

2. 合理用药与用药指导 以上四药均可用于寒凝心脉所致胸痹。胸痹心痛发作缓解疼痛时，宜选用宽胸气雾剂。胸痹兼有痰瘀互阻，气机不畅症见舌淡、苔白腻，脉滑者，宜选用苏合香丸。胸痹属寒凝气滞血瘀，且心痛遇寒则发，形寒肢冷者，宜选用冠心苏合滴丸。胸痹兼有寒凝心脉，气机不畅所致室性早搏或慢性充血性心力衰竭者，宜选用神香苏合丸。

孕妇禁用苏合香丸、冠心苏合滴丸。孕妇及经期妇女禁用神香苏合丸。孕妇及儿童慎用宽胸气雾剂。心绞痛发作时，使用宽胸气雾剂，需将瓶倒置，喷口对准口腔，喷2～3次；不可过量使用，心绞痛持续发作，应及时就诊。热病、阳闭、脱证不宜使用苏合香丸；本品含有朱砂，且易耗伤正气，不宜久服，胸痹心气不足者慎用；有文献报道使用苏合香丸引起过敏性皮疹、过敏性休克和过量使用中毒。阴虚血瘀所致胸痹，胃炎、胃溃疡、食管炎及肾脏疾病者慎用冠心苏合滴丸；冠心苏合滴丸宜饭后服用并须嚼碎服，胶囊可在临睡或发病时服用，软胶囊可在急症时嚼碎服；其组成含有土木香，不宜长期服用；有文献报道服用冠心苏合滴丸出现过敏性药疹和肾脏损害；阴虚及脾胃虚弱者慎用本品。

不建议将苏合香丸、冠心苏合滴丸与神香苏合丸中的任意两种或多种同时使用，因皆属重复用药。

（四）气虚血瘀证

【症状】胸痛隐隐，遇劳则发，神疲乏力，气短懒言，心悸自汗。舌胖有齿痕，色淡暗，苔薄白，脉弱而涩，或结、代。

【治法】益气活血，通脉止痛。

【方剂应用】

1. 基础方剂 补阳还五汤（当归、川芎、黄芪、桃仁、红花、地龙、赤芍）加减。

2. 合理用药与用药指导

饮片选择：补阳还五汤出自清代《医林改错》。方中选用当归尾，破血逐瘀力强。选用生黄芪，补气行滞效佳。选用桃仁泥或炒桃仁，以活血化瘀。选用炒赤芍，寒性已缓，清热凉血之力稍减，适用于血瘀兼脾胃虚寒者；酒赤芍则行血之力强，适用于气虚血瘀所致胸痹。

剂量建议：原方中黄芪用量最大，其次是当归尾。黄芪用量要适宜，要突出补气活血的特点，用量宜大但不应太过，应考虑到连续、累积的治疗过程，同时结合患者的气虚程度及脾胃功能权衡用之。一般情况下，黄芪的用量应控制在30～60g；气虚程度较甚，同时又无其他禁忌时，可逐渐增加至60g以上，但连续用量不宜超过120g。

煎法服法：水煎温服，每日2～3次，宜餐前服用。先加入适量黄酒泡药后再煎煮，可加强汤剂活血祛瘀的力量。

【中成药应用】

1. 常用中成药（表5-6-4）

2. 合理用药与用药指导 以上四药均可用于气虚血瘀所致胸痹。胸痹症见胸部刺痛，固定不移，入夜更甚，遇冷加重者，宜用参桂胶囊。若胸痹心痛、心悸、气短，脉细，平素缓急救治，宜选用芪参益气滴丸、心力丸、活心丸中的任一种。

孕妇禁用心力丸、活心丸；慎用参桂胶囊、芪参益气滴丸。胸痹属阴虚证者及经期妇女慎用心力丸、活心丸。正在服用洋地黄类药物的患者慎用心力丸、活心丸，因其含有具强心作用的蟾酥。心力丸、活心丸皆宜饭后服用。少数患者在服用参桂胶囊期间会出现口干、口渴症状。有文献报道口服活心丸可致颜面水肿。

不建议将心力丸、活心丸、心宝丸、灵宝护心丹、麝香通心滴丸及麝香保心丸中的任意两种或几种同时使用，因皆属重复用药，且五药皆含有毒性成分蟾酥。不建议将芪参益气滴丸与冠心丹参滴丸同时使用，亦属重复用药。

（五）气阴两虚证

【症状】心胸隐痛，时作时止，心悸气短，动则益甚，伴倦怠懒言，易汗出，头晕，失眠多梦。舌红或淡红，舌体胖且边有齿痕，苔薄白或少，脉细缓或结代。

【治法】益气养阴，活血通脉。

【方剂应用】

1. 基础方剂 生脉散（人参、麦冬、五味子）合人参养荣汤（人参、熟地黄、当归、白芍、白术、茯苓、黄芪、陈皮、五味子、桂心、远志、炙甘草）加减。

2. 合理用药与用药指导

饮片选择：生脉散出自金元时期《医学启源》。方中选用人参，味甘微苦，性微温，补气生津，安神益智；亦可选用生晒参，性较平和，不温不燥，补气生津力强。选用连心麦冬，养阴生津而通血脉；若患者肺胃阴液不足，热象不著且胃纳较差，宜选用炙麦冬，经炒后微缓其凉性，减其腻性，养阴而不滞胃。选用北五味子，且以炙五味子为佳，根据临床情况，可酌情选用蜜炙五味子、酒五味子、醋五味子，其中蜜炙可增强补益之功，酒制滋肾之力较胜，醋制则长于收敛。人参养荣汤出自宋代《太平惠民和剂局方》。方中选用全当归，补血和血。选用生白芍、酒炒白芍，生白芍养血柔肝，滋阴抑肝力强；酒炒白芍寒性与酸收之性已缓，且具行血活血之功，更适合益气养阴，活血通脉。选用蒸白术（制白术），蒸制后燥性减弱，补脾益气之力较胜，药性纯和而无燥竭脾家津液之弊。选用蜜炙黄芪，功专走里，能补中益气，升提清气，尚能润燥，对血虚脾燥者适宜。选用广陈皮、炒陈皮，炒陈皮辛烈之性已缓，温健之力增强。桂心宜选用肉桂心，味厚且燥性较小，专温营分，多用于助心阳，交心肾。选用炒远志、

表 5-6-4 胸痹气虚血瘀证常用中成药

药物名称	药物组成	临床应用	用法用量
芪参益气滴丸	黄芪、丹参、三七、降香油	心气不足、心血瘀滞、心脉痹阻所致胸痹。症见胸闷心痛，呈隐痛或刺痛，心悸不安，气短懒言，面色少华，自汗，乏力。舌质淡紫，边有齿痕，脉细涩，或结代；冠心病心绞痛见上述证候者	餐后半小时服用。一次1袋，一日3次。4周为一疗程；或遵医嘱
参桂胶囊	红参、川芎、桂枝	心阳不振、气虚血瘀所致胸痹。症见胸部刺痛，固定不移，入夜更甚，遇冷加重，或畏寒喜暖，面色少华。舌质淡或紫暗，脉沉细或沉涩；冠心病稳定型心绞痛见上述证候者	口服。一次4粒，一日3次
心力丸	人参、附片、蟾酥、人工麝香、红花、冰片、灵芝、珍珠、人工牛黄	心气不足、心阳不振、瘀血闭阻所致胸痹。症见胸闷，心痛，遇冷加重，气短，心悸，怔忡，乏力，畏寒。舌淡紫，脉沉细或沉紧；冠心病心绞痛见上述证候者	含服或嚼后服。一次1~2丸（每10丸0.4g），一日1~3次
活心丸	人参、灵芝、红花、冰片、体外培育牛黄、人工麝香、蟾酥、珍珠、熊胆、附子	心气不足、心血瘀阻、心脉痹塞、胸阳失宣所致胸痹。症见胸闷，心前区刺痛，心悸，气短，乏力。舌紫，脉细；冠心病心绞痛见上述证候者	口服。一次1~2粒，一日1~3次；或遵医嘱

炙远志，炒远志毒性减小，可避免药后呕吐之弊；炙远志为甘草水制后，既可减弱毒性，又可调中和胃，适用于素有胃疾、胃气虚弱者。

剂量建议：生脉散，后世一般人参、麦冬用量相等，且大于五味子用量。人参养荣汤原方中白芍用量最大，其次是当归、陈皮、黄芪、桂心、人参、白术、炙甘草。

煎法服法：水煎温服，每日2~3次，宜餐前服用。人参宜另煎后兑服；五味子、桂心宜捣碎后再入煎；桂心不宜久煎。

【中成药应用】

1. 常用中成药（表5-6-5）

表5-6-5　胸痹气阴两虚证常用中成药

药物名称	药物组成	临床应用	用法用量
益心胶囊（口服液）	人参、麦冬、五味子、当归、知母、石菖蒲	气阴两虚、瘀血阻脉所致胸痹。症见胸痛胸闷，心悸乏力，心烦失眠，多汗，口干，头晕，面色少华。舌质淡红或有齿痕，脉细涩或结代；冠心病心绞痛见上述证候者	口服。一次4粒，一日3次；或遵医嘱
益心舒胶囊（丸，片，颗粒）	人参、麦冬、五味子、黄芪、丹参、川芎、山楂	气阴两虚、瘀血阻脉所致胸痹。症见胸闷隐痛，心悸，气短，动则汗出，头晕，乏力，心烦失眠，面色不华。舌淡红或紫暗或有瘀斑，苔少，脉细数或结代；冠心病心绞痛见上述证候者	口服。一次3粒，一日3次，饭后服用；或遵医嘱
益心通脉颗粒	黄芪、人参、北沙参、玄参、丹参、川芎、郁金、炙甘草	气阴两虚、瘀血阻脉所致胸痹。症见胸闷心痛，心悸气短，倦怠汗出，咽喉干燥，头晕乏力。舌淡红或紫暗或有瘀斑，苔少，脉细数或结代；冠心病心绞痛见上述证候者	温开水冲服。一次1袋，一日3次。4周为一疗程；或遵医嘱
冠心生脉口服液（丸）	人参、麦冬、醋五味子、丹参、赤芍、郁金、三七	气阴不足、心脉瘀阻所致胸痹。症见胸痛时作，胸闷气短，心悸，烦躁，倦怠乏力，自汗，口干。舌淡暗或有瘀斑，少苔，脉虚细或结代；冠心病心绞痛见上述证候者	口服。一次10~20ml，一日2次
洛布桑胶囊	红景天、冬虫夏草、手参	心气不足、心阴亏虚、心血瘀阻所致胸痹。症见胸闷，胸前区刺痛或隐痛，不寐，心悸，少气懒言，头晕目眩，面色无华，倦怠乏力。脉细涩无力；冠心病心绞痛见上述证候者	口服。一次2粒，一日3次

2. 合理用药与用药指导　以上五药均可用于气阴两虚所致胸痹。益心胶囊、益心舒胶囊、冠心生脉口服液均含有人参、麦冬、五味子，均可用于气阴两虚所致胸痹而见失眠、心悸、汗出明显者。气阴两虚所致胸痹兼有咽喉干燥者，宜选用益心通脉颗粒。胸痛时作，胸闷气短明显者，宜选用冠心生脉口服液。胸闷兼有倦怠懒言、头晕目眩、面色少华者，宜选用洛布桑胶囊。

孕妇及月经期妇女慎用益心舒胶囊。孕妇慎用益心通脉颗粒、冠心生脉口服液。服冠心生脉口服液期间切忌气恼劳累过度，如有口干苦咽痛者，可服少量清火药或停药数日，即可解除。临床偶见服洛布桑胶囊时出现轻微恶心、胃脘不适症状，故建议饭后服用。

不建议将康尔心胶囊、益心复脉颗粒、心荣口服液、益心胶囊、益心舒胶囊、冠心生脉口服液、养心生脉颗粒、生脉饮口服液、益气复脉胶囊中的任意两种或多种同时使用，因皆属重复用药。

第七节　不　寐

不寐是以经常不能获得正常睡眠为特征的病证，主要表现为睡眠时间、深度的不足，轻者入睡困难，或寐而不酣，时寐时醒，或早醒，或醒后不能再寐，重则彻夜不寐。西医学中神经症、更年期综合征，以及抑郁、焦虑等，以失眠为主要表现者，可参考此内容辨证论治。

一、证候类型与治则治法

不寐辨证首分虚实。实证常见证候有肝火扰心证、痰热扰心证等；虚证常见证候包括心脾两虚证、心肾不交证、心胆气虚证等。

不寐的治疗以补虚泻实、调整脏腑阴阳为原则。实证泻其有余，如疏肝泻火、清化痰热；虚证补其不足，如益气养血、健脾益肾，在此基础上，配合安神定志。

二、辨证论治

（一）肝火扰心证

【症状】不寐多梦，甚则彻夜不眠，急躁易怒，伴头晕头胀，目赤耳鸣，口干而苦，不思饮食，便秘溲赤。舌红苔黄，脉弦而数。

【治法】清肝泻火，镇心安神。

【方剂应用】

1. 基础方剂 龙胆泻肝汤（龙胆、泽泻、木通、车前子、当归、柴胡、生地黄、黄芩、栀子、生甘草）加减。

2. 合理用药与用药指导

饮片选择：龙胆泻肝汤出自清代《医方集解》。方中选用酒炒龙胆草，善上行而清头面之火毒，且无寒滞之弊。选用炒黄芩、酒炒黄芩，炒黄芩善入血分，又可免苦寒伐胃；酒炒黄芩清上焦湿热之力强。选用炒栀子、姜栀子，可缓其寒性。选用酒当归，辛散之力增强。选用酒炒生地，防其性寒伤脾胃阳气。木通宜选用木通科的木通，不宜选用马兜铃科的关木通，避免对肾脏的损害，也不宜选用毛茛科的川木通，清心肝热的力量弱。选用生甘草，清热解毒。

剂量建议：龙胆泻肝汤原方未载剂量，然而龙胆草、木通、栀子、黄芩皆为苦寒之药，易损伤胃气，应注意用量。《中国药典》规定龙胆草内服剂量为每日 3~6g；木通内服剂量为每日 3~6g。

煎法服法：水煎温服，每日 2~3 次，宜餐前或空腹服用，服药后宜进食辛香可口、易消化之品。车前子宜包煎；栀子宜捣碎后入煎。

【中成药应用】

1. 常用中成药（表 5-7-1）

表 5-7-1 不寐肝火扰心证常用中成药

药物名称	药物组成	临床应用	用法用量
泻肝安神丸	龙胆、栀子（姜炙）、牡蛎、柏子仁、制远志、地黄、蒺藜（去刺盐炙）、盐车前子、甘草、黄芩、珍珠母、龙骨、炒酸枣仁、当归、麦冬、茯苓、盐泽泻	肝火亢盛、心神不宁所致不寐。症见入睡困难，多梦易醒，心烦易怒，头晕目眩，耳鸣耳聋，口苦，目赤。舌红苔黄，脉弦数；神经衰弱见上述证候者	口服。一次 6g，一日 2 次
复方罗布麻颗粒	罗布麻叶、菊花、山楂	肝阳上亢、肝热扰心、心神不宁所致不寐。症见失眠多梦，烦躁易怒，头晕头痛；神经衰弱见上述证候者	开水冲服，一次 1~2 袋，一日 2 次

2. 合理用药与用药指导 以上二药均可用于肝火扰心所致不寐。泻肝安神丸的重镇安神之力较强，适用于不寐兼有头晕目眩，耳鸣耳聋者。复方罗布麻颗粒的平肝潜阳之力较强，适用于肝阳上亢，肝火上炎所致高血压不寐者。

孕妇及脾胃虚寒、体弱、虚寒便溏者慎用复方罗布麻颗粒。另外，市场上还有复方罗布麻片、复方罗布麻片（Ⅰ）、复方罗布麻片（Ⅱ），这三种药均为中西药复方制剂，其中除含有罗布麻叶、菊花、防己等中药成分外，尚含有不同比例的硫酸双肼屈嗪、氢氯噻嗪、盐酸异丙嗪、维生素 B_1、维生素 B_6、泛酸钙等西药成分。临床上使用相关制剂时，应注意区别对待。

不建议将泻肝安神丸与龙胆泻肝丸（颗粒、胶囊、口服液）同时使用，因属重复用药。

（二）痰热扰心证

【症状】心烦不寐，胸闷脘痞，泛恶嗳气，伴口苦，头重，目眩。舌质偏红，苔黄腻，脉滑数。

【治法】清化热痰，和中安神。

【方剂应用】

1. 基础方剂　黄连温胆汤（半夏、茯苓、陈皮、甘草、枳实、竹茹、黄连、大枣）加减。

2. 合理用药与用药指导

饮片选择：黄连温胆汤出自清代《六因条辨》。方中选用黄连，偏清心火；炒黄连则寒性已缓，免伤脾胃之阳气，炒后尚可入血分，有凉血解毒之功。选用姜竹茹性偏温，降逆止呕力胜，无论胃寒、胃热之呕逆均适合。选用法半夏，燥性较缓和，可燥湿化痰，调脾和胃；亦可选用竹沥半夏，其温性大减，燥湿化痰、降逆止呕之力增强。选用辛辣之味缓和的广陈皮，既能健胃，又可祛痰。痰火便秘严重者，宜选用生枳实，破气滞、消胀满、快胸膈，作用峻烈快速；若恐生枳实破气伤正，宜选用麸炒枳实。选用生甘草，性平微偏凉，能清热解毒。

剂量建议：原方为温胆汤加黄连。温胆汤出自唐代《外台秘要》引《集验方》，方中生姜用量最大，其次是陈皮，再次是半夏与竹茹（两者相同，皆为生姜用量的一半）。

煎法服法：水煎温服，每日 2～3 次，宜餐后或临睡前服用。竹茹用量较大时，可煎汤代水；大枣宜擘开后入煎。

【中成药应用】

1. 常用中成药（表 5－7－2）

表 5－7－2　不寐痰热扰心证常用中成药

药物名称	药物组成	临床应用	用法用量
心速宁胶囊	黄连、茯苓、常山、苦参、人参、甘草、半夏、枳实、莲子心、青蒿、麦冬	痰火扰心所致不寐。症见心悸，胸闷，心烦，易惊，口干口苦，失眠多梦，眩晕，脉结代	口服。一次 4 粒，一日 3 次
礞石滚痰丸（片）	金礞石（煅）、沉香、黄芩、熟大黄	痰热扰心所致不寐。症见心烦不寐，急躁易怒，神思恍惚，大便秘结。舌质红，舌苔黄腻，脉滑数或弦滑；神经衰弱见上述证候者	口服。一次 6～12g，一日 1 次
补脑丸	枸杞子、当归、五味子（酒炖）、肉苁蓉（蒸）、核桃仁、益智仁（盐炒）、柏子仁（炒）、酸枣仁（炒）、远志（制）、石菖蒲、天麻、龙骨（煅）、琥珀、胆南星、天竺黄	精血亏虚、痰热扰心所致不寐。症见心烦失眠，心悸不宁，头晕耳鸣，五心烦热。舌红，脉细数或滑数；神经衰弱见上述证候者	口服。一次 2～3g，一日 2～3 次

2. 合理用药与用药指导　以上三药均可用于痰热扰心所致不寐。不寐兼心悸轻症，尤其是冠心病、心肌炎等引起的室性早搏见痰火扰心者，宜选用心速宁胶囊。不寐兼惊惕重症，尤其是合并老痰实火之癫狂、咳嗽、喘证、便秘者，宜选用礞石滚痰丸。不寐兼有精血亏虚的心悸、头晕耳鸣、五心烦热等虚热症状者，宜选用补脑丸。

孕妇禁用礞石滚痰丸、补脑丸。体虚及小儿虚寒成惊者慎用礞石滚痰丸；此药药性峻猛，易耗损气血，须病除即止，切勿过量久用。心速宁胶囊组方中含常山，有催吐作用，使用时应注意监测不良反应；个别患者服药后可能出现轻度恶心等消化道反应；有胃病者宜饭后服用；服药中出现恶心等反应时，可以减少剂量或停止服用。

不建议将礞石滚痰丸、竹沥达痰丸、清心滚痰丸中的任意两种或多种同时使用，因其属于重复用药。不建议将礞石滚痰丸与补脑丸两者同时使用，因其属于两药联用不适宜的情况。

（三）心脾两虚证

【症状】不易入睡，多梦易醒，心悸健忘，神疲食少，伴头晕目眩，四肢倦怠，腹胀便溏，面色少华。舌淡苔薄，脉细无力。

【治法】补益心脾，养心安神。

【方剂应用】

1. 基础方剂　归脾汤（人参、黄芪、白术、茯神、龙眼肉、酸枣仁、木香、当归、远志、甘草、生姜、大枣）加减。

2. 合理用药与用药指导

饮片选择：可参考"心悸"中"心脾两虚证"的相关内容。

剂量建议：可参考"心悸"中"心脾两虚证"的相关内容。

煎法服法：水煎温服，每日2次，宜在中午及晚上临睡前各服1次。其余可参考"心悸"中"心脾两虚证"的相关内容。

【中成药应用】

1. 常用中成药（表5-7-3）

表5-7-3 不寐心脾两虚证常用中成药

药物名称	药物组成	临床应用	用法用量
北芪五加片	黄芪、刺五加浸膏	心脾两虚所致不寐。症见失眠多梦，体虚乏力，食欲不振，腰膝酸软，气短自汗。舌淡，苔薄，脉弱；神经衰弱见上述证候者	口服。一次4~6片，一日3次
眠安宁口服液	丹参、熟地黄、首乌藤、白术（麸炒）、陈皮、远志（制）、大枣	心脾两虚、心神不宁所致不寐。症见失眠多梦，气短乏力，面色少华，心悸不安。舌质淡紫，脉细涩；神经衰弱见上述证候者	口服。一次20ml，一日2次
脑力静糖浆	小麦、甘草流浸膏、大枣、甘油磷酸钠（50%）、维生素B_1、维生素B_2、维生素B_6	心气不足、脾气虚弱所致不寐。症见失眠多梦，心神不宁，烦躁，气短，自汗，头晕，健忘，腹胀纳差。舌淡苔薄，脉缓弱；神经衰弱见上述证候者	口服。一次10~20ml，一日3次

2. 合理用药与用药指导 以上三药均可用于心脾两虚所致不寐。不寐兼体虚乏力，食欲不振者，宜选用北芪五加片。不寐兼面色少华，心悸不安者，宜选用眠安宁口服液。心脾不足的郁证见失眠、自汗、头晕健忘者，宜选用脑力静糖浆。还可以参考"心悸"中"心脾两虚证"的相关内容，合理选择中成药。

孕妇慎用眠安宁口服液。不寐之热证、实证、阴虚火旺证者均不适用北芪五加片。脑力静糖浆中含维生素B_1、维生素B_2、维生素B_6、甘油磷酸钠（50%）等西药成分，应避免重复联合用药。

不建议将脑力静糖浆与甘麦大枣汤同时使用，因属重复用药。

（四）心肾不交证

【症状】心烦不寐，入睡困难，心悸多梦，伴头晕耳鸣，腰膝酸软，潮热盗汗，五心烦热，咽干少津，男子遗精，女子月经不调。舌红少苔，脉细数。

【治法】滋阴降火，交通心肾。

【方剂应用】

1. 基础方剂 六味地黄丸（熟地黄、山茱萸、山药、泽泻、茯苓、丹皮）合交泰丸（黄连、肉桂）加减。

2. 合理用药与用药指导

饮片选择：六味地黄丸出自宋代《小儿药证直诀》。方中选用蒸山茱萸，功偏补益肝肾。选用生山药，功偏益肺肾之阴，补肾生精。选用盐泽泻，盐水炒制后，略缓寒性，又引药入肾，增强利水作用。选用炒丹皮，其寒性及辛散作用已减，善泻阴中之火。交泰丸出自明代《韩氏医通》。方中选用川黄连，盐水炒制缓其燥性，顾护肾水。选用肉桂末（即肉桂面），无需入煎剂，用药汁冲服即可，其辛香之气未散，药力较足。

剂量建议：六味地黄丸原方中熟地黄用量最大，其次是山茱萸、山药，再次是泽泻、茯苓、牡丹皮。交泰丸原方中川黄连与肉桂用量比例为10：1。

煎法服法：水煎温服，每日2~3次，宜餐前空腹服用或中午、晚上临睡前各服用1次。方中滋阴药偏多，宜适当增加水量，延长煎煮时间；肉桂宜捣碎后入煎，煎煮时间不宜过长，也可以研粉冲服。若制成丸剂服用，宜空腹淡盐水送服。

【中成药应用】

1. 常用中成药（表5-7-4）

2. 合理用药与用药指导 以上二药均可用于心肾不交所致不寐。不寐兼心烦、心悸者，宜选用乌灵胶囊。不寐兼腰腿酸软，头晕耳鸣等肝肾阴虚较重者，宜选用滋肾宁神丸。

患者在服用乌灵胶囊时，偶见恶心、腹泻、呕吐、皮疹、头晕等。滋肾宁神丸宜餐后服，外感发热及痰火实热者忌服，过敏体质者慎用。

心肾不交所致不寐还可选用天王补心丸（偏于心阴虚者）、五味子糖浆（偏于肾气不足者）等。

（五）心胆气虚证

【症状】 虚烦不眠，触事易惊，终日惕惕，胆怯心悸，伴气短自汗，倦怠乏力。舌淡，脉弦细。

【治法】 益气镇惊，安神定志。

【方剂应用】

1. 基础方剂 安神定志丸（人参、茯苓、茯神、菖蒲、远志、龙齿、朱砂）合酸枣仁汤（酸枣仁、知母、川芎、茯苓、甘草）加减。

2. 合理用药与用药指导

饮片选择：安神定志丸出自清代《医学心悟》。方中选用生晒参，性平和，不温燥，善补气生津，安神。茯苓、茯神若入丸散，宜选用朱茯苓、朱茯神，安神定志的作用更强；若入汤剂则用茯苓、茯神，朱砂不宜入煎剂。选用石菖蒲，不宜使用建菖蒲。远志炮制后对胃的刺激性缓解，可选用炙远志、蜜远志、朱远志，若素有胃疾，胃气虚弱者，宜选用炙远志；若兼有心血不足所致失眠多梦，宜选用蜜远志；若入丸散，为增强安神定志的作用，宜选用朱远志。龙齿生用则性偏凉，安神镇惊之力较强，并具有一定的清热除烦作用；煅龙齿收敛之力较生用稍增。酸枣仁汤出自东汉《金匮要略》。方中选用炒酸枣仁，性偏温，敛津液，去烦渴，安心神之效佳。选用生知母，清热泻火，滋阴生津力强；若患者虚热或素体脾胃偏弱，宜选用炒知母；若患者津伤血燥或虚不受攻，宜选用蜜炙知母。选用炒川芎，无耗气伤血之虑，适用于血虚气弱者，使补而不滞，又不致辛散不守，走散真气。

煎法服法：水煎温服，每日2~3次，宜餐前空腹服用或临睡前服用。安神定志丸原方剂型为蜜丸，以朱砂为衣，加强安神定志的作用。若改为汤剂，人参宜另煎兑服；龙齿宜捣碎后先煎。酸枣仁宜捣碎后入煎，煎煮时间宜适当延长。

【中成药应用】

1. 常用中成药（表5-7-5）

表5-7-4 不寐心肾不交证常用中成药

药物名称	药物组成	临床应用	用法用量
乌灵胶囊	乌灵菌粉	心肾不交所致不寐。症见失眠，心烦，健忘，神疲乏力，耳鸣，心悸；神经衰弱见上述证候者	口服，一次3粒，一日3次
滋肾宁神丸	熟地黄、制何首乌、黄精（制）、白芍（炒）、女贞子、首乌藤、酸枣仁（炒）、菟丝子（制）、五味子、丹参、山药、茯苓、牛大力、五指毛桃、珍珠母、金樱子	素体阴虚，或房劳过度，或肝肾阴虚、心肾不交，或久病年迈、精血亏虚、心失所养所致不寐。症见失眠，多梦易醒，健忘，头晕，耳鸣，腰腿酸软；神经衰弱见上述证候者	口服。一次10g，一日2次

表5-7-5 不寐心胆气虚证常用中成药

药物名称	药物组成	临床应用	用法用量
安神温胆丸	制半夏、陈皮、竹茹、枳实、茯苓、人参、熟地黄、五味子、酸枣仁（炒）、朱砂、远志（制）、大枣、甘草	心胆气虚、血虚所致不寐。症见心胆虚怯，触事易惊，心悸不安，虚烦不寐	口服。一次7.5g，一日2次
柏子养心丸（水蜜丸，小蜜丸，片）	炙黄芪、党参、当归、川芎、柏子仁、酸枣仁、制远志、醋五味子、肉桂、茯苓、半夏曲、朱砂、炙甘草	心气虚寒、心神失养所致不寐。症见心悸易惊，失眠，多梦，健忘，神疲乏力，或肢冷畏寒。舌淡苔白，脉细弱或结或代；心律失常、神经衰弱见上述证候者	口服。一次6g，一日2次

2. 合理用药与用药指导 不寐为心胆气虚、心血虚见心悸、舌淡、脉细者，宜选用安神温胆丸。不寐为心胆气虚、心气虚寒见心悸、肢冷畏寒者，宜选用柏子养心丸。

孕妇忌服安神温胆丸。肝肾功能不全者禁用柏子养心丸。因安神温胆丸与柏子养心丸均含有朱砂，皆不可过量、久服。柏子养心丸的水蜜丸每次服用 6g，小蜜丸每次服用 9g，均宜餐后服用。

应该避免将安神温胆丸或柏子养心丸与溴咖合剂、三溴合剂等含溴化物的制剂及含碘化物的制剂同时服用。

第八节 胃 痛

胃痛又称胃脘痛，是指以胃脘部疼痛为主症的病证。西医学中胃炎、消化性溃疡、功能性消化不良等疾病以上腹部疼痛为主要表现者，可参考此内容辨证论治。

一、证候类型与治则治法

胃痛需辨虚实寒热及兼夹证。临床常见证候包括寒邪客胃证、饮食伤胃证、肝气犯胃证、湿热中阻证、胃阴亏耗证、脾胃虚寒证等。

胃痛的治疗以理气和胃止痛为大法，疏通气机，"通则不痛"。邪实以祛邪为急，正虚以扶正为先，虚实夹杂者应祛邪扶正并举。

二、辨证论治

（一）寒邪客胃证

【症状】胃痛暴作，喜温恶寒，得温痛减，遇寒加重，口淡不渴，或喜热饮。舌淡，苔薄白，脉弦紧。

【治法】温胃散寒，行气止痛。

【方剂应用】

1. 基础方剂 香苏散（香附、紫苏、陈皮、甘草）合良附丸（高良姜、香附）加减。

2. 合理用药与用药指导

饮片选择：香苏散出自宋代《太平惠民和剂局方》。方中紫苏取带叶嫩枝的全紫苏入药，既能发表散寒，又能行气宽中；若选用紫苏梗则理气宽中止痛之力增强。选用陈皮辛散、苦降、温通，有理气燥湿止痛之功；其中，广陈皮辛辣之味缓和，品质较好。选用清炙甘草，寒凉之性减弱，健脾益胃，调和药性。良附丸出自清代《良方集腋》。方中宜选用酒洗高良姜，散寒止痛之力增强；制丸剂也可选用炒良姜，其辛散性缓和，守中而入血分。选用醋香附，理气滞，消积聚，止疼痛力强。

剂量建议：香苏散原方香附与紫苏用量最大，皆倍于陈皮，全方重在理气和胃，散寒止痛。良附丸原方剂量随胃痛病因调整，如病因寒而得者，高良姜用量宜大，香附用量宜小；因怒而得者，高良姜用量小，香附用量大；因寒怒兼有者，高良姜、香附用量相等。

煎法服法：水煎热服，每日 2～3 次，宜餐后 1 小时服用。原方加入米汤、生姜汁及食盐，制成丸剂内服，效果更佳。高良姜生品为辛燥气烈之品，有耗气伤阴之弊，只可暂用，不可久服。

【中成药应用】

1. 常用中成药（表 5-8-1）

表 5-8-1 胃痛寒邪客胃证常用中成药

药物名称	药物组成	临床应用	用法用量
良附丸	高良姜、醋香附	过食生冷，或感受寒凉而寒凝气滞所致胃痛。症见胃脘冷痛，喜按喜暖，遇冷痛重，尿清，便溏；胃及十二指肠溃疡，急慢性胃炎见上述证候者	口服。一次 3～6g，一日 2 次
安中片（薄膜衣片）	桂枝、醋延胡索、煅牡蛎、小茴香、砂仁、高良姜、甘草	过食生冷，损伤中阳所致胃痛。症见胃脘冷痛，畏寒喜暖，泛吐清水，神疲肢冷；慢性胃炎，胃及十二指肠溃疡见上述证候者	口服。一次 4～6 片，儿童一次 2～3 片，一日 3 次；或遵医嘱

续表

药物名称	药物组成	临床应用	用法用量
仲景胃灵丸	肉桂、延胡索、牡蛎、小茴香、砂仁、高良姜、白芍、炙甘草	脾胃虚弱、寒凝气滞所致胃痛。症见胃脘冷痛，食欲不振，脘腹胀满，呕吐酸水或清水；胃炎见上述证候者	口服。一次1.2g，一日3次；儿童酌减

2. 合理用药与用药指导 以上三药均可用于寒邪客胃所致胃痛。突发胃痛较重，因外寒而起，无明显脾胃虚弱者，宜选用良附丸。若素有脾胃虚弱，又遇寒邪伤胃，胃痛绵绵，畏寒喜暖，神疲肢冷者，宜选用安中片、仲景胃灵丸。安中片与仲景胃灵丸均能温中散寒，理气止痛，前者比后者组成少一味白芍，前者用桂枝，后者用肉桂。

孕妇及阴虚火旺型胃痛者慎用仲景胃灵丸。胃部灼痛、口苦、便秘之胃热者及胃痛、呕吐属湿热中阻者，均不宜使用良附丸。出血性溃疡禁用安中片；胃脘热痛者不宜服用安中片。

不建议将安中片与仲景胃灵丸同时使用，因属重复用药。

（二）饮食伤胃证

【症状】 胃脘疼痛，胀满拒按，嗳腐恶食，或吐不消化食物，吐后或矢气后痛减，大便不爽。常有暴饮暴食史。舌淡红，苔厚腻，脉滑。

【治法】 消食导滞，和胃止痛。

【方剂应用】

1. 基础方剂 保和丸（山楂、神曲、茯苓、半夏、莱菔子、陈皮、连翘）加减。

2. 合理用药与用药指导

饮片选择：保和丸出自元代《丹溪心法》。方中宜选用北山楂，个大皮红肉厚质佳；入煎剂可选用生品，消食化积，活血化瘀力强；炒山楂既可消食导滞，又不伤正气，可入丸散；焦山楂则消导积滞的同时，兼有收敛止泻的功效，适宜于饮食积滞兼有泄泻者。选用炒神曲、焦神曲，发散之力已减，健脾和胃，消食调中之力增加。选用姜半夏，降逆止呕效佳；亦可选用半夏曲，消食导滞，健脾止泻效佳。选用炒莱菔子，性温善降，无呕吐之弊，且能降气化痰，消食除满。若制成丸剂，陈皮宜选炒陈皮、陈皮炭，其辛燥之性下降，温健消食之力增强。选用青连翘，清热散结之力较强。

剂量建议：原方中山楂用量最大，其次是半夏、茯苓。《中国药典》规定山楂内服剂量为每日9~12g。

煎法服法：保和丸原方制成丸剂（炊饼为丸），餐后1小时温水送服。若水煎，每日2~3次，餐后1小时温服。莱菔子宜捣碎后入煎。

【中成药应用】

1. 常用中成药（表5-8-2）

表5-8-2 胃痛饮食伤胃证常用中成药

药物名称	药物组成	临床应用	用法用量
槟榔四消丸（大蜜丸，水丸，片）	槟榔、酒大黄、炒牵牛子、猪牙皂（炒）、醋香附、五灵脂（醋炙）	宿食痰阻，脾胃升降失司所致胃痛。症见胃脘疼痛，脘腹胀满，纳少嗳气，大便秘结。舌苔厚腻，脉弦而滑；消化不良见上述证候者	口服。一次1丸，一日2次
开胸顺气丸	槟榔、炒牵牛子、陈皮、木香、厚朴、醋三棱、醋莪术、猪牙皂	饮食不节、损伤脾胃、升降失常所致胃痛。症见胃脘疼痛，嗳腐酸臭，恶心欲吐，吐后缓解。苔白厚腻，脉沉弦或滑实；胃炎、消化不良、急性胃肠炎见上述证候者	口服。一次3~9g，一日1~2次
沉香化滞丸	沉香、大黄、牵牛子（炒）、枳实（炒）、青皮、香附（制）、山楂（炒）、木香、枳壳（炒）、厚朴（制）、陈皮、砂仁、三棱（制）、莪术（制）、五灵脂（制）	饮食不节、食积气滞、胃失和降所致胃痛。症见胃脘胀痛，嗳腐酸臭，恶心欲吐，吐后痛减，饮食不下。舌苔厚腻，脉滑有力；急性胃炎、消化不良见上述证候者	口服。一次6g，一日2次

药物名称	药物组成	临床应用	用法用量
加味保和丸	山楂（炒）、六神曲（麸炒）、麦芽（炒）、白术（麸炒）、茯苓、法半夏、厚朴（姜炙）、枳实、枳壳（麸炒）、陈皮、香附（醋炙）	饮食内停或痰湿内阻、肠胃气滞所致胃痛。症见胸脘痞闷，腹胀腹痛，泻下则缓，大便不调，或结或泻，纳食减少，嗳腐吞酸。舌苔厚腻；消化不良、急性胃肠炎见上述证候者	口服。一次6g，一日2次

2. 合理用药与用药指导　以上四药均可用于饮食伤胃所致胃痛。胃痛兼有便秘、痰饮重者，宜选用槟榔四消丸。胃痛兼气郁胸胁胀满明显者，宜选用开胸顺气丸。平素容易抑郁，反复胃痛兼脘腹胀闷不舒者，宜选用沉香化滞丸。而加味保和丸则消食的同时兼有健脾益胃之功，攻补兼施，相对平和，食积大便或结或泻者皆可用。

孕妇禁用槟榔四消丸、开胸顺气丸、沉香化滞丸。肝肾功能不全者禁用槟榔四消丸；脾胃虚寒胃痛、冷秘者及体弱者慎用槟榔四消丸；其含牵牛子、猪牙皂有毒，不宜过量或久服。脾胃虚弱者慎用开胸顺气丸。胃痛、腹痛属脾胃虚寒者慎用沉香化滞丸。湿热中阻者不宜服用加味保和丸；其含有炒麦芽，具有回乳作用，孕妇及妇女哺乳期慎用。

不建议将保和丸与加味保和丸同时使用，不建议将槟榔四消丸、开胸顺气丸、沉香化滞丸、调中四消丸中的任意两种或多种同时使用，因皆属于重复用药。

（三）肝气犯胃证

【症状】胃脘胀痛，痛连两胁，遇烦恼则痛作或痛甚，嗳气、矢气则舒，脘闷嗳气，喜长叹息，大便不畅。舌淡红，苔薄白，脉弦。

【治法】疏肝解郁，理气止痛。

【方剂应用】

1. 基础方剂　柴胡疏肝散（柴胡、香附、枳壳、芍药、陈皮、川芎、炙甘草）加减。

2. 合理用药与用药指导

饮片选择：柴胡疏肝散出自明代《景岳全书》。方中宜选用醋柴胡，独入肝经，增强疏肝和血，止痛之功。选用醋陈皮，增强其疏肝理气止痛的作用。选用麸炒枳壳，较生品力缓，并可去苦酸味，减少对胃的刺激，以免呕吐，宜于年老体弱而气滞者，亦可入补剂之中，收行而不伐，补而不壅之效。选用赤芍，又以酒赤芍、醋赤芍最宜；酒赤芍寒性已缓，行血之力较强，多用于血脉凝涩之证；醋赤芍善入肝经，祛瘀止痛力胜，多用于各种气血瘀滞疼痛。香附宜生用，则辛香浓烈，疏肝解郁，理气止痛力强；制后则香燥耗气伤阴之弊减，行气通络、消积止痛之功增，如酒香附通行经络力强，醋香附消积聚、止疼痛力胜；四制香附则疏肝止痛的功效更佳。

剂量建议：整个方剂理气药用量偏重，活血药用量次之。原方中柴胡、陈皮用量最大，其次是芍药、川芎、香附、枳壳。香附多用久用耗气损血，不宜大量或长期使用。

煎法服法：水煎温服，每日2~3次，宜餐前服用。煎煮时间不宜过长，煎煮过程中应盖好煎药锅盖。

【中成药应用】

1. 常用中成药（表5-8-3）

表5-8-3　胃痛肝气犯胃证常用中成药

药物名称	药物组成	临床应用	用法用量
沉香化气丸	沉香、木香、广藿香、醋香附、砂仁、陈皮、醋莪术、六神曲（炒）、炒麦芽、甘草	肝气郁结、横逆犯胃、胃气阻滞所致胃痛。症见胃脘胀痛，痛连两胁，遇烦恼则作或痛甚，嗳气、矢气则痛舒，胸闷，喜长叹息，大便不畅。舌苔薄白，脉弦；慢性胃炎见上述证候者	口服。一次3~6g，一日2次

续表

药物名称	药物组成	临床应用	用法用量
朴沉化郁丸	醋香附、醋延胡索、麸炒枳壳、檀香、木香、片姜黄、柴胡、姜厚朴、丁香、沉香、高良姜、醋青皮、陈皮、甘草、豆蔻、醋莪术、砂仁、肉桂	肝不疏泄、横犯脾胃、升降失常所致胃痛。症见胃脘作痛，痛连两胁，嗳气频作，嘈杂吞酸，大便不畅，不思饮食。苔白腻，脉弦缓；胃及十二指肠溃疡、慢性胃炎见上述证候者	口服。一次1丸，一日2次
舒肝健胃丸	香附（醋制）、柴胡（醋制）、枳壳、厚朴（姜制）、槟榔、陈皮、青皮（醋炒）、牵牛子（炒）、豆蔻、鸡内金（炒）、檀香、香橼、白芍（麸炒）、延胡索（醋炒）、五灵脂（醋制）	肝胃不和、气机不利所致胃痛。症见胃脘胀满疼痛窜及两胁，嗳气呕恶，食欲不振，大便不畅。苔腻，脉沉弦；慢性胃炎、胆囊炎见上述证候者	口服。一次3～6g，一日3次
舒肝和胃丸（大蜜丸，水蜜丸，口服液）	醋香附、白芍、佛手、木香、郁金、炒白术、陈皮、柴胡、广藿香、炙甘草、莱菔子、焦槟榔、乌药	肝胃不和、气机不利所致胃痛。症见胃脘胀满疼痛，窜及两胁，嗳气呕恶，食欲不振，大便不畅。苔腻，脉沉弦；胃炎、消化性溃疡见上述证候者	口服。一次2丸，一日2次
调胃舒肝丸	香附（醋炙）、青皮（醋炙）、陈皮、枳壳（麸炒）、木香、厚朴（姜炙）、豆蔻仁、砂仁、柴胡（醋炙）、片姜黄、郁金、山楂（炒）、甘草	肝郁气滞、肝气犯胃所致胃痛。症见胃脘刺痛，两胁胀满，嗳气吞酸，饮食无味；慢性胃炎见上述证候者	口服。一次1丸，一日3次

2. 合理用药与用药指导　以上五药均可用于肝气犯胃所致胃痛。沉香化气丸尚可消积和胃，适用于胃痛兼有食积者。朴沉化郁丸尚可温中散寒，适用于胃痛兼呕恶清水，舌苔白腻者。舒肝健胃丸尚可导滞和中，适用于胃痛兼腹胀便秘者。舒肝和胃丸尚可健脾和胃，适用于胃痛兼食欲不振者。调胃舒肝丸尚可解郁安神，活血止痛，适用于肝郁不舒，胃脘刺痛者。

孕妇禁用舒肝健胃丸、调胃舒肝丸；慎用朴沉化郁丸、沉香化气丸、舒肝和胃丸。脾胃阴虚、气虚体弱者及哺乳期妇女慎用沉香化气丸。肝胃郁火所致胁痛、胃痛、呃逆、实热者慎用朴沉化郁丸。肝胃郁火所致胃痛、痞满者慎用舒肝健胃丸。肝胃郁火所致胃痛、胁痛者慎用舒肝和胃丸；妇女月经期、哺乳期慎用舒肝和胃丸。脾胃阴虚及肝胃郁火所致胃痛、痞满者慎用调胃舒肝丸。

不建议将沉香化气丸、沉香舒气丸、朴沉化郁丸、舒肝健胃丸、舒肝和胃丸、调胃舒肝丸、越鞠保和丸、气滞胃痛颗粒中的任意两种或多种同时使用，因皆属重复用药。

（四）湿热中阻证

【症状】胃脘疼痛，痛势急迫，脘闷灼热，口干口苦，口渴不欲饮，纳呆恶心，小便色黄，大便不畅。舌红，苔黄腻，脉滑数。

【治法】清化湿热，理气和胃。

【方剂应用】

1. 基础方剂　清中汤（黄连、栀子、半夏、茯苓、陈皮、草豆蔻、甘草）加减。

2. 合理用药与用药指导

饮片选择：清中汤出自明代《证治准绳》，其引自《医学统旨》。方中宜选用生黄连、萸黄连，前者清热燥湿功著，适用于湿热中阻较重者；后者偏清解气分湿热，适用于湿热泄泻呃逆，肝胃不和、肝火郁结所致吞酸、嗳气。选用炒栀子，其寒性已缓，可免伤胃之弊；若姜汁拌炒则尤能和胃降逆，加强除烦止呕之功。选用姜半夏，毒性已减，功偏降逆止呕。草豆蔻宜选用剥去外皮的草豆蔻仁，既温中祛寒，又行气燥湿。

剂量建议：原方中黄连、栀子用量最大，其次是陈皮、茯苓，草豆蔻、甘草用量最小。草豆蔻辛香温燥，此处配伍黄连、栀子等用于湿热中阻证，可防止寒凉药伤脾阳，冰伏湿邪，为"反佐"配伍，用量宜小。《中国药典》规定草豆蔻内服剂量为每日3～6g。

煎法服法：水煎温服，每日 2～3 次，宜餐前服用。煎煮时宜加生姜 3 片；草豆蔻宜捣碎后入煎。

【中成药应用】

1. 常用中成药（表 5 - 8 - 4）

2. 合理用药与用药指导　以上三药均可用于湿热中阻所致胃痛。木香槟榔丸泻热导滞力强，适用于湿热内停的痢疾、脘腹胀满、便秘较重者。中满分消丸健脾利湿力强，适用于脾虚气滞，湿热蕴结所致中满热胀，二便不利，甚则出现鼓胀者。胃痛宁片是中西药复方制剂，有清热解毒、理气、制酸止痛的作用，主要用于胃及十二指肠溃疡、胃炎，辨证属湿热蕴结，胃部痉挛疼痛，胃酸过多，泛酸嘈杂明显者。

孕妇禁用木香槟榔丸。儿童、孕妇、哺乳期妇女及高血压、心脏病、心动过速、青光眼患者，肝肾功能不全者均禁用胃痛宁片；肾功能不全者长期应用胃痛宁可能会有铝蓄积中毒，出现精神症状。孕妇及寒湿困脾所致鼓胀者慎用中满分消丸。寒湿内蕴的胃痛、痢疾及冷积便秘者慎用木香槟榔丸。胃寒痛者、骨折患者、低磷血症（如吸收不良综合征）患者、长期便秘者均慎用胃痛宁片。在服用胃痛宁片期间，不宜同时服用滋补性中药。胃痛宁片含有天仙子，应严格按用法用量服用，不可过量或长期服用。

不建议将木香槟榔丸与枳实导滞丸同时使用，不建议将胃痛宁片与铝碳酸镁、氢氧化铝、磷酸铝凝胶、硫糖铝口服液等含铝制剂同时使用，因皆属重复用药。

（五）胃阴亏耗证

【症状】胃脘隐隐灼痛，似饥而不欲食，口干咽燥，口渴思饮，五心烦热，消瘦乏力，大便干结。舌红少津，脉细数。

【治法】养阴益胃，和中止痛。

【方剂应用】

1. 基础方剂　一贯煎（北沙参、麦冬、当归、生地黄、枸杞子、川楝子）合芍药甘草汤（芍药、甘草）加减。

2. 合理用药与用药指导

饮片选择：一贯煎出自清代《柳州医话》。方中宜选用伞形科的北沙参，善清肺养阴，益胃生津；选用生麦冬，善养阴生津；选用当归身，养血而守中；选用炒川楝子，苦寒之性减弱，无损阳伤胃之弊。芍药甘草汤出自东汉《伤寒论》。方中宜选用生白芍，养血柔肝，平肝滋阴力强；选用清炙甘草，益气和胃，调和药性。

剂量建议：川楝子有小毒，《中国药典》规定内服剂量为每日 5～10g。

煎法服法：水煎温服，每日 2～3 次，宜餐前服用。川楝子宜捣碎后入煎。

表 5 - 8 - 4　胃痛湿热中阻证常用中成药

药物名称	药物组成	临床应用	用法用量
木香槟榔丸	木香、槟榔、枳壳（炒）、陈皮、青皮（醋炒）、香附（醋制）、醋三棱、莪术（醋炙）、黄连、黄柏（酒炒）、大黄、炒牵牛子、芒硝	湿热壅滞、气滞食积所致胃痛。症见胃脘疼痛，胀满，大便不畅。舌苔黄腻，脉弦滑；胃炎、消化不良见上述证候者	口服。一次 3～6g，一日 2～3 次
中满分消丸	厚朴（姜炙）、枳实、姜黄、黄芩、黄连、半夏（制）、知母、猪苓、茯苓、白术（麸炒）、泽泻、陈皮、砂仁、党参、甘草	脾虚气滞、湿热蕴结所致胃痛。症见食积，脘腹胀痛，烦热口苦，呃逆吐酸，倒饱嘈杂，二便不利；胃肠功能紊乱、幽门梗阻见上述证候者	口服。一次 6g，一日 2 次
胃痛宁片	蒲公英提取物、氢氧化铝、甘草干浸膏、天仙子浸膏、龙胆粉、小茴香油	湿热互结所致胃痛。症见胃灼热疼痛，呕吐反酸，口干口苦，大便不爽或结，小便黄少。舌红苔黄厚腻，脉滑数；胃及十二指肠溃疡，急、慢性胃炎见上述证候者	口服。一次 3 片，一日 2～3 次

【中成药应用】

1. 常用中成药（表 5-8-5）

2. 合理用药与用药指导 以上四药均可用于胃阴亏耗所致胃痛。胃尔康片兼益气作用，适用于胃痛兼脾气虚所致纳少、脉细等症状。胃乐新颗粒由单味猴头菌制成，主治慢性萎缩性胃炎、胃及十二指肠球部溃疡、结肠炎以及消化不良、大便潜血。胃安胶囊兼有滋养肝阴，清热消炎作用，适用于胃痛兼咽干口燥等热象者。阴虚胃痛颗粒养阴之力较强，适用于胃痛兼有五心烦热等症状者。

孕妇禁用胃尔康片；肝、肾功能不全，过敏体质，高血压及老年患者均慎用胃尔康片；药物中含有马钱子粉，临床应注意士的宁毒性，不宜多服、久服，否则易蓄积中毒；服药期间偶可见荨麻疹，心动过缓，胃酸增多；若出现头晕、头痛、恶心、抽搐反应，应立即停药，妥善救治。脾胃虚寒的胃痛、痞满不宜服用胃乐新颗粒及胃安胶囊。虚寒胃痛及过敏体质者慎用阴虚胃痛颗粒。

不建议将胃安胶囊与阴虚胃痛颗粒同时使用，因属重复用药。

（六）脾胃虚寒证

【症状】 胃痛隐隐，绵绵不休，喜温喜按，空腹痛甚，得食痛缓，劳累或受凉后发作或加重，时呕清水，神疲纳少，四肢倦怠，手足不温，大便溏薄。舌淡苔白，脉虚弱或迟缓。

【治法】 温中健脾，和胃止痛。

【方剂应用】

1. 基础方剂 黄芪建中汤（炙黄芪、桂枝、生姜、芍药、炙甘草、大枣、饴糖）加减。

2. 合理用药与用药指导

饮片选择：黄芪建中汤出自东汉《金匮要略》。方中宜选用清炙黄芪，性偏温，补气之力增强，且有健脾和胃之功，清炙者则补而不腻。选用炒白芍，寒性已缓，长于养血和络，缓脾止痛。饴糖宜选用麦芽糖，补中益气，缓急止痛。

剂量建议：原方中芍药用量最大（原书六两），是桂枝、甘草、生姜剂量的两倍，黄芪仅用一两半，饴糖用一升。

煎法服法：水煎温服，每日 3 次，宜餐前或餐后 1 小时服用。大枣宜擘开入煎；饴糖不入煎剂，临用时烊化兑服。

表 5-8-5 胃痛胃阴亏耗证常用中成药

药物名称	药物组成	临床应用	用法用量
胃尔康片	党参、天花粉、乌梅、木香、五味子、山楂、马钱子粉	脾胃气阴亏损，胃络失养所致胃痛。症见胃脘隐痛，嘈杂似饥或饥不欲食，嗳气，口干纳少。舌红少苔，脉细；慢性浅表性胃炎、慢性萎缩性胃炎见上述证候者	口服。一次 3 片，第一周每日 4 次，第二周起每日 3 次，疗程 8 周
胃乐新颗粒（胶囊）	猴头菌	胃阴不足、胃气失和所致胃痛。症见胃脘隐隐灼痛，口燥咽干，食少纳呆，嗳气，反酸，或干呕，呃逆，口渴欲饮，大便干结，小便短少。舌质偏红而干，苔少，脉细数；胃及十二指肠球部溃疡见上述证候者	口服。一次 5g，一日 3 次
胃安胶囊	石斛、黄柏、南沙参、山楂、枳壳（炒）、黄精、甘草、白芍	肝胃阴虚、胃气失和所致胃痛。症见胃脘隐痛，食少不饥，嘈杂，咽干口燥，便结不畅。舌红少津或有裂纹，脉细数；慢性萎缩性胃炎见上述证候者	饭后 2 小时服用。一次 2g，一日 3 次
阴虚胃痛颗粒（片，胶囊）	北沙参、麦冬、石斛、川楝子、玉竹、白芍、炙甘草	胃阴不足所致胃痛。症见胃脘隐隐灼痛，口干舌燥，纳呆，干呕，五心烦热。舌红苔少或无苔，脉细数；慢性胃炎、消化性溃疡见上述证候者	开水冲服。一次 10g，一日 3 次

【中成药应用】

1. 常用中成药（表5-8-6）

2. 合理用药与用药指导 以上四药均可用于脾胃虚寒所致胃痛。黄芪健胃膏、胃疡灵颗粒、虚寒胃痛胶囊三者的组方皆由黄芪建中汤衍化而来，功效主治相似，剂型有别。虚寒胃痛胶囊因含有党参、高良姜、干姜，其补气健脾、散寒止痛之力更强。温胃舒胶囊尚有补肾助阳、理气消食的作用，适用于脾胃虚寒胃痛兼有畏寒明显，食积腹胀，嗳气纳差者。此外，有文献报道，温胃舒胶囊与标准三联疗法联合应用，可提高幽门螺杆菌阳性之慢性胃炎及消化性溃疡患者的症状缓解率及溃疡愈合率。

孕妇慎用温胃舒胶囊。湿热中阻者不宜使用黄芪健胃膏、温胃舒胶囊。阴虚内热胃痛者不宜使用胃疡灵颗粒。阴虚火旺胃痛者不宜使用虚寒胃痛胶囊。

不建议将黄芪健胃膏、胃疡灵颗粒、虚寒胃痛胶囊、小建中合剂、黄芪建中丸中的任意两种或多种同时使用，因皆属重复用药。

第九节 泄 泻

泄泻是以排便次数增多，粪质稀溏或完谷不化，甚至泻出如水样为主症的病证。西医学的急性肠炎、肠易激综合征、炎症性肠病等有上述表现者，可参考此内容辨证论治。

一、证候类型与治则治法

泄泻分暴泻、久泻两类。暴泻者，起病较急，病程较短，泄泻次数多，常见证候有寒湿内盛证、湿热伤中证、食滞肠胃证等。久泻者，起病较缓，病程较长，泄泻呈间歇性发作，常见证候有肝气乘脾证、脾胃虚弱证、肾阳虚衰证等。

泄泻的治疗原则为运脾化湿。暴泻多以湿盛为主，重在化湿，佐以分利；根据寒湿、湿热、食滞的不同，分别采用温化寒湿、清热利湿、消食导滞之法。久泻以脾虚为主，治当健脾，因肝气乘脾者，宜抑肝扶脾；肾阳虚衰者，治当温肾健脾。暴泻不可骤用补涩，久泻不宜分利太过。

二、辨证论治

（一）寒湿内盛证

【症状】泄泻清稀，甚则如水样，脘闷食少，腹痛肠鸣。若兼外感风寒，则见恶寒，发

表5-8-6 胃痛脾胃虚寒证常用中成药

药物名称	药物组成	临床应用	用法用量
黄芪健胃膏	黄芪、白芍、桂枝、生姜、甘草、大枣	脾胃虚寒所致胃痛。症见胃痛绵绵不休，或阵发性绞痛，空腹痛甚，得食痛减，喜温喜按，嘈杂吐酸，纳差，手足不温。舌淡苔白，脉沉细无力；胃及十二指肠溃疡见上述证候者	口服。一次15~20g，一日2次
温胃舒胶囊（颗粒）	党参、附片（黑顺片）、炙黄芪、肉桂、山药、肉苁蓉（酒蒸）、白术（清炒）、南山楂（炒）、乌梅、砂仁、陈皮、补骨脂	过食寒凉、损伤胃阳所致胃痛。症见胃凉隐痛，口淡纳差，喜热饮食，大便稀溏，胃寒肢凉，神疲乏力；萎缩性胃炎、浅表性胃炎见上述证候者	口服。一次3粒，一日2次
胃疡灵颗粒	黄芪、炙甘草、白芍、大枣、桂枝、生姜	脾胃虚寒、中气不足、失于温养所致胃痛。症见胃痛隐隐，绵绵不休，喜温喜按，空腹痛甚，得食则缓，劳累或遇冷后发作或痛甚，泛吐清水，食少纳呆，神疲乏力，四肢倦怠，手足不温，大便溏薄。舌淡苔白，脉虚弱或迟缓；胃及十二指肠溃疡、慢性胃炎见上述证候者	开水冲服。一次20g，一日3次
虚寒胃痛胶囊（颗粒）	党参、炙黄芪、高良姜、干姜、桂枝、白芍、大枣、炙甘草	脾胃虚弱、中阳不振所致胃痛。症见胃痛绵绵，喜温喜按，遇冷或空腹痛甚，倦怠乏力，口淡多涎，纳少便溏。舌淡苔白，脉沉细弦；十二指肠球部溃疡、慢性萎缩性胃炎见上述证候者	口服。一次4粒，一日3次

热，头痛，肢体酸痛。舌苔白或白腻，脉濡缓。

【治法】芳香化湿，解表散寒。

【方剂应用】

1. 基础方剂　藿香正气散（藿香、厚朴、紫苏、陈皮、大腹皮、白芷、茯苓、白术、半夏曲、桔梗、甘草、生姜、大枣）加减。

2. 合理用药与用药指导

饮片选择：藿香正气散出自宋代《太平惠民和剂局方》。方中宜选用广藿香，香气特异而浓郁，善化湿和中；若患者兼外感表证，宜选用广藿香叶，质轻气薄，走表而宣散；若泄泻腹痛，脘闷食少，呕吐，宜选用广藿香梗。选用姜厚朴，姜制可缓解对咽喉的刺激性，并可加强辛散化湿和胃的作用。选用紫苏梗叶，既能发表散寒，又能行气宽中；若表证明显，选用紫苏叶辛散之力较著，以解表见长；若心腹气滞、胸闷呕恶、不思饮食者，宜选用紫苏梗，长于行气宽中、和中止呕。选用炒陈皮，辛烈之性已缓，温健之力增强，适用于中焦有湿者；

亦可选用广陈皮（新会皮），理气调中、燥湿化痰效佳。选用生白芷，芳香燥烈，祛风解表、通窍之力较胜。宜选用土炒白术，健脾止泻效佳；亦可选用制苍术、麸炒苍术、土炒苍术，燥湿和胃，健脾止泻之效更佳。半夏曲有化湿和胃，消食导滞，止泻止呕之功；若寒湿中阻，呕吐明显者，宜选用姜半夏。选用清炒甘草，健脾调中，调和药性。

剂量建议：原方中藿香用量最大，其次是清炒甘草，再次是半夏曲、白术、陈皮、姜厚朴、桔梗。《中国药典》规定广藿香的内服剂量为每日 3～10g。

煎法服法：水煎热服，每日 2～3 次，宜餐后服用。如欲出汗，注意覆盖衣被。全方宜制成煮散剂，煎煮时间不宜过长。煎煮时，应加生姜 3 片，大枣（擘开）1 枚，调和营卫。广藿香、紫苏不宜久煎，入煎剂宜后下。

【中成药应用】

1. 常用中成药（表 5－9－1）

表 5－9－1 泄泻寒湿内盛证常用中成药

药物名称	药物组成	临床应用	用法用量
藿香正气水（颗粒，片，合剂，口服液，滴丸，胶囊，软胶囊）	苍术、陈皮、厚朴（姜制）、白芷、茯苓、大腹皮、生半夏、甘草浸膏、广藿香油、紫苏叶油；辅料：乙醇	湿阻气机所致泄泻。症见泄泻暴作，便下清稀，肠鸣，腹痛，脘闷，纳呆，伴见恶寒发热，周身酸楚；胃肠型感冒见上述证候者	口服。一次 5～10ml，一日 2 次，用时摇匀
五苓散（片，胶囊）	茯苓、泽泻、猪苓、肉桂、炒白术	脾胃湿困、清气不升、浊气不降所致泄泻。症见泄泻如水或稀溏，呕吐，身重，体倦，或兼烦渴，小便不利。舌苔白腻，脉沉缓；慢性肠炎见上述证候者	口服。一次 6～9g，一日 2 次
香砂胃苓丸	木香、砂仁、苍术（炒）、厚朴（制）、白术（炒）、陈皮、茯苓、泽泻、猪苓、肉桂、甘草	寒湿困脾、气机紊乱所致泄泻。症见呕吐，泄泻，浮肿，眩晕，小便不利等症	口服。一次 6g，一日 2 次

2. 合理用药与用药指导　以上三药均可用于寒湿内盛所致泄泻。藿香正气水解表化湿，理气和中，适用于泄泻兼恶寒发热、周身酸楚等表证明显者。五苓散温阳化气，利湿行水，适用于泄泻兼小便不利、水肿腹胀、渴不思饮等水湿内停之证。香砂胃苓丸祛湿运脾，行气和胃，适用于泄泻兼脾胃气滞，水湿内停明显，见腹胀、呕吐、浮肿、眩晕者。

孕妇及湿热下注、气滞水停、风水泛溢所

致的水肿慎用五苓散。对酒精过敏者禁用藿香正气水；其含有乙醇（酒精）40%～50%，服药后不得驾驶机、车、船，从事高空作业、机械作业及操作精密仪器；服药期间不宜同时服用滋补性中药。

不建议将藿香正气水、暑湿感冒颗粒、沙溪凉茶、调胃消滞丸、保济丸、午时茶颗粒中的任意两种或多种同时使用，不建议将五苓散与香砂胃苓丸同时使用，因皆属重复用药。

（二）湿热伤中证

【症状】泄泻腹痛，泻下急迫，势如水注，或泻而不爽，粪色黄褐，气味臭秽，肛门灼热，烦热口渴，小便短黄。舌质红，苔黄腻，脉滑数或濡数。

【治法】清热燥湿，分利止泻。

【方剂应用】

1. 基础方剂 葛根黄芩黄连汤（葛根、黄芩、黄连、甘草）加减。

2. 合理用药与用药指导

饮片选择：葛根黄芩黄连汤出自东汉《伤寒论》。方中选用生葛根，解肌退热，升阳止泻效佳，适用于湿热泄泻，烦热口渴者；若无发热，选用煨葛根、炒葛根，其凉散之性已减，专于升发脾胃清阳之气，升阳止泻力强。选用子黄芩（条黄芩），其内实坚重性沉，入手阳明经，功偏泻大肠之火。选用生黄连，清热燥湿功著。选用清炙甘草（炒甘草），健脾和胃，调和药性。

剂量建议：原方中葛根用量最大，其次是黄芩、黄连。《中国药典》规定葛根的内服剂量为每日 10～15g。

煎法服法：水煎温服，每日 2 次，宜餐前服用。原方先煎葛根，当所加水减少至 3/4 时，再纳入其他饮片一起煎煮。

【中成药应用】

1. 常用中成药（表 5-9-2）

表 5-9-2 泄泻湿热伤中证常用中成药

药物名称	药物组成	临床应用	用法用量
肠康片	盐酸小檗碱、木香、制吴茱萸	大肠湿热所致泄泻。症见大便稀软，甚则如稀水样，次数明显增加，气味酸腐臭，或完谷不化，伴腹痛，恶心呕吐，不思饮食，口干渴；急慢性肠炎、肠易激综合征、溃疡性结肠炎见上述证候者	口服。一次2～4片，一日2次
香连片（浓缩丸，水丸）	萸黄连、木香	湿热下注所致泄泻。症见腹痛、泄泻，泻下急迫或不爽，小便短赤。舌红苔黄腻，脉滑数；急性肠炎见上述证候者	口服。一次5大片，一日3次
痢必灵片（糖衣片，薄膜衣片）	苦参、白芍、木香	大肠湿热所致泄泻。症见大便稀软，甚则如稀水样，次数明显增加，气味酸腐臭，伴腹痛，恶心呕吐，不思饮食，口干渴；急性肠炎见上述证候者	口服。一次8片，一日3次；小儿酌减
泻痢消胶囊	酒黄连、苍术（炒）、酒白芍、木香、吴茱萸（盐炙）、姜厚朴、槟榔、枳壳（炒）、陈皮、泽泻、茯苓、甘草	大肠湿热所致泄泻。症见腹痛泄泻，泻下急迫，泻而不爽，肛门灼热，小便短赤。舌红苔薄黄或黄腻，脉濡数；急性肠炎上述证候者	口服。一次3粒，一日3次
连蒲双清片	盐酸小檗碱、蒲公英浸膏	湿热下注所致泄泻。症见腹痛，泻下急迫，或泻而不爽，粪色黄褐而臭，肛门灼热，烦热口渴，小便短黄。舌苔黄腻，脉濡数；急性肠炎上述证候者	口服。一次2片，一日3次；儿童酌减
白蒲黄片（颗粒，胶囊）	白头翁、蒲公英、黄芩、黄柏	大肠湿热所致泄泻。症见腹泻稀水样便，肛门灼热，腹痛，口干渴；急性肠炎见上述证候者	口服。一次3～6片，一日3次

2. 合理用药与用药指导 以上六药均可用于湿热伤中所致泄泻。肠康片是中西药合方制剂，有较强的抑菌作用，可用于多种肠道细菌感染。香连片成分中用吴茱萸制黄连，可清热燥湿、解毒止痢、调和肝胃而无苦寒伤胃之弊。泻痢消胶囊中除含有酒黄连、木香、酒白芍、盐炙吴茱萸外，尚有理气止痛之槟榔、厚朴、枳壳、陈皮，燥湿渗湿之苍术、茯苓、泽泻，其行气除胀痛、燥湿止泻痢的作用更强，更适用于湿热泄泻兼腹痛明显、小便不利者。痢必灵片以清热燥湿止痢之苦参为君药，更适用于治疗湿热痢疾。连蒲双清片清热解毒、消痈散结力强，尚可用于乳腺炎、疖肿、外伤发炎、胆囊炎等。白蒲黄片清热解毒、凉血止痢作用

更强，更适用于湿热痢疾便脓血者。

孕妇、哺乳期妇女、溶血性贫血患者、葡萄糖-6-磷酸脱氢酶缺乏患者及对盐酸小檗碱过敏者禁用肠康片。孕妇、寒湿及虚寒下痢、泄泻者慎用泻痢消胶囊。虚寒泻痢者慎用肠康片；本品易伤胃气，不可过服、久服。寒湿及虚寒下痢者慎用香连片。虚寒型泄泻及阴疽漫肿者慎用连蒲双清片；有服用本品导致药疹的报道。

不建议将香连片、肠康片、加味香连丸、泻痢消胶囊、香连化滞丸、复方黄连素片、复方仙鹤草肠炎胶囊的任意两种或多种同时使用，不建议将痢必灵片与复方苦参肠炎康片同时使用，因皆属重复用药。

（三）食滞肠胃证

【症状】腹痛肠鸣，泻下粪便臭如败卵，伴有不消化食物，泻后痛减，脘腹胀满，嗳腐吞酸，不思饮食。舌苔垢浊或厚腻，脉滑实。

【治法】消食导滞，和中止泻。

【方剂应用】

1. 基础方剂　保和丸（神曲、山楂、茯苓、半夏、莱菔子、陈皮、连翘）加减。

2. 合理用药与用药指导

饮片选择：可参考"胃痛"中"饮食伤胃证"的相关内容。

剂量建议：可参考"胃痛"中"饮食伤胃证"的相关内容。

煎法服法：可参考"胃痛"中"饮食伤胃证"的相关内容。

【中成药应用】

1. 常用中成药（表5-9-3）

表5-9-3　泄泻食滞肠胃证常用中成药

药物名称	药物组成	临床应用	用法用量
加味保和丸	山楂（炒）、六神曲（麸炒）、麦芽（炒）、白术（麸炒）、茯苓、法半夏、厚朴（姜炙）、枳实、枳壳（麸炒）、陈皮、香附（醋炙）	饮食内停或痰食内阻所致泄泻。症见腹胀腹痛，泻下则缓，大便不调，纳食减少，嗳腐吞酸。舌苔厚腻；消化不良、急性胃肠炎见上述证候者	口服。一次6g，一日2次
枳实导滞丸	枳实（炒）、大黄、黄连（姜汁炙）、黄芩、六神曲（炒）、白术（炒）、茯苓、泽泻	宿食停滞、气机阻滞所致泄泻。症见脘腹胀满疼痛拒按，恶心，嗳腐吞酸，纳呆，或里急后重。舌苔腻，脉滑；功能性消化不良、肠麻痹见上述证候者	口服。一次6~9g，一日2次
和中理脾丸	香附（炙）、茯苓、苍术（炒）、厚朴（炙）、南山楂、神曲（炒）、麦芽（炒）、莱菔子、藿香、枳壳、白豆蔻、木香、甘草、白术（炒）、砂仁、法半夏、党参（去芦）、陈皮	脾胃不和、清气不升、浊气不降、清浊相干所致泄泻。症见大便不调，水谷不化，大便溏薄或泄泻，脘腹胀闷不舒，呕恶嗳气，纳食减少，气短，肢倦乏力，矢气不畅，面色萎黄。舌淡，苔白腻，脉细弱；胃肠功能紊乱、慢性肠炎见上述证候者	口服。一次1丸，一日2次

2. 合理用药与用药指导　以上三药均可用于食滞肠胃所致泄泻。加味保和丸较保和丸的理气消胀作用增强，适用于食滞肠胃所致泄泻，表现为腹部胀满更明显者。枳实导滞丸偏于消积导滞，适用于食滞肠胃，泻下不畅者，此属"通因通用"之法。和中理脾丸偏于健脾和胃，理气化湿，适用于脾胃虚弱，食滞肠胃而致泄泻兼腹满，纳少，气短，肢倦乏力者。

孕妇禁用枳实导滞丸。加味保和丸、和中理脾丸中均含有炒麦芽，有回乳作用，孕妇及哺乳期妇女慎用。湿热中阻者不宜使用加味保和丸。虚寒痢疾者及久病正虚、年老体弱者慎用枳实导滞丸。肝胃郁火、胃阴不足或湿热中阻所致胃痛、呕吐、泄泻者慎用和中理脾丸。

不建议将保和丸与加味保和丸同时使用；不建议将和中理脾丸与枳术丸、香砂枳术丸、平胃散、香砂平胃丸中的任意一种或多种同时使用，以免重复用药。

（四）肝气乘脾证

【症状】素有胸胁胀闷，嗳气食少，每因抑郁恼怒或情绪紧张之时，发生腹痛而泻，腹中雷鸣，攻窜作痛，矢气频作。舌质淡，苔薄白或薄腻，脉弦。

【治法】抑肝扶脾，升清止泻。

【方剂应用】

1. 基础方剂　痛泻要方（白术、白芍、防风、陈皮）加减。

2. 合理用药与用药指导

饮片选择：痛泻要方出自元代《丹溪心法》。方中选用土炒白术或焦白术，土炒白术健脾止泻之效佳；焦白术燥性已减，具有助消化

开胃口之功，适用于脾虚食滞纳差者。选用清炒白芍或土炒白芍，其寒性已缓，长于养血和络，缓脾止痛、止泻。选用炒防风，炒制后祛风解表之力已减，而有较好的升发脾阳的作用。选用炒陈皮或陈皮炭，其辛燥之性下降，温健消食之力增强。

煎法服法：水煎温服，每日 2～3 次，宜餐后 1 小时服用。亦可制成丸剂服用。

【中成药应用】

1. 常用中成药（表 5 - 9 - 4）

表 5 - 9 - 4　泄泻肝气乘脾证常用中成药

药物名称	药物组成	临床应用	用法用量
痛泻宁颗粒	白芍、青皮、薤白、白术	肝气犯脾、脾失运化所致泄泻。症见腹痛、腹泻，肠鸣攻痛，泻后痛缓，腹胀，嗳气食少；肠易激综合征（腹泻型）见上述证候者	开水冲服。一次 1～2 袋，一日 3 次
养胃颗粒	炙黄芪、党参、白芍、甘草、陈皮、香附、乌梅、山药	脾胃气虚、健运失职、气机阻滞所致泄泻。症见胃脘胀痛，痛连两胁，遇劳累或烦恼时发作或加重，嗳气食少，体倦乏力，大便稀溏。舌淡苔白，脉细弱或弦	口服。一次 1 袋，一日 3 次

2. 合理用药与用药指导　以上二药均可用于肝气乘脾所致泄泻。痛泻宁颗粒具有柔肝缓急，疏肝行气，理脾运湿的作用，对于肝气旺盛、横逆犯脾（木旺克土）所致的痛泻效佳。养胃颗粒具有养胃健脾，理气和中的作用，更适用于脾胃虚弱，肝气横逆犯胃（土虚木克）所致的胃痛、便溏者。此外，逍遥丸（或颗粒）亦可用于治疗血虚肝郁见脾虚痛泻者。

痛泻宁颗粒服药期间偶见轻度恶心。胃脘灼热嘈杂、吞酸者及胃阴不足所致胃痛者忌用养胃颗粒。

不建议患者在服用痛泻要方汤剂加减的同时，服用痛泻宁颗粒，因属重复用药。

（五）脾胃虚弱证

【症状】大便时溏时泻，迁延反复，食少，食后脘闷不舒，稍进油腻食物，则大便次数增多，面色萎黄，神疲倦怠。舌质淡，苔白，脉细弱。

【治法】健脾益气，化湿止泻。

【方剂应用】

1. 基础方剂　参苓白术散（人参、白术、白茯苓、莲子肉、薏苡仁、砂仁、桔梗、白扁豆、甘草、山药）加减。

2. 合理用药与用药指导

饮片选择：参苓白术散出自宋代《太平惠民和剂局方》，清代《医方集解》增补陈皮。方中选用人参，益气健脾力强。选用麸炒白术、土炒白术，其燥性已减，健脾和胃止泻力强。选用炒桔梗，辛散作用已缓，并可减少对胃的刺激作用，以免恶心呕吐之弊。选用麸炒山药、土炒山药，其健脾补肺，和胃止泻效佳。选用炒扁豆，既可健脾益气，又能化湿和中，补而不壅。选用生白莲子肉，健脾涩肠效佳；亦可选用炒莲子肉，其性偏温，益脾和胃力胜。选用阳春砂仁，其个大饱满，气味浓厚，品质较佳。选用炒薏苡仁，炒制后寒凉之性已减，增强健脾和中之效；麸炒薏苡仁尚可增强补脾止泻之功。

剂量建议：原方中以补气健脾的人参、白茯苓、白术、清炙甘草（炒甘草）、山药用量最大，其次是炒白扁豆。

煎法服法：原方宜制成丸剂或散剂，红枣煎汤送服，效果更佳。若水煎，每日 2～3 次，宜餐前或餐后 1 小时温服。人参需另煎兑服。砂仁宜捣碎，后下，不宜久煎。白扁豆、莲子肉、薏苡仁均宜捣碎后入煎。

【中成药应用】

1. 常用中成药（表5-9-5）

2. 合理用药与用药指导 以上三药均可用于脾胃虚弱所致泄泻。人参健脾丸组方中有炙当归补血活血止痛，炒酸枣仁、制远志宁心安神，更适用于思虑伤脾，脾胃虚弱所致泄泻兼有饮食不化、不思饮食，腹痛明显者。补中益气丸补中益气，升阳举陷，更适用于脾胃虚弱、中气下陷的久泻兼有食少腹胀，肛门下坠或脱肛、子宫脱垂者。参苓健脾胃颗粒补脾胃之气阴，和中止泻，更适用于脾胃虚弱，气阴两虚，或吐泻日久，兼口干不欲饮，形瘦萎黄，神疲乏力者。

孕妇慎用参苓健脾胃颗粒。湿热积滞泄泻、痞满、纳呆者不宜使用人参健脾丸。阴虚内热者慎用补中益气丸。湿热中阻所致纳呆、泄泻、呕吐者不宜使用参苓健脾胃颗粒。感冒发热患者不宜服用人参健脾丸、补中益气丸、参苓健脾胃颗粒。参苓健脾胃颗粒在餐前或进食时使用为佳。

不建议将人参健脾丸、参苓白术丸、参苓健脾胃颗粒中的任意两种或多种同时使用，因皆属重复用药。

（六）肾阳虚衰证

【症状】 黎明前脐腹作痛，肠鸣即泻，完谷不化，泻后则安，腹部喜暖，形寒肢冷，腰膝酸软。舌淡苔白，脉沉细。

【治法】 温肾健脾，固涩止泻。

【方剂应用】

1. 基础方剂 四神丸（补骨脂、五味子、肉豆蔻、吴茱萸）加减。

2. 合理用药与用药指导

饮片选择：四神丸出自明代《内科摘要》。方中选用炒补骨脂，炒制后可缓其苦燥而减其辛窜，功偏于温阳止泻。选用炒五味子，滋肾补虚之功较著。选用煨肉豆蔻，煨制后除去滑肠之油分，缓其烈性，温中止泻之功著。选用清炒吴茱萸，其温中散寒、下气降逆之力较著。

剂量建议：原方中补骨脂用量最大，其次是肉豆蔻、五味子，吴茱萸用量最小。吴茱萸有小毒，《中国药典》规定其内服剂量为每日2~5g。

煎法服法：原方宜姜枣煮汤，去姜后以枣肉与炒制后的药粉作丸剂，效果较好。若水煎，每日2~3次，宜空腹或餐前温服。五味子、肉豆蔻均宜捣碎后入煎剂。

表5-9-5 泄泻脾胃虚弱证常用中成药

药物名称	药物组成	临床应用	用法用量
人参健脾丸（大蜜丸，水蜜丸）	人参、白术（麸炒）、茯苓、山药、陈皮、木香、砂仁、炙黄芪、当归、酸枣仁（炒）、远志（制）	脾胃虚弱、运化失职所致泄泻。症见大便溏泻，水谷不化，稍进油腻之物，则大便次数增多，饮食减少，恶心呕吐，脘腹疼痛，胀闷不舒，伴面色萎黄，肢倦乏力。舌淡苔白，脉细弱；消化不良、慢性胃肠炎、胃肠功能紊乱、结肠炎见上述证候者	口服。一次2丸，一日2次
补中益气丸（水丸，小蜜丸，大蜜丸，口服液，合剂，颗粒）	炙黄芪、党参、炙甘草、炒白术、当归、升麻、柴胡、陈皮	脾胃虚弱、中气下陷所致泄泻。症见大便溏泻，久泻不止，水谷不化，稍进油腻等不易消化之物，则大便次数增多，气短，肢倦乏力，纳食减少，脘腹胀闷，面色萎黄。舌淡苔白，脉细弱；慢性肠炎、慢性结肠炎、术后胃肠功能紊乱见上述证候者	口服。一次6g，一日2~3次
参苓健脾胃颗粒	北沙参、山药（炒）、薏苡仁（炒）、茯苓、砂仁（盐炙）、扁豆（炒）、甘草、陈皮、白术、莲子	脾胃虚弱、气阴两虚所致泄泻。症见大便溏泻，水谷不化，稍进油腻不易消化之物，则大便次数增多，食少，脘腹胀闷，面色萎黄，肢倦乏力。舌淡苔白腻，脉细弱；慢性肠炎、胃肠功能紊乱见上述证候者	开水冲服。一次10g，一日2次

【中成药应用】

1. 中成药选用（表5-9-6）

2. 合理用药与用药指导 以上四药均可用于肾阳虚衰所致泄泻。四神丸温肾散寒，涩肠止泻，是治疗五更泄泻的基本方剂。桂附理中丸功偏补肾助阳，温中健脾，无涩肠之功，更适用于肾阳虚衰泄泻兼呕吐，四肢厥冷者。固本益肠片功偏温中益气，健脾止泻，兼有和血止痛之功，更适用于脾肾阳虚泄泻兼食少、腹痛绵绵者。肠胃宁片功偏温中止痛，涩肠止泻，更适用于脾肾阳虚泄泻反复迁延不愈，腹部胀痛或小腹坠胀明显者。

孕妇慎用桂附理中丸，禁用肠胃宁片。儿童慎用肠胃宁片。湿热痢疾、湿热泄泻不宜使用四神丸、固本益肠片及肠胃宁片。肝胃郁热所致胃脘痛者不宜使用桂附理中丸。肠胃宁片含有罂粟壳，孕妇、哺乳期妇女及年老体弱者应在医师指导下服用。

不建议将桂附理中丸、理中丸、附子理中丸、丁蔻理中丸、参桂理中丸、香砂理中丸中的任意两种或多种同时使用，不建议将固本益肠片与肠胃宁片同时使用，因皆属重复用药。

第十节 便 秘

便秘是指大便排便周期延长；或周期不长，但粪质干结，排出艰难；或粪质不硬，虽有便意，但排而不畅的疾病。西医学的功能性便秘、肠易激综合征、直肠肛门疾病、内分泌及代谢疾病引起的便秘以及药物性便秘、肌力减退所致的排便困难等，可参考此内容辨证论治。

一、证候类型与治则治法

便秘的辨证当分虚实。实秘包括热秘、气秘、冷秘等。虚秘可见阴虚、阳虚、气虚、血虚等，其中以气虚便秘为常见。

便秘的治疗以通下为基本原则。实秘以祛邪为主，据热秘、气秘、冷秘之不同，分别施以泻热、理气、温通之法配合导滞之品；虚秘以养正为先，按气血阴阳亏虚的不同给予相应的治疗，本节重点介绍气虚便秘。

二、辨证论治

（一）热秘

【症状】大便干结，腹中胀满，口干口臭，面红身热，心烦不安，多汗，时欲冷饮，小便短赤。舌质红干，苔黄燥，或焦黄起芒刺，脉滑数或弦数。

【治法】泻热导滞，润肠通便。

表5-9-6 泄泻肾阳虚衰证常用中成药

药物名称	药物组成	临床应用	用法用量
四神丸（片）	肉豆蔻（煨）、补骨脂（盐炒）、五味子（醋制）、吴茱萸（制）、大枣（去核）	肾阳不足、伤及脾阳所致泄泻。症见肠鸣，腹胀，五更泄泻，久泻不止，食少不化，面黄，形寒肢冷；慢性结肠炎、肠易激综合征见上述证候者	口服。一次9g，一日1~2次
桂附理中丸	肉桂、附片、党参、炒白术、炮姜、炙甘草	肾阳衰弱、脾胃虚寒所致泄泻。症见大便时溏时泻，水谷不化，甚则泄泻多在黎明之前，腹部作痛，肠鸣即泻，泻后则安，伴面色萎黄，肢倦乏力，形寒肢冷，腰膝酸软。舌淡苔白，脉沉细或迟弱；急、慢性肠炎见上述证候者	用姜汤或温开水送服。一次1丸，一日2次
固本益肠片	党参、麸炒白术、补骨脂、麸炒山药、黄芪、炮姜、酒当归、炒白芍、醋延胡索、煨木香、地榆炭、煅赤石脂、儿茶、炙甘草	肾阳不足、阴寒内盛、伤及脾阳所致泄泻。症见腹痛绵绵，大便清稀或有黏液及黏液血便，食少，腹胀，腰酸乏力，形寒肢冷。舌淡苔白；慢性肠炎见上述证候者	口服。一次8片，一日3次；30天为一疗程，连服2~3个疗程
肠胃宁片	党参、白术、黄芪、赤石脂、姜炭、木香、砂仁、补骨脂、葛根、防风、白芍、延胡索、当归、儿茶、罂粟壳、炙甘草	肾阳不足、伤及脾阳、脾肾阳虚所致泄泻。症见大便不调，五更泄泻，时带黏液，伴腹胀腹痛，胃脘不舒，小腹坠胀；慢性结肠炎、慢性肠炎、肠功能紊乱见上述证候者	口服。一次4~5片，一日3次

【方剂应用】

1. 基础方剂　麻子仁丸（麻子仁、芍药、枳实、大黄、厚朴、杏仁）加减。

2. 合理用药与用药指导

饮片选择：麻子仁丸出自东汉《伤寒论》。方中选用生火麻仁，其油重性滑，功专润肠通便。选用生白芍，其养血柔肝，清热和营，缓急止痛效佳。选用炒枳实，炒后既可微温其寒，又能缓其酷烈之性，无破气伤正之弊。选用生大黄攻积导滞势猛，泻火解毒力强。此方若作汤剂，厚朴宜选用生厚朴，行气导滞力强；若作丸剂，宜选用姜厚朴，其对咽喉的刺激性已缓减。杏仁

可选用焯苦杏仁或甜杏仁，苦杏仁（北杏仁）水焯后毒性减弱，有效成分易于煎出；甜杏仁（南杏仁）偏于滋润，养肺气而无宣散之力，药力较和缓，润肠通便之功较苦杏仁为著。

剂量建议：原方中麻子仁用量最大，二倍于杏仁，取其润肠通便之功用。

煎法服法：原方炼蜜为丸，润下燥结力更佳。若水煎温服，每日2～3次，宜餐前或空腹服用。大黄宜后下，不宜久煎；麻子仁、枳实、杏仁均宜捣碎后入煎。

【中成药应用】

1. 常用中成药（表5-10-1）

表5-10-1 热秘常用中成药

药物名称	药物组成	临床应用	用法用量
麻仁胶囊（软胶囊，丸）	火麻仁、大黄、苦杏仁、炒白芍、枳实（炒）、姜厚朴	胃肠燥热、津液亏虚所致便秘。症见大便干结难下，腹部胀满，小便短赤，身热，心烦，口咽干燥。舌红苔黄，脉滑数；习惯性便秘、老年性便秘、痔疮便秘见上述证候者	口服。每次2～4粒，早、晚各一次，或睡前服用
麻仁润肠丸	火麻仁、炒苦杏仁、大黄、木香、陈皮、白芍	胃肠积热所致便秘。症见大便秘结，胸腹胀满，口苦，尿黄。舌红苔黄或黄燥，脉滑数；习惯性便秘见上述证候者。有临床报道可用于促进剖宫产术后胃肠功能的恢复	口服。一次1～2丸，一日2次
麻仁滋脾丸	大黄（制）、火麻仁、当归、姜厚朴、炒苦杏仁、麸炒枳实、郁李仁、白芍	胃肠积热所致便秘。症见便秘难解，数日一行，脘腹胀满，饮食无味，烦躁不宁。舌红少苔，脉弦细；习惯性便秘、老年人便秘见上述证候者	口服。一次1丸，一日2次
通幽润燥丸	麸炒枳壳、木香、姜厚朴、桃仁（去皮）、红花、当归、炒苦杏仁、火麻仁、郁李仁、熟地黄、地黄、黄芩、槟榔、熟大黄、大黄、甘草	胃肠积热所致便秘。症见大便秘结，排便困难，甚如羊粪，口干口臭，面赤，身热，小便黄而少，腹胀，腹痛拒按，心烦或口舌生疮。舌红少苔；习惯性便秘见上述证候者	口服。一次1～2丸，一日2次
清泻丸（包衣水丸）	大黄、黄芩、枳实、甘草、朱砂粉	嗜食辛辣肥甘或饮食不节，胃肠实热积滞所致便秘。症见大便秘结，口干口苦，小便黄赤。苔黄腻，脉滑数；习惯性便秘见上述证候者	口服。一次5.4g
新复方芦荟胶囊（复方芦荟片中含有朱砂）	芦荟、青黛、琥珀	心肝火旺所致便秘。症见便秘，数日不行，烦躁，泛酸嘈杂，口干口苦。舌红苔黄，脉弦滑	口服。一次1～2粒，一日1～2次

2. 合理用药与用药指导　以上六药均可用于胃肠积热所致热秘。麻仁胶囊、麻仁润肠丸、麻仁滋脾丸、通幽润燥丸均为润肠通便；清泻丸、新复方芦荟胶囊、复方芦荟片则为清热泻下通便。

孕妇禁用麻仁润肠丸、通幽润燥丸、清泻

丸、复方芦荟片。哺乳期妇女及肝肾功能不全者慎用新复方芦荟胶囊、禁用复方芦荟片。孕妇及脾胃虚寒型便秘者慎用麻仁滋脾丸。清泻丸及复方芦荟片中均含有朱砂，不宜长期服用。虚寒性便秘者慎用麻仁润肠丸。脾胃虚寒型便秘及年老体弱者慎用通幽润燥丸。阴虚肠燥型

便秘者慎用清泻丸。

不建议将麻仁胶囊、麻仁润肠丸、麻仁滋脾丸、通幽润燥丸中的任意两种或多种同时使用，不建议将清泻丸与复方芦荟片同时使用，因含有相同的毒性成分朱砂；不建议将复方芦荟片与新复方芦荟胶囊同时使用，因属重复用药。

（二）气秘

【症状】大便干结，欲便不出，胸胁满闷，腹中胀满，嗳气呃逆，食欲不振，肠鸣矢气。舌苔薄白，或薄黄，或薄腻，脉弦。

【治法】顺气导滞，降逆通便。

【方剂应用】

1. 基础方剂 六磨汤（沉香、木香、槟榔、乌药、枳壳、大黄）加减。

2. 合理用药与用药指导

饮片选择：六磨汤出自元代《世医得效方》。方中选用沉香屑、沉香面，辛散温通，味苦下行；选用生木香，其气味俱厚，行气散滞之力较胜；选用生槟榔，降气行滞；选用生枳壳，行气、消积、除满；选用生大黄，攻积导滞势猛，泻火解毒力强。

剂量建议：原方中六药各等分。《中国药典》规定沉香内服剂量为每日 1~5g；槟榔内服剂量为每日 3~10g。

煎法服法：原方不经火煎煮，只用粗药末研磨取汁，温服。若入煎剂，沉香宜后下，不宜久煎。大黄泻下，入煎剂宜后下。

【中成药应用】

1. 常用中成药（表 5-10-2）

表 5-10-2 气秘常用中成药

药物名称	药物组成	临床应用	用法用量
四磨汤口服液	木香、枳壳、槟榔、乌药	乳食内停、气机阻滞所致便秘。症见大便秘结、腹胀、腹痛、厌食纳差；也用于老年性气滞便秘及腹部手术后胃肠功能的恢复等治疗	口服。成人一次 20ml，一日 3 次，疗程 1 周；新生儿一次 3~5ml，一日 3 次，疗程 2 天；幼儿一次 10ml，一日 3 次，疗程 3~5 天
厚朴排气合剂	姜厚朴、木香、麸炒枳实、大黄	腹部非肠胃吻合术后早期肠麻痹；老年性便秘等。症见腹部胀满，胀痛不适，无排气、排便。舌质淡红，舌苔薄白或白腻	口服。于术后 6 小时、10 小时各服一次，每次 50ml。服用时摇匀，稍加热后温服

2. 合理用药与用药指导 以上二药均可用于气机阻滞所致气秘。四磨汤口服液兼有理气消食的作用，亦可用于婴幼儿乳食内滞证。厚朴排气合剂行气消胀，宽中除满力强，更适用于术后气秘，腹胀明显者。

孕妇、肠梗阻、肠道肿瘤、消化道术后禁用四磨汤口服液；一般手术患者在手术后12小时第一次服药，再隔6小时第二次服药，以后常法服用或遵医嘱；冬季服用时，可将药瓶放置温水中加温5~8分钟后服用；药液如有微量沉淀，属正常情况，可摇匀后服用，以保证疗效。孕妇、肠梗阻、恶性肿瘤、血管供血不足引起的肠麻痹忌用厚朴排气合剂；服用时，可将药瓶放置温水中加温5~10分钟后服用；药液如有少量沉淀，属正常现象，为保证疗效，可将其摇匀后服用。

不建议将四磨汤口服液与厚朴排气合剂同时使用，因属重复用药。

（三）冷秘

【症状】大便干结，腹痛拘急，胀满拒按，手足不温，呃逆呕吐。舌淡，苔白腻，脉弦紧。

【治法】温里散寒，通便止痛。

【方剂应用】

1. 基础方剂 温脾汤（附子、人参、大黄、干姜、甘草）合半硫丸（半夏、硫黄）加减。

2. 合理用药与用药指导

饮片选择：温脾汤出自唐代《备急千金要方》。方中附子的饮片选择可参考"心悸"中"心阳不振证"的相关内容。选用红参，补气温阳之力峻猛。选用生大黄，其攻积导滞势猛，泻下力强。选用清炙甘草（炒甘草），其性偏温，健脾和胃调中；亦可选用蜜炙甘草，其益气补脾，调和诸药效佳。半硫丸出自宋代《太平惠民和剂局方》。方中选用清半夏，其消痞散结效佳，且辛燥之性大减；也可选用姜半夏，其毒性已减，性偏温燥。选用制硫黄，其毒性已减，内服较安全，具有补火助阳之功。

剂量建议：温脾汤原方中大黄用量最大，其次是附子。半硫丸中半夏与硫黄用量相等。附子有毒，《中国药典》规定黑顺片、白附片、炮附片的内服剂量为每日 3～15g。硫黄有毒，《中国药典》规定内服剂量为每日 1.5～3g，炮制后入丸散。

煎法服法：水煎温服，每日 2～3 次，宜餐前或空腹服用，服药后得泻即止。附子宜先煎、久煎；大黄泻下，故宜后下；硫黄宜炮制后入丸散，孕妇慎用。

【中成药应用】此类便秘为气血不足，寒邪与胃肠积滞互结，阻滞气机，气机逆乱所致，病情较急，应以温散通下之汤剂，荡涤寒积为主，可联用部分中成药辅助治疗，如将小建中合剂与四磨汤口服液联合使用等。

（四）虚秘（气虚便秘）

【症状】大便并不干硬，虽有便意，但排便困难，用力努挣则汗出短气，便后乏力，面白神疲，肢倦懒言。舌淡胖，或边有齿痕，苔薄白，脉弱。

【治法】益气健脾，润肠通便。

【方剂应用】

1. 基础方剂　黄芪汤（黄芪、陈皮、火麻仁、白蜜）加减。

2. 合理用药与用药指导

饮片选择：黄芪汤出自清代《金匮翼》。方中选用生绵黄芪，条短质柔而富有粉性；亦可选用蜜炙黄芪，其补气润燥，对血虚脾燥者佳。原方陈皮去白，即选用橘红，能行气宽中；若选用陈皮宜选陈久者，其辛辣之性较缓和。选用生火麻仁，其油重性滑，功专润肠通便；白蜜宜选用可直接内服的蜂蜜。

剂量建议：原方中黄芪与陈皮用量相等。《中国药典》规定火麻仁的内服剂量为每日 10～15g，蜂蜜的内服剂量为每日 15～30g。

煎法服法：原方为水煮火麻仁，去滓取汁，加蜜再煎；空心食前（即食前空腹）送服由黄芪、陈皮所制散剂。若制汤剂，宜先水煎黄芪、陈皮、火麻仁三药，然后兑入白蜜，餐前或空腹温服；一般服药两次后，秘结即通。火麻仁宜捣碎后入煎。

【中成药应用】

1. 常用中成药（表 5-10-3）

表 5-10-3　虚秘常用中成药

药物名称	药物组成	临床应用	用法用量
便秘通	白术、肉苁蓉（淡）、枳壳	脾虚及脾肾两虚所致便秘。症见大便秘结，面色无华，腹胀，神疲气短，头晕耳鸣，腰膝酸软	口服。每次 20ml，每日早、晚各一次；疗程一个月
便通胶囊	麸炒白术、肉苁蓉、当归、桑椹、枳实、芦荟	脾肾不足、脏腑气滞所致便秘。症见大便秘结或排泄无力，神疲气短，头晕目眩，腰膝酸软等；原发性习惯性便秘，肛周疾患所引起的便秘见上述证候者	口服。一次 3 粒，一日 2 次；或遵医嘱
芪蓉润肠口服液	黄芪（炙）、肉苁蓉、白术、太子参、地黄、玄参、麦冬、当归、黄精（制）、桑椹、黑芝麻、火麻仁、郁李仁、枳壳（麸炒）、蜂蜜	气阴两虚、脾肾不足所致便秘。症见大便干结，临厕努挣乏力，便后疲乏，腹胀不适。舌淡红苔薄白，脉沉或细弦；习惯性便秘见上述证候者	口服。一次 20ml，一日 3 次；或遵医嘱
苁蓉通便口服液	何首乌、肉苁蓉、枳实（麸炒）、蜂蜜	气伤血亏、阴阳两虚所致便秘。症见大便干结，心悸气短，周身倦怠；中老年人、产后、虚性便秘及习惯性便秘见上述证候者	口服。一次 10～20ml，一日 1 次。睡前或清晨服用

2. 合理用药与用药指导　以上四药均可用于气血（阴）不足所致虚秘。便通胶囊、芪蓉润肠口服液皆既健脾益气，又滋阴养血，润肠通便；除可治疗气虚秘外，亦可用于治疗阴虚

秘。苁蓉通便口服液更适用于阴虚津亏型便秘兼心悸者。

孕妇禁用便通胶囊。孕妇慎用苁蓉润肠口服液。孕妇及实热积滞致大便燥结者慎用苁蓉通便口服液。过敏体质者慎用便秘通；个别患者服药期间有口干。实热便秘者慎用便通胶囊，不宜在服便通胶囊期间同时服用温补性中成药。有肛周疾患者应注意治疗原发疾病。

不建议将便秘通、便通胶囊、苁蓉润肠口服液中的任意两种或多种同时使用，不建议将苁蓉润肠口服液与增液口服液同时使用，因皆属重复用药。

第十一节 头 痛

头痛是以头部疼痛为主要表现的病证。西医学中的高血压性头痛、偏头痛、紧张性头痛、丛集性头痛、外伤后头痛以及感染性疾病引起的头痛等，可参考此内容辨证论治。

一、证候类型与治则治法

头痛分外感、内伤两大类。外感头痛常见风寒头痛、风热头痛；内伤头痛常见肝阳头痛、血虚头痛、瘀血头痛等。

外感头痛治疗以疏风为主，兼以散寒、清热。内伤头痛属虚者以补益为主，属实者当平肝、行瘀，虚实夹杂者，酌情兼顾。

二、辨证论治

（一）风寒头痛

【症状】头痛时作，痛连项背，痛势较剧，常有拘急收紧感，或伴恶风畏寒，遇风尤剧，口不渴。舌苔薄白，脉浮紧。

【治法】疏风散寒止痛。

【方剂应用】

1. 基础方剂 川芎茶调散（川芎、白芷、羌活、薄荷、细辛、荆芥、防风、甘草）加减。

2. 合理用药与用药指导

饮片选择：川芎茶调散出自宋代《太平惠民和剂局方》。方中选用生川芎，善于祛风活血而止头痛；选用去梗的生荆芥，重在疏散上部风邪；选用薄荷叶，质轻气薄，长于行表而疏风；选用炙甘草，性偏温，调和药性。

剂量建议：原方中薄荷用量最大，接近处方总量的 1/3，其次是川芎、荆芥。细辛有小毒，用量不宜过大，《中国药典》规定其内服剂量为 1~3g，入散剂每次 0.5~1g。使用本方，应注意控制单次剂量和疗程。

煎法服法：上为细末，一次 3~6g，每日 2 次，饭后清茶冲服。亦可水煎服，薄荷入煎剂宜后下，细辛用量较大时宜适当延长煎煮时间。

【中成药应用】

1. 常用中成药（表 5-11-1）

表 5-11-1 风寒头痛常用中成药

药物名称	药物组成	临床应用	用法用量
川芎茶调颗粒（散，丸，浓缩丸，片，口服液，袋泡茶剂）	川芎、白芷、羌活、薄荷、细辛、荆芥、防风、甘草	外感风邪所致头痛。症见头痛，或见恶寒、发热、鼻塞	饭后温开水或浓茶冲服，一次 1 袋，一日 2 次
天麻头痛片	天麻、白芷、荆芥、川芎、当归、乳香（醋制）	外感风寒、瘀血阻滞或血虚失养所致偏正头痛。症见头痛、恶寒、鼻塞	口服，一次 2~3 片，一日 3 次
都梁软胶囊（丸，滴丸）	白芷（黄酒浸蒸）、川芎	风寒血阻滞脉络所致头痛。症见头胀痛或刺痛、痛有定处、反复发作、遇风寒诱发或加重	口服，一次 3 粒，一日 3 次

2. 合理用药与用药指导 孕妇禁用川芎茶调颗粒、天麻头痛片、都梁软胶囊；哺乳期妇女禁用都梁软胶囊。阴虚阳亢、肝火上炎所致的头痛者慎用川芎茶调颗粒、天麻头痛片、都梁软胶囊；脾胃虚弱者慎用天麻头痛片。

不建议将川芎茶调颗粒与都梁软胶囊、天

麻头痛片与都梁软胶囊联合使用，因皆属重复用药。

（二）风热头痛

【症状】头痛而胀，甚则头痛如裂，发热或恶风，口渴欲饮，面红目赤，或便秘溲黄。舌尖红，苔薄黄，脉浮数。

【治法】疏风清热和络。

【方剂应用】

1. 基础方剂　芎芷石膏汤（川芎、白芷、石膏、菊花、藁本、羌活）加减。

2. 合理用药与用药指导

饮片选择：芎芷石膏汤出自清代《医宗金鉴》。选用生川芎，善于祛风活血而止头痛；选用生石膏，清热泻火、除烦止渴力强；选用黄菊花，味偏苦，疏散风热，泻火解毒之力较强。

剂量建议：芎芷石膏汤原方未载剂量。方中含石膏，为该方清热主药，用量宜大，《中国药典》规定其内服剂量为15~60g。

煎法服法：水煎温服，每日2~3次，宜餐后服用。石膏宜捣碎后先煎。

【中成药应用】

1. 常用中成药（表5-11-2）

2. 合理用药与用药指导　孕妇禁用清眩片；阴虚阳亢头痛、眩晕者慎用清眩片；肝火上攻、风阳上扰头痛者慎用芎菊上清丸。

（三）肝阳头痛

【症状】头昏胀痛，或抽掣而痛，两侧为重，头晕目眩，心烦易怒，夜寐不宁，口苦面红，或兼胁痛。舌红苔黄，脉弦数。

【治法】平肝潜阳。

【方剂应用】

1. 基础方剂　天麻钩藤饮（天麻、钩藤、生石决明、川牛膝、桑寄生、杜仲、栀子、黄芩、益母草、朱茯神、夜交藤）加减。

2. 合理用药与用药指导

饮片选择：天麻钩藤饮出自近代《中医内科杂病证治新义》。方中选用生石决明，平肝潜阳，清肝明目；选用盐杜仲，引药入肾经，补益肝肾以治本；栀子、黄芩宜选用生品，清肝降火力强。

剂量建议：本方石决明用量宜大，其次为钩藤。杜仲性温，易伤阴助火，用量不宜过大。

煎法服法：水煎温服，每日2~3次，宜餐后服用。石决明宜打碎先煎；钩藤宜后下。

【中成药应用】

1. 常用中成药（表5-11-3）

表5-11-2　风热头痛常用中成药

药物名称	药物组成	临床应用	用法用量
清眩片（丸）	川芎、石膏、白芷、荆芥穗、薄荷	外感风热所致头痛。症见头晕目眩，偏正头痛，鼻塞牙痛	口服。一次4片，一日2次
芎菊上清丸（大蜜丸，颗粒）	菊花、川芎、连翘、薄荷、炒蔓荆子、黄芩、栀子、黄连、羌活、藁本、防风、白芷、荆芥穗、桔梗、甘草	外感风邪所致头痛。症见恶风身热，偏正头痛，鼻流清涕，牙疼喉痛	口服，一次6g，一日2次

表5-11-3　肝阳头痛常用中成药

药物名称	药物组成	临床应用	用法用量
天麻钩藤颗粒（胶囊）	天麻、钩藤、石决明、栀子、黄芩、牛膝、盐杜仲、益母草、桑寄生、首乌藤、茯苓	肝阳上亢所致头痛。症见头痛，眩晕，耳鸣，眼花，震颤，失眠；高血压见上述证候者	开水冲服，一次1袋（5g），一日3次
天麻首乌片	天麻、何首乌、熟地黄、墨旱莲、女贞子、黄精、当归、白芍、桑叶、炒蒺藜、丹参、川芎、白芷、甘草	肝肾阴虚、肝阳上扰所致头痛。症见头痛，眩晕，耳鸣，心烦易怒，腰膝酸软，神疲乏力。脉沉细或弦；亦用于原发性高血压、偏头痛、紧张性头痛者	口服，一次6片，一日3次

续表

药物名称	药物组成	临床应用	用法用量
清脑降压片	黄芩、夏枯草、决明子、槐米、钩藤、煅磁石、珍珠母、牛膝、地黄、当归、丹参、地龙、水蛭	肝阳上亢、肝火上炎所致头痛。症见头晕，目眩，项背强痛，目赤，大便干燥。舌红苔黄；亦用于原发性高血压者	口服，一次 4～6 片，一日 3 次
脑立清丸（胶囊，片）	磁石、珍珠母、赭石、猪胆汁（或猪胆粉）、冰片、薄荷脑、清半夏、熟酒曲、酒曲、牛膝	肝阳上亢所致头痛。症见头痛且胀，烦劳或恼怒加重，伴面色潮红，烦躁易怒，失眠多梦；亦用于血管神经性头痛、原发性高血压者	口服，一次 10 丸，一日 2 次

2. 合理用药与用药指导 以上四药均可用于肝阳上亢所致头痛。清脑降压片兼治肝火上炎引发的头昏脑胀、心烦易怒、大便干燥等。脑立清丸兼有醒脑安神功效，兼治少梦多眠、心烦等。

孕妇禁用天麻首乌片、清脑降压片、脑立清丸；孕妇慎用天麻钩藤颗粒。湿热内蕴，痰火壅盛者慎用天麻首乌片；气血不足所致头痛、头晕者以及有出血倾向者慎用清脑降压片；肾精亏虚、体弱、虚寒者慎用脑立清丸。

（四）血虚头痛

【症状】头痛隐隐，时时昏晕，心悸失眠，面色少华，神疲乏力，遇劳加重。舌质淡，苔薄白，脉细弱。

【治法】养血滋阴和络。

【方剂应用】

1. 基础方剂 加味四物汤（白芍、当归、熟地黄、川芎、蔓荆子、菊花）加减。

2. 合理用药与用药指导

饮片选择：加味四物汤出自清代《证治汇补》。选用酒制当归，可以行药势，补血活血之力更强；选用熟地黄，滋阴补血之力最强；选用炒蔓荆子，其辛散之性已减，清利头目力佳；选用白菊花，性气平和，味甘，疏风外兼清肝、平肝，略益肝阴之效。

剂量建议：本方熟地黄、酒当归与白芍用量可稍大，以补血为本。

煎法服法：水煎温服，每日 2～3 次，宜餐后服用。

【中成药应用】

1. 常用中成药（表 5-11-4）

2. 合理用药与用药指导 以上三药均可用于血虚所致头痛。脾肾两亏，气血亏虚者宜选用益血生胶囊；血虚肝旺者宜选用养血清脑颗粒；外感风寒兼血虚者宜选用天麻头痛片。

孕妇禁用养血清脑颗粒、天麻头痛片；肝功能失代偿患者禁用养血清脑颗粒。脾胃虚弱、

表 5-11-4 血虚头痛常用中成药

药物名称	药物组成	临床应用	用法用量
益血生胶囊	阿胶、龟甲胶、鹿角胶、鹿茸、紫河车、鹿血、牛髓、炙黄芪、党参、茯苓、白术（麸炒）、大枣、熟地黄、何首乌（制）、白芍、当归、麦芽（炒）、鸡内金（炒）、山楂（炒）、大黄（酒制）、花生衣、知母（盐制）	由脾肾两亏、气血虚损所致头痛。症见眩晕，面色无华，食少纳呆，体倦乏力，腰膝酸软。舌淡胖苔白，脉沉弱	口服。一次 4 粒，一日 3 次，儿童酌减
养血清脑颗粒（丸）	熟地黄、当归、钩藤、珍珠母、决明子、夏枯草、白芍、川芎、鸡血藤、延胡索、细辛	血虚肝旺所致头痛。症见头痛，眩晕，视物昏花，心悸，失眠等；原发性高血压、血管神经性头痛见上述证候者	口服。一次 4g，一日 3 次
天麻头痛片	天麻、白芷、荆芥、川芎、当归、乳香（醋制）	血虚、瘀血阻络所致头痛。症见头痛绵绵，劳则加重或头痛如刺，痛处不移	口服。一次 2～3 片，一日 3 次

外感者慎用益血生胶囊、养血清脑颗粒；湿痰阻络者慎用养血清脑颗粒；阴虚火旺者慎用益血生胶囊；肝火上炎所致头痛、头晕者慎用天麻头痛片。

不建议将养血清脑颗粒与四物汤联合使用，不建议将天麻头痛片与都梁丸联合使用，因皆属重复用药。

（五）瘀血头痛

【症状】头痛经久不愈，痛处固定不移，痛如锥刺，或有头部外伤史。舌紫暗，或有瘀斑、瘀点，苔薄白，脉细或细涩。

【治法】活血化瘀止痛。

【方剂应用】

1. 基础方剂　通窍活血汤（赤芍、川芎、桃仁、红花、麝香、老葱、鲜姜、枣、酒）加减。

2. 合理用药与用药指导

饮片选择：通窍活血汤出自清代《医林改错》。选用桃仁泥或炒桃仁，桃仁泥有利于药物

成分的煎出；炒桃仁则使活血化瘀作用增强。选用酒赤芍、酒川芎，可借酒势上行，行血之力加强。方中麝香选当门子最佳，取其辛香走窜，开窍通闭之效。选用黄酒，引药上行，通血脉。

剂量建议：原方中红花、桃仁用量最大，其次是赤芍、川芎。桃仁有小毒，用量不宜过大，《中国药典》规定内服剂量为 5~10g，原方麝香0.15g（绢包）入煎剂后下，《中国药典》规定其内服剂量为 0.03~0.1g，内服入丸散剂。

煎法服法：用黄酒 250ml，除麝香外余药纳入酒中，煎至 150ml，酒亦无味，虽不能饮酒之人亦可服。去滓，将麝香入酒内，再煎二沸，临卧服。成人每日 1 剂，连服 3 剂，隔一日再服 3 剂；7~8 岁小儿，两晚服 1 剂；3~4 岁小儿，三晚服 1 剂。

【中成药应用】

1. 常用中成药（表 5-11-5）

表 5-11-5 瘀血头痛常用中成药

药物名称	药物组成	临床应用	用法用量
血府逐瘀口服液（胶囊，颗粒，丸）	桃仁、红花、当归、川芎、地黄、赤芍、牛膝、柴胡、枳壳、桔梗、甘草	气滞血瘀所致头痛。症见胸痹，头痛日久，痛如针刺而有定处，内热烦闷，心悸失眠，急躁易怒	口服。一次 10ml，一日 3 次
通天口服液	川芎、天麻、羌活、白芷、赤芍、菊花、薄荷、防风、细辛、茶叶、甘草	瘀血阻滞、风邪上扰所致偏头痛。症见头部胀痛或刺痛，痛有定处，反复发作，头晕目眩，或恶心呕吐，恶风	口服。第一日：即刻、服药 1 小时后、2 小时后、4 小时后各服 10ml，以后每 6 小时服 10ml。第二、三日每次 10ml，一日 3 次。3 天为一疗程
逐瘀通脉胶囊	水蛭、虻虫、桃仁、大黄	血瘀所致头痛。症见眩晕，头痛耳鸣。舌质暗红，脉沉涩	口服。一次 2 粒，每日 3 次
丹七片（胶囊，软胶囊）	丹参、三七	瘀血闭阻所致头痛。症见胸痹心痛，眩晕头痛，经期腹痛	口服。一次 3~5 片，一日 3 次

2. 合理用药与用药指导　孕妇禁用通天口服液、血府逐瘀口服液、逐瘀通脉胶囊；慎用丹七片。月经期及有出血倾向者禁用逐瘀通脉胶囊；慎用丹七片。肝火上炎头痛者慎用通天口服液；脾胃虚弱者慎用血府逐瘀口服液；体虚、便溏者慎用逐瘀通脉胶囊。

第十二节　眩　晕

眩晕是以头晕、眼花为主要临床表现的病证。轻者闭目即止，重者如坐车船，旋转不定，不能站立，或伴恶心、呕吐、汗出、面色苍白等症，甚则突然晕倒。西医学的耳性眩晕（梅

尼埃病、耳石症、晕动病）、脑性眩晕（椎-基底动脉供血不足、脑动脉粥样硬化）、颈源性眩晕（椎动脉型颈椎病）以及其他原因（血压异常、神经症、眼部疾患及外伤等）所致眩晕，可参考此内容辨证论治。

一、证候类型与治则治法

眩晕病在清窍，临床需辨虚实。虚证常见气血亏虚证、肾精不足证等；本虚标实证常见肝阳上亢证；实证常见痰湿中阻证等。

眩晕的治疗原则是补虚泻实，调整阴阳。虚者应滋养肝肾、补益气血、填精生髓；实证当平肝潜阳、化痰祛湿。

二、辨证论治

（一）肝阳上亢证

【症状】眩晕耳鸣，头目胀痛，遇烦劳郁怒而加重，肢麻震颤，失眠多梦，急躁易怒。舌红苔黄，脉弦或数。

【治法】平肝潜阳，滋养肝肾。

【方剂应用】

1. 基础方剂 天麻钩藤饮（天麻、钩藤、生石决明、川牛膝、桑寄生、杜仲、栀子、黄芩、益母草、朱茯神、夜交藤）加减。

2. 合理用药与用药指导

饮片选择：可参考"头痛"中"肝阳头痛"的相关内容。

剂量建议：可参考"头痛"中"肝阳头痛"的相关内容。

煎法服法：可参考"头痛"中"肝阳头痛"的相关内容。

【中成药应用】

1. 常用中成药（表5-12-1）

表5-12-1 眩晕肝阳上亢证常用中成药

药物名称	药物组成	临床应用	用法用量
天麻钩藤颗粒	天麻、钩藤、石决明、栀子、黄芩、牛膝、盐杜仲、益母草、桑寄生、首乌藤、茯苓	肝阳上亢所致眩晕。症见头晕、耳鸣、眼花、震颤、失眠；高血压见上述证候者	开水冲服，一次1袋（5g），一日3次
松龄血脉康胶囊	鲜松叶、葛根、珍珠层粉	肝阳上亢所致眩晕。症见头痛，眩晕，急躁易怒，心悸，失眠；原发性高血压及原发性高脂血症见上述证候者	口服。一次3粒，一日3次
复方罗布麻颗粒	罗布麻叶、菊花、山楂	肝阳上亢、肝火上攻所致眩晕。症见头晕，头胀，面红目赤，口苦而干，耳鸣；原发性高血压见上述证候者	口服。一次1～2袋，一日2次

2. 合理用药与用药指导 孕妇慎用天麻钩藤颗粒。孕妇及脾胃虚寒者慎用复方罗布麻颗粒。气血不足者慎用松龄血脉康胶囊。

（二）气血亏虚证

【症状】头晕目眩，动则加剧，遇劳则发，面色苍白，神疲乏力，倦怠懒言，唇甲不华，心悸少寐，纳少便溏。舌淡苔薄白，脉细弱。

【治法】补益气血，调养心脾。

【方剂应用】

1. 基础方剂 归脾汤（人参、黄芪、白术、茯神、龙眼肉、酸枣仁、木香、当归、远志、生姜、大枣、甘草）加减。

2. 合理用药与用药指导

饮片选择：可参考"心悸"中"心脾两虚证"的相关内容。

剂量建议：可参考"心悸"中"心脾两虚证"的相关内容。

煎法服法：可参考"心悸"中"心脾两虚证"的相关内容。

【中成药应用】

1. 常用中成药（表5-12-2）

2. 合理用药与用药指导　以上三药均可用于气血亏虚所致眩晕。心脾两虚所致的眩晕宜选用归脾丸；脾胃虚弱，气血生化失源所致眩晕宜选用益中生血片。

孕妇禁用参茸阿胶；感冒患者慎用归脾丸、益中生血片、参茸阿胶；阴虚火旺者慎用归脾丸；虚而夹积滞或瘀滞者慎用参茸阿胶；孕妇、胃弱者慎用益中生血片；禁用茶水送服益中生血片；禁止与含鞣质的药物合用。

不建议将参茸阿胶与四物颗粒、四君子丸、八珍颗粒等联合使用，因皆属重复用药。

（三）肾精不足证

【症状】眩晕久发不已，精神萎靡，两目干涩，视力减退，耳鸣，少寐健忘，心烦口干，腰膝酸软，或遗精滑泄。舌淡苔白，脉弱。

【治法】滋养肝肾，益精填髓。

【方剂应用】

1. 基础方剂　左归丸（熟地黄、山药、山茱萸、菟丝子、枸杞子、川牛膝、鹿角胶、龟板胶）加减。

2. 合理用药与用药指导

饮片选择：左归丸出自明代《景岳全书》。方中选用怀熟地黄补血滋阴，补肾益精。选用蒸山茱萸，功偏补益肝肾。选用生山药，功偏益肺肾之阴，补肾生精。选用盐菟丝子，补益肝肾之力增强。选用酒制川牛膝，活血通经、祛瘀止痛，引血下行，并能活血利水。

剂量建议：原方熟地黄用量最大，性质黏腻，鹿角胶、龟板胶滋补肾精，性质滋腻，脾胃虚弱者均应量小。

煎法服法：原方先将熟地黄蒸烂杵膏，炼蜜为丸，如梧桐子大。每服百余丸，食前用滚汤或淡盐汤送下。若入煎剂，水煎温服，每日2~3次，宜餐前或空腹服用。鹿角胶、龟板胶宜烊化后兑服。

【中成药应用】

1. 常用中成药（表5-12-3）

表5-12-2　眩晕气血亏虚证常用中成药

药物名称	药物组成	临床应用	用法用量
归脾丸（合剂，浓缩丸，颗粒）	党参、炒白术、炙黄芪、炙甘草、茯苓、制远志、炒酸枣仁、龙眼肉、当归、木香	气血虚弱所致眩晕。症见头晕头昏，心悸少寐，神疲乏力，食少纳呆，面色萎黄。舌淡苔白，脉细弱；贫血见上述证候者	口服。用温开水或生姜汤送服，一次1丸，一日3次
益中生血片（胶囊）	党参、山药、薏苡仁（炒）、陈皮、法半夏、草豆蔻、大枣、绿矾、甘草	脾胃虚弱、气血两虚所致眩晕。症见头晕，面色萎黄，气短，纳差，食后腹胀，神疲倦怠，失眠健忘，大便稀溏。舌淡或有齿痕，脉细弱；缺铁性贫血见上述证候者	口服。一次6片，一日3次，饭后服用
参茸阿胶	驴皮、当归、川芎、熟地黄、白芍、人参、党参、白术、茯苓、甘草、鹿茸、肉桂、玉竹、麦冬、红花、牡丹皮、香附、地黄、木香、砂仁、陈皮、白芷、清半夏	气血虚弱、清窍失养所致眩晕。症见头晕动则加剧，劳累即发，面色㿠白，神疲倦怠，饮食减少。舌质淡，脉细弱；贫血见上述证候者	黄酒或开水炖化服。一次3~9g，一日1~2次，饭前服用

表5-12-3　眩晕肾精不足证常用中成药

药物名称	药物组成	临床应用	用法用量
左归丸	熟地黄、菟丝子、牛膝、龟板胶、鹿角胶、山药、山茱萸、枸杞子	真阴不足所致眩晕。症见头晕日久不愈，劳累加重，腰酸膝软，盗汗遗精，神疲口燥。舌红少苔，脉细数	口服。一次9g，一日2次
古汉养生精口服液（颗粒，片）	人参、炙黄芪、黄精（制）、淫羊藿、枸杞子、女贞子（制）、菟丝子、金樱子、白芍、麦芽（炒）、炙甘草	气阴亏虚、肾精不足所致眩晕。症见头晕，动则加重，劳累易发，腰酸耳鸣，脑动脉硬化，围绝经期综合征、低血压症见上述证候者	口服。一次10~20ml，一日2~3次，饭前服用

2. 合理用药与用药指导 以上两药均可用于肾精不足所致眩晕。真阴不足所致的眩晕可选用左归丸，肾精不足兼气阴两虚者宜选用古汉养生精口服液。

孕妇、儿童禁用左归丸；感冒患者不宜服用左归丸；外感寒湿、肾阳亏虚、命门火衰、气滞血瘀者慎用左归丸；阳热体质者、外感或实热内盛者不宜服用古汉养生精口服液。

（四）痰湿中阻证

【症状】眩晕，头重昏蒙，视物旋转，胸闷恶心，呕吐痰涎，食少多寐。舌苔白腻，脉濡。

【治法】化痰祛湿，健脾和胃。

【方剂应用】

1. 基础方剂 半夏白术天麻汤（半夏、白术、天麻、橘红、茯苓、甘草、生姜、大枣）加减。

2. 合理用药与用药指导

饮片选择：半夏白术天麻汤出自清代《医学心悟》。方中选用法半夏增强其燥湿化痰的作用。选用生白术，其燥湿利水化痰力强，若患者脾气虚弱，可选用炒白术，增强健脾止泻的作用。选用生姜，增强其降逆止呕的作用。

剂量建议：法半夏药性燥烈，有小毒，《中国药典》规定其内服剂量为3~9g。

煎法服法：水煎温服，每日2~3次，宜餐后温服。大枣宜擘开后入煎。

【中成药应用】

1. 常用中成药（表5-12-4）

表5-12-4 眩晕痰湿中阻证常用中成药

药物名称	药物组成	临床应用	用法用量
半夏天麻丸	法半夏、天麻、炙黄芪、人参、苍术（米泔灸）、炒白术、茯苓、陈皮、泽泻、六神曲（麸炒）、炒麦芽、黄柏	脾虚湿盛、痰浊内阻所致眩晕。症见头晕，视物旋转，头重如蒙，胸脘满闷，呕吐痰涎。苔白腻，脉弦滑；梅尼埃病见上述证候者	口服。一次6g，一日2~3次
眩晕宁颗粒（片）	泽泻、白术、茯苓、陈皮、半夏（制）、女贞子、墨旱莲、菊花、牛膝、甘草	痰湿中阻、肝肾不足所致眩晕。症见头晕目眩，胸满痞闷，腰膝酸软	开水冲服。一次8g，一日3~4次
晕复静片	制马钱子、珍珠、僵蚕（炒）、九里香	痰湿中阻、风阳上扰所致眩晕。症见头晕目眩，视物旋转，头重如蒙，胸闷，呕吐；梅尼埃病、椎动脉型颈椎病及颅脑外伤所引起的眩晕见上述证候者	口服。一次1~3片，一日3次，饭后服

2. 合理用药与用药指导 以上三药均可以治疗痰湿中阻所致眩晕。兼脾虚湿盛者宜选用半夏天麻丸；兼肝肾不足者宜选用眩晕宁颗粒；兼风阳上扰者宜选用晕复静片。

孕妇禁用半夏天麻丸、眩晕宁颗粒、晕复静片。肝肾阴虚、肝阳上亢所致的头痛、眩晕及平素大便干燥者慎用半夏天麻丸。外感患者、平素大便干燥者慎用眩晕宁颗粒。心动过速者禁用晕复静片；肝火上炎所致眩晕者慎用晕复静片，晕复静片含有马钱子，不宜久服、过量服用。

第十三节 胁 痛

胁痛是指以一侧或两侧胁肋部疼痛为主要表现的疾病。西医学中急慢性肝炎、胆囊炎、胆石症、肋间神经痛等以胁痛为主要表现者，可参考此内容辨证论治。

一、证候类型与治则治法

胁痛需辨气血虚实。常见肝郁气滞证、肝胆湿热证、瘀血阻络证、肝络失养证等。

胁痛的治疗以疏肝和络止痛为基本原则。实证宜用理气、活血、清利湿热之法；虚证宜补中寓通，采用滋阴、养血、柔肝之法。

二、辨证论治

（一）肝郁气滞证

【症状】胁肋胀痛，走窜不定，甚则引及

项背肩臂，疼痛每因情志变化而增减，胸闷腹胀，嗳气频作，得嗳气而胀痛稍舒，纳少口苦。舌苔薄白，脉弦。

【治法】疏肝理气。

【方剂应用】

1. 基础方剂 柴胡疏肝散（柴胡、香附、枳壳、芍药、陈皮、川芎、炙甘草）加减。

2. 合理用药与用药指导

表5–13–1 胁痛肝郁气滞证常用中成药

药物名称	药物组成	临床应用	用法用量
柴胡舒肝丸	柴胡、青皮（炒）、陈皮、防风、香附（醋制）、枳壳（炒）、木香、乌药、半夏（姜炙）、茯苓、桔梗、厚朴（姜炙）、紫苏梗、豆蔻、甘草、山楂（炒）、槟榔（炒）、六神曲（炒）、大黄（酒炒）、白芍（酒炒）、当归、三棱（醋炙）、莪术（制）、黄芩、薄荷	肝气不疏所致胁痛。症见胸胁痞闷，食滞不消，呕吐酸水	口服。一次1丸，一日2次
四逆散	柴胡、白芍、枳壳（麸炒）、甘草	肝气郁结所致胁痛。症见脘腹胁痛，热厥手足不温，泄痢下重	开水冲泡或煎服。一次9g，一日2次
舒肝止痛丸	柴胡、黄芩、当归、白芍、赤芍、川芎、香附（醋制）、川楝子、延胡索（醋制）、薄荷、郁金、木香、白术（炒）、半夏（制）、陈皮、生姜、莱菔子（炒）、甘草	肝胃不和、肝气郁结所致胁痛。症见胁肋胀满，呕吐酸水，脘腹疼痛	口服。一次4～4.5g，一日2次

2. 合理用药与用药指导 以上三药均可以治疗肝郁气滞所致胁痛。肝郁气滞伴食滞不消者宜选柴胡舒肝丸；肝郁气滞伴厥逆者宜选四逆散；肝郁气滞伴胃部不适者宜选舒肝止痛丸。

孕妇禁用柴胡舒肝丸，肝胆湿热、食滞胃肠、脾胃虚弱者慎用柴胡舒肝丸。肝阴亏虚、气郁胁痛者，寒厥所致四肢不温者及孕妇慎用四逆散。孕妇慎用舒肝止痛丸，肝阴不足、瘀血停滞所致胁痛及脾胃虚寒、呕吐泛酸者慎用舒肝止痛丸。

不建议将柴胡舒肝丸与四逆散联合使用，因属重复用药。

（二）肝胆湿热证

【症状】胁肋重着疼痛或灼热疼痛，口苦口黏，胸闷纳呆，恶心呕吐，小便黄赤，大便不爽，或兼身热恶寒，身目发黄。舌红苔黄腻，脉弦滑数。

【治法】清热利湿。

【方剂应用】

1. 基础方剂 龙胆泻肝汤（龙胆、泽泻、木通、车前子、当归、柴胡、生地黄、黄芩、栀子、生甘草）加减。

2. 合理用药与用药指导

饮片选择：可参考"不寐"中"肝火扰心证"的相关内容。

剂量建议：可参考"不寐"中"肝火扰心证"的相关内容。

煎法服法：可参考"不寐"中"肝火扰心证"的相关内容。

【中成药应用】

1. 常用中成药（表5–13–2）

饮片选择：可参考"胃痛"中"肝气犯胃证"的相关内容。

剂量建议：可参考"胃痛"中"肝气犯胃证"的相关内容。

煎法服法：可参考"胃痛"中"肝气犯胃证"的相关内容。

【中成药应用】

1. 常用中成药（表5–13–1）

表 5 – 13 – 2 胁痛肝胆湿热证常用中成药

药物名称	药物组成	临床应用	用法用量
龙胆泻肝丸（浓缩丸，颗粒，大蜜丸，口服液，胶囊）	龙胆草、黄芩、栀子（炒）、车前子（盐炒）、泽泻、木通、当归（酒炒）、生地黄、柴胡、炙甘草	肝胆湿热所致胁痛。症见头晕目赤，耳鸣耳聋，耳肿疼痛，胁痛口苦，尿赤涩痛，湿热带下	口服。一次3～6g，一日2次
利胆片	茵陈、柴胡、白芍、金钱草、黄芩、大黄、芒硝、知母、金银花、大青叶、木香	肝胆湿热所致胁痛。症见胁肋及脘腹部疼痛，按之痛剧，大便不通，小便短赤，身热头痛，呕吐不食；胆道疾患见上述证候者	口服。一次6～10片，一日3次
胆石清片	硝石、皂矾、牛羊胆汁、大黄、芒硝、威灵仙、鸡内金、郁金、山楂	肝胆湿热、腑气不通所致胁痛。症见胁肋胀痛，大便不通；胆囊结石见上述证候者	口服。一次5～8片，一日3次

2. 合理用药与用药指导 以上三药均可以治疗肝胆湿热所致胁痛。龙胆泻肝丸适用于肝胆湿热者；利胆片适用于肝胆湿热伴胆道有泥沙样或较小结石者；胆石清片适用于肝胆湿热伴食积气滞便秘者。

孕妇慎用利胆片、胆石清片、龙胆泻肝丸。脾胃虚寒、年老体弱者均慎用龙胆泻肝丸、利胆片、胆石清片；肝郁脾虚、肝郁血虚胁痛及阴黄者慎用利胆片。

（三）瘀血阻络证

【症状】胁肋刺痛，痛有定处，痛处拒按，入夜痛甚，胁肋下或见有积块。舌质紫暗，脉沉涩。

【治法】祛瘀通络。

【方剂应用】

1. 基础方剂 血府逐瘀汤（当归、生地、桃仁、红花、枳壳、赤芍、柴胡、川芎、桔梗、牛膝、甘草）或复元活血汤（柴胡、栝楼根、当归、红花、甘草、穿山甲、大黄、桃仁）加减。

2. 合理用药与用药指导

饮片选择：复元活血汤出自金代《医学发明》。选用醋柴胡，缓和升散之性，增强疏肝解郁作用。选用酒当归，增强活血通经作用。选用

醋穿山甲，增强活血通经作用。选用酒大黄，缓和峻下作用，增强活血化瘀作用。选用炙甘草，增强补脾益气作用。

剂量建议：复元活血汤原方不宜长期大量服用，应该是以大便下利为度，大便通利，疼痛缓解了即可停止服药，不必服尽所有药。大黄长期过量服用或用药不当时，会表现出腹痛、便秘、损伤胃气，引发继发性便秘，甚至有报道称大黄中的蒽醌成分会引起肝肾毒性、胃肠毒性，不建议长期过量使用，《中国药典》规定其内服剂量为 5～15g。桃仁有小毒，故临床用量不宜过大，《中国药典》规定其内服剂量为5～10g。

煎法服法：复元活血汤原方用水（一盏半）与酒（半盏）一起煎煮，现在可按照3∶1将水与黄酒混匀煎煮，煎煮饮片时宜加盖，每日2～3次，餐前温服，若服药后腹泻则应调整剂量。桃仁宜捣碎后入煎。

血府逐瘀汤可参考"胸痹"中"气滞血瘀证"的相关内容。

【中成药应用】

1. 常用中成药（表5 – 13 – 3）

表 5 – 13 – 3 胁痛瘀血阻络证常用中成药

药物名称	药物组成	临床应用	用法用量
血府逐瘀口服液（胶囊，软胶囊，颗粒，片，丸）	桃仁、红花、当归、川芎、地黄、赤芍、牛膝、柴胡、枳壳、桔梗、甘草	气滞血瘀所致胁痛。症见胸痛，痛如针刺而有定处，烦躁，心悸，气短，舌暗红或有瘀斑，脉弦紧或涩；冠心病心绞痛见上述证候者	口服。一次10ml，一日3次
元胡止痛片（软胶囊，颗粒，口服液，滴丸）	元胡（醋制）、白芷	气滞血瘀所致胁痛。症见胃痛，胁痛，头痛及痛经	口服。一次4～6片，一日3次

药物名称	药物组成	临床应用	用法用量
和络舒肝胶囊	白术（炒）、白芍、三棱、香附（制）、莪术、当归、木瓜、大黄、红花、鳖甲（炙）、桃仁、郁金、茵陈、海藻、昆布、玄参、地黄、熟地黄、虎杖、土鳖虫、柴胡、制何首乌、凌霄花、蜣螂、五灵脂、黑豆、半边莲	瘀血阻络、湿热蕴结、肝肾不足所致胁痛。症见胁下痞块，唇青面黑，肌肤甲错，腰酸尿黄。舌有瘀斑；慢性肝炎、早期肝硬化见上述证候者	饭后温开水送服。一次 5 粒，一日 3 次；小儿酌减
肝达康颗粒（片，胶囊）	柴胡（醋炙）、白芍（醋炙）、当归（酒炙）、茜草、白术（麸炒）、茯苓、鳖甲（醋炙）、湘曲、党参、白茅根、枳实（麸炒）、青皮（麸炒）、砂仁、地龙（炒）、甘草	肝郁脾虚兼血瘀所致胁痛。症见疲乏纳差，胁痛腹胀，大便溏薄，胁下痞块。舌淡或色暗有瘀点，脉弦缓或涩；慢性乙型肝炎见上述证候者	口服。一次 8g，一日 3 次。1 个月为一疗程，可持续使用 3 个疗程

2. 合理用药与用药指导　以上四药均可以用于治疗瘀血阻络所致胁痛。瘀血阻络伴气滞疼痛较著者宜选择元胡止痛片；瘀血阻络伴湿热者宜选择和络舒肝胶囊；瘀血阻络伴肝郁脾虚者宜选择肝达康颗粒。

孕妇禁用血府逐瘀口服液、和络舒肝胶囊、肝达康颗粒。脾胃虚弱者慎用血府逐瘀口服液。脾胃虚寒及胃阴不足型胃痛者禁用元胡止痛片，孕妇慎用元胡止痛片。肝阴不足所致胁痛者慎用肝达康颗粒。

（四）肝络失养证

【症状】胁肋隐痛，悠悠不休，遇劳加重，口干咽燥，心中烦热，头晕目眩。舌红少苔，脉细弦而数。

【治法】养阴柔肝。

【方剂应用】

1. 基础方剂　一贯煎（北沙参、麦冬、当归、生地黄、枸杞子、川楝子）加减。

2. 合理用药与用药指导

饮片选择：可参考"胃痛"中"胃阴亏耗证"的相关内容。

剂量建议：可参考"胃痛"中"胃阴亏耗证"的相关内容。

煎法服法：可参考"胃痛"中"胃阴亏耗证"的相关内容。

【中成药应用】

1. 常用中成药（表 5 - 13 - 4）

2. 合理用药与用药指导　以上两药均可以用于治疗肝络失养所致胁痛。肝肾阴虚伴湿毒者宜选用复方益肝灵片；肝肾阴虚者宜选用慢肝养阴胶囊。

肝郁脾虚所致胁痛者慎用复方益肝灵片。急性活动期肝炎或湿热毒盛者、气滞血瘀所致胁痛者慎用慢肝养阴胶囊。

第十四节　中　风

中风是以猝然昏仆，不省人事，半身不遂，

表 5 - 13 - 4　胁痛肝络失养证常用中成药

药物名称	药物组成	临床应用	用法用量
复方益肝灵片（胶囊）	水飞蓟素、五仁醇浸膏	肝肾阴虚、湿毒未清所致胁痛。症见胁痛，纳差，腹胀，腰酸乏力，尿黄；慢性肝炎见上述证候者	口服。一次 4 片，一日 3 次；饭后服用
慢肝养阴胶囊	北沙参、枸杞子、麦冬、川楝子、五味子、当归、地黄、党参、桂枝、人参	肝肾阴虚所致胁痛。症见胁痛，乏力，腰酸，目涩；慢性肝炎见上述证候者	口服。一次 4 粒，一日 3 次

口眼㖞斜，语言不利为主症的病证。病轻者可无昏仆而仅见半身不遂及口眼㖞斜等症状。西医学的脑卒中等，可参考此内容辨证论治。

一、证候类型与治则治法

中风分为中经络和中脏腑。中经络常见风痰入络证、风阳上扰证等；中脏腑又分闭证和脱证，闭证常见痰热腑实证、痰火瘀闭证、痰浊瘀闭证等，脱证则为阴竭阳亡之候。中风又分为三期：急性期为发病后两周以内，中脏腑可为一个月；恢复期指发病两周或一个月后至半年内；后遗症期指发病半年以上。恢复期和后遗症期常见气虚血瘀证。基于专业特点，本节重点阐述风痰入络证、风阳上扰证和气虚血瘀证。

中经络以平肝息风、化痰祛瘀通络为主。中脏腑闭证，治宜息风清火，豁痰开窍，通腑泄热；脱证急当救阴回阳固脱。恢复期及后遗症期，多为虚实夹杂，当扶正祛邪，标本兼顾。

二、辨证论治

（一）风痰入络证

【症状】突然偏身麻木，肌肤不仁，口眼㖞斜，言语不利，甚则半身不遂，舌强语謇或不语，或兼见手足拘挛，关节酸痛等症。舌苔薄白，脉浮数。

【治法】祛风化痰通络。

【方剂应用】

1. 基础方剂　真方白丸子（半夏、白附子、天南星、天麻、川乌、全蝎、木香、枳壳）加减。

2. 合理用药与用药指导

饮片选择：真方白丸子出自元代《瑞竹堂经验方》。选用法半夏，化痰息风力强，善治痰湿壅盛，风痰阻络。选用制白附子，祛风痰，定惊搐，且炮制后毒性减低。选用制天南星，降低毒性，增强燥湿化痰作用。选用制川乌，增强祛风除湿温经功效，且降低毒性。选用麸炒枳壳，炒后药性缓和，对胃的刺激也小，下气消痰功效加强。

剂量建议：方中半夏、白附子、天南星、川乌、全蝎均有毒，不建议长期大量使用。《中国药典》规定法半夏用量不超过9g，制白附子用量不超过6g，制天南星用量不超过9g，制川乌用量不超过3g，全蝎用量不超过6g。

煎法服法：上为细末，生姜汁为丸，如梧桐子大。每服20丸，食后、临卧热清茶送下，每日3次。瘫痪者，温酒送下。

【中成药应用】

1. 常用中成药（表5-14-1）

表5-14-1　中风风痰入络证常用中成药

药物名称	药物组成	临床应用	用法用量
大活络丸	蕲蛇、乌梢蛇、全蝎、地龙、天麻、威灵仙、制草乌、肉桂、细辛、麻黄、羌活、防风、松香、广藿香、豆蔻、僵蚕（炒）、天南星（制）、牛黄、乌药、木香、沉香、丁香、青皮、香附（醋制）、麝香、安息香、冰片、两头尖、赤芍、没药（制）、乳香（制）、血竭、黄连、黄芩、贯众、葛根、水牛角、大黄、玄参、红参、白术（麸炒）、甘草、熟地黄、当归、何首乌、骨碎补（烫，去毛）、龟甲（醋淬）、狗骨（油酥）	风痰瘀阻、气血亏虚、肝肾不足所致中风。症见半身不遂，或瘫痪，口眼㖞斜，肢体麻木或足痿无力；缺血性中风、面神经麻痹见上述证候者	温黄酒或温开水送服，一次1丸，一日1~2次
再造丸	人参、黄芪、炒白术、茯苓、制何首乌、熟地黄、当归、玄参、醋龟甲、骨碎补（炒）、桑寄生、冰片、人工麝香、天竺黄、人工牛黄、黄连、朱砂、水牛角浓缩粉、威灵仙（酒炒）、豹骨（油炙）、白芷、羌活、防风、麻黄、细辛、粉萆薢、蕲蛇肉、葛根、两头尖（醋制）、广藿香、豆蔻、草豆蔻、母丁香、沉香、檀香、乌药、醋香附、醋青皮、化橘红、附子（附片）、肉桂、天麻、全蝎、炒僵蚕、地龙、三七、血竭、川芎、大黄、赤芍、醋穿山甲、乳香（制）、没药（制）、片姜黄、油松节、建曲、红曲、甘草	风痰阻络所致中风。症见半身不遂，口眼㖞斜，手足麻木，疼痛痉挛，言语謇涩	口服。一次1丸，一日2次

续表

药物名称	药物组成	临床应用	用法用量
豨蛭络达胶囊	豨莶草（蜜酒制）、水蛭、秦艽、三七、冰片、丹参、桃仁、天麻、川芎、人工牛黄、姜半夏、土鳖虫、红花、麝香、胆南星	风痰瘀血、痹阻脉络所致中风。症见半身不遂，口眼㖞斜，语言不清，偏身麻木，头晕。脉弦滑；缺血性中风（轻型脑梗死）中经络急性期见上述证候者	口服。一次3～4粒，一日3次

2. 合理用药与用药指导　以上三种药均可用于治疗风痰阻络所致中风。风痰瘀阻兼气血亏虚，肝肾不足者宜选用大活络丸；风痰瘀血痹阻脉络者宜选用豨蛭络达胶囊。

孕妇禁用大活络丸、再造丸、豨蛭络达胶囊；产妇慎用豨蛭络达胶囊。感冒时停用再造丸；运动员慎用再造丸、豨蛭络达胶囊；大活络丸不宜长期服用；再造丸中含朱砂，不宜过量久服，肝肾功能不全者慎用；出血倾向者慎用豨蛭络达胶囊。

（二）风阳上扰证

【症状】平素头晕头痛，耳鸣目眩，突然发生口眼㖞斜，舌强语謇，或手足重滞，甚则半身不遂。舌红苔黄，脉弦。

【治法】平肝潜阳，活血通络。

【方剂应用】

1. 基础方剂　天麻钩藤饮（天麻、钩藤、生石决明、川牛膝、桑寄生、杜仲、栀子、黄芩、益母草、朱茯神、夜交藤）加减。

2. 合理用药与用药指导

饮片选择：可参考"头痛"中"肝阳头痛"的相关内容。

剂量建议：可参考"头痛"中"肝阳头痛"的相关内容。

煎法服法：可参考"头痛"中"肝阳头痛"的相关内容。

【中成药应用】

1. 常用中成药（表5-14-2）

2. 合理用药与用药指导　孕妇禁用心脑静片；因含有朱砂，肝肾功能不全者慎用心脑静片；气血不足者慎用心脑静片、松龄血脉康胶囊。

（三）气虚血瘀证

【症状】肢体偏枯不用，肢软无力，面色萎黄。舌质淡紫或有瘀斑，苔薄白，脉细涩或细弱。

【治法】益气养血，化瘀通络。

【方剂应用】

1. 基础方剂　补阳还五汤（黄芪、当归、川芎、桃仁、红花、赤芍、地龙）加减。

2. 合理用药与用药指导

饮片选择：可参考"胸痹"中"气虚血瘀证"的相关内容。

剂量建议：可参考"胸痹"中"气虚血瘀

表5-14-2　中风风阳上扰证常用中成药

药物名称	药物组成	临床应用	用法用量
心脑静片	钩藤、夏枯草、珍珠母、龙胆、槐米、黄芩、黄柏、莲子心、淡竹叶、人工牛黄、冰片、制天南星、朱砂、铁丝威灵仙、木香、甘草	肝阳上亢所致中风。症见头晕目眩，烦躁不宁，言语不清，手足不遂；也可用于高血压之肝阳上亢证	口服。一次4片，一日1～3次
松龄血脉康胶囊	鲜松叶、葛根、珍珠层粉	肝阳上亢所致中风。症见头痛，眩晕，急躁易怒，心悸，失眠；高血压及原发性高脂血症见上述证候者	口服。一次3粒，一日3次
全天麻胶囊	天麻	肝阳上亢、肝风内动所致中风。症见肢体麻木，半身不遂，口眼㖞斜，言语謇涩；脑梗死恢复期见上述证候者	口服。一次2～6粒，一日3次

证"的相关内容。

煎法服法：可参考"胸痹"中"气虚血瘀证"的相关内容。

表5－14－3 中风气虚血瘀证常用中成药

药物名称	药物组成	临床应用	用法用量
脉络通颗粒（胶囊）	党参、当归、地龙、丹参、红花、木贼草、葛根、槐米、山楂、川芎、维生素C、柠檬酸、碳酸氢钠	气虚血瘀、脉络不通所致中风。症见肢体麻木，半身不遂；脑血管病后遗症见上述证候者	口服，一次6g，一日3次
软脉灵口服液	熟地黄、人参、当归、枸杞子、制何首乌、五味子、川芎、丹参、牛膝、炙黄芪、茯苓、白芍、陈皮、淫羊藿、远志、柏子仁	气虚血瘀、经络痹阻所致中风。症见头晕，肢体活动不利，胸闷；中风后遗症见上述证候者	口服，一次10ml，一日3次，40天为一个疗程
脑安颗粒（胶囊，滴丸，片）	川芎、当归、红花、人参、冰片	气虚血瘀、脑络阻滞所致中风。症见肢体活动不利，动则汗出。舌体胖大，舌质淡，舌苔薄白或白腻，脉沉细或细弦；脑梗死见上述证候者	口服，一次1袋，一日2次，4周为一疗程
消栓胶囊（口服液，颗粒）	黄芪、当归、赤芍、地龙、川芎、桃仁、红花	气虚血滞、脉络瘀阻所致中风。症见半身不遂，口眼㖞斜，言语謇涩，偏身麻木，伴有气短，乏力，面色白，或动则汗出，肢体发凉，手足肿胀；缺血性中风见上述证候者	口服。一次2粒，一日3次。饭前半小时服用
复方地龙胶囊（片）	黄芪、地龙、川芎、牛膝	气虚血瘀所致中风。症见半身不遂，口眼㖞斜，言语謇涩或不语，偏身麻木，乏力，心悸，气短，流涎，自汗；缺血性脑血管病恢复期见上述证候者	口服。一次2粒，一日3次。饭后服用

2. 合理用药与用药指导 孕妇禁用脉络通颗粒、软脉灵口服液、消栓胶囊、复方地龙胶囊；孕妇慎用脑安颗粒。失眠者慎用软脉灵口服液；中风急性期不宜使用软脉灵口服液；出血性中风禁用脑安颗粒；出血性倾向者、阴虚阳亢证及肝阳上亢证者慎用消栓胶囊；痰热证、火郁证、瘀热证等有热象者不宜用脉络通颗粒、软脉灵口服液、脑安颗粒、复方地龙胶囊。

第十五节 汗 证

汗证是以汗液外泄失常为主症的病证。不因外界环境因素的影响，白昼时时汗出，动辄益甚者称为自汗；寐中汗出，醒来即止者称为盗汗。西医学的甲状腺功能亢进症、自主神经功能紊乱、风湿热、低血糖、虚脱、休克及结核病、肝病、黄疸等所致的以自汗、盗汗为主

要表现者，可参考此内容辨证论治。

一、证候类型与治则治法

汗证首先需辨清阴阳虚实。一般而言，汗证属虚者较多。自汗多因肺卫不固导致；盗汗多因心血不足、阴虚火旺导致。汗证属实者多因邪热郁蒸导致。

虚证治疗根据证候不同而选用益气、养阴、补血、调和营卫等。实证治宜清肝泄热、化湿和营。虚实夹杂者，根据虚实主次而适当兼顾。

二、辨证论治

（一）肺卫不固证

【症状】汗出恶风，稍劳尤甚，易于感冒，体倦乏力，面色少华。舌苔薄白，脉细弱。

【治法】益气固表。

【方剂应用】

1. 基础方剂 玉屏风散（黄芪、白术、防风）加减。

2. 合理用药与用药指导

饮片选择：玉屏风散出自宋代《究原方》。方中选用生黄芪，益气固表之力强。脾虚纳差，食少腹胀时，宜选用麸炒白术；脾虚湿困，腹胀泄泻时，宜选用土炒白术；脾虚食滞，泻下酸臭时，宜选用焦白术。

剂量建议：本方黄芪、白术均用量大，原方各60g。

煎法服法：水煎服，用量按原方比例逐减；亦可研末，每日2次，每次6~9g。大枣煎汤送服。

【中成药应用】

1. 常用中成药（表5-15-1）

2. 合理用药与用药指导 热病汗出者、阴虚盗汗者慎用玉屏风颗粒、复芪止汗颗粒；感冒发热、实热汗出患者不宜服用虚汗停颗粒。

（二）心血不足证

【症状】 睡则汗出，醒则自止，心悸怔忡，失眠多梦，神疲气短，面色少华。舌质淡，舌苔白，脉细。

【治法】 补养心血。

【方剂应用】

1. 基础方剂 归脾汤（人参、黄芪、白术、茯神、当归、龙眼肉、酸枣仁、远志、木香、甘草、生姜、大枣）加减。

2. 合理用药与用药指导

饮片选择：可参考"心悸"中"心脾两虚证"的相关内容。

剂量建议：可参考"心悸"中"心脾两虚证"的相关内容。

煎法服法：可参考"心悸"中"心脾两虚证"的相关内容。

【中成药应用】

1. 常用中成药（表5-15-2）

表5-15-1 汗证肺卫不固证常用中成药

药物名称	药物组成	临床应用	用法用量
玉屏风颗粒（胶囊，口服液，袋泡茶）	黄芪、白术（炒）、防风	气虚卫外不固所致自汗。症见自汗，恶风，气短，乏力。舌淡，脉虚弱	开水冲服，一次5g，一日3次
复芪止汗颗粒	黄芪、党参、白术（麸炒）、五味子（制）、麻黄根、牡蛎（煅）	气虚卫外不固所致自汗。症见自汗，恶风，气短，乏力。舌淡，脉虚弱	开水冲服，5岁以下儿童，一次20g，一日2次；5~12岁儿童，一次20g，一日3次；成人，一次40g，一日2次
虚汗停颗粒	黄芪、浮小麦、大枣、糯稻根、牡蛎（煅）	气虚，卫外不固所致自汗。症见自汗，短气，乏力。舌淡，脉虚弱	开水冲服，4周岁以下儿童，一次5g，一日2次；4周岁以上儿童，一次5g，一日3次；成人，一次10g，一日3次

表5-15-2 汗证心血不足证常用中成药

药物名称	药物组成	临床应用	用法用量
归脾丸（浓缩丸，合剂，颗粒）	党参、炒白术、炙黄芪、炙甘草、茯苓、制远志、炒酸枣仁、龙眼肉、当归、木香、大枣（去核）	心脾两虚、气血不足所致盗汗。症见夜寐盗汗，兼气短心悸，失眠多梦，头昏头晕，肢倦乏力，食欲不振	口服，一次8~10丸，一日3次
健脾生血颗粒（片）	党参、茯苓、炒白术、甘草、黄芪、山药、炒鸡内金、醋龟甲、山麦冬、醋南五味子、龙骨、煅牡蛎、大枣、硫酸亚铁	心脾两虚、气血不足所致汗证。症见面色萎黄或无华，食少纳呆，腹胀脘闷，大便不调，烦躁多汗，倦怠乏力；缺铁性贫血见上述证候者	开水冲服。一次15g（3袋），一日3次；小儿酌减；饭后服用

药物名称	药物组成	临床应用	用法用量
参茸卫生丸	龙眼肉、鹿角、大枣、香附（醋制）、肉苁蓉（酒制）、杜仲（盐制）、当归、猪腰子、牛膝、琥珀、人参、鹿茸、莲子、白芍、牡蛎、枸杞子、龙骨、狗脊（沙烫）、乳香（醋制）、秋石、鹿尾、没药（醋制）、陈皮、白术（麸炒）、熟地黄、砂仁、木香、黄芩、川芎、红花、沉香、续断、地黄、制何首乌、茯苓、紫河车、甘草、桑寄生、党参、酸枣仁（炒）、山茱萸（酒制）、木瓜、黄芪、清半夏、锁阳、肉豆蔻（煨）、补骨脂（盐制）、远志（制）、麦冬、苍术、猪脊髓	气血两亏、思虑过度所致汗证。症见身体虚弱，精神不振，筋骨无力，腰膝酸痛，自汗盗汗，头昏眼花，妇女白带量多，腰疼腹痛	口服，一次1丸，一日2次

2. 合理用药与用药指导 阴虚火旺者、感冒发热患者不宜服用归脾丸；健脾生血颗粒忌茶，勿与含鞣酸类药物合用。感冒患者不宜服用健脾生血颗粒。服药期间，部分患儿可出现牙齿颜色变黑，停药后此现象可逐渐消失；少数患儿服药后，可见短暂性食欲下降，恶心，呕吐，轻度腹泻，多可自行缓解。孕妇、儿童禁用参茸卫生丸；体实及阴虚火旺、感冒、脾胃虚弱者慎用参茸卫生丸。

（三）阴虚火旺证

【症状】 夜寐盗汗，或有自汗，五心烦热，或兼午后潮热，两颧色红，口渴。舌红少苔，脉细数。

【治法】 滋阴降火。

【方剂应用】

1. 基础方剂 当归六黄汤（当归、生地黄、熟地黄、黄连、黄芩、黄柏、黄芪）加减。

2. 合理用药与用药指导

饮片选择：当归六黄汤出自金代《兰室秘藏》。选用生黄芪，益卫固表止汗。选用盐黄柏，泻下焦火，使虚火得降，阴血安宁，不致外走为汗。

剂量建议：原方当归、生地黄、熟地黄、黄连、黄芩、黄柏虽单味量少，但有五味之众，足以与12g生黄芪匹配，不宜因滋阴降火为主而恣意增加寒凉药用量。

煎法服法：水煎温服，每日2~3次，宜餐后服用。

【中成药应用】

1. 常用中成药（表5-15-3）

2. 合理用药与用药指导 体实者、感冒发热者不宜服用心脑舒口服液。孕妇、气虚发热及实热者、脾虚便溏者、气滞中满者、感冒者不宜服用知柏地黄丸。

（四）邪热郁蒸证

【症状】 蒸蒸汗出，汗黏，易使衣服黄染，面赤烘热，烦躁，口苦，小便色黄。舌苔薄黄，脉弦。

表5-15-3 汗证阴虚火旺证常用中成药

药物名称	药物组成	临床应用	用法用量
知柏地黄丸（颗粒，口服液，片，胶囊）	知母、黄柏、熟地黄、山茱萸（制）、牡丹皮、山药、茯苓、泽泻	阴虚火旺所致盗汗。症见潮热盗汗，口干咽痛，耳鸣遗精，小便短赤	口服。水蜜丸一次6g，小蜜丸一次9g，大蜜丸一次1丸，一日2次；浓缩丸一次8丸，一日3次
心脑舒口服液	人参、麦冬、五味子、党参、黄芪	因烦劳过度，或亡血失精，或邪热耗阴，以致阴液亏损，虚火内生，津液被扰，不能自藏外泄所致盗汗。症见寐中汗出，醒后自止，口渴咽干	口服。一次10ml，一日2次；短期突击用药：一次20ml，一日2~3次，竞技或工作前服用

【治法】清肝泄热，化湿和营。

【方剂应用】

1. 基础方剂 龙胆泻肝汤（龙胆、黄芩、栀子、泽泻、木通、车前子、当归、生地黄、柴胡、生甘草）加减。

2. 合理用药与用药指导

饮片选择：可参考"不寐"中"肝火扰心证"的相关内容。

剂量建议：可参考"不寐"中"肝火扰心证"的相关内容。

煎法服法：可参考"不寐"中"肝火扰心证"的相关内容。

【中成药应用】

1. 常用中成药（表5-15-4）

2. 合理用药与用药指导 孕妇、脾胃虚寒者、年老体弱者均慎用龙胆泻肝丸。

第十六节　消　渴

消渴是以多饮、多食、多尿、乏力、消瘦、或尿有甜味为主要临床表现的病证。其中以口渴多饮为主者称为"上消"；消谷善饥为主者称为"中消"；小溲多而频，或浑浊为特点的称为"下消"。三者也可并见。西医学的糖尿病、尿崩症和精神性多饮、多尿症等以上述临床表现为主者，可参考此内容辨证论治。

一、证候类型与治则治法

消渴辨证，第一要分清"三消"的脏腑病位，上消以肺燥津伤为主，中消以胃热炽盛为主，下消以肾虚为主。第二要辨标本。本病以阴虚为主，燥热为标，两者互为因果。第三要辨本症与并发症。多饮、多食、多尿、乏力、

消瘦为消渴病本症的基本临床表现，易发生并发症是本病的另一特点。常见证型有阴虚燥热证、脾胃气虚证、气阴两虚证、肾阴亏虚证、阴阳两虚证等。

治疗以清热润燥、养阴生津为大法。本病常发生血脉瘀滞、阴损及阳的病变，以及并发痈疽、眼疾、肾病等，又当针对具体病情，灵活辨证施治。

二、辨证论治

（一）阴虚燥热证

【症状】烦渴引饮，消谷善饥，小便频数而多，尿浑而黄，形体消瘦。舌红，苔薄黄，脉滑数。

【治法】养阴润燥。

【方剂应用】

1. 基础方剂 玉女煎（生石膏、熟地、麦冬、知母、牛膝）加减。

2. 合理用药与用药指导

饮片选择：玉女煎出自明代《景岳全书》。选用生石膏增强其清热泻火之功。选用熟地黄补血滋阴，若患者热象明显，可选用生地黄，增强清热凉血的作用。选用盐知母，入肾经，滋阴退蒸功效增强。选用牛膝，引血下行，以降上炎之火。

剂量建议：原方中熟地黄、石膏使用剂量较大，熟地黄性质黏腻，难消化，脾胃虚弱者用量宜小。生石膏大寒，若患者平素脾虚便溏，用量宜小。

煎法服法：水煎温服，每日2~3次，宜餐后服用。方中生石膏宜打碎后先煎。

表5-15-4　汗证邪热郁蒸证常用中成药

药物名称	药物组成	临床应用	用法用量
龙胆泻肝丸（浓缩丸，颗粒，大蜜丸，口服液，胶囊）	龙胆草、黄芩、栀子（炒）、车前子（盐炒）、泽泻、木通、当归（酒炒）、生地黄、柴胡、炙甘草	肝胆湿热所致汗证。症见蒸蒸汗出，头晕目赤，耳鸣耳聋，胁痛口苦，尿赤，湿热带下	口服。一次3~6g，一日2次

【中成药应用】

1. 常用中成药（表5-16-1）

2. 合理用药与用药指导 孕妇禁用消糖灵胶囊、消渴平片；哺乳期妇女，肝、肾功能不全者禁用消糖灵胶囊；阴阳两虚型消渴者慎服降糖胶囊、消渴平片、消糖灵胶囊；1型糖尿病患者、2型糖尿病患者伴有酮症酸中毒时禁用消糖灵胶囊。

对磺胺类药物过敏者禁用消糖灵胶囊。

消糖灵胶囊中含有西药降糖成分格列本脲，若与西药磺酰脲类或者胰岛素促泌剂联用，应注意监测血糖，避免低血糖发生。

（二）脾胃气虚证

【症状】 口渴引饮，能食与便溏并见，或饮食减少，精神不振，四肢乏力。舌淡，苔薄白而干，脉细弱无力。

【治法】 健脾益气。

【方剂应用】

1. 基础方剂 参苓白术散（莲子肉、薏苡仁、砂仁、桔梗、白扁豆、白茯苓、人参、甘草、白术、山药）加减。

2. 合理用药与用药指导

饮片选择：可参考"泄泻"中"脾胃虚弱证"的相关内容。

剂量建议：可参考"泄泻"中"脾胃虚弱证"的相关内容。

煎法服法：可参考"泄泻"中"脾胃虚弱证"的相关内容。

【中成药应用】

1. 常用中成药（表5-16-2）

2. 合理用药与用药指导 以上两药均可用于脾胃气虚所致消渴。参苓白术散适用于脾胃气虚，湿阻中焦的患者；益津降糖口服液适用于脾胃虚弱，气阴两虚的患者。

孕妇慎用参苓白术散、益津降糖口服液；湿热内蕴所致泄泻、厌食、水肿及痰火咳嗽者及感冒发热者不宜使用参苓白术散。

（三）气阴两虚证

【症状】 口渴引饮，咽干口燥，多食善饥，倦怠乏力，便溏溲多，或形体消瘦。舌质淡红，苔白而干，脉弱。

【治法】 益气健脾，生津止渴。

【方剂应用】

1. 基础方剂 七味白术散（人参、茯苓、

表5-16-1 消渴阴虚燥热证常用中成药

药物名称	药物组成	临床应用	用法用量
降糖胶囊	人参、知母、三颗针、干姜、五味子、人参茎叶皂苷	阴虚燥热所致消渴。症见口渴多饮，消谷善饥，尿频量多，形体消瘦，体倦乏力；2型糖尿病见上述证候者	口服。一次4~6粒，一日3次
消渴平片	人参、黄连、天花粉、天冬、黄芪、丹参、枸杞子、沙苑子、葛根、知母、五倍子、五味子	阴虚燥热、气阴两虚所致消渴。症见口渴喜饮，多食易饥，尿频尿多，形体消瘦，气短乏力，手足心热；2型糖尿病见上述证候者	口服。一次6~8片，一日3次
消糖灵胶囊	人参、黄连、天花粉、杜仲、黄芪、丹参、枸杞子、沙苑子、白芍、知母、五味子、格列本脲	阴虚燥热、气阴两虚所致消渴。症见口渴喜饮，体倦乏力，多食易饥，尿频尿多，尿有甜味，气短，形体消瘦；2型糖尿病见上述证候者	口服。一次3粒，一日2次

表5-16-2 消渴脾胃气虚证常用中成药

药物名称	药物组成	临床应用	用法用量
参苓白术散（丸，颗粒，胶囊，片）	人参、茯苓、白术（炒）、山药、白扁豆（炒）、莲子、薏苡仁（炒）、砂仁、桔梗、甘草	脾胃虚弱所致消渴。症见口渴喜饮，体倦乏力，多食易饥，尿频尿急，形体消瘦	口服。一次6~9g，一日2~3次，饭前服用
益津降糖口服液	人参、白术、茯苓、仙人掌、甘草	脾胃气虚所致消渴。症见乏力，气短，自汗，口渴多饮，多食易饥，大便秘结；2型糖尿病见上述证候者	口服。一次20ml，一日3次

白术、藿香叶、木香、甘草、葛根）加减，可合生脉散（人参、麦冬、五味子）益气生津止渴。

2. 合理用药与用药指导

饮片选择：七味白术散出自宋代《小儿药证直诀》。选用炒白术，白术经蜜制麸皮炒后，可以增强其益气健脾的作用；选用生葛根增强其生津止渴的作用。

剂量建议：原方中葛根使用剂量最大，增强其生津止渴及升阳止泻的作用。木香、广藿香叶因其性温耗气，故津液亏虚者宜减量。

煎法服法：水煎温服，每日 2～3 次，宜餐前服用。广藿香叶宜后下；人参宜另煎取汁兑服。

生脉散可参考"胸痹"中"气阴两虚证"的相关内容。

【中成药应用】

1. 常用中成药（表 5－16－3）

2. 合理用药与用药指导　孕妇禁用消渴丸；慎用参精止渴丸；哺乳期妇女禁用消渴丸。阴阳两虚型消渴者慎用参精止渴丸、参芪降糖胶囊、消渴丸。1 型糖尿病患者、2 型糖尿病患者伴有酮症酸中毒时禁用消渴丸。

消渴丸中含有西药降糖成分格列本脲，若与西药磺酰脲类或者胰岛素促泌剂联用时应注意监测血糖，避免低血糖的发生。

（四）肾阴亏虚证

【症状】 尿频量多，浊如膏脂，腰膝酸软，头晕耳鸣，多梦遗精，乏力，皮肤干燥。舌红少苔，脉细数。

【治法】 滋养肾阴。

【方剂应用】

1. 基础方剂　六味地黄丸（熟地黄、山萸肉、山药、泽泻、丹皮、茯苓）加减。

2. 合理用药与用药指导

饮片选择：可参考"不寐"中"心肾不交证"的相关内容。

剂量建议：可参考"不寐"中"心肾不交证"的相关内容。

煎法服法：可参考"不寐"中"心肾不交证"的相关内容。

【中成药应用】

1. 常用中成药（表 5－16－4）

表 5－16－3　消渴气阴两虚证常用中成药

药物名称	药物组成	临床应用	用法用量
参精止渴丸	红参、黄芪、黄精、茯苓、白术、葛根、五味子、黄连、大黄、甘草	气阴两亏、内热津伤所致消渴。症见口干多饮，易饥多食，少气乏力，形体消瘦；2 型糖尿病见上述证候者	口服。一次 10g，一日 2～3 次
参芪降糖胶囊（片，颗粒）	人参茎叶总皂苷、黄芪、地黄、山药、天花粉、覆盆子、麦冬、五味子、枸杞子、泽泻、茯苓	气阴两虚所致消渴。症见口渴多饮，咽干口燥，多食多尿，形体消瘦，倦怠乏力；2 型糖尿病见上述证候者	口服。一次 3 粒，一日 3 次，1 个月为一疗程
消渴丸	葛根、地黄、黄芪、天花粉、玉米须、南五味子、山药、格列本脲	气阴两虚所致消渴。症见口渴多饮，小便频数，多食善饥，肢体消瘦，体倦乏力，睡眠欠佳，腰膝酸痛；2 型糖尿病见上述证候者	饭前温开水送服。一次 5～10 丸，一日 2～3 次

表 5－16－4　消渴肾阴亏虚证常用中成药

药物名称	药物组成	临床应用	用法用量
六味地黄丸（水蜜丸，小蜜丸，大蜜丸，浓缩丸，胶囊，颗粒，口服液，软胶囊）	熟地黄、酒萸肉、牡丹皮、山药、茯苓、泽泻	肾阴亏损所致消渴。症见口渴多饮，口干舌燥，尿频量多，浑浊如膏脂，身体消瘦；2 型糖尿病见上述证候者	口服。水蜜丸：一次 6g，一日 2 次
麦味地黄丸（水蜜丸，小蜜丸，大蜜丸，口服液）	麦冬、五味子、熟地黄、酒萸肉、牡丹皮、山药、茯苓、泽泻	肺肾阴虚、阴虚燥热所致消渴。症见口渴多饮，多食易饥，小便频数，身体消瘦。舌红少苔，脉沉细数；糖尿病见上述证候者	口服。一次 6g，一日 2 次

2. 合理用药与用药指导　感冒患者慎用麦味地黄丸、六味地黄丸。

不建议将麦味地黄丸与六味地黄丸同用，因属重复用药。

（五）阴阳两虚证

【症状】小便频数，甚则饮一溲一，咽干舌燥，面容憔悴，耳轮干枯，腰膝酸软，畏寒肢冷。舌淡，苔白少津，脉沉细无力。

【治法】温阳滋肾。

【方剂应用】

1. 基础方剂　肾气丸（地黄、山药、山萸肉、泽泻、茯苓、丹皮、桂枝、附子）加减。

2. 合理用药与用药指导

饮片选择：可参考"喘证"中"肾不纳气证"的相关内容。

剂量建议：可参考"喘证"中"肾不纳气证"的相关内容。

煎法服法：可参考"喘证"中"肾不纳气证"的相关内容。

【中成药应用】

1. 常用中成药（表 5 - 16 - 5）

2. 合理用药与用药指导　孕妇禁用金匮肾气丸；湿热壅盛、风水泛滥致水肿者不宜用金匮肾气丸；本品含有附子，有毒，不可过量久服。

第十七节　淋　证

淋证是指以小便频数短涩、淋沥刺痛、小腹拘急引痛为主症的病证。西医学的泌尿系感染、尿路结石、前列腺炎、尿道综合征等病，具有上述特征表现者，可参考此内容辨证论治。

一、证候类型与治则治法

淋证辨证，首先要辨清六淋（热淋、石淋、血淋、气淋、膏淋、劳淋）的类别。其次辨清虚实，虚实夹杂者，须分清主次、缓急。

治疗的基本原则是实则清利，虚则补益。对虚实夹杂者，又当通补兼施。

二、辨证论治

（一）热淋

【症状】小便频数短涩，灼热刺痛，尿色黄赤，少腹拘急胀痛，或有寒热，口苦，呕恶，或腰痛拒按，或大便秘结。舌质红，苔黄腻，脉滑数。

【治法】清热利湿通淋。

【方剂应用】

1. 基础方剂　八正散（车前子、瞿麦、萹蓄、滑石、山栀子仁、甘草、木通、大黄、灯心）加减。

2. 合理用药与用药指导

饮片选择：八正散出自宋代《太平惠民和剂局方》。方中选用盐车前子，泄热利尿而不伤阴，并引药下行。选用面煨大黄，可使湿热从大便而去。选用木通科的木通，不宜选用马兜铃科的关木通。选用蜜炙甘草，调和诸药，兼能清热缓急，又能保护脾胃，防止寒凉利水泻下药物损伤脾胃。

剂量建议：方中各药剂量相同，为散，每次服6g。木通苦寒通利，《中国药典》规定其内服剂量为3～6g。

煎法服法：原方为散，每服6g，水一盏，入灯心，煎至七分，去滓，食后或临卧温服。若水煎，宜每日2～3次，餐后温服。其中滑石粉、盐车前子宜用纱布包煎；栀子仁宜捣碎后入煎。

表 5 - 16 - 5　消渴阴阳两虚证常用中成药

药物名称	药物组成	临床应用	用法用量
金匮肾气丸（片）	地黄、山药、酒萸肉、茯苓、牡丹皮、泽泻、桂枝、附子（炙）、牛膝（去头）、盐车前子	阴阳两虚所致消渴。症见口渴多饮，口干舌燥，尿频尿急，多食易饥	口服。一次 1 丸，一日 2 次

【中成药应用】

1. 常用中成药（表5-17-1）

2. 合理用药与用药指导　以上三药均可治疗湿热下注所致淋证。八正胶囊与分清五淋丸偏重用于尿路（偏于下泌尿系）感染急性期，复肾宁片除可用于急性期还可以用于慢性尿路感染，同时伴有瘀血证候的患者。此外，复肾宁片尚可用于上泌尿系感染。

淋证属于脾胃虚寒证患者慎用复肾宁片；肝郁气滞证患者慎用八正胶囊和分清五淋丸；脾肾两虚证患者慎用八正胶囊、分清五淋丸和复肾宁片。孕妇禁用八正胶囊、复肾宁片、分清五淋丸。久病体虚者、儿童及老年人慎用八正胶囊。服药期间忌烟酒及辛辣、油腻食物。中病即止，不可过量、久用。服药期间注意多饮水，避免劳累。服用八正胶囊后大便每日2~3次者，应减量；每日3次以上者应停用。不建议八正胶囊、复肾宁片、分清五淋丸中的任意两者或三者同时使用，因属于重复用药。

（二）石淋

【症状】尿中夹有砂石，排尿涩痛，或排尿时突然中断，尿道窘迫疼痛，少腹拘急，往往突发一侧腰腹绞痛难忍，甚则牵及外阴，尿中带血。舌质红，苔薄黄，脉弦或弦数。

【治法】清热利湿，排石通淋。

【方剂应用】

1. 基础方剂　石韦散（石韦、瞿麦、滑石、冬葵子、通草、王不留行、甘草、当归、白术、赤芍）加减。

2. 合理用药与用药指导

饮片选择：石韦散出自唐代《外台秘要》。方中选用炒冬葵子，利尿通淋效佳。选用生甘草，清热泻火解毒力强，用生甘草稍时可直达茎中，通淋止痛效果更佳。

剂量建议：滑石性寒，脾胃虚弱者不建议长期、大量服用，《中国药典》规定其使用剂量为10~20g。

煎法服法：上十味，捣筛为散。每次以麦粥清送服1~3g，日三服。现代煎法：水煎温服，每日2~3次，宜餐前服用。其中滑石粉应用纱布包煎、先煎。

【中成药应用】

1. 常用中成药（表5-17-2）

表5-17-1　热淋常用中成药

药物名称	药物组成	临床应用	用法用量
八正胶囊（颗粒，片，合剂）	川木通、车前子（炒）、瞿麦、萹蓄、滑石、灯心草、栀子、大黄、甘草	湿热下注、蕴结下焦所致热淋。症见小便短赤，尿色黄赤，淋沥涩痛，口咽干燥。舌苔黄腻，脉滑数。下尿路感染见上述证候者。	口服，一次4粒，一日3次
复肾宁片	车前子、萹蓄、栀子、黄柏（盐）、知母（盐）、大黄（制）、益母草、牡丹皮、附子（炙）、甘草	湿热下注、瘀血阻滞所致热淋。症见尿频，尿急，尿痛，口干口苦，大便干结，腰痛，舌有紫点或紫斑，苔黄，脉数；急、慢性尿路感染见上述证候者。	口服，一次6片，一日3次
分清五淋丸	木通、瞿麦、车前子（盐炒）、萹蓄、滑石、栀子、黄芩、黄柏、大黄、茯苓、泽泻、猪苓、知母、甘草	湿热下注膀胱所致热淋。症见小便短数，尿色黄赤，灼热涩痛，大便干结。苔黄腻，脉滑数；下尿路感染见上述证候者。	口服，一次6g，一日2~3次

表5-17-2　石淋常用中成药

药物名称	药物组成	临床应用	用法用量
复方金钱草颗粒	广金钱草、车前草、石韦、玉米须	湿热蕴结下焦所致石淋。症见尿色黄赤、淋涩频急，或排尿时突然中断，少腹拘急，腰腹绞痛难忍。舌红，苔薄黄，脉弦或弦数；泌尿系结石见上述证候者。	开水冲服，一次1~2袋，一日3次

续表

药物名称	药物组成	临床应用	用法用量
净石灵胶囊	黄芪、淫羊藿、巴戟天、广金钱草、萹蓄、海金沙、车前子、滑石、冬葵子、茯苓、鸡内金、当归、桃仁、赤芍、延胡索（醋制）、夏枯草、甘草	因淋病日久，脾肾亏虚，膀胱气化无权而致小便艰涩，尿道窘迫疼痛，或排尿突然中断，甚至尿中夹带砂石，少腹拘急或腰腹绞痛难忍，尿中带血，面色少华，少气乏力。脉细弱；泌尿系结石见上述证候者。	口服，一次5粒，一日3次，6周为一疗程。
五淋化石丸（胶囊）	广金钱草、海金沙、车前子、石韦、琥珀、沙牛、鸡内金、泽泻、延胡索（醋制）、黄芪、甘草	湿热蕴结下焦所致石淋。症见小便艰涩，尿数频急，尿中带血，尿道窘迫疼痛，小腹拘急或腰腹疼痛难忍，甚至尿夹砂石。舌红，脉弦或弦数；尿路结石见上述证候者。	口服，一次5丸，一日3次

2. 合理用药与用药指导 三药均可用于湿热蕴结下焦所致石淋。但复方金钱草颗粒组成简单，功可清热利湿、通淋排石，既可以用于石淋、亦可用于热淋。净石灵胶囊补肾、利尿、排石，专用于治疗肾结石、输尿管结石、膀胱结石以及由结石引起的肾积水、尿路感染等，中医辨证属于脾肾亏虚所致者佳。五淋化石丸除利湿通淋外，还有很好的止痛排石作用，对石淋伴腰腹疼痛难忍者最宜；此外，五淋化石丸还可用于前列腺炎、肾盂肾炎、乳糜尿、尿路感染等。

孕妇禁用净石灵胶囊、五淋化石丸。肝郁气滞或脾肾阳虚所致淋证者慎用复方金钱草颗粒。脾肾亏虚者慎用五淋化石丸。双肾结石或结石直径≥1.5cm或结石嵌顿时间长的患者不宜使用复方金钱草颗粒、净石灵胶囊、五淋化石丸。治疗期间不宜进食辛辣、生冷、油腻食物，多饮水，适当运动。

（三）血淋

【症状】小便热涩刺痛，尿色深红，或夹有血块，疼痛满急加剧，或见心烦。舌尖红，舌苔黄，脉滑数。

【治法】清热通淋，凉血止血。

【方剂应用】

1. 基础方剂 小蓟饮子（小蓟、生地黄、滑石、木通、蒲黄、藕节、淡竹叶、当归、山栀子、甘草）加减。

2. 合理用药与用药指导

饮片选择：小蓟饮子出自南宋《济生方》。方中选用蒲黄炭、藕节炭，则凉血、收敛止血力强，并能消瘀。选用炒山栀子，清泄导热力强。选用生甘草，性平微偏凉，清热解毒，缓和药性。小蓟、生地黄、当归则选用生品，以清热凉血止血。当归养血和血，防止诸药寒凉滞血。

剂量建议：原方生地黄用量最大，为30g，其次为小蓟、滑石。《中国药典》规定生地黄的使用剂量为10~15g，可根据病情酌定。

煎法服法：水煎温服，每日2次，宜餐后服用。其中滑石粉、蒲黄炭宜用纱布包煎。

【中成药应用】

1. 常用中成药（表5-17-3）

表5-17-3 血淋常用中成药

药物名称	药物组成	临床应用	用法用量
肾炎灵胶囊	猪苓、茯苓、车前子（盐炒）、赤芍、栀子、大蓟、小蓟、地榆、马齿苋、茜草、当归、川芎、旱莲草、女贞子、狗脊（烫）、地黄、山药	下焦湿热、热迫血行所致血淋。症见浮肿，腰痛，尿频，尿血等	口服，一次6~7粒，一日3次
五淋丸（散）	海金沙、石韦（去毛）、木通、琥珀、茯苓皮、栀子（姜制）、黄连、川芎、当归、白芍、地黄、甘草	湿热浊毒蕴结下焦，热伤血络所致血淋。症见尿急频数，灼热黄赤，溺血涩痛，或尿中夹血，疼痛满急，心烦。舌红苔黄，脉数；泌尿系感染见上述证候者	口服，一次6g，一日2次

2. 合理用药与用药指导　以上两药均可用于下焦湿热所致血淋,但肾炎灵胶囊用于肾阴不足,气化不利,湿热蕴结,迫血妄行所致血淋;五淋丸用于湿热浊毒蕴结下焦,热伤血络所致血淋。

孕妇禁用肾炎灵胶囊,慎用五淋丸;脾肾阳虚致水肿者慎用肾炎灵胶囊;脾肾亏虚致气淋、劳淋者慎用五淋丸。服药期间宜低盐饮食,忌烟酒及辛辣、油腻食物。

(四)气淋

【症状】郁怒之后,小便涩滞,淋沥不宣,少腹胀满疼痛。舌苔薄白,脉弦。

【治法】理气疏导,通淋利尿。

【方剂应用】

1. 基础方剂　沉香散(沉香、石韦、滑石、当归、橘皮、白芍、冬葵子、甘草、王不留行)加减。

2. 合理用药与用药指导

饮片选择:沉香散出自北宋《太平圣惠方》。方中选用炒当归,活血通经祛瘀,增强行气疏导之功。选用炒冬葵子、炒王不留行,利尿通淋,通利二便效佳。选用炙甘草,调和诸药。

剂量建议:本方用量以《中国药典》规定使用剂量为准,也可根据病情酌定。

煎法服法:每于空腹时清粥饮调下6g,以通利为度。现代用法:水煎温服,每日2次,宜餐前服用。其中滑石粉宜用纱布包煎;沉香宜研末冲服。

【中成药应用】

1. 常用中成药　柴胡舒肝丸可用于气淋见胸胁疼痛,胸闷喜太息,情志抑郁易怒,脉弦者。

2. 合理用药与用药指导　孕妇禁用柴胡舒肝丸;肝胆湿热、脾胃虚弱者慎用柴胡舒肝丸。

(五)膏淋

【症状】小便浑浊,乳白或如米泔水,上有浮油,置之沉淀,或伴有絮状凝块物,或混有血液、血块,尿时热涩疼痛,口干。舌质红,苔黄腻,脉濡数。

【治法】清热利湿,分清泄浊。

【方剂应用】

1. 基础方剂　程氏萆薢分清饮(萆薢、黄柏、石菖蒲、茯苓、白术、莲子心、丹参、车前子)加减。

2. 合理用药与用药指导

饮片选择:程氏萆薢分清饮出自清代《医学心悟》。方中选用炒黄柏,取其清热燥湿之功效,川黄柏清热燥湿之力强于关黄柏。选用盐车前子,利水通淋,清利膀胱湿热效佳。选用生白术,健脾祛湿,利水。

剂量建议:原方中萆薢用量最大,其次为车前子等,临床实际应用可根据病情适当调整。

煎法服法:水煎温服,每日2次,宜餐前服用。盐车前子宜用纱布包煎。

【中成药应用】

1. 常用中成药(表5-17-4)

2. 合理用药与用药指导　湿热夹杂瘀结证患者宜选用前列泰片。肾阳不足,气化不利证患者宜选用萆薢分清丸。

膀胱湿热壅盛所致小便白浊及尿频、淋沥涩痛者慎用萆薢分清丸。过敏体质,尤其是对花粉过敏者禁用前列泰片;脾胃虚寒者慎用前列泰片。患有浅表性胃炎者宜饭后服用前列泰片。

表5-17-4　膏淋常用中成药

药物名称	药物组成	临床应用	用法用量
萆薢分清丸	粉萆薢、益智仁(炒)、乌药、石菖蒲、甘草	肾阳不足、肾不化气、清浊不分所致膏淋。症见小便频数,尿液浑浊,或如米泔;亦可用于慢性前列腺炎者	口服,一次6~9g,一日2次。7岁以上儿童服1/2成人量;3~7岁儿童服1/3成人量
前列泰片(胶囊,颗粒,丸)	益母草、萹蓄、红花、油菜蜂花粉、知母(盐炒)、黄柏(盐炒)	湿热夹瘀所致膏淋。症见尿频、尿痛,尿后有余沥,或尿液浑浊状若米泔,小腹胀满或痛;亦可用于慢性前列腺炎者	口服,一次5片,一日3次

（六）劳淋

【症状】小便不甚赤涩，溺痛不甚，但淋沥不已，时作时止，遇劳即发，腰膝酸软，神疲乏力，病程缠绵。舌质淡，脉细弱。

【治法】补脾益肾。

【方剂应用】

1. 基础方剂 无比山药丸（山药、肉苁蓉、熟地黄、山茱萸、茯神、菟丝子、五味子、赤石脂、巴戟天、泽泻、杜仲、牛膝）加减。

2. 合理用药与用药指导

饮片选择：无比山药丸出自唐代《备急千金要方》。方中菟丝子、杜仲、巴戟天宜选择盐炙品，增强补肾之功效。选用怀牛膝，补肝肾、强筋骨力强。选用酒苁蓉，补肾阳、益精血力强。选用煅赤石脂，宜水飞入丸散，增强收涩之功。

剂量建议：原方中五味子用量最大，其次是肉苁蓉，补肾益精血固涩力强。

煎法服法：原方上药为末，炼蜜为丸。每次6~9g，每日2~3次，温开水送服。若水煎，宜每日2~3次，餐前服用。五味子宜捣碎后入煎；赤石脂宜先煎。

【中成药应用】

1. 常用中成药（表5-17-5）

表5-17-5 劳淋常用中成药

药物名称	药物组成	临床应用	用法用量
前列回春胶囊（片，丸）	鹿茸、淫羊藿、枸杞子、五味子、菟丝子、穿山甲（炮）、王不留行、地龙、虎杖、木通、萹蓄、车前子、黄柏、白花蛇舌草、黄芪、茯苓、莱菔子、蜈蚣、甘草	肾气不足、湿热瘀阻所致劳淋。症见小便频数短急，艰涩不畅，余沥不已，尿浊带血或阴滴白浊，腰膝酸软，疲倦乏力。脉细，或苔腻，脉濡数；慢性前列腺炎见上述证候者	口服，一次5粒，一日2~3次
男康片	淫羊藿、肉苁蓉、菟丝子、覆盆子、鹿衔草、黄芪、白术、当归、熟地黄、红花、赤芍、蒲公英、白花蛇舌草、黄柏、野菊花、鱼腥草、败酱草、紫花地丁、甘草（蜜炙）	肾虚血瘀、湿热蕴结所致劳淋。症见小便浑浊，频数短涩，小腹拘急，阴部潮湿，尿有余沥，腰膝酸软，睾丸部胀痛。苔腻，脉细数；慢性前列腺炎见上述证候者	口服，一次4~5片，一日3次

2. 合理用药与用药指导 劳淋以肾虚为主，故可选用前列回春胶囊、男康片。两药均可用于肾虚兼有湿热瘀阻所致淋证，亦可用于慢性前列腺炎者。但若体内有瘀血推荐应用男康片，因其温阳化瘀的效果更佳。

孕妇禁用前列回春胶囊。肝郁气滞所致淋证患者、严重高血压者慎用前列回春胶囊。脾胃虚寒者、年老体弱、肝郁气滞、膀胱气化不利所致淋证慎用男康片。服用前列回春胶囊期间忌房事。

第十八节 癃 闭

癃闭是以小便量少、排尿困难、甚则小便闭塞不通为主症的病证。西医学中各种原因引起的尿潴留及无尿症，如神经性尿闭、膀胱括约肌痉挛、尿道结石、尿路肿瘤、尿道损伤、尿道狭窄、前列腺增生症、脊髓炎等病所出现的尿潴留以及肾功能不全引起的少尿、无尿症，可参考此内容辨证论治，但同时还应注意结合辨病求因治疗。

一、证候类型与治则治法

辨证首先要辨别虚实。实证当辨湿热、浊瘀、肺热、肝郁之偏盛；虚证当辨脾、肾虚衰之不同及阴阳亏虚之差别。其次要了解病情之缓急，病势之轻重。由"癃"转"闭"为病势加重，由"闭"转"癃"为病势减轻。常见证候包括膀胱湿热证、浊瘀阻塞证、肾阳衰惫证等。

治疗遵循"腑以通为用"的原则。通利之法，又因证候虚实不同而异。实证宜清邪热，利气机，散瘀结；虚证宜补脾肾，助气化。

二、辨证论治

（一）膀胱湿热证

【症状】小便点滴不通，或量极少而短赤灼热，小腹胀满，口苦口黏，或口渴不欲饮，或大便不畅。舌质红，苔黄腻，脉数。

【治法】清利湿热，通利小便。

【方剂应用】

1. 基础方剂　八正散（车前子、瞿麦、萹蓄、滑石、山栀子仁、甘草、木通、大黄、灯心）加减。

2. 合理用药与用药指导

饮片选择：可参考"淋证"中"热淋"的相关内容。

剂量建议：可参考"淋证"中"热淋"的相关内容。

煎法服法：可参考"淋证"中"热淋"的相关内容。

【中成药应用】

1. 常用中成药（表5-18-1）

2. 合理用药与用药指导　孕妇禁用八正合剂、清淋颗粒。肝郁气滞或脾肾两虚者慎用八正合剂。久病体虚者、儿童及老年人慎用八正合剂。服用八正合剂后大便次数每日2~3次者，应减量；每日3次以上者，应停用。肝郁气滞、脾虚气陷、肾阳衰惫、肾阴亏耗者，体质虚弱者及老年人慎用清淋颗粒。

不建议将八正合剂与清淋颗粒同用，因属于重复用药。

（二）浊瘀阻塞证

【症状】小便点滴而下，或尿如细线，甚则阻塞不通，小腹胀满疼痛。舌质紫暗或有瘀点，脉涩。

【治法】行瘀散结，通利水道。

【方剂应用】

1. 基础方剂　代抵当丸（当归尾、穿山甲、桃仁、大黄、芒硝、肉桂、生地黄）加减。

2. 合理用药与用药指导

饮片选择：代抵当丸出自明代《证治准绳》。方中选用酒大黄，清热活血通便。桃仁用麸炒，活血祛瘀，润肠通便。芒硝泻下力强，若缓泻可选玄明粉代替，其可清火消肿，泻下通便。穿山甲用蛤粉炒，活血祛瘀，润肠通便。原方使用时，若瘀血久积攻不下，可以加醋莪术、肉桂，加强破血逐瘀、温通血脉的作用。

剂量建议：原方中大黄用量最大，大于肉桂的10倍；其次是桃仁。《中国药典》规定生大黄内服剂量为3~15g，用于泻下时不宜久煎。

煎法服法：水煎温服，每日2~3次，瘀血在上，餐后服；瘀血在下，餐前服。芒硝宜冲服，桃仁捣成桃仁泥，大黄取泻下作用时宜后下。

【中成药应用】

1. 常用中成药（表5-18-2）

表5-18-1　癃闭膀胱湿热证常用中成药

药物名称	药物组成	临床应用	用法用量
八正合剂（胶囊，颗粒，片）	川木通、车前子（炒）、瞿麦、萹蓄、滑石、灯心草、栀子、大黄、甘草	湿热下注所致癃闭。症见小便短赤，淋沥涩痛，口燥咽干	口服，一次15~20ml，一日3次，用时摇匀
清淋颗粒	瞿麦、木通、萹蓄、车前子（盐炒）、滑石、大黄、栀子、炙甘草	由湿热内蕴、下注膀胱，或膀胱湿热阻滞，气化不利所致癃闭。症见小便短赤灼热，尿线变细，甚至点滴而出，小腹胀满，口渴不欲饮。舌红、苔黄腻，脉数；前列腺增生症见上述证候者	口服。一次1袋，一日2次

表5-18-2　癃闭浊瘀阻塞证常用中成药

药物名称	药物组成	临床应用	用法用量
癃清片（胶囊）	泽泻、车前子、败酱草、金银花、牡丹皮、白花蛇舌草、赤芍、仙鹤草、黄连、黄柏	用于慢性前列腺炎湿热蕴结兼瘀血证，症见小便频急，尿后余沥不尽，尿道灼热，会阴少腹腰骶部疼痛或不适等	口服，一次6片，一日2次；重症：一次8片，一日3次

续表

药物名称	药物组成	临床应用	用法用量
前列通瘀胶囊	穿山甲（炮）、石韦、土鳖虫、赤芍、桃仁、夏枯草、白芷、黄芪、鹿衔草、牡蛎（煅）、通草	用于慢性前列腺炎瘀血阻滞，湿热内蕴证。症见尿频尿急，余沥不尽，会阴、下腹或腰骶部坠胀疼痛，或尿道灼热，阴囊潮湿。舌紫暗或瘀斑，舌苔黄腻	饭后口服。一次5粒，一日3次，1个月为一个疗程
前列通片（胶囊，栓剂）	蒲公英、泽兰、关黄柏、广东王不留行、车前子、琥珀、黄芪、两头尖、八角茴香油、肉桂油	热瘀蕴结下焦所致癃闭。症见排尿不畅，尿流变细，小便频数，可伴有尿急、尿痛或腰痛；前列腺炎和前列腺增生见上述证候者	口服。一次4片，一日3次；30～45日为一个疗程
癃闭舒胶囊（片）	补骨脂、益母草、琥珀、金钱草、海金沙、山慈菇	肾阳衰惫，膀胱气化无权，水湿内蕴，浊瘀阻滞所致癃闭。症见腰膝酸软，排尿不畅，尿流细小，甚至滴沥不畅，小便短急频数，灼热涩痛，小腹胀满。舌暗，苔黄腻，脉弦数；前列腺增生症见上述证候者	口服，一次3粒，一日2次

2. 合理用药与用药指导 湿热内蕴明显的癃闭患者适宜使用癃清片、前列通片，伴有瘀血症状的患者更适宜使用前列通片。热证不明显的癃闭患者适宜使用前列通片和癃闭舒胶囊，其中伴有肾阳衰惫者更适宜使用癃闭舒胶囊。

体虚胃寒者不宜服用癃清片；肝郁气滞、脾虚气陷、肾阴亏耗所致癃闭者慎用癃清片。有活动性出血疾病患者和孕妇禁用前列通瘀胶囊；阳气衰惫者慎用前列通瘀胶囊。肝郁气滞、中气不足、肾阳衰惫者慎用前列通片；小便点滴全无、已成尿闭者或前列腺增生导致尿路梗阻严重者，不适宜使用前列通片；该药含有两头尖（有毒），不宜过量服用及久服。孕妇及有肝功能损害者禁用癃闭舒胶囊；该药宜饭后服用，因方中含有山慈菇，故不可超剂量用药。

（三）肾阳衰惫证

【症状】小便不通或点滴不爽，排出无力，面色㿠白，神气怯弱，畏寒肢冷，腰膝冷而酸软无力。舌淡胖，苔薄白，脉沉细或弱。

【治法】温补肾阳，化气利水。

【方剂应用】

1. 基础方剂 济生肾气丸（熟地黄、山茱萸、山药、茯苓、泽泻、牡丹皮、肉桂、附子、车前子、牛膝）加减。

2. 合理用药与用药指导

饮片选择：济生肾气丸出自南宋《济生方》。方中选用炮附子，温阳祛寒。选用炒山药，健脾力强。车前子宜选用酒蒸制品，酒制后寒性降低，通行气血经络力强。选用川牛膝，利水行血之力强。

剂量建议：附子辛甘、大热，有毒，《中国药典》规定其内服剂量为3～15g。

煎法服法：原方共为细末，炼蜜为丸，如梧桐大，每服七十丸（9g），每日2～3次，空心米饮送下。若入汤剂，附子需先煎以降低毒性。

【中成药应用】

1. 常用中成药（表5-18-3）

表5-18-3 癃闭肾阳衰惫证常用中成药

药物名称	药物组成	临床应用	用法用量
济生肾气丸（片，大蜜丸，水蜜丸）	肉桂、附子（制）、牛膝、熟地黄、山茱萸（制）、山药、茯苓、泽泻、车前子、牡丹皮	由肾阳衰弱、气化不利所致癃闭。症见面浮身肿，腰以下尤甚，按之凹陷不起，心悸，气促，畏寒，神疲，腰部酸胀，小便不利。舌淡，脉沉细；慢性肾炎见上述证候者	口服，一次6g，一日2～3次
金匮肾气丸（片）	地黄、山茱萸（酒炙）、山药、牡丹皮、泽泻、茯苓、桂枝、附子（制）、牛膝、车前子（盐炙）	由肾阳衰弱、气化不利所致癃闭，症见面浮身肿，腰以下尤甚，按之凹陷不起，心悸，气促畏寒神疲，腰部酸胀，小便不利。舌淡，脉沉细；慢性肾炎见上述证候者	口服，水蜜丸一次4～5g，一日2次

2. 合理用药与用药指导　济生肾气丸与金匮肾气丸均适用于肾阳不足所致小便不利，甚则癃闭。前者组方中用熟地黄补肾填精，肉桂温肾助阳，则温补之力更强；后者用生地黄滋阴生津，桂枝温通血脉，则温通之时兼防伤阴。

孕妇慎用济生肾气丸；孕妇禁用金匮肾气丸；湿热壅盛，风水泛滥水肿者不宜使用金匮肾气丸。济生肾气丸、金匮肾气丸均含有附子，不可过量服用、久服。

济生肾气丸、金匮肾气丸含钾量高，与保钾利尿药安体舒通、氨苯蝶啶合用时，应防止高血钾症；避免与磺胺类药物同时使用。

不建议济生肾气丸与金匮肾气丸同用，因属于重复用药。

第十九节　水　肿

水肿是体内水液潴留，泛滥肌肤，表现以头面、眼睑、四肢、腹背，甚至全身浮肿为特征的疾病。西医学中各种原因引起的水肿，如急、慢性肾小球肾炎、肾病综合征、继发性肾小球疾病等，以及肝性水肿、心性水肿、营养不良性水肿、功能性水肿、内分泌失调引起的水肿等，可参考此内容辨证论治。

一、证候类型与治则治法

水肿病证首先应辨阳水、阴水。阳水多属实证，包括风水相搏证、水湿浸渍证、湿热壅盛证等；阴水多属虚证，或本虚标实证，包括脾阳虚衰证、肾阳衰微证等。

治疗水肿的基本原则是发汗、利尿、泻下逐水，具体应用视阴阳虚实不同而异。阳水以祛邪为主，应予发汗、利尿或攻逐，同时配合清热解毒、理气化湿等治法；阴水应以扶正为

主，健脾温肾，同时配合利水、养阴、活血、祛瘀等治法，对于虚实错杂者，则辨主次，或先攻后补，或先补后攻，或攻补兼施。

二、辨证论治

（一）风水相搏证

【症状】 眼睑浮肿，继则四肢及全身皆肿，来势迅速，多有恶寒、发热，肢节酸楚，小便不利等。偏于风热者，伴咽喉红肿疼痛。舌质红，脉浮滑数；偏于风寒者，兼恶寒，咳喘。舌苔薄白，脉浮滑或浮紧。

【治法】 疏风清热，宣肺行水。

【方剂应用】

1. 基础方剂　越婢加术汤（麻黄、石膏、甘草、大枣、白术、生姜）加减。

2. 合理用药与用药指导

饮片选择：越婢加术汤出自东汉《金匮要略》。方中选用生麻黄，辛温解表，发散在表风湿邪气。选用生石膏，清热泻火，除烦止渴力强。选用生白术，健脾除湿，能够增强利水消肿之功。选用生甘草，取其清热解毒，健脾生津之效。

剂量建议：原方中石膏用量最大，内服剂量为 15～60g，若患者平素脾胃虚弱，石膏用量宜小，其次是麻黄。《中国药典》规定麻黄内服剂量为每日 2～10g，若用量过大，容易导致心悸、失眠、烦躁、震颤、血压升高等副作用。

煎法服法：水煎，先煮麻黄，去上沫；石膏捣碎后先煎，再与群药共煎；大枣宜擘开入煎。饭后温服，每日 3 次。本方中含有麻黄，运动员禁用，心脏病、高血压患者慎用，表虚自汗、阴虚盗汗及肾虚咳喘者忌服。

【中成药应用】

1. 常用中成药（表 5－19－1）

表 5－19－1 水肿风水相搏证常用中成药

药物名称	药物组成	临床应用	用法用量
肾炎解热片	白茅根、连翘、荆芥、蝉蜕、茯苓、泽泻（盐制）、车前子（炒）、赤小豆、蒲公英、大腹皮、陈皮、石膏（生）、杏仁（炒）、桂枝	因外感风热、肺失宣发、通调失司所致水肿。症见发热恶寒，眼睑、头面浮肿，咽喉干痛，肢体酸痛，小便短赤。舌苔薄黄，脉浮数；急性肾炎见上述证候者	口服，一次4～5片，一日3次

2. 合理用药与用药指导　孕妇及脾肾阳虚所致水肿者，慎用肾炎解热片。

（二）水湿浸渍证

【**症状**】全身水肿，下肢明显，按之没指，小便短少，身体困重，胸闷，纳呆，泛恶。苔白腻，脉沉缓。起病缓慢，病程较长。

【**治法**】健脾化湿，通阳利水。

【**方剂应用**】

1. 基础方剂　五皮散（生姜皮、桑白皮、陈皮、大腹皮、茯苓皮）合胃苓汤（甘草、茯苓、苍术、陈皮、白术、肉桂、泽泻、猪苓、厚朴、生姜、大枣）加减。

2. 合理用药与用药指导

饮片选择：五皮散，又名五皮饮，出自汉代《华氏中藏经》。方中选用生桑白皮，泻肺行水之力较强。胃苓汤出自元代《丹溪心法》。方中选用姜厚朴，功可宽中理气，化湿开郁，长于治疗湿阻中焦。选用炙甘草，取其健脾益气之功。选用赤茯苓，长于行水，利湿热。

剂量建议：五皮散各药等分。胃苓汤中，苍术与泽泻用量较大；水肿较重者，甘草用量宜小。

煎法服法：水煎温服，每日 2～3 次，宜餐前服用。

【**中成药应用**】

1. 常用中成药（表 5-19-2）

2. 合理用药与用药指导　孕妇及风水水肿者慎用肾炎消肿片；肾炎消肿片中含香加皮，

有一定的心脏毒性，心脏病患者慎用，亦不适宜长期或过量服用。

（三）湿热壅盛证

【**症状**】遍体浮肿，皮肤绷急光亮，胸脘痞闷，烦热口渴，小便短赤，或大便干结。舌红，苔黄腻，脉沉数或濡数。

【**治法**】分利湿热。

【**方剂应用**】

1. 基础方剂　疏凿饮子（泽泻、赤小豆、商陆、羌活、大腹皮、椒目、木通、秦艽、槟榔、茯苓皮、生姜）加减。

2. 合理用药与用药指导

饮片选择：疏凿饮子出自南宋《济生方》。选用炒赤小豆，长于消除水肿，解毒排脓。选用醋商陆，以解除生商陆的毒性，长于逐水消肿，通利二便。椒目选用炒制品，长于治水肿胀满。选用生槟榔，行水消肿力胜。

剂量建议：本方茯苓皮用量最大，其次是大腹皮和赤小豆。椒目有小毒，《中国药典》规定每日内服剂量为 2～5g。商陆有毒，《中国药典》规定内服剂量为 3～9g。注意用量不宜过大。

煎法服法：水煎温服，每日 2～3 次服用，宜餐后服用。

【**中成药应用**】

1. 常用中成药（表 5-19-3）

表 5-19-2　水肿水湿浸渍证常用中成药

药物名称	药物组成	临床应用	用法用量
肾炎消肿片	桂枝、茯苓、苍术、陈皮、香加皮、大腹皮、姜皮、冬瓜皮、益母草、泽泻、椒目、关黄柏	脾虚气滞、水湿内停所致水肿。症见肢体浮肿，晨起面肿甚，按之凹陷，身体重倦，尿少，脘腹胀满。舌苔白腻，脉沉缓；急、慢性肾炎见上述证候者	口服。一次 4～5 片，一日 3 次；或遵医嘱

表 5-19-3　水肿湿热壅盛证常用中成药

药物名称	药物组成	临床应用	用法用量
肾炎灵胶囊	猪苓、茯苓、车前子（盐炒）、赤芍、栀子、大蓟、小蓟、地榆、马齿苋、茜草、当归、川芎、旱莲草、女贞子、狗脊（烫）、地黄、山药	因肾阴不足、气化失司、水湿泛滥所致水肿。症见下肢浮肿，腰膝痛，神疲乏力，小便不利，或有尿血。舌红苔黄，脉细数；慢性肾炎见上述证候者	口服。一次 6～7 粒，一日 3 次
肾炎四味片（胶囊，颗粒，丸）	细梗胡枝子、石韦、黄芩、黄芪	因脾气亏虚、运化失健、湿热内蕴所致水肿。症见神疲乏力，浮肿，腰痛，小便不利。舌苔黄腻，脉细或滑数；慢性肾炎见上述证候者	口服。一次 8 片（小片或糖衣片）或一次 4 片（大片），一日 3 次

2. 合理用药与用药指导　肾阴不足，兼有瘀血的患者适宜使用肾炎灵胶囊。脾虚所致水肿适宜使用肾炎四味片。

孕妇禁用肾炎灵胶囊、肾炎四味片；脾肾阳虚水肿者，脾肾两亏，血失统摄所致尿血者慎用肾炎灵胶囊。脾肾阳虚所致水肿以及风水水肿者慎用肾炎四味片。

（四）脾阳虚衰证

【症状】身肿日久，腰以下为甚，按之凹陷不易恢复，脘腹胀闷，纳减便溏，面色不华，神疲乏力，四肢倦怠，小便短少。舌质淡，苔白腻或白滑，脉沉缓或沉弱。

【治法】温阳健脾，行气利水。

【方剂应用】

1. 基础方剂　实脾饮（厚朴、白术、木瓜、木香、草果仁、槟榔、附子、茯苓、干姜、炙甘草、生姜、大枣）加减。

2. 合理用药与用药指导

饮片选择：实脾饮出自南宋《济生方》。方中选用姜厚朴，有助于化湿行气。选用生白术，增强燥湿利水的作用。选用木香，长于行气。选用制附子，温阳化气。

剂量建议：方中附子用量大（原方约30g）。附子有毒，《中国药典》规定其内服剂量为每日 3～15g，宜先煎、久煎。采用分剂服用比较安全。

煎法服法：原方每服12g，水一盏半，附子先煎，生姜五片，大枣一枚，煎至七分，去滓，温服，不拘时服。（现代用法：加生姜、大枣，水煎服，用量按原方比例酌减）。

【中成药应用】

1. 常用中成药（表 5 - 19 - 4）

2. 合理用药与用药指导　阴虚火旺、津亏者慎用肾炎温阳片；方中含香加皮，其有一定的心脏毒性，故心脏病患者慎用肾炎温阳片。

（五）肾阳衰微证

【症状】水肿反复消长不已，面浮身肿，腰以下甚，按之凹陷不起，尿量减少或反多，腰酸冷痛，四肢厥冷，怯寒神疲，面色㿠白，甚者心悸胸闷，喘促难卧，腹大胀满。舌质淡胖，苔白，脉沉细或沉迟无力。

【治法】温肾助阳，化气行水。

【方剂应用】

1. 基础方剂　济生肾气丸（附子、车前子、山茱萸、山药、丹皮、牛膝、熟地黄、肉桂、茯苓、泽泻）合真武汤（茯苓、芍药、白术、生姜、附子）加减。

2. 合理用药与用药指导

饮片选择：真武汤出自东汉《伤寒论》。选用白芍，长于破阴结、利小便，具有缓急止痛的功效，同时能制约附子的燥热。

煎法服法：水煎温服，每日 2～3 次，宜餐前或空腹服用。水肿限制入液量者，宜浓煎，可每日服用 100～150ml。本方含有附子，需先煎、久煎。

济生肾气丸可参考"癃闭"中"肾阳衰惫证"的相关内容。

表 5 - 19 - 4　水肿脾阳虚衰证常用中成药

药物名称	药物组成	临床应用	用法用量
肾炎温阳片	人参、附子（盐制）、黄芪、党参、茯苓、白术、肉桂、木香、香加皮、葶苈子、大黄	因脾肾阳虚所致水肿。症见全身浮肿，面色苍白，脘腹胀满，便溏，神倦，尿少；慢性肾炎见上述证候者	口服。一次 4～5 片，一日 3 次

【中成药应用】

1. 常用中成药（表5-19-5）

2. 合理用药与用药指导 肾阳虚表现为主患者，宜选用肾炎舒颗粒；肾阳虚兼见气阴两虚表现患者，宜选用肾炎康复片。伴有瘀血症候患者适宜使用肾康宁片。

孕妇禁用肾炎康复片。孕妇慎用肾康宁片。风邪袭表，风水相搏，风水水肿者慎用肾炎舒颗粒。急性肾炎所致水肿者慎用肾炎康复片。肝肾阴虚及湿热下注所致水肿者慎用肾康宁片。

第二十节 腰 痛

腰痛，又称"腰脊痛"，是指因外感、内伤或挫闪等导致腰部气血运行不畅，或失于濡养，引起的以腰部一侧或两侧疼痛为主要症状的疾病。西医学的腰肌纤维炎、强直性脊柱炎、腰椎骨质增生、腰椎间盘病变、腰肌劳损等腰部病变以及某些内脏疾病，以腰痛为主要症状者，可参考本篇辨证论治。

一、证候类型与治则治法

腰痛首先应分辨外伤、外感与内伤。跌仆闪挫者，起病急，腰痛部位固定，瘀血症状明显，常有外伤史；外感者，多起病急，腰痛明显，常伴有外感症状；内伤者，多起病隐袭，腰部酸痛，病程缠绵，常伴有脏腑虚损症状，多见于肾虚。主要包括寒湿腰痛、湿热腰痛、瘀血腰痛、肾虚腰痛等

治疗当分标本虚实。外伤腰痛属实，治宜活血化瘀，通络止痛；感受外邪属实，治当祛邪通络；内伤多属虚，治疗应以补肾固本为主，兼顾肝脾。

二、辨证论治

（一）寒湿腰痛

【症状】 腰部冷痛重着，转侧不利，逐渐加重，静卧疼痛不减，寒冷和阴雨天加重。舌质淡，苔白腻，脉沉而迟缓。

【治法】 散寒除湿，温经通络。

【方剂应用】

1. 基础方剂 甘姜苓术汤（甘草、干姜、茯苓、白术）加减。

2. 合理用药与用药指导

饮片选择：甘姜苓术汤又名肾着汤，出自东汉《金匮要略》。方中选用生白术，以燥湿健脾，利水消肿为主；选用生甘草，健脾利水之功强。

剂量建议：原方中茯苓、干姜用量最大。其中干姜辛热燥烈，《中国药典》规定其内服剂量为3~10g。

煎法服法：水煎温服，每日2~3次，宜餐后服用。

表5-19-5 水肿肾阳衰微证常用中成药

药物名称	药物组成	临床应用	用法用量
肾炎舒颗粒（片，胶囊）	人参（去芦）、菟丝子、黄精、枸杞子、苍术、茯苓、防己、白茅根、金银花、蒲公英	脾肾阳虚、脾失健运、肾失开阖、水湿内蕴所致水肿。症见浮肿，腰痛，乏力，畏寒肢冷，夜尿多，尿频急或尿少。苔腻，脉细弱；慢性肾炎见上述证候者	温开水冲服。一次10g，一日3次
肾炎康复片	人参、西洋参、山药、地黄、杜仲（炒）、土茯苓、白花蛇舌草、黑豆、泽泻、白茅根、丹参、益母草、桔梗	脾肾不足、气阴两虚、水湿内停所致水肿。症见神疲乏力，腰膝酸软，面目、四肢浮肿，头晕耳鸣，舌偏红边有齿印。苔薄白腻，脉细弱或细数；慢性肾炎、蛋白尿、血尿见上述证候者	口服。一次8片，一日3次；小儿酌减或遵医嘱
肾康宁片（胶囊，颗粒）	黄芪、淡附片、山药、锁阳、丹参、益母草、泽泻、茯苓	脾肾阳虚，水湿瘀血阻滞所致水肿。症见下肢浮肿，乏力，腰膝冷痛，夜尿多。舌淡胖略紫，苔薄白而润，脉细弱或沉细；慢性肾炎见上述证候者	口服。一次5片，一日3次

【中成药应用】

1. 常用中成药（表 5 - 20 - 1）

2. 合理用药与用药指导　孕妇禁用附桂风湿膏、狗皮膏、风寒双离拐片、祛风舒筋丸。风湿热痹者慎用附桂风湿膏、狗皮膏、风寒双离拐片、祛风舒筋丸。患处皮肤破损者禁用附桂风湿膏、狗皮膏。皮肤过敏者慎用附桂风湿膏、狗皮膏。合并高血压病、心脏病、肝肾功能不全、癫痫、破伤风、甲亢者慎用风寒双离拐片。合并心脏病者慎用祛风舒筋丸。

风寒双离拐片含马钱子，祛风舒筋丸含制川乌、制草乌，均不可过量、久用。

不建议风寒双离拐片、祛风舒筋丸联合使用，因属于重复用药。

（二）湿热腰痛

【症状】腰部疼痛，重着而热，暑湿阴雨天气症状加重，活动后或可减轻，身体困重，小便短赤。舌质红，苔黄腻，脉濡数或弦数。

【治法】清热利湿，舒筋止痛。

【方剂应用】

1. 基础方剂　四妙丸（黄柏、苍术、牛膝、薏苡仁）加减。

2. 合理用药与用药指导

饮片选择：四妙丸出自清代《成方便读》。方中选用生苍术，温燥而辛烈，祛湿力强。选用怀牛膝，活血通经络，补肝肾，强筋骨且引药直达下焦。

剂量建议：原方中四味药等量，水泛为丸。其中生苍术辛、苦、温燥烈，《中国药典》规定其内服剂量为每日 3~9g。

煎法服法：口服，每日 2 次，宜餐后服用。

【中成药应用】

1. 常用中成药　临床上可选择三妙丸、四妙丸、湿热痹颗粒、豨莶丸、风湿圣药胶囊辅助治疗。

2. 合理用药与用药指导　孕妇禁用三妙丸、四妙丸、湿热痹颗粒、风湿圣药胶囊。寒湿痹阻者慎用三妙丸、湿热痹颗粒、豨莶丸、风湿圣药胶囊。脾胃虚寒者慎用三妙丸、湿热痹颗粒。风寒湿痹，虚寒痿证者慎用四妙丸。

不建议三妙丸、四妙丸、湿热痹颗粒同时使用，因属重复用药。

表 5 - 20 - 1　寒湿腰痛常用中成药

药物名称	药物组成	临床应用	用法用量
附桂风湿膏	生附子、生草乌、肉桂、吴茱萸、桂枝、北细辛、麻黄、干姜、羌活、独活、苍术、川芎、白芷、防风、生南星、生白附子、山奈、乳香、没药、当归、木香、厚朴、丁香、陈皮、甘草、地黄、杜仲、川牛膝、千年健、骨碎补、地枫皮、锁阳、韭菜子、淫羊藿、冰片、薄荷脑、肉桂油、生姜、鲜葱、水杨酸甲酯	风寒湿邪瘀阻所致腰痛。症见腰腿冷痛，或肌肉关节疼痛，痛处恶寒，得暖则缓。苔白，脉弦	外用。贴患处
狗皮膏	生川乌、生草乌、肉桂、官桂、羌活、独活、青风藤、香加皮、防风、铁丝威灵仙、苍术、蛇床子、麻黄、高良姜、小茴香、白芷、丁香、木瓜、油松节、当归、赤芍、苏木、大黄、续断、川芎、乳香、没药、冰片、樟脑	风寒湿阻、气血瘀滞所致腰痛。症见四肢麻木，肩臂、腰腿疼痛，筋脉拘挛；风湿关节炎、类风湿关节炎见上述证候者	外用。先用生姜擦净患处皮肤，将膏药加温软化，贴于患处
风寒双离拐片	地枫皮、千年健、制川乌、制草乌、红花、乳香（制）、没药（制）、制马钱子、防风、木耳	因感受风寒之邪，寒瘀闭阻经络所致。症见关节疼痛，或麻木，局部畏寒，遇阴寒天气疼痛加重，腰膝酸软，头昏，耳鸣。舌苔白，脉弦；风湿性关节炎、类风湿关节炎、骨关节炎见上述证候者	黄酒或温开水送服，一次 3~4 片，一日 2 次
祛风舒筋丸	制川乌、制草乌、桂枝、麻黄、防风、威灵仙、木瓜、秦艽、海风藤、青风藤、穿山龙、老鹳草、茄根、骨碎补（烫）、牛膝、茯苓、苍术（麸炒）、甘草	风寒湿闭阻所致痹证腰痛。症见关节疼痛，局部恶风寒，屈伸不利，四肢麻木，腰腿疼痛	口服。大蜜丸：一次 1 丸，一日 2 次

（三）瘀血腰痛

【症状】 腰痛如刺，痛有定处，痛处拒按，日轻夜重，轻者俯仰不便，重则不能转侧。舌质暗紫，或有瘀斑，脉涩。

【治法】 活血化瘀，通络止痛。

【方剂应用】

1. 基础方剂　身痛逐瘀汤（秦艽、川芎、桃仁、红花、甘草、羌活、没药、当归、五灵脂、香附、牛膝、地龙）加减。

2. 合理用药与用药指导

饮片选择：身痛逐瘀汤出自清代《医林改错》。方中选用醋没药，既增强了活血化瘀止痛之作用，又降低了苦浊气味，可免呕恶之弊。选用酒炒五灵脂，可减轻不良气味，便于服用，增强活血化瘀的功效。选用生牛膝，通经脉、逐瘀血、利关节的作用力强。

剂量建议：处方中活血化瘀药品较多，不宜用量过大，《中国药典》规定内服剂量以没药 3 ~ 5g、桃仁 5 ~ 10g、红花 3 ~ 10g 为宜。地龙为动物药，《中国药典》规定其内服剂量为 4.5 ~ 10g。

煎法服法：水煎温服，每日 2 ~ 3 次，宜餐后服用。

【中成药应用】

1. 常用中成药（表 5 - 20 - 2）

表 5 - 20 - 2　瘀血腰痛常用中成药

药物名称	药物组成	临床应用	用法用量
瘀血痹颗粒（胶囊）	乳香（炙）、没药（炙）、威灵仙、丹参、川芎、当归、红花、川牛膝、姜黄、香附（炙）、炙黄芪	因邪气入络、经络瘀阻，肌肉、关节疼痛剧烈，多呈刺痛感；或久痛不已，或痛处固定不移，疼痛拒按，局部肿胀可有硬结或局部有瘀斑。舌质紫暗，有瘀斑，脉弦涩；风湿性关节炎、类风湿关节炎见上述证候者	开水冲服，饭后服用。一次 10g，一日 3 次
舒筋活血定痛散	乳香（醋炙）、没药（醋炙）、红花、延胡索（醋炙）、血竭、当归、香附（醋炙）、骨碎补、自然铜（煅醋淬）	跌打损伤，闪腰岔气，伤筋动骨，血瘀肿痛。症见腰部疼痛、压痛、肿胀或屈伸不利	温黄酒或温开水冲服，饭后服用。一次 6g，一日 2 次。外用白酒调敷患处
腰疼丸	补骨脂（盐炒）、续断、牛膝（酒炒）、南藤（山）、吉祥草、山药	多因肝肾不足、劳累过度或陈旧性腰部损伤所致腰部疼痛、腰肌软、遇劳加重、腰部屈伸不利。或肾气不足、劳役伤肾引起下腰痛、腿痛或间歇性跛行、腰部屈伸不利；腰肌劳损、腰椎椎管狭窄见上述证候者	口服。一次 1 ~ 2 丸，一日 2 次
腰痹通胶囊	三七、川芎、延胡索、白芍、狗脊、独活、熟大黄、牛膝	多由长期劳损，经络气血运行不畅所致腰痛。症见腰腿不适，痛有定处，拒按，轻者俯仰不便，重者则因痛剧不能转侧。舌暗或有瘀点、瘀斑，脉涩；腰椎间盘突出症、强直性脊椎炎见上述证候者	口服。一次 3 粒，一日 3 次；30 天为一疗程

2. 合理用药与用药指导　孕妇禁用瘀血痹颗粒、舒筋活血定痛散、腰疼丸、腰痹通胶囊。脾胃虚弱者、月经过多者、出血性溃疡或非确定有瘀血者慎用瘀血痹颗粒。阴虚火旺者不宜使用腰疼丸。消化道溃疡者、肝功能异常者、月经期、哺乳期慎用腰痹通胶囊。腰痹通胶囊含有白芍，不宜与藜芦同服。

不建议瘀血痹颗粒（胶囊）、舒筋活血定痛散、腰疼丸、腰痹通胶囊联合使用，因属于重复用药。

（四）肾虚腰痛

【症状】 腰部隐隐作痛，酸软无力，劳则加重，卧则减轻，或伴有耳鸣耳聋。偏于肾阴虚者，兼有手足心热，潮热盗汗，口燥咽干。舌红少苔，脉细数；偏于肾阳虚者，兼有腰部冷痛，得热则舒，肢冷畏寒，面色㿠白。舌淡胖有齿痕，脉沉细无力。

【治法】补肾壮腰。偏于肾阴虚者，兼以滋补肾阴；偏于肾阳虚者，兼以温补肾阳。

【方剂应用】

1. **基础方剂** 偏于肾阴虚者，以左归丸（熟地黄、山药、枸杞子、山茱萸、川牛膝、菟丝子、鹿角胶、龟板胶）加减；偏于肾阳虚者，以右归丸（熟地黄、山药、山茱萸、枸杞子、菟丝子、鹿角胶、杜仲、肉桂、当归、制附子）加减。

2. **合理用药与用药指导**

饮片选择：左归丸可参考"眩晕"中"肾精不足证"的相关内容。右归丸亦出自明代《景岳全书》。方中选用怀熟地黄，填精益髓，养血补虚，为补肾要药。选用生山药，补脾健胃，益肾固精。选用盐菟丝子，增强温补脾肾之功，而且能够增强煎出效果。鹿角胶炒珠后，质酥体脆，便于粉碎，降低滞腻之性，矫臭矫味，增强疗效。选用姜汁炒杜仲，能增强杜仲改善腰膝酸软的虚寒症状。选用制附子长于温补肾阳，散寒止痛。

剂量建议：上述两方（原方）中皆以熟地黄用量最大。鹿角胶和龟板胶为血肉有情之品，用量不宜过大。《中国药典》规定鹿角胶内服剂量为每日 3~6g；龟板胶每日 3~9g。烊化兑服，不宜入煎剂。附子为毒性中药，《中国药典》规定其内服剂量为每日 3~15g，入煎剂要先煎、久煎。

煎法服法：可参考"眩晕"中"肾精不足证"的相关内容。

【中成药应用】

1. **常用中成药**（表 5-20-3）

表 5-20-3 肾虚腰痛常用中成药

药物名称	药物组成	临床应用	用法用量
左归丸	熟地黄、龟甲胶、鹿角胶、枸杞子、菟丝子、山茱萸、山药、牛膝	肝肾不足所致腰痛。症见腰膝酸软，盗汗，乏力，耳鸣，健忘，神疲口燥。舌红少苔，脉细数	口服。一次 9g，一日 2 次
鱼鳔丸	鱼鳔（滑石烫）、巴戟天（去心甘草炙）、杜仲（炭）、菟丝子、肉苁蓉（酒炙）、鹿角胶、山茱萸（酒炙）、鹿角霜、沙苑子、覆盆子、五味子（醋炙）、莲须、石斛、天冬、麦冬、地黄、熟地黄、当归、枸杞、山药、白术（麸炒）、茯苓、花椒（去目）、木香、赤石脂（煅醋淬）、泽泻、车前子（盐炙）、酸枣仁（炒）、柏子仁、远志（甘草炙）、石菖蒲、地骨皮、牛膝	肾虚精亏、肾府失养所致腰痛。症见腰酸腿软，喜按喜揉，遇劳更甚，神疲倦怠，时作时止，或心烦失眠，头晕，耳鸣，健忘。舌淡，脉细；慢性腰肌劳损见上述证候者	口服。一次 2 丸，一日 2 次
七宝美髯丸（颗粒，口服液）	制何首乌、枸杞子（酒蒸）、菟丝子（炒）、补骨脂（黑芝麻炒）、当归、牛膝（酒蒸）、茯苓	因肝肾精血不足，经脉失养所致腰痛。症见腰酸背痛、腿膝无力，喜揉按，易疲乏。舌淡苔薄，脉沉细弦；腰肌劳损见上述证候者	淡盐水或温开水送服。一次 1 丸，一日 2 次
腰痛片	杜仲叶（盐炒）、肉桂、当归、补骨脂（盐炒）、续断、狗脊（制）、牛膝、赤芍、乳香（制）、土鳖虫（酒炒）、白术（炒）、泽泻	由肾阳亏虚、腰府失养所致腰痛。症见腰膝酸痛，下肢痿软，畏寒，四肢欠温，少气乏力。舌淡，脉沉细；腰肌劳损见上述证候者	温盐水送服。一次 6 片，一日 3 次

续表

药物名称	药物组成	临床应用	用法用量
杜仲补天素片	杜仲（盐水炒）、菟丝子（制）、肉苁蓉、淫羊藿、巴戟天、山茱萸、金樱子、黄芪、党参、白术、山药、甘草、熟地黄、当归（酒制）、枸杞子、女贞子、白芍、牡丹皮、茯苓、泽泻、莲子、砂仁、陈皮、远志（制）、柏子仁	多因肾阳亏虚、腰府失养所致腰痛。症见腰膝痛，畏寒肢冷，夜尿频多；慢性腰肌劳损见上述证候者	口服。一次 2 ~ 4 片，一日 2 次
桂附地黄丸（胶囊，浓缩丸，片，口服液，颗粒）	肉桂、附子（制）、熟地黄、酒萸肉、山药、茯苓、泽泻、牡丹皮	由肾阳亏虚、腰府失养所致腰痛。症见腰膝酸软，畏寒怕冷，四肢欠温，少气乏力，夜尿频多。舌淡，脉沉细；腰肌劳损见上述证候者	口服。一次 6g，一日 2 次
济生肾气丸（片）	肉桂、附子（制）、牛膝、熟地黄、山茱萸（制）、山药、茯苓、泽泻、车前子、牡丹皮	由肾阳亏虚、腰府失养所致腰痛。症见腰膝酸软，畏寒，四肢欠温，少气乏力，夜尿频多。舌淡，脉沉细；腰肌劳损见上述证候者	口服。一次 6g，一日 2 ~ 3 次

2. 合理用药与用药指导　偏肾阴虚者适宜使用左归丸、鱼鳔丸、七宝美髯丸；偏肾阳虚者适宜使用腰痛片、杜仲补天素片、桂附地黄丸、济生肾气丸。

孕妇忌用桂附地黄丸；孕妇慎用左归丸、鱼鳔丸、七宝美髯丸、腰痛片、杜仲补天素片和济生肾气丸。肾阳亏虚、命门火衰、阳虚腰痛者，外感寒湿、跌扑外伤、气滞血瘀所致腰痛者均需慎用左归丸。湿热或湿寒痹阻及外伤腰痛者慎用鱼鳔丸。感冒者、脾胃虚弱者慎用七宝美髯丸。湿热痹阻所致腰痛者慎用腰痛片。湿热腰痛或跌扑外伤、气滞瘀血实邪所致腰痛者不宜服用杜仲补天素片。感冒发热者、阴虚内热者不适用桂附地黄丸。

桂附地黄丸与济生肾气丸中均含有附子，不可过量、久用。二者不宜联用，因属重复用药。桂附地黄丸、济生肾气丸中都含有肉桂，不宜同时服用赤石脂或含其制剂。

第二十一节　郁　证

郁证是由于情志不舒，气机郁滞所致，以心情抑郁，情绪不宁，胸部满闷，胁肋胀痛，或易怒喜哭，或咽中如有异物梗塞等症为主要临床表现的疾病。西医学的神经衰弱、癔症、抑郁症、焦虑症或抑郁状态以及围绝经期综合征等有上述表现者，可参考此内容辨证论治。

一、证候类型与治则治法

首先辨明与脏腑的关系。实证病程较短，多与肝脾关系密切。虚证病程较长，与心的关系最为密切，其次是脾、肾的亏虚。常见证候包括肝气郁结证、痰气郁结证、心神失养证、心脾两虚证。

治疗以理气开郁，条畅气机，怡情易性为基本原则。实证以理气开郁为主。虚证或养心安神，或补益心脾，或滋养肝肾。

二、辨证论治

（一）肝气郁结证

【症状】精神抑郁，情绪不宁，胸部满闷，胁肋胀痛，痛无定处，胸闷嗳气，喜太息，不思饮食，大便不调，或秘或溏泄。舌苔薄或腻，脉弦。

【治法】疏肝解郁，理气畅中。

【方剂应用】

1. 基础方剂　柴胡疏肝散（陈皮、柴胡、川芎、枳壳、芍药、炙甘草、香附）加减。

2. 合理用药与用药指导

饮片选择：可参考"胃痛"中"肝气犯胃证"的相关内容。

剂量建议：可参考"胃痛"中"肝气犯胃证"的相关内容。

煎法服法：可参考"胃痛"中"肝气犯胃证"的相关内容。

【中成药应用】

1. 常用中成药（表5-21-1）

2. 合理用药与用药指导　肝肾阴虚所致胁肋胀痛、咽干口燥、舌红少津者慎用逍遥丸；孕妇、妇女月经期慎用丹栀逍遥丸，脾胃虚寒所致脘腹冷痛、大便溏薄者禁用丹栀逍遥丸；阴虚火旺者慎用越鞠丸。

（二）痰气郁结证

【症状】精神抑郁，胸部闷塞，胁肋胀满，咽中如有物梗塞，咽之不下，咯之不出。舌苔白腻，脉弦滑。

【治法】行气开郁，化痰散结。

【方剂应用】

1. 基础方剂　半夏厚朴汤（半夏、厚朴、茯苓、生姜、苏叶）加减。

2. 合理用药与用药指导

饮片选择：半夏厚朴汤出自东汉《金匮要略》。方中选用制半夏，降低毒性，宜选用清半夏，长于化痰。选用姜厚朴，药性缓和，消除对咽喉的刺激性，善宽中和胃。

剂量建议：原方中半夏使用剂量为一升，生半夏有毒，经炮制后内服用量也不宜过大，《中国药典》规定其内服剂量为每日3～9g。

煎法服法：水煎温服，每日4次，餐后及睡前服用。

【中成药应用】

1. 常用中成药　舒肝平胃丸可用于郁证之痰气郁结证见胸胁胀满、胃脘痞塞疼痛、嘈杂嗳气、呕吐酸水、大便不调者。

2. 合理用药与用药指导　孕妇慎用舒肝平胃丸。因舒肝平胃丸辅料为苦寒之品生赭石，故肝寒犯胃者慎用。

（三）心神失养证

【症状】精神恍惚，心神不宁，多疑易惊，悲忧善哭，喜怒无常，或时时欠伸，或手舞足蹈，骂詈喊叫等。舌质淡，脉弦。

【治法】甘润缓急，养心安神。

【方剂应用】

1. 基础方剂　甘麦大枣汤（甘草、小麦、大枣）加减。

2. 合理用药与用药指导

饮片选择：甘麦大枣汤出自东汉《金匮要略》。方中选用炙甘草，甘缓和中，养心以缓急。小麦宜选用淮小麦，而非浮小麦，淮小麦味甘性凉。功可养心除烦，补肾止渴。

剂量建议：原方中小麦使用剂量最大。甘草长期大量使用可能引起假性醛固酮增多症，《中国药典》规定其内服剂量为每日2～10g，用药期间如果出现浮肿、高血压、血钾降低等不良反应时，应减少甘草用量或递减停用。

煎法服法：水煎温服，每日3次，餐后服用。方中大枣需擘开后入煎。

表5-21-1　郁证肝气郁结证常用中成药

药物名称	药物组成	临床应用	用法用量
逍遥丸（颗粒，片，浓缩丸，胶囊）	柴胡、当归、白芍、白术（炒）、茯苓、炙甘草、薄荷、生姜	情志不遂、肝气郁结、肝脾不和所致郁证。症见情绪低落，闷闷不乐，喜叹息，胸闷胁痛，腹胀便溏，心烦不寐。舌苔白腻，脉弦细	口服。一次6～9g，一日1～2次
丹栀逍遥丸（片）	柴胡（酒制）、当归、白芍（酒炒）、栀子（炒焦）、牡丹皮、白术（土炒）、茯苓、甘草（蜜炙）、薄荷	情志不遂、肝郁化火、肝失疏泄、肝脾不和所致郁证。症见情绪低落，闷闷不乐，喜叹息，胸闷胁痛，腹胀便溏，心烦不寐，甚至急躁易怒。舌红苔黄，脉弦细数	口服。一次6～9g，一日2次
越鞠丸	香附（醋制）、川芎、栀子（炒）、苍术（炒）、六神曲（炒）	肝气郁结所致郁证。症见精神抑郁，情绪不宁，胸胁胀痛，脘闷嗳气，腹胀纳呆，女子月经不调。脉弦；围绝经期综合征，月经不调，痛经等见上述证候者	口服。一次6～9g，一日2次

【中成药应用】

1. 常用中成药（表 5 – 21 – 2）

2. 合理用药与用药指导 脑乐静、脑力静糖浆的药物组成均有甘草（甘草浸膏，或甘草流浸膏）、小麦、大枣，不同的是脑力静糖浆还含有西药成分甘油磷酸钠、维生素 B_1、维生素 B_2、维生素 B_6。糖尿病患者慎服脑力静糖浆。

不建议将脑力静糖浆与含有西药成分甘油磷酸钠、维生素 B_1、维生素 B_2、维生素 B_6 的药品同时使用，因属于重复用药。

（四）心脾两虚证

【症状】情绪不宁，多思善疑，头晕神疲，心悸胆怯，失眠健忘，食少纳呆，面色不华。舌质淡，苔薄白，脉细。

【治法】健脾养心，补益气血。

【方剂应用】

1. 基础方剂 归脾汤（人参、黄芪、白术、茯神、当归、龙眼肉、酸枣仁、远志、木香、甘草、生姜、大枣）加减。

2. 合理用药与用药指导

饮片选择：可参考"心悸"中"心脾两虚证"的相关内容。

剂量建议：可参考"心悸"中"心脾两虚证"的相关内容。

煎法服法：可参考"心悸"中"心脾两虚证"的相关内容。

【中成药应用】

1. 常用中成药 归脾丸可用于郁证之心脾两虚证见气短心悸、失眠多梦、头昏头晕、肢倦乏力、食欲不振、崩漏便血者。人参归脾丸可用于郁证之心脾两虚证见心悸、怔忡、失眠健忘、食少体倦、面色萎黄者。

2. 合理用药与用药指导

归脾丸和人参归脾丸药物组成相似，均是以经典方剂归脾汤为基础，不同的是归脾丸中用党参，人参归脾丸中为人参。阴虚、痰湿壅盛者慎用归脾丸和人参归脾丸。

不建议将归脾丸、人参归脾丸与四君子丸同时使用，因属于重复用药。

第二十二节 虚 劳

虚劳又称虚损，是以脏腑亏损、气血阴阳虚衰、久虚不复成劳为主要病机，以五脏虚证为主要临床表现的多种慢性虚弱证候的总称。西医学中多个系统的多种慢性消耗性和功能衰退性疾病，出现类似虚劳的临床表现时，可参考此内容辨证论治。

一、证候类型与治则治法

首先需要辨别五脏气血阴阳亏虚。辨证应以气血阴阳为纲，五脏虚候为目。其次，要辨有无兼夹病证。因病致虚，久虚不复者，应辨明原有疾病是否继续存在。因虚致病者，应辨明有无因虚致实的表现；是否兼夹外邪。常见证候包括气虚证、血虚证、阴虚证、阳虚证等。

根据"虚则补之""损者益之"的理论，虚劳病证当以补益为原则。根据不同的证候，分别采用补气、养血、滋阴、温阳的治疗方法。

二、辨证论治

（一）气虚证

【症状】面色㿠白或萎黄，气短懒言，语

表 5 – 21 – 2 郁证心神失养证常用中成药

药物名称	药物组成	临床应用	用法用量
脑乐静	甘草浸膏、小麦、大枣	心气不足、心血耗伤、心神失养所致脏躁。症见精神恍惚，心神不宁，悲忧善哭。舌质淡，脉弦细；癔病，围绝经期综合征见上述证候者	口服。一次 30ml，一日 3 次；小儿酌减
脑力静糖浆	小麦、甘草流浸膏、大枣、甘油磷酸钠（50%）、维生素 B_1、维生素 B_2、维生素 B_6	情志不遂、思虑过度、耗伤气血、心神失养所致郁证。症见心烦易躁，情绪不宁，失眠，健忘，头晕，心悸，面色不华。舌淡苔薄白，脉细；神经衰弱，围绝经期综合征见上述证候者	口服。一次 10 ~ 20ml，一日 3 次

声低微，头昏神疲，肢体无力。舌淡，或有齿痕，舌苔薄白，脉虚无力。

【治法】益气补虚。

【方剂应用】

1. 基础方剂　四君子汤（人参、白术、茯苓、炙甘草）加减。

2. 合理用药与用药指导

饮片选择：四君子汤出自宋代《太平惠民和剂局方》。方中选用人参，以大补元气；气津两伤者可选用生晒参，善补气生津；气弱阳虚者可选用红参，性偏温，能振奋阳气；肺脾气虚轻症者，可选用太子参，其用于气虚及气津两伤轻症，兼热而又不甚者尤宜。选用麸炒白术，长于健脾燥湿；或选用土炒白术，长于健脾止泻。选用炙甘草，取其补脾益气之效。

剂量建议：原方各药剂量均等，如果选用太子参，用量可适当加大。

煎法服法：水煎温服，每日 2～3 次，餐前服用。方中人参需另煎，药汁兑服。

【中成药应用】

1. 常用中成药（表 5－22－1）

2. 合理用药与用药指导　阴虚或实证者慎用四君子丸。

（二）血虚证

【症状】头晕眼花，心悸多梦，手足发麻，面色淡黄或淡白无华，口唇、爪甲色淡，妇女月经量少。舌质淡，脉细。

【治法】补血养肝。

【方剂应用】

1. 基础方剂　四物汤（熟地黄、当归、川芎、芍药）加减。

2. 合理用药与用药指导

饮片选择：四物汤出自唐代《仙授理伤续断秘方》。方中选用熟地黄，养血填精。当归选用生品，长于补血调经；平素脾虚易便溏者可选用土炒当归。选用白芍，能补血敛阴；平素脾虚易便溏者可选用炒白芍或土炒白芍。

剂量建议：原方各药剂量均等。如果以补血为主，可加重熟地黄、白芍用量；如果血虚而滞，或血虚而寒，可加重川芎、当归用量；如果血虚有热，可重用白芍；如果有出血，川芎宜少用或不用。

煎法服法：水煎温服，每日 2～3 次，餐前服用。

【中成药应用】

1. 常用中成药（表 5－22－2）

表 5－22－1　虚劳气虚证常用中成药

药物名称	药物组成	临床应用	用法用量
四君子丸（合剂，颗粒）	党参、白术（炒）、茯苓、大枣、生姜、炙甘草	饮食劳倦所伤，脾失健运所致脾胃气虚证。症见胃纳不佳，神疲乏力，少气懒言，大便稀溏。舌淡苔白，脉虚弱；慢性胃炎，慢性疲劳综合征见上述证候者	口服。一次 3～6g，一日 3 次
十一味参芪胶囊	人参、黄芪、当归、天麻、熟地黄、泽泻、决明子、鹿角、菟丝子、细辛、枸杞子	气血不足、脾肾亏虚所致虚劳。症见面色㿠白，头晕头昏，倦怠乏力，消瘦，食欲减退，恶心呕吐。舌淡暗，苔垢浊或剥脱，脉沉弱；癌症放化疗后白细胞减少症见上述证候者	口服。一次 5 粒，一日 3 次

表 5－22－2　虚劳血虚证常用中成药

药物名称	药物组成	临床应用	用法用量
归芪口服液	黄芪（炙）、当归	气血两虚所致虚劳。症见面色无华或萎黄，指甲色淡，眩晕，心悸，失眠，疲劳乏力，女子月经量少或延期而至。舌质淡，脉象沉细无力；贫血见上述证候者	口服。一次 10ml，一日 2 次

药物名称	药物组成	临床应用	用法用量
再造生血片（胶囊）	菟丝子（酒制）、红参（去芦）、鸡血藤、阿胶、当归、女贞子、黄芪、益母草、熟地黄、白芍、制何首乌、淫羊藿、酒黄精、鹿茸（去毛）、党参、麦冬、仙鹤草、麸炒白术、盐补骨脂、枸杞子、墨旱莲	禀赋不足，或房事劳伤，或久病失养、肝肾不足、气血亏虚所致血虚虚劳。症见心悸气短，头晕目眩，倦怠乏力，腰膝酸软，面色苍白，唇甲色淡，或伴出血。舌质淡，脉沉细；再生障碍性贫血，缺铁性贫血见上述证候者	口服。一次5片，一日3次
薯蓣丸	山药、人参、地黄、白术（麸炒）、茯苓、甘草、大枣（去核）、当归、白芍、阿胶、麦冬、川芎、六神曲（麸炒）、干姜、苦杏仁（去皮、炒）、桔梗、桂枝、柴胡、防风、白蔹、大豆黄卷	禀赋不足，或饮食失调，或久病失养，或积劳成疾、气血亏虚、脾肺不足，不能营养周身所致虚劳。症见身体消瘦，体倦乏力，头晕目眩，畏风自汗，易于感冒。舌淡，苔少，脉虚无力；贫血见上述证候者	口服。一次2丸，一日2次

2. 合理用药与用药指导 归芪口服液、再造生血片和薯蓣丸都能补气生血，用于气血两虚引起的贫血症。此外，再造生血片还可补肝益肾，用于肝肾不足所致虚劳；薯蓣丸又善调理脾胃。

阴虚阳亢者及高血压患者慎用归芪口服液。外感者慎用再造生血片。

不建议将归芪口服液与当归补血口服液同用，再造生血片与二至丸同用，薯蓣丸与四君子丸、四物膏、四物胶囊、八珍颗粒同用，因皆属于重复用药。

（三）阴虚证

【症状】形体消瘦，口燥咽干，潮热颧红，五心烦热，盗汗，小便短黄，大便干结。舌质红，舌面少津，苔少或无苔，脉细数。

【治法】养阴生津。

【方剂应用】

1. 基础方剂 沙参麦冬汤（沙参、玉竹、生甘草、冬桑叶、麦冬、白扁豆、天花粉）加减。

2. 合理用药与用药指导

饮片选择：可参考"咳嗽"中"肺阴亏虚证"的相关内容。

剂量建议：可参考"咳嗽"中"肺阴亏虚证"的相关内容。

煎法服法：可参考"咳嗽"中"肺阴亏虚证"的相关内容。

【中成药应用】

1. 常用中成药（表5-22-3）

2. 合理用药与用药指导 气虚发热汗出者慎用河车大造丸；外感者慎用人参固本丸、河车大造丸。孕妇慎用河车大造丸。

不建议将人参固本丸与六味地黄丸同用，因属于重复用药。

（四）阳虚证

【症状】畏寒怕冷，四肢不温，口淡不渴，自汗，小便清长或尿少浮肿，大便溏薄。舌体胖，舌质淡，苔白滑，脉沉迟。

【治法】补阳温中。

表5-22-3 虚劳阴虚证常用中成药

药物名称	药物组成	临床应用	用法用量
人参固本丸（水蜜丸）	人参、熟地黄、地黄、山茱萸（酒炙）、山药、麦冬、天冬、泽泻、牡丹皮、茯苓	用于阴虚气弱，虚劳咳嗽，心悸气短，骨蒸潮热，腰酸耳鸣，遗精盗汗，大便干燥	口服。一次1丸，一日2次；水蜜丸：一次6g，一日2次
河车大造丸（水蜜丸，小蜜丸，大蜜丸）	熟地黄、龟甲（醋炙）、紫河车、天冬、麦冬、杜仲（盐炒）、牛膝（盐炒）、黄柏（盐炒）	用于肺肾两亏，虚劳咳嗽，骨蒸潮热，盗汗遗精，腰膝酸软	口服。水蜜丸：一次6g，一日2次

【方剂应用】

1. 基础方剂 附子理中丸（附子、人参、白术、甘草、干姜）加减。

2. 合理用药与用药指导

饮片选择：附子理中丸，又名附子理中汤，出自宋代《太平惠民和剂局方》。方中选用炮附片，以温肾暖脾。选用生晒参，能补气生津，复脉固脱；体虚欲脱、肢冷脉微者可选用红参。选用麸炒白术，长于补气健脾；或选用土炒白术，增强止泻作用。选用炙甘草，长于补脾益气。选用炮姜，长于温中止泻；也可选用干姜，以温中散寒。

剂量建议：原方各药剂量均等。附子有毒，《中国药典》规定其内服剂量为每日 3 ~ 15g。

煎法服法：水煎温服，每日 2 ~ 3 次，餐前服用。方中附子需先煎 30 ~ 60 分钟，人参需另煎，药汁兑服。

【中成药应用】

1. 常用中成药（表 5 – 22 – 4）

2. 合理用药与用药指导 孕妇禁用附子理中丸，大肠湿热泄泻者不宜使用附子理中丸。

第二十三节 痹 证

痹证是由于风、寒、湿、热等邪气闭阻经络，影响气血运行，导致肢体筋骨、关节、肌肉等处发生疼痛、重着、酸楚、麻木，或关节屈伸不利、僵硬、肿大、变形等症状的疾病。轻者病在四肢关节肌肉，重者可内舍于脏。西医学的风湿性关节炎、类风湿关节炎、反应性关节炎、肌纤维炎、强直性脊柱炎、痛风、增生性骨关节炎等出现痹证的临床表现时，均可参考此内容辨证论治。

一、证候类型与治则治法

痹证首先要辨明病邪，痹痛游走不定者为行痹，属风邪偏盛；痛势较盛，痛有定处，遇寒加剧者为痛痹，属寒邪盛；关节酸痛，重着、漫肿者为着痹，属湿邪盛；关节肿胀，局部肌肤红肿，灼热疼痛者为热痹。其次辨病性虚实，病程长短。新病、病程较短者，多为行痹、热痹、痛痹；久病、病程较长者，多为着痹、尪痹。

治疗以祛邪、通络、止痛为基本原则。根据病邪的偏盛，分别采用祛风、散寒、除湿、清热，兼顾蠲痹通络诸法。久瘀正虚者，多采用补肝肾、益气血之法。

二、辨证论治

（一）行痹

【症状】肢体关节、肌肉疼痛酸楚，关节屈伸不利，可涉及肢体多个关节，疼痛呈游走性，初起可见恶风、发热等表证。舌苔薄白，脉浮或浮缓。

【治法】祛风通络，散寒除湿。

【方剂应用】

1. 基础方剂 防风汤（防风、当归、茯苓、杏仁、黄芩、秦艽、葛根、麻黄、桂枝、生姜、甘草、大枣）加减。

2. 合理用药与用药指导

饮片选择：防风汤出自宋代《圣济总录》。方中选用赤茯苓，偏于利水湿。选用炒苦杏仁，去小毒，苦泄之性减缓，能温肺散寒。葛根选用生品，长于解肌退热。选用生麻黄，长于发

表 5 – 22 – 4 虚劳阳虚证常用中成药

药物名称	药物组成	临床应用	用法用量
附子理中丸（水蜜丸、大蜜丸）	附子（制）、干姜、党参、白术（炒）、甘草	脾胃虚寒，脘腹冷痛，呕吐泄泻，手足不温	口服。水蜜丸：一次 6g；大蜜丸：一次 1 丸；一日 2 ~ 3 次
补白颗粒	补骨脂、淫羊藿、黑豆、赤小豆、白扁豆、丹参、柴胡、苦参	脾肾阳虚所致虚劳。症见面色㿠白，精神不振，失眠，头昏，倦怠气短，不思饮食，小便清长，畏寒肢冷，腰际酸楚，阳事不举，精冷，带下。舌淡苔薄，脉沉细；慢性白细胞减少症见上述证候者	开水冲服。一次 1 袋，一日 3 次

汗解表。选用炙甘草，长于益气补虚，缓急止痛。

剂量建议：苦杏仁有小毒，《中国药典》规定其内服剂量为每日 5~10g。麻黄所含麻黄碱具有兴奋中枢神经系统的作用，用量也不宜过大。

煎法服法：水煎温服，也可加酒煎煮，每日 3 次，餐后服用。方中苦杏仁需捣碎后入煎；大枣需擘开或去核后入煎。

【中成药应用】

1. 常用中成药（表 5-23-1）

2. 合理用药与用药指导 风热感冒或湿热证者慎用九味羌活丸。

（二）痛痹

【症状】 肢体关节疼痛，痛势较剧，部位固定，遇寒则痛甚，得热则痛缓，关节屈伸不利，局部皮肤或有寒冷感。舌质淡，舌苔薄白，脉弦紧。

【治法】 散寒通络，祛风除湿。

【方剂应用】

1. 基础方剂 乌头汤（川乌、芍药、麻

黄、黄芪、甘草）加减。

2. 合理用药与用药指导

饮片选择：乌头汤出自东汉《金匮要略》。方中选用制川乌，降低毒性。选用生白芍，善平肝柔肝止痛；或选用炒白芍，缓和其寒性，柔肝和脾止痛更佳。选用生麻黄，宣散力强。黄芪选用生品，取其益气固卫之效。选用炙甘草，长于益气补虚，缓急止痛。

剂量建议：原方中芍药、麻黄、黄芪、甘草用量最大，其次为川乌。制川乌为有毒中药，《中国药典》规定其内服剂量为每日 1.5~3g，不宜大量服用或少量久服，如果与草乌、附子同用，需减量。麻黄中所含麻黄碱具有兴奋中枢神经系统的作用，用量也不宜过大。

煎法服法：水煎温服，每日 2~3 次，餐前服用。方中制川乌需先煎 30~60 分钟（原方中川乌为用蜜另煎，药汁兑服）。

【中成药应用】

1. 常用中成药（表 5-23-2）

表 5-23-1 行痹常用中成药

药物名称	药物组成	临床应用	用法用量
九味羌活丸（颗粒，口服液）	羌活、防风、苍术、细辛、川芎、白芷、黄芩、地黄、甘草	风寒湿邪所致痹证。症见关节疼痛，腰膝沉痛；类风湿关节炎见上述证候者	用姜葱汤或温开水送服。一次 6~9g，一日 2~3 次

表 5-23-2 痛痹常用中成药

药物名称	药物组成	临床应用	用法用量
虎力散（胶囊）	制草乌、三七、断节参、白云参	因风寒湿闭阻、瘀血阻络所致痹证。症见关节疼痛、冷痛、刺痛，或疼痛夜甚，屈伸不利，局部恶风寒，肢体麻木；类风湿关节炎，骨关节炎见上述证候者	口服。一次 0.3g，一日 1~2 次。开水或温酒送服
复方雪莲胶囊	雪莲、制川乌、制草乌、羌活、独活、延胡索（醋制）、木瓜、香加皮	因风寒湿闭阻经络、气血运行不畅所致痹证。症见关节冷痛，屈伸不利，局部恶风寒，甚则肢体变形，活动受限；骨关节炎，类风湿关节炎，强直性脊柱炎，风湿性关节炎见上述证候者	口服。一次 2 粒，一日 2 次
寒湿痹颗粒（片）	附子（制）、制川乌、麻黄、桂枝、细辛、威灵仙、木瓜、白术（炒）、黄芪、当归、白芍、甘草（制）	寒湿阻络所致痹证。症见关节冷痛，肢体沉重，或肿胀，局部恶寒，皮色不红，触之不热，遇寒痛增，得热痛减。舌质暗淡，苔白滑腻，脉弦紧或沉迟；风湿性关节炎，类风湿关节炎，骨关节炎，强直性脊柱炎见上述证候者	用开水冲服。一次 3g（无糖型）或 5g（减糖型），一日 3 次

2. 合理用药与用药指导 妊娠、合并心脏病者、风湿热痹者不宜服用虎力散、复方雪莲胶囊、寒湿痹颗粒。老年、体弱者慎用寒湿痹颗粒；高血压及肝、肾疾病患者忌服虎力散。虎力散、复方雪莲胶囊、寒湿痹颗粒均含有乌头碱类成分，不建议同时使用，不可过量服用。

（三）着痹

【症状】 肢体关节、肌肉酸楚、重着、疼痛，肿胀散漫，关节活动不利，肌肤麻木不仁。舌质淡，舌苔白腻，脉濡缓。

【治法】 除湿通络，祛风散寒。

【方剂应用】

1. 基础方剂 薏苡仁汤（薏苡仁、当归、川芎、麻黄、桂枝、羌活、独活、防风、川乌、苍术、甘草、生姜）加减。

2. 合理用药与用药指导

饮片选择：薏苡仁汤出自明代《奇效良方》。选用生薏苡仁，功效偏于利水渗湿、除痹。麻黄选用生品，宣散之力强。选用制川乌，降低毒性。选用米泔水制苍术缓和燥烈之性，增强燥湿健脾之力；如需加强祛风燥湿之力，也可选用生品。选用炙甘草，长于补脾益气，并缓解拘挛疼痛。

剂量建议：原方中各药剂量均等。制川乌为有毒中药，《中国药典》规定其内服剂量为每日 1.5～3g，不宜大量服用，也不宜少量久服，如果与草乌、附子同用，需减量。麻黄中所含麻黄碱具有兴奋中枢神经系统的作用，用量也不宜过大。

煎法服法：水煎温服，每日 2～3 次，餐前服用。方中制川乌需先煎 30～60 分钟。

【中成药应用】

1. 常用中成药（表 5-23-3）

表 5-23-3 着痹常用中成药

药物名称	药物组成	临床应用	用法用量
风湿痹康胶囊	土茯苓、穿山龙、青风藤、马钱子粉、白屈菜、没药（制）、当归、麻黄、桂枝、天麻、穿山甲（烫）、蜈蚣、僵蚕、全蝎、木瓜、川牛膝	寒湿阻络所致痹证。症见关节冷痛沉重，屈伸不利，局部畏寒，皮色不红；风湿性关节炎见上述证候者	口服。一日 3 次，一次 2 粒；或遵医嘱
痹痛宁胶囊	马钱子粉、全蝎、僵蚕（麸炒）、乳香（制）、没药（制）、麻黄、苍术（麸炒）、川牛膝、刺五加（浸膏）、甘草	寒湿痹阻经络所致痹证。症见筋骨关节疼痛，肿胀，麻木，重着，屈伸不利，遇寒加重；类风湿关节炎，风湿性关节炎，强直性脊柱炎，骨质疏松，坐骨神经痛见上述证候者	口服。一次 2 粒，一日 2 次。2 周为一个疗程；或遵医嘱

2. 合理用药与用药指导 风湿热痹者慎用风湿痹康胶囊、痹痛宁胶囊。孕妇禁用风湿痹康胶囊、痹痛宁胶囊；急慢性肝炎、急慢性肾炎患者慎用风湿痹康胶囊；儿童，年老体弱者，及高血压病、心脏病、肝肾功能不全、癫痫、破伤风、甲亢、脾胃虚弱者不宜使用痹痛宁胶囊。

不建议风湿痹康胶囊与痹痛宁胶囊同时使用，因均含有毒中药马钱子粉、全蝎，属于重复用药。

（四）热痹

【症状】 关节疼痛，局部灼热红肿，痛不可触，得冷则舒，或疼痛游走不定，活动不利，或见肌肤红斑，发热，汗出，口渴，烦躁，溲赤。舌质红，苔黄或黄腻，脉滑数或浮数。

【治法】 清热通络，祛风除湿。

【方剂应用】

1. 基础方剂 白虎加桂枝汤（知母、甘草、石膏、粳米、桂枝）或宣痹汤（防己、杏仁、滑石、连翘、栀子、薏苡仁、半夏、赤小豆、蚕砂）加减。

2. 合理用药与用药指导

饮片选择：白虎加桂枝汤出自东汉《金匮要略》。方中选用生石膏，长于清热泻火，除烦止渴。选用生知母，苦寒滑利，具有清热泻火，生津润燥功能。选用炙甘草，与粳米共同益胃护津，防止大寒伤中。宣痹汤出自清代《温病条辨》。选用炒苦杏仁，炒后毒性降低。选用生栀子，长于清热泻火，凉血解毒。选用生薏苡仁，偏寒凉，长于利水渗湿，清热排脓，除痹止痛。选用清半夏，以燥湿化痰为主。

剂量建议：白虎加桂枝汤原方中石膏用量最大，其次为知母，粳米用量最小。宣痹汤原方中防己、杏仁、滑石、薏苡仁用量最大，其余中药用量次之。半夏有毒，内服一般炮制后

使用，用量不宜过大，《中国药典》规定其使用剂量为 3~9g。

煎法服法：水煎温服，每日 2~3 次，餐前服用。方中石膏需先煎；滑石需先煎，如果用滑石粉则需包煎。

【中成药应用】

1. 常用中成药（表 5 - 23 - 4）

表 5 - 23 - 4　热痹常用中成药

药物名称	药物组成	临床应用	用法用量
四妙丸	盐黄柏、苍术、薏苡仁、牛膝	湿热下注、经络痹阻所致痹证。症见下肢关节肿痛，痛处灼热，筋脉拘急，关节屈伸不利，小便热赤，舌质红，舌苔黄，脉滑数；类风湿关节炎、风湿热、痛风性关节炎、膝骨关节炎见上述证候者	口服。一次 6g，一日 2 次
湿热痹颗粒（片）	黄柏、苍术、粉萆薢、薏苡仁、汉防己、连翘、川牛膝、地龙、防风、威灵仙、忍冬藤、桑枝	湿热阻络所致痹证。症见肌肉或关节疼痛，局部灼热红肿，触之发热，遇热加重，痛不可触，伴发热，恶风，口渴不欲饮，烦闷不安。苔黄燥，脉滑数；类风湿关节炎、强直性脊柱炎、痛风、骨性关节炎见上述证候者	开水冲服。一次 1 袋，一日 3 次
滑膜炎颗粒	夏枯草、土茯苓、汉防己、薏苡仁、丹参、当归、泽兰、川牛膝、丝瓜络、豨莶草、黄芪、女贞子、功劳叶	湿热瘀阻于关节经络所致痹证。症见关节红肿热痛，或关节积液，屈伸不利，或伴发热，口苦口黏，口渴不欲饮，溲黄。舌质红或暗，苔黄腻，脉滑数；急慢性滑膜炎及膝关节术后见上述证候者	开水冲服。一次 1 袋，一日 3 次
豨莶丸	豨莶草	因湿热闭阻所致痹证。症见关节红肿热痛，痛无定处，伴有发热，汗出不解，口渴，心烦，小便黄。舌红，苔黄腻，脉滑数；风湿性关节炎见上述证候者	口服。一次 1 丸，一日 2~3 次
当归拈痛丸	羌活、茵陈、猪苓、泽泻、黄芩、苦参、防风、升麻、粉葛、炒白术、苍术（炒）、党参、当归、知母、甘草	风湿之邪侵入肌肤，闭阻经络、关节，邪留日久，蕴化为热，湿热闭阻之痹证。症见关节或肌肉局部红肿、疼痛、重着，触之灼热或有热感，足胫红肿热痛，口渴不欲饮，烦闷不安；溲黄，或有发热。舌红，苔黄腻，脉濡数或滑数；风湿性关节炎、类风湿关节炎、痛风性关节炎、骨关节炎见上述证候者	口服。一次 9g，一日 2 次

2. 合理用药与用药指导　寒湿痹阻证慎用四妙丸、湿热痹颗粒、滑膜炎颗粒、豨莶丸、当归拈痛丸。孕妇禁用四妙丸、湿热痹颗粒、滑膜炎颗粒，慎用当归拈痛丸。

不建议四妙丸与湿热痹颗粒合用、滑膜炎颗粒与豨莶丸合用，因属于重复用药。

（五）尪痹

【症状】痹证日久不愈，肢体、关节疼痛，屈伸不利，关节肿大僵硬、变形，甚则肌肉萎缩，筋脉拘急，肘膝不伸，或以尻代踵，以背代头，伴腰膝酸软，骨蒸潮热，自汗，盗汗。

舌红或淡，脉细数。

【治法】化痰祛瘀，滋养肝肾。

【方剂应用】

1. 基础方剂　桃红饮（桃仁、红花、川芎、当归尾、威灵仙、麝香）合独活寄生汤（独活、桑寄生、杜仲、牛膝、细辛、秦艽、茯苓、肉桂心、防风、川芎、人参、甘草、当归、芍药、干地黄）加减。

2. 合理用药与用药指导

饮片选择：桃红饮出自清代《类证治裁》。川芎选用生品，血瘀较甚者也可选用酒川芎，

增强活血行气止痛作用。选用当归尾，长于活血；也可选用酒当归，增强活血化瘀作用。选用酒威灵仙，增强通经络、祛风湿、除痹痛之功。独活寄生汤出自唐代《备急千金要方》。选用盐杜仲，引药入肾，增强补肝肾，强筋骨作用。选用怀牛膝，偏于补肝肾，强筋骨。选用炙甘草，取其补脾益气之效。选用白芍，取其养血敛阴之功用；可选用炒白芍，缓和其寒性，柔肝和脾止痛更佳。选用熟地黄，甘温以养血填精。

剂量建议：桃红饮中麝香多入丸散用，《中国药典》规定其内服剂量为每日0.03~0.1g。

煎法服法：水煎温服，每日2~3次，餐前服用。方中桃仁需捣碎后入煎；人参需另煎，药汁兑服；麝香需冲服。如使用茯苓块，宜捣碎后入煎。本方滋补肝肾，煎煮时间宜适当延长。

【中成药应用】

1. 常用中成药（表5-23-5）

表5-23-5 尪痹常用中成药

药物名称	药物组成	临床应用	用法用量
独活寄生合剂	独活、桑寄生、防风、秦艽、桂枝、细辛、川牛膝、杜仲（盐炙）、当归、白芍、熟地黄、川芎、党参、茯苓、甘草	气血不足、肝肾两亏、风寒湿闭阻所致痹证。症见腰膝酸软而痛，关节屈伸不利，入夜尤甚，或痹痛游走不定，或麻木不仁。舌质淡苔白，脉细弱；风湿性关节炎，类风湿关节炎，坐骨神经痛，骨关节炎见上述证候者	口服。一次15~20ml，一日3次；用时摇匀
尪痹颗粒（片）	地黄、熟地黄、续断、淫羊藿、骨碎补、狗脊（制）、羊骨、附子（制）、独活、桂枝、防风、伸筋草、威灵仙、红花、皂刺、知母、白芍	肝肾亏损、风湿阻络、内舍筋骨所致尪痹。症见关节疼痛或关节局部肿痛，重着，麻木，畏寒喜温，或关节肿大变形，屈伸不利，甚则关节强直，足跛不能行，胫屈不能伸，肌肉瘦削；类风湿关节炎见上述证候者	开水冲服。一次6g，一日3次
天麻丸（片）	天麻、羌活、独活、粉萆薢、杜仲（盐炒）、牛膝、附子（制）、地黄、玄参、当归	风湿瘀阻、肝肾不足所致痹证。症见筋脉挛痛，手足麻木，腰腿疼痛，行走不便。舌苔薄白或白腻，脉弦紧或濡缓；风湿性关节炎，类风湿关节炎见上述证候者	口服。水蜜丸一次6g，大蜜丸一次1丸，一日2~3次
益肾蠲痹丸	熟地黄、生地黄、淫羊藿、骨碎补、当归、鸡血藤、延胡索、土鳖虫、寻骨风、老鹳草、徐长卿、虎杖、葎草、鹿衔草、全蝎、僵蚕（麸炒）、蜈蚣、广地龙（酒制）、蜂房（清炒）、乌梢蛇（酒制）	肝肾亏虚，寒痰湿瘀痹阻经络所致痹证。症见关节肿痛，屈伸不利，肌肉疼痛，瘦削或僵硬，甚至畸形；类风湿关节炎，风湿性关节炎，强直性脊柱炎，骨性关节炎，腰颈椎骨质增生，肩周炎见上述证候者	口服。一次8g，疼痛剧烈可加至12g；一日3次，饭后用温开水送下

2. 合理用药与用药指导 湿热痹者慎用独活寄生合剂、尪痹颗粒、天麻丸和益肾蠲痹丸。

孕妇禁用独活寄生合剂、尪痹颗粒、天麻丸和益肾蠲痹丸。益肾蠲痹丸因含有寻骨风，故肾功能不全者慎用。

不建议天麻丸与尪痹颗粒同时使用，二者均含有毒中药附子，联用属于重复用药。

第二十四节 中 暑

中暑是指在酷暑炎热之夏季，因于烈日下或高温环境中劳作，暑热内袭或炎暑夹湿伤人，骤然发为高热、出汗、神昏、嗜睡，甚则躁扰抽搐的疾病。西医学的中暑和高温损害（热痉挛、热衰竭）等，可参考此内容辨证论治。

一、证候类型与治则治法

中暑首先要辨阴阳，若发热有汗者，多属阳暑；皮肤无汗者，多属阴暑。同时，中暑要辨明所受之邪为单纯暑热、还是兼有湿热之邪。单纯暑热见高热、大汗、口渴、头痛、头晕、烦躁、面红目赤等为主要表现，脉象多洪大有力。若兼湿热，可见身热不扬，伴有头重如裹，肢体困倦，胸闷脘痞，舌苔黄腻等症状。

二、辨证论治

（一）阳暑

【症状】发热汗多，头痛面红，烦躁，胸闷，口渴多饮，溲赤，或兼见恶寒。舌红少津，脉洪大。

【治法】清热生津。

【方剂应用】

1. 基础方剂 白虎汤（石膏、知母、甘草、粳米）加减。

2. 合理用药与用药指导

饮片选择：白虎汤出自东汉《伤寒论》。方中选用生知母，长于清热泻火，生津润燥，泻肺胃之火。选用生石膏，长于清热泻火，除烦止渴。选用炙甘草，以调和诸药。

剂量建议：白虎汤原方中石膏用量为一斤，而常规用量为 15～60g，如果患者平素脾胃虚寒，可以适当减少生石膏用量。

煎法服法：水煎温服，每日 2～3 次，餐后服用。生石膏宜打碎先煎。

【中成药应用】

1. 常用中成药（表 5－24－1）

2. 合理用药与用药指导 清暑解毒颗粒，有清暑解毒，生津止渴之功效，治疗阳暑初期症状较轻者。暑热感冒颗粒，清透暑热之力较

强，用于阳暑壮热、气粗等。

孕妇禁用暑热感冒颗粒，慎用清暑解毒颗粒。

（二）阴暑

【症状】发热恶寒，无汗，身重疼痛，神疲倦怠。舌质淡，苔薄黄，脉弦细。

【治法】解表散寒，祛暑化湿。

【方剂应用】

1. 基础方剂 香薷饮（香薷、厚朴、白扁豆）加减。

2. 合理用药与用药指导

饮片选择：香薷饮出自宋代《太平惠民和剂局方》。选用姜厚朴，增强宽中、和胃、止呕的功效。选用炒白扁豆，善于健脾止泻。

煎法服法：本方多为辛散轻扬之品，现代应用时不宜久煎，以免药性耗散，作用减弱。水煎温服，每日 2～3 次，餐后服用。

【中成药应用】

1. 常用中成药（表 5－24－2）

表 5－24－1 阳暑常用中成药

药物名称	药物组成	临床应用	用法用量
清暑解毒颗粒	芦根、薄荷、金银花、甘草、淡竹叶、滑石粉、夏枯草	暑热或高温作业所致中暑。症见烦热口渴，头晕乏力	开水冲服或含服。一次 25g，一日 4～5 次
暑热感冒颗粒	连翘、竹叶、北沙参、竹茹、荷叶、生石膏、知母、佩兰、丝瓜络、香薷、菊花	夏季感受暑热病邪。症见壮热，汗多，心烦，面赤气粗，口渴，或背微恶寒。舌质红苔黄燥，脉洪数	开水冲服。一次 10～20g，一日 3 次

表 5－24－2 阴暑常用中成药

药物名称	药物组成	临床应用	用法用量
暑湿感冒颗粒	广藿香、防风、紫苏叶、佩兰、白芷、苦杏仁、大腹皮、香薷、陈皮、半夏、茯苓	感受暑湿所致中暑。症见身热，微恶风，汗少，肢体酸重或疼痛，头昏重胀痛，咳嗽痰黏，鼻流浊涕，心烦，口渴，或口中黏腻，渴不多饮，胸闷，呕吐，腹泻，便溏，发热，汗出不畅。舌苔薄黄腻，脉濡数	口服。一次 8g，一日 3 次
暑症片	猪牙皂、细辛、薄荷、广藿香、木香、白芷、防风、陈皮、半夏（制）、桔梗、甘草、贯众、白矾（煅）、雄黄、朱砂	暑湿之邪或暑湿秽浊之气闭阻气机所致中暑。症见胸闷，头昏，恶心，脘腹痞满，精神疲惫，甚至突然昏厥，牙关紧闭	口服。一次 2 片，一日 2～3 次；必要时将片研成细粉，取少许吹入鼻内取嚏

药物名称	药物组成	临床应用	用法用量
藿香正气水（颗粒，片，合剂，口服液，滴丸，胶囊，软胶囊）	苍术、陈皮、厚朴（姜制）、白芷、茯苓、大腹皮、生半夏、甘草浸膏、广藿香油、紫苏叶油；辅料：乙醇	外感风寒、内伤湿滞所致感冒。症见恶寒发热，头身困重疼痛，胸脘满闷，恶心纳呆。舌质淡红，舌苔白腻，脉浮缓	口服。一次 5 ~ 10ml，一日 2 次，用时摇匀

2. 合理用药与用药指导　暑湿感冒颗粒，在藿香正气散的基础上减燥湿的苍术、厚朴，加佩兰、香薷、防风，增强化湿解表作用，治疗阴暑见身热恶风，肢体酸痛等表证明显者。暑症片，以猪牙皂、细辛为君，重在开窍，同时配伍祛暑化湿中药，治疗暑湿闭阻气机，症见胸闷，头晕，甚则突然昏厥，牙关紧闭者。藿香正气水的药物组成同方剂藿香正气散，有解表化湿功效，用于暑天乘凉饮冷后出现不适的阴暑证。

孕妇禁用暑症片。高热神昏、亡阳厥脱者及体虚正气不足者慎用暑症片。暑症片含有朱砂、雄黄，正常人群亦不可过量、久用。孕妇及风寒感冒者慎用藿香正气水，慎用暑湿感冒颗粒。藿香正气水含乙醇（酒精），酒精过敏者禁用，服药期间不得与头孢菌素类（如头孢氨苄、头孢呋辛、头孢他啶）、甲硝唑、替硝唑、酮康唑、呋喃唑酮等药联合使用，以免导致双硫仑样反应；藿香正气水可引起药疹、紫癜、休克等过敏反应及肠梗阻、上消化道出血、过敏性哮喘、酒醉貌样过敏、过敏性休克等。服药期间饮食宜清淡，忌食辛辣、油腻食物。

第二十五节　内伤发热

内伤发热是指以内伤为病因，脏腑功能失调，气、血、阴、阳失衡为基本病机，以发热为主要临床表现的病证。一般起病较缓，病程较长，病势轻重不一，但以低热为多，或自觉发热而体温并不升高。凡是不因感受外邪所导致的发热，均属内伤发热的范畴。西医学所称的功能性低热，肿瘤、血液病、结缔组织疾病、内分泌疾病以及部分慢性感染性疾病所引起的

发热，和某些原因不明的发热，具有内伤发热的临床表现时，可参考此内容辨证论治。

一、证候类型与治则治法

内伤发热首先应该辨明证候虚实，由气郁、瘀血所致者属实，由气虚、阴虚所致者属虚。其次辨病情轻重，再次辨清病位。

证候属实者，治疗以疏肝解郁、活血化瘀为主；属虚者，以益气、滋阴为主；虚实夹杂者，则宜兼顾之。

二、辨证论治

（一）气虚发热

【症状】发热，热势或低或高，常在劳累后发作或加剧，倦怠乏力，气短懒言，自汗，易于感冒，食少便溏。舌质淡，苔薄白，脉细弱。

【治法】益气健脾，甘温除热。

【方剂应用】

1. 基础方剂　补中益气汤（黄芪、人参、炙甘草、当归、橘皮、升麻、柴胡、白术）加减。

2. 合理用药与用药指导

饮片选择：补中益气汤出自金代《内外伤辨惑论》。方中选用炙黄芪，味甘性温，偏补脾肺之气。选用生晒参，味甘性平，偏重于补气生津。选用炙甘草，以补脾和胃力胜。选用酒当归，功善活血调经。

剂量建议：原方中剂量皆轻，黄芪用量最大。

煎法服法：水煎温服，每日 2 ~ 3 次，餐后服用。人参宜另煎兑服。

【中成药应用】

1. 常用中成药（表5-25-1）

2. 合理用药与用药指导　阴虚内热者慎用补中益气丸，不宜与感冒药同时使用。

（二）阴虚发热

【症状】午后潮热，或夜间发热，不欲近衣，手足心热，烦躁，少寐多梦，盗汗，口干咽燥。舌质红，或有裂纹，苔少甚至无苔，脉细数。

【治法】滋阴清热。

【方剂应用】

1. 基础方剂　清骨散（银柴胡、胡黄连、秦艽、鳖甲、地骨皮、青蒿、知母、甘草）加减。

2. 合理用药与用药指导

饮片选择：清骨散出自明代《证治准绳》。方中选用醋鳖甲，增强入肝消癥、软坚散结之力。选用盐知母，滋阴降火力更强，善清虚热。选用炙甘草，以补脾和胃力胜。

剂量建议：原方中剂量皆轻，银柴胡用量最大。

煎法服法：水煎温服，每日2~3次，餐后服用。鳖甲宜打碎先煎。

【中成药应用】

1. 常用中成药（表5-25-2）

2. 合理用药与用药指导　感冒发热患者不宜服用知柏地黄丸，服药期间忌不易消化食物。

（三）气郁发热

【症状】发热多为低热或潮热，热势常随情绪波动而起伏，精神抑郁，胁肋胀满，烦躁易怒，口干而苦，纳食减少。舌红，苔黄，脉弦数。

【治法】疏肝理气，解郁泻热。

【方剂应用】

1. 基础方剂　丹栀逍遥散（丹皮、栀子、当归、白芍、柴胡、茯苓、白术、甘草、薄荷、煨姜）加减。

2. 合理用药与用药指导

饮片选择：丹栀逍遥散出自现代《方剂学》。方中选用生栀子，长于清热泻火，凉血解毒；若患者平素脾胃较弱，可使用炒栀子除此弊。本方宜选用薄荷梗，偏于疏肝行气。选用炙甘草，味甘偏温，以补脾和胃力胜。

剂量建议：栀子苦寒伤胃，若素体阴血亏虚，脾虚便溏者可适当减少用量。

煎法服法：水煎温服，每日2~3次，餐后服用。本方薄荷与群药同煎。

【中成药应用】

1. 常用中成药（表5-25-3）

表5-25-1　气虚发热常用中成药

药物名称	药物组成	临床应用	用法用量
补中益气丸（口服液，合剂，颗粒，小蜜丸，大蜜丸）	黄芪（蜜炙）、甘草（蜜炙）、党参、白术（炒）、当归、升麻、柴胡、陈皮	脾胃虚弱、中气下陷所致发热	口服。一次6g，一日2~3次

表5-25-2　阴虚发热常用中成药

药物名称	药物组成	临床应用	用法用量
知柏地黄丸（口服液，片，胶囊，颗粒）	知母、熟地黄、黄柏、山茱萸（制）、山药、牡丹皮、茯苓、泽泻	阴虚火旺，潮热盗汗，口干咽痛，耳鸣遗精，小便短赤	口服。一次6g，一日2次

表5-25-3　气郁发热常用中成药

药物名称	药物组成	临床应用	用法用量
丹栀逍遥丸（片）	牡丹皮、栀子（炒焦）、柴胡（酒制）、白芍（酒炒）、当归、白术（土炒）、茯苓、薄荷、炙甘草	肝郁化火，胸胁胀痛，烦闷急躁，颊赤口干，食欲不振或有潮热	口服。一次6~9g，一日2次

2. 合理用药与用药指导 孕妇、妇女月经期慎用丹栀逍遥丸；脾胃虚寒所致脘腹冷痛、大便溏薄者禁用。

（四）血瘀发热

【症状】 午后或夜晚发热，或自觉身体某些部位发热，口燥咽干，但不多饮，肢体或躯干有固定痛处或肿块，面色萎黄或晦暗。舌质青紫或有瘀点、瘀斑，脉弦或涩。

【治法】 活血化瘀。

【方剂应用】

1. 基础方剂 血府逐瘀汤（桃仁、红花、当归、生地、川芎、赤芍、牛膝、桔梗、柴胡、枳壳、甘草）加减。

2. 合理用药与用药指导

饮片选择：可参考"胸痹"中"气滞血瘀证"的相关内容。

剂量建议：可参考"胸痹"中"气滞血瘀证"的相关内容。

煎法服法：可参考"胸痹"中"气滞血瘀证"的相关内容。

【中成药应用】

1. 常用中成药（表 5 - 25 - 4）

表 5 - 25 - 4　血瘀发热常用中成药

药物名称	药物组成	临床应用	用法用量
血府逐瘀口服液（胶囊，颗粒，丸）	桃仁、红花、当归、川芎、地黄、赤芍、牛膝、柴胡、枳壳、桔梗、甘草	气滞血瘀所致发热	口服。一次 10ml，一日 3 次

2. 合理用药与用药指导 孕妇禁用，气虚血瘀者慎用血府逐瘀口服液。

第二十六节　积　聚

积聚，又称"癥瘕"，是腹内结块、或痛或胀的病证。分别言之，积属有形，结块固定不移，痛有定处，病在血分，是为脏病；聚属无形，包块聚散无常，痛无定处，病在气分，是为腑病。因积与聚关系密切，故两者往往一并论述。西医学中凡多种原因引起的肝脾肿大，增生型肠结核，腹腔肿瘤等，多属"积"之范畴；不完全性肠梗阻等原因所致的包块，与"聚"关系密切。此类疾病可参考本节内容辨证论治。

一、证候类型与治则治法

积聚应当首先辨明在气在血。积有形，可见块垒，固定不移，痛有定处，病在血分，以瘀血凝滞为主，属阴；聚无形，时聚时散，痛无定处，病在气分，以气机阻滞为主，属阳。但气滞日久可致血瘀，血瘀亦阻滞气机而成气滞，故积与聚既相区别，又有联系。其次，应该辨明积块部位，明确所病的脏腑。心下属胃，两胁及少腹属肝，大腹属脾。再辨虚实轻重，一般而言，积聚初期，邪气尚浅，正气未伤，多属实证；中期，邪气渐深，正气耗损，多为虚实夹杂之证；后期，邪气较盛或邪留不解，正气衰竭，多属正虚邪实。常见证型有肝气郁结证、气滞血阻证、瘀血内结证、正虚瘀阻证等。

积证治疗宜分三个阶段：积证初期，以祛邪为主；中期攻补兼施；后期以养正除积为主。聚证多在气病，以行气散结为主。

二、辨证论治

（一）肝气郁结证

【症状】 腹中结块柔软，时聚时散，攻窜胀痛，脘胁胀闷不适。舌淡红，苔薄，脉弦。

【治法】 疏肝解郁，行气散结。

【方剂应用】

1. 基础方剂 逍遥散（柴胡、白术、白芍、当归、茯苓、甘草、薄荷、煨姜）合木香顺气散（木香、香附、槟榔、青皮、陈皮、厚朴、苍术、枳壳、砂仁、生姜、甘草）加减。

2. 合理用药与用药指导

饮片选择：逍遥散出自宋代《太平惠民和剂局方》。方中选用生柴胡，长于疏肝解郁。选用麸炒白术，缓和药性，增强健脾益气作用。白芍选用生品，长于养血敛阴，平抑肝阳。选用土炒当归，用于脾虚者，防止滑肠；无便溏者也可选用生品。选用炙甘草，取其补中缓急之效。选用煨生姜，去其辛燥之性，加强温胃作用。木香顺气散出自明代《医学统旨》。木香选用生品，行气作用强。选用醋香附、醋青皮，疏肝止痛、消积化滞力强。选用炒槟榔，可缓和药性，以免克伐太过；体质差者也可选用焦槟榔，长于消食导滞。选用姜厚朴，善宽中和胃。选用米泔水制苍术，燥湿健脾力强。选用麸炒枳壳，缓和峻烈之性；如要加强行气宽中，消胀止痛之力，也可选用生枳壳。

剂量建议：逍遥散原方当归、茯苓、白芍、白术、柴胡用量最大，其次是甘草。薄荷用于散肝郁，用量不宜过大。木香顺气散中槟榔服用剂量过大可出现流涎、恶心、呕吐、腹痛、心悸、头昏甚至惊厥等，《中国药典》规定其内服剂量为每日 3～10g。

煎法服法：水煎温服，每日 2～3 次，餐前服用。砂仁需捣碎后下；薄荷取其疏肝解郁之效，与群药同煎亦可，不必后下。

【中成药应用】

1. 常用中成药　逍遥丸可用于积聚病见郁闷不舒、胸胁胀痛、头晕目眩、食欲减退者；木香顺气丸可用于积聚病见胸膈痞闷、脘腹胀痛、呕吐恶心、嗳气纳呆者；宽胸舒气化滞丸可用于积聚病见两胁胀满、呃逆积滞、胃脘刺痛、大便秘结者。

2. 合理用药与用药指导　逍遥丸能调和肝脾，治疗肝郁脾虚证；木香顺气丸处方组成多

为香燥之品，行气化湿力强；宽胸舒气化滞丸含有牵牛子，可用于兼热积便秘者。

肝肾阴虚所致胁肋胀痛，咽干口燥，舌红少津者慎用逍遥丸。肝胃火郁胃痛痞满者、阴液亏损者慎用木香顺气丸。孕妇禁用宽胸舒气化滞丸，慎用木香顺气丸。小儿、老人及平素体质虚弱者慎用宽胸舒气化滞丸。

（二）气滞血阻证

【症状】腹部积块质软不坚，固定不移，胀痛不适。舌苔薄，脉弦。

【治法】理气消积，活血散瘀。

【方剂应用】

1. 基础方剂　柴胡疏肝散（陈皮、柴胡、川芎、枳壳、芍药、炙甘草、香附）合失笑散（蒲黄、五灵脂）加减。

2. 合理用药与用药指导

饮片选择：失笑散出自唐代《近效方》。选用生蒲黄，偏于行血化瘀。选用醋五灵脂，增强活血散瘀作用，并矫正不良气味。

剂量建议：失笑散原方两药剂量均等。五灵脂味恶劣，易败胃，不宜大量久服。

煎法服法：水煎温服，每日 2～3 次，餐前服用。方中蒲黄、五灵脂需包煎。

柴胡疏肝散可参考"胃痛"中"肝气犯胃证"的相关内容。

【中成药应用】

1. 常用中成药（表 5-26-1）

表 5-26-1　积聚气滞血阻证常用中成药

药物名称	药物组成	临床应用	用法用量
中华肝灵胶囊	柴胡（醋制）、鳖甲（醋制）、木香、香附（醋制）、青皮（醋制）、三七、当归、郁金、川芎、枳实（麸炒）、厚朴（姜制）、糖参	气滞血瘀、阻于脉络所致癥积。症见胁下积块，或刺痛。舌有瘀斑，脉沉涩无力；肝硬化，肝癌早期见上述证候者	口服。一次 7～8 粒，一日 3 次
肝脾康胶囊	柴胡、黄芪、白芍、青皮、白术、茯苓、鸡内金（炒）、三七、姜黄、郁金、水蛭、板蓝根、熊胆粉、水牛角浓缩粉	肝郁气滞日久，血运不畅，毒瘀内蕴，瘀阻于脉络所致积聚。症见胁下积块，疼痛拒按，低热，面色晦暗。舌质暗、少苔，脉弦涩；早期肝硬化见上述证候者	餐前半小时口服。一次 5 粒，一日 3 次。3 个月为一疗程；或遵医嘱

续表

药物名称	药物组成	临床应用	用法用量
阿魏化 痞膏	阿魏、使君子、蓖麻子、木鳖子、穿山甲、蜈蚣、莪术、三棱、血竭、当归、乳香、没药、生川乌、生草乌、雄黄、樟脑、肉桂、大蒜、白芷、芦荟、胡黄连、大黄、厚朴、香附	气机郁滞、瘀血内结所致积聚。症见腹内有结块，固定不移，或胀或痛，面暗消瘦，体倦乏力，饮食减少，时有寒热，女子或经闭不行。舌青紫有瘀点，脉弦滑或细涩；慢性肝病，肝脾肿大见上述证候者	外用。加温软化，贴于脐上或患处

2. 合理用药与用药指导　肝胆湿热蕴结，或肝阴不足所致胁痛不宜使用中华肝灵胶囊；血虚肝旺所致胁痛者慎用肝脾康胶囊。孕妇禁用中华肝灵胶囊、肝脾康胶囊、阿魏化痞膏；皮肤破溃及皮肤过敏者不宜贴敷阿魏化痞膏。

（三）瘀血内结证

【症状】腹部积块明显，质地较硬，固定不移，隐痛或刺痛，形体消瘦，纳谷减少，面色晦暗鳌黑，面颈胸臂或有血痣赤缕，女子可见月事不下。舌质紫或有瘀斑、瘀点，脉细涩。

【治法】祛瘀软坚，佐以扶正健脾。

【方剂应用】

1. 基础方剂　膈下逐瘀汤（五灵脂、当归、川芎、桃仁、丹皮、赤芍、乌药、延胡索、甘草、香附、红花、枳壳）合六君子汤（陈皮、半夏、茯苓、甘草、人参、白术）加减。

2. 合理用药与用药指导

饮片选择：膈下逐瘀汤出自清代《医林改错》。方中选用醋五灵脂，增强活血散瘀作用，并矫正不良气味。选用酒当归，增强活血化瘀，通络止痛之力。选用醋延胡索，增强活血行气止痛作用。选用炙甘草，长于补脾益气，缓急止痛。选用醋香附，长于疏肝止痛。选用生枳壳，行气宽中，消胀止痛力强。六君子汤出自明代《医学正传》引《局方》。方中选用制半夏，降低半夏毒性；可选用清半夏，长于化痰。选用炙甘草，取其补脾益气之效。脾肺气虚严重时，宜选用生晒参；一般脾虚者，可选用党参。选用生白术，长于燥湿健脾。

剂量建议：膈下逐瘀汤原方中桃仁、红花、当归、甘草使用剂量最大，其次是五灵脂、川芎、丹皮、赤芍、乌药。平素脾虚便溏者，当归、桃仁、赤芍用量不宜过大。六君子汤中半夏有毒，经炮制后内服用量也不宜过大，《中国药典》规定其内服剂量为每日 3 ~ 9g。

煎法服法：水煎温服，每日 2 ~ 3 次，餐后服用。方中五灵脂需包煎；桃仁、延胡索需捣碎后入煎；人参需另煎，药汁兑服。

【中成药应用】

1. 常用中成药（表 5 - 26 - 2）

表 5 - 26 - 2　积聚瘀血内结证常用中成药

药物名称	药物组成	临床应用	用法用量
鳖甲煎丸	鳖甲胶、阿胶、蜂房（炒）、鼠妇虫、土鳖虫（炒）、蜣螂、硝石（精制）、柴胡、黄芩、半夏（制）、党参、干姜、厚朴（姜制）、桂枝、白芍（炒）、射干、桃仁、牡丹皮、大黄、凌霄花、葶苈子、石韦、瞿麦	气滞血瘀、痰瘀互阻所致胁下癥块。症见胁下癥块触之硬痛，推之不移。舌暗无华，脉弦细；肝纤维化，肝硬化见上述证候者	口服。一次 3g（3g 约半瓶盖），一日 2 ~ 3 次
化癥回生片	益母草、桃仁、红花、虻虫、醋三棱、烫水蛭、干漆（煅）、阿魏、醋延胡索、川芎、乳香（醋炙）、没药（醋炙）、五灵脂（醋炙）、蒲黄炭、苏木、降香、大黄、人工麝香、姜黄、醋香附、炒苦杏仁、紫苏子、盐小茴香、丁香、制吴茱萸、肉桂、高良姜、花椒（炭）、醋艾炭、两头尖、人参、当归、白芍、熟地黄、鳖甲胶	瘀血内阻所致癥瘕积聚。症见腹内出现肿块，固定不移，疼痛拒按，面色晦暗，肌肤甲错。舌暗紫，或有瘀斑、瘀点，脉沉细或细涩；肝脾肿大见上述证候者	饭前温酒送服。一次 5 ~ 6 片，一日 2 次

2. 合理用药与用药指导　孕妇禁用鳖甲煎丸、化癥回生片；有出血倾向者慎用化癥回生片。

（四）正虚瘀阻证

【症状】久病体弱，积块坚硬，隐痛或剧痛，饮食大减，肌肉瘦削，神疲乏力，面色萎黄或黧黑，或呕血、便血、衄血。舌质淡紫，舌光无苔，脉细数或弦细。

【治法】补益气血，活血化瘀。

【方剂应用】

1. 基础方剂　八珍汤（当归、川芎、熟地黄、白芍、人参、炙甘草、茯苓、白术）合化积丸（三棱、莪术、阿魏、海浮石、香附、雄黄、槟榔、苏木、瓦楞子、五灵脂）加减。

2. 合理用药与用药指导

饮片选择：八珍汤出自元代《瑞竹堂经验方》，原方名为八珍散。当归选用生品，善于补血活血。选用熟地黄，甘温以养血填精。脾肺气虚严重时，宜选用生晒参；一般脾虚者，可选用党参。选用炙甘草，取其补脾益气之效。选用麸炒白术，增强健脾作用。化积丸出自清代《杂病源流犀烛》。选用醋三棱、醋莪术，增强破瘀散结止痛之效。选用醋香附，长于疏肝止痛。阿魏炒制利于服用，消食散痞。选用煅海浮石，以软坚散结为主。瓦楞子选用生品，能消痰散结。选用炒槟榔，可避免耗伤正气；体质差者也可选用焦槟榔，长于消食导滞。选用醋五灵脂，增强活血散瘀作用，并矫正不良气味。

剂量建议：八珍汤原方各药剂量均等。化积散原方未载剂量。雄黄有毒，多入丸散内服或外用。阿魏辛散气臭，多入丸散和外用膏药，应区别证候轻重选择用量。《中国药典》规定雄黄、阿魏内服剂量分别为每日 0.05 ~ 0.1g 和每日 1 ~ 1.5g。

煎法服法：水煎温服，每日 2 ~ 3 次，餐后服用。人参需另煎，药汁兑服；阿魏、雄黄多研细末入丸散，入汤剂可适量冲服；生瓦楞子需捣碎先煎；五灵脂需包煎。

【中成药应用】

1. 常用中成药（表 5 - 26 - 3）

表 5 - 26 - 3　积聚正虚瘀阻证常用中成药

药物名称	药物组成	临床应用	用法用量
和络舒肝胶囊	柴胡、郁金、香附（制）、木瓜、鳖甲（炙）、海藻、昆布、土鳖虫、蛴螂、桃仁、红花、三棱、莪术、凌霄花、五灵脂、大黄、虎杖、茵陈、半边莲、黑豆、地黄、玄参、白术（炒）、当归、白芍、制何首乌、熟地黄	湿热蕴结肝胆，血瘀阻滞肝络，肝肾不足所致癥瘕。症见胁下痞块，唇青而黑，肌肤甲错，腰酸，尿黄。舌有瘀斑，脉弦细；慢性肝炎，早期肝硬化见上述证候者	饭后温开水送服。一次 5 粒，一日 3 次，或遵医嘱；小儿酌减
慢肝养阴胶囊	地黄、枸杞子、北沙参、麦冬、人参、党参、五味子、当归、川楝子、桂枝	肝肾阴虚，肝络不通所致癥积。症见胁下癥积痞块，体倦乏力，腰酸，目涩，甚或可见赤缕红斑。脉沉细涩，舌质暗红或有瘀斑，舌下静脉曲迂增粗；慢性肝炎、早期肝硬化见上述证候者	口服。一次 4 粒，一日 3 次

2. 合理用药与用药指导　孕妇禁用和络舒肝胶囊；急性活动期肝炎或湿热毒盛者、气滞血瘀所致胁痛者慎用慢肝养阴胶囊。

（毛　敏　范　峥　薛春苗　关　溪
陈宪海　郭晓晔　尚晓玲）

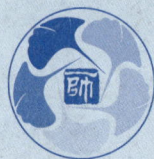

第六章　中医外科常见病的辨证论治

第一节　疖

疖是指发生在肌肤浅表部位、范围较小的急性化脓性疾病。疖的临床特征是色红、灼热、疼痛，突起根浅、肿势局限、范围多小于3cm，易脓、易溃、易敛，脓出即愈。一般多因内郁湿火，或夏秋季节感受暑湿热毒内生，任何部位都可发生，以项后发际、背部、臀部为多见。西医学的疖、头皮穿凿性脓肿等表现为上述症状者，均可参考此内容辨证论治。

一、证候类型与治则治法

疖病多见实证，常见证候有热毒蕴结证、暑热浸淫证等。治疗以清热解毒为基本原则。疖病亦有虚实夹杂，须扶正固本与清热解毒并施，如阴虚内热者，当兼以养阴清热；并应坚持治疗以减少复发。对伴消渴病等慢性病者，必须积极治疗原发疾病。

二、辨证论治

（一）热毒蕴结证

【症状】好发于项后发际、背部、臀部。轻者疖肿只有一两个，多则可散发全身，或簇集一处，或此愈彼起；伴发热，口渴，溲赤，便秘。舌苔黄，脉数。

【治法】清热解毒。

【方剂应用】

1. 基础方剂　五味消毒饮（金银花、野菊花、蒲公英、紫花地丁、紫背天葵子）加减。

2. 合理用药与用药指导

饮片选择：五味消毒饮出自清代《医宗金鉴》。方中各药均选用生品，以清热解毒。

煎法服法：水煎温服，每日2~3次，餐后服用。可加少量酒同煎，或水煎后加酒一两匙和服，行血脉以助药效。药渣捣烂可敷患部。

【中成药应用】

1. 常用中成药（表6-1-1）

表6-1-1　疖热毒蕴结证常用中成药

药物名称	药物组成	临床应用	用法用量
连翘败毒丸	金银花、连翘、蒲公英、紫花地丁、大黄、栀子、黄芩、黄连、黄柏、苦参、白鲜皮、木通、防风、白芷、蝉蜕、荆芥穗、羌活、麻黄、薄荷、柴胡、天花粉、玄参、浙贝母、桔梗、赤芍、当归、甘草	风热毒邪蕴结肌肤所致疮疡。症见肌肤红赤，肿胀，微热，疼痛，舌尖红，脉浮数；体表急性感染性疾病见上述证候者	口服。水丸一次6g，一日2次
芩连片	黄连、黄芩、黄柏、连翘、赤芍、甘草	脏腑蕴热所致疮疡。症见外发疮疡，红肿热痛，面红目赤，小便黄，大便干。苔黄，脉滑数；毛囊炎，蜂窝织炎见上述证候者	口服。一次4片，一日2~3次
清热暗疮片（胶囊，丸）	金银花、穿心莲、蒲公英、栀子、山豆根、大黄、牛黄、珍珠层粉、甘草	肺胃积热所致疖。症见与毛囊一致的圆锥状炎性小结节、红肿、触痛、周围色红肿硬，伴有恶寒、发热、口干、尿黄、大便干；毛囊炎，毛囊周围炎见上述证候者	口服。一次2~4片，一日3次，14天为一疗程

续表

药物名称	药物组成	临床应用	用法用量
龙珠软膏	炉甘石（煅）、冰片、人工牛黄、人工麝香、珍珠（制）、硼砂、硇砂、琥珀	热毒壅结肌肤所致疖。症见红肿范围小于 3cm，灼热，疼痛，全身均可发生，一处或多处，或反复发作，2 天左右成脓溃破；毛囊炎，毛囊周围炎见上述证候者	外用。取适量药膏涂抹患处，或摊于纱布上贴患处，每日 1 次，溃前涂药宜厚，溃后涂药宜薄
如意金黄散	黄柏、大黄、姜黄、白芷、天花粉、陈皮、厚朴、苍术、生天南星、甘草	热毒瘀滞肌肤所致疮疡。症见疮形高肿，皮肤色红，灼热疼痛；急性蜂窝织炎，急性化脓性淋巴结炎，肛周脓肿见上述证候者	外用。红肿，烦热，疼痛，用清茶调敷；漫肿无头，用醋或葱酒调敷；亦可用植物油或蜂蜜调敷。一日数次

2. 合理用药与用药指导 疮疡阴证者慎用连翘败毒丸、芩连片、清热暗疮片、龙珠软膏、如意金黄散。脾胃虚寒者慎服连翘败毒丸、芩连片、清热暗疮片。孕妇禁用连翘败毒丸、清热暗疮片、龙珠软膏、如意金黄散，慎用芩连片；皮肤过敏者慎用龙珠软膏、如意金黄散。

（二）暑热浸淫证

【症状】发于夏秋季节，以局部皮肤红肿结块，灼热疼痛为主，根脚很浅，范围局限；可伴有发热、口干、便秘、溲赤等。舌苔薄腻，脉滑数。

【治法】清热化湿解毒。

【方剂应用】

1. 基础方剂 清暑汤（连翘、天花粉、赤芍、甘草、滑石、车前子、金银花、泽泻）加减。

2. 合理用药与用药指导

饮片选择：清暑汤出自清代《外科全生集》。方中各药均选用生品，以清热解毒。

剂量建议：原方各药剂量相等。

煎法服法：水煎温服，每日 2 次，餐后服用。方中滑石需要先煎，如果用滑石粉，需要包煎；车前子需要包煎。

【中成药应用】

1. 常用中成药（表 6 - 1 - 2）

2. 合理用药与用药指导 孕妇慎用清暑解毒颗粒。

第二节 乳 痈

乳痈是发生在乳房部最常见的急性化脓性疾病，其临床特点是乳房结块，红肿热痛，溃后脓出稠厚，伴恶寒发热等全身症状。本病好发于产后 1 个月以内的哺乳期妇女，尤以初产妇为多见。西医学的急性化脓性乳腺炎表现为上述症状者，可参考此内容辨证论治。

一、证候类型与治则治法

乳痈发于哺乳期的称"外吹乳痈"；发于怀孕期（妊娠期）的称"内吹乳痈"。外吹乳痈以乳汁淤积，乳络闭阻，气血瘀滞，热盛肉腐而成脓；内吹乳痈以妊娠期胎气上冲，结于阳明胃络而成，色红者多热，色白者气郁而兼胎旺。临床常见肝胃郁热证、热毒炽盛证等。治

表 6 - 1 - 2 疖暑热浸淫证常用中成药

药物名称	药物组成	临床应用	用法用量
金银花露	金银花	因夏月感受暑热邪毒或热毒蕴肤所致疖。症见疖红、肿、热、痛，重者头面疖肿累累，发热，口苦舌干，皮肤热疼痛。舌黄，脉数；多发性疖肿见上述证候者	口服。一次 60 ~ 120ml，一日 2 ~ 3 次
清暑解毒颗粒	金银花、芦根、淡竹叶、滑石粉、薄荷、夏枯草、甘草	清暑解毒，生津止渴，并能防治痱热疖。用于夏季暑热，高温作业	开水冲服或含服。一次25g，一日 4 ~ 5 次

疗以清热解毒为基本原则，肿胀疼痛当以消为贵，以通为主，成脓者以彻底排脓为要。注重疏络通乳，避免过用寒凉药物。对并发脓毒败血症者，及时采用中西医结合综合疗法。

二、辨证论治

（一）肝胃郁热证

【症状】乳房肿胀疼痛，结块或有或无，皮色不变或微红，排乳不畅；伴恶寒发热，头痛骨楚，胸闷呕恶，纳谷不馨，大便干结。舌质红，苔薄白或薄黄，脉浮数或弦数。

【治法】疏肝清胃，通乳消肿。

【方剂应用】

1. 基础方剂 瓜蒌牛蒡汤（瓜蒌仁、牛蒡子、天花粉、黄芩、栀子、金银花、连翘、皂角刺、青皮、陈皮、柴胡、生甘草）加减。

2. 合理用药与用药指导

饮片选择：瓜蒌牛蒡汤出自清代《医宗金鉴》。方中选用炒牛蒡子，滑肠之性略减，长于解毒散结。选用生栀子，长于泻火解毒；脾胃弱者也可选用炒栀子或姜栀子，减弱苦寒之性，避免刺激脾胃而致吐。青皮宜选用生品，辛散破气疏肝。柴胡宜选用生品，升散疏肝，和解退热。选用生甘草，取其清热解毒之效。

剂量建议：原方中瓜蒌仁、牛蒡子、天花粉、黄芩、栀子、连翘、皂角刺、金银花、甘草、陈皮使用剂量最大，其次是青皮、柴胡。瓜蒌仁、牛蒡子均滑肠，脾虚易便溏者用量不宜过大。青皮疏肝破气力强，气虚者用量不宜过大。

煎法服法：水煎温服，每日2~3次，餐前服用；药液也可加酒和匀后服。方中瓜蒌仁、牛蒡子需要捣碎后入煎。

【中成药应用】

1. 常用中成药（表6-2-1）

表6-2-1 乳痈肝胃郁热证常用中成药

药物名称	药物组成	临床应用	用法用量
活血解毒丸	乳香（醋炙）、没药（醋炙）、黄米（蒸熟）、石菖蒲、雄黄粉、蜈蚣	乳络不通，热毒瘀滞所致乳疴。症见乳房胀痛，皮色微红，皮肤发热，有肿块，乳汁不畅。舌红，苔薄黄或黄腻，脉弦数；急性乳腺炎见上述证候者	温黄酒或温开水送服，一次3g，一日2次
活血消炎丸	乳香（醋炙）、没药（醋炙）、牛黄、石菖蒲、黄米（蒸熟）	肝胃蕴热郁滞于乳络所致乳疴。症见乳房肿胀疼痛，皮色微红，皮温升高，肿块或有或无，乳汁分泌不畅。舌红，苔薄黄或黄腻，脉弦数；急性乳腺炎见上述证候者	温黄酒或温开水送服，一次3g，一日2次

2. 合理用药与用药指导 疮疡阴证者、痈疽已溃破者、脾胃虚弱者慎用活血解毒丸、活血消炎丸。孕妇禁用活血解毒丸、活血消炎丸。

（二）热毒炽盛证

【症状】乳房肿痛加重，结块增大，皮肤焮红灼热，继之肿块中软应指；或脓出不畅，红肿热痛不消；伴壮热不退，口渴喜饮，便秘溲赤。舌质红，苔黄腻，脉洪数。

【治法】清热解毒，托里透脓。

【方剂应用】

1. 基础方剂 五味消毒饮（金银花、野菊花、蒲公英、紫花地丁、紫背天葵子）合透脓散（生黄芪、当归、穿山甲、皂角刺、川芎）加减。

2. 合理用药与用药指导

饮片选择：透脓散出自明代《外科正宗》。方中选用生黄芪，取其托毒生肌之效。选用炮山甲，质地酥脆，长于消肿排脓，搜风通络。

剂量建议：透脓散原方中黄芪用量最大，用以益气托毒。

煎法服法：水煎温服，每日2~3次，餐后服用；药液也可加酒和匀后服。

五味消毒饮可参考"疖"中"热毒蕴结证"的相关内容。

【中成药应用】

1. 常用中成药（表 6 - 2 - 2）

2. 合理用药与用药指导 孕妇禁用牛黄化毒片、九一散。慢性溃疡无脓者慎用九一散。九一散含红粉，不可久用，不可内服，若用药后出现皮肤过敏反应需及时停用。

第三节 乳 癖

乳癖是乳腺组织的既非炎症也非肿瘤的良性增生性疾病。临床特点是单侧或双侧乳房疼痛并出现肿块，乳痛和肿块与月经周期及情志变化密切相关。乳房肿块大小不等，形态不一，边界不清，质地不硬，活动度好。常见于中青年妇女，是临床最常见的乳房疾病。西医学的乳腺小叶增生、乳房囊性增生等疾病表现为上述症状者，可参考此内容辨证论治。

一、证候类型与治则治法

乳癖常与情志不遂、冲任失调有关。临床多见肝郁痰凝证、冲任失调证等。止痛与消结是治疗乳癖之要点。肝郁痰凝者需疏肝解郁，化痰散结；冲任失调者需调摄冲任。对于长期服药而肿块不消反而增大，且质地较硬，边缘不清，疑有恶变者，应尽早就医，甚则手术切除。

二、辨证论治

（一）肝郁痰凝证

【症状】 多见于青壮年妇女。乳房肿块，质韧不坚，胀痛或刺痛，症状常随喜怒消长；伴胸闷胁胀，善郁易怒，失眠多梦，心烦口苦。舌苔薄黄，脉弦滑。

【治法】 疏肝解郁，化痰散结。

【方剂应用】

1. 基础方剂 逍遥蒌贝散（柴胡、当归、白芍、茯苓、白术、瓜蒌、贝母、半夏、南星、生牡蛎、山慈菇）加减。

2. 合理用药与用药指导

饮片选择：逍遥蒌贝散出自《中医外科心得集》。方中选用醋柴胡，增强疏肝止痛作用。当归选用生品，功可养血活血。选用生白术，长于燥湿健脾。选用川贝母、浙贝母均可，但浙贝母清热散结力更强。选用制半夏，可选清半夏，长于燥湿化痰。选用制天南星，燥湿化痰力胜。选用生牡蛎，长于软坚散结。

剂量建议：原方中牡蛎使用剂量最大，其他中药次之。制天南星有毒，《中国药典》规定其使用剂量为每日 3～9g。

煎法服法：水煎温服，每日 2 次，餐前服用。方中生牡蛎需要捣碎先煎；山慈菇需要捣碎后入煎。

【中成药应用】

1. 常用中成药（表 6 - 3 - 1）

表 6 - 2 - 2 乳痈热毒炽盛证常用中成药

药物名称	药物组成	临床应用	用法用量
牛黄化毒片	制天南星、连翘、金银花、白芷、甘草、乳香、没药、人工牛黄	热毒瘀滞所致乳痈。症见乳房胀痛，皮色微红，皮肤发热，或有肿块，或乳汁不畅。舌红、苔薄黄或黄腻，脉弦数；急性乳腺炎见上述证候者	口服。糖衣片一次 8 片，薄膜衣片一次 4 片，一日 3 次，小儿酌减
九一散	石膏（煅）、红粉	具有提脓、拔毒、去腐、生肌功效。用于疮疡痈疽溃后，流腐未尽，或已渐生新肉的疮口	外用。取本品适量均匀地撒于患处，对深部疮口及瘘管，可用含本品的纸捻条插入，疮口表面均用油膏或敷料盖贴

表 6 - 3 - 1 乳癖肝郁痰凝证常用中成药

药物名称	药物组成	临床应用	用法用量
乳核散结片	淫羊藿、鹿衔草、黄芪、当归、柴胡、郁金、光慈菇、漏芦、昆布、海藻	肝郁气滞，痰瘀互结所致乳癖。一侧或双侧乳房肿块，肿块边界欠清，与周围组织不粘连，乳房可有胀痛，每随喜怒而消长，常在月经前加重，月经后缓解；乳腺增生见上述证候者	口服。一次 4 片，一日 3 次

续表

药物名称	药物组成	临床应用	用法用量
乳疾灵颗粒	柴胡、丹参、醋香附、青皮、赤芍、鸡血藤、炒王不留行、牡蛎、昆布、海藻、菟丝子、淫羊藿	肝郁气滞、痰瘀互结所致乳癖。症见一侧或双侧乳房肿块，可有触痛，肿块边界欠清，与周围组织不粘连，乳房可有胀痛，每随喜怒而消长，常在月经前加重，月经后缓解；乳腺增生见上述证候者	开水冲服。一次 1 ~ 2 袋，一日 3 次
乳康片（胶囊，丸，颗粒）	牡蛎、乳香、瓜蒌、海藻、黄芪、没药、天冬、夏枯草、三棱、玄参、白术、浙贝母、莪术、丹参、炒鸡内金	肝郁气滞、痰瘀互结所致乳癖。症见一侧或双侧乳房肿块，可有触痛，肿块边界欠清，与周围组织不粘连，乳房可有胀痛，每随喜怒而消长，常在月经前加重，月经后缓解；乳腺增生见上述证候者	口服。一次 2 ~ 3 片，一日 3 次，饭后服用。20 天为一个疗程，间隔 5 ~ 7 天继续第二个疗程，亦可连续用药

2. 合理用药与用药指导　孕妇禁用乳核散结片、乳疾灵颗粒、乳康片；月经期慎用乳康片。

（二）冲任失调证

【症状】多见于中年妇女。乳房肿块月经前加重，经后缓解；伴腰膝酸软，神疲倦怠，月经失调，量少色淡，或闭经。舌质淡，苔白，脉沉细。

【治法】调摄冲任，和营散结。

【方剂应用】

1. 基础方剂　二仙汤（仙茅、淫羊藿、当归、巴戟天、黄柏、知母）合四物汤（当归、川芎、芍药、熟地黄）加减。

2. 合理用药与用药指导

饮片选择：二仙汤方出自《妇产科学》。方中选用酒仙茅，缓其毒性，助阳祛寒湿。选用炙淫羊藿，长于温肾壮阳。选用盐巴戟天，加强补肾助阳之力。选用盐黄柏、盐知母，增强滋阴降火作用。四物汤的饮片选择可参考"虚劳"中"血虚证"的相关内容。

剂量建议：二仙汤原方中仙茅、淫羊藿、当归、巴戟天使用剂量最大，其次是黄柏、知母。仙茅有毒，《中国药典》规定其内服剂量为每日 3 ~ 10g。四物汤的剂量建议可参考"虚劳"中"血虚证"的相关内容。

煎法服法：水煎温服，每日 2 次，餐前服用。

【中成药应用】

1. 常用中成药（表 6 - 3 - 2）

2. 合理用药与用药指导　孕妇禁用乳增宁胶囊。

第四节　粉　刺

粉刺是一种以颜面、胸、背等处见丘疹顶端如刺状，可挤出白色碎米样粉汁为主要临床表现的皮肤病。其临床特点是丘疹、脓疱等皮疹多发于颜面、前胸、后背等处，常伴有皮脂溢出。多见于青春期男女，青春期过后，大多减轻或自然痊愈。西医学的痤疮、慢性毛囊炎、皮脂腺囊肿等疾病以上述表现为主者，可参考此内容辨证论治。

一、证候类型与治则治法

粉刺早期以肺热及胃肠湿热为主，晚期常兼夹痰、瘀。临床辨证常见肺经风热证、胃肠

表 6 - 3 - 2　乳癖冲任失调证常用中成药

药物名称	药物组成	临床应用	用法用量
乳增宁胶囊（片）	艾叶、淫羊藿、柴胡、川楝子、土贝母、天冬	冲任失调，肝郁痰凝所致乳癖。症见单侧或双侧乳房疼痛并出现肿块，乳房疼痛或肿块多与月经周期及情志有关，肿块常随喜怒消长、月经前肿块或疼痛常加重、经后缓解、乳房肿块大小不一、形态不等、边界不清、质地不硬、活动度好。可伴有胸闷胁胀，善郁易怒，心烦，口苦，月经失调；乳腺增生病见上述证候者	口服。一次 4 粒，一日 3 次

湿热证、痰湿瘀滞证等。治疗以清热祛湿为主，或配合化痰散结、活血祛瘀等治法，内、外治相结合。

二、辨证论治

（一）肺经风热证

【症状】丘疹色红，或有痒痛，或有脓疱；伴口渴喜饮，大便秘结，小便短赤。舌质红，苔薄黄，脉弦滑。

【治法】疏风清肺。

【方剂应用】

1. 基础方剂　枇杷清肺饮（人参、枇杷叶、桑白皮、生甘草、黄连、黄柏）加减。

2. 合理用药与用药指导

饮片选择：枇杷清肺饮出自清代《外科大成》。方中选用生晒参，补气生津，亦可选用西洋参，能补气养阴，清热生津。枇杷叶、桑白皮选用生品，鲜者更佳，清肺力强。选用生甘草，取其清热解毒之效。黄连、黄柏选用生品，清热燥湿力强。

煎法服法：水煎温服，每日 2~3 次，餐前服用。方中人参需另煎，药汁兑服。

【中成药应用】

1. 常用中成药（表 6－4－1）

2. 合理用药与用药指导　孕妇禁用化瘀祛斑胶囊；感冒者不宜服用化瘀祛斑胶囊。

（二）胃肠湿热证

【症状】颜面、胸背皮肤油腻，皮疹红肿疼痛，或有脓疱；伴口臭，便秘，溲黄。舌质红，苔黄腻，脉滑数。

【治法】清热除湿解毒。

【方剂应用】

1. 基础方剂　茵陈蒿汤（茵陈、栀子、生大黄）加减。

2. 合理用药与用药指导

饮片选择：茵陈蒿汤出自东汉《伤寒论》。方中选用生栀子、生大黄，泻火解毒力强；脾胃较弱者也可选用炒栀子或姜栀子，避免苦寒损伤脾胃。

剂量建议：生大黄泻下力强，无热结便秘者不宜大量使用。

煎法服法：水煎温服，每日 3 次，餐后服用。方中茵陈需先煎。

【中成药应用】

1. 常用中成药（表 6－4－2）

表 6－4－1　粉刺肺经风热证常用中成药

药物名称	药物组成	临床应用	用法用量
化瘀祛斑胶囊	柴胡、薄荷、当归、赤芍、红花、黄芩	肺经风热，瘀阻脉络所致粉刺。症见丘疹、脓疱，可伴色素沉着和凹陷性疤痕；痤疮见上述证候者	口服。一次 5 粒，一日 2 次

表 6－4－2　粉刺胃肠湿热证常用中成药

药物名称	药物组成	临床应用	用法用量
消痤丸	龙胆、大青叶、玄参、野菊花、黄芩、金银花、蒲公英、淡竹叶、夏枯草、紫草、竹茹、石膏、石斛、麦冬、升麻、柴胡	湿热毒邪聚结肌肤所致粉刺。症见颜面红斑、淡红色毛囊性粉刺、丘疹、散在脓疱，多见于额头、口鼻周围。常伴皮肤自觉灼热、口干渴、思冷饮，大便干；痤疮见上述证候者	口服。一次 30 粒，一日 3 次
金花消痤丸（胶囊）	黄芩（炒）、黄连、黄柏、栀子（炒）、大黄（酒炙）、金银花、薄荷、桔梗、甘草	肺胃热盛所致粉刺。症见颜面红斑、粉刺与毛囊一致性丘疹、脓疱，尤以额头、口鼻周围为重，伴自觉皮损灼热，口干渴思冷饮，大便偏干；痤疮见上述证候者	口服。一次 4g，一日 3 次

续表

药物名称	药物组成	临床应用	用法用量
清热暗疮片（胶囊，丸）	金银花、穿心莲、蒲公英、栀子、山豆根、大黄、牛黄、珍珠层粉、甘草	因肺胃积热所致粉刺。症见毛囊性粉刺，丘疹，脓疱，囊肿，结节，多发于面、前胸、后背等皮脂腺分布区。常伴有皮损瘙痒，多食，口臭，渴喜冷饮；痤疮见上述证候者	口服。一次2~4片，一日3次，14天为一疗程

2. 合理用药与用药指导 脾胃虚寒者慎用消痤丸、金花消痤丸、清热暗疮片。孕妇禁用消痤丸、金花消痤丸、清热暗疮片；哺乳期妇女慎用金花消痤丸、清热暗疮片；过敏体质者慎用清热暗疮片。

（三）痰湿瘀滞证

【症状】皮疹颜色暗红，以结节、脓肿、囊肿、瘢痕为主，或见窦道，经久难愈；伴纳呆腹胀。舌质暗红，苔黄腻，脉弦滑。

【治法】除湿化痰，活血散结。

【方剂应用】

1. 基础方剂 二陈汤（半夏、陈皮、茯苓、甘草）合桃红四物汤（桃仁、红花、当归、白芍、川芎、熟地黄）加减。

2. 合理用药与用药指导

饮片选择：桃红四物汤出自元代《医垒元戎》，原方名为加味四物汤。方中选用酒当归，增强活血化瘀之力。白芍选用生品，取其清热养血和营作用。选用熟地黄，功可养血滋阴。

煎法服法：水煎温服，每日3次，餐后服用。方中桃仁需捣碎后入煎。

二陈汤可参考"喘证"中"痰浊阻肺证"的相关内容。

【中成药应用】

1. 常用中成药（表6-4-3）

2. 合理用药与用药指导 脾胃虚寒者慎用当归苦参丸；孕妇禁用当归苦参丸。

第五节 瘾 疹

瘾疹是一种皮肤出现风团，时隐时现的瘙痒性、过敏性皮肤病。其临床特点是皮肤出现风团，色红或白，形态各异，发无定处，骤起骤退，退后不留痕迹，自觉瘙痒。临床上可分为急性和慢性，急性者骤发速愈，慢性者可反复发作。西医学的荨麻疹以上述表现为主者，可参考此内容辨证论治。

一、证候类型与治则治法

瘾疹常由禀赋不足或表虚不固，复感外邪所致。临床常见风寒束表证、风热犯表证、胃肠湿热证、血虚风燥证等。治疗首先寻找病因，并予以祛除。中医以辨证论治为主，特殊类型者采用中西医结合治疗。

二、辨证论治

（一）风寒束表证

【症状】风团色白，遇寒加重，得暖则减；伴恶寒，口不渴。舌质淡红，苔薄白，脉浮紧。

【治法】疏风散寒，解表止痒。

【方剂应用】

1. 基础方剂 桂枝麻黄各半汤（桂枝、芍药、生姜、甘草、麻黄、大枣、苦杏仁）加减。

2. 合理用药与用药指导

饮片选择：桂枝麻黄各半汤出自东汉《伤寒论》。方中选用白芍，取其益阴敛营之效。选用炙甘草，调和药性。选用生麻黄，发汗解表力强。选用炒苦杏仁，降低毒性，且苦泄之性减缓。

表6-4-3 粉刺痰湿瘀滞证常用中成药

药物名称	药物组成	临床应用	用法用量
当归苦参丸	当归、苦参	湿热瘀阻所致粉刺。症见颜面、胸背多发粉刺、炎性丘疹、脓疱或硬结，常伴有疼痛；痤疮见上述证候者	口服。一次1丸，一日2次

剂量建议：苦杏仁有小毒，《中国药典》规定其内服剂量为每日5～10g；麻黄中所含麻黄碱具有兴奋中枢神经系统的作用，用量也不宜过大。

煎法服法：水煎温服，每日2～3次，餐后服用。方中苦杏仁需捣碎后入煎；大枣需破开或去核后入煎。服药后可覆被令汗出，注意汗出勿当风。

【中成药应用】

1. 常用中成药 荆防颗粒可用于瘾疹之风寒束表证见头身疼痛，恶寒无汗，鼻塞流涕者。肤痒颗粒可用于外感风寒，湿蕴肌肤所致瘾疹。

2. 合理用药与用药指导 风热感冒或湿热证者慎用荆防颗粒；孕妇禁服肤痒颗粒；消化道溃疡者慎用肤痒颗粒。

（二）风热犯表证

【症状】风团鲜红，灼热剧痒，遇热则剧，得冷则减；伴发热，恶寒，咽喉肿痛。舌质红，苔薄白或薄黄，脉浮数。

【治法】疏风清热，解表止痒。

【方剂应用】

1. 基础方剂 消风散（荆芥、防风、当归、生地、苦参、苍术、蝉蜕、胡麻仁、牛蒡子、知母、石膏、甘草、木通）加减。

2. 合理用药与用药指导

饮片选择：消风散出自明代《外科正宗》。方中荆芥选用生品，取其解表散风之效。选用生地黄，功可清热凉血。苍术选用生品，燥湿、祛风力强。选用炒牛蒡子，缓和寒滑之性，长于解毒透疹。知母、石膏选用生品，取其清热泻火之效。选用生甘草，取其清热解毒之效。

剂量建议：若患者平素脾虚便溏，当归、生地、牛蒡子用量不宜过大。

煎法服法：水煎温服，每日2～3次，餐前服用。方中石膏需要捣碎先煎；牛蒡子需要捣碎后入煎。

【中成药应用】

1. 常用中成药（表6-5-1）

表6-5-1 瘾疹风热犯表证常用中成药

药物名称	药物组成	临床应用	用法用量
消风止痒颗粒	地黄、苍术（炒）、石膏、地骨皮、木通、亚麻子、荆芥、防风、蝉蜕、当归、甘草	风湿热邪蕴阻肌肤所致小儿瘾疹。症见皮损为散在的梭形丘疹性风团，风团上或有水疱，瘙痒剧烈，丘疹性荨麻疹见上述证候者	口服。周岁以内一日15g；1～4岁一日30g；5～9岁一日45g；10～14岁一日60g；15岁以上一日90g。分2～3次服用；或遵医嘱
荆肤止痒颗粒	荆芥、防风、地肤子、茯苓、野菊花、鱼腥草、焦山楂（炒）	风热侵袭人体肌肤腠理之间，或湿热内蕴，内不得疏泄，外不得透达所致瘾疹。症见风团样丘疹，皮肤瘙痒，恶风，身热，口渴，尿黄。舌边尖红，苔薄白或薄黄，脉浮数；丘疹性荨麻疹见上述证候者	开水冲服。6～14岁一次1袋，一日3次；3～5岁一次1袋，一日2次；1～2岁一次半袋，一日3次；一岁以下每次半袋，一日2次。疗程3～6天
皮敏消胶囊	苦参、白鲜皮、荆芥、地骨皮、地黄、紫草、牡丹皮、黄芩、黄连、黄柏、苍术、蛇床子、蒲公英、紫花地丁、蝉蜕、蒺藜、西河柳、防风、苍耳子、蜈蚣	湿热内蕴或风热袭表，郁于肌肤所致瘾疹。症见皮肤灼热刺痒、搔后即随之起红色风团，时隐时现，部位不定，皮疹色红，随搔抓而增多和增大。遇热加剧，得冷则减轻，病程较久，反复发作，多伴心烦，夜间发作较重；急、慢性荨麻疹见上述证候者	口服。一次4粒，一日3次。急性荨麻疹疗程1周；慢性荨麻疹疗程2周

2. 合理用药与用药指导 阴血亏虚者不宜服用消风止痒颗粒。孕妇禁用消风止痒颗粒、皮敏消胶囊；哺乳期禁用皮敏消胶囊；脾胃虚寒者、儿童、老年人、体质虚弱者慎用皮敏消胶囊。

（三）胃肠湿热证

【症状】风团大片色红，瘙痒剧烈；发疹的同时伴脘腹疼痛，恶心呕吐，神疲纳呆，大便秘结或泄泻。舌质红，苔黄腻，脉弦滑数。

【治法】疏风解表，通腑泄热。

【方剂应用】

1. 基础方剂　防风通圣散（防风、荆芥、连翘、麻黄、薄荷、川芎、当归、白芍、栀子、大黄、芒硝、石膏、黄芩、桔梗、滑石、甘草）加减。

2. 合理用药与用药指导

饮片选择：防风通圣散出自金代《宣明论方》。方中荆芥、麻黄选用生品，发散解表力强。选用生大黄，清热泻下力强。选用生栀子，长于清热泻火；脾胃较弱者也可选用炒栀子或姜栀子，避免苦寒损伤脾胃功能。选用生石膏，取其清热泻火之效。选用生甘草，取其清热解毒之效。

剂量建议：原方中滑石使用剂量最大，其次为甘草。大便得下之后应调整大黄、芒硝的用量，以免泻下太过。

煎法服法：水煎温服，每日 2～3 次，餐后服用。方中生石膏、滑石需要捣碎先煎，如果使用滑石粉，需要包煎；薄荷需要后下；芒硝需要溶入药汁内。

【中成药应用】

1. 常用中成药（表 6-5-2）

表 6-5-2　瘾疹胃肠湿热证常用中成药

药物名称	药物组成	临床应用	用法用量
防风通圣丸（颗粒，大蜜丸，浓缩丸）	麻黄、荆芥穗、防风、薄荷、大黄、芒硝、滑石、栀子、石膏、黄芩、连翘、桔梗、当归、白芍、川芎、白术（炒）、甘草	内蕴湿热，复感风邪所致风疹湿疮。症见恶寒发热，头痛，咽干，小便短赤，大便秘结，丹斑瘾疹，瘙痒难忍或湿疮；荨麻疹、湿疹见上述证候者	口服。水丸一次 6g，一日 2 次
皮肤病血毒丸	金银花、连翘、忍冬藤、苦地丁、天葵子、土贝母、土茯苓、白鲜皮、地肤子、黄柏、赤茯苓、当归、白芍、熟地黄、鸡血藤、地黄、牡丹皮、白茅根、紫草、紫荆皮、赤芍、益母草、茜草、川芎（酒炙）、桃仁、红花、蛇蜕（酒炙）、防风、蝉蜕、牛蒡子（炒）、苍耳子（炒）、浮萍、荆芥穗（炭）、苦杏仁（去皮炒）、桔梗、白芷、皂角刺、大黄（酒炒）、甘草	血热风盛，湿毒瘀结所致瘾疹。症见皮肤灼热刺痒，遇热加重，搔后即起红色风团，伴发热恶寒，咽喉肿痛；荨麻疹见上述证候者	口服。一次 20 粒，一日 2 次
乌蛇止痒丸	当归、红参须、蛇床子、乌梢蛇（白酒炙）、苍术（泡）、牡丹皮、苦参、关黄柏、人工牛黄、蛇胆汁、防风	风湿热邪蕴于肌肤所致瘾疹。症见风团此起彼伏，反复发作，迁延日久，常伴神疲乏力，口干渴，两目干涩；慢性荨麻疹见上述证候者	口服。一次 2.5g，一日 3 次

2. 合理用药与用药指导　虚寒证者慎用防风通圣丸；风寒证或肺脾气虚型荨麻疹者不宜使用皮肤病血毒丸。运动员禁用防风通圣丸；孕妇禁用皮肤病血毒丸、乌蛇止痒丸；月经期慎用皮肤病血毒丸；哺乳期慎用皮肤病血毒丸、乌蛇止痒丸。

（四）血虚风燥证

【症状】反复发作，迁延日久，午后或夜间加剧；伴心烦易怒，口干，手足心热。舌红少津，脉沉细。

【治法】养血祛风，润燥止痒。

【方剂应用】

1. 基础方剂　当归饮子（当归、生地黄、白芍、川芎、何首乌、荆芥、防风、白蒺藜、黄芪、炙甘草）加减。

2. 合理用药与用药指导

饮片选择：当归饮子出自南宋《济生方》。方中当归选用生品，功可补血活血。选用生地黄，能清热凉血。白芍选用生品，功可清热敛阴平肝。选用制何首乌，偏于补益精血。荆芥选用生品，祛风解表力强。选用炒蒺藜，减缓辛散之性，长于平肝潜阳，开郁散结；选用生黄芪，偏于益气固表。选用炙甘草，补脾益气，调和诸药。

剂量建议：原方中当归、白芍、川芎、生地黄、白蒺藜、防风、荆芥使用剂量最大，其次是何首乌、黄芪、炙甘草。蒺藜有小毒，《中国药典》规定其内服剂量为每日 6～10g。

煎法服法：水煎温服，每日 2～3 次，餐前服用。

【中成药应用】

1. 常用中成药 润燥止痒胶囊可用于瘾疹之血虚风燥证见皮肤瘙痒，便秘者。

2. 合理用药与用药指导 肝功能失代偿者禁用润燥止痒胶囊；孕妇慎用润燥止痒胶囊。

第六节 湿 疮

湿疮是一种因皮损总有湿烂、渗液、结痂而得名的过敏性炎症皮肤疾患。其临床特征是皮损对称分布，多形损害，剧烈瘙痒，有渗出倾向，反复发作，易成慢性等。根据病程分为急性、亚急性、慢性三类。根据皮损形态不同，名称各异，如浸淫疮、肾囊风、脐疮、耳疮、四弯风等。西医学中湿疹可参考此内容辨证论治。

一、证候类型与治则治法

湿疮多因禀赋不耐或饮食失节，脾胃受损，湿热内生，又兼风邪，内外相搏，风湿热浸淫肌肤所致，常见湿热蕴肤、脾虚湿蕴、血虚风燥等证。本病以清热利湿止痒为主要治法。急性者以清利湿热为主；慢性者以养血润肤为主。外治法，宜用温和药物，以免加重病情。

二、辨证论治

（一）湿热蕴肤证

【症状】发病快，病程短，皮肤潮红，有丘疱疹，灼热瘙痒无休，抓破渗液流脂水，伴心烦口渴，身热不扬，大便干，小便短赤。舌红苔薄白或黄，脉滑或数。

【治法】清热利湿止痒。

【方剂应用】

1. 基础方剂 龙胆泻肝汤（龙胆、栀子、黄芩、木通、泽泻、车前子、柴胡、生甘草、当归、生地黄）合萆薢渗湿汤（萆薢、薏苡仁、茯苓、黄柏、牡丹皮、泽泻、滑石、通草）加减。

2. 合理用药与用药指导

饮片选择：萆薢渗湿汤出自清代《疡科心得集》。方中薏苡仁生品性偏寒凉，长于利水渗湿，清热排脓。生关黄柏性寒苦燥而沉，长于清热、燥湿、解毒。

剂量建议：方中中药可酌情予 10～15g。

煎法服法：水煎温服，每日 2～3 次，餐后服用。车前子宜包煎。

龙胆泻肝汤可参考"不寐"中"肝火扰心证"的相关内容。

【中成药应用】

1. 常用中成药（表 6-6-1）

表 6-6-1 湿疮湿热蕴肤证常用中成药

药物名称	药物组成	临床应用	用法用量
龙胆泻肝丸（浓缩丸，颗粒，大蜜丸，口服液，胶囊）	龙胆草、柴胡、黄芩、栀子（炒）、泽泻、木通、车前子（盐炒）、当归（酒炒）、生地黄、炙甘草	清肝胆，利湿热。用于肝胆湿热，头晕目赤，耳鸣耳聋，胁痛口苦，尿赤，湿热带下	口服。一次 3～6g，一日 2 次
消风止痒颗粒	防风、蝉蜕、苍术（炒）、地黄、地骨皮、当归、荆芥、亚麻子、石膏、甘草、木通	风湿热邪蕴阻肌肤所致湿疮。症见皮肤初起潮红、热，轻度肿胀，继而粟疹成片或水疱密集，渗液流津，瘙痒无休；常伴身热，口渴，心烦，大便秘结，小便短赤	口服。1 岁以内一日 1 袋；1～4 岁一日 2 袋；5～9 岁一日 3 袋；10～14 岁一日 4 袋；15 岁以上一日 6 袋。分 2～3 次服用

2. 合理用药与用药指导　龙胆泻肝丸的药物组成同方剂龙胆泻肝汤。消风止痒颗粒，能清热、除湿、消风，治疗风湿热邪所致湿疮。

孕妇禁用消风止痒颗粒，慎用龙胆泻肝丸。脾胃虚寒者及体弱年老者慎用龙胆泻肝丸，对体质壮实者，亦应中病即止，不可久服。阴血亏虚者不宜服用消风止痒颗粒。服用消风止痒颗粒期间出现胃脘疼痛或腹泻时应及时停用。

（二）脾虚湿蕴证

【症状】发病较缓，皮损潮红，有丘疹，瘙痒，抓后糜烂渗出，可见鳞屑；伴纳少，腹胀便溏。舌淡胖，苔白腻，脉濡缓。

【治法】健脾利湿止痒。

【方剂应用】

1. 基础方剂　除湿胃苓汤（防风、苍术、白术、茯苓、陈皮、厚朴、猪苓、栀子、木通、泽泻、滑石、甘草、薄桂）或参苓白术散（白扁豆、白术、白茯苓、甘草、桔梗、莲子肉、人参、砂仁、山药、薏苡仁）加减。

2. 合理用药与用药指导

饮片选择：除湿胃苓汤出自明代《外科正宗》。方中苍术麸炒后辛性减弱，缓和燥性，气变芳香，增强了健脾和胃的作用。白术借土气助脾，补脾止泻力胜，建议选用土炒白术。因栀子苦寒之性较强，易伤中气，且对胃有一定刺激性，脾胃虚弱者易致恶心，炒后可缓和苦寒之性，消除副作用，因此一般选用炒栀子；脾胃较虚弱者可选用焦栀子。选用炙甘草，性平而偏温，以补脾和胃力胜。

剂量建议：除湿胃苓汤，原方中除了甘草和桂枝用量偏小，其他药物等分。

煎法服法：加水 400ml，加入灯心 20 根，煎至 200ml，水煎温服，每日 2～3 次，餐前服用。生晒参入汤剂时另煎兑服，也可研粉吞服。砂仁后下。

参苓白术散可参考"泄泻"中"脾胃虚弱证"的相关内容。

【中成药应用】

1. 常用中成药（表 6 - 6 - 2）

表 6 - 6 - 2　湿疮脾虚湿蕴证常用中成药

药物名称	药物组成	临床应用	用法用量
参苓白术散（丸，胶囊，颗粒，口服液，片）	人参、茯苓、白术（麸炒）、山药、白扁豆（炒）、莲子、薏苡仁（炒）、砂仁、桔梗、甘草	补脾胃，益肺气。用于脾胃虚弱，食少便溏，气短咳嗽，肢倦乏力	口服。一次 6～9g，一日 2～3 次

2. 合理用药与用药指导　参苓白术散宜饭前使用，服药期间忌食腥荤油腻，不易消化的食物。湿热内蕴所致泄泻、厌食、水肿及痰火咳嗽者慎用参苓白术散；孕妇慎用参苓白术散。

（三）血虚风燥证

【症状】病程久，反复发作，皮损色暗或色素沉着，或皮损粗糙肥厚，巨痒难忍，遇热或肥皂水洗后瘙痒加重；伴口干不欲饮，纳差，腹胀。舌淡，苔白，脉弦细。

【治法】养血润肤，祛风止痒。

【方剂应用】

1. 基础方剂　当归饮子（当归、生地黄、白芍、川芎、何首乌、荆芥、防风、白蒺藜、黄芪、炙甘草）或四物消风饮（生地、当归、荆芥、防风、赤芍、川芎、白鲜皮、蝉蜕、薄荷、独活、柴胡）加减。

2. 合理用药与用药指导

饮片选择：四物消风饮出自清代《医宗金鉴》。方中当归宜选用生品，质润，长于补血调经，润肠通便，若患者平素脾胃虚弱，大便溏泻则选用土当归，减去滑肠之弊。荆芥宜选用生品，生荆芥性微温，解表祛风力强。柴胡宜选用生品，升散作用较强。

剂量建议：四物消风饮中，生地量最大，其次是当归。

煎法服法：四物消风饮水煎温服，每日 2～3 次。薄荷宜后下。

当归饮子可参考"瘾疹"中"血虚风燥证"的相关内容。

【中成药应用】

1. 常用中成药（表6-6-3）

2. 合理用药与用药指导 因糖尿病、肾病、肝病、肿瘤等疾病引起的皮肤瘙痒患者，不宜选用润燥止痒胶囊。用药期间不宜同时服用温热性药物。患处不宜用热水洗烫。

第七节 白 疕

白疕是一种以红斑、丘疹、鳞屑损害为主要表现的慢性复发性炎症性皮肤病。其临床特征是红斑基础上覆盖多层银白色鳞屑，刮去鳞屑有薄膜及露水珠样出血点。病程较长，反复发作，不易根治。西医学中银屑病可参考此内容辨证论治。

一、证候类型与治则治法

白疕多因素体亏损，血热内蕴，化燥生风，肌肤失养所致。常见血热内蕴证、血虚风燥证、湿毒蕴积证、风寒湿痹证等。寻常型进行期多以清热凉血解毒为基本原则，静止期多以养血滋阴润燥或活血化瘀、解毒通络为基本原则。脓疱型、关节病型、红皮病型可结合西医治疗。

二、辨证论治

（一）血热内蕴证

【症状】皮疹多呈点滴状，发展迅速，颜色鲜红，层层鳞屑，瘙痒剧烈，刮去鳞屑有点状出血；伴口干舌燥，咽喉疼痛，心烦易怒，便干溲赤。舌质红，苔薄黄，脉弦滑或数。

【治法】清热凉血，解毒消斑。

【方剂应用】

1. 基础方剂 犀角地黄汤（水牛角、牡丹皮、生地、赤芍）加减。

2. 合理用药与用药指导

饮片选择：犀角地黄汤出自唐代《备急千金要方》，用水牛角代替犀角。

剂量建议：原方中生地剂量最大。

煎法服法：水煎温服，每日2~3次，餐后服用。水牛角宜先煎，若选用水牛角镑片，宜先煎3个小时以上；若选用水牛角浓缩粉（精制），可以适量冲服。

【中成药应用】

1. 常用中成药（表6-7-1）

2. 合理用药与用药指导 消银颗粒，地黄、牡丹皮、赤芍等清热凉血同时，配伍当归、红花等补血活血，治疗血热和血虚风燥型白疕。复方青黛胶囊，专于清热凉血，治疗血热所致白疕。

孕妇禁用消银颗粒。肝功能异常者慎用消银颗粒。脾胃虚寒者慎用消银颗粒和复方青黛胶囊。老年体弱者及哺乳期妇女慎用复方青黛

表6-6-3 湿疮血虚风燥证常用中成药

药物名称	药物组成	临床应用	用法用量
润燥止痒胶囊	何首乌、制何首乌、生地黄、桑叶、苦参、红活麻	用于血虚风燥所致皮肤瘙痒	口服。一次4粒，一日3次，2周为一疗程

表6-7-1 白疕血热内蕴证常用中成药

药物名称	药物组成	临床应用	用法用量
消银颗粒（片，胶囊）	地黄、牡丹皮、赤芍、当归、苦参、金银花、玄参、牛蒡子、蝉蜕、白鲜皮、大青叶、红花、防风	用于血热风燥型白疕和血虚风燥型白疕。症见点滴状皮疹，基底鲜红色，表面覆有银白色鳞屑，或皮疹表面覆有较厚的银白色鳞屑，较干燥，基底淡红色，瘙痒较甚等	开水冲服。一次3.5g，一日3次。一个月为一疗程
复方青黛胶囊	马齿苋、土茯苓、白鲜皮、白芷、青黛、紫草、丹参、蒲公英、绵马贯众、粉萆薢、乌梅、五味子（酒）、山楂（焦）、建曲	用于因血热所致白疕。症见点滴至钱币状浸润丘疹不断出现，或旧皮损面积扩大，上覆多层银屑，刮之可见薄膜现象，筛状出血，瘙痒明显，伴有心烦、口渴、咽痛、便干	口服。一次4粒，一日3次

胶囊。服用复方青黛胶囊4周以上应定期检查血常规及肝功能。

（二）血虚风燥证

【症状】病程较久，皮疹多呈斑片状，颜色淡红，鳞屑减少，干燥皲裂，自觉瘙痒；伴口咽干燥。舌淡红，苔少，脉沉细。

【治法】养血滋阴，润肤息风。

【方剂应用】

1. 基础方剂　当归饮子（当归、生地黄、白芍、川芎、何首乌、荆芥、防风、白蒺藜、黄芪、炙甘草）加减。

2. 合理用药与用药指导

饮片选择：可参考"瘾疹"中"血虚风燥证"的相关内容。

剂量建议：可参考"瘾疹"中"血虚风燥证"的相关内容。

煎法服法：可参考"瘾疹"中"血虚风燥证"的相关内容。

【中成药应用】

1. 常用中成药　临床可选用消银颗粒（片，胶囊）治疗血虚风燥型白疕，具体可参考本节"血热内蕴证"的相关内容。

2. 合理用药与用药指导　消银颗粒可参考本节中"血热内蕴证"的相关内容。

（三）湿毒蕴积证

【症状】皮损多发生于腋窝、股沟等褶皱部位，红斑糜烂有渗出，痂屑黏厚，瘙痒剧烈，或表现为掌跖红斑、脓疱、脱皮，或伴关节酸痛、肿胀，下肢沉重。舌质红，苔黄腻，脉滑。

【治法】清利湿热，解毒通络。

【方剂应用】

1. 基础方剂　萆薢渗湿汤（萆薢、薏苡仁、茯苓、黄柏、牡丹皮、泽泻、滑石、通草）加减。

2. 合理用药与用药指导

饮片选择：可参考"湿疮"中"湿热蕴肤证"的相关内容。

剂量建议：可参考"湿疮"中"湿热蕴肤证"的相关内容。

煎法服法：可参考"湿疮"中"湿热蕴肤证"的相关内容。

【中成药应用】

1. 常用中成药（表6-7-2）

表6-7-2　白疕湿毒蕴积证常用中成药

药物名称	药物组成	临床应用	用法用量
银屑灵	白鲜皮、苦参、土茯苓、金银花、蝉蜕、生地黄、当归、连翘、黄柏、防风、赤芍、甘草	湿热蕴肤，郁滞不通所致白疕。症见浸润性红斑、丘疹、斑块，上覆黏腻鳞屑，有渗出倾向。常伴有大便溏滞不爽、小便短赤	口服，一次33g，或遵医嘱，一日2次

2. 合理用药与用药指导　血虚风燥证患者慎用，忌食辛辣、海鲜及刺激性食物。

（四）风寒湿痹证

【症状】皮疹红斑不鲜，鳞屑色白而厚，抓之易脱，关节肿痛，活动受限，甚至僵硬畸形；伴形寒肢冷。舌质淡，苔白腻，脉濡滑。

【治法】祛风除湿，散寒通络。

【方剂应用】

1. 基础方剂　独活寄生汤（独活、桑寄生、杜仲、牛膝、细辛、秦艽、茯苓、肉桂心、防风、川芎、人参、甘草、当归、芍药、干地黄）合桂枝芍药知母汤（桂枝、芍药、知母、甘草、麻黄、生姜、防风、附子、白术）加减。

2. 合理用药与用药指导

饮片选择：独活寄生汤出自唐代《备急千金要方》，桂枝芍药知母汤出自东汉《金匮要略》。杜仲盐制后可直走下焦，增强补益肝肾作用。选用怀牛膝，长于补肝肾，强筋骨。秦艽酒制后，性平，苦味和寒性减弱，增强了祛风湿、舒筋络的作用。选用生晒参，性微温，偏重于补气生津，安神。选用炙麻黄，其性温偏润，辛散发汗作用缓和。附子生品有毒，多外用，经加工炮制后，降低毒性，便于内服，故一般选用黑顺片。

剂量建议：独活寄生汤中独活用量最大，其他中药等分。附子有毒，《中国药典》规定使用剂量为 3～15g，用量不宜过大。人参，常规使用剂量为 3～9g，另煎兑服，也可研粉吞服，一次 2g，一日 2 次。

煎法服法：水煎温服，每日 2～3 次，餐后服用。附子宜先煎，久煎。生晒参入汤剂时另煎兑服，也可研粉吞服。

【中成药应用】

1. 常用中成药（表 6 - 7 - 3）

2. 合理用药与用药指导　孕妇禁用，热痹者慎用独活寄生合剂。有患者服用独活寄生合剂后，出现脸部潮热，头晕，恶心呕吐，咽喉部水肿，心跳加快，呼吸抑制，伴四肢麻木，两腿发软的毒性反应。

第八节　蛇串疮

蛇串疮是一种皮肤上出现成簇水疱，多呈带状分布，痛如火燎的急性疱疹性皮肤病。临床特点是皮肤上出现红斑、小丘疹、水疱或丘疱疹，累累如串珠，排列成带状，沿一侧周围神经分布区出现，局部刺痛或伴同侧附近瘰核。多发于胸胁部，多数患者愈后很少复发，极少数可多次发病。西医学中带状疱疹可参考此内容辨证论治。

一、证候类型与治则治法

蛇串疮多因情志内伤，肝气郁结化火，肝经火毒蕴积，或夹风邪上窜头面，或夹湿邪下注，发于阴部及下肢；火毒炽盛者多发于躯干。本病初期以湿热火毒为主，后期以正虚血瘀兼夹湿邪为患。常见肝经湿热证、脾虚湿蕴证、气滞血瘀证等。本病以清热利湿、行气活血止痛为主要治法。初期以清热利湿为主；后期以活血通络止痛为主。体虚者以扶正祛邪与通络止痛并用。

二、辨证论治

（一）肝经湿热证

【症状】皮损鲜红，灼热刺痛，疱壁紧张；口苦咽干，心烦易怒，大便干燥，小便黄。舌质红，苔薄黄或黄腻，脉弦滑数。

【治法】清热解毒，利湿止痛。

【方剂应用】

1. 基础方剂　龙胆泻肝汤（龙胆、栀子、黄芩、木通、泽泻、车前子、柴胡、生甘草、当归、生地黄）加减。

2. 合理用药与用药指导

饮片选择：可参考"不寐"中"肝火扰心证"的相关内容。

剂量建议：可参考"不寐"中"肝火扰心证"的相关内容。

煎法服法：可参考"不寐"中"肝火扰心证"的相关内容。

【中成药应用】

1. 常用中成药（表 6 - 8 - 1）

表 6 - 7 - 3　白疕风寒湿痹证常用中成药

药物名称	药物组成	临床应用	用法用量
独活寄生合剂	独活、桑寄生、秦艽、防风、细辛、当归、白芍、川芎、熟地黄、盐杜仲、川牛膝、党参、茯苓、甘草、桂枝	白疕风寒湿痹证	口服。一次 15～20ml，一日 3 次；用时摇匀

表 6 - 8 - 1　蛇串疮肝经湿热证常用中成药

药物名称	药物组成	临床应用	用法用量
龙胆泻肝丸（浓缩丸，颗粒，大蜜丸，口服液，胶囊）	龙胆草、黄芩、栀子（炒）、车前子（盐炒）、泽泻、木通、当归（酒炒）、生地黄、柴胡、炙甘草	因肝胆湿热所致蛇串疮。症见疮面疼痛，灼热，口苦咽干，便秘，尿赤。舌红苔黄腻，脉滑数	口服。一次 3～6g，一日 2 次

续表

药物名称	药物组成	临床应用	用法用量
片仔癀（胶囊）	牛黄、麝香、三七、蛇胆	清热解毒，凉血化瘀，消肿止痛。用于热毒血瘀所致痈疽疔疮，跌打损伤	口服，每次0.6g，8岁以下儿童每次0.15g～0.3g，每日2～3次；外用，研末用冷开水或食醋少许调匀涂在患处（溃疡者可在患处周围涂敷之），每日数次
新癀片	肿节风、红曲、人工牛黄、三七、珍珠层粉、肖梵天花、水牛角浓缩粉、猪胆汁膏、吲哚美辛	由热毒瘀血所致蛇串疮。症见局部红肿热痛，脓已成或脓未成；伴发热，烦渴，目赤，便秘，尿赤。舌红，脉弦数	口服，一次2～4片，一日3次；外用适量，用冷开水调化，涂患处。儿童口服新癀片，建议按照其体重计算用量，一日0.07～0.1g/kg，分3～4次，待有效后减至最低量
重楼解毒酊	重楼、草乌、艾叶、石菖蒲、大蒜、天然冰片	清热解毒，散瘀止痛。用于肝经火毒所致带状疱疹，皮肤瘙痒，虫咬皮炎，流行性腮腺炎	外用。涂抹患处，每日3～4次
复方片仔癀软膏（片仔癀）	片仔癀粉（体外培育牛黄、人工麝香、三七、蛇胆）、蛇药片	清热，解毒，止痛。用于带状疱疹，单纯疱疹，脓疱疮，毛囊炎，痤疮	外用。涂于患处，每日2～3次

2. 合理用药与用药指导　孕妇禁用新癀片，忌服片仔癀，慎用龙胆泻肝丸，慎用复方片仔癀软膏。哺乳期妇女禁用新癀片。片仔癀、复方片仔癀软膏因皆含麝香，运动员慎用。活动性溃疡病、消化道出血及病史者，溃疡性结肠炎及病史者，癫痫患者，帕金森病及精神病患者，支气管哮喘者，血管神经性水肿者，肝肾功能不全者，对新癀片所含成分过敏者，对阿司匹林或其他非甾体类抗炎药过敏者禁用新癀片。脾胃虚寒者慎用龙胆泻肝丸。

新癀片为中西复方制剂，口服本品时，应避免与吲哚美辛等非甾体类抗炎药物同时口服。为减少新癀片对胃肠道的刺激，本品宜于饭后服用，或与食物或制酸药同服。新癀片用于痹痛，咽喉肿痛，牙痛，胁痛，黄疸，无名肿毒等，日用剂量不应超过12片。新癀片解热作用强，一次用量一般不应超过2片，一天不超过3次，退热期间应防止大汗和虚脱，补充足量液体。外用新癀片注意：用冷开水调化成糊状，均匀涂敷于患处，厚约1mm，避开破溃处，每日2～3次，如出现局部皮肤过敏等反应现象时应停用。

重楼解毒酊忌内服。久置有少量沉淀，摇匀后使用。应密封，置阴凉处（不超过20℃）贮藏。

（二）脾虚湿蕴证

【症状】皮损色淡，疼痛持续，疱壁松弛，口不渴，食少腹胀，大便时溏。舌淡或正常，苔白或白腻，脉沉缓或滑。

【治法】健脾利湿，解毒止痛。

【方剂应用】

1. 基础方剂　除湿胃苓汤（防风、苍术、白术、茯苓、陈皮、厚朴、猪苓、栀子、木通、泽泻、滑石、甘草、薄桂）加减。

2. 合理用药与用药指导

饮片选择：除湿胃苓汤出自明代《外科正宗》。方中苍术用炒苍术，减少燥性。厚朴用姜炒，宽中和胃。白术用土炒，补气健脾。栀子用生品，走气分而泻火。甘草用生品，清热解毒。

剂量建议：可参考"湿疮"中"脾虚湿蕴证"的相关内容。

煎法服法：加水400ml，加入灯心20根，煎至200ml，空腹服用。

【中成药应用】

1. 常用中成药（表6-8-2）

2. 合理用药与用药指导 孕妇、湿热内蕴者慎用参苓白术散。孕妇禁用四妙丸。虚寒证慎用四妙丸。

（三）气滞血瘀证

【症状】 皮疹减轻或消退后局部疼痛不止，发射到附近部位，痛不可忍，坐卧不安，重者可持续数月或更长时间。舌暗，苔白，脉弦细。

【治法】 理气活血，通络止痛。

【方剂应用】

1. 基础方剂 桃红四物汤（熟地黄、当归、白芍、川芎、桃仁、红花）加减。

2. 合理用药与用药指导

饮片选择：桃红四物汤出自元代《医垒元戎》。原方中为熟地黄，如有血热宜选用生地黄，味甘性寒，长于凉血清热，滋阴养血，生津止渴；若胃弱恐大生地滋腻碍胃，宜选用细生地。宜选用赤芍，清热凉血，散瘀止痛力强。

剂量建议：原方在四物汤的基础上加桃仁、红花，而四物汤出自唐代《仙授理伤续断秘方》，书中记载四物汤中四药用量相等。现代处方多为红花6g，余药9g；桃仁用前宜捣碎成泥。

煎法服法：水煎煮或加入适量黄酒煎煮，空腹，热服，每日2~3次。

孕妇及月经过多者忌用。

【中成药应用】

1. 常用中成药（表6-8-3）

2. 合理用药与用药指导 孕妇禁用血府逐瘀口服液、七厘散，慎用元胡止痛片。脾胃虚寒及胃阴不足型胃痛者禁用元胡止痛片。脾胃虚弱者慎用血府逐瘀口服液。皮肤过敏者禁用七厘散。血府逐瘀口服液不宜与海藻、京大戟、红大戟、甘遂、芫花通用。

第九节 痔

痔是指直肠末端黏膜下和肛管皮肤下的静脉丛发生扩大、曲张所形成的柔软静脉团。临床以便血、脱出、肿痛为特点。临床根据其发病部位不同，可分为内痔、外痔和混合痔。其

表6-8-2 蛇串疮脾虚湿蕴证常用中成药

药物名称	药物组成	临床应用	用法用量
参苓白术散（丸）	人参、白术（炒）、茯苓、山药、莲子、白扁豆（炒）、薏苡仁（炒）、砂仁、桔梗、甘草	因脾失运化所致蛇串疮。症见发病较缓，皮损潮红，瘙痒，抓后糜烂流滋，可见鳞屑，伴纳少，神疲，腹胀便溏。舌淡胖，苔白或腻，脉弦缓	饭前口服。一次6~9g，一日2~3次
四妙丸	盐黄柏、苍术、薏苡仁、牛膝	清热利湿。症见皮疹红，疱壁松弛，糜烂渗出较多，疼痛。舌质红，舌苔黄，脉滑数	口服。一次6g，一日2次

表6-8-3 蛇串疮气滞血瘀证常用中成药

药物名称	药物组成	临床应用	用法用量
血府逐瘀口服液（胶囊，颗粒，丸）	桃仁、红花、当归、川芎、地黄、赤芍、牛膝、柴胡、枳壳、桔梗、甘草	由气滞血瘀所致蛇串疮。症见患病日久，痛呈刺痛，且痛处固定不移，疼痛以夜间为甚，常伴局部色素沉着。舌质暗红，脉弦涩	口服。一次10ml，一日3次
元胡止痛片（软胶囊，颗粒，口服液，滴丸）	元胡（醋制）、白芷	理气，活血，止痛。症见患病日久，痛呈刺痛，且痛处固定不移，疼痛以夜间为甚，常伴局部色素沉着。舌质暗红，脉弦涩	口服。一次4~6片，一日3次
七厘散（胶囊）	血竭、乳香（制）、没药（制）、红花、儿茶、冰片、麝香、朱砂	化瘀消肿，止痛止血。症见患病日久，痛呈刺痛，且痛处固定不移，疼痛以夜间为甚，常伴局部色素沉着。舌质暗红，脉弦涩	口服。一次1~1.5g，一日1~3次，饭后服用；外用，调敷患处

中，发生于齿状线以上的称为内痔，以便血、痔核脱出以及肛门不适感为临床特点；发生于齿状线之下的称为外痔，以自觉坠胀、疼痛和异物感为主要临床特点；混合痔位于齿状线上下同一点位，表面分别为直肠黏膜和肛管皮肤所覆盖，临床表现具有内痔、外痔的双重症状。西医学中痔疮表现为上述症状者，可参考此内容辨证论治。

一、证候类型与治则治法

痔需分辨内痔、外痔及混合痔。痔的治疗有内治法、外治法或其他疗法。内治法多适用于Ⅰ、Ⅱ期内痔者，或内痔嵌顿有继发感染者，或年老体弱者，或内痔兼有其他严重慢性疾病，不宜手术治疗者，或混合痔者。内治法可根据风伤肠络证、湿热下注证、气滞血瘀证、脾虚气陷证等的不同而采取不同的治疗方法。外治法多适用于各期内痔及内痔嵌顿肿痛者，或外痔及混合痔肿胀疼痛者。

二、辨证论治

（一）风伤肠络证

【症状】大便带血，滴血或喷射状出血，血色鲜红，或有肛门瘙痒。舌质红，苔薄白或薄黄，脉浮数。

【治法】清热凉血祛风。

【方剂应用】

1. 基础方剂 凉血地黄汤（细生地、当归尾、地榆、槐角、黄连、天花粉、升麻、赤芍、枳壳、黄芩、荆芥、生甘草、生侧柏）加减。

2. 合理用药与用药指导

饮片选择：凉血地黄汤出自清代《外科大成》。方中选用生地黄，取其清热凉血之效。当归宜选用当归尾，偏于活血，配伍止血药，使止血不留瘀。地榆、槐角、黄芩、荆芥均宜炒炭，功专止血。选用生侧柏叶，凉血止血之效佳；若痔疮出血热象不重者，亦可选用侧柏叶炭，止血效佳。选用生甘草，取其清热解毒之效。

剂量建议：原方中槐角用量最大，其次是细生地、黄连、地榆、生侧柏，升麻、甘草用量最小。《中国药典》规定槐角内服剂量为每日6~9g。

煎法服法：水煎温服，每日2~3次，餐前服用；同时用上方煎汤熏洗患处。

【中成药应用】

1. 常用中成药（表6-9-1）

表6-9-1 痔风伤肠络证常用中成药

药物名称	药物组成	临床应用	用法用量
槐角丸（水蜜丸，小蜜丸，大蜜丸）	槐角（清炒）、地榆炭、黄芩、麸炒枳壳、当归、防风	风邪热毒或湿热壅遏大肠，灼伤血络所致痔疮。症见便血，血色鲜红，大便不畅，痔疮肿痛	口服。一次6g，一日2次
痔疮片（胶囊）	大黄、蒺藜、功劳木、白芷、冰片、猪胆粉	热毒壅盛，风伤肠络所致痔疮。症见大便出血或有痔核脱出，可自行回纳，肛缘有肿物，色鲜红或青紫、疼痛；内痔Ⅰ、Ⅱ、Ⅲ期，炎性外痔，血栓外痔，混合痔见上述证候者	口服。一次4~5片，一日3次
痔康片（胶囊）	豨莶草、金银花、槐花、地榆炭、黄芩、大黄	热毒风盛或湿热下注所致痔疮。症见大便出血，肛门肿痛，有下坠感或痔核脱出，可自行回纳；Ⅰ、Ⅱ期内痔见上述证候者	口服。一次3片，一日3次。7天为一疗程；或遵医嘱
参蛇花痔疮膏	苦参、黄柏、蛇床子、金银花、甘草、五倍子、白矾、炉甘石、当归	风伤肠络，湿热下注所致内痔、外痔。症见便血鲜红，肛门红肿热痛，便血量多鲜红，便后坠胀不适	外用。将药膏挤入肛门内或涂抹患处；每次2g，一日1次

2. 合理用药与用药指导 孕妇禁用痔康片。脾胃虚寒者慎用槐角丸、痔疮片、痔康片。经期及哺乳期妇女、过敏体质者均慎用痔疮片。

使用参蛇花痔疮膏后若出现皮肤过敏反应，应及时停用。

不建议将槐角丸、痔特佳片、地榆槐角丸中

的任意两种或多种同时使用，因皆属重复用药。

（二）湿热下注证

【症状】 便血鲜红，量较多，肛内肿物外脱，可自行回缩，肛门灼热。舌质红，苔黄腻，脉弦数。

【治法】 清热利湿止血。

【方剂应用】

1. 基础方剂 脏连丸（黄连、黄芩、赤芍、当归、阿胶珠、荆芥穗、炒槐花、地榆炭、地黄、蜜炙槐角、猪大肠）加减。

2. 合理用药与用药指导

饮片选择：脏连丸出自《北京市中药成方选集》。原方制成丸剂。方中选用阿胶珠，去滋腻碍胃之弊，增强固涩止血之功。选用炒槐花，直入血分，凉血止血力佳。选用地榆炭，专于止血。选用生地黄，取其清热凉血之效。选用炒槐角，寒性稍减，防止伤脾胃；也可选用蜜炙槐角以增强润肺滋燥之功。

剂量建议：原方中黄芩用量最大，其次是槐角。《中国药典》规定黄芩内服剂量为每日 3～10g。

煎法服法：原方用法为将群药粗末装入猪大肠内，两头扎住，蒸熟晒干，为细末，炼蜜为丸。现代若入煎剂，每日 2～3 次，餐前温服。

【中成药应用】

1. 常用中成药（表 6-9-2）

表 6-9-2 痔湿热下注证常用中成药

药物名称	药物组成	临床应用	用法用量
地榆槐角丸（大蜜丸，水蜜丸）	地榆炭、蜜槐角、炒槐花、大黄、黄芩、地黄、当归、赤芍、红花、防风、荆芥穗、麸炒枳壳	脏腑实热，大肠火盛所致痔疮。症见大便出血或有痔核脱出，可自行回纳或不可自行回纳，肛缘有肿物，色鲜红或青紫，疼痛；内痔 I、II、III 期，炎性外痔，血栓外痔见上述证候者	口服。一次 1 丸，一日 2 次
痔特佳片	槐角（炒）、地榆炭、黄芩、防风、枳壳（炒）、当归、阿胶、鞣质	血热风盛，湿热下注所致痔疮。症见大便出血，或有痔核脱出，或不可自行回纳；I、II 期内痔见上述证候者	口服。一次 2～4 片，一日 2 次
消痔软膏	熊胆粉、地榆、冰片	风热瘀阻或湿热壅滞所致内痔。症见大便出血，或有痔核脱出，可自行回纳；I、II 期内痔见上述证候者	外用。用药前用温水清洗局部。治疗内痔：将注入头轻轻插入肛门，把药膏推入肛内；治疗外痔：将药膏均匀涂覆于患处，外用清洁纱布覆盖，一次 2～3g，一日 2 次
肛泰栓（软膏）	地榆炭、五倍子、冰片、盐酸小檗碱、盐酸罂粟碱	湿热下注所致内痔。症见大便出血，或有痔核脱出，可自行回纳；I、II 期内痔见上述证候者	肛门给药。一次 1 粒，一日 1～2 次，或遵医嘱，睡前或便后外用。使用时先将配备的指套戴在食指上，撕开栓剂包装，取出栓剂，轻轻塞入肛门内约 2cm

2. 合理用药与用药指导 孕妇禁用地榆槐角丸、痔特佳片、消痔软膏、肛泰栓。脾胃虚寒者慎用地榆槐角丸。肠胃虚寒者慎用痔特佳片。严重肾功能不全者、完全性房室传导阻滞者、溶血性贫血患者及葡萄糖-6-磷酸脱氢酶缺乏患者禁用肛泰栓。肝肾功能不全者、心脏病患者、运动员慎用肛泰栓，因肛泰栓含有盐酸罂粟碱。肛泰栓可致轻度腹部不适和腹泻。青光眼患者长期使用肛泰栓应定期检查眼压。使用肛泰栓后出现黄疸、眼及皮肤明显黄染，提示肝功能受损，应及时检测肝功能。肛泰栓在放置过程中有时会析出白霜，系基质所致，属正常现象，不影响疗效。肛泰栓应于 30℃ 以下保存，如超过 30℃ 会出现软化，可放入冰箱

或浸入冷水中变硬后使用，不影响疗效。

（三）气滞血瘀证

【症状】肛内肿物脱出，甚至嵌顿，肛管紧缩，坠胀疼痛，甚则肛缘水肿、血栓形成，触痛明显。舌质暗红，苔白或黄，脉弦细涩。

【治法】理气祛风活血。

【方剂应用】

1. 基础方剂　止痛如神汤（秦艽、桃仁、皂角子、苍术、防风、黄柏、当归、泽泻、槟榔、熟大黄）加减。

2. 合理用药与用药指导

饮片选择：止痛如神汤出自《外科启玄》。

方中选用米泔水制苍术，缓和燥性，现在可选麸炒苍术。皂角子即皂荚的种子，能润肠通便，又具止血作用，现在可选用皂荚。选用酒当归尾，增强活血作用。选用生槟榔，利气行滞力强。选用熟大黄，泻下作用缓和，偏于活血散瘀，兼有清热化湿的作用。

剂量建议：原方中秦艽、桃仁、皂角子、熟大黄用量最大，其次是苍术、防风。皂角子有毒，不宜大量服用，不宜久服。

煎法服法：水煎温服，每日2～3次，宜餐前服用。桃仁、皂角子均宜捣碎后入煎。

【中成药应用】

1. 常用中成药（表6-9-3）

表6-9-3　痔气滞血瘀证常用中成药

药物名称	药物组成	临床应用	用法用量
马应龙麝香痔疮膏	人工麝香、人工牛黄、珍珠、煅炉甘石粉、硼砂、冰片、琥珀	湿热瘀阻所致内痔。症见大便出血，或有痔核脱出，可自行回纳或不可自行回纳；Ⅰ、Ⅱ、Ⅲ期内痔见上述证候者	外用。涂擦患处
痔宁片	地榆炭、侧柏叶炭、地黄、槐米、酒白芍、荆芥炭、当归、黄芩、枳壳、刺猬皮（制）、乌梅、甘草	实热内结或湿热瘀滞所致痔疮。症见大便出血，或有痔核脱出，可自行回纳或不可自行回纳，肛缘有肿物者，色红或青紫而疼痛；Ⅰ、Ⅱ期内痔，血栓性外痔，炎性外痔见上述证候者	口服。一次3～4片，一日3次

2. 合理用药与用药指导　孕妇慎用马应龙麝香痔疮膏，用药后如出现皮肤过敏反应或月经不调者需及时停用。孕妇、肠胃虚寒者、妇女月经期均慎用痔宁片。此外，此类痔疮亦可选用痔疮片（胶囊）、消痔软膏、参蛇花痔疮膏等。

（四）脾虚气陷证

【症状】肛门松弛，痔核脱出需手法复位，便血色鲜或淡；伴面白少华，神疲乏力，少气懒言，纳少便溏。舌质淡，边有齿痕，苔薄白，脉弱。

【治法】补中益气。

【方剂应用】

1. 基础方剂　补中益气汤（黄芪、人参、炙甘草、当归、橘皮、升麻、柴胡、白术）加减。

2. 合理用药与用药指导

饮片选择：可参考"内伤发热"中"气虚发热证"的相关内容。

剂量建议：可参考"内伤发热"中"气虚发热证"的相关内容。

煎法服法：水煎温服，每日2～3次，宜餐前服用。人参入煎宜另煎，药汁兑服。

【中成药应用】

1. 常用中成药　补中益气丸可用于脾虚气陷所致内痔，症见肛门下坠或脱出，伴面色苍白，唇淡，气短，倦怠乏力，腹胀腹痛。舌淡少苔，脉虚无力者。补气升提片亦可用于脾虚气陷所致内痔，症见少气懒言，神疲乏力，心悸，气短，食少纳呆，心下痞闷，小腹坠胀，腹泻或便溏，肛门坠胀者。消痔丸可以消肿生肌，清热润便，补气固脱，止血止痛，主治痔疾肿痛，便秘出血，脱肛不收以及肠风下血，积滞不化；亦可酌情用于此证候痔疮。

2. 合理用药与用药指导　阴虚内热者慎用补中益气丸、补气升提片。消痔丸口服，一次1丸，一日3次，小儿酌减；孕妇禁用。

不建议将补中益气丸与补气升提片同时用，因属重复用药。

第十节　阳　痿

阳痿是指男性除未发育成熟或已到性欲衰退期，性交时阴茎不能勃起，或虽勃起但勃起不坚，或勃起不能维持，以致不能进行或完成性交全过程的疾病。西医学中勃起功能障碍表现为上述症状者，可参考此内容辨证论治。

一、证候类型与治则治法

阳痿常因禀赋不足，或七情内伤，或劳伤久病，或过食肥甘，或湿热内侵等，导致肝、肾、心、脾受损，经络空虚，或经络失畅，导致宗筋失养而成。常见证候类型有惊恐伤肾证、心脾两虚证、肾阴亏虚证、肾阳不足证、肝气郁结证等。

临床应辨清虚实及病损之脏腑。实证应疏利，如肝郁不舒者，宜疏肝解郁。虚证当补益，如惊恐伤肾者宜益肾宁神；心脾两虚者宜补益心脾；命门火衰者宜温补下元。

二、辨证论治

（一）惊恐伤肾证

【症状】阳痿不振，伴心悸易惊，胆怯多疑，夜多噩梦，常有被惊吓史。舌苔薄白，脉弦细。

【治法】益肾宁神。

【方剂应用】

1. 基础方剂　启阳娱心丹（人参、远志、茯神、石菖蒲、甘草、橘红、砂仁、柴胡、菟丝子、白术、酸枣仁、当归、白芍、山药、神曲）加减。

2. 合理用药与用药指导

饮片选择：启阳娱心丹出自清代《辨证录》。方中选用生晒参，能补气生津。选用制远志，缓和其苦燥之性，又能消除刺喉感，以安神益智为主。选用炙甘草，取其益气补中之效。选用醋柴胡，缓和升散之性，增强疏肝作用。选用盐菟丝子，引药下行，增强补肾益精的作用。选用麸炒白术，缓和燥性，增强健脾作用。酸枣仁宜选用生品，性偏凉，更适用于肝胆虚热所引起的惊悸不安、失眠。选用生当归，能

补血和血；平素脾虚便溏者可选用炒当归，防止滑肠。选用生白芍，长于养血敛阴，平抑肝阳。选用生山药，功偏滋阴益气。选用麸炒神曲，以醒脾和胃为主。

剂量建议：原方中菟丝子、白术用量最大（各八两），其次是白芍、山药（各六两）。《中国药典》规定菟丝子的内服剂量为每日 6～12g；白术的内服剂量为每日 6～12g。

煎法服法：水煎温服，每日 2～3 次，宜餐前服用。人参宜另煎，药汁兑服；酸枣仁宜捣碎后入煎；砂仁宜捣碎，后下。

【中成药应用】

1. 常用中成药　滋肾宁神丸由熟地黄、山药、金樱子、酸枣仁（炒）、首乌藤、女贞子、菟丝子（制）、牛大力、茯苓、珍珠母、白芍（炒）、丹参、制何首乌、黄精（制）、五味子、五指毛桃组成，具有滋补肝肾，宁心安神的作用，主治肝肾阴亏所致头晕耳鸣，失眠多梦，怔忡健忘，腰酸遗精；神经衰弱见上述证候者。阳痿属惊恐伤肾者，临床上可以酌情选用此药。

补肾安神口服液由酸枣仁、百合、鹿茸（去皮）、制何首乌、淫羊藿、大枣、干姜、甘草、维生素 B_1 组成，具有补肾，宁心，安神的作用，主治失眠健忘，头晕耳鸣，心慌，腰膝酸软等。阳痿属惊恐伤肾者，临床上可以酌情选用此药。

2. 合理用药与用药指导　滋肾宁神丸口服，每次 10g，每日 2 次；严重感冒者慎用滋肾宁神丸。补肾安神口服液口服，一次 10ml，一日 2 次；外感发热者禁服补肾安神口服液。

（二）心脾两虚证

【症状】阳痿不举；伴心悸，失眠多梦，神疲乏力，面色无华，食少纳呆，腹胀便溏。舌苔薄白，脉细弱。

【治法】补益心脾。

【方剂应用】

1. 基础方剂　归脾汤（人参、黄芪、白术、茯神、当归、龙眼肉、酸枣仁、远志、木香、甘草、生姜、大枣）加减。

2. 合理用药与用药指导

饮片选择：可参考"心悸"中"心脾两虚证"的相关内容。

剂量建议：可参考"心悸"中"心脾两虚证"的相关内容。

煎法服法：可参考"心悸"中"心脾两虚证"的相关内容。

【中成药应用】人参归脾丸具有益气健脾，养血安神的作用，主治心脾两虚所致心悸、失眠等；刺五加脑灵液具有补益心脾，宁心安神的作用，主治心脾两虚所致失眠、健忘、乏力等；强力脑清素片具有益气健脾，补肾安神的作用，主治心脾两虚，肾精不足所致失眠乏力、腰膝酸软、健忘头晕等。阳痿属心脾两虚证者，临床上可酌情选用这三种药。

（三）肾阴亏虚证

【症状】阳事不举，或举而不坚，多由正常而逐渐不举，终至痿软不起；伴腰膝酸软，眩晕耳鸣，失眠多梦，遗精，形体消瘦。舌红少津，脉细数。

【治法】滋阴补肾。

【方剂应用】

1. 基础方剂　左归丸（熟地黄、山药、枸杞子、山茱萸、川牛膝、菟丝子、鹿角胶、龟甲胶）合二地鳖甲煎（生地黄、熟地黄、沙苑子、茯苓、枸杞、巴戟天、生鳖甲、龟甲、丹参、白芷、杜仲、桑寄生）加减。

2. 合理用药与用药指导

饮片选择：左归丸出自明代《景岳全书》。方中选用大怀熟地黄，味甘，性微温，补血滋阴，益精填髓力强。选用生山药，味甘性平，气阴双补，补脾养胃，生津益肺，补肾涩精，

适用于肾阴亏虚之证；若制丸剂，宜用炒山药或麸炒山药，偏于健脾益胃。选用酒山萸肉或蒸山萸肉，酒制或蒸制后的熟山萸肉，增强了补益肝肾的作用，更适用于肝肾不足之证。选用怀牛膝，长于补益肝肾，兼能舒筋健骨，亦可选用盐炒牛膝，擅入肾经，增强益肾养筋之功；原方中用川产牛膝，酒洗蒸熟，补益作用更强；肾虚精滑者，不用牛膝。选用盐菟丝子，加强走肾经以补肾的作用。原方炼蜜为丸、鹿角胶、龟甲胶皆用炒制品。二地鳖甲煎出自当代《男科纲目》。方中选用盐沙苑子，擅入肾经，补益肝肾之功增强。选用甘草水制巴戟肉，既能解其毒，又能缓其性，有补火而不伤阴之妙；盐制巴戟肉增强补肾之功，既益元阳，又填阴水，适用于肾虚精亏之证。选用生丹参，凉血清心除烦力更胜，以防阴虚内热及佐制助阳药之温热性。选用炒白芷，发散之性略缓，功偏燥湿。选用盐杜仲，增强补益肝肾之功效；亦可选用炒杜仲，提高有效成分煎出，临床疗效好。

剂量建议：左归丸原方中熟地黄用量最大，与山药、山茱萸、枸杞子、菟丝子、鹿角胶、龟甲胶用量的比例皆为2：1。二地鳖甲煎原方中既有滋阴药，也有助阳药，应该注意全方配伍后应以滋阴补肾为主，温阳药用量不宜过大。

煎法服法：水煎温服，每日2~3次，宜餐前服用。鹿角胶、龟甲胶可以用适量黄酒烊化后，药汁兑服。若用生鳖甲、生龟甲入煎剂，宜打碎先煎；全方以滋阴养血为主，煎煮时间宜长。

【中成药应用】

1. 常用中成药（表6-10-1）

表6-10-1 阳痿肾阴亏虚证常用中成药

药物名称	药物组成	临床应用	用法用量
龟鹿二仙膏	龟甲、鹿角、党参、枸杞子	肾中精气亏虚，宗筋弛纵不收所致阳痿。症见阳事不举，腰膝酸软，头晕耳鸣，精神萎靡。舌淡苔薄，脉沉细；神经衰弱，性功能障碍见上述证候者	口服。一次15~20g，一日3次

续表

药物名称	药物组成	临床应用	用法用量
还少胶囊（大蜜丸）	熟地黄、山药（炒）、牛膝、枸杞子、山茱萸、茯苓、杜仲（盐制）、远志（甘草炙）、巴戟天（炒）、五味子、小茴香（盐制）、楮实子、肉苁蓉、石菖蒲、大枣（去核）	肾中精气亏虚所致阳痿。症见阳事不举，腰膝酸软，遗精，精神萎靡。舌淡苔薄，脉沉细无力；神经衰弱，性功能障碍见上述证候者	饭前服用。一次5粒，一日2~3次
三宝胶囊（片）	人参、鹿茸、当归、山药、醋龟甲、砂仁（炒）、山茱萸、灵芝、熟地黄、丹参、五味子、菟丝子（炒）、肉苁蓉、何首乌、菊花、牡丹皮、赤芍、杜仲、麦冬、泽泻、玄参	肾精亏虚、心血不足所致阳痿。症见腰酸腿软，阳痿遗精，头晕眼花，耳鸣耳聋，心悸失眠，食欲不振	口服。一次3~5粒，一日2次

2. 合理用药与用药指导 以上三药均可用于肾阴亏虚（或肾精不足）所致阳痿。龟鹿二仙膏是用血肉有情之品补益肾精，阴阳双补的基础方，适宜配合其他药物长期服用以治疗阳痿。还少胶囊温肾补脾，养血益精，适宜用于阳痿兼见腰膝酸软、肌肉消瘦、食欲减退、牙根酸痛者。三宝胶囊益肾填精，养心安神，适宜用于阳痿兼见头晕眼花、耳鸣耳聋、心悸失眠者。

脾胃虚弱、阴虚火旺者慎用龟鹿二仙膏。伤风感冒及热证忌用还少胶囊。感冒发热患者不宜服用三宝胶囊。

不建议将龟鹿二仙膏与左归丸、三宝胶囊中的任意一种或两种同时使用，因皆属重复用药。

（四）肾阳不足证

【症状】阳事不举，或举而不坚，精薄清冷；伴神疲倦怠，形寒肢冷，阴部冷凉，面色无华，头晕耳鸣，腰膝酸软，小便清长。舌淡胖，苔薄白，脉沉细。

【治法】温肾助阳。

【方剂应用】

1. 基础方剂 右归丸（熟地黄、制附子、肉桂、山药、山茱萸、菟丝子、鹿角胶、枸杞子、当归、杜仲）加减。

2. 合理用药与用药指导

饮片选择：右归丸出自明代《景岳全书》。选用熟地黄，能滋肾阴，益精髓。选用炮附子、黑顺片，降低毒性，温肾助阳力强。选用生山药，以补肾生精为主；若制丸剂，宜用炒山药或麸炒山药，偏于健脾益精。山茱萸宜选用蒸山茱萸，增强柔润滋补之功，滋补肝肾，益精生血，固精缩尿作用较强；亦可选用酒山茱萸，滋补肝肾，用于肾虚阳痿滑精。若制成丸剂，菟丝子宜选用酒菟丝子饼，补肾壮阳，健脾止泄效佳。

剂量建议：原方中熟地黄用量最大，其次是山药、枸杞子、鹿角胶、菟丝子、杜仲，山茱萸、当归用量相等，肉桂、制附子可依据病情逐渐加量。附子有毒，《中国药典》规定其炮制后内服剂量为每日3~15g，不宜大量服用，也不宜少量久服。

煎法服法：水煎温服，每日2~3次，宜餐前服用。入煎剂，鹿角胶宜烊化后，药汁兑服；附子宜先煎。

【中成药应用】
1. 常用中成药（表6-10-2）

表6-10-2 阳痿肾阳不足证常用中成药

药物名称	药物组成	临床应用	用法用量
益肾灵颗粒（胶囊）	枸杞子、女贞子、附子（制）、芡实（炒）、车前子（炒）、补骨脂（炒）、覆盆子、五味子、桑椹、沙苑子、韭菜子（炒）、淫羊藿、金樱子	肾阳亏虚，宗筋失养所致阳痿。症见阳事不举，精薄清冷，精神萎靡，腰膝酸软，畏寒肢冷。舌淡苔白，脉沉细	开水冲服。一次1袋，一日3次

续表

药物名称	药物组成	临床应用	用法用量
强龙益肾胶囊（片）	牡蛎、龙骨、花椒目、丁香、黄芪、阳起石、鹿茸、防风、海螵蛸	肾阳不足，宗筋失养所致阳痿。症见阳事不举或举而易泄；可伴有腰膝酸软，头晕耳鸣，畏寒肢冷，疲乏无力。舌淡苔薄，脉细	口服。一次 2～3 粒，一日 3 次
蚕蛾公补片（胶囊，合剂，酒剂）	雄蚕蛾（制）、人参、熟地黄、炒白术、当归、枸杞子、盐补骨脂、盐菟丝子、蛇床子、仙茅、肉苁蓉、淫羊藿	肾阳不足，精血虚损所致阳痿。症见阳事不举，勃起不坚，面色无华，头晕目眩，精神萎靡，腰膝酸软。舌淡苔白，脉沉细弱；性功能衰退见上述证候者	口服。一次 3～6 片，一日 3 次
海龙蛤蚧口服液	海龙、蛤蚧、人参、羊鞭、羊外肾、黄芩、熟地黄、菟丝子、何首乌、地黄、陈皮、当归、黄芪、阳起石、莲须、甘草、川芎、泽泻、锁阳、豆蔻、沉香、鹿茸、枸杞子、肉苁蓉、淫羊藿（羊油炙）、肉桂、韭菜子、蛇床子、花椒	肾阳虚衰，宗筋失养所致阳痿。症见阳事不举，举而易泄，面色无华，头晕目眩，精神萎靡，腰膝酸软。舌淡苔白，脉沉细弱	口服。一次 10ml，一日 2 次
健阳片（胶囊）	蜈蚣粉、淫羊藿提取物粉、甘草提取物粉、蜂王浆	房劳过度，精气受损，肾阳不足所致阳痿。症见阳事不举，勃起不坚，腰膝酸软，疲乏无力。舌淡苔薄，脉细弱	黄酒或温开水送服。一次 4 片（每片 0.32g），一日 2 次，早晚服

2. 合理用药与用药指导 心火亢盛、心肾不交、湿热下注所致遗精、早泄者慎用益肾灵颗粒。肝郁不舒、湿热下注、惊恐伤肾所致阳痿者慎用益肾灵颗粒、强龙益肾胶囊。痰热内扰、肝郁化火、阴虚火旺所致失眠者慎用强龙益肾胶囊。湿热所致阳痿、早泄者慎用蚕蛾公补片。湿热、阴虚火旺所致阳痿、遗精者及伤风感冒、发热、咽喉痛时慎服海龙蛤蚧口服液。湿热蕴结、肝郁不舒所致阳痿、早泄者慎用健阳片。

服用补肾助阳药物治疗阳痿、早泄期间，应忌食生冷、油腻食物，忌房事。

（五）肝气郁结证

【症状】阳事不兴，或举而不坚；伴心情抑郁，烦躁易怒，胸胁胀满，善太息。舌苔薄白，脉弦。

【治法】疏肝解郁。

【方剂应用】

1. 基础方剂 逍遥散（柴胡、当归、茯苓、白芍、白术、甘草、薄荷、煨姜）加减。

2. 合理用药与用药指导

饮片选择：可参考"积聚"中"肝气郁结证"的相关内容。

剂量建议：可参考"积聚"中"肝气郁结证"的相关内容。

煎法服法：可参考"积聚"中"肝气郁结证"的相关内容。

【中成药应用】

1. 常用中成药（表 6-10-3）

表 6-10-3 阳痿肝气郁结证常用中成药

药物名称	药物组成	临床应用	用法用量
疏肝益阳胶囊	蒺藜、柴胡、蜂房、地龙、水蛭、九香虫、紫梢花、蛇床子、远志、肉苁蓉、菟丝子、五味子、巴戟天、蜈蚣、石菖蒲	肝郁肾虚和肝郁肾虚兼血瘀证所致功能性阳痿和轻度动脉供血不足性阳痿。症见阳痿，阴茎痿软不举或举而不坚，胸闷善太息，胸胁胀满，腰膝酸软。舌淡或有瘀斑，脉弦或弦细	口服。一次 4 粒，一日 3 次，4 周为一疗程

2. 合理用药与用药指导 疏肝益阳胶囊具有疏肝解郁、活血补肾的功效，对肝郁肾虚兼血瘀证的阳痿患者最适宜。此外，逍遥丸、加味逍遥丸、解郁安神颗粒、舒眠胶囊对于阳痿辨证属肝郁不舒者，亦可酌情选用。

出血性疾病患者慎用疏肝益阳胶囊；感冒期间停用本品；治疗期间禁止酗酒及过量吸烟，避免一切过度精神刺激。

第十一节 跌打损伤

跌打损伤是指因外力作用于人体，跌、打、碰、磕等原因，引起筋骨损伤、瘀血肿痛、气血不和、经络不通以至脏器受损等，以肿胀、疼痛为主要表现，伤处可有出血或骨折、脱臼等，也包括一些内脏损伤。西医学的刀枪、跌仆、殴打、闪挫、刺伤、擦伤、运动损伤等表现为上述症状者，可参考此内容辨证论治。

一、证候类型与治则治法

临床上应区分跌打损伤的类型，注意将扭伤、肌肉劳损与骨折、脱位、韧带断裂等鉴别开。骨折、脱臼患者应于手法复位后，再用药物治疗。辨证论治应根据损伤部位、新旧程度，以及气滞血瘀、瘀血阻络、风寒湿瘀等不同证候区别诊治。如怀疑有内脏损伤，尽快到医院急诊。

二、辨证论治

（一）气滞血瘀证

【症状】患部剧烈疼痛，活动受限，腰部的俯、仰、转侧均感困难，不能挺直，严重者不能站立。若因挫伤引起，则局部肿胀、压痛均较明显。舌质偏暗或有瘀斑，脉弦或紧。

【治法】初期宜活血祛瘀，行气止痛；后期宜舒筋活血，补益调治。

【方剂应用】

1. 基础方剂 初期用顺气活血汤（苏梗、厚朴、枳壳、砂仁、赤芍、当归尾、红花、木香、桃仁、苏木、香附）加减；后期予疏风养血汤（荆芥、羌活、防风、当归、川芎、白芍、秦艽、薄荷、红花、天花粉）或舒筋活血汤（荆芥、羌活、防风、当归、独活、续断、青皮、牛膝、红花、五加皮、杜仲、枳壳）加减。

2. 合理用药与用药指导

饮片选择：顺气活血汤出自清代《伤科大成》。方中选用紫苏梗，长于行气宽中，理气止痛，亦可辅助他药调气以活血。选用炒赤芍，缓其寒性。选用当归尾，增强活血作用。香附宜选用生香附，辛香浓烈，疏肝解郁，理气止痛效佳；亦可选用酒制香附，通行经络力强。疏风养血汤出自清代《伤科补要》。方中选用酒当归，增强活血化瘀、止痛通络作用。选用酒白芍，缓解苦寒之性，增其行血活血之效；亦可选用赤芍，活血祛瘀止痛力更强；若选酒、醋炒赤芍，寒性已缓，酒炒者行血之力较强，适用于血脉凝涩者；醋炒者善入肝经血分，祛瘀止痛力胜，适用于跌打损伤所致气血瘀滞疼痛等。舒筋活血汤出自清代《伤科补要》。方中选用酒续断，增强活血脉、通经络之效。选用醋青皮，可缓其辛烈之性，增强疏肝、理气、止痛之功；也可选用酒青皮，辛温之性增，加强其破气散结、止痛之效。选用川牛膝，偏于活血散瘀，兼宣通关节。选用五加皮，其性温无毒，善祛风湿，强筋骨，且补益肝肾。选用炒杜仲，偏于益肝舒筋。选用生枳壳，长于理气宽中。

煎法服法：水煎温服，每日2~3次，宜餐前服用。顺气活血汤亦可加酒煎煮，或加酒和服。砂仁宜捣碎，后下；桃仁宜捣碎入煎。

【中成药应用】

1. 常用中成药（表6-11-1）

2. 合理用药与用药指导　以上四药均可用于跌打损伤辨证属于气滞血瘀者。舒筋活血定痛散、跌打片尚可用于骨折筋伤；腰痛片尚可用于肝肾不足所致腰痛。此外，还有麝香壮骨膏、狗皮膏、红药气雾剂等外用制剂亦可选用于跌打损伤见上述证候者。

孕妇禁用活血止痛散、舒筋活血定痛散、跌打片、腰痛片。脾胃虚弱者、经期及哺乳期妇女慎用活血止痛散。骨折、脱臼患者应于手法复位后，再用舒筋活血定痛散等药物治疗。肝肾功能异常者禁用跌打片。脾胃虚弱者慎用跌打片。阴虚火旺不宜使用腰痛片。

活血止痛散宜饭后半小时服用。舒筋活血定痛散、跌打片宜饭后服用。不建议将活血止痛散、舒筋活血定痛散、跌打片中的任意两种或多种同时使用，因皆属重复用药。

（二）瘀血阻络证

【症状】伤后疼痛，活动受限，常因运动时间长久后伤处附近关节疼痛，乏力，酸软，夜间较重；可伴不规则的发热，心悸，食欲不振。舌质紫，苔白，脉涩弦。

【治法】活血止痛，舒筋活络。

【方剂应用】

1. 基础方剂　身痛逐瘀汤（桃仁、红花、当归、川芎、秦艽、羌活、五灵脂、香附、牛膝、没药、甘草、地龙）或桃红饮（桃仁、红花、当归尾、川芎、威灵仙、麝香）加减。

2. 合理用药与用药指导

饮片选择：身痛逐瘀汤出自清代《医林改错》。方中选用酒当归，增强活血化瘀、止痛通络作用。选用炒秦艽，其性平，适用于瘀血阻络兼风寒湿者。选用醋五灵脂，矫臭矫味，并可增强散瘀止痛之功。选用醋香附，增强消积止痛作用。选用川牛膝，偏于活血散瘀，兼宣通关节。选用醋没药，增强活血止痛、消肿生肌作用，并能减轻对胃的刺激。

剂量建议：身痛逐瘀汤原方中桃仁、红花、当归、牛膝用量最大，其次是川芎、甘草、没药、五灵脂、地龙，秦艽、羌活、香附用量较小。

表6-11-1　跌打损伤气滞血瘀证常用中成药

药物名称	药物组成	临床应用	用法用量
活血止痛散（胶囊，软胶囊，片）	当归、三七、乳香（制）、冰片、土鳖虫、煅自然铜	多因外受损伤，瘀血阻滞所致。症见伤处青红紫斑，痛如针刺，焮肿闷胀，不敢触摸，活动受限。舌质紫暗，脉弦涩；软组织损伤见上述证候者	温黄酒或温开水送服。一次1.5g，一日2次
舒筋活血定痛散	乳香（醋炙）、没药（醋炙）、当归、红花、醋延胡索、血竭、醋香附、煅自然铜、骨碎补	各种间接、直接暴力引起的跌打损伤，致使肌肉、筋膜、韧带损伤。症见局部瘀血肿胀，剧烈疼痛，关节活动不利；软组织损伤见上述证候者	温黄酒或温开水冲服。一次6g，一日2次；外用白酒调敷患处
跌打片（丸）	三七、当归、白芍、赤芍、桃仁、红花、血竭、北刘寄奴、骨碎补（烫）、续断、苏木、牡丹皮、乳香（制）、没药（制）、姜黄、三棱（醋制）、防风、甜瓜子、枳实（炒）、桔梗、甘草、木通、自然铜（煅）、土鳖虫	多因外力诸如跌打、扭挫致气血凝滞不通。症见受损局部肿胀，疼痛，活动受限而未见皮肤破损；急性闭合性软组织损伤见上述证候者	口服。一次4~8片，一日3次
腰痛片（丸）	杜仲叶（盐炒）、盐补骨脂、续断、当归、炒白术、牛膝、肉桂、乳香（制）、狗脊（制）、赤芍、泽泻、土鳖虫（酒炒）	多因外力诸如挑担负重，搬物过重所致经络气血运行不畅。症见腰痛甚则连及下肢，活动受限；急性腰扭伤见上述证候者	口服。一次6片，一日3次

煎法服法：水煎温服，每日2~3次，宜餐前服用。五灵脂宜包煎，桃仁宜捣碎入煎。

桃红饮可参考"痹证"中"尪痹"的相关内容。

【中成药应用】

1. 常用中成药（表6-11-2）

表6-11-2 跌打损伤瘀血阻络证常用中成药

药物名称	药物组成	临床应用	用法用量
伸筋丹胶囊	地龙、制马钱子、红花、乳香（醋炒）、防己、没药（醋炒）、香加皮、烫骨碎补	血瘀阻络所致骨折后遗症。症见伤处剧烈疼痛，肢体畸形，活动受限，肿胀疼痛，青紫斑块。舌红或暗，脉弦或弦数；骨折，脱臼见上述证候者	口服。一次5粒，一日3次。饭后服用；或遵医嘱
沈阳红药	当归、川芎、三七、红花、土鳖虫、延胡索、白芷	外伤、扭挫而致跌打损伤。症见局部肿胀，皮肤青紫，疼痛，活动受限。舌质紫暗，脉弦涩；软组织损伤见上述证候者	口服。一次2片，一日2次；儿童减半
愈伤灵胶囊	三七、当归、红花、黄瓜子（炒）、落新妇提取物、土鳖虫、自然铜（煅）、续断、冰片	各种间接、直接暴力所致跌打损伤及伤筋动骨。症见伤处剧烈疼痛，肢体畸形肿痛，功能活动障碍等	口服。一次4~5粒，一日3次

2. 合理用药与用药指导 以上三药均可用于跌打损伤辨证属于瘀血阻络者。伸筋丹胶囊与沈阳红药尚可用于风湿日久，瘀血阻络的痹证。愈伤灵胶囊可用于新鲜骨折的辅助治疗。

孕妇禁用伸筋丹胶囊、沈阳红药、愈伤灵胶囊。哺乳期妇女禁用伸筋丹胶囊。风湿热痹、关节红肿热痛者及心脏病者慎用伸筋丹胶囊；饭后服用伸筋丹胶囊可减轻胃肠反应，但不可过量、久服。风湿热痹，关节红肿热痛者慎用沈阳红药；经期停用。

（三）风寒湿瘀证

【症状】 多有不同程度的慢性外伤史。多发为隐痛，往往与腰部劳累或天气变化有关。急性发作时疼痛加剧，还可伴有腰肌痉挛、腰部活动受限。舌偏淡暗，苔白腻，脉濡细或涩。

【治法】 祛风除湿，温经通络。

【方剂应用】

1. 基础方剂 独活寄生汤（独活、桑寄生、秦艽、防风、当归、川芎、牛膝、杜仲、茯苓、人参、干地黄、芍药、细辛、甘草、肉桂心）或补肾壮筋汤（当归、山茱萸、续断、熟地黄、牛膝、茯苓、五加皮、杜仲、青皮、芍药）加减。

2. 合理用药与用药指导

饮片选择：补肾壮筋汤出自清代《伤科补要》。方中选用生当归，补血活血。选用酒山茱萸，偏补肝肾。选用酒续断，增强活血脉、通经络之效。选用盐杜仲，可增强补益肝肾的作用。青皮宜选用醋青皮，增强疏肝、理气、止痛之功；也可选用酒青皮，辛温之性增，加强了破气散结、止痛之效。

煎法服法：水煎温服，每日2~3次，宜餐前服用。全方以滋补肝肾，补益气血为主，煎煮时间宜适当延长；服药后应嘱咐患者保暖避寒。

独活寄生汤可参考"痹证"中"尪痹"的相关内容。

【中成药应用】

1. 常用中成药（表6-11-3）

2. 合理用药与用药指导　以上三药均可用于跌打损伤辨证属于风寒湿瘀者。独活寄生合剂养血舒筋，祛风除湿，补益肝肾，主要用于风寒湿闭阻、肝肾两亏、气血不足所致痹证，腰痛。虎力散祛风除湿，舒筋活络，行瘀，消肿止痛，主要用于风湿麻木，筋骨疼痛，跌打损伤。痹祺胶囊益气养血，祛风除湿，活血止痛，主要用于气血不足、风湿瘀阻所致的痹证，腰痛，其补益肝肾力弱。

孕妇禁用独活寄生合剂；热痹者慎用独活寄生合剂；有患者服用本品后，出现面部潮热，头晕，恶心呕吐，咽喉部水肿，心跳加快，呼吸抑制，伴四肢麻木，两腿发软的毒性反应。孕妇及哺乳期妇女禁服虎力散；严重心脏病、高血压及肝肾疾病者忌服；该药含乌头碱，应严格在医生指导下按规定量服用。因痹祺胶囊含有马钱子，故孕妇及高血压、冠心病、肝肾功能不全、癫痫、破伤风、甲亢患者禁用此药；亦不可过量或久服；风湿热痹患者慎用。

表6-11-3　跌打损伤风寒湿瘀证常用中成药

药物名称	药物组成	临床应用	用法用量
独活寄生合剂（大蜜丸，颗粒）	独活、桑寄生、秦艽、防风、细辛、当归、白芍、川芎、熟地黄、盐杜仲、川牛膝、党参、茯苓、甘草、桂枝	风寒湿痹阻，肝肾两亏，气血不足所致痹证。症见腰膝冷痛，屈伸不利；腰肌劳损，腰椎间盘突出症等见上述证候者	口服。一次15~20ml，一日3次；用时摇匀
虎力散（片，胶囊）	制草乌、三七、断节参、白云参	跌打损伤，创伤流血。症见筋骨疼痛，风湿麻木等	口服。一次0.3g，一日1~2次，开水或温酒送服
痹祺胶囊	马钱子粉、地龙、党参、茯苓、白术、川芎、丹参、三七、牛膝、甘草	气血不足，风湿瘀阻或脱力劳伤所致腰痛。症见腰部酸软疼痛，喜揉喜按，腿膝无力，遇劳更甚，卧则减轻，反复发作。常伴有面色无华，手足不温，倦怠乏力。舌淡，脉沉细；腰肌劳损或腰部软组织挫伤见上述证候者	口服。一次4粒，每日2~3次

（毛　敏　李　佳　郭晓晔　范　峥　关　溪）

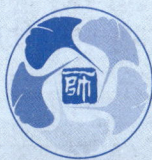

第七章 中医妇科常见病的辨证论治

第一节 月经先期

月经周期提前 7 天以上，甚至 10 余日一行，连续两个周期以上者，称为"月经先期"，既往亦称"经期超前""经行先期""经早""经水不及期"等。月经先期属于以周期异常为主的月经病，常与月经过多并见，严重者可发展为崩漏，应及时进行治疗。西医学功能失调性子宫出血和盆腔炎等出现月经提前为主要表现时，可参考此内容辨证论治。

一、证候类型与治则治法

月经先期的辨证，以周期的提前及经量、色、质的变化，结合全身症状及舌脉，辨别虚实证或虚实错杂证。临床常见虚证包括脾气虚证、肾气虚证等，实证包括肝郁血热证等，尚见虚实错杂证如阴虚血热证。

治疗月经先期的基本原则是重在调整月经周期，使之恢复正常，应按其证候的性质，补脾益气、温补肾阳、疏肝清热，兼以调经；对于血热证当分清阳盛或阴虚，分别采用清热凉血、养阴清热而调经，然不论实热虚热皆切勿妄用寒凉。

二、辨证论治

（一）脾气虚证

【症状】月经周期提前，或经量多，色淡红，质清稀；神疲乏力，气短懒言，小腹空坠，纳少便溏。舌淡红，苔薄白，脉细弱。

【治法】补脾益气，摄血调经。

【方剂应用】

1. 基础方剂 补中益气汤（黄芪、炙甘草、人参、当归、橘皮、升麻、柴胡、白术）或归脾汤（人参、黄芪、白术、当归、茯神、龙眼肉、酸枣仁、木香、远志、甘草、生姜、大枣）加减。

2. 合理用药与用药指导

饮片选择：补中益气汤的饮片选择可参考"内伤发热"中"气虚发热"的相关内容；归脾汤的饮片选择可参考"心悸"中"心脾两虚证"的相关内容。

剂量建议：补中益气汤的剂量建议可参考"内伤发热"中"气虚发热"的相关内容；归脾汤的剂量建议可参考"心悸"中"心脾两虚证"的相关内容。

煎法服法：水煎温服，每日 2～3 次，餐前服用。方中人参需另煎，药汁兑服；酸枣仁需捣碎后入煎；大枣需破开或去核后入煎。

【中成药应用】

1. 常用中成药（表 7－1－1）

表 7－1－1 月经先期脾气虚证常用中成药

药物名称	药物组成	临床应用	用法用量
人参归脾丸（大蜜丸，水蜜丸，小蜜丸，浓缩丸）	人参、炙黄芪、当归、龙眼肉、白术（麸炒）、茯苓、远志（去心，甘草炙）、酸枣仁（炒）、木香、炙甘草	脾气虚弱、统摄无权、血溢脉外所致月经先期。症见月经先期，量多色淡。舌淡苔薄，脉细弱；功能性子宫出血见上述证候者	大蜜丸：口服。一次 1 丸，一日 2 次

续表

药物名称	药物组成	临床应用	用法用量
当归丸	黄芪（蜜炙）、当归	脾气不足、营血亏虚、冲任不固、血失统摄所致月经先期。症见月经提前，经水量多，色淡质稀，行经腹痛，面色无华，肢体乏力。舌淡，苔薄，脉虚弱；功能性子宫出血见上述证候者	口服。一次1丸，一日2次

2. 合理用药与用药指导　阴虚、痰湿壅盛者慎用人参归脾丸。阴虚内热者、月经过多者不宜使用当归丸。

（二）肾气虚证

【症状】月经周期提前，经量或多或少，色淡暗，质清稀；腰膝酸软，头晕耳鸣，面色晦暗或面有暗斑。舌淡暗，苔白润，脉沉细。

【治法】补益肾气，固冲调经。

【方剂应用】

1. 基础方剂　固阴煎（人参、熟地、山药、山茱萸、远志、炙甘草、五味子、菟丝子）或归肾丸（熟地、菟丝子、山药、枸杞、茯苓、杜仲、山茱萸、当归）加减。

2. 合理用药与用药指导

饮片选择：固阴煎出自明代《景岳全书》。方中选用生晒参，能补气生津；脾虚便溏者，可选用党参。选用熟地黄，滋阴补血，益精填髓。选用炒山药，偏于健脾益胃。选用酒山茱肉，增强滋补肝肾作用。选用炙远志，以安神益智。选用炙甘草，取其补脾益气之效。选用醋五味子，增强益肾固精作用。选用盐菟丝子，平补肝肾，增强补肾固精作用。归肾丸出自明代《景岳全书》。本方山药选用生品，偏于补肾生精。选用盐杜仲，引药入肾，增强补肝肾作

用。当归选用生品，长于补血调经。熟地、菟丝子、山茱萸的饮片选择同固阴煎。

剂量建议：固阴煎原方中熟地黄使用剂量最大，其次是菟丝子；归肾丸原方中熟地使用剂量最大，其次是山药、山茱萸、茯苓、枸杞、杜仲、菟丝子。月经量多及便溏者当归用量不宜过大，反酸、胃灼热者山茱萸用量不宜过大。

煎法服法：水煎温服，每日2~3次，餐前服用。方中人参需要另煎，药汁兑服。

【中成药应用】

1. 常用中成药（表7-1-2）

2. 合理用药与用药指导　孕妇及哺乳期妇女禁用女金丹丸；肝肾功能不全、造血系统异常者禁用女金丹丸；感冒者不宜使用女金丹丸。因含有朱砂，不宜长期服用；服用超过1周者，应检查血、尿中汞离子浓度，检查肝、肾功能，超过规定限度者立即停用。

（三）阴虚血热证

【症状】月经周期提前，经量少或多，色红，质稠；或伴两颧潮红，手足心热，咽干口燥。舌质红，苔少，脉细数。

【治法】养阴清热，凉血调经。

表7-1-2月经先期肾气虚证常用中成药

药物名称	药物组成	临床应用	用法用量
女金丹丸	杜仲（盐炙）、续断（酒炙）、桑寄生、益智仁（盐炙）、肉苁蓉、熟地黄、白芍（酒炙）、当归、阿胶（烫珠）、党参、茯苓、白术、炙黄芪、山药、炙甘草、麦冬、酸枣仁（清炒）、三七（熟）、益母草、川芎、牛膝、延胡索（醋炙）、香附（醋炙）、木香、砂仁、陈皮、肉桂、小茴香（盐炙）、丁香、艾叶（醋炙）、黄芩、白薇、地榆、海螵蛸、椿皮、荆芥（炒）、朱砂、蜂蜜（炼）、活性炭	肾亏血虚所致月经先期。症见经期提前，经量少，色淡质稀，腰酸腿软，面色晦暗，头晕耳鸣。舌暗淡，苔薄白，脉沉细	口服。一次5g，一日2次

【方剂应用】

1. 基础方剂　两地汤（生地黄、地骨皮、玄参、麦冬、阿胶、白芍）加减。

2. 合理用药与用药指导

饮片选择：两地汤出自清代《傅青主女科》。方中选用生地黄，能清热凉血、养阴生津；原方中使用酒炒大生地，避免寒伤脾胃阳气，也适用于兼有血瘀者。选用酒白芍，酸寒伐肝之性降低，善于调经止血，柔肝止痛。

剂量建议：原方中生地黄、玄参使用剂量最大，白芍、麦冬次之，地骨皮、阿胶用量最小。

煎法服法：水煎温服，每日2~3次，餐前服用。方中阿胶需要烊化。

【中成药应用】

1. 常用中成药（表7-1-3）

2. 合理用药与用药指导　脾胃虚寒者不宜使用固经丸、安坤颗粒；肾阳虚、脾虚湿困者慎用归芍地黄丸；有瘀者不宜使用固经丸；孕妇禁用安坤颗粒。

不建议安坤颗粒与二至丸同时使用、归芍地黄丸与六味地黄丸同时使用，因属于重复用药。

（四）肝郁血热证

【症状】月经周期提前，经量或多或少，经色深红或紫红，质稠，经行不畅，或有块；或少腹胀痛，或胸闷胁胀，或乳房胀痛，或心烦易怒，口苦咽干。舌红，苔薄黄，脉弦数。

【治法】疏肝清热，凉血调经。

【方剂应用】

1. 基础方剂　丹栀逍遥散（丹皮、栀子、当归、白芍、柴胡、白术、茯苓、煨姜、薄荷、甘草）加减。

2. 合理用药与用药指导

饮片选择：可参考"内伤发热"中"气郁发热"的相关内容。

剂量建议：可参考"内伤发热"中"气郁发热"的相关内容。

煎法服法：可参考"内伤发热"中"气郁发热"的相关内容。

【中成药应用】

1. 常用中成药（表7-1-4）

表7-1-3　月经先期阴虚血热证常用中成药

药物名称	药物组成	临床应用	用法用量
固经丸	制龟甲、炒白芍、盐关黄柏、酒黄芩、麸炒椿皮、醋香附	因阴液亏损、虚热内生、热扰冲任、迫血下行所致月经先期。症见月经先期，经量少或正常（亦有量多者），经色深红，质稠，手足心热，心烦不寐，或咽干口燥。舌质红少苔，脉细数	口服。一次6g，一日2次
安坤颗粒	牡丹皮、栀子、当归、白芍、墨旱莲、女贞子、白术、茯苓、益母草	阴虚内热、水亏火旺、热扰冲任、血海不宁、热迫血行所致月经先期。症见经水量较多，经色红质稀，五心烦热，腰膝酸软，口干喜饮。舌红少苔，脉细数；带节育环后出血见上述证候者	开水冲服。一次10g，一日2次
归芍地黄丸	熟地黄、当归、白芍（酒炒）、山茱萸（制）、山药、茯苓、牡丹皮、泽泻	肝肾两亏、阴虚血热所致月经失调。症见月经失调，月经先期，量少或量多，血色鲜红，质稠，颧红，手足心热，潮热，盗汗，腰膝酸软；月经不调，功能性子宫出血见上述证候者	口服。水蜜丸：一次6g；小蜜丸：一次9g；大蜜丸：一次1丸；一日2~3次

表7-1-4　月经先期肝郁血热证常用中成药

药物名称	药物组成	临床应用	用法用量
丹栀逍遥丸（片）	柴胡、当归、白芍、白术（麸炒）、茯苓、甘草、牡丹皮、栀子（姜炙）、薄荷	肝郁化火、冲任失调所致月经不调。症见月经周期紊乱，经前烦躁易怒，乳房胀痛，经期腹痛，腹胀便溏。舌红或暗，脉弦细数	口服。一次6~9g，一日2次

2. 合理用药与用药指导 脾胃虚寒，脘腹冷痛，大便溏薄者禁用丹栀逍遥丸；孕妇、妇女月经期慎用丹栀逍遥丸。

不建议丹栀逍遥丸与加味逍遥丸、逍遥丸同时使用，因属于重复用药。

第二节 月经后期

月经周期延后7天以上，甚至3~5个月一行者，称为"月经后期"。既往亦有称"经行后期""月经延后""月经错后""经迟"等。一般认为要连续出现两个周期以上，若每次仅延后三五天，或偶然延后一次，下次仍如期来潮者，均不作月经后期论。此外，如在月经初潮后1年内，或月经将绝之时，周期时有延后，且无其他症状者，亦不作病论。西医学的月经稀发表现为上述症状者，可参考此内容辨证论治。

一、证候类型与治则治法

月经后期以月经周期延后为特点，辨证应根据月经的量、色、质及全身症状，结合舌脉辨别虚实。临床虚证主要包括肾虚证、血虚证、血寒证等，实证包括气滞证、痰湿证等。

月经后期的治疗原则以调整周期为主，应按其疾病的性质，对于属虚属寒者，宜温经养血；属瘀属滞者，宜活血行滞；虚实相兼者，则分别其主次而兼治之。并根据在肝、在脾、在肾选用适当方药。

二、辨证论治

（一）肾虚证

【症状】月经周期延后，经量少，色暗淡，质清稀，或带下清稀；腰膝酸软，头晕耳鸣，面色晦暗，或面部暗斑。舌淡，苔薄白，脉沉细。

【治法】补肾养血调经。

【方剂应用】

1. 基础方剂 归肾丸（菟丝子、茯苓、山药、熟地、杜仲、当归、山茱萸、枸杞子）加减。

2. 合理用药与用药指导

饮片选择：可参考"月经先期"中"肾气虚证"的相关内容。

剂量建议：可参考"月经先期"中"肾气虚证"的相关内容。

煎法服法：水煎温服，每日2~3次，餐前服用。

【中成药应用】

1. 常用中成药（表7-2-1）

表7-2-1 月经后期肾虚证常用中成药

药物名称	药物组成	临床应用	用法用量
春血安胶囊	熟地黄、盐车前子、茯苓、柴胡、牛膝、五味子（酒蒸）、肉桂、泽泻、三七、附片（黑顺片）、山药、黄连、牡丹皮	肝肾不足、冲任失调所致月经失调。症见经行错后，经水量多或淋漓不净，经行小腹冷痛，腰部疼痛；青春期功能失调性子宫出血，上节育环后出血见上述证候者	口服。一次4粒，一日3次；或遵医嘱
天紫红女金胶囊	炙黄芪、党参、山药（酒炒）、白术、茯苓、炙甘草、当归、熟地黄、酒白芍、川芎、阿胶（蛤粉制）、酸枣仁（盐炙）、肉桂、盐杜仲、桑寄生、牛膝、盐益智仁、酒续断、肉苁蓉、香附（醋盐炙）、砂仁（去壳盐炙）、丁香、盐小茴香、木香、陈皮、益母草、醋延胡索、三七（熟）、海螵蛸、地榆（醋炙）、艾叶（醋炙）、荆芥（醋炙）、酒黄芩、麦冬、白薇、椿皮	气血不足、肾气虚寒所致月经后期。症见经水后错，月经量多或月经量少，有血块，经行腰腹冷痛，喜热喜按，神疲乏力。舌质淡，脉沉细	口服。一次3粒，一日2~3次

2. 合理用药与用药指导 阴虚血热所致月经不调、崩漏者慎用天紫红女金胶囊；孕妇禁用天紫红女金胶囊。

（二）血虚证

【症状】月经周期延后，经量少，色淡红，质清稀，或小腹绵绵作痛；或头晕眼花，心悸少寐，皮肤不润，面色苍白或萎黄。舌质淡红，苔薄白，脉细弱。

【治法】补血益气调经。

【方剂应用】

1. 基础方剂　大补元煎（人参、山药、熟地、杜仲、当归、山茱萸、枸杞子、炙甘草）加减。

2. 合理用药与用药指导

饮片选择：大补元煎出自明代《景岳全书》。方中选用生晒参，能补气生津；脾虚便溏者，可选用党参。选用生山药，偏于补肾生精。选用熟地，滋阴补血，益精填髓。选用盐杜仲，引药入肾，增强补肝肾作用。当归宜选用生品，长于补血调经。选用酒山萸肉，增强滋补肝肾作用。选用炙甘草，取其益气补中之效。

剂量建议：原方中熟地、当归、枸杞子使用剂量最大，山药、杜仲次之；气血虚弱较重者熟地、人参也可加大剂量。月经量多及便溏者当归用量不宜过大，反酸、胃灼热者山茱萸用量不宜过大。

煎法服法：水煎温服，每日 2～3 次，餐前服用。方中人参需要另煎，药汁兑服。

【中成药应用】

1. 常用中成药（表 7－2－2）

2. 合理用药与用药指导　孕妇禁用复方益母草膏、四物益母丸；感冒者、月经过多者不宜服用四物益母丸。

（三）血寒证

【症状】月经周期延后，经量少，色淡红，质清稀，或小腹隐痛，喜暖喜按；腰酸无力，小便清长，大便稀溏。舌淡，苔薄白，脉沉迟或细弱。

【治法】扶阳祛寒调经。

【方剂应用】

1. 基础方剂　温经汤（当归、吴茱萸、桂枝、白芍、川芎、生姜、丹皮、法半夏、麦冬、人参、阿胶、甘草）加减。

2. 合理用药与用药指导

饮片选择：温经汤出自东汉《金匮要略》。方中当归宜选用生品，长于补血调经；瘀滞明显者也可选用酒当归。白芍选用生品，养阴和营，缓急止痛。选用法半夏，偏于祛寒痰，同时具有调和脾胃的作用。选用生晒参，偏于补气生津。选用炙甘草，长于补中缓急。

剂量建议：原方中麦冬使用剂量最大。吴茱萸有小毒，用量不宜过大，《中国药典》规定其使用剂量为 2～5g。半夏有毒，内服一般需炮制，用量不宜过大，《中国药典》规定其使用剂量为 3～9g。

煎法服法：水煎温服，分 3 次，餐前服用。方中人参需要另煎，药汁兑服；阿胶需要烊化。

【常用中成药】

1. 中成药应用（表 7－2－3）

表 7－2－2　月经后期血虚证常用中成药

药物名称	药物组成	临床应用	用法用量
复方益母草膏（胶囊）	益母草、当归、川芎、白芍、地黄、木香	营血亏虚，兼冲任瘀血阻滞，血海不充，冲任不通所致月经不调。症见月经后期，经水量少，有血块，或行经腹痛，面色少华。舌淡暗，脉细涩；功能性月经失调见上述证候者	口服。一次 10～20g，一日 2～3 次
四物益母丸	熟地黄、当归、白芍、川芎、益母草	先天禀赋不足，或劳倦内伤，血虚血滞，经血运行不畅所致月经不调。症见月经周期错后，行经量少，精神不振，肢体乏力，面色无华。舌淡苔白，脉缓弱	口服。一次 9g，一日 2 次

表 7－2－3　月经后期血寒证常用中成药

药物名称	药物组成	临床应用	用法用量
温经丸	党参、附子（制）、白术、黄芪、茯苓、肉桂、干姜、吴茱萸（制）、郁金、厚朴（姜制）、沉香	寒凝胞宫，冲任瘀阻，经血不能按时满溢所致月经后期。症见月经周期后错 7 天以上，经血色暗红，有血块，或月经量少，经行不畅，或伴少腹冷痛，腹胀喜温，畏寒肢冷。舌质淡暗，或有瘀斑瘀点，苔薄白，脉沉迟；功能性月经失调见上述证候者	口服。一次 6～9g，一日 2 次

续表

药物名称	药物组成	临床应用	用法用量
艾附暖宫丸	当归、地黄、白芍（酒炒）、川芎、炙黄芪、艾叶（炭）、制吴茱萸、肉桂、续断、醋香附	因阴血不足，胞宫虚寒，冲任阻滞所致月经后期。症见月经逾期7天以上，经血色黯，有血块，小腹畏寒疼痛，腹胀，喜温按，四末不温，面色无华，肢体乏力。舌质淡暗，脉弦细；功能性月经失调见上述证候者	口服。小蜜丸一次9g，大蜜丸一次1丸，一日2~3次

2. 合理用药与用药指导 热证者不宜使用温经丸、艾附暖宫丸。孕妇禁用温经丸、艾附暖宫丸。

（四）气滞证

【症状】月经周期延后，量少或正常，色暗红或有血块，小腹胀痛；或精神抑郁，胸胁乳房胀痛。舌质正常或红，苔薄白或微黄，脉弦或弦数。

【治法】理气行滞调经。

【方剂应用】

1. 基础方剂 乌药汤（乌药、香附、木香、当归、甘草）加减。

2. 合理用药与用药指导

饮片选择：乌药汤出自金代《兰室秘藏》。方中选用醋香附，专入肝经，调经止痛作用增强。木香选用生品，行气作用强。当归选用生品，长于养血调经；血瘀明显者也可用酒当归。选用生甘草，调和诸药。

剂量建议：原方中香附使用剂量最大，其次是乌药。月经量多及便溏者当归用量不宜过大。

煎法服法：水煎温服，每日2~3次，餐前服用。

【中成药应用】

1. 常用中成药（表7-2-4）

2. 合理用药与用药指导 气不摄血所致月经过多者慎用益母丸；气血不足所致月经失调者慎用得生丸、调经丸、调经活血片。孕妇禁用益母丸、得生丸、调经丸、调经活血片。

不建议将益母丸与得生丸同用，因属于重复用药。

表7-2-4 月经后期气滞证常用中成药

药物名称	药物组成	临床应用	用法用量
益母丸	益母草、当归、川芎、木香	瘀血内停，冲任二脉气血阻隔，血海不得按时盈溢下行所致月经不调。症见经期错后，经水量少，有血块，血色暗，行经腹痛，经水畅行后痛减。舌质暗或有瘀点，脉弦涩；功能性月经失调见上述证候者	口服。一次1丸，一日2次
得生丸	益母草、柴胡、木香、川芎、当归、白芍	忧思抑郁或恚怒伤肝，气滞血瘀，冲任阻滞，血海不能按时满盈所致月经后期。症见经期延后，经水量少，有血块，胸腹、两胁作胀，或经前乳房胀痛，烦躁易怒。舌暗淡，脉弦涩；功能性月经失调见上述证候者	口服。一次1丸，一日2次
调经丸	香附（醋制）、益母草、当归、川芎、牡丹皮、没药（制）、延胡索（醋制）、艾叶（炭）、小茴香（盐炒）、吴茱萸（制）、阿胶、熟地黄、白芍（酒炒）、续断、白术（炒）、半夏（制）、陈皮、茯苓、麦冬、黄芩（酒炒）、甘草	气血瘀滞，肝气不疏，冲任气血失调所致月经不调。症见经行愆期，经期腹痛，经血量少，或有血块，或崩漏、带下，或经前乳胀，烦躁不安。舌淡暗，苔白，脉弦；功能性月经失调见上述证候者	口服。一次1丸，一日2次
调经活血片（胶囊）	当归、香附（制）、川芎、赤芍、泽兰、红花、丹参、乌药、木香、吴茱萸（甘草水制）、延胡索（醋制）、鸡血藤、熟地黄、菟丝子、白术	肝气不疏，冲任气血瘀滞所致月经不调。症见经期错后，经水量少，夹有血块，经色紫暗，行经腹痛，块下痛减。舌暗淡或有瘀点，脉弦涩；功能性月经失调见上述证候者	口服。一次5片，一日3次

（五）痰湿证

【症状】月经周期延后，量少，色淡红，质黏稠；头晕体胖，心悸气短，脘闷恶心，口腻多痰，或带下量多黏腻。舌淡胖，苔白腻，脉滑。

【治法】燥湿化痰，活血调经。

【方剂应用】

1. 基础方剂　芎归二陈汤（陈皮、半夏、茯苓、甘草、川芎、当归）加减。

2. 合理用药与用药指导

饮片选择：芎归二陈汤出自《中医妇科治疗学》。选用制半夏，降低毒性；可选用清半夏，长于化痰。当归宜选用生品，长于养血调经；血瘀明显者也可用酒当归。选用炙甘草，益气补中并调和诸药。

剂量建议：原方中半夏、当归使用剂量最大，其次是川芎。生半夏有毒，炮制后使用剂量也不宜过大，《中国药典》规定其内服剂量为每日 3～9g。

煎法服法：水煎温服，每日 2～3 次，餐前服用。

【中成药应用】

1. 常用中成药　二陈丸可用于月经后期之痰湿证见胸脘胀闷、恶心呕吐者。

2. 合理用药与用药指导　肺阴虚者慎用二陈丸；二陈丸辛香温燥易伤阴津，不宜长期服用。

第三节　月经先后无定期

月经周期时或提前时或延后 7 天以上，连续 3 个周期以上者，称为"月经先后无定期"。又称"经水先后无定期""月经愆期""经乱"等。本病以月经周期紊乱为特征，可连续两个周期提前又出现一次延后，或两三个周期错后，又见一次提前，或见提前延后错杂更迭不定。西医学排卵型功能失调性子宫出血出现月经先后无定期征象者可按本病治疗。

一、证候类型与治则治法

月经先后无定期应结合月经的量、色、质及脉症综合辨治。临床实证主要为肝郁证，虚证主要包括脾虚证、肾虚证等。

辨证治疗以健脾、补肾、疏肝，调理冲任气血为原则，并根据在肝、在脾、在肾选用适当方药。

二、辨证论治

（一）肝郁证

【症状】经来先后无定，经量或多或少，色暗红或紫红，有血块，或经行不畅；胸胁、乳房、少腹胀痛，脘闷不舒，时叹息，嗳气食少。苔薄白或薄黄，脉弦。

【治法】疏肝理气调经。

【方剂应用】

1. 基础方剂　逍遥散（柴胡、当归、白芍、白术、茯苓、甘草、薄荷、煨姜）加减。

2. 合理用药与用药指导

饮片选择：可参考"积聚"中"肝气郁结证"的相关内容。

剂量建议：可参考"积聚"中"肝气郁结证"的相关内容。

煎法服法：水煎温服，每日 2～3 次，餐后服用。薄荷煎煮时宜后下。

【中成药应用】

1. 常用中成药（表 7-3-1）

表 7-3-1　月经先后无定期肝郁证常用中成药

药物名称	药物组成	临床应用	用法用量
妇科调经片	当归、醋香附、麸炒白术、白芍、赤芍、川芎、醋延胡索、熟地黄、大枣、甘草	肝郁血虚所致经期先后不定。症见月经先后不定期，经量或多或少，色暗红、或有血块，或色暗红，或经行不畅，小腹隐痛，胸闷不舒，头晕心悸，食欲不振。舌淡红，苔薄白，脉细弦	口服。一次 4 片，一日 4 次

续表

药物名称	药物组成	临床应用	用法用量
香附丸	醋香附、当归、川芎、炒白芍、熟地黄、炒白术、砂仁、陈皮、黄芩	肝郁血虚、脾失健运所致月经不调。症见月经先后不定期，经量或多或少，有血块，经期胸闷心烦，双乳胀痛，食欲不振。舌质偏红，脉弦	黄酒或温开水送服。一次1~2丸，一日2次
妇科十味片	醋香附、当归、醋延胡索、熟地黄、白芍、川芎、赤芍、白术、大枣、甘草、碳酸钙	肝郁血虚所致月经不调。症见经水量少，色暗，有血块，经前乳房胀痛，经期心情烦躁，胸胁胀满，食欲不振。舌质暗淡，脉虚弦涩	口服。一次4片，一日3次

2. 合理用药与用药指导　孕妇禁用妇科调经片、香附丸、妇科十味片。湿热蕴结所致月经不调者慎用妇科调经片、香附丸。妇科十味片含碳酸钙，不宜与其他含碳酸钙的药物同时使用。

（二）脾虚证

【症状】 经来先后无定，经量多，色淡质稀，神倦乏力，脘腹胀满，纳呆食少。舌淡，苔薄，脉缓。

【治法】 补脾益气，养血调经。

【方剂应用】

1. 基础方剂　归脾汤（人参、黄芪、白术、当归、茯神、龙眼肉、远志、酸枣仁、木香、甘草、生姜、大枣）加减。

2. 合理用药与用药指导

饮片选择：可参考"心悸"中"心脾两虚证"的相关内容。

剂量建议：可参考"心悸"中"心脾两虚证"的相关内容。

煎法服法：水煎温服，每日2~3次，餐前服用。

【中成药应用】

1. 常用中成药（表7-3-2）

2. 合理用药与用药指导　阴虚火旺者慎用归脾丸。感冒患者不宜服用薯蓣丸。薯蓣丸含人参，服药期间不宜服用藜芦、五灵脂或其制剂，不宜饮浓茶、食用萝卜。

（三）肾虚证

【症状】 经行或先或后，量少，色淡暗，质稀薄；或腰骶酸痛，或头晕耳鸣。舌淡苔白，脉细弱。

【治法】 补肾调经。

【方剂应用】

1. 基础方剂　固阴煎（熟地、山药、山茱萸、人参、炙甘草、五味子、菟丝子、远志）加减。

2. 合理用药与用药指导

饮片选择：可参考"月经先期"中"肾气虚证"的相关内容。

剂量建议：可参考"月经先期"中"肾气虚证"的相关内容。

煎法服法：可参考"月经先期"中"肾气虚证"的相关内容。

表7-3-2　月经先后无定期脾虚证常用中成药

药物名称	药物组成	临床应用	用法用量
归脾丸(浓缩丸，合剂，颗粒)	炙黄芪、龙眼肉、党参、炒白术、当归、茯苓、制远志、炒酸枣仁、木香、炙甘草、大枣（去核）	心脾两虚、气血不足所致月经不调。症见经血非时而下，淋漓不断，量多色淡，质清稀，神疲体倦，面色萎黄。舌淡苔白，脉细弱	用温开水或生姜汤送服。一次1丸，一日3次
薯蓣丸	山药、人参、地黄、麸炒白术、茯苓、甘草、大枣（去核）、当归、白芍、阿胶、麦冬、川芎、麸炒六神曲、干姜、炒苦杏仁（去皮）、柴胡、桔梗、桂枝、防风、白蔹、大豆黄卷	气血不足、冲任失养所致月经不调。症见月经先后不定期，经血量多或量少，色淡，质清稀，疲乏无力。舌淡，脉沉细	口服。一次2丸，一日2次

【中成药应用】

1. 常用中成药（表7-3-3）

2. 合理用药与用药指导　孕妇禁用鹿胎胶囊。肾虚兼有内热者、经期出血量过多者慎用鹿胎胶囊。鹿胎胶囊因含鹿胎、鹿茸，含有多种激素，患性激素依赖型肿瘤者慎用。鹿胎胶囊含人参，服药期间不宜服用藜芦、五灵脂或其制剂，不宜饮浓茶、食用萝卜。

第四节　月经过少

月经过少是指以肾虚、血虚、血瘀、痰湿所致的疾病，以月经周期正常，月经量明显减少，或行经时间不足2天，甚或点滴即净为临床特征。西医学中子宫发育不良、性腺功能低下等疾病及计划生育术后导致的月经过少表现为上述症状者，可参考此内容辨证论治。

一、证候类型与治则治法

月经过少以经量明显减少而周期正常为特点，应从月经的色、质、有无腹痛，结合全身症状及舌脉以辨虚实。临床常见虚证包括肾虚证、血虚证等，实证包括痰湿证、血瘀证等，或见虚实错杂证。

月经过少的辨治原则：虚者重在补益脾肾；实者重在疏肝、活血通利，佐以行气、祛痰等。

二、辨证论治

（一）肾虚证

【症状】经行量少，经色淡暗；伴面容憔悴，头晕耳鸣，腰骶酸软，小腹凉，夜尿多。舌淡暗，苔薄白，脉沉细。

【治法】补肾益精，养血调经。

【方剂应用】

1. 基础方剂　归肾丸（熟地、山药、山茱萸、菟丝子、茯苓、当归、枸杞子、杜仲）加减。

2. 合理用药与用药指导

饮片选择：可参考"月经先期"中"肾气虚证"的相关内容。

剂量建议：可参考"月经先期"中"肾气虚证"的相关内容。

煎法服法：可参考"月经先期"中"肾气虚证"的相关内容。

【中成药应用】

1. 常用中成药（表7-4-1）

表7-3-3　月经先后无定期肾虚证常用中成药

药物名称	药物组成	临床应用	用法用量
鹿胎胶囊（膏，颗粒）	鹿胎、鹿茸、肉桂、当归、熟地黄、阿胶、醋龟甲、续断、地骨皮、红参、茯苓、麸炒白术、益母草、丹参、赤芍、蒲黄、川芎、牛膝、醋香附、醋延胡索、木香、炒莱菔子、盐制小茴香、甘草	气血两虚、肾气不足所致月经不调。症见月经先后不定期，经行不畅，经色暗淡，神疲乏力，腰膝酸软，带下清稀。舌淡苔白，脉弱	口服。一次5粒，一日3次

表7-4-1　月经过少肾虚证常用中成药

药物名称	药物组成	临床应用	用法用量
妇宁康片	人参、枸杞子、当归、熟地黄、赤芍、山茱萸、知母、黄柏、牡丹皮、石菖蒲、远志、茯苓、菟丝子、淫羊藿、巴戟天、蛇床子、狗脊、五味子	肝肾不足、冲任失调所致月经量少，或月经先后不定期，或月经后期。症见经行量少，情志抑郁，心神不安。舌淡苔薄白，脉沉弦	口服。一次4片，一日3次
调经促孕丸	鹿茸（去毛）、炙淫羊藿、仙茅、续断、桑寄生、菟丝子、枸杞子、覆盆子、山药、莲子（去心）、茯苓、黄芪、白芍、炒酸枣仁、钩藤、丹参、赤芍、鸡血藤	脾肾阳虚、瘀血阻滞所致月经量少。症见经行量少，经期错后，色暗红，质清稀，头晕耳鸣，腰痛喜暖，肢倦神乏，畏寒肢冷，性欲淡漠，小便频数，大便溏薄。舌淡苔白，脉沉弱	口服。一次5g（50丸），一日2次。自月经周期第5天起连服20天。无周期者每月连服20天，连服3个月

续表

药物名称	药物组成	临床应用	用法用量
巴戟口服液	巴戟天、狗脊、杜仲、续断、淫羊藿（叶）、仙茅、肉苁蓉、覆盆子、党参、黄芪、何首乌、熟地黄、当归、枸杞子、金樱子、甘草	肾阳虚所致月经量少。症见经行量少，经期错后，经行腹痛。舌淡苔薄，脉细弱	口服。一次10ml，一日3次

2. 合理用药与用药指导　调经促孕丸孕妇禁用，阴虚火旺、月经量过多者不宜服用，因含鹿茸，患性激素依赖型肿瘤者慎用。热证、实证，及患有外感疾病者均不宜服用调经促孕丸、妇宁康片、巴戟口服液。妇宁康片含人参，服药期间不宜服用藜芦、五灵脂或其制剂，不宜饮浓茶、食用萝卜。巴戟口服液含糖，糖尿病患者慎用。

（二）血虚证

【症状】月经量渐少，或点滴即净，色淡，质稀；或伴小腹隐痛，头晕眼花，心悸怔忡，面色萎黄。舌淡红，脉细。

【治法】养血益气调经。

【方剂应用】

1. 基础方剂　滋血汤（人参、山药、黄芪、白茯苓、川芎、当归、白芍、熟地）加减。

2. 合理用药与用药指导

饮片选择：滋血汤出自元代《御药院方》。方中人参可选用红参，加强大补元气、益气养血作用。选用熟地，取其补肝肾、益精血、填骨髓之功效。

煎法服法：水煎温服，每日2~3次，餐前服用。本方以补益类中药为主，煎煮时间可适当延长。红参可另煎兑服，服药期间不宜饮浓茶、食用萝卜。患者有外感症状时不宜服用。

【中成药应用】

1. 常用中成药（表7-4-2）

2. 合理用药与用药指导　孕妇禁用八珍益母丸，慎用养血当归糖浆。月经过多者不宜服用八珍益母丸、驴胶补血颗粒。热证、实证，及患有外感疾病者均不宜服用驴胶补血颗粒、八珍益母丸、养血当归糖浆。驴胶补血颗粒分为有糖型和无糖型，糖尿病患者应注意选用无糖剂型。糖尿病患者慎用养血当归糖浆。

（三）痰湿证

【症状】经血量少，色淡红，质黏稠或夹杂黏液；形体肥胖，胸脘满闷，倦怠乏力，或带下量多，色白质稀。舌胖，边有齿痕，苔白腻，脉弦滑或细滑。

【治法】运脾化痰，和血调经。

表7-4-2　月经过少血虚证常用中成药

药物名称	药物组成	临床应用	用法用量
驴胶补血颗粒	阿胶、黄芪、党参、熟地黄、白术、当归	素体虚弱、气血两虚所致月经量少。症见经行量少，或点滴即净，色淡无块，小腹隐痛喜按，头晕眼花，面色苍白或萎黄	开水冲服。驴胶补血颗粒（有蔗糖型）一次20g，一日4次
八珍益母丸（胶囊）	益母草、熟地黄、当归、酒白芍、川芎、党参、炒白术、茯苓、甘草	气血两虚兼有血瘀所致月经量少。症见经行量少，月经周期错后，淋漓不断，精神不振，肢体乏力。舌淡苔白，脉缓弱	口服。大蜜丸：一次1丸，一日2次
养血当归糖浆（胶囊）	当归、白芍、熟地黄、茯苓、炙甘草、党参、黄芪、川芎	气血两虚所致月经量少。症见经行量少，面黄肌瘦，神疲乏力，心悸气短。舌淡苔白，脉虚弱	口服。一次10ml，一日3次，疗程15天，连用两个月经周期，第一疗程从诊断后开始用药，第二疗程于月经周期第5天开始用药

【方剂应用】

1. 基础方剂 六君子加归芎汤（人参、白术、茯苓、炙甘草、陈皮、法半夏、当归、川芎）加减。

2. 合理用药与用药指导

饮片选择：可参考"积聚"中"瘀血内结证"中六君子汤的相关内容。

剂量建议：方中半夏有毒，经炮制后内服用量也不宜过大，《中国药典》规定其内服剂量为每日 3～9g。

煎法服法：水煎温服，每日 2～3 次，餐后服用。人参可另煎兑服，服药期间应注意饮食，不宜饮浓茶、食用萝卜。

【中成药应用】

1. 常用中成药 临床上可选择益母丸联合二陈丸辅助治疗。

2. 合理用药与用药指导 益母丸与二陈丸合用，具有运脾化痰，和血调经的功效，用于治疗月经过少之痰湿证者。孕妇禁用益母丸。气不摄血、月经过多者慎用益母丸。二陈丸辛香温燥易伤阴津，不宜长期服用。

（四）血瘀证

【症状】 经血量少，色暗红，或夹有小血块；小腹胀痛不适，经行后痛减，或伴胸胁胀痛腰骶疼痛。舌紫暗，有瘀斑或瘀点，脉沉涩或沉弦。

【治法】 活血化瘀，养血调经。

【方剂应用】

1. 基础方剂 桃红四物汤（桃仁、红花、当归、川芎、白芍、熟地黄）加减。

2. 合理用药与用药指导

饮片选择：可参考"粉刺"中"痰湿瘀滞证"的相关内容。

剂量建议：可参考"粉刺"中"痰湿瘀滞证"的相关内容。

煎法服法：可参考"粉刺"中"痰湿瘀滞证"的相关内容。

【中成药应用】

1. 常用中成药（表 7-4-3）

表 7-4-3 月经过少血瘀证常用中成药

药物名称	药物组成	临床应用	用法用量
益母草颗粒（膏，片，胶囊，口服液）	益母草	血瘀所致月经量少。症见经行量少，淋漓不净，经色紫暗，有血块，行经腹痛，块下痛减。舌紫暗或有瘀点，脉涩	开水冲服。一次 15g，一日 2 次
复方益母草膏（胶囊）	益母草、当归、川芎、白芍、地黄、木香	血虚血瘀所致月经量少。症见经行量少，有血块，月经后期，行经腹痛。舌暗淡，脉细涩	口服。一次 10～20g，一日 2～3 次
调经活血片（胶囊）	当归、醋香附、川芎、赤芍、泽兰、红花、丹参、乌药、木香、制吴茱萸、醋延胡索、鸡血藤、熟地黄、白术、菟丝子	气滞血瘀兼血虚所致月经量少。症见经行量少，夹有血块，经色紫暗，行经腹痛，块下痛减。舌暗淡或有瘀点，脉弦涩	口服。一次 5 片，一日 3 次
加味八珍益母膏	益母草、人参、茯苓、炒白术、甘草、熟地黄、当归、川芎、赤芍、制桃仁、红花、丹参、泽兰、炮姜、制香附	瘀血内阻、气血不足所致月经量少。症见经行量少，色暗红或有血块，小腹刺痛拒按。舌暗或有瘀点，脉沉涩	口服。一次 10～15g，一日 2 次

2. 合理用药与用药指导 益母草颗粒、复方益母草膏、调经活血片、加味八珍益母膏均具有活血化瘀功效，孕妇禁用，月经量多者慎用。加味八珍益母膏含人参，服药期间不宜服用藜芦、五灵脂或其制剂，不宜饮浓茶、食用萝卜。复方益母草膏、益母草颗粒、加味八珍益母膏均含糖，糖尿病患者慎用。

第五节 月经过多

月经过多是指因气虚、血热或血瘀引起血海不宁，冲任不固，胞宫失于封藏所致病证，以月经量明显增多，多出平时正常量 1 倍以上或超过 80ml，周期、经期正常为临床特征。西医学排卵型功能失调性子宫出血、子宫肌瘤、子宫肥大症、盆腔炎、子宫内膜异位症等疾病及宫内节育器引起的月经过多表现为上述症状者，可参考此内容辨证论治。

一、证候类型与治则治法

月经过多辨证重在从经色、质等，结合全身症状和舌脉，辨别寒热虚实。临床常见虚证包括气虚证等，实证包括血热证、血瘀证等。

月经过多的辨证治疗应采取经期与平时的不同，经期以止血固冲为主，以减少血量；平时应根据辨证结果，采用益气、清热、化瘀等不同的治法，从本论治。选用药物时慎用温燥动血之品，以免增加血量。

二、辨证论治

（一）气虚证

【症状】经行量多，色淡红，质清稀；神疲肢倦，气短懒言，小腹空坠，面色㿠白。舌淡，苔薄，脉细弱。

【治法】补气升阳，安冲摄血。

【方剂应用】

1. 基础方剂 举元煎（人参、黄芪、白术、升麻、炙甘草）合安冲汤（黄芪、白术、白芍、干生地、炒续断、海螵蛸、茜草、龙骨、牡蛎）加减。

2. 合理用药与用药指导

饮片选择：举元煎出自明代《景岳全书》，安冲汤出自民国《医学衷中参西录》。方中选用炙黄芪，以补中益气见长。选用炙甘草，取其味甘偏温，以补脾和胃力胜。选用麸炒白术，能缓和燥性，增强健脾益气作用。选用干地黄，长于滋阴。选用煅龙骨、牡蛎，长于收敛固涩，固崩摄血。

剂量建议：甘草具有糖皮质激素样作用，大量服用易导致假性醛固酮增多及水钠潴留，应避免长期大剂量服用。

煎法服法：水煎温服，每日2～3次，餐前服用。人参可另煎兑服，服药期间不宜饮浓茶、食用萝卜。龙骨、牡蛎质地坚硬，宜打碎先煎。患者有外感症状时不宜服用本方。

【中成药应用】

1. 常用中成药（表7-5-1）

表7-5-1 月经过多气虚证常用中成药

药物名称	药物组成	临床应用	用法用量
当归丸	当归、炙黄芪	气血两虚所致月经过多。症见经行量多，色淡质稀，行经腹痛，面色无华，肢体乏力。舌淡，苔薄，脉虚弱	口服。一次1丸，一日2次
益气养元颗粒	党参、熟地黄、炙黄芪、炒白术、当归、白芍、麦冬、紫河车、陈皮、炙远志、肉桂	气血两亏所致月经过多。症见经行量多，色淡红，质清稀，小腹空坠，面色苍白，神疲体倦，气短懒言	开水冲服。一次1袋，一日3次
八珍颗粒（丸，浓缩丸）	党参、茯苓、炒白术、熟地黄、川芎、白芍、当归、炙甘草	气血两虚所致月经过多。症见经行量多，色淡红，质清稀，小腹空坠，面色苍白，神疲体倦，气短懒言	开水冲服。一次1袋，一日2次
十全大补丸（口服液）	熟地黄、党参、炒白术、茯苓、炙黄芪、当归、酒白芍、肉桂、川芎、炙甘草	气血两虚所致月经过多。症见经行量多，色淡红，质清稀，小腹空坠，面色苍白，神疲体倦，四肢不温，气短懒言	口服。一次1丸，一日2～3次

2. 合理用药与用药指导 孕妇慎用益气养元颗粒、十全大补丸。热证、实证及患有外感疾病者均不宜服用当归丸、益气养元颗粒、八珍颗粒、十全大补丸。益气养元颗粒含紫河车，患性激素依赖型肿瘤者慎用。益气养元颗粒含糖，糖尿病患者慎用。八珍颗粒分为有糖型和无糖型，糖尿病患者应注意选用无糖剂型。

（二）血热证

【症状】经行量多，经色鲜红或深红，有光泽，质黏稠；伴心烦口渴，身热面赤，大便干结，小便黄赤，或有灼热感。舌红绛，苔黄，脉滑数。

【治法】清热凉血，固冲止血。

【方剂应用】

1. 基础方剂 保阴煎（生地、熟地、黄芩、黄柏、白芍、山药、续断、甘草）加减。

2. 合理用药与用药指导

饮片选择：保阴煎出自明代《景岳全书》。选用生地，长于凉血清热，熟地长于补肾，滋阴补血。选用生黄柏，长于清热泻火解毒。选用生甘草，长于清热。

剂量建议：本方生地、熟地、白芍用量较大，其次是山药、续断、黄芩、黄柏。甘草具有糖皮质激素样作用，大量服用易导致假性醛固酮增多及水钠潴留，应避免长期大剂量服用。

煎法服法：水煎温服，每日 2～3 次，餐后服用。方中有黄芩、黄柏等清热药，药性偏凉，宜饭后温服，以减少对胃肠道的刺激，女性应避免在经期服用。

【中成药应用】

1. 常用中成药（表 7 – 5 – 2）

2. 合理用药与用药指导 宫血宁胶囊、断血流片孕妇忌用，且不宜用于脾虚、肾虚、血瘀证者。血瘀证、脾胃虚寒者慎用止血灵胶囊。出血量大者，应注意及时就诊并采取相应措施。

（三）血瘀证

【症状】 经行量多，或持续时间延长，经色紫黑，多血块；胸闷烦躁，腰骶酸痛，或小腹满痛，肌肤不泽。舌质紫暗，或有瘀斑、瘀点，脉涩或细弦。

【治法】 活血化瘀，理冲止血。

【方剂应用】

1. 基础方剂 失笑散（蒲黄、五灵脂）加减。

2. 合理用药与用药指导

饮片选择：可参考"积聚"中"气滞血阻证"的相关内容。

剂量建议：可参考"积聚"中"气滞血阻证"的相关内容。

煎法服法：可参考"积聚"中"气滞血阻证"的相关内容。

【中成药应用】

1. 常用中成药（表 7 – 5 – 3）

表 7 – 5 – 2　月经过多血热证常用中成药

药物名称	药物组成	临床应用	用法用量
宫血宁胶囊	重楼	血分伏热、扰动血海所致月经过多。症见经行量多，色深红，质黏稠，伴心烦口渴，尿黄，便结。舌红苔黄，脉滑数	口服。一次 1～2 粒，一日 3 次，血止停服
断血流片（胶囊，颗粒）	断血流	血热妄行所致月经过多。症见经行量多，色深红，质黏稠，伴心烦口渴，尿黄，便结。舌红苔黄，脉滑数	口服。一次 3～6 片，一日 3 次
止血灵胶囊	扶芳藤、地榆、黄芪、蒲公英	气虚血热所致月经过多。症见经行量多，色淡红，质清稀或鲜红，伴气短乏力，心烦口渴，尿黄。舌淡红苔黄，脉滑数	口服。一次 2～3 粒，一日 3 次。大出血症用量可加倍

表 7 – 5 – 3 月经过多血瘀证常用中成药

药物名称	药物组成	临床应用	用法用量
宫血停颗粒	黄芪、益母草、党参、升麻、当归、蒲黄、煅龙骨、煅牡蛎、女贞子、旱莲草、枳壳	气虚血瘀所致月经过多。症见经行量多，色暗，有血块，经行小腹隐痛，气短懒言，神疲肢倦。舌质淡暗，舌边或有齿痕，苔薄白，脉沉细弱或涩	开水冲服。一次 20g，一日 3 次

续表

药物名称	药物组成	临床应用	用法用量
坤宁口服液	益母草、当归、赤芍、丹参、郁金、牛膝、枳壳、木香、荆芥炭、干姜炭、茜草	气滞血瘀所致月经过多。症见经行量多，有血块，胸腹、两胁胀痛，或经前乳房胀痛，烦躁易怒。舌暗淡，脉弦涩	口服。一次 20ml，一日 3 次
宫宁颗粒	茜草、蒲黄、三七、仙鹤草、海螵蛸、地榆、黄芩、地黄、白芍、党参、甘草	血瘀热证所致月经过多。症见经行量多，经期延长，淋漓不净，伴有血块。舌暗红苔黄，脉弦滑	口服。一次 1 袋，一日 3 次，连服 7 天

2. 合理用药与用药指导　宫血停颗粒孕妇禁用，阴虚火旺者不宜服用。坤宁口服液于经期或阴道出血期间服用，急性大出血者慎用。宫宁颗粒除治疗月经过多外，还可治疗经期延长，治疗月经过多者于经前 2 天或来月经时开始服药，治疗经期延长者应于经期第 3 天开始服药。糖尿病患者慎用宫血停颗粒、坤宁口服液。

第六节　痛　经

痛经是指女性正值经期或经行前后因胞宫气血变化，致病因素乘时而作所致病证，以周期性小腹疼痛，或痛引腰骶，甚则剧痛昏厥者为临床特征。西医学的原发性痛经和继发性痛经表现为上述症状者，可参考此内容辨证论治。

一、证候类型与治则治法

痛经辨证重在从经期疼痛的性质，结合全身症状和舌脉，辨别寒热虚实。临床常见的实证包括气滞血瘀证、寒凝血瘀证、湿热蕴结证等，虚证包括气血虚弱证、肝肾亏虚证等。

痛经的辨证治疗根据其临证的虚实寒热，分别采取补益气血、疏肝、温经、化湿，兼以活血止痛的治疗方法。

二、辨证论治

（一）气滞血瘀证

【症状】经前或经期小腹胀痛，经血量少，行而不畅，经色紫暗有块，块下则痛减；乳房胀痛，胸闷不舒。舌质紫暗或有瘀点，脉弦。

【治法】理气行滞，化瘀止痛。

【方剂应用】

1. 基础方剂　膈下逐瘀汤（当归、川芎、赤芍、桃仁、红花、枳壳、延胡索、五灵脂、丹皮、乌药、香附、甘草）加减。

2. 合理用药与用药指导

饮片选择：可参考"积聚"中"瘀血内结证"的相关内容。

剂量建议：可参考"积聚"中"瘀血内结证"的相关内容。

煎法服法：可参考"积聚"中"瘀血内结证"的相关内容。

【中成药应用】

1. 常用中成药（表 7-6-1）

表 7-6-1　痛经气滞血瘀证常用中成药

药物名称	药物组成	临床应用	用法用量
调经丸	醋香附、益母草、当归、川芎、牡丹皮、醋没药、醋延胡索、醋艾炭、盐小茴香、制吴茱萸、阿胶、熟地黄、酒白芍、续断、炒白术、清半夏、陈皮、茯苓、麦冬、酒黄芩、甘草	气滞血瘀所致痛经，症见经行腹痛，经血量少，有血块，块下痛减，经前双乳胀痛，心烦易怒。舌淡暗，苔白，脉弦	口服。一次 1 丸，一日 2 次

续表

药物名称	药物组成	临床应用	用法用量
元胡止痛片（颗粒，软胶囊，滴丸，口服液）	醋延胡索、白芷	气滞血瘀所致痛经，症见经前或经期腹痛，痛处固定不移，拒按，或伴有胸胁乳房胀痛，或经量少，或经行不畅，经色紫暗有块。舌紫暗或有瘀点，脉弦或弦滑	口服。一次4~6片，一日3次
益母丸	益母草、当归、川芎、木香	气滞血瘀所致痛经，症见经行腹痛，经血量少，色紫暗，有血块，块下痛减。舌暗或有瘀点，脉弦涩	口服。一次1丸，一日2次
舒尔经颗粒	柴胡、当归、白芍、赤芍、醋香附、醋延胡索、陈皮、牡丹皮、桃仁、牛膝、益母草	气滞血瘀所致痛经，症见经前心烦易怒，胸乳胀痛或乳房有块，小腹两侧或一侧胀痛，经初行不畅，色暗或有血块	开水冲服。一次10g，一日3次，经前3日开始至月经行后2日止

2. 合理用药与用药指导　孕妇禁用调经丸、益母丸、舒尔经颗粒。孕妇慎用元胡止痛片。气虚不摄血，月经过多者慎用益母丸、调经丸。湿热蕴结和气虚痛经者慎用舒尔经颗粒。脾胃虚寒及胃阴不足者不宜服用元胡止痛片。

（二）寒凝血瘀证

【症状】经行小腹冷痛，得热则舒，经量少，色紫暗有块；形寒肢冷，小便清长。脉细或沉紧。

【治法】温经散寒除湿，化瘀止痛。

【方剂应用】

1. 基础方剂　少腹逐瘀汤（小茴香、干姜、延胡索、没药、当归、川芎、肉桂、赤芍、蒲黄、五灵脂）加减。

2. 合理用药与用药指导

饮片选择：少腹逐瘀汤出自清代《医林改错》。方中选用醋没药，其活血止痛之功增强。选用醋延胡索，长于活血行气止痛。选用醋五灵脂，增强活血祛瘀止痛的功效。原方干姜炒用，可选用炮姜，尤长于温经止血。选用盐炒小茴香，长于温肾祛寒止痛。

剂量建议：本方当归、蒲黄用量最大，其次是干姜、赤芍、五灵脂。肉桂辛甘大热，耗阴动血，故阴虚火旺及有出血倾向者忌服，且不宜过量使用。

煎法服法：水煎温服，每日2~3次，餐后服用。五灵脂、蒲黄均应包煎。本方宜饭后温服，以减少对胃肠道的刺激。应避免在经期服用，孕妇禁用。

【中成药应用】

1. 常用中成药（表7-6-2）

表7-6-2　痛经寒凝血瘀证常用中成药

药物名称	药物组成	临床应用	用法用量
温经丸	党参、制附子、白术、黄芪、茯苓、肉桂、干姜、制吴茱萸、郁金、姜厚朴、沉香	寒凝血瘀所致经期腹痛。症见经行小腹冷痛，腰膝无力，湿寒白带，血色暗淡，子宫虚冷	口服。一次1丸，一日2次
少腹逐瘀丸（颗粒）	当归、蒲黄、醋五灵脂、赤芍、醋延胡索、炒没药、川芎、肉桂、炮姜、盐炒小茴香	寒凝血瘀所致痛经。症见经行小腹冷痛，经血紫暗，有血块，块下痛减，肢末不温。舌质淡暗或有瘀斑，脉沉迟	温黄酒或温开水送服。一次1丸，一日2~3次
妇科万应膏	当归、川芎、苏木、泽兰、茺蔚子、红花、九香虫、小茴香、青皮、干姜、炒葫芦巴、艾叶、石楠藤、白芷、拳参、白蔹、桉油	寒凝血瘀所致痛经。症见经前或经期腹痛，得热则舒，经色紫暗有血块，块下痛减，肢冷畏寒，面色青白。舌淡暗有瘀斑，脉沉弦	外用。穴位贴敷，贴于关元、气海、肾俞等穴位，1天更换一次，连续用药2~3周，痛经者应在经前1周开始使用，经期可连续使用

2. 合理用药与用药指导　孕妇禁用温经丸、少腹逐瘀丸、妇科万应膏。湿热或阴虚有热者慎用少腹逐瘀丸、温经丸。妇科万应膏应注意避免贴敷于皮肤破溃处。药师应嘱患者平时注意保暖，忌食生冷寒凉之品。

（三）湿热蕴结证

【**症状**】经前或经期小腹灼热胀痛，拒按，经色暗红，质稠有块；平素带下量多，黄稠臭秽，或平时小腹疼痛，经来疼痛加剧，或伴经前低热，口干舌燥，心烦意乱，小便黄赤。舌质红，苔黄腻，脉滑数或濡数。

【**治法**】清热除湿，行气止痛。

【**方剂应用**】

1. 基础方剂　当归芍药散（当归、白芍、茯苓、白术、泽泻、川芎）加味，可加入黄连、薏苡仁、香附。

2. 合理用药与用药指导

饮片选择：当归芍药散出自东汉《金匮要略》。选用全当归，偏于补血活血。选用生白芍，长于养血柔肝、缓急止痛。选用炒白术，长于补气健脾。

剂量建议：本方白芍用量最大，因白芍为治血中气结腹中痛之要药，泽泻、川芎用量次之，再次之为茯苓、白术、当归。

煎法服法：以酒调和服用，每日 2～3 次。本方宜饭后温服。经前 3 天开始服药，孕妇慎用。

【**中成药应用**】

1. 常用中成药（表 7 - 6 - 3）

2. 合理用药与用药指导　潮安胶囊孕妇禁用，寒凝血瘀者慎用。孕妇慎用当归芍药颗粒。治疗湿热瘀阻型痛经，可将当归芍药颗粒或潮安胶囊配合二妙丸同服。

（四）气血虚弱证

【**症状**】经期或经后小腹隐痛喜按，或小腹空坠不适，月经量少，色淡，质清稀；面色无华，头晕心悸，神疲乏力。舌淡，脉细无力。

【**治法**】益气养血，调经止痛。

【**方剂应用**】

1. 基础方剂　圣愈汤（人参、黄芪、当归、川芎、熟地黄、白芍）加减。

2. 合理用药与用药指导

饮片选择：圣愈汤出自清代《医宗金鉴》。选用当归身，可起到养血调经的功效。选用酒白芍，善于养血调经，柔肝止痛。

煎法服法：水煎温服，每日 2～3 次，餐前服用。人参可另煎兑服，服药期间不宜饮浓茶、食用萝卜。患者有外感症状时不宜服用。

【**中成药应用**】

1. 常用中成药（表 7 - 6 - 4）

表 7 - 6 - 3　痛经湿热蕴结证常用中成药

药物名称	药物组成	临床应用	用法用量
当归芍药颗粒	当归、白芍、川芎、白术、茯苓、泽泻	血虚、肝郁、脾虚所致痛经。症见经行前后腹痛，乏力，呕吐，腹泻，腰酸，肛坠，经期乳房胀痛，烦躁易怒。舌淡暗，苔白，脉弦	开水冲服。一次 3g，一日 3 次，经前 3 天开始服药，连服 10 天，3 个月经周期为一疗程
潮安胶囊	龙芽木	瘀热互结所致痛经。症见经前或经期小腹疼痛拒按，有灼热感，平时小腹疼痛，经前加重，经色紫红，质稠有血块，平素带下量多，色黄。舌暗红或有瘀点，苔黄，脉滑数	口服。一次 3～5 粒，一日 3 次

表 7 - 6 - 4　痛经气血虚弱证常用中成药

药物名称	药物组成	临床应用	用法用量
妇女养血丸	人参、茯苓、麸炒白术、甘草、当归、地黄、白芍、川芎、柴胡、醋香附、姜制厚朴、陈皮、肉桂、丹参、红花	气虚血亏，受寒引起的行经腹痛，伴身体虚弱，气短烦倦，午后身热	黄酒或温开水送服。一次 1 丸，一日 2 次

续表

药物名称	药物组成	临床应用	用法用量
参茸白凤丸	人参、熟地黄、酒制鹿茸、酒制黄芪、炙党参、制白术、酒当归、酒白芍、酒制川芎、盐炙葫芦巴、蒸桑寄生、酒续断、制香附、酒制益母草、制延胡索、酒黄芩、砂仁、炙甘草	气血不足所致月经不调，经行腹痛。症见经期小腹隐隐坠痛，喜按，月经量少，色淡，腰膝酸软，神疲乏力，面色不华。舌淡苔白，脉沉细	口服。一次 1 丸，一日 1 次
八宝坤顺丸	人参、白术、茯苓、甘草、熟地黄、当归、白芍、川芎、橘红、沉香、木香、砂仁、益母草、地黄、黄芩、琥珀、牛膝	气血两虚所致痛经。症见经期后错，经血量少，行经腹痛	口服。一次 1 丸，一日 2 次

2. 合理用药与用药指导 孕妇禁用妇女养血丸、八宝坤顺丸。月经过多者不宜服用妇女养血丸。血热证、实热证，患有外感症状时均不宜服用参茸白凤丸、八宝坤顺丸。妇女养血丸、参茸白凤丸以补益为主，可于早晚餐前空腹温服，以利于吸收。妇女养血丸、参茸白凤丸、八宝坤顺丸含人参，服药期间不宜服用藜芦、五灵脂或其制剂，不宜饮浓茶、食用萝卜。

（五）肝肾亏虚证

【症状】经期或经后小腹绵绵作痛，经行量少，色暗淡，质稀薄；腰膝酸软，头晕耳鸣；舌淡红，苔薄，脉沉细。

【治法】益肾养肝，缓急止痛。

【方剂应用】

1. 基础方剂 调肝汤（当归、白芍、山茱萸、巴戟天、阿胶、山药、甘草）加减。

2. 合理用药与用药指导

饮片选择：调肝汤出自清代《傅青主女科》。方中选用酒当归，功善活血调经。选用酒白芍，善养血调经，柔肝止痛。选用盐巴戟天，长于补肾助阳。

剂量建议：本方山药用量最大，其次是阿胶、当归、白芍、山茱萸。甘草具有糖皮质激素样作用，大量服用易导致假性醛固酮增多及水钠潴留。

煎法服法：水煎温服，每日 2~3 次，餐前服用。阿胶宜单独烊化后兑入汤药中服用。

【中成药应用】

1. 常用中成药 临床痛经肝肾亏虚证可酌情选用安坤赞育丸和复方乌鸡口服液治疗。

2. 合理用药与用药指导 孕妇禁用安坤赞育丸、复方乌鸡口服液。热证、实证，及患有外感疾病者均不宜服用安坤赞育丸、复方乌鸡口服液。安坤赞育丸含鹿茸、紫河车，患性激素依赖型肿瘤者慎用；含人参，服药期间不宜服用藜芦、五灵脂或其制剂，不宜饮浓茶、食用萝卜。复方乌鸡口服液含糖，糖尿病患者慎用。

第七节　崩　漏

崩漏是月经的周期、经期、经量发生严重失常的病证，经血非时暴下不止或不尽，前者谓之崩中，后者谓之漏下。崩与漏出血情况虽不同，然二者常相互转化，交替出现，且其病因病机基本相同，故概称崩漏。西医学中的无排卵型功能性子宫出血，可参照此内容进行辨证论治。

一、证候类型与治则治法

崩漏的主症是出血，病程日久，反复发作，临证时应首辨出血期还是止血后。一般而言，出血期常见实证或虚实夹杂证，血止后常见虚证，以脾虚证、肾虚证等为主，实证见血热证、血瘀证等，临证时须结合全身脉症和必要的检查综合分析。

崩漏的辨证治疗，多根据发病缓急、出血新久、证候虚实，以"急则治其标，缓则治其本"为基本原则，灵活掌握和运用补益气血、滋补肝肾、补气摄血、活血止血、清热凉血、固冲止血等治法。

二、辨证论治

（一）血热证

【症状】月经无期，经血突然暴崩如注，或淋漓不尽日久难止，血色深红，质稠；口渴烦热，便秘溺黄。舌红，苔黄，脉滑数。

【治法】清热凉血，固冲止血。

【方剂应用】

1. 基础方剂　清热固经汤（生地黄、龟甲、牡蛎、阿胶、栀子、地榆、黄芩、地骨皮、生藕节、棕榈炭、生甘草）加减。

2. 合理用药与用药指导

饮片选择：清热固经汤出自《简明中医妇科学》。方中龟甲宜选用醋制品，易于煎出有效成分，并可矫臭。选用煅牡蛎，增强其收敛固涩作用。选用焦栀子，缓和苦寒之性，并可增强凉血止血作用。

煎法服法：水煎温服，每日 2～3 次，餐前服用。阿胶可单独烊化兑服。

【中成药应用】

1. 常用中成药（表 7-7-1）

2. 合理用药与用药指导　脾虚、肾虚、血瘀证者及妊娠期出血者不宜使用断血流胶囊、宫血宁胶囊、止血灵胶囊。出血量多者应结合其他疗法治疗。

（二）脾虚证

【症状】经血非时暴下不止，或淋漓日久不尽，血色淡、质清稀；面色㿠白，气短神疲，或面浮肢肿，小腹空坠，四肢不温，或饮食不佳，大便溏。舌质淡胖，边有齿痕，苔薄白，脉沉弱。

【治法】补气摄血，固冲止崩。

【方剂应用】

1. 基础方剂　固本止崩汤（人参、黄芪、白术、熟地黄、当归、黑姜）加升麻、山药、大枣、海螵蛸。

2. 合理用药与用药指导

饮片选择：固本止崩汤出自清代《傅青主女科》。方中选用麸炒白术，健脾益气。选用蜜炙黄芪，补中益气之力增强。

煎法服法：水煎温服，每日 2～3 次，餐前服用。本方功效以补益为主，实证、热证，有外感症状时不宜服用。人参可另煎兑服，服药期间不宜饮浓茶、食用萝卜。

【中成药应用】

1. 常用中成药（表 7-7-2）

表 7-7-1　崩漏血热证常用中成药

药物名称	药物组成	临床应用	用法用量
断血流胶囊（片，颗粒）	断血流	热迫经血，冲任不固，经血非时妄行所致崩漏。症见经血非时忽然大下，或淋漓日久不净，色深红质稠，口渴，烦热，小便黄或大便干，舌红，苔黄，脉数	口服。一次 3～6 粒，一日 3 次
宫血宁胶囊	重楼	血分伏热，热迫经血，经血非时妄行所致崩漏。症见经血非时而下，或淋漓日久不净，色深红质稠，口渴，烦热，小便黄或大便干，舌红，苔黄，脉数	口服。月经过多或子宫出血期：一次 1～2 粒，一日 3 次，血止停服
止血灵胶囊	扶芳藤、地榆、黄芪、蒲公英	气虚血热所致崩漏。症见经血非时而下，色深红质稠，伴气短，乏力，心烦，潮热，舌淡或淡红，苔黄，脉滑数	口服。一次 2～3 粒，一日 3 次。大量出血症量可加倍

表 7-7-2　崩漏脾虚证常用中成药

药物名称	药物组成	临床应用	用法用量
人参归脾丸（水蜜丸，小蜜丸，浓缩丸）	人参、炙黄芪、当归、龙眼肉、麸炒白术、茯苓、制远志、炒酸枣仁、木香、炙甘草	脾气虚弱、统摄无权、血脉外溢所致崩漏。症见经血非时而下，淋沥不尽，量多色淡，质清稀，食少体倦，面色萎黄。舌淡，苔薄，脉细弱	口服。一次 1 丸，一日 2 次

续表

药物名称	药物组成	临床应用	用法用量
阿胶三宝膏	黄芪、大枣、阿胶	脾胃气虚、气血不足、统摄无权、冲任失固，不能约束经血所致崩漏。症见经血非时而下，淋沥不尽，血色淡而质清稀，气短神疲，饮食不佳。舌淡，苔薄白，脉细或沉弱	开水冲服。一次10g，一日2次
山东阿胶膏	阿胶、黄芪、枸杞子、白芍、党参、白术、甘草	脾气不足、统摄无权所致崩漏。症见经血量多，淋沥不尽，色淡质薄，神疲乏力，面色㿠白，心悸，气短懒言。舌淡，苔薄白，脉细弱	开水冲服。一次20～25g，一日3次

2. 合理用药与用药指导　实证、热证，有外感症状时，不宜服用人参归脾丸、阿胶三宝膏、山东阿胶膏。阿胶三宝膏、山东阿胶膏含糖，糖尿病患者慎用。人参归脾丸中含人参，服药期间不宜服用藜芦、五灵脂或其制剂，不宜饮浓茶、食用萝卜。

（三）肾虚证

【症状】 多见于青春期少女或经断前后妇女经乱无期，出血量多势急如崩，或淋漓日久不净，或由崩而漏，由漏而崩反复发作，色淡红或淡暗，质清稀；面色晦暗，眼眶暗，小腹空坠，腰脊酸软。舌淡暗，苔白润，脉沉弱。

【治法】 补肾益气，固冲止血。

【方剂应用】

1. 基础方剂　加减苁蓉菟丝丸（熟地黄、肉苁蓉、覆盆子、当归、枸杞子、桑寄生、菟丝子、艾叶、党参、黄芪、阿胶）

2. 合理用药与用药指导

饮片选择：苁蓉菟丝丸出自明代《济阴纲目》。方中肉苁蓉、菟丝子、当归均宜选用酒制品，增强活血通络作用。

剂量建议：艾叶有小毒，《中国药典》规定内服剂量为3～9g。

煎法服法：水煎温服，每日2～3次，餐前服用。阿胶可单独烊化兑服。实证、热证，有外感症状时不宜服用。

【中成药应用】

1. 常用中成药（表7-7-3）

2. 合理用药与用药指导　孕妇禁用妇科止血灵、安坤赞育丸。热证、实证，患有外感症状时均不宜服用妇科止血灵、安坤赞育丸、春血安胶囊。安坤赞育丸含鹿茸、紫河车，患性激素依赖型肿瘤者慎用；含人参，服药期间不宜服用藜芦、五灵脂或其制剂，不宜饮浓茶、食用萝卜。

表7-7-3崩漏肾虚证常用中成药

药物名称	药物组成	临床应用	用法用量
妇科止血灵片	熟地黄、五味子、白芍、杜仲炭、续断、槲寄生、山药、煅牡蛎、海螵蛸、炒地榆、蒲黄炭	肾阴不足、虚火动血所致崩漏。症见经乱无期，经量多或淋沥不尽，色鲜红，质稍稠，伴头晕耳鸣，手足心热，腰膝酸软。舌质红少苔，脉细数	口服。一次5片，一日3次
安坤赞育丸	鹿茸、鹿尾、鹿角胶、阿胶、紫河车、龟甲、醋鳖甲、酒萸肉、菟丝子、酒苁蓉、锁阳、牛膝、枸杞子、续断、盐杜仲、桑寄生、盐补骨脂、熟地黄、当归、白芍、川芎、人参、炒白术、茯苓、甘草、黄芪、泽泻、炒酸枣仁、龙眼肉、制远志、琥珀、红花、西红花、鸡血藤、丹参、川牛膝等	气血两虚、肝肾不足、冲任不固，气虚不能摄血所致崩漏。症见经行无期，经血量多或淋沥不尽，色淡质稀，腰腿酸软，头晕心悸，肢体乏力。舌质淡，脉细弱	口服。一次1丸，一日2次
春血安胶囊	熟地黄、盐车前子、茯苓、柴胡、牛膝、酒五味子、肉桂、泽泻、三七、黑顺片、山药、黄连、牡丹皮	肝肾不足、冲任不固所致崩漏。症见月经过多，行经腹痛	口服。一次4粒，一日3次

（四）血瘀证

【症状】经血非时而下，量时多时少，时出时止，或淋沥不断，或停闭数月又突然崩中，继之漏下，经色暗有血块。舌质紫暗或尖边有瘀点，脉弦细或涩。

【治法】活血化瘀，固冲止血。

【方剂应用】

1. 基础方剂 逐瘀止血汤（生地黄、大黄、赤芍、丹皮、当归尾、枳壳、龟甲、桃仁）或将军斩关汤（熟军炭、巴戟天、仙鹤草、茯神、蒲黄炒阿胶、黄芪、炒当归、白术、生地、熟地、焦谷芽）加减。

2. 合理用药与用药指导

饮片选择：逐瘀止血汤出自清代《傅青主女科》。方中选用酒炒生地，借酒力行药势，通血脉，滋补而不腻。选用当归尾，取其擅长活血破血之功。选用醋龟甲，长于补肾健骨、滋阴止血。将军斩关汤出自《近代中医流派经验选集》。方中选用熟军炭，长于凉血化瘀止血。选用蒲黄炒阿胶，长于止血安络。

煎法服法：水煎温服，每日 2~3 次，餐后服用。桃仁需捣碎后入煎。宜饭后服用，实证、热证，有外感症状时不宜服用。

【中成药应用】

1. 常用中成药（表 7−7−4）

表 7−7−4 崩漏血瘀证常用中成药

药物名称	药物组成	临床应用	用法用量
宫血停颗粒	黄芪、益母草、党参、升麻、当归、蒲黄、煅龙骨、煅牡蛎、女贞子、旱莲草、枳壳	气滞血瘀、血不归经所致崩漏。症见经水量多，淋沥日久，经色暗有血块，小腹隐痛，伴神疲乏力	开水冲服。一次 20g，一日 3 次
四物胶囊（颗粒，片）	熟地黄、当归、白芍、川芎	瘀血阻滞、气血虚弱所致崩漏。症见行经时间延长，量或多或少，色暗红，有血块或淋沥不尽，小腹疼痛拒按，血块下后痛减。舌淡暗或有瘀点，脉细涩	口服。一次 4~6 粒，一日 3 次
茜芷胶囊（片）	制茜草、白芷、川牛膝、三七	气滞血瘀、冲任阻滞所致崩漏。症见经期延长，淋沥不尽，经水量少，有血块，腹痛，两胁作胀。舌暗淡，脉弦涩	口服。一次 5 粒，一日 3 次，连服 9 天为一个疗程

2. 合理用药与用药指导 孕妇禁用宫血停颗粒、四物胶囊、茜芷胶囊。阴虚火旺者慎用宫血停颗粒。血热所致崩漏者慎用四物胶囊。宫血停颗粒含糖，糖尿病患者慎用。

第八节 经断前后诸证

经断前后诸证是指妇女在绝经前后、围绕月经周期紊乱或者绝经出现明显不适症状，如烘热汗出，烦躁易怒，潮热面红，眩晕耳鸣，心悸失眠，腰背酸楚，面浮肢肿，神志不宁等，称为经断前后诸证，亦称为"绝经前后诸证"。西医学围绝经期综合征或双侧卵巢切除或放射治疗后或早发绝经卵巢功能衰竭者，可参考此内容辨证论治。

一、证候类型与治则治法

经断前后诸证的辨证需分为月经紊乱或已绝经的不同时期，结合辨别经期、量、色、质等，综合考虑患者体质、全身症状体征、舌脉，辨别寒热虚实。本病之根本在肾，常累及心、肝、脾等多个脏腑经络，致使本病症状复杂。临床虚证主要见脾肾阳虚证、阴虚火旺证等，虚实错杂见肝郁肾虚证等。

经断前后诸证的治疗原则以调节肾阴阳之虚为主，若涉及他脏者，或疏肝、养阴、温阳，肝、脾、肾共调或兼而治之。

二、辨证论治

（一）阴虚火旺证

【症状】绝经前后，月经紊乱，心烦易怒，懊恼不安，坐卧不宁，哭笑无常，夜卧多梦善惊，口干渴饮，尿黄便燥。舌质红，苔薄黄，脉弦细而数。

【治法】滋阴降火宁神。

【方剂应用】

1. 基础方剂　百合地黄汤（百合、生地黄）加减。

2. 合理用药与用药指导

饮片选择：百合地黄汤出自东汉《金匮要略》。方中选用生百合，取其清心安神之功。选用生地黄，长于滋阴凉血。

煎法服法：水煎温服，睡前服用。脾肾阳虚者慎用。

【中成药应用】

1. 常用中成药（表7-8-1）

表7-8-1　经断前后诸证阴虚火旺证常用中成药

药物名称	药物组成	临床应用	用法用量
更年安片（胶囊、丸）	地黄、熟地黄、制何首乌、玄参、麦冬、茯苓、泽泻、牡丹皮、珍珠母、磁石、钩藤、首乌藤、五味子、浮小麦、仙茅	肾阴虚所致绝经前后诸证。症见烘热汗出，眩晕耳鸣，手足心热，烦躁不安	口服。一次6片，一日2~3次
更年宁心胶囊	熟地黄、黄芩、黄连、白芍、阿胶、茯苓	肾阴虚所致绝经前后诸证。症见潮热面红，自汗盗汗，心烦不宁，失眠多梦，头晕耳鸣，腰膝酸软，手足心热	口服。一次4粒，一日3次，4周为一疗程
灵莲花颗粒	乌灵菌粉、栀子、女贞子、墨旱莲、百合、玫瑰花、益母草、远志	心肾阴虚、水火不交所致绝经前后诸证。症见烘热汗出，心悸失眠，心烦不宁，多梦易惊，头晕耳鸣，腰腿酸痛。舌红苔薄，脉弦细	开水冲服。一次4g，一日2次

2. 合理用药与用药指导　孕妇禁用更年安片。脾肾阳虚者慎用更年安片、更年宁心胶囊、灵莲花颗粒。灵莲花颗粒偶有胃部不适，纳差或恶心的不良反应，建议饭后服用。

（二）脾肾阳虚证

【症状】经断前后，腰脊冷痛，肢软无力，神疲体倦，或浮肿便溏，或纳差腹胀，或带下量多，色白清稀，甚者畏寒肢冷，面色㿠白。舌淡嫩，苔白润，脉细弱无力。

【治法】温肾健脾，强筋壮骨。

【方剂应用】

1. 基础方剂　右归丸（大怀熟地、炒山药、炒山茱萸、枸杞子、炒鹿角胶、菟丝子、制附子、杜仲、当归、肉桂）合四君子汤（人参、茯苓、白术、炙甘草）加减。

2. 合理用药与用药指导

饮片选择：右归丸可参考"腰痛"中"肾虚腰痛"的相关内容。四君子汤可参考"虚劳"中"气虚证"的相关内容。

剂量建议：附子有毒，不宜长期过量服用，《中国药典》规定内服剂量为3~15g。

煎法服法：水煎温服，每日2~3次，餐后服用。附子入药宜先煎、久煎，鹿角胶宜烊化兑服。

【中成药应用】

1. 常用中成药（表7-8-2）

2. 合理用药与用药指导 龙凤宝胶囊孕妇禁用，阴虚火旺者慎用，有外感症状时不宜服用。

（三）肝郁肾虚证

【症状】经断前后，阵发性烘热汗出，腰膝酸软，烦躁易怒，情绪异常，头晕耳鸣，乳房胀痛，月经紊乱，或胸闷善太息。舌淡红或偏暗，苔薄白，脉弦细。

【治法】滋肾养阴，疏肝解郁。

【方剂应用】

1. 基础方剂 一贯煎（北沙参、麦冬、当归、生地黄、枸杞子、川楝子）合逍遥散（柴胡、当归、白芍、白术、茯苓、甘草、薄荷、煨姜）加减。

2. 合理用药与用药指导

饮片选择：一贯煎可参考"胃痛"中"胃阴亏耗证"的相关内容。逍遥散可参考"月经先后无定期"中"肝郁证"的相关内容。

剂量建议：川楝子有小毒，长期大量使用可能导致肝功能损伤，《中国药典》规定内服剂量为5～10g。

煎法服法：水煎温服，睡前服用。肾阳虚

者慎用。

【中成药应用】

1. 常用中成药（表7-8-3）

2. 合理用药与用药指导 孕妇禁用坤宝丸，本药因含有何首乌，不宜长期过量服用，以免导致肝功能损伤等不良反应。脾肾阳虚者慎用女珍颗粒、坤宝丸。

第九节 带下过多

带下过多是指带下量明显增多，色、质、气味异常，或伴有局部及全身症状者。西医学中各类型阴道炎、急慢性子宫颈炎、盆腔炎性疾病、内分泌功能失调等疾病以阴道分泌物增多为主要表现时，可参考此内容辨证论治。

一、证候类型与治则治法

带下过多的辨证需根据带下的量、色、质、气味分别虚实寒热，临证时，结合全身症状、舌脉、病史等进行综合分析。临床常见脾虚湿盛证、肾阳亏虚证及湿热下注证。

带下过多的治疗以除湿为主，治脾宜运、宜升、宜燥；治肾宜补、宜固、宜涩；治湿热宜清、宜利。实证治疗也可配合外治法。

表7-8-2 经断前后诸证脾肾阳虚证常用中成药

药物名称	药物组成	临床应用	用法用量
龙凤宝胶囊	淫羊藿、白附片、肉苁蓉、党参、黄芪、牡丹皮、冰片、玉竹、山楂	脾肾阳虚所致绝经前后诸证。症见腰膝酸软，烘热汗出，神疲乏力，畏寒肢冷。舌淡胖嫩，苔薄白，脉沉细无力	口服。一次2粒，一日3次

表7-8-3 经断前后诸证肝郁肾虚证常用中成药

药物名称	药物组成	临床应用	用法用量
女珍颗粒	女贞子、墨旱莲、地黄、紫草、炒酸枣仁、柏子仁、钩藤、珍珠粉、茯苓、莲子心	肝肾阴虚，心肝火旺所致绝经前后诸证。症见烘热汗出，五心烦热，头晕耳鸣，烦躁易怒，心悸失眠。舌淡红少苔，脉细数	开水冲服。一次6g，一日3次
坤宝丸	制何首乌、地黄、枸杞子、酒女贞子、墨旱莲、龟甲、覆盆子、菟丝子、南沙参、麦冬、石斛、当归、白芍、鸡血藤、赤芍、地骨皮、白薇、知母、黄芩、桑叶、菊花、珍珠母、炒酸枣仁	肝肾阴虚所致绝经前后诸证。症见烘热汗出，心烦易怒，少寐健忘，头晕耳鸣，口渴咽干，四肢酸楚	口服。一次50丸，一日2次，连续服用2个月；或遵医嘱

二、辨证论治

（一）脾虚湿盛证

【症状】带下量多，色白或淡黄，质稀薄，或如涕如唾，绵绵不断，无臭；面色㿠白或萎黄，四肢倦怠，脘胁不舒，纳少便溏，或四肢浮肿。舌淡胖，苔白或腻，脉细缓。

【治法】健脾益气，升阳除湿。

【方剂应用】

1. 基础方剂 完带汤（人参、白术、山药、苍术、陈皮、柴胡、白芍、黑芥穗、车前子、甘草）加减。

2. 合理用药与用药指导

饮片选择：完带汤出自清代《傅青主女科》。方中选用生晒参，能补气生津；脾虚便溏者，可选用党参。选用土炒白术，偏于健脾止泻。选用麸炒山药，偏于健脾止泻止带。选用米泔水制苍术，长于燥湿健脾。柴胡选用生品，取其升阳、疏肝之效。选用酒白芍，增行血活血之效。黑芥穗为将荆芥穗炒至表面微黑，善入血分搜血中之风邪；也可选用荆芥穗炭。选用炒车前子，利水湿而不伤中阳。选用炙甘草，补脾益气，调和诸药。

剂量建议：原方中白术、山药使用剂量最大，其次是白芍。

煎法服法：水煎温服，每日 2~3 次，餐前服用。方中人参需另煎，药汁兑服；车前子需包煎。

【中成药应用】

1. 常用中成药（表 7-9-1）

表 7-9-1 带下过多脾虚湿盛证常用中成药

药物名称	药物组成	临床应用	用法用量
除湿白带丸	党参、炒白术、山药、苍术、车前子（炒）、芡实、陈皮、柴胡、当归、白芍、茜草、荆芥炭、黄柏炭、海螵蛸、煅牡蛎、白果仁	脾虚湿盛所致带下病。症见带下色白或淡黄，质稀，无臭气，绵绵不断，面色黄白或萎黄，倦怠乏力，腹胀，食少，便溏。舌淡苔白或腻，脉细滑；盆腔炎性疾病后遗症见上述证候者	口服。一次 6~9g，一日 2 次
妇科白带膏	白术（炒）、苍术、党参、山药、陈皮、柴胡、车前子、荆芥、白芍、甘草	脾虚湿盛所致带下病。症见带下色白或淡黄，质稀，无臭气，绵绵不断，面色黄白或萎黄，腰腿痛，倦怠乏力，腹胀，食少，便溏。舌淡苔白或腻，脉沉细或细滑；盆腔炎性疾病后遗症见上述证候者	口服。一次 15g，一日 2 次

2. 合理用药与用药指导 寒湿带下者慎用除湿白带丸。湿热带下者慎用妇科白带膏。孕妇慎用除湿白带丸、妇科白带膏。

（二）肾阳亏虚证

【症状】带下量多，绵绵不断，质清稀如水；腰痛如折，畏寒肢冷，小腹冷感，面色晦暗，小便清长，或夜尿多，大便溏薄。舌质淡，苔白润，脉沉迟。

【治法】温肾培元，固涩止带。

【方剂应用】

1. 基础方剂 内补丸（鹿茸、肉苁蓉、菟丝子、沙苑子、肉桂、制附子、黄芪、桑螵蛸、蒺藜、紫菀、茯神）加减。

2. 合理用药与用药指导

饮片选择：内补丸出自清代《女科切要》。方中选用鹿茸，温补力强；也可选用鹿角胶或鹿角霜，温补之力稍逊。选用酒苁蓉，长于补肾助阳之力。选用盐菟丝子，长于补肾益脾止泻。选用炙黄芪，长于益气补中。选用炒蒺藜，善疏肝祛风。

剂量建议：原方未载剂量。蒺藜有小毒，制附子有毒，注意用量。

煎法服法：水煎温服，每日 2~3 次，餐前服用。方中鹿茸需另煎，药汁兑服；若使用鹿角胶则需烊化，若使用鹿角霜需捣碎先煎；附子需先煎 30~60 分钟。

【中成药应用】

1. 常用中成药（表7-9-2）

2. 合理用药与用药指导 肝经湿热者慎用金樱子膏。体实及阴虚火旺者、脾胃虚弱者慎用参茸卫生丸。

（三）湿热下注证

【症状】带下量多，色黄或呈脓性，质黏，有臭气，或带下色白质黏，呈豆渣样，外阴瘙痒，小腹作痛，口苦口腻，胸闷纳呆，小便短赤。舌红，苔黄腻，脉滑数。

【治法】清热利湿，解毒杀虫。

【方剂应用】

1. 基础方剂 止带方（猪苓、茯苓、车前子、泽泻、茵陈、赤芍、牡丹皮、黄柏、栀子、牛膝）加减。

2. 合理用药与用药指导

饮片选择：止带方出自清代《世补斋不谢方》。方中车前子选用生品，清热利尿力强。泽泻选用生品，能利水泻热。赤芍选用生品，清热凉血力强。黄柏选用生品，以清热燥湿、泻火解毒为主。栀子选用生品，长于清热泻火；脾胃较弱者也可选用炒栀子或姜栀子。选用川牛膝或怀牛膝均可，宜选用生品，可引火下行。

剂量建议：原方未载剂量。脾胃虚寒者赤芍、牡丹皮、黄柏、栀子等用量不宜过大。月经过多者赤芍、牡丹皮用量不宜过大。

煎法服法：水煎温服，每日2~3次，餐前服用。方中车前子需包煎。

【中成药应用】

1. 常用中成药（表7-9-3）

表7-9-2 带下过多肾阳亏虚证常用中成药

药物名称	药物组成	临床应用	用法用量
金樱子膏	金樱子	肾不固摄所致白带过多。症见白带量多质稀清淡，伴腰膝酸软，小腹冷感，形寒肢冷。舌淡，脉沉细	口服。一次9~15g，一日2次
参茸卫生丸	鹿茸、鹿角、肉苁蓉（酒制）、猪腰子、鹿尾、熟地黄、当归、白芍、制何首乌、龙眼肉、枸杞子、紫河车、人参、党参、黄芪、白术（麸炒）、锁阳、补骨脂（盐制）、杜仲（盐制）、牛膝、桑寄生、续断、狗脊（沙烫）、地黄、麦冬、秋石、猪脊髓、茯苓、苍术、砂仁、木瓜、酸枣仁（炒）、远志（制）、琥珀、陈皮、香附（醋制）、木香、沉香、黄芩、清半夏、川芎、红花、乳香（醋制）、没药（醋制）、山茱萸（酒制）、龙骨、牡蛎、莲子、肉豆蔻（煨）、大枣、甘草	脾气素弱，或饮食失节，或忧愁思虑过极，脾运失职，或大病久病及肾，或年老肾气日衰，任带不固，以致子宫虚寒所致带下病。症见带下量多，色白，质地清稀，无味，伴腰膝疼痛，四肢不温；慢性盆腔炎见上述证候者	口服。一次1丸，一日2次

表7-9-3 带下过多湿热下注证常用中成药

药物名称	药物组成	临床应用	用法用量
妇炎净胶囊	苦玄参、地胆草、当归、鸡血藤、两面针、横径席、柿叶、菥蓂、五指毛桃	湿热蕴结，损及任带二脉所致带下病。症见带下量多，色黄质黏稠，有臭气，或伴阴部瘙痒，胸闷心烦，口苦咽干，小腹胀痛，小便短赤。舌红，苔黄腻，脉滑数；盆腔炎性疾病后遗症见上述证候者	口服。一次4粒（每粒装0.3g），一日3次
妇炎康片	土茯苓、苦参、黄柏、当归、赤芍、丹参、醋三棱、醋莪术、醋延胡索、炒川楝子、醋香附、山药、炒芡实	湿热下注、毒瘀互阻所致带下病。症见带下量多，色黄，黏稠或如脓，臭秽，阴部瘙痒，小腹疼痛，心烦，口苦。舌红苔黄腻，脉滑数；阴道炎，盆腔炎性疾病后遗症见上述证候者	口服。一次6片（每片重0.25g），一日3次

续表

药物名称	药物组成	临床应用	用法用量
盆炎净颗粒	忍冬藤、蒲公英、鸡血藤、益母草、赤芍、川芎、狗脊、车前草	湿热阻滞、损及任带所致带下病。症见带下增多，色黄质稠，有臭味，或小腹作痛，或阴痒，胸闷心烦，口苦咽干，纳差，小便黄少。舌红，苔黄腻，脉弦数；盆腔炎性疾病后遗症见上述证候者	开水冲服。一次12g，一日3次
宫炎平片（滴丸）	地稔、两面针、当归、柘木、五指毛桃	湿热瘀阻、流注下焦所致带下病。症见带下量多，色黄质稠，小腹隐痛，或阴痒，小便黄少。舌苔黄腻或厚，脉弦数；盆腔炎性疾病后遗症见上述证候者	口服。一次3～4片，一日3次

2. 合理用药与用药指导　气血虚弱、脾肾阳虚等各种虚证及寒湿所致带下病者慎用妇炎净胶囊、妇炎康片、盆炎净颗粒、宫炎平片。孕妇禁用妇炎净胶囊、妇炎康片、盆炎净颗粒，慎用宫炎平片。

（张碧华　郭晓晔　孟静岩）

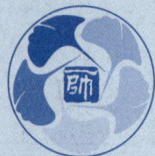

第八章　中医儿科及五官科常见病的辨证论治

第一节　反复呼吸道感染

反复呼吸道感染是指一年内发生呼吸道感染次数过于频繁，超过了一定的范围。西医学根据部位可分为反复上呼吸道感染（鼻炎、咽炎、扁桃体炎）和反复下呼吸道感染（支气管炎、毛细支气管炎、肺炎等），表现为上述症状者，可参考此内容辨证论治。

一、证候类型与治则治法

本病辨证，应分清虚实病性，辨别脏腑病位。小儿体质虚弱，常见多汗气短，倦怠乏力，食少纳呆等，多属虚证；体质壮实，常见嗜食肥甘厚味，口臭便干等，多属实证。自汗气短，咳嗽，多属肺虚；面黄少华，倦怠乏力，食少纳呆，多属脾虚。咽部微红，口臭便干，多属肺胃实热；口臭便干，腹胀、苔厚，多属胃肠积热。常见证候类型有肺脾气虚证、气阴两虚证、肺胃实热证等。

本病虚证居多，治疗以补虚为主。肺脾气虚，治宜补肺健脾；气阴两虚，治宜益气养阴。

若属实证（肺胃实热），则以清泻肺胃为主。

二、辨证论治

（一）肺脾气虚证

【症状】反复外感，鼻塞流涕，咳嗽，动则汗出，少气懒言，面黄少华，食少纳呆，口唇色淡，大便不调。舌质淡红，脉细无力，指纹淡。

【治法】健脾补肺。

【方剂应用】

1. 基础方剂　玉屏风散（黄芪、白术、防风）加减。

2. 合理用药与用药指导

饮片选择：玉屏风散出自宋代《究原方》。方中防风宜用生品，取其升散，祛风解表之效。黄芪宜选用蜜炙品，补中益气。白术宜选用炒白术，补气健脾。

煎法服法：煎煮时加入适量大枣，去渣，饭后热服。

【中成药应用】

1. 常用中成药（表8-1-1）

表8-1-1　反复呼吸道感染肺脾气虚证常用中成药

药物名称	药物组成	临床应用	用法用量
玉屏风胶囊（颗粒，口服液，袋泡茶）	黄芪、白术（炒）、防风	由表虚不固所致。症见自汗，恶风，气短，乏力。舌淡，脉虚弱	口服。一次2粒，一日3次
黄芪精	黄芪	由气血亏虚所致小儿反复呼吸道感染，兼有自汗，气短，乏力。舌淡，脉虚弱	口服。一次10ml，一日2次，早晚服用
龙牡壮骨颗粒	党参、黄芪、山麦冬、醋龟甲、炒白术、山药、醋南五味子、茯苓、龙骨、煅牡蛎、大枣、甘草、炒鸡内金、乳酸钙、葡萄糖酸钙、维生素 D_2 等	多用于患儿禀赋不足、体质柔弱，或喂养不当、脾胃受损、肺气虚弱、宗气不足而致卫表不能固摄或久病迁延不愈。症见反复呼吸道感染，面色少华，形体消瘦，少气懒言，气短，食少，纳呆，多汗，大便稀溏	开水冲服。2岁以下一次5g或3g（无蔗糖）；2～7岁一次7.5g或4.5g（无蔗糖）；7岁以上一次10g或6g（无蔗糖）。一日3次

2. 合理用药与用药指导　热病汗出、阴虚盗汗者慎用玉屏风胶囊。实热邪盛多汗者慎用黄芪精、龙牡壮骨颗粒。患儿发热期间应暂停服用以上3种药物，有恶风表现时适宜选用玉屏风胶囊。

不建议玉屏风胶囊、黄芪精、龙牡壮骨颗粒两种或两种以上联用，因属于重复用药。

（二）气阴两虚证

【症状】反复外感，手足心热，或低热盗汗，口干，神疲乏力，纳呆食少，大便偏干。舌质红，苔少或花剥，脉细无力，指纹淡红。

【治法】益气养阴。

【方剂应用】

1. 基础方剂　生脉散（人参、麦冬、五味子）加减。

2. 合理用药与用药指导

饮片选择：生脉散出自金元时期《医学启源》。方中君药为人参，根据气阴亏虚不同程度，可酌情选用不同参类品种。如元气大虚，当选用红参或别直参；阴虚较显者，可选生晒参或白参；若虚而有火者，亦可改为西洋参；气阴不足之轻症，则可选用党参；如出现气虚津伤所致虚热汗多，或予小儿，则可优先选用太子参，补气生津。

煎法服法：如选用人参、西洋参贵重药材，可另煎兑服。如选用党参、太子参，则水煎服即可。

【中成药应用】

1. 常用中成药（表8-1-2）

表8-1-2　反复呼吸道感染气阴两虚证常用中成药

药物名称	药物组成	临床应用	用法用量
槐杞黄颗粒	槐耳菌质、枸杞子、黄精	由气阴两虚引起的儿童体质虚弱，反复感冒。症见头晕，神疲乏力，口干气短，心悸，易出汗，食欲不振，大便秘结	饭前温开水冲服。儿童1~3岁一次半袋，一日2次；3~12岁，一次1袋，一日2次
荣心丸	玉竹、五味子、丹参、降香、山楂、蓼大青叶、苦参、炙甘草	由气阴两虚所致的儿童反复外感，面色萎黄、乏力，烦躁，口中有味或口臭，大便干结	口服。1~3岁一次2丸；3~6岁一次3丸；6岁以上一次4丸。一日3次。可用少量温开水研化后服用

2. 合理用药与用药指导　感冒发热者不宜服用槐杞黄颗粒。

（三）肺胃实热证

【症状】反复外感，咽部微红，口臭，口舌易生疮，汗多而黏，夜寐欠安，大便干。舌质红，苔黄，脉滑数。

【治法】清泻肺胃。

【方剂应用】

1. 基础方剂　凉膈散（栀子、连翘、黄芩、薄荷、竹叶、芒硝、大黄、甘草）加减。

2. 合理用药与用药指导

饮片选择：凉膈散出自宋代《太平惠民和剂局方》。方中宜用栀子仁，偏于清内热、除心烦。宜选用青连翘，清热解毒之力较强。宜用薄荷叶、竹叶轻清疏散，以解热于上焦，又有"火郁发之"之意。宜用生大黄以清热泻火通便，与芒硝、甘草配伍，共奏通便导滞、清泄胸膈郁积之功。

剂量建议：原方中连翘用量最大，其次是大黄、芒硝、甘草。大黄峻烈攻下，易伤正气，若患者脾虚体弱，可适当减少用量。

煎法服法：原方为煮散剂，竹叶、蜂蜜为药引，去渣，食后温服。现代多水煎，薄荷、大黄宜后下，芒硝冲服。汤剂每日2~3次，饭后温服。小儿需随岁数具体情况，适当调整饮片剂量及服用的汤液量。服用本方出现大便稀溏或腹泻时，应停止服药，调整处方。

【中成药应用】

1. 常用中成药（表8-1-3）

2. 合理用药与用药指导　咳嗽有痰适宜选儿感清口服液。纳呆、腹胀、便秘适宜选小儿豉翘清热颗粒。患有风寒感冒和腹泻的小儿均不适宜使用小儿豉翘清热颗粒。

第二节　积　滞

积滞，是指小儿内伤乳食，停聚中焦，积而不化，气滞不行所致病证，以脘腹胀满，嗳气酸腐，不思乳食，食而不化，大便溏薄或秘结酸臭为临床特征。西医学的小儿消化不良表现为上述症状者，可参考此内容辨证论治。

一、证候类型与治则治法

积滞为小儿常见病。母乳喂养或牛奶喂养的婴儿发病，为伤乳，呕吐物或大便中可见较多的乳凝块；幼儿发病者，为伤食，多有较明显饮食不节病史，呕吐物或大便中可见较多的食物残渣，且多有酸腐味。证候以辨虚实为主，病程较短，脘腹胀痛拒按，或伴低热，哭闹不安，多属实证；病程较长，脘腹胀满喜按，神疲形瘦，多属虚中夹实证；纯属虚证则少见。临床治疗，乳食内积之实证以消食导滞为主，食积化热者佐以清解积热；脾虚夹积之虚中夹实证以健脾消食、消补兼施为法，积重而脾虚轻者，宜消中兼补；积轻而脾虚甚者，则补中

兼消。

二、辨证论治

（一）乳食内积证

【症状】不思乳食，嗳腐酸馊，或呕吐食物、乳片，脘腹胀满疼痛，大便酸臭或便秘，烦躁啼哭，夜眠不安，手足心热。舌质红，苔白厚，或黄厚腻，脉弦滑，或指纹紫滞。

【治法】消乳化食，和中导滞。

【方剂应用】

1. 基础方剂　乳积用消乳丸（香附、神曲、麦芽、陈皮、砂仁、甘草）加减；食积用保和丸（山楂、神曲、半夏、茯苓、陈皮、连翘、莱菔子）加减。

2. 合理用药与用药指导

饮片选择：消乳丸出自明代《婴童百问》。选用醋香附，疏肝止痛作用增强，并能消积化滞。选用麸炒神曲、炒麦芽，长于消食健胃；食积腹泻者也可选用焦神曲、焦麦芽，取其消食止泻之功。选用炙甘草，长于补脾和胃、缓急止痛。

剂量建议：消乳丸原方中香附、砂仁、神曲、麦芽使用剂量最大，其次为甘草、陈皮。

煎法服法：水煎温服，每日2~3次，餐后服用。方中砂仁需捣碎后下。

保和丸可参考"胃痛"中"饮食伤胃证"的相关内容。

表8-1-3　反复呼吸道感染肺胃实热证常用中成药

药物名称	药物组成	临床应用	用法用量
儿感清口服液	紫苏叶、荆芥穗、薄荷、黄芩、桔梗、化橘红、法半夏、甘草	因小儿素体肺胃蕴热，复感风寒所致。症见发热恶寒，鼻塞，流清涕，咽喉肿痛，咳嗽有痰，色白，口渴。舌淡红或红，苔白，脉浮滑	口服。1~3岁一次10ml，一日2次；4~7岁一次10ml，一日3次；8~14岁一次20ml，一日3次
小儿豉翘清热颗粒	淡豆豉、连翘、薄荷、荆芥、栀子（炒）、大黄、厚朴、槟榔、黄芩、柴胡、半夏、青蒿、赤芍、甘草	用于小儿风热感冒夹滞证，症见发热咳嗽，鼻塞流涕，咽红肿痛，纳呆口渴，脘腹胀满，便秘或大便酸臭，溲黄。苔黄厚腻，脉浮数	开水冲服。6个月至1岁一次1~2g；1~3岁一次2~3g；4~6岁一次3~4g；7~9岁一次4~5g；10岁以上一次6g。一日3次

【中成药应用】

1. 常用中成药（表8-2-1）

2. 合理用药与用药指导 保和丸、小儿消食片、大山楂丸、四磨汤口服液均可用于乳食内积邪实者。四磨汤口服液的药物组成多为理气之品，还能顺气降逆，可用于气滞明显者。脾胃虚弱者慎用保和丸、小儿消食片、大山楂丸、四磨汤口服液。空腹时避免大量服用大山楂丸，尤其是胃溃疡、十二指肠溃疡的患者更应注意。

（二）食积化热证

【症状】不思乳食，口干，脘腹胀满，腹部灼热，手足心热，心烦易怒，夜寐不安，小便黄，大便臭秽或秘结。舌质红，苔黄腻，脉滑数，或指纹紫。

【治法】清热导滞，消积和中。

【方剂应用】

1. 基础方剂 枳实导滞丸（大黄、枳实、神曲、茯苓、黄芩、黄连、白术、泽泻）加减。

2. 合理用药与用药指导

饮片选择：枳实导滞丸出自元代《内外伤辨惑论》。方中选用生大黄，增强攻积导滞作用。选用麸炒枳实，缓和其峻烈之性，取其散结消痞作用。选用麸炒六神曲，取其醒脾和胃作用。

剂量建议：原方中大黄使用剂量最大，其次为枳实、神曲，泽泻用量最小。

煎法服法：水煎温服，每日2次，餐后服用。

【中成药应用】

1. 常用中成药（表8-2-2）

表8-2-1 积滞乳食内积证常用中成药

药物名称	药物组成	临床应用	用法用量
保和丸（水丸，水蜜丸）	山楂（焦）、六神曲（炒）、莱菔子（炒）、麦芽（炒）、半夏（制）、陈皮、茯苓、连翘	饮食不节，食积中阻，脾胃升降功能失常所致食积。症见脘痛腹胀，恶心呕吐，嗳腐吞酸，不欲饮食，大便不调；消化不良，婴幼儿腹泻，慢性胃炎，肠炎，慢性胆囊炎见上述证候者	水丸：口服。一次6~9g，一日2次，小儿酌减
小儿消食片	山楂、六神曲（炒）、炒麦芽、炒鸡内金、槟榔、陈皮	乳食宿久，停滞不消所致积滞。症见食少，便秘，脘腹胀满，面黄肌瘦。舌苔腻，脉滑；小儿消化功能紊乱见上述证候者	口服或咀嚼。1~3岁一次2~4片；3~7岁一次4~6片
大山楂丸（颗粒）	山楂、麦芽（炒）、六神曲（麸炒）	饮食不节、停滞中焦、损伤脾胃所致食积。症见不思饮食，食积不化，脘腹胀满，形体消瘦，呕吐酸腐残渣，腹痛。舌苔厚腻；消化不良见上述证候者	口服。一次1~2丸，一日1~3次；小儿酌减
四磨汤口服液	木香、枳壳、槟榔、乌药	乳食内停，气机不畅所致食积。症见腹胀，腹痛，厌食纳差，腹泻或便秘。舌红苔黄腻或白腻，脉滑数或沉涩；婴幼儿及中老年消化不良见上述证候者	口服。成人一次20ml，一日3次，7天为一疗程；新生儿一次3~5ml，一日3次，2天为一疗程；幼儿一次10ml，一日3次，3~5天为一疗程

表8-2-2 积滞食积化热证常用中成药

药物名称	药物组成	临床应用	用法用量
小儿化食丸（口服液）	焦山楂、六神曲（炒焦）、焦麦芽、焦槟榔、醋莪术、三棱（制）、牵牛子（炒焦）、大黄	因乳食不节、损伤脾胃，以致宿食久停，郁滞化热所致积滞。症见厌食，恶心呕吐，烦躁，口渴，脘腹胀满，大便干燥；小儿胃肠功能紊乱见上述证候者	口服。周岁以内一次1丸；周岁以上一次2丸，一日2次

续表

药物名称	药物组成	临床应用	用法用量
一捻金（胶囊）	大黄、炒牵牛子、槟榔、人参、朱砂	因痰乳食积滞、郁而化热所致积滞。症见纳食减退，呕吐酸馊乳食，腹胀，便秘，或痰涎壅盛，烦躁多啼，惊惕不安；小儿消化功能紊乱见上述证候者	口服。1岁以内一次0.3g；1～3岁一次0.6g；4～6岁一次1g。一日1～2次
小儿七星茶口服液	薏苡仁、稻芽、钩藤、山楂、淡竹叶、蝉蜕、甘草	内伤乳食、停聚中焦、积而不化、气滞不行所致积滞。症见不思乳食，脘腹胀痛，嗳腐酸馊或呕吐食物，大便不畅或大便酸臭，夜寐不安。苔厚腻，脉弦滑；消化功能紊乱症见上述证候者	口服。儿童一日2次，一次10～20ml；婴儿酌减

2. 合理用药与用药指导　脾虚者慎用小儿化食丸、一捻金；因含朱砂，肝肾功能不全者慎用一捻金。

（三）脾虚夹积证

【症状】面色萎黄，形体消瘦，神疲肢倦，不思乳食，食则饱胀，腹满喜按，大便溏稀酸腥，夹有乳片或不消化食物残渣。舌质淡，苔白腻，脉细滑，或指纹淡滞。

【治法】健脾助运，消食化滞。

【方剂应用】

1. 基础方剂　健脾丸（人参、白术、陈皮、麦芽、山楂、神曲、枳实）加减。

2. 合理用药与用药指导

饮片选择：健脾丸出自明代《医学六要》。本方用于小儿，宜选用太子参，能补气生津；脾虚便溏者，可选用党参。选用麸炒白术，增强健脾作用；食积腹泻者也可选用土炒白术，长于补脾止泻。选用麸炒神曲、炒麦芽、炒山楂，长于消食健胃；食积腹泻者也可选用焦神曲、焦麦芽、焦山楂，取其消食止泻之功。选用麸炒枳实，缓和峻烈之性，长于消积除痞。

剂量建议：原方中人参、白术使用剂量最大，其次为枳实。反酸、胃灼热者，山楂用量不宜过大。

煎法服法：水煎温服，每日2～3次，餐后服用。

【中成药应用】

1. 常用中成药（表8-2-3）

2. 合理用药与用药指导　食积内热者慎用小儿胃宝丸。

第三节　厌　食

厌食，是指脾胃受纳运化功能失常所致病证，以较长时间厌恶进食，食量减少为临床特征。西医学的厌食症可参考此内容辨证论治。

一、证候类型与治则治法

厌食的辨证重在区别以脾的运化功能改变为主，还是以脾胃气阴不足为主。脾失健运证除厌食外，其他症状不多，无明显虚象；脾胃气虚证伴肢倦乏力、形体偏瘦等气虚征象；脾

表8-2-3　积滞脾虚夹积证常用中成药

药物名称	药物组成	临床应用	用法用量
健胃消食片	太子参、山药、陈皮、山楂、麦芽（炒）	暴饮暴食所致食积。症见食欲不振，食入难化，恶心呕吐，脘部痞闷，嗳腐吞酸，大便不畅。舌苔白腻，脉弦；功能性消化不良见上述证候者	口服。可以咀嚼。一次4～6片，一日3次；小儿酌减
小儿胃宝丸（片）	山药（炒）、山楂（炒）、麦芽（炒）、六神曲（炒）、鸡蛋壳（焙）	脾胃虚弱、饮食失节、乳食停滞所致积滞。症见不思乳食，呕吐酸腐，大便溏泄。舌苔白腻，脉细而滑，指纹青淡；小儿消化功能紊乱见上述证候者	口服。一次2～3丸，一日3次；3岁以上酌增（3岁以上小儿每次5～6丸，一日3次）

胃阴虚证伴口舌干燥、食少饮多等阴虚征象。肝脾不和者则当疏肝理脾健运。若因症状不多而辨证困难时，可重点从舌象分析证候。临床治疗，采用运脾、健脾、疏肝、养胃之法，分别论治。对于小儿，需注意宜以轻清之剂解脾气之困，拨清灵脏气以恢复转运之机，使脾胃调和，脾运复健，则胃纳自开。消导不宜过峻，燥湿不宜过热，补益不宜呆滞，养阴不宜滋腻，以免损脾碍胃，影响纳运。

二、辨证论治

（一）脾失健运证

【症状】食欲不振，厌恶进食，食而乏味，或伴胸脘痞闷，嗳气泛恶，偶尔多食则脘腹饱胀，大便不调，形体尚可，精神如常。舌淡红，苔薄白或薄腻，脉尚有力。

【治法】调和脾胃，运脾开胃。

【方剂应用】

1. 基础方剂 不换金正气散（陈皮、苍术、厚朴、草果、半夏、甘草、藿香、生姜、大枣）加减。

2. 合理用药与用药指导

饮片选择：不换金正气散出自明代《古今医统大全》。方中选用米泔水制苍术，缓和燥烈之性，长于燥湿健脾；或选用麸炒苍术，增强健脾和胃作用。选用姜厚朴，可增强宽中和胃作用。选用姜草果仁，以增强温胃止呕。选用姜半夏，加强降逆止呕作用。选用炙甘草，补脾益气。

剂量建议：原方中陈皮、苍术、厚朴、半夏、甘草、藿香使用剂量最大，其次为草果。生半夏有毒，炮制后用量亦不可过大，《中国药典》规定其使用剂量为每日 3~9g，小儿酌减。

煎法服法：水煎温服，每日 2~3 次，餐前服用。方中草果需要捣碎后入煎；大枣需要破开或去核后入煎。

【中成药应用】

1. 常用中成药（表 8 − 3 − 1）

表 8 − 3 − 1　厌食脾失健运证常用中成药

药物名称	药物组成	临床应用	用法用量
健儿消食口服液	黄芪、白术（麸炒）、陈皮、莱菔子（炒）、山楂（炒）、黄芩、麦冬	脾胃虚弱、运化失调所致厌食。症见纳呆食少，面色萎黄，脘腹胀满，容易出汗。舌苔薄白，脉弱无力；小儿厌食症见上述证候者	口服。3 岁以内一次 5~10ml；3 岁以上一次 10~20ml。一日 2 次。用时摇匀
复方消食茶（口服液）	苍术、白术、薏苡仁、广山楂、神曲茶、小槐花	脾失健运、乳食停滞所致厌食。症见食积不化，不思饮食，面色少华，形体偏瘦；小儿厌食症见上述证候者	开水冲服。一次 14g，一日 3 次；周岁以内小儿酌减或遵医嘱

2. 合理用药与用药指导 健儿消食口服液含黄芪，能益卫固表，含黄芩、麦冬，有一定的清热作用，可用于兼有手足心热、自汗者。复方消食茶含薏苡仁、小槐花等，偏于健脾利湿，可用于兼便溏者。胃阴不足者慎用健儿消食口服液和复方消食茶。

（二）肝脾不和证

【症状】厌恶进食，嗳气频繁，胸胁痞满，性情急躁，神疲肢倦，大便不调。舌质淡，苔薄白，脉弦细。

【治法】疏肝健脾，理气助运。

【方剂应用】

1. 基础方剂 逍遥散（柴胡、当归、白芍、白术、茯苓、煨姜、薄荷、甘草）加减。

2. 合理用药与用药指导

饮片选择：可参考"积聚"中"肝气郁结证"的相关内容。

剂量建议：可参考"积聚"中"肝气郁结证"的相关内容。

煎法服法：可参考"积聚"中"肝气郁结证"的相关内容。

【中成药应用】

1. 常用中成药（表8-3-2）

2. 合理用药与用药指导 脏腑虚寒者慎用小儿肠胃康颗粒。

（三）脾胃气虚证

【症状】不思进食，食不知味，神倦多汗，大便溏薄夹不消化食物，面色少华，形体偏瘦，肢倦乏力。舌淡，苔薄白，脉缓无力。

【治法】健脾益气，佐以助运。

【方剂应用】

1. 基础方剂 异功散（人参、白术、茯苓、陈皮、甘草）加减。

2. 合理用药与用药指导

饮片选择：异功散出自宋代《小儿药证直诀》。本方用于小儿，宜选用太子参，能补气生津；脾虚便溏者，可选用党参。选用麸炒白术，增强健脾作用；或选用土炒白术，长于补脾止泻。选用炙甘草，取其益气补中之效。

剂量建议：原方各药剂量均等。

煎法服法：水煎温服，每日2~3次，餐前服用。

【中成药应用】

1. 常用中成药（表8-3-3）

2. 合理用药与用药指导 启脾丸含有山楂、六神曲、麦芽等消食导滞之品，可用于厌食兼食滞明显者。湿热内蕴者慎用参苓白术散和启脾丸。

不建议将参苓白术散与四君子丸同时使用；不建议将启脾丸与四君子丸、大山楂丸同时使用，因属于重复用药。

（四）脾胃阴虚证

【症状】不思进食，食少饮多，皮肤失润，大便偏干，小便短黄，甚或烦躁少寐，手足心热。舌红少津，苔少或花剥，脉细数。

【治法】滋脾养胃，佐以助运。

【方剂应用】

1. 基础方剂 养胃增液汤（石斛、乌梅、沙参、玉竹、白芍、甘草）加减。

2. 合理用药与用药指导

饮片选择：养胃增液汤出自《中医儿科学》。方中选用干石斛，长于滋阴清热；鲜石斛长于清热生津，热病伤津者可选用鲜石斛。乌梅选用生品，能生津液止渴。选用北沙参，善

表8-3-2 厌食肝脾不和证常用中成药

药物名称	药物组成	临床应用	用法用量
小儿肠胃康颗粒	鸡眼草、地胆草、谷精草、夜明砂、蝉蜕、赤芍、蚕沙、党参、玉竹、麦冬、谷芽、木香、甘草、盐酸小檗碱	因肝经郁热、脾胃虚弱、健运失调所致厌食。症见食欲不振，纳呆食少，面色无华，腹胀，腹泻，大便中夹有不消化残渣，或大便稀溏；小儿厌食症见上述证候者	开水冲服。一次5~10g，一日3次

表8-3-3 厌食脾胃气虚证常用中成药

药物名称	药物组成	临床应用	用法用量
参苓白术散（丸）	人参、白术（炒）、茯苓、山药、莲子、白扁豆（炒）、薏苡仁（炒）、砂仁、桔梗、甘草	脾胃气虚、升降失司所致纳呆。症见厌食或拒食，纳呆腹胀，面色萎黄，乏力，自汗，精神欠佳，肌肉不实，或形体羸瘦，大便溏薄。舌淡苔腻，脉无力；小儿厌食症，消化不良、神经性厌食见上述证候者	口服。一次6~9g，一日2~3次
启脾丸（口服液）	人参、白术（炒）、茯苓、山药、莲子（炒）、陈皮、山楂（炒）、六神曲（炒）、麦芽（炒）、泽泻、甘草	脾胃虚弱、水谷不运、饮食不消所致纳呆。症见食欲不振，食量减少，面色萎黄，倦怠乏力，腹胀，便溏，或宿食不消，形体消瘦，舌淡苔薄白，脉无力；小儿厌食症，消化不良，慢性胃炎，慢性肠炎见上述证候者	口服。一次1丸，一日2~3次；3岁以内小儿酌减

于益胃生津，滋阴力强。白芍选用生品，偏于平肝敛阴，养阴补血。选用生甘草，性平微偏凉，长于泻火解毒。

剂量建议：如果选用鲜石斛，用量可加大到15~30g。反酸胃灼热者乌梅用量不宜过大。

煎法服法：水煎温服，每日2~3次，餐前服用。石斛需先煎；如果使用鲜石斛，可榨汁，药渣与群药同煎，药汁兑服。

【中成药应用】

1. 常用中成药（表8－3－4）

表8－3－4 厌食脾胃阴虚证常用中成药

药物名称	药物组成	临床应用	用法用量
儿宝颗粒（膏）	太子参、北沙参、麦冬、炒白芍、茯苓、炒白扁豆、山药、炒山楂、炒麦芽、陈皮、葛根（煨）	脾胃虚弱、胃阴不足所致厌食。症见口干多饮，纳呆食少，面黄肌瘦，四肢倦怠，精神不振，体虚多汗，大便干结或大便久泻不止。舌红少苔，脉细；小儿厌食症见上述证候者	开水冲服。1~3岁一次5g或4.5g（低蔗糖型）；4~6岁一次7.5g或6.8g（低蔗糖型）；6岁以上一次10g或9g（低蔗糖型）。一日2~3次
健儿素颗粒	党参、白术（炒）、薏苡仁、南沙参、麦冬、白芍、稻芽（炒）、诃子	因脾胃受损、气液耗伤所致疳积。症见食欲不振，消化不良，腹满腹痛，大便溏薄，面黄肌瘦；小儿厌食症、小儿营养不良见上述证候者	开水冲服。一次20~30g。一日3次

2. 合理用药与用药指导 食积内热厌食者慎用儿宝颗粒。糖尿病患者禁用健儿素颗粒。

第四节 鼻 渊

鼻渊，是以鼻流浊涕，量多不止为主要特征的鼻病。西医学的急、慢性鼻窦炎，鼻息肉，腺样体肥大等疾病有上述表现者，均可参考此内容辨证论治。

一、证候类型与治则治法

鼻渊的辨证主要辨新久、分虚实。新病，起病急，病程短，以实证多见，多由外邪侵袭，导致肺、脾胃、肝胆的病变而发病，可见风热蕴肺证、胆经郁热证、肺气虚寒证、脾虚湿困证等。邪盛迁延，伤及正气，可致实中夹虚，易患感冒，反复发作。久病，病程长，缠绵难愈，多属虚证，或虚中夹实，多因邪毒久蕴，凝聚鼻窍，伤及肺脾而致，可见肺气虚寒和脾气虚弱。新病治疗以通窍、清热、祛湿为主，辨别病位所在，重在调和肺、脾胃、肝胆等脏腑；久病慢性改变，又应注意益气或温补。

二、辨证论治

（一）风热蕴肺证

【症状】 鼻塞，涕黄稠而量多，嗅觉差，鼻黏膜红肿，可伴头痛，发热，汗出，胸闷，咳嗽，痰多。舌红，苔黄，脉浮数。

【治法】 祛风清热宣窍。

【方剂应用】

1. 基础方剂 泻白散（桑白皮、地骨皮、粳米、甘草）合辛夷清肺饮（辛夷、石膏、知母、栀子、黄芩、枇杷叶、升麻、百合、麦冬）加减。

2. 合理用药与用药指导

饮片选择：泻白散出自宋代《小儿药证直诀》，辛夷清肺饮出自明代《外科正宗》。方中选用蜜炙桑白皮，长于清肺，并可润肺。选用炙甘草，以补脾和胃。选用生栀子，长于清热泻火，凉血解毒，若患者平素脾胃较弱，可用炒栀子。选用生石膏，长于清热泻火，除烦止渴。

剂量建议：泻白散原方中桑白皮、地骨皮用量最大。

煎法服法：水煎温服，每日2~3次，餐后服用。辛夷宜包煎，石膏宜先煎。

【中成药应用】

1. 常用中成药（表8-4-1）

2. 合理用药与用药指导　利鼻片、鼻渊通窍颗粒、鼻渊片、鼻舒适片四个中成药均是由苍耳子散（白芷、薄荷、辛夷、苍耳子）加减组成，有散风热、通鼻窍功效，用于治疗风热蕴肺所致鼻渊，此四个中成药品种均不建议联合使用。鼻渊通窍颗粒，配伍麻黄、藁本，可宣肺、祛风，治疗症状除鼻部症状外，或见发热恶风等。鼻舒适片为中西药复方制剂，作用较强。

儿童、孕妇、哺乳期妇女及肝肾功能不全者禁用鼻渊片。孕妇慎用利鼻片。外感风寒或肺脾气虚者慎用利鼻片，且本品含有细辛、苍耳子，不宜过量、久用。脾虚腹胀者及运动员慎用鼻渊通窍颗粒。

鼻舒适片含有西药马来酸氯苯那敏，可能具有的药物不良反应包括：少数可见嗜睡、疲劳，乏力，胸闷，咽喉痛，心悸或皮肤瘀斑，出血倾向，痰液黏稠等；少数出现药物性过敏反应，如瘙痒，皮疹，胃肠道过敏反应，甚至出现血常规改变；个别使用后不出现困倦感，而有失眠、烦躁等中枢兴奋症状，甚至可能诱发癫痫。新生儿或早产儿，癫痫患者，接受单胺氧化酶抑制剂治疗的患者，对本品高度过敏者禁用。胃溃疡患者宜饭后服用，用药期间不宜驾驶车辆、操作机器及高空作业。

（二）胆经郁热证

【症状】脓涕量多，色黄或黄绿，或有臭味，鼻塞重，嗅觉差，鼻黏膜红赤，伴头痛较剧，口苦，咽干，目眩，耳鸣，耳聋，寐少梦多，烦躁易怒，小便黄赤。舌质红，舌苔黄或腻，脉弦数。

【治法】清胆泄热通窍。

【方剂应用】

1. 基础方剂　龙胆泻肝汤（龙胆、栀子、黄芩、泽泻、木通、车前子、当归、柴胡、生地黄、生甘草）加减。

2. 合理用药与用药指导

饮片选择：可参考"不寐"中"肝火扰心证"的相关内容。

剂量建议：可参考"不寐"中"肝火扰心证"的相关内容。

煎法服法：可参考"不寐"中"肝火扰心证"的相关内容。

表8-4-1　鼻渊风热蕴肺证常用中成药

药物名称	药物组成	临床应用	用法用量
利鼻片	蒲公英、黄芩、薄荷、白芷、苍耳子、辛夷、细辛	风热蕴肺所致鼻渊。症见发病急，鼻塞，涕黄或白黏，量少，鼻内黏膜红肿，中鼻道有稠涕，窦窍部位压痛，伴有头痛，发热，畏寒，咳嗽。舌质红，苔薄黄，脉浮数	口服。一次4片，一日2次
鼻渊通窍颗粒	辛夷、苍耳子（炒）、麻黄、白芷、薄荷、藁本、黄芩、连翘、野菊花、天花粉、地黄、丹参、茯苓、甘草	邪热犯肺，肺失宣降，邪热循经上壅鼻窍而致鼻渊。症见鼻涕量多而白黏或黄稠，嗅觉减退，头痛，可兼有发热恶风，汗出，或咳嗽，痰多。舌质红，舌苔薄白，脉浮数	开水冲服。一次15g，一日3次
鼻渊片	苍耳子、辛夷、金银花、茜草、野菊花	邪热犯肺，肺失宣降，邪热循经上壅鼻窍而致鼻渊。症见鼻涕量多而白黏或黄稠，嗅觉减退，头痛，可兼有发热恶风，汗出，或咳嗽，痰多。舌质红，舌苔薄白，脉浮数	口服。一次6~8片，一日3次
鼻舒适片	苍耳子、野菊花、鹅不食草、白芷、防风、墨旱莲、白芍、胆南星、蒺藜、甘草、马来酸氯苯那敏	邪热犯肺，肺失宣降，邪热循经上壅鼻窍而致鼻渊。症见喷嚏，流涕，鼻塞，头痛，咳嗽。痰多，舌质红，舌苔薄白，脉浮数	口服。一次4~5片，一日3次

【中成药应用】

1. 常用中成药（表 8－4－2）

2. 合理用药与用药指导 鼻渊舒胶囊由苍耳子散、龙胆泻肝汤加减而成，清胆泄热通窍同时兼顾散风热。藿胆丸专于清胆经郁火。胆香鼻炎片由藿胆丸、苍耳子散加减而成。

孕妇禁用胆香鼻炎片；慎用鼻渊舒胶囊、藿胆丸。肺脾气虚、气滞血瘀者慎用鼻渊舒胶囊，且本品含有细辛、苍耳子，不宜过量、久用。脾虚便溏者慎用藿胆丸。

（三）肺气虚寒证

【症状】 鼻涕黏白量多，稍遇风寒则鼻塞，嗅觉减退，鼻黏膜淡红肿胀，中鼻甲肥大或息肉样变，中鼻道可见黏性分泌物，头昏头胀，气短乏力，语声低微，面色苍白，自汗畏风，咳嗽痰多。舌质淡，舌苔薄白，脉缓弱。

【治法】 温补肺脏，益气通窍。

【方剂应用】

1. 基础方剂 温肺止流丹（诃子、甘草、桔梗、石首鱼脑骨、荆芥、细辛、人参）加减。

2. 合理用药与用药指导

饮片选择：温肺止流丹出自清代《辨证录》。方中选用煅石首鱼脑骨，质松脆，便于煎煮。生诃子性略偏凉，长于敛肺和利咽。选用生晒参，性微温，偏重于补气生津、安神。

剂量建议：原方中用量最大的是石首鱼脑骨，其次是桔梗。人参，常规使用剂量为 3～9g，另煎兑服，也可研粉吞服，一次 2g，一日 2 次。《中国药典》规定细辛的使用剂量为 1～3g，用量不宜过大。

煎法服法：水煎温服，每日 2～3 次，餐前服用。生晒参入汤剂时另煎兑服，也可研粉吞服。

【中成药应用】

1. 常用中成药（表 8－4－3）

2. 合理用药与用药指导 外感风热或风寒化热者慎用辛芩颗粒；因含苍耳子、细辛，故不宜过量、久服。

（四）脾虚湿困证

【症状】 鼻涕黄浊量多，鼻塞重而持续，嗅觉减退，鼻黏膜肿胀，中鼻道、嗅沟或鼻底可见黏性或脓性分泌物，头昏闷或重胀，胸脘痞闷，纳呆食少，小便黄赤。舌质红，舌苔黄腻，脉滑数。

【治法】 清热利湿，化浊通窍。

表 8－4－2 鼻渊胆经郁热证常用中成药

药物名称	药物组成	临床应用	用法用量
鼻渊舒胶囊（口服液）	苍耳子、辛夷、薄荷、白芷、黄芩、栀子、柴胡、细辛、川芎、黄芪、川木通、桔梗、茯苓	胆腑郁热所致鼻渊。症见鼻涕黄浊黏稠如脓，量多，有臭味，鼻塞，嗅觉差，鼻窍黏膜红肿，头痛剧烈，伴见发热，口苦咽干，目眩，耳聋，耳鸣。舌质红，苔黄，脉弦数	口服。一次 3 粒，一日 3 次。疗程 7 天；或遵医嘱
藿胆丸（滴丸）	广藿香叶、猪胆粉	湿浊内蕴、胆经郁火所致鼻渊。症见鼻塞、流清涕或浊涕，量多不止，头痛，烦躁易怒，口苦咽干。舌红，舌苔黄腻，脉弦滑	口服。一次 3～6g，一日 2 次
胆香鼻炎片	猪胆汁膏、广藿香、白芷、苍耳子、鹅不食草、荆芥、金银花、野菊花、薄荷脑	胆失疏泄，气郁化火，胆火循经上犯，移热于脑，伤及鼻窍所致鼻渊。症见鼻涕浓浊，量多，鼻塞，嗅觉减退，头痛，可兼有烦躁易怒，口苦，咽干。舌质红，舌苔黄或腻，脉弦数	口服。一次 4 片，一日 3 次

表 8－4－3 鼻渊肺气虚寒证常用中成药

药物名称	药物组成	临床应用	用法用量
辛芩颗粒（片）	细辛、黄芩、苍耳子、白芷、荆芥、防风、石菖蒲、白术、桂枝、黄芪	用于肺气不足、风邪外袭所致的鼻痒，喷嚏，流清涕，易感冒	开水冲服。一次 1 袋，一日 3 次。20 日为一疗程

【方剂应用】

1. 基础方剂 甘露消毒丹（黄芩、茵陈、藿香、石菖蒲、川贝母、木通、连翘、白蔻仁、薄荷、射干、滑石）加减。

2. 合理用药与用药指导

饮片选择：甘露消毒丹出自清代《医效秘传》。方中选用滑石粉，滑石水飞后使药物达到极细和纯净，便于使用。选用生黄芩，偏于清热燥湿。

剂量建议：原方中用量最大的为滑石，其次为茵陈、黄芩。川贝母入煎剂的用量一般为3～10g，也可研粉冲服，一次1～2g。

煎法服法：水煎温服，每日2～3次，餐后服用。薄荷、白蔻仁宜后下；滑石宜包煎。

【中成药应用】

1. 常用中成药（表8－4－4）

2. 合理用药与用药指导 孕妇禁用，寒湿内阻者慎用甘露消毒丸。

第五节 口 疮

口疮是以唇、颊、舌、上腭等处黏膜发生黄白色溃烂点，且灼热疼痛为主要特征的病证。西医学的复发性口疮、复发性阿弗他口炎、复发性口腔溃疡等有上述表现者均可参考此内容辨证论治。

一、证候类型与治则治法

口疮辨证分为实证与虚证两类。实证多见

心脾积热证，多由于平素过食辛辣厚味或嗜饮醇酒，复感风、火、燥邪，或五志化火而致，以口疮色红灼痛为主要特征。虚证多见脾肾阳虚证，常易反复发作，以口疮色白或暗，缠绵难愈为主要特征，此外还有阴虚火旺证。临床治疗，实证宜清热泻火为主，虚证宜温补敛疮为主。

二、辨证论治

（一）心脾积热证

【症状】 口腔黏膜溃疡，灼痛明显，常因过食煎炒辛辣或少寐而发，伴口渴心烦，失眠，小溲短黄，大便秘结；检查见口腔黏膜表面有黄白色假膜，周边红肿。舌红，苔黄或腻，脉数有力。

【治法】 泻火解毒，清上泻下。

【方剂应用】

1. 基础方剂 凉膈散（大黄、芒硝、栀子、黄芩、连翘、薄荷、竹叶、甘草）加减。

2. 合理用药与用药指导

饮片选择：可参考"反复呼吸道感染"中"肺胃实热证"的相关内容。

剂量建议：可参考"反复呼吸道感染"中"肺胃实热证"的相关内容。

煎法服法：可参考"反复呼吸道感染"中"肺胃实热证"的相关内容。

【中成药应用】

1. 常用中成药（表8－5－1）

表8－4－4 鼻渊脾虚湿困证常用中成药

药物名称	药物组成	临床应用	用法用量
甘露消毒丸	滑石、茵陈、石菖蒲、木通、射干、豆蔻、连翘、黄芩、川贝母、藿香、薄荷	暑湿蕴结，症见身热肢酸，胸闷腹胀，尿赤，黄疸	口服，一次6～9g，一日2次

表8－5－1 口疮心脾积热证常用中成药

药物名称	药物组成	临床应用	用法用量
牛黄清胃丸	人工牛黄、大黄、菊花、麦冬、薄荷、石膏、栀子、玄参、番泻叶、黄芩、甘草、桔梗、黄柏、连翘、牵牛子（炒）、枳实（沙烫）、冰片	心胃火盛，熏蒸上焦，上攻于口所致口疮。症见口腔黏膜充血发红，水肿破溃，渗出疼痛，口热口臭，口干口渴，便干尿黄。舌红苔黄，脉洪数	口服。一次2丸，一日2次

药物名称	药物组成	临床应用	用法用量
导赤丸	连翘、黄连、栀子（姜炒）、木通、玄参、天花粉、赤芍、大黄、黄芩、滑石	心经热盛，心火循经上炎所致口疮。症见口舌生疮或糜烂，疼痛，灼热，口渴喜饮，便秘，尿赤。舌红苔黄，脉数	口服。一次 1 丸，一日 2 次

2. 合理用药与用药指导 牛黄清胃丸，以清胃火为主，治疗口疮伴有口干口臭，大便干等。导赤丸，以清心火为主，治疗口疮伴有口干，心烦，小便黄等。

孕妇禁用牛黄清胃丸，阴虚火旺者、老人、儿童及素体脾胃虚寒者慎用。孕妇禁用导赤丸，脾虚便溏及体弱年迈者亦慎用。

（二）阴虚火旺证

【症状】 口腔溃疡数量少，周边红肿不甚，疼痛较轻，但此愈彼起，绵延不止，手足心热，失眠多梦，口舌干燥不欲饮。舌红少苔，脉细数。

【治法】 滋阴补肾，降火敛疮。

【方剂应用】

1. 基础方剂 知柏地黄丸（知母、黄柏、熟地、山药、茯苓、泽泻、丹皮、山茱萸）加减。

2. 合理用药与用药指导

饮片选择：知柏地黄丸出自清代《医宗金鉴》。方中知母生品苦寒，滑利，经盐炙后可引药下行，专于入肾，增强滋阴降火的作用。因黄柏气主下行入肾，盐咸寒亦主下行而入肾，故盐制后可缓和苦燥之性，不伤脾胃，长于滋阴降火。泽泻盐炙后，能引药下行，增强滋阴、泄热作用。

剂量建议：原方中剂量最大为熟地，其次为山药、山茱萸，其他中药用量偏小。

煎法服法：水煎温服，每日 2～3 次，餐前服用。

【中成药应用】

临床上可选择知柏地黄丸，可参考"汗证"中"阴虚火旺证"的相关内容。

（三）脾肾阳虚证

【症状】 口疮疼痛较轻，久难愈合，伴倦怠乏力，腰膝或少腹以下冷痛，小便清，检查见口疮色白或暗，周边淡红或不红。舌淡，苔白，脉沉迟。

【治法】 温肾健脾，化湿敛疮。

【方剂应用】

1. 基础方剂 附子理中丸（人参、白术、甘草、干姜、附子）合金匮肾气丸（附子、桂枝、熟地黄、山药、茯苓、山茱萸、泽泻、丹皮）加减。

2. 合理用药与用药指导

饮片选择：附子理中丸可参考"虚劳"中"阳虚证"的相关内容。金匮肾气丸可参考"消渴"中"阴阳两虚证"的相关内容。

剂量建议：附子理中丸可参考"虚劳"中"阳虚证"的相关内容。金匮肾气丸可参考"消渴"中"阴阳两虚证"的相关内容。

煎法服法：附子理中丸可参考"虚劳"中"阳虚证"的相关内容。金匮肾气丸可参考"消渴"中"阴阳两虚证"的相关内容。

【中成药应用】

1. 常用中成药 临床上可选择附子理中丸、金匮肾气丸辅助治疗。

2. 合理用药与用药指导 孕妇禁用金匮肾气丸、慎用附子理中丸。大肠湿热泄泻者不宜使用附子理中丸。湿热壅盛、风水泛滥水肿者不宜用金匮肾气丸。

第六节 咽喉肿痛

咽喉肿痛是以咽痛或咽部不适感，或咽部红肿为主要特征的咽喉部病证。西医学的上呼吸道感染、扁桃体炎、百日咳、咽喉炎等有咽喉肿痛者均可参考此内容辨证论治。

一、证候类型与治则治法

咽喉肿痛的辨证有风热、实火、虚火之分。临床常见证候类型有风热外袭证、火毒上攻证、虚火上炎证等。风热多由外感六淫所致，邪在卫表，故病程较短，病情较轻。若失治、误治，或肺胃邪热壅盛，则出现火毒上攻之证候，病情转重。虚火多以患者素体肺肾阴虚、津液不足为本，复以五志化火、嗜食烟酒辛辣，或长期受化学气体、粉尘等刺激诱发，易反复发作。基本治法为清利咽喉、消肿止痛，在表者宜疏风解表；火毒者宜泻火解毒；虚火者宜滋阴降火。

二、辨证论治

（一）风热外袭证

【症状】咽部疼痛，逐渐加重，吞咽或咳嗽时疼痛加剧，咽部红肿，颌下有臖核，伴见发热恶风，头痛，咳嗽痰黄。舌质红，苔黄，脉浮数。

【治法】疏风清热，消肿利咽。

【方剂应用】

1. 基础方剂　疏风清热汤（荆芥、防风、牛蒡子、甘草、金银花、连翘、桑白皮、赤芍、桔梗、黄芩、天花粉、玄参、浙贝母）加减。

2. 合理用药与用药指导

饮片选择：疏风清热汤出自现代《中医耳鼻喉科学》。方中选用生甘草，以清热解毒。选用生荆芥，长于解表祛风。选用生牛蒡子，长于疏散风热，解毒散结利咽；患者平素便溏，则可选择炒牛蒡子。选用生桑白皮，泻肺行水力强。选用浙贝母，长于清肺化痰。

剂量建议：牛蒡子滑肠，脾胃虚弱或便溏者慎用。桔梗用量大易致恶心不适。

煎法服法：水煎温服，每日 2～3 次，餐后服用。

【中成药应用】

1. 常用中成药（表 8 – 6 – 1）

表 8 – 6 – 1　咽喉肿痛风热外袭证常用中成药

药物名称	药物组成	临床应用	用法用量
清咽利膈丸	射干、连翘、栀子、黄芩、熟大黄、炒牛蒡子、薄荷、天花粉、玄参、荆芥穗、防风、桔梗、甘草	外感风邪、脏腑积热所致咽喉肿痛。症见咽喉红肿，咽痛，面红，痰涎壅盛，口渴舌干，大便秘结，小便黄赤	口服。一次 6g，一日 2 次
金嗓开音丸（胶囊，颗粒）	金银花、连翘、玄参、板蓝根、赤芍、黄芩、桑叶、菊花、前胡、苦杏仁（去皮）、牛蒡子、泽泻、胖大海、僵蚕（麸炒）、蝉蜕、木蝴蝶	风热邪毒内袭，上犯咽部所致咽喉肿痛。症见咽部红肿，疼痛，口干口渴	口服。水蜜丸：一次 60～120 丸；大蜜丸：一次 1～2 丸。一日 2 次
复方鱼腥草片	鱼腥草、黄芩、板蓝根、连翘、金银花	风热外侵，肺经蕴热，邪热攻冲咽喉而致咽喉肿痛。症见咽部红肿，疼痛，咽干灼热，发热恶寒，咳嗽痰黄。舌边尖红，苔薄黄，脉浮数	口服。一次 4～6 片，一日 3 次

2. 合理用药与用药指导　清咽利膈丸是在疏风清热汤的基础上用栀子、熟大黄加强清里热的作用，治疗外感风邪，脏腑积热所致咽喉肿痛。金嗓开音丸，是在复方鱼腥草片的组方上去鱼腥草，加桑叶、菊花、前胡、牛蒡子等，加强疏风清热的作用。清咽利膈丸、金嗓开音丸、复方鱼腥草片三种中成药均不建议联合使用。

孕妇禁用清咽利膈丸，老人、儿童及虚火喉痹、脾胃虚弱者慎用。虚火喉痹、喉喑者慎用金嗓开音丸。虚火喉痹、乳蛾者慎用复方鱼腥草片。

（二）火毒上攻证

【症状】咽喉疼痛红肿，吞咽困难，咽喉如梗，咽部红肿明显，颌下有臖核、压痛，伴发热，口渴喜饮，疼痛剧烈，小便短赤，大便秘结。舌质红，苔黄，脉数有力。

【治法】泄热解毒，利咽消肿。

【方剂应用】

1. 基础方剂　清咽利膈汤（玄参、升麻、桔梗、甘草、茯苓、黄连、黄芩、牛蒡子、防风、芍药）加减。

2. 合理用药与用药指导

饮片选择：清咽利膈汤出自明代《证治准绳》。方中选用酒黄芩和酒黄连，引药上行，善清头目之火。选用炒牛蒡子，长于解毒透疹，利咽散结，化痰止咳。选用生甘草，以清热解毒。

剂量建议：桔梗用量过大可能导致恶心呕吐，若患者平时脾胃虚弱，用量宜小。

煎法服法：水煎温服，每日 2～3 次，餐后服用。

【中成药应用】

1. 常用中成药（表 8 - 6 - 2）

2. 合理用药与用药指导 板蓝根颗粒主要作用为清热解毒，凉血利咽，专于治疗咽喉肿痛。六神丸清热解毒力量强，用于治疗咽喉肿痛伴有全身热毒症状明显者。

阴虚火旺者、老年人及素体脾胃虚弱者慎用板蓝根颗粒和六神丸。六神丸含蟾酥、雄黄有毒中药，不宜过量、久用。

（三）虚火上炎证

【症状】 咽部干燥，微痛，干痒，灼热，有异物感，干咳少痰，或痰中带血，或颧红潮热，耳鸣多梦。舌红，苔少，脉细数。

【治法】 滋阴降火，清肺利咽。

【方剂应用】

1. 基础方剂 养阴清肺汤（玄参、甘草、白芍、麦冬、生地、薄荷、贝母、丹皮）或知柏地黄丸（知母、黄柏、熟地、山药、茯苓、泽泻、丹皮、山茱萸）加减。

2. 合理用药与用药指导

饮片选择：养阴清肺汤出自清代《重楼玉钥》。方中选用生甘草，长于清热解毒，祛痰止咳。选用炒白芍，以养血和营，敛阴止汗为主。选用川贝母，长于清润止咳。

剂量建议：原方中生地用量最大，其次是玄参。

煎法服法：水煎温服，每日 2～3 次，餐后服用。

知柏地黄丸可参考"口疮"中"阴虚火旺证"的相关内容。

【中成药应用】

1. 常用中成药（表 8 - 6 - 3）

2. 合理用药与用药指导 知柏地黄丸有滋阴清热作用，用于素体阴虚，咽喉隐隐疼痛不适者。

气虚发热及实热、感冒、脾虚便溏及气滞中满者慎用知柏地黄丸。风热或风寒喉痹者慎用金参润喉合剂。风热喉痹、乳蛾者慎用玄麦甘桔含片。

表 8 - 6 - 2　咽喉肿痛火毒上攻证常用中成药

药物名称	药物组成	临床应用	用法用量
板蓝根颗粒（糖浆，口服液，片）	板蓝根	火毒炽盛、上灼于咽而致咽喉肿痛。症见咽部红肿，疼痛，发热。舌红苔黄，脉数	开水冲服。一次 5～10g 或一次 3～16g（无蔗糖），一日 3～4 次
六神丸	麝香、雄黄、蟾酥等六味	热毒炽盛、上灼咽喉所致咽喉肿痛。症见咽部红肿，咽痛较剧，吞咽困难，伴发热，口渴，心烦，尿赤，便秘。舌红苔黄，脉数有力	口服。一日 3 次，温开水吞服，成人一次服 10 粒

表 8 - 6 - 3　咽喉肿痛虚火上炎证常用中成药

药物名称	药物组成	临床应用	用法用量
知柏地黄丸（颗粒，口服液，片，胶囊）	知母、熟地黄、黄柏、山茱萸（制）、山药、牡丹皮、茯苓、泽泻	因素体阴虚或热伤津液、虚火上炎、熏灼咽喉所致咽喉肿痛。症见咽干不适，灼热，隐痛，咽痒干咳，有异物感，腰膝酸软，五心烦热	口服。水蜜丸：一次 6g；小蜜丸：一次 9g；大蜜丸：一次 1 丸。均一日 2 次。浓缩丸：一次 8 丸，一日 3 次
金参润喉合剂	玄参、地黄、金银花、连翘、桔梗、射干、板蓝根、甘草、冰片	肺胃阴虚、虚火上炎、熏灼咽喉所致咽喉肿痛。症见咽喉疼痛，灼热，咽痒咽干，有异物感，咽部黏膜暗红，咽底有颗粒突起，口干，便秘。舌红，脉数	口服。一次 20ml，一日 4 次。20 天为一疗程，可服用 1～2 个疗程
玄麦甘桔含片（颗粒，胶囊）	玄参、麦冬、甘草、桔梗	热病伤阴、阴虚火旺、虚火上炎、熏灼咽喉所致咽喉肿痛。症见咽部红肿，干燥灼热，痒痛不适，咽内异物感，口鼻干燥，干咳少痰。舌红少津，脉细数	含服。一次 1～2 片，一日 12 片，随时服用

第七节　耳鸣耳聋

耳鸣，是指患者自觉耳内鸣响，如闻蝉声，或如潮声；耳聋，是指不同程度的听觉减退，甚至消失。耳鸣可伴有耳聋，耳聋亦可由耳鸣发展而来。西医的耳科病变（如中耳炎、鼓膜穿孔）、急性热性传染病（如猩红热、流行性感冒）、颅内病变（如脑肿瘤、听神经瘤）、药物中毒以及高血压、梅尼埃病、贫血、神经衰弱等疾病出现耳鸣耳聋症状时，均可参考此内容辨证论治。

一、证候类型与治则治法

耳鸣耳聋辨证主要在于辨虚实、辨脏腑。突发性耳鸣耳聋多属实证，包括风热侵袭证、肝火上扰证等，外感所致者病位在肺卫，内伤所致者病位在肝胆；渐进性耳鸣耳聋多属虚证，包括肾精亏损证、脾胃虚弱证等，病位在肾与脾胃。实证治法以通窍、清热、泻火为主，及时采用中西医结合治疗效果更好；虚证则以补肾、健脾、通窍为主。

二、辨证论治

（一）风热侵袭证

【症状】耳鸣或耳聋突然发生，如吹风音，昼夜不停，耳部胀闷不适，或耳内作痒，听力下降，伴有发热恶寒，鼻塞流涕，咽痒咳嗽。舌质红，苔薄黄，脉浮数。

【治法】疏风清热，宣肺利窍。

【方剂应用】

1. 基础方剂　银翘散（金银花、连翘、薄荷、荆芥、淡豆豉、牛蒡子、桔梗、淡竹叶、甘草）加减。

2. 合理用药与用药指导

饮片选择：可参考"感冒"中"风热感冒"的相关内容。

剂量建议：可参考"感冒"中"风热感冒"的相关内容。

煎法服法：可参考"感冒"中"风热感冒"的相关内容。

【中成药选用】

1. 常用中成药　临床上可选择银翘解毒丸辅助治疗。

2. 合理用药与用药指导　可参考"感冒"中"风热感冒"的相关内容。

（二）肝火上扰证

【症状】耳鸣或耳聋突然发生，如闻潮声，或如雷鸣，时轻时重，多随情绪而波动，伴有头痛眩晕，面赤目赤，口苦咽干，烦躁，或夜寐不安，大便秘结。舌质红，苔黄，脉弦数。

【治法】清肝泻火，开郁通窍。

【方剂应用】

1. 基础方剂　龙胆泻肝汤（龙胆、栀子、黄芩、木通、泽泻、车前子、柴胡、生甘草、当归、生地黄）加减。

2. 合理用药与用药指导

饮片选择：可参考"不寐"中"肝火扰心证"相关内容。

剂量建议：可参考"不寐"中"肝火扰心证"相关内容。

煎法服法：可参考"不寐"中"肝火扰心证"相关内容。

【中成药选用】

1. 常用中成药（表8-7-1）

表8-7-1　耳鸣耳聋肝火上扰证常用中成药

药物名称	药物组成	临床应用	用法用量
龙胆泻肝丸（浓缩丸，颗粒，大蜜丸，口服液，胶囊）	龙胆草、柴胡、黄芩、栀子（炒）、泽泻、木通、车前子（盐炒）、当归（酒炒）、生地黄、炙甘草	肝胆湿热、肝火上扰所致耳鸣耳聋。症见头晕目赤，耳肿疼痛，胁痛口苦，尿赤涩痛，湿热带下	口服。一次3~6g，一日2次
通窍耳聋丸	柴胡、龙胆、芦荟、熟大黄、黄芩、青黛、天南星（矾炙）、木香、青皮（醋炙）、陈皮、当归、栀子（姜炙）	肝经热盛所致耳鸣耳聋。症见听力下降，耳底肿痛，头目眩晕，目赤口苦，胸膈满闷，大便秘结	口服。一次6g，一日2次

续表

药物名称	药物组成	临床应用	用法用量
泻青丸	龙胆、酒大黄、防风、羌活、栀子、川芎、当归、青黛	肝胆火盛，循经上扰耳窍所致耳鸣耳聋。症见听力下降，耳鸣伴头痛，眩晕，面红，目赤，口苦咽干，烦躁易怒。舌红苔黄，脉弦数	口服。一次7g，一日2次

2. 合理用药与用药指导 龙胆泻肝丸清肝胆、利湿热，可治疗肝火上炎、肝胆湿热引起的耳鸣耳聋。孕妇慎用龙胆泻肝丸、泻青丸、通窍耳聋丸。脾胃虚寒者、年老体弱者慎用龙胆泻肝丸和通窍耳聋丸。服药期间忌食生冷油腻食物。

（三）肾精亏损证

【症状】 耳鸣或耳聋久发，耳鸣如蝉，昼夜不息，安静时尤甚，听力逐渐下降，伴有腰膝酸软，头晕目眩，或虚烦失眠，夜尿频多。舌淡红，少苔，脉细弱。

【治法】 滋补肝肾，宣通耳窍。

【方剂应用】

1. 基础方剂 耳聋左慈丸（磁石、熟地、山药、茯苓、泽泻、丹皮、山茱萸、竹叶柴胡）加减。

2. 合理用药与用药指导

饮片选择：耳聋左慈丸出自清代《饲鹤亭集方》。方中选用煅磁石，长于聪耳明目，补肾纳气，并质地酥脆，易于粉碎及煎煮。熟地长于滋阴养血，益精填髓。

剂量建议：原方中熟地黄用量最大，且性质滋腻，易妨碍消化，故脾胃虚弱、中满便溏、气滞痰多者慎用，或酌情减量。

煎法服法：水煎温服，每日2~3次，餐后服用。

【中成药选用】

1. 常用中成药（表8-7-2）

2. 合理用药与用药指导 痰瘀阻滞证者慎用耳聋左慈丸。

（四）脾胃虚弱证

【症状】 耳鸣或耳聋日久，耳鸣声低，每遇疲劳加重，伴有倦怠乏力，头晕目眩，纳差便溏，或失眠健忘，面色无华。舌质淡，苔白，脉细弱或沉弱。

【治法】 健脾益气，聪耳通窍。

【方剂应用】

1. 基础方剂 益气聪明汤（黄芪、甘草、芍药、黄柏、人参、升麻、葛根、蔓荆子）加减。

2. 合理用药与用药指导

饮片选择：益气聪明汤出自金代《东垣试效方》。方中选用生晒参，功偏补气生津，安神。选用炙甘草，以补脾和胃力胜。选用酒黄柏，缓和寒性，引药上行。选用炒蔓荆子，长于升清阳之气，祛风止痛。升麻蜜炙后，升举阳气力著。

剂量建议：原方中用量最大的是人参、黄芪和甘草。人参3~9g，另煎兑服，也可研粉吞服，一次2g，一日2次。

煎法服法：水煎温服，每日2~3次，餐后服用。

【中成药选用】

1. 常用中成药 可选用补中益气丸辅助治疗。

2. 合理用药与用药指导 阴虚内热者慎用补中益气丸，且不宜与感冒药同时服用。

表8-7-2 耳鸣耳聋肾精亏损证常用中成药

药物名称	药物组成	临床应用	用法用量
耳聋左慈丸	磁石（煅）、熟地黄、山药、山茱萸（制）、茯苓、牡丹皮、竹叶柴胡、泽泻	肝肾阴虚所致耳鸣耳聋。症见耳鸣耳聋，头晕目眩	口服。水蜜丸，一次6g，大蜜丸一次1丸，一日2次

（郑洪新 范 峥 郭晓晔 关 溪）

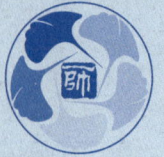

第九章　民族医药基础知识

民族医药是我国各民族对生命、健康和疾病的认识，具有悠久历史传统和独特理论及技术方法的医药学体系，也是祖国传统医药学的重要组成部分。《中国药典》收载了藏药材、藏药制剂，并记载多种中、蒙及维医等共用药材。原卫生部药品标准分别有藏药分册、蒙药分册及维药分册，分别收载了各自的药材、制剂等。本章主要介绍藏医药、蒙医药和维吾尔医药的基础知识。

第一节　藏医药基础知识

一、藏药的概念

在藏医学理论指导下配制和应用的药物称为藏药。它主要来源于天然药物及其加工品。藏药与国内其他少数民族药一样，是祖国传统医药学的重要组成部分。

二、藏医基础知识

（一）五源学说

五源即"土、水、火、风、空"。藏族古代宗教哲学认为，土、水、火、风、空是一切器世界（宇宙万物）和情世界（人和生物）产生的本源，是构成世界万物的基础，故亦称五源或五大。

五源学说认为，五源各自具有不同的属性和功能。土源"沉、稳、钝、绵、腻、干"特性，以及坚固、集合、承载、聚拢和祛隆病功能，是万物产生和存在的基础；水源"稀、凉、沉、钝、腻、柔"特性，以及潮湿、滋润、聚拢和祛赤巴病功能；火源"热、锐、干、糙、轻、腻、动"特性，以及发热、成熟和祛培根病功能；风源"轻、动、寒、糙、涩、干"特性，以及固本、生长、输送和祛培赤病功能；

空源均散于"土、水、火、风"，具有为生存、生长、运动提供辅助和空间的功能。水能使土凝结不散离，水也能冲土，土能掩水，土与水之间存在相依和相克关系；水能灭火，火能干水，水与火之间存在相克关系；风遇水水更寒，遇火火更烈，风能助于水、火源；空为土、水、火、风的存在和运动提供空间。应用五源的这些属性和关系来归类世界万物的自然属性，取类比象地说明世界万物所具有的共同功能结构及万物之间的对立统一规律所形成的五源学说，是藏族古代一种事物整体结构模型，是朴素的认识论和辩证法。

（二）三因学说

三因即隆、赤巴、培根三大因素。藏医理论认为隆、赤巴、培根三大因素是构成人体生命活动的三种能量物质，也是引发疾病的三种因素。在正常生理状态下，三因素在人体有一定的容量和固定的居处，处于相互依存、相互制约，保持平衡和协调的境地，共同维持人体的生命活动，保证人体健康无病。但是，在病理状态下即在各种内外致病因素的影响下，三者的容量及存在的位置发生变化。出现偏盛偏衰、相互篡位，原先平衡和协调的状态被破坏。进而侵害人体的七精华（精微、血、肉、脂、骨、髓和精）、三秽物（粪便、尿和汗），变成致病的因素，人体三因将失去平衡，使人体失去平衡的隆、赤巴、培根又称为"三邪"，故三因学说又称为三邪学说。在生理状态下，隆的主要功能为推动血液循环、司理呼吸及机体运动，是人体生命功能的动力。赤巴，相当于"火"，有提供机体热能，促进消化的功能。培根，具有水和土的性质，有提供人体津液和湿润的功能。生理状态下的三因素具有许多属性和特点，主要有寒、热属性，即赤巴性热，培根性寒，隆性亦寒。赤巴和培根之间有相克关系，隆具有两重性即遇到赤巴将其鼓得更热，遇到培根将其激得更寒。隆、赤巴、培根发生病理变化后，分别产生隆病、赤巴病和培根病。

生理状态下三因功能及分类如下。

1. 隆 具有气的性质；聚集在脑髓、心肺和骨骼里；主管呼吸、循环感觉、运动等；具有"糙、轻、寒、细、硬、动"六种属性；分为维命隆（索增隆）、上行隆（根久隆）、遍行隆（桥杰隆）、伴火隆（每酿隆）、下泄隆（吐塞隆）。

（1）维命隆：居于头顶，行咽喉至胸部、上腹部，调吞咽、主呼吸、司感觉，明目生智。

（2）上行隆：居于胸，行鼻、舌、咽，司语言、滋身体、养情志，使肤色荣润。

（3）遍行隆：居于心，行全身，调气血、促运动。

（4）伴火隆：居于胃，行脏腑，主消化，化津液。

（5）下泄隆：居于直肠，行大肠、膀胱、阴器等部，司精血、控秽物。

2. 赤巴 具有火的性质；分散在肝脏和血液中；促进消化、吸收热能、产生智慧等；具有"腻、锐、热、轻、臭、泄、湿"七种属性；分为消化赤巴（赤巴久杰）、变色赤巴（赤巴党久）、行动赤巴（赤巴主杰）、明视赤巴（赤巴通杰）、明颜赤巴（赤巴朵赛）。

（1）消化赤巴：居于胃、肠之间，主体温、升胃温，司消化，助其他赤巴。

（2）变色赤巴：居于肝脏，主七大基质基础的颜色及色泽变化。

（3）行动赤巴：居于心脏，主情志，控思维。

（4）明视赤巴：居于目，司视觉。

（5）明颜赤巴：居于皮肤，荣润皮肤。

3. 培根 具有水和土的性质；存在于脾、胃、膀胱；调节消化及水分代谢，影响人的体格和性情；具有"腻、凉、沉、钝、细、稳、黏"七种属性；分为能依培根（培根垫杰）、搅拌培根（培根酿杰）、味觉培根（培根弄杰）、餍足培根（培根次木杰）、连结培根（培根久杰）。

（1）能依培根：居于胸，促进和调解人体水液的输布。

（2）搅拌培根：居于胃，助消化。

（3）味觉培根：居于舌，司味觉。

（4）餍足培根：居于头，主感觉。

（5）连结培根：居于关节，司关节活动。

归纳而言，隆、赤巴、培根是人体中存在的不可或缺的三大物质，又是三种具有某种共同属性的三大集合体、三大系统。三因不是孤立的，是相互依存的。

（三）阴阳（寒热）学说

阴与阳代表两种既对立又统一，相互关联而又矛盾的事物的现象。《四部医典》将太阳、月亮，火、水，热、寒，强、弱，锐、钝，外、内，上、下，雄、雌等许多既对立而又统一的概念皆概括于阴阳两方面之中。将一切趋于活动的、向上的、旺盛的、积极的、光亮的、温热的、外在的事物和现象都归类于阳。将一切趋于静止的、向下的、减退的、消极的、阴暗的、寒凉的、内在的事物和现象都归类于阴。藏医学中"阴阳"概念多以寒、热，日、月，水、火，强、弱，峻、缓，动、静等意思相对的名词来表述，尤其是以寒、热来表述的更多，几乎成了阴阳的代名词。

（四）治疗原则

藏医治疗原则，是以五源学说和三因学说为理论指导，建立在整体观念和辨证论治的基础上，确立总原则、具体治则和特殊治则。

1. 总原则 为早期治疗、平息和排除法、反复治疗三个治则。

2. 具体治则 为"马秀瓦"、单一型疾病治则和混合型疾病治则三种。

3. 特殊治则

（1）猫逮老鼠法：诊察了疾病引发外内和表现症状等之后，仍不能确诊出具体疾病时，要像猫隐藏在洞口，等待老鼠出洞一举逮获那样，首先让患者服用试探药物。等待出现与病有益或无益，或病情加重等的症状，根据症状分析确诊疾病后，再进行治疗。

（2）高山竖旗法：对于不需要用药物试探法，而通过望问切三诊，医生便能完全有把握确诊的疾病，应犹如高山顶上插旗样，旗帜鲜明地向护理者及患者家属、亲朋等说明患者所患属什么疾病，引发的病因是什么，现在疼痛的特点怎样，疾病的转归应该怎样，治法如此这般，治愈的时间等。或者明确告诉患者家属此病由何原因引起。无法治疗，预后不良，死亡的日期，应该放弃治疗等，使人一目了然以显示医家水平。

（3）驱野马入狭道法：主病发病过程中出现影响治疗主病的因素，药物不能直接作用于主病时，先用一些开道方药冲破影响主病治疗的阻碍，就像野马驱入狭道一样使药物直达病所。

（4）白鹭捕鱼法：仔细总结他人治疗的经验和教训。分析治疗无效的原因，找出药物是否存在不足、超量及功能相反等弊病后，像白鹭瞅准水中鱼，猛地扎头捕捉一样准确而迅速地进行治疗。

（5）狭路逢敌法：对于增盛热和壮热疾病，要用四水息灭之。四水即冰片为主药的凉性方剂为药物水；于小尖脉处放血为外治水；禁食或只限食无营养的清淡食物为食物水；居住在荫凉处和水边休养为起居水。对于寒甚的疾病，要用四火烧之。四火即用温热性药物配制的方剂治疗为药物火；火灸胃穴等为外治火；食用热性饮食为食物火；居住在温暖地方、穿暖衣为起居火。总之，对于病势强大的疾病，药、械、饮食、起居四方面一齐进行治疗，犹如狭路逢敌，多助者取胜那样，以便迅速治愈疾病。

（6）登梯高升法：不论寒热疾病，乘病势弱小阶段。首先用适宜的起居行动进行治疗。如果此法不能平息者，则要用有益于疾病的饮食进行治疗。如果这种方法也不能平息疾病，则用寒性或热性药物进行治疗。上述三法均无效者，用缓峻外治法将疾病从患处排除体外。先用起居，后用饮食，再用药物，最后用外治法，像登梯步步上升那样。循序渐进地进行治疗。简言之由调养到治疗，由缓治到猛治。反之，如果对于病势强的疾病首先用起居、饮食等缓慢的疗法去治，而对病势弱的疾病首先用外治、药治等猛烈的疗法去治，则属于造成治疗力量过弱或过强的根本原因，与病无益。

（7）英雄制敌法：对于隆病、赤巴病、培根病等单一型疾病，像英雄制服敢于作对的敌人那样，何病发作就用治该病而不引发其他疾病的药方去治疗。如果不懂得这种治疗原则，就会将疾病推向十二种非死不可的绝症。特别是药不对症的反治，不但治不了原有疾病，反而引起其他疾病的发生。

（8）调解纠纷法：对隆、赤巴、培根病邪所混合形成的二合症、三合症及聚合症，要用调解纠纷法即不偏于任何一方的方法进行治疗。诃子和岩精两味药是均衡机体平衡失调的特效药物，在此两药基础上根据发病部位和疾病性质加减其他药物。

（9）牛负牛驮羊负羊驮法：不同时间的疾病用不同方法来治疗，不同环境的疾病用不同方法来治疗，不同体质的疾病用不同方法来治疗等，这种因时、因地、因人制宜的治则，称为牛负牛驮羊负羊驮法。任何疾病都要从患者体内的七精华、三秽物等所害物质的盛衰、患者所处地区潮湿与干燥、季节、体质、年龄、所发疾病是单一型还是混合型等十个方面观察和分析，再进行治疗。

（五）治疗方法

有平息法、补益法、消散法、汗法、油疗法、泻下法、药浴法、擦涂法、手术法、催吐法、滴鼻法、缓导泻法、峻导泻法、利尿法、罨敷法、金针穿刺法、放血疗法、火灸法等18种。

1. 平息法　指用饮食、起居和服用药物把疾病平息于体内。按《四部医典》所述方剂有清热汤54方、祛寒汤23方；清热散96方、祛寒散66方；丸剂有清热丸如八味主药丸等，祛寒丸如五鹏丸等；还有软膏、酥油丸、灰剂、硬膏、药酒、珍宝药方剂等。

2. 补益法　指对隆病患者、体质虚弱者、失血过多者、长期失眠者、悲伤过度者等进行滋补，补益方如大方、小方、强身方、"觉庄"方、九味雪蛙方等。

3. 消散法　指服用药物及禁食或使用清淡饮食使身体消瘦。

4. 排出法　包括药物引吐、泻下、汗法及外治法。

5. 引吐法 服用具有催吐功能的方药，吐出宿食、毒物和病邪，达到治疗存在于上体部位的疾病，特别是培根病。主药囊吾、刺参、锡金大戟等配以其他药。

6. 汗法 主要方剂有四味木香汤、七珍汤等。

7. 油疗法 指食用动、植物油脂或外用涂擦、点滴身体特定部位。方剂有各种油脂、酥油丸等。

8. 泻下法 指内服具有泻下功能的方药或灌肠，将腹内疾病尤其是赤巴病排出体外。内服药有清道方、舵手方、加味方。灌肠法又分为缓导泻法和峻导泻法。

（1）缓导泻法：是用较温和的方药制成药汁灌入肛门，适用于隆病。主方有柔导泻方、洗导泻方及洗柔泻方三种。

（2）峻导泻法：是用性锐而急的一些泻药制成药液灌入肛门，适用于六腑疾病，特别是隆、赤巴、培根病的二合症、聚合症和腹胀、大小便阻塞等下体疾病及久病迁延不愈。主方有中平方、锐利方、温和方等。

9. 滴鼻法 将药汁滴入鼻腔，药力通过鼻黏膜吸收，渗入耳、目、头、脑等部位达到醒脑开窍和治疗疾病的目的。此法分为平息法和清除法两种。

（1）平息法：主要用于头、眼等五官和上腭、齿、龈、咽喉等锁骨以上的各种疾病。

（2）清除法：用于感冒迁延较久，病邪渗入于鼻腔，引起鼻窍不通、流脓、滴黄水，热病、白喉、炭疽等逆窜脑部引起鼻腔病流脓，目赤及麻风或隆引起的黄水窜散于面部造成面部肿胀、黄水渗滴、疼痛不适，头部骨折流出的坏血，黄水窜入脉道聚于颈部，引起颈部以上疼痛等。

10. 利尿法 服用具有收敛、扩张血管及利尿功能的方剂，将沉于深处的陈旧病邪通过各毛细血管运送到尿液，由尿道排出体外，此法又称脉泻法。主要用于下死胎、不孕、子宫痞瘤、妇科血病散布、血和赤巴所致热性疾病、中毒，陈旧热病迁延不愈，热性培根木布病，热性黄水病，脉热病，扩散伤热，痛风，痹证，脏腑索亚疮，腹水，脉管瘤、肾渗水等。方剂

有七味斑蝥方、九味鼹羚角方等。

11. 外治法 利用药物、物理作用及外科手术等手段，从体外实施治疗，通过疏通经络、活血化瘀，排除脓血、剔除腐肌等达到内病外治的目的。包括涂擦法、药浴法、金针穿刺法、放血疗法、火灸、罨敷法、手术法共七个治疗方法。

三、藏药基础知识

（一）藏药理论

藏药以五源学说和味、性、效理论为指导，形成独具特色的理论体系。

1. 藏药五源 土为药物生长之本源，水为药物生长的湿能，火为药物生长的热源，风为药物生长的动力，空为药物生长提供空间，五源缺一不可。药物源于五源的思想，说明其从自然界摄取矿物质、地热、水分、空气和阳光，合成丰富的有效成分。按照所含五源成分的多寡，药物分成土性药、水性药、火性药、风性药、空性药五大类。土性药性沉、稳、钝、柔、润、干；水性药性稀、凉、沉、钝、润、柔、软等；火性药性热、锐、干、糙、轻、腻、动等；风性药性轻、动、寒、糙、干等；空性药性空、虚。各类药物性质与其所含五源的性质相同，而且五源成分的多寡决定药物的味、性、效。

2. 药物的六味、八性、十七效

（1）六味：甘、酸、咸、苦、辛、涩。药物的味由药物中的五源联合决定，以土和水源为主生甘味；以火和土源为主生酸味；以火和水源为主生咸味；以水和风源为主生苦味；以火和风源为主生辛味；以土和风源为主生涩味。

①功效：甘味功效稀、凉、钝、软，能治隆、赤巴病，多能诱发培根病；酸味功效润、沉、稳、温，能治培根病，多能诱发热病；咸味功效润、重、温，能治隆、培根病，过量会诱发培根病。苦味功效轻、糙、凉、锐、浮等，能治赤巴病，多能诱发隆、培根病。辛味功效温、锐、腻、糙等，能治隆、培根病，过量会诱发隆病。涩味功效凉、重、润、浮等，能治赤巴病，多能诱发隆、培根病。

②药物：甘味药物有甘草、葡萄、红花、

竹黄、腊肠果、黄精、天门冬、凹乳芹、白糖、蔗糖、蜂蜜、肉类、酥油类等；酸味药物有石榴、沙棘果、木瓜、余甘子、柏子、五味子、乳酪、酒曲等；咸味药物有光明盐、硇砂、大青盐、紫硇砂、角盐、朴硝、玄明粉、食盐、碱花等；苦味药物有印楝、印度獐牙菜、榜嘎、黄连、波棱瓜、止泻木、麝香、熊胆、秦艽等；辛味药物有胡椒、干姜、荜茇、阿魏、毛茛、天南星、葱、蒜等；涩味药物有檀香、诃子、毛诃子、绿绒蒿、红景天等。另外，冰片、塔黄等许多药物具有多种气味，属于混合型药味的药物。

③三化味：药物或食物进入胃后，被能搅拌培根、消化赤巴、伴火隆等三胃火依次消化，药物和食物的甘味和咸味消化后成为甘味；酸味消化后仍为酸味；苦、辛、涩味消化后成为苦味。消化后的甘、酸、苦三味谓之三化味。三化味中的甘味能医治赤巴病和隆病，酸味能医治隆病和培根病，苦味能治赤巴病和培根病。

（2）八性：沉、腻、凉、钝、轻、糙、热、锐。八性源于五源，其中土源偏盛药物性能则沉、腻；水源偏盛药物性能则凉、钝；火源偏盛药物性能则热、锐；风源偏盛药物性能则轻、糙。沉、腻两性对治特性为轻、糙的隆病；凉、钝两性对治特性为热、锐的赤巴病；轻、糙、热、锐四性对治特性为沉、柔、寒、钝的培根病。

（3）十七效：柔、沉、温、腻、稳、寒、钝、凉、软、稀、燥、干、热、轻、锐、糙、浮。十七效源自五源，其中沉、稳、钝、柔、腻、干源自五源中的土源，因为土源的属性为沉、稳、钝、腻等；热、锐、干、轻、燥、腻、浮源自火源，因为火源的属性为热、锐、干、轻、燥等；凉、稀、沉、钝、腻、软源自水源，因为水源的属性为凉、稀、软；轻、寒、燥、糙、浮、干源自风源，因为风源的属性为寒、轻、糙、浮。药效与疾病性质两两相对或相反，才能达到治疗效果。如柔、沉、温、腻、稳五效可治隆病的糙、轻、凉、硬、细、浮等特性；寒、钝、凉、软、稀、燥六效可治赤巴病的润、锐、热、沉、臭、泻、湿等特性；干、热、轻、锐、燥、浮六效可治培根病的腻、沉、钝、柔、

稳、黏等特性。

3. 藏药材的炮制　藏药的加工炮制是根据临床治疗及配制药剂的需要，对药物进行各种加工处理的技术。加工炮制的目的是为降低药物毒性，消除副作用，改变或缓和某些药物的性效，增强某些药物的功效，提高临床治疗效果，以及便于配制药剂，便于贮存保管等。藏药的加工炮制颇具特色，分为一般炮制方法、单药材炮制方法和多种药材混合炮制方法（含特殊药材）等。本章节仅涉及藏药总的加工炮制法，常用的包括：炙、煅、炮、炼、煮沸、火熬、研、挫、捣、水浸、刮皮、去核、去毛、焖煅、发酵和炼油等。

（二）配伍

1. 配伍方法　根据上述药物六味、八性、十七效理论，形成味、性、效配伍的方法。

（1）按味配方

①二味配伍法有 15 种：甘酸、甘咸、甘苦、甘辛、甘涩（五甘），酸咸、酸苦、酸辛、酸涩（四酸），咸苦、咸辛、咸涩（三咸），苦辛、苦涩（二苦），辛涩（一辛）。

②三味配伍法有 20 种：甘酸咸、甘苦辛、甘苦涩、甘咸苦、甘咸辛、甘咸涩、甘酸苦、甘酸辛、甘酸涩、甘辛涩（十甘），酸咸苦、酸咸辛、酸咸涩、酸苦辛、酸苦涩、酸辛涩（六酸），咸苦辛、咸苦涩、咸辛涩（三咸），苦辛涩（一苦）。

③四味配伍法有 15 种：甘酸咸苦、苦酸咸辛、甘酸咸涩、甘酸苦辛、甘酸辛涩、甘酸苦涩、甘咸苦辛、甘咸苦涩、甘苦辛涩、甘咸辛涩（十甘），酸咸苦辛、酸咸苦涩、酸苦辛涩、酸咸辛涩（四酸），咸苦辛涩（一咸）。

④五味配伍法有 6 种：甘酸咸苦辛、甘酸咸苦涩、甘酸苦辛涩、甘酸咸辛涩、甘咸苦辛涩（五甘），酸苦咸辛涩（一酸）。

⑤六味配伍法有 1 种：甘酸咸苦辛涩。

共计 57 种配伍法。

（2）按性效配方：将性、效相同或相近的药味配伍到一个方剂中，或将与疾病性质相反的一类性效药物配伍于一个方剂中，谓之按性效配方，相当于中医相须法。如治疗隆病，将与隆病性质相反如具柔、重、润、温、稳等性

效的药物配伍在一起；治疗赤巴病，将与赤巴病性质相反如具寒、钝、凉、软、稀、燥等性效的药物配伍在一起；治疗培根病，将与培根病性质相反如具干、热、轻、锐、糙、浮性效的药物配伍在一起等。

（3）按化味配方：将化味相同的药物配伍在一起，谓之按化味配方。将甘化味的药物配伍在一起，其功效稀、凉、钝、沉，可治隆病和赤巴病（因为隆性属于轻、浮；赤巴性属于锐、热）；将酸化味的药物配伍在一起，其功效润、沉、稳、温，可治隆病和培根病（因为隆和培根的性分别为轻、浮与沉、钝等）；将苦化味的药物配伍在一起，其功效轻、糙、凉、钝，可治培根和赤巴病（因为培根与赤巴的性分别为沉、钝与热、锐）。如八味石榴散以苦化味为主（其中苦化味占 60%，酸化味占 22%，甘化味占 12%），故用以治培根病和隆病。

此外，还有按药物部位配伍法，用以治疗不同部位的疾病。《四部医典》云："草本药的根配伍可治胃病，枝药配伍可治髓病，幼苗配伍可治五脏病，梢药配伍可治头疼。外皮配伍可治皮肤病，果皮配伍可治韧带病，核仁配伍可治肢体病。"源于动物脏器的药，一般能治疗人体对应器官的疾病。

2. 配伍原则

（1）君、臣、佐、使配伍原则

①同类方剂按君臣佐使分类：效果相似或相近的一些方剂，按其治疗效果主次分为君、臣、佐、使、民方。如治疗热证方剂中，冰片的效果最猛烈，故将以冰片为主的方剂谓为冰片君方。冰片君方又按其配伍成分分为单行方、为勇士装备武器方、配伍后方、配保镖方、为官配兵方等方剂；红花效果次之，故将以红花为主的方剂谓为红花臣方，如七味红花臣方，方中红花、竺黄、牛黄三味为主药，其他四味药为辅药；八主药（牛黄、檀香、竺黄、红花、印度獐牙菜、鸭嘴花、兔耳草、唐古特乌头）效果再次之，故将以八主药为主的方剂谓为八主吏方；其他药味的方剂谓为民方。治疗寒证方剂中，石榴的效果最大，其他依次为杜鹃、马面散等，故以石榴为主的方剂谓为石榴君方，以杜鹃为主的方剂谓为杜鹃臣方，以马面散为

主的方剂谓为马面散吏方，其他药味的方剂谓为民方。

普通草药配方也有君方（以金腰草为主）、王后方（以黄堇、丛菔为主）、王子药（甘青青兰为主）、臣方（垂果蒜芥、角茴香为主）、民方（印度獐牙菜、翼首草、兔耳草、白花秦艽为主）。军官方以兔耳草、翼首草、黄堇、秦艽为主，疫热增加皱波黄堇等、扩散热增加秦皮等、紊乱热增加唐古特乌头等、血热增加藏茜草等、赤巴热增加岩参等，上述药均由雪水服用。

②一个方剂中按君臣佐使配伍：如七味红花殊胜方中红花为君药，诃子为臣药，天竺黄、绿绒蒿、印度獐牙菜、木香马兜铃、麻黄五药为佐使等。

（2）温和配伍原则：为抑制一些峻烈药物功效，或提引某些药物的功效，发挥各药味的协同作用所采取的一种配伍方法。温和配伍原则包括：配方温和，即将相同性味的药物配伍在一起，以发挥各药味的协同作用；归经温和，即方剂中加入五脏六腑的归经药物，以增强药方的专向性；对治温和，即一切草药皆性为凉，致隆盛、消胃火、耗津液，故草药方剂中增加石榴、荜茇、诃子等调节胃火，均以红糖水服用。

（3）加减化裁原则：根据具体疾病，患者的体质、年龄、气候、环境以及生活习惯等不同情况，灵活化裁、加减药味或药量。

（三）剂型

藏药的剂型主要有汤剂、散剂、丸剂、糊剂、酥油丸、灰丹剂、膏剂、药酒、胶囊等。

（四）用药禁忌

1. 配伍禁忌 性质相反的药物不可配伍于同一方剂中。

2. 妊娠用药禁忌 大凡剧毒药、峻泻药、活血祛瘀药等应忌用或慎用。

（五）部分重要常用方剂简介

1. 七十味珍珠丸 由珍珠（制）、檀香、降香、九眼石（制）、西红花、牛黄、麝香等药味加工制成的丸剂。

功能与主治：安神，镇静，通经活络，调

和气血，醒脑开窍。用于"黑白脉病""龙血"不调；中风、瘫痪、半身不遂、癫痫、脑溢血、脑震荡、心脏病、高血压及神经性障碍。

2. 二十五味松石丸　由松石（制）、珍珠（制）、珊瑚（制）、五灵脂膏、鸭嘴花、牛黄、天竺黄、西红花、麝香等药味加工制成的丸剂。

功能与主治：清热解毒，疏肝利胆，化瘀。用于肝郁气滞，血瘀，肝中毒，肝痛，肝硬化，肝渗水及各种急、慢性肝炎和胆囊炎。

3. 二十五味珊瑚丸　由珊瑚（制）、珍珠（制）、青金石（制）、西红花、獐牙菜、榜那、人工麝香等二十五味药材加工制成的丸剂。

功能与主治：开窍，通络，止痛。用于"白脉病"，神志不清，身体麻木，头昏目眩，脑部疼痛，血压不调，头痛，癫痫及各种神经性疼痛。

4. 六味安消散　由藏木香、大黄、山奈、北寒水石（煅）、诃子、碱花加工制成的散剂。

功能与主治：和胃健脾，消积导滞，活血止痛。用于胃痛胀满、消化不良、便秘、痛经。

5. 仁青芒觉　由毛诃子、蒲桃、西红花、牛黄、麝香、朱砂（制）、马钱子（制）等药味加工制成的丸剂。

功能与主治：清热解毒，益肝养胃，明目醒神，愈疮，滋补强身。用于自然毒、食物毒、配制毒等各种中毒症；"培根木布"，消化道溃疡，急、慢性胃肠炎，萎缩性胃炎，腹水，麻风病等。

6. 仁青常觉　由珍珠（制）、朱砂（制）、檀香、降香、沉香、诃子（去核）、牛黄、人工麝香、西红花等药味加工制成的丸剂。

功能与主治：清热解毒，调和滋补。用于"隆、赤巴、培根"各病，陈旧性胃肠炎，溃疡，"木布"病，萎缩性胃炎，各种中毒症；梅毒、麻风，陈旧热病，炭疽，疖痛，干黄水，化脓等。

7. 坐珠达西　由佐太、熊胆、西红花、牛黄、肉豆蔻、丁香、短管兔耳草等35味药加工而成。

功能与主治：疏肝，健胃，清热，愈溃疡，消肿。用于"木布"病，胃脘嘈杂，吐泻胆汁，急腹痛及陈旧内科疾病，水肿等。

8. 七味红花殊胜丸　由红花、天竺黄、诃子（去核）、绿绒蒿等7味药加工而成。

功能与主治：清热消炎，保肝退黄。用于新旧肝病，巩膜黄染，食欲不振等。

9. 五味渣驯丸　由渣驯膏、红花、木香、马兜铃等5味药加工而成。

功能与主治：清肝热，利胆退黄。用于肝炎、肝肿大等。

10. 二十五味小叶莲丸（原二十五味鬼臼丸）　由小叶莲、藏茜草、熊胆、藏紫草等25味药加工而成。

功能与主治：祛风镇痛，调经血。用于妇女血症，风症，子宫虫病，小腹疼痛，月经不调等。

11. 洁白丸　由诃子（煨）、寒水石（制）、石榴子、五灵脂膏、红花等13味药加工制成的丸剂。

功能与主治：健脾和胃，止痛止吐，分清泌浊。用于胸腹胀满，胃脘疼痛，消化不良，呕逆泄泻，小便不利。

12. 大月晶丸　由寒水石（制）、天竺黄、西红花、甘青青兰等35味药精制而成。

功能与主治：清热解毒，消食化痞，愈溃疡。用于"培根木布"病，胃肠炎，消化性溃疡，食物中毒等引起的反酸、嗳气、便秘、便血、呕血、食欲不振、溃疡绞痛等。亦可用于隐热，陈旧热，紊乱热，扩散热，"森"病，黄水病，痞瘤等。

13. 萨热十三味鹏鸟丸　由人工麝香、诃子（去核）、木香、藏菖蒲等13味药加工而成。

功能与主治：消炎止痛，通经活络，祛风除湿。用于"杂嘎"病，中风，脑震荡，癫痫，脉管炎等引起的头痛、头晕、偏瘫、口眼㖞斜、四肢麻木、活动受限、神经痛等。亦可用于关节炎，麻风病。

14. 三十五味沉香丸　由沉香、檀香、塞北紫堇、印度獐牙菜、兔耳草等35味药加工而成。

功能与主治：调和气血，宁心安神，益气养肺，除湿镇痛。用于"宁隆"病，"宁彩"病，"洛隆"病，"查隆"病，心悸症，神经症，风湿痹症等引起的干咳、耳鸣、失眠、口干舌燥、烦躁不安、心慌胸闷、嘘气频发、胸背胀痛、惊悸颤抖、关节肿痛、寒颤、发热等。

15. 十三味荠莫丸　由荠莫子、诃子（去核）、刺柏等13味药精制而成。

功能与主治：消炎，止痛，消肿，通淋。用于膀胱炎，肾炎，前列腺炎，淋病引起的尿频、尿急、尿痛等。亦可用于睾丸肿大。

16. 降脂丸　由诃子（去核）、紫檀香、沙棘膏、宽筋藤等药物精制而成。

功能与主治：清血除脂。用于高脂血症。

17. 二十九味能消散　由藏木香、寒水石（制）等29味药制成。

功能与主治：消食，祛寒化痞，疏肝益肾。用于"培根痞瘤"食积不化，胃肠道痞瘤，胆痞瘤等。

18. 十一味金色丸　由诃子（去核）、黑冰片、波棱瓜子等11味药制成。

功能与主治：清热解毒，消炎利胆，止痛。用于"培赤果乃"病，胆囊炎，胆石症，胆道蛔虫病，胆汁反流性胃炎，黄疸型肝炎；"亚森"病等引起的寒颤、发热、消化不良、食欲不振、头痛头晕、恶心、呕吐、腹痛腹胀、巩膜皮肤黄染等。

19. 十味黑冰片丸　由黑冰片、石榴子、肉桂等10味药制成。

功能与主治：温胃消食，破积利胆，退黄。用于"常赤"，"培根色布"病，痞瘤，胆囊炎，胆结石，胆汁返流性胃炎，肝炎等引起的恶心、呕吐、厌食、口干、口苦、消化不良、巩膜皮肤黄染、胁肋疼痛、胃脘胀痛、大便陶土色等。

20. 八味沉香散　由沉香、肉豆蔻、广枣、石灰华、乳香、木香、诃子（去核）、木棉花8味药加工制成的散剂。

功能与主治：调和气血，宁心安神，开窍。用于"宁隆"病，"索隆"病，"培隆"病，心肌缺血以及精神刺激引起的心慌、胸闷、气短、失眠、烦躁不安、心前区疼痛等。

21. 志嘎汗散　由冰片、天竺黄、红花等13味药制成。

功能与主治：清热解毒，消炎。用于小儿流感、脑炎等。

22. 五味麝香丸　由麝香、诃子（去核）、黑草乌（榜那）、木香、藏菖蒲5味药加工制成的丸剂。

功能与主治：消炎，止痛，祛风。用于扁桃体炎，咽峡炎，流行性感冒，炭疽，风湿性关节炎，神经痛，胃痛，牙痛。

第二节　蒙医药基础知识

一、蒙药的概念

在蒙古族医学理论指导下配制和应用的药物称为蒙药。它主要来源于天然药物及其加工品。其植物药约占70%，蒙药与国内其他少数民族药一样，是祖国传统医药的重要组成部分，它独具药性强、服用剂量少的特点。

二、蒙医基础知识

（一）蒙医三大经典著作

《甘露四部》《蒙药正典》和《秘诀方海》是蒙医药学支柱经典。蒙医药学理论体系主要来源于《甘露四部》，《秘诀方海》是方剂全书。

《蒙药正典》为蒙医历史上最具代表意义的蒙药本草。于19世纪下半叶，由占巴拉道尔吉用藏文编著而成。本著收载879种药物，详细注明药物名称、产地与生境、采集时间、炮制方法以及性状、性味、功效、药用部位，附有570幅药物图谱，用蒙、藏、满和汉四种文字标注药名；该部本草对蒙药的正确传承与发展立下历史性的功劳。目前已有蒙文、汉文、英文、俄文等多种文字版本。

（二）寒热理论

寒热理论是蒙医药学最原始对机体和药物的认识论。其认为，人的生理活动中寒热对立关系必须保持相对稳定的平衡状态才能保持机体健康生存，否则导致疾病发生。人类的疾病无论有多少种，均可归类于寒热两类。寒病表现为四肢畏寒、下利清谷、小便清长、消化不良、胃痛肠鸣、恶心呕吐、舌苔白滑、脉沉迟；热病表现为热盛火旺、舌干口渴、头痛发热、烦躁不安、面红目赤、舌红苔黄、尿黄赤、脉实数。同时认为凡药具寒或热药力，寒病施热药，热病施寒药。这是蒙医药寒热理论的基本医疗思想。

（三）基础知识

蒙医学以阴阳五行、五元学说理论为指导，贯穿了人与自然的整体观。内容包括三根理论、七素三秽的物质基础、辨证施治的基本方法等。

1. 三根 "赫依""希日""巴达干"为三根，是人体的本基。蒙医用三根的动态关系来解释人体的生理、病理现象。其中，"赫依"属五元之气，中性，是生命活动（包括语言思维）动力的支配者；"希日"属五元之火，是机体阳或热能的基物；"巴达干"属五元之土和水，是机体阴或寒性的基物。它们单一偏盛、偏衰或紊乱即导致疾病，偏盛时表现功能亢进，偏衰时表现功能衰弱，偏盛达极点或有他根的干扰时变为紊乱，则表现功能错乱。在正常生理状态下三者协调一致，互依互约，保持动态平衡。若其中之一发生量的改变，即此根病变，进而可导致三者间平衡失调，产生各种较复杂的病理变化。

2. 七素 又称七精。分别为精华、血、肉、脂、骨、髓及红或白精，是机体的构成物质。七素与三根之间有着互依互养的关系，当三根变态时，体征表现在七素，反之七素反常时，三根失常或其平衡受到破坏。

3. 三秽 稠、稀、汗等三种排泄物，是七素生化过程中的产物，对诊治疾病有重要参照意义。

4. 蒙医辨证施治的主要内容 包括治则、立法、处方、疗术等。通过寒或热药平息，峻或缓攻泻，刚或柔外治，宜或忌食谱，重或轻起居等十种措施，根据病情采用熟、清、解、温、补、和、汗、吐、下、燥、杀等具体疗法，急则治标，缓则治本。在临证实践中，人与自然环境、季节及生活习俗的关系，时刻不得忽视。此外，尚有"脏腑说""黑、白脉说""温病理论学说"和治疗方法，指导着蒙医临床实践。

三、蒙药基础知识

（一）蒙药理论

蒙药是蒙古族医学防病、治病的重要工具。它的基本理论当然对应吻合蒙医基础理论。蒙药的采集、加工、炮制和配制以及应用，均有独特的理论在指导。

1. 药味 药物有不同的味道，蒙药有六种药味，即甘、酸、咸、苦、辛、涩。这些味道是由于五元的元素（土、水、火、气、空）在药物形成过程中所造就程度和参与的量不同而形成的。蒙医认为一个独立的药味以两个元素含量为主，其他元素为辅。如甘味以土、水，酸味以火、土，咸味以水、火，苦味以水、气，辛味以火、气，涩味以土、气含量为主。

所以，甘味药可补属土、水的"巴达干"，苦味药能克属火的"希日"等等。

2. 药力 用阴阳学说高度归类繁多的药性，即寒性或者热性为药力。寒和热是对立统一的两个方面，寒性药治热性病，反之亦然。从量的角度还分为寒、极凉、凉、微凉、中、微温、温、极温、热等等级。

3. 药能 也称药效能。是药物去克制三根之 20 种特性的效能名称。共有 17 个，称作"十七效"。其中，重、腻二效克制"赫依"病的轻、燥等主要特性；寒、钝二效克制"希日"病的热、锐等主要特性；轻、热二效克制"巴达干"病的重、寒等主要特性。每味药具有其固定的效能。

4. 药物功能 药物作用于人体所产生的治疗效果为药物功能。蒙医配方和临床用药多以药物功能为依据。此外，尚有"药物八性""药物化味"及"药物五元"等理论，指导着蒙药采集、加工、炮制、配方和临床使用。

（二）蒙药饮片炮制

蒙药的炮制具有系统的理论指导和鲜明的民族特色，历代蒙药本草均有重磅记载药物炮制的目的、方法与工艺技巧。

1. 炮制目的

（1）降低药物毒性、锐性或副作用。

（2）改变药物功能、药性，或增效。

（3）便于调剂、制剂和服用。

（4）提高药物净度。

2. 炮制方法 传统炮制方法主要有净化、洗、炒、煅、煨、烘、溶、焙、蒸、煮、泡、水煎膏和制霜等。还有水飞、干馏等，但少用。

其煅法中的焖煅，泡法中的酒泡和溶法中的羊油溶等方法独具民族特色。

3. 最常用药 炒白蒿、烘草乌（诃子汤泡草乌）、炒马钱子、奶珍珠、热制红石膏、黑冰片、制巴豆、制木鳖、奶手参、奶泡囊草等的炮制方法。

（三）蒙医方剂配伍

蒙医用药基本方式是用数味药配制而成的成方，称为方剂。方剂的配制有其固有的理论依据。其主要内容有组方依据、配方准则及传统剂型等，统称为配方原则。

1. 组方依据 组方选药时所遵循的依据如下。

（1）依据药味配组，例如地丁四味汤的四味药均味苦，故该方能清热、清"希日"，这是单味方。还有双味、三味等复合味方，以对应三根之不同变化的复杂病变。

（2）依据药物功能配组。

（3）依据药物化味配组。

2. 组方准则 包括方剂组成、各组成数量和药量比例等。

（1）方剂组成：蒙医方剂多为相对固定的成方。其组成与中医方剂近似，由君、臣、佐、使四个成分组成，而且多数原方中这些组成齐全，数量恒定。方中君药针对主病或病所，是一首方中必有的成分；臣药辅助君药治主病或治疗兼证；佐药专治伴随症或起预防作用；使药起引导或方内调和作用。多数方药中佐、使较难区分，故有时统称为辅药。

（2）方中各组成数量：蒙医药方各组成的数量主要根据病情而定。一般大致规定为：治轻病、病情轻的方中，君、臣各1味，佐2味，使3味组成；治中病、病情中等的方中，君、臣各1味，佐3味，使5味组成；治重病、病情重的方中，君、臣各2味，佐5味，使9味组成。所以蒙药方中味数7、10、18者居多。

（3）方中药量比例：蒙医方剂中药量比例较为固定。但尚未确定或需要调整时，应遵循下列原则之一：①按君药5份，臣药4份，佐药3份，使药1份的比例确定。②来源于经典的药方，则君药比其他组成略多或2倍，其他诸组成各1份。

（四）传统剂型

蒙药的传统剂型有8种。

1. 汤剂（汤散） 按处方调配研为粗粉，分装备用。常用量为每次3～5g，煎汤去渣取汁服用，或沸水沏服，也可煎汤外熏、洗、泡、滴。适用于急症、轻病及发病初期的引熟性治疗。

2. 散剂 按处方调配研为细粉，混匀，分装备用。常用量为每次1.5～3g，白开水或调引送服，或调糊外敷。适用于发病中期的主攻病邪。

3. 丸剂 按处方调配研为细粉，混匀后，以水、炼蜜等赋形滚成球形小丸，一般为黄豆大小（以常规每5丸为1g）颗粒，有的包衣材料等挂衣，晾干分装。除因含剧毒药物而另有规定外，常用量一般为11～15粒/次，白开水或调引送服。适合于病程后期的除根和慢性顽症的治疗。

4. 膏剂 一般为单味药的干浸膏或稠浸膏，也有多味处方膏。常用量参照汤剂量折算。适用于热性顽症的治疗。

5. 灰剂 按处方配齐，闷煅成灰，研细，分装备用。常用量和用法同散剂。适合于寒证经久不愈者。

6. 油剂 按处方配齐，煎煮提取，取汁浓缩至适量，再加鲜奶和奶油，熬至无水分，去渣取油，加炼蜜、炼蔗糖、白糖，有的还加处方规定的加味奶粉，混匀，制成3g大小油丸，放凉后密闭于瓷器内备用。

此外，还有搅全剂与酒剂，现已不常用。

（五）用药方法

蒙医有口服、外敷、外涂、洗、泡、漱、熏、吸、喷、灌肠、腔内滴等用药方法。其中口服最为多用，是蒙医传统用药的主要途径。蒙医传统用药的"服药十则"：治疗寒证及驱虫药，早晨空腹服；补养或下清"赫依"（通便、通经）药，食前服；上行"赫依"（理气）药，食间服；司命"赫依"（镇静）药，食药交替服；平喘、祛痰或催吐药，不定期服；止逆药，与食混服；止嗳或开胃药，夹食服（饭前饭后各一半）；治"巴达干"病或毒剧麻药及催眠药，睡前服。

（六）用药剂量

临床用药剂量应根据药物性质、剂型、病情轻重以及患者年龄、性别、体质等情况而定。一般有毒、峻烈、过热或过寒性药，用量宜小，从小剂量试服至常用量；汤剂的用量比丸剂为重，单味药量应比复方为重；轻病用量不必过重，重病则适当增加；老年人、儿童、妇女及体弱者用药剂量宜小。

1. 常用剂量 蒙医用药剂量较明确而恒定。按成人计，汤剂：每次 3~5g，一日 3~4 次；散剂：每次 1.5~3g，一日 2~3 次；丸剂（除毒麻药外）：每次 11~15 粒，一日 1~2 次。

2. 儿童用药剂量 不满 1 周岁的婴儿，按成人剂量的 1/8 以下，1~5 岁儿童按成人剂量的 1/4，6~15 岁儿童按成人剂量的 1/2 分别计算用药。

（七）用药禁忌

1. 妊娠用药禁忌 一般毒剧、刺激性药、峻烈泻剂和具有稀血（活血）、破痞功能的药孕妇禁用；缓泻剂和具有利尿、活血化瘀功能的药孕妇慎用。

2. 病证用药禁忌 一定要辨别病证的寒热性质，对热证忌热、温性药；对寒证忌寒、凉性药。例如对盛热病忌镇"赫依"用的温性药；对"赫依"热证忌过寒性药等。

3. 老年、儿童用药禁忌 对老年、儿童一般禁用峻泻剂和含有草乌饮片且味数少的制剂。

4. 饮食禁忌 用药期间尽可能忌食过寒或过热性、酸、辣等刺激性食品和生水、生食物，以及具有与病证不和的饮食。另外，蒙医认为浓茶、猪肉、山羊肉和荞麦等，为用药期间必忌之饮食。

（八）基本方剂

蒙医经典著作《甘露之泉》收载的方剂，按使用最适宜剂型分类为汤剂、散剂和丸剂，共收载 250 余首方剂，是蒙医基本方剂之主干部分。本著作遵循蒙医寒热理论将所有基本方剂分为清热方和祛寒方。其中，以汤剂记载的方剂约占四分之一，药味数 3~4 味的居多，独味汤占全部汤剂的三分之一；以散剂收载的方剂约占四分之三，药味数 7~9 味的居多，独味散剂极少；以丸剂收载的方剂仅为十几首，药味数多数不超 10 味。

掌握和使用基本方剂是发挥本民族医药特色和优势的必经之路，在基本方剂的基础上进行加减辨证、结合疗效优化其组成是传统方药发展的方向；总结和探讨基本方剂的配伍规律、配制技术与用药方法是正确继承与发扬本民族医药的核心内容。

第三节 维吾尔医药基础知识

一、维吾尔药的概念

在维吾尔医理论指导下，通过药性及功能分类而进行配制和应用的药物称为维吾尔药。它主要来源于天然药物及其加工品。维吾尔药与国内其他少数民族药一样，是祖国传统医药的重要组成部分。

二、维吾尔医基础知识

维吾尔医药学是勤劳的维吾尔族人民在长期的生产实践中，与疾病不断做斗争中科学总结和智慧的结晶。经过漫长而艰难的积累，通过西域这条东西方纽带的地理优势，维吾尔医药学不但为东西方医药学的发展做出了重大贡献，而且同时也吸收了中医药学和希腊-阿拉伯医药学的精华，形成了独特的理论，建立了一套完整的诊治疾病的技术和方法。

1. 爱日康（四大物质）学说 包括火、气、水、土四大元素。

2. 密杂吉（气质）学说 包括 8 种正常气质（热、湿、寒、干、干热、湿热、湿寒、干寒）和 8 种异常气质。

3. 合立体（体液质）学说 包括 4 种正常体液质（胆液质、血液质、黏液质、脾液质）和 4 种异常体液质。

4. 艾杂（器官）学说 包括三大支配器官（脑、心、肝）和主要被支配器官（肝、肺、胃、胆、肠、脾、肾）和次要被支配器官（骨骼、肌筋、韧带、腱膜、脂肪、皮肤、毛发、指甲）。

5. 库外提（驱力）学说 包括生命力、精神力（12种）和自然力（7种）。

6. 台比艾提（素质）学说　说明它是支配人体一切正常活动，如果出现异常能量及时纠正，从而能预防各种疾病的力量。

7. 艾非阿勒（形）与艾尔瓦（神）学说　说明形是人的年龄（老小）、体形（胖瘦）、性别（男女）等差别与健康和疾病的关系；说明神是输送4种体液和产生支配器官力量的力。

8. 赛艾提（健康）学说　说明健康必要的8种条件。

9. 买热孜（疾病）学说　包括气质失调型疾病（体液型及非体液型各8种）、形状改变型疾病、结构损伤型疾病三大类型及病级、病期、病危等。

10. 台西合斯（诊断）学说　包括七诊（除了望、闻、问、切以外，还有尿诊、便诊和痰诊），其中对脉诊、尿诊较为重视。

11. 波核浪（危象）学说　说明人体素质与疾病斗争的高潮时刻及其定义、种类、危象前后表现、危象发生日期、危象对疗效和预后的影响等。

12. 依拉吉（治疗）学说　包括治疗原则和治疗方法；治疗原则为调整失调气质，平衡失调体液，表根缓急，助防祛邪，七因制宜和及治防变。治疗方法又分为护理疗法、食物疗法、药物疗法和用手疗法。

三、维吾尔药基础知识

（一）维吾尔药理论

维吾尔药是维吾尔族医学防病、治病的重要工具。它的基本理论对应于维吾尔医基础理论。

1. 药性　维吾尔药的药性，系指根据药物作用于机体后发生的不同反应和疗效而决定的药物属性。这种药物的属性，称为药物的气质，又称药物的性质，简称药性。维吾尔医认为，药物的药性分为热、湿、寒、干四种，还有相当部分的药物具有混合的药物属性，即干热、湿热、湿寒、干寒。还有一部分药物药性平和，称为"平"。

（1）热性药：凡是热性的药，具有生热、祛寒的功能，适用于非体液型寒性病证和非体液型湿寒性、干寒性的寒性偏盛病证；或体液型黏液质（湿寒）性和黑胆质（干寒）性的寒性偏盛病证。

（2）湿性药：凡是湿性的药，具有生湿、润燥的功能，适用于非体液型干性病证和非体液型干热性、干寒性的干性偏盛病证；或体液型胆液质（干热）性和黑胆质（干寒）性的干性偏盛病证。

（3）寒性药：凡是寒性的药，具有生寒、清热的功能，适用于非体液型热性病证和非体液型干热性、湿热性的热性偏盛病证；或体液型胆液质（干热）性和血液质（湿热）性的热性偏盛病证。

（4）干性药：凡是干性的药，具有生干、燥湿的功能，适用于非体液型湿性病证和非体液型湿热性、湿寒性的湿性偏盛病证；或体液型血液质（湿热）性和黏液质（湿寒）性的湿性偏盛病证。

（5）干热性药：凡是干热性的药，具有生干生热、燥湿祛寒的功能，适用于非体液型湿寒性病证或体液型湿寒（黏液质）性病证。

（6）湿热性药：凡是湿热性的药，具有生湿生热、润燥祛寒的功能，适用于非体液型干寒性病证或体液型干寒（黑胆质）性病证。

（7）湿寒性药：凡是湿寒性的药，具有生湿生寒、润燥清热的功能，适用于非体液型干热性病证或体液型干热（胆液质）性病证。

（8）干寒性药：凡是干寒性的药，具有生干生寒、燥湿清热的功能，适用于非体液型湿热性病证或体液型湿热（血液质）性病证。

2. 药性级别　维吾尔药药性的级别，是维吾尔药学中独有特色理论之一，是说明药物属性的强弱程度、分类等级和临床应用的学说。维吾尔医根据药物性质的强弱不同，将它分为四级，即1、2、3、4级。1级为药性最弱，4级为药性最强。药性4级的药物大多数具有毒性。例如：无花果的药性为1级湿热，故它不但作为性质最弱的药，用于治疗较轻的疾病，而且平时可作为食品食用。巴豆的药性为4级干热，不但药性最强，而且具有毒性。不但不能食用，而且用于治病也要审慎，内服一定要去毒精制后才能用于治疗顽固性疾病。

维吾尔医认为，混合性质药物的药性，在多数药物中各两性的性级也有所不同，如：某一种药的药性为干热，但它的干性和热性的性级有不同，即干性程度为一级，热性程度为三级，故它的药性称为一级干三级热等。亦如：骆驼蓬子的药性为二级干，三级热；石榴的药性为一级湿，二级寒；沙枣的药性为二级干，一级寒等。

3. 药味 维吾尔药的药味，是药物本身具有的一种能使舌面得到某种味觉的特性。它一般分为 9 种，即烈味、辛味、咸味、酸味、苦味、涩味、油味、甜味、淡味。药味的作用，也是根据药物作用于机体后发生的不同反应和治疗效果而决定的。归纳起来，各类药味及其主要作用是以下几种。

（1）烈味：此味药物使舌感强烈，药味渗透迅速。此类药物以本身的热性和挥发性，具有损烧组织、开通阻塞、稀化、挥发、清除、热化、腐化等作用。如：胡椒、芥子等。

（2）辛味：此味药物使舌感到辛辣、发燥，药味渗透较快。此类药物以本身的特性，具有发红组织、挥发、稀化、分化、燥化、热化、防腐等作用。由于它的热性和成分中带有属土的物质因素，其作用比烈味药较弱，但燥化和防腐作用较强。如：阿魏、波斯阿魏、大戟脂等。

（3）咸味：此味药物使舌感到咸味、不烈、使舌发红，药味渗透较快。此类药物以本身的特性，具有开通阻塞、稀化体液、散发物质、清理生辉、分化体液、洗净器官、防腐、热化作用。但由于成分中的物质处于平和状态，其作用较为平和，甚至比辛味药较弱。如：各种盐类和碱类药物。

（4）酸味：此味药物使舌感到酸味、微烈、使舌迅速积液，药味渗透也较好。此类药物以本身的湿性、寒性、挥发性，具有软化、分化，将药物的功效输送到深远的部位、松懈组织、开通阻塞、顺通血管和管道，使器官生寒的作用。如：葡萄醋、柠檬、罗望子等。

（5）苦味：此味药物使舌感到苦味、使舌面发燥、发硬。此类药物以本身的干寒性和成分中所带的浓性和沉性物质的特性，具有浓化、

固化、收化、敛化、粗化和寒化作用。如：芦荟、胡椒、苦豆子等。

（6）涩味：此味药物使舌感到涩味、使舌面收敛，但不是苦味药那样发燥。此类药物以本身的涩味性的不同，具有固化、浓化、敛化、干化、开胃、止泻和寒化器官的作用。但由于成分中属土的物质较少，干寒性也较弱，故其作用相应的较低。如：诃子、西青果、毛诃子等。

（7）油味：此味药物使舌感到油腻味，使舌面润滑、变软、扩展感。此类药物由于以本身带着水样、气体样和挥发物质，具有湿化、软化、松懈、润滑和调节体液浓稀度的作用，也有一定的热化功能，并有较容易的能加入偏盛体液中的特点。如：各种油类药物等。

（8）甜味：此味药物使舌感到甜味、使舌面保持原状、软润，而且使吸引力（加孜巴）处于向往的状态。此类药物以本身的平和性和成分中所带物质的精粹部分，具有洁肤生辉、松软器官，调节体液浓度、软化、稀化、溶化等作用，有一定的热化功能，较容易的渗入到血液和偏盛体液中的特点。如：蜂蜜、冰糖、葡萄、桑椹、无花果等甜味程度不同的药物。

（9）淡味：此味药物使舌感到淡味、使舌面保持原状、软润等，但是吸引力（加孜巴）处于不向往的状态。此类药物以本身的特性，具有降热、解渴、润滑和软化器官表面等作用。如：阿拉伯胶、松香、乳香等。

4. 矫正药 维吾尔药学中独具特色的用药方法之一。系指某种药对某器官的疾病具有显著疗效，但对另一器官产生不良影响，甚至有害时，为了消除或矫正这一药物的不良反应的用药方法。如：洋茴香虽然对头痛、胃肠疾病很有疗效，但对肠道有害，并引起热性头痛，故为矫正它的这一不良反应，治疗肠道疾病时与小茴香同用；治疗头痛时与斯尔坎吉本（醋糖浆）同用。

5. 代用药 代用药是维吾尔药物学中独具特色的用药方法之一，系指某种药紧缺时，以其他性味、功能和主治相似的药物来代替，加以保证或基本保证用药治疗顺利进行的用药方法。代用药不仅是经过实践验证的，而且具有

一定的用药规律性。以此为据已对绝大多数药物制定了代用药，如：巴旦杏仁无货时，可由油松子来代替；性为二级干热的荜茇根无货时，可代用功能和主治相似，并且性为二级干热的等量胡椒或性为一级干热的一倍量的红花子或性为三级干热的三分之二量秋水仙等。

（二）炮制

1. 常用炮制方法 炮制方法是历代维吾尔药物学家在长期的医疗实践中不断充实和发展起来的。药物炮制方法较多，主要包括以下几种。

（1）净选：通过挑选、筛选、风选、水选等操作，清理土、泥、沙、粪便，除去非药用部位及杂质等。如：取小茴香的种子和皮、去巴旦的壳、刮去马钱子外皮、去掉马钱子胚芽、烧鹿茸毛，等等。

（2）切制：为了便于干燥、研磨、混合、溶出有效成分、贮藏和称量等，对某些药物要进行切成片、丝、段、块等各种规格。如：檀香、高良姜、甘草、藿香、青香兰等。

（3）燥法：根据不同的需求对药物进行干化处理，它一般分为：晒干法、阴干法、烘干法、风干法、炕干法和用石灰进行干燥等。

（4）炒法：系指将药物置在加热容器内用不同的火力进行直接炒或以一定的辅料（大颗粒沙子、油等）进行间接炒方法。分为：炒净法、炒黄法、炒泡法、炒暴法等。炒黄法多用于炒芥子、药西瓜子、红花子、刺蒺藜、芜菁子、槟榔、姜片、核桃、亚麻子、芝麻菜子等；用沙子炒的有贝壳、羊颈部腺、沙龙子、欧榛、马钱子等；用油料炒的有牛鞭、黄诃子、西青果、桃仁、锑等。

（5）去毒法：系指通过采用各种方法来对部分药物进行去毒的方法。由于药物的具体情况不一，故采用的去毒方法也不一。主要有马钱子去毒法、甘草味胶去毒法、孜然去毒法、芦荟去毒法、盒果藤根去毒法、草乌头去毒法、巴豆去毒法、锑去毒法等。

（6）"库西台"法："库西台"维吾尔语直译为烧或致死，系指用一定的器具和辅料或配料，将药物加热炼制的方法。①"各立衣克买提"泥封闭炼法：该法也称装瓶炼法，系指将药物装入瓶内，瓶口盖好，瓶口、瓶外均用红赤土、小麦或大麦粉、动物毛、布条、纸条、蛋清等做的"各立衣克买提"泥封闭，温火加热炼药的方法。此法多用于炼黄金、朱砂、水银、蛋壳、贝壳、宝石、信石、硇砂、吉多果化石、生铁等。②"各立衣克买提"泥包药炼法：系指将药物直接用"各立衣克买提"泥包好后，温火加热炼药的方法。此法多用于炼巴豆、蓖麻子、肉豆蔻、芦荟、轻粉等。③用锅炼法：系指将药物直接放入锅内，温火加热炼药的方法。此法多用于炼明矾、硼砂、珊瑚、珍珠、铜、石膏、信石、硫黄、硝石等。④烟化炼法：系指将药物加热、产生烟气，并将固体化的烟气刮下来备用的方法。具体方法如下：将药物研磨细粉，置于锅内，加热发黄后盖上一个碗，锅与碗接触处放3层浸盐纸条，并用粘土泥封闭；再用沙子填至锅口为止，碗底放两粒大米，并用两块土块压上；先用温火加热1小时，并逐步增加火力，碗底大米发黄时，减低火力，继续用温火加热至大米发黑时停止，将沙子、粘土泥取下后把碗内药粉用刀刮下来备用。此法多用于炼水银、朱砂、雄黄等。⑤加热滴馏法：系指将药物置于锅内，加热，使药物有效成分滴溜的方法。具体方法如下：将药物放在有小洞的瓶内，下面对准馏药罐，药瓶周围加热，使药溶化馏到馏罐瓶内。此法多用于炼轻盐、食盐、硇砂等。

（7）洗法：系指用水等液体将药物洗净的方法。此法多用于矿物类和胶类药物。如：洗青金石、洗拉克、洗石灰、洗祖木热提等。

（8）炙法：系指将药物加入一定的液体（水、药液、粘糖液、盐水、醋、醋糖浆等）中，使液体渗入药物内的一种方法。此法多用于炙孜然、黄金、白银、生铁和各类种子、仁子等。用醋炙的有大黄、黄连、没药、孜然、乳香等；用盐水炙的有补骨子、亚麻车前子、曼陀罗子等；用蜂蜜炙的有麻黄、苦巴旦仁、甘草根、油松子等。

（9）蒸水馏法：系指将药物置于蒸馏锅内，加水、加热，使药物蒸汽冷却的方法。此法多用于取小茴香露、阿育魏实露、玫瑰花露、藿香露、龙葵子露等。

（10）取汁法：系指将药物新鲜时挤取药汁，并进行干化的方法。此法多用于取芦荟汁、大蓟汁、凤仙花汁、大青叶汁、藿香汁、大黄汁、罂粟汁等。

（11）取油法：系指将药物用专门的工具挤压取油汁或浸于液体中溶取油汁或加热后挤取油汁的方法。它分为挤压取油法、浸液取油法、加热取油法等。挤压取油法多用于取芝麻油、黑种草子油、茴香油、肉豆蔻油等；浸液取油法多用于取玫瑰花油、木香油、丁香油、马钱子油、余甘子油、大青叶油等；加热取油法多用于巴豆油、蛋黄油等。

（12）浮沉法：系指将药物倒入水中，使药用部分沉在水下、非用部分浮在水上或药用部分浮在水上、非用部分沉在水下的方法。

（13）取膏法：系指将药物泡在一定的液体中，煎出有效成分，过滤去杂，浓缩成膏状的方法。此法多用于取甘草膏、罂粟壳膏等。

（14）研磨法：系指将药物用专用的研磨工具进行研磨的方法。研磨工具种类较多，有石头，木制，金属，陶瓷，等等。此法多用于量少，较为贵重的药物。如：珍珠、鹿茸、麝香、信石、牛黄、沉香等。

2. 炮制辅料　中药炮制辅料是指具有辅助作用的附加物料，它对主药可起到或增强疗效，或降低毒性，或减轻副作用，或影响主药的理化性质等作用。根据它们存在的形态不同，中药炮制辅料分为液体辅料和固体辅料两大类。

（1）液体辅料：酒（黄酒或白酒）、醋（葡萄醋、苹果醋、榅桲醋、米醋）、油（酥油、巴旦油、羊脂油）、蜂蜜、盐水等。

（2）固体辅料：麸皮、稻米、灶心土、河沙、滑石粉、红土等。

（三）方剂

维吾尔药方剂是在维吾尔医药理论指导下，根据疾病的病因和病症，通过药物的药性和功能，选择一种或多种药物的配伍，从而达到诊治疾病的目的。

1. 方剂的组成　维吾尔医为了达到以下几种目的和几种原因组成一定的方剂。

（1）为了降低某一药物的烈性或毒副作用，需加一些矫正药，组成一定的方剂。如：诃子类药单用时，因其药性较干，容易引起肠梗阻等。为了减轻它的这一副作用，需加一些矫正药，组成名为伊提日非力（诃子）的制剂。

（2）为了增强药物的药力和作用，组成方剂。即病情较重和复杂时，单味药不能纠正较重的病情，故根据病情需加一些有关药物，组成一定的方剂。

（3）起主要作用的药在到达目的并起到作用之前，有可能因某种原因减弱或甚至失去作用时，为了保持它的应有作用，提高它的到达能力，需加一些药物，组成一定的方剂。

（4）起主要作用的药有异味，会引起恶心或呕吐时，为了纠正其他的异味，需加一些药物，组成一定的方剂。

（5）由于所用药物的来源有植物、动物和矿物，为了便于使用，组成一定的方剂。

（6）根据治病的需要，药物的性质，及其制作、保存和运输的要求，组成一定的方剂。

2. 方剂的用量　维吾尔医方剂学中用一定的计算方法来计算和制定方剂的用量。如：为了治疗头晕由薰衣草、阿亚热吉排克拉、药西瓜、阿里红、戎盐等5味药组成某一方剂，要制定出该方剂的一次服用量，是将每一味药的一次用量相加，除以5即可；要制定出它的5次服用，将一次用量乘5即可。方剂中单味药的用量，虽然根据患者的具体情况可以加减使用，但是，维吾尔医古籍中的用量是经过千百年验证的，不宜随意改动。这些维吾尔医方剂古籍，具有一定的法定性和技术指导作用。

（四）制剂和剂型

凡以维吾尔医药学理论为依据，根据历代维吾尔医古籍文献、原卫生部药品标准（维吾尔药分册）、制剂规范或其他有依据的维吾尔药处方，按制备工艺制成具有一定质量标准，用于防病、治病的药品，称为维吾尔药制剂。

根据维吾尔药的性质和治疗的需求，维吾尔药制剂剂型为四大类，即半固体制剂、固体制剂、散状制剂、液状制剂。这里主要介绍维吾尔药常用传统剂型。

1. 半固体制剂　指将一种或几种药研细，混匀，过筛，与一定比例的配料均匀混合，制成的一种固体或半固体制剂，多为内服，也有外用。根据方剂组成、药味、作用、配料、制法、使用部位及形状不同等分为十多种，常用的有以下几种。

（1）买朱尼（蜜膏）：系指方中一种或几种药物研成细粉，混匀，过筛，与一定比例的炼蜜均匀混合，制成的膏状制剂。此类膏剂在维吾尔医中较为常用，如合米日（糖膏）、伊提日非力（诃子膏）、阿亚热吉（苦膏）、塔尔亚克（解毒膏）、朱瓦日西（消食膏）、罗补比（仁膏）、木排日（舒心膏）、罗欧克（舔膏）。

（2）古力坎尼（糖膏）：系指方中药物以一种新鲜植物或新鲜植物花瓣，与一定比例的砂糖或蜂蜜均匀混合、搅拌，制成的一种膏状制剂。方名多以植物或植物的花瓣名称命名。

（3）买日合米（软膏）：系指方中一种或几种药物研成细粉，混匀，过筛，加入适宜的配料（动物脂肪、植物油、蜂蜜等）制成的一种半流体膏状制剂，外用。如孜马地（敷膏）。

2. 固体制剂　指将一种或几种药研成细粉，混匀，过筛，与一定比例的配料（蒸馏水、蜂蜜、玫瑰露、药物黏汁、药物鲜汁、白蜡或动物油等）混合，制成的一种固体制剂。有内服，也有外用的。根据方剂组成、作用、配料、制法、使用部位及形状不同等分为十多种，常用的有以下几种。

（1）库日斯（片）：系指方中一种或几种药物研成细粉，混匀，过筛，加入一定比例的配料（蒸馏水、玫瑰露、药物黏汁等）湿润，通过标准模具或机器压制而成的小圆状固体制剂。

（2）艾比（小丸）：系指方中一种或几种药物研成细粉，混匀，过筛，加入一定比例的配料（蒸馏水、玫瑰露、药物黏汁等）作为黏合剂，用手工或机器制成的小丹状固体制剂。

（3）西亚非（肛门栓）：系指方中一种或几种药物研成细粉，混匀，过筛，加入一定比例的配料（白蜡或羊油等）作为黏合剂，用手工或机器制成的钉状固体制剂。另外还有排提勒衣（耳、鼻栓）、排日孜节（阴道栓）。

3. 散状制剂　指方中一种或几种药物研成细粉，混匀，过筛，加入一定量比例的配料（方糖粉或砂糖粉）制成的粉状制剂。内服或外用。根据制法、使用部位及用法的不同分为近10种，常用的苏福非（散），系指方中一种或几种药物研成细粉，混匀，过筛，加一定比例的配料（方糖粉或砂糖粉）制成的散状制剂。散状制剂可分为口服和外用。外用散状制剂不需要加入配料，常用的有苏努尼（牙粉）、库合力（眼粉）、再如日（撒粉）、努福合（吹粉）等。

4. 液状制剂　指将一种或几种药物，通过煎煮、浸泡、发酵等方法取得药汁，再加入一定比例的配料（蒸馏水、蜂蜜、玫瑰露、葡萄醋、药物鲜汁等），制作的液体状制剂。根据配料、制法、使用部位和用法等不同分为20多种，常用的有以下几种。

（1）谢日比提（糖浆）：系指将一种或几种药物，浸泡在水或某种液体中，温火煎煮，过滤去杂，加入一定比例的配料（砂糖或蜂蜜），再用温火煎沸，制得的液体状制剂。口服。它可分为斯日坎吉本（葡萄醋糖浆）、木热巴衣（果浆）。

（2）买提布合（汤剂）：系指将一种或几种药物，泡在一定比例的水中一昼夜，温火煎剩1/3的液体状制剂。口服。它可分为努库衣（浸泡剂）、罗阿比（黏液剂）。

（3）艾热克（露剂）：系指将一种或几种药物，浸泡在水中，放入特制的或一般的蒸馏锅内，用温火蒸馏出的清澈、芳香的液体状制剂。

（4）帕舒也（擦洗剂）：系指将一种或几种药物，浸泡在一定比例的水中，煎煮，待温，趁热洗头、洗手、洗下身或洗全身的液体状制剂。外用。它可分为热维改尼（油剂）、欧克乃衣或欧木力（灌肠液或灌阴液）、库土日（滴液）、提扎比（酸液）等。

（巴桑伦珠　那生桑　李治建）

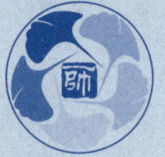

第十章　中药质量管理

保障药品供应是药师最基本的职能之一。保证药品质量是保证患者安全、有效地合理用药的基础。中药质量管理贯穿于药品经营单位和医院药学部门的各岗位。按规定从资质合格的供货商采购合法合格的药品是保证药品质量的首要前提，为保证采购药品在保管过程中的质量，须建立相关药品管理制度，如药品验收、分级管理、药品效期管理、药品贮存管理、药品养护和盘点等制度，并予以落实。

第一节　中药入库验收

（一）中药入库验收要求

根据《药品管理法》《药品经营质量管理规范》《医疗机构药事管理规定》《医疗机构药品监督管理办法（试行）》《医院中药房基本标准》等相关规定，购进药品，应当建立并执行进货检查验收制度，验明药品合格证明和其他标识；不符合规定要求的，不得购进和使用。

购进药品应当逐批验收，并建立真实、完整的药品验收记录。验收人员应当在验收记录上填写验收结论，签署姓名和验收日期。验收记录必须保存至超过药品有效期1年，但不得少于3年。毒性中药饮片、按麻醉类药品管理的中药饮片需双人验收、货到即验，清点验收到最小包装，验收记录双人签字。毒性中药饮片、按麻醉类药品管理的中药饮片入库验收应采用专簿记录。对进出专库（柜）的麻醉药品、第一类精神药品建立专用账册，进出逐笔记录，专用账册的保存期限应当在有效期满之日起不少于5年。

医疗机构中药饮片质量验收负责人应为具有中药学中级及以上专业技术职务任职资格和中药饮片鉴别经验的人员或具有丰富中药饮片鉴别经验的老药工。

（二）中药饮片及中成药验收的常规流程

（1）药品到货时，收货人员应当根据药品贮藏条件核实运输方式是否符合要求，并对照随货同行单（票）和采购记录核对药品，做到票、账、货相符。

随货同行单（票）应当包括供货单位、生产厂商、药品的通用名称、剂型、规格、批号、数量、收货单位、收货地址、发货日期等内容，并加盖供货单位药品出库专用章原印章。

进口中药饮片还需提供加盖供货单位质量管理机构原印章的该批号药品的《进口药品检验报告书》《进口药品注册证》（或《进口药材批件》）的复印件和《进口药品通关单》复印件。

（2）收货人员对符合收货要求的药品，应当按品种特性要求放于相应待验区域，或者设置状态标志，通知验收。验收存放区域实行分区色标管理，用国际通用的红（不合格区）、黄（待验区、退货区）、绿（合格品区、发货区）颜色进行划分。

（3）验收药品应当按照药品批号查验同批号的检验报告书。供货单位为批发企业的，检验报告书应当加盖其质量管理专用章原印章。检验报告书的传递和保存可以采用电子数据形式，但应当保证其合法性和有效性。

（4）验收人员必须严格检查每批中药的外观、包装、性状、质量合格报告等。如饮片包装应完整，无水渍、破损及污染等情况。

（5）中药饮片验收记录应当包括饮片名称、产地、规格、批号、生产日期、等级、生产企业、供货单位、到货数量、价格、购进日期、验收日期、验收结论等内容。

用于中药饮片配方并具有药品批准文号的品种如碧玉散、六一散、黛蛤散、阿胶、鹿角胶、鹿角霜、龟甲胶、黄明胶、人工牛黄、珍珠粉、西瓜霜、鲜竹沥、六神曲、沉香曲等还需要核对批准文号，检查有效期，确保药品入库前的质量。

有失效期或保质期的中药饮片，应检查有效期或保质期，距失效期和保质期少于6个月的一般不应入库。

（6）中成药验收记录应当包括药品通用名称、生产厂商、规格、剂型、批号、生产日期、有效期、批准文号、供货单位、数量、价格、购进日期、验收日期、验收结论等内容。

（7）验收不合格的应当注明不合格事项及处置措施，同发票、随货同行单一起暂放退货区，并报采购员办理退货。验收完毕，验收人员应当在验收记录上签署姓名和验收日期。药品验收流程如下（图10-1-1）。

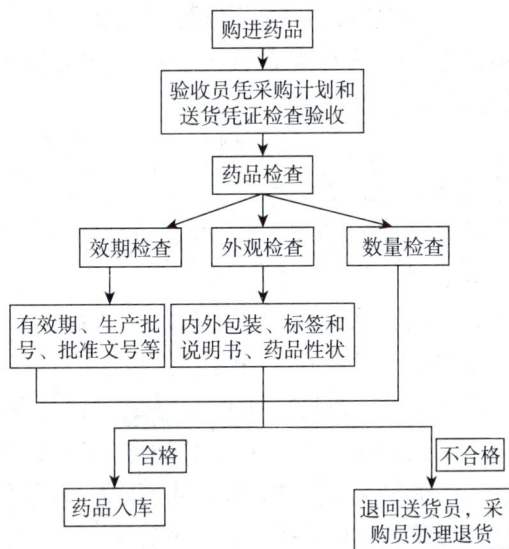

图10-1-1 药品验收流程图

（三）中药验收常见问题分类及处理对策

1. 常见问题分类

（1）中药饮片杂质超标：中药饮片的原材料中大多从植物、动物中选取，如根茎类、树脂类、果实种子类、菌藻类、动物类等。《中国药典》四部"药材和饮片检定通则"要求，药屑及杂质通常不得超过3%。但在验收中药饮片时，常发现药屑、杂质含量超出规定标准，如

泥沙等杂质偏多，常见于药用部位为根茎（或根头）的品种如紫菀或全草的品种如车前草，其所带的泥沙等杂质不易洗净，以及酒黄精、肉苁蓉、炙甘草等含糖类成分较高品种，加工过程容易黏附杂质，还有一些特殊品种如蝉蜕经常黏附泥巴，不易清除。

（2）非药用部位比例偏大：有的中药饮片中掺入非药用部位，如钩藤中掺有不带钩的茎枝，连翘混有大量的枝梗，柴胡、白前地上部分偏多，金银花、菊花带有叶子，荆芥穗、淫羊藿带有茎等非药用部位。另外川贝母中混入同科植物平贝母，这种混杂方式往往很难辨别。

（3）枯或黑片比例较高：枯或黑片是指药材组织部分出现坏死，或氧化，或因某些原因质地发生了变化，出现枯朽或颜色变黑情况，如甘草表面、桑白皮内表皮颜色变黑，玄参质地呈柴性。

（4）中药饮片炮制不规范：中药炮制是根据中医药理论，以药材自身性质，按需加工成中药饮片的过程，炮制不恰当，导致饮片的质量、性质改变，直接影响临床治疗效果。黄精用酒蒸法蒸透后入药，蒸后外观颜色变为棕褐色至黑色，有滋肾润肺，补脾益气的作用，未蒸透黄精表面为黄棕色，没有光泽具有麻味，易刺激咽喉。炮制对蜜炙法饮片的要求是色泽金黄且不粘手，如果用蜜量及炮制不当，就会使饮片生熟不匀，粘结在一起，达不到蜜炙规范要求，影响其临床治疗效果。如蜜紫菀、蜜麻黄粘合成团状，粘手，而且颜色发黑；法半夏、醋香附、制佛手、醋延胡索等品种容易出现炮制不足；三七片可因伤水或蒸制颜色变黑而出现炮制太过；柴胡因切成短段，肉桂因刨得太厚而出现片型不符情况。

（5）硫黄熏蒸过度：硫黄熏蒸不仅可以改善饮片外观，还可以延长保质期，避免中药饮片存放过久而虫蛀，但硫黄熏蒸时间过长，会增加二氧化硫残留，也有可能导致部分饮片的有效成分改变、变质，进而影响疗效，甚至引起中毒。未经熏蒸的饮片颜色较自然本色一般偏暗，倘若发现饮片过于鲜艳，应考虑可能被硫黄熏蒸过，假如不能从颜色上辨别，可通过口尝和鼻闻区分。如在验收中发现硫黄熏蒸的白芷过于鲜艳，闻起来有刺鼻气味。

（6）实物与名称不符：中药材品种与品种之间相互混淆也是常见现象之一，如麦冬与山麦冬、通草与小通草、五味子与南五味子、金银花与山银花、石菖蒲与九节菖蒲等。

（7）饮片贮存不当：中药饮片经历药材采收、加工、贮存、运送等多环节，过程中受湿度、水分、温度、光照、加工、微生物、发酵等各种因素影响，可能导致其质量下降，甚至变质，影响临床疗效。如大黄、泽泻等常被虫蛀；金樱子、巴戟天受潮易发霉或闻起来有霉味；动物类的饮片易生虫、霉变；白芍、白芷、百合、知母等易变色；柏子仁、枸杞子等会有"泛油"现象。

（8）包装破损：中药饮片的外包装要选用与中药饮片性质相适应的包装材料（包材），包装材料符合其质量要求，上面须印有或者贴有标签，有批准文号的须注明，以保障患者的用药安全有效。有的中药饮片外包装材料密封性差且容易破损，使得饮片容易受到污染。夏季温度较高时，袋内会出现生虫、霉变、泛油等现象。如验收时发现川牛膝发霉、大黄生虫；前胡和醋香附因外包装破损而无标签，导致饮片不能使用；沉香和炮山甲等贵细饮片存在装量不足的问题。

2. 处理对策

（1）饮片名称，应使用《中国药典》、各地方的饮片炮制规范等统一规范名称。

（2）小包装中药饮片在验收时除品种、所订规格、数量和质量外，要注意大、中、小包装上标识的一致性，还要注意标识与内装饮片的一致性。

（3）小包装中药饮片是单剂量独立包装，要关注装量差异和饮片含水量，可进行抽查。

（4）为实现包装机械化和自动化，小包装中药饮片在包装前一般经过适度粉碎，片型不如传统散装饮片完整，对少数易生虫长霉的饮片要特别关注。

（5）验收时重视因药材混种错采、基源混淆导致正品中混入伪品的饮片，如药用薏苡仁中混入食用薏苡仁，通草中混入小通草等。

（6）采购渠道需规范，定期、不定期评估中药饮片质量。

第二节 中药的质量变异

一、常见中药质量变异现象

（一）中药饮片常见质量变异现象

中药饮片是中药材经过炮制处理后的制成品，可以直接供应调剂配方、煎制汤剂或作为制剂原料。饮片的质量标准必须严格符合《中华人民共和国药典》《炮制规范》等相关规定。

中药饮片的贮存保管是否妥当，直接影响着饮片的质量、临床疗效及患者安危。因此，做好中药饮片的贮存养护工作至关重要。中药饮片在贮存中由于贮存条件不当，使药物的颜色、气味、形态、内部组织等出现各种各样的变异。常见的变异现象大致可分为以下几种。

1. 虫蛀 虫蛀，是指饮片被虫蛀蚀，从而降低疗效或失去药用价值的现象。虫蛀对中药的危害较为严重，是一种常见的质量异常现象。

蛀虫对饮片的危害通常表现为以下几方面。

（1）蛀虫将饮片蛀成孔洞，严重时饮片内部被蛀空，使饮片重量减少、有效成分损失，降低药物的治疗效果。

（2）蛀虫粪便、分泌物、虫尸、虫皮、虫屑等污染中药饮片。

（3）蛀虫可能携带致病菌、霉菌，从而引起其他危害。

（4）中药饮片被虫蛀之后，有些品种易走油（如当归、党参）而引起质量进一步变质。

淀粉、糖、脂肪、蛋白质等成分，是有利于蛀虫生长繁殖的营养物质，故含上述成分较多的饮片最易生虫，如白芷、北沙参、薏苡仁、柴胡、大黄、鸡内金等。

2. 霉变 霉变，是指饮片受潮后在适宜温度条件下，引发寄生在其表面或内部的霉菌大量繁殖，导致发霉的现象。霉变对饮片的危害仅次于虫蛀。我国地处温带，特别是长江以南地区，夏季炎热、潮湿，饮片最易发霉。霉变饮片不能再供药用。

当霉菌在潮湿的环境下，遇到适宜的温度（20～35℃），即可萌发菌丝，并分泌酵素，侵蚀饮片组织内部，使其腐烂变质、气味走失，而且有效成分也遭到很大的破坏，以致不能药用。凡含有糖类、黏液质、淀粉、蛋白质及油类的饮片较易霉变，如牛膝、天冬、马齿苋、菊花、蕲蛇、五味子、人参、独活、紫菀等。此外中药鲜药因含水量较多，也容易发生霉变。

3. 泛油　泛油习称"走油"，是指因饮片中所含挥发油、油脂、糖类等，在受热、受潮或贮藏保管不善时其表面返软、发黏、颜色变浑、呈现油状物质并发出油败气味的现象。泛油是一种酸败变质现象，影响疗效，甚至可产生不良反应。

含油脂多的饮片，内部油脂易于溢出表面而造成走油现象。一般可分为两种，一种为含挥发油的饮片，其泛油是因挥发油在一定的外界条件下加速外移聚集，随后在外界作用下形成泛油变质，如当归、苍术等；另一种为含脂肪油的饮片，其泛油是因其中的脂肪酸变为游离脂肪酸后才会溢出表面，随后在外界作用下分解、腐败，发生变质，如柏子仁、桃仁、苦杏仁等。另外，含糖量多的饮片，常因受潮而造成返软而"走油"，如牛膝、麦冬、天冬、熟地黄、黄精等。

4. 变色　变色，是指饮片的色泽起了变化，如由浅变深或由鲜变暗等。各种饮片都有其固有的色泽，这也是中药饮片检查中的主要质量标志之一。饮片变色，是由于所含色素受到外界影响（如温度和湿度、日光、霉变、化学药剂的使用、硫黄熏蒸等）使饮片失去了其原有的色泽，影响饮片质量。比如硫黄熏后，产生的二氧化硫遇水成亚硫酸，具有还原作用，可使饮片褪色；再如由于保管不善，某些饮片的颜色由浅变深，如泽泻、白芷、山药、天花粉等；有些饮片由深变浅，如黄芪、黄柏等；有些饮片由鲜艳变暗淡，如红花、菊花、金银花、梅花等花类药。因此，色泽的变化可以直接反映其内在质量。

5. 气味散失　气味散失，是指饮片固有的气味在外界因素的影响下，或贮藏日久气味散失或变淡薄。药物固有的气味，是由其所含的各种成分决定的，主要是由挥发性物质组成，这些成分往往是治病的主要物质，如果气味散失或变淡薄，就会使药性受到影响，从而影响药效。饮片发霉、泛油、变色等，均能使其气

味散失；环境温度过高，使含挥发油的药物如肉桂、沉香等，气味逐渐散失，失去油润而干枯，且温度越高挥发油挥发得越快；豆蔻、砂仁粉碎后气味会逐渐挥发散失。

6. 风化　风化，是指某些含结晶水的无机盐类药物，经与干燥空气接触，日久逐渐失去结晶水，变为非结晶状的无水物质，从而变为粉末状，其质量和药性也随之发生了改变。如胆矾、硼砂、芒硝等。

7. 潮解　潮解，习称返潮、回潮，是指固体饮片吸收潮湿空气中的水分，表面逐渐湿润并慢慢溶化成液体状态的现象。潮解使得饮片功效降低，并难以贮藏。如大青盐、咸秋石、玄明粉等。

8. 粘连　粘连，是指有些固体饮片，由于熔点较低，遇热则发黏而粘结在一起，或含糖分较高的饮片，吸潮后粘结在一起，使原来形态发生改变的现象。如芦荟、没药、乳香、阿魏、鹿角胶、龟甲胶、天冬、熟地黄等。

9. 腐烂　腐烂，是指动植物类饮片，尤其是鲜药，在一定的温湿度下，微生物繁殖生长，从而导致饮片腐烂败坏的现象。如鲜生姜、鲜地黄、鲜芦根、鲜石斛等。饮片一旦出现腐烂现象，即不能再入药。

（二）中成药常见质量变异现象

中成药养护不当也会发生变质，并往往与剂型有关。最常见的变质现象有虫蛀、霉变、酸败、挥发、沉淀等。

1. 虫蛀　虫蛀与原料药的性质及在生产、运输、贮存中受到污染等因素有关，一旦遇到适宜的气候环境就会发生。易虫蛀的常见剂型有蜜丸、水丸、散剂等。

2. 霉变　易霉变的常见剂型有蜜丸、煎膏剂、片剂等。

3. 酸败　易发生酸败的剂型有合剂、酒剂、煎膏剂、糖浆剂、软膏剂等。

4. 挥发　挥发，是指在高温下中成药所含挥发油或乙醇的散失。如芳香水剂、酊剂等。

5. 沉淀　沉淀，是液体制剂的一种常见变质现象。中成药的液体制剂，在温度和 pH 值的影响下易发生沉淀，常见的剂型有药酒、口服液、注射液等。

（三）易发生质量变异的中药品种

易发生质量变异的常用中药饮片品种见表 10 - 2 - 1。

表 10 - 2 - 1 易发生质量变异的常用中药饮片品种

分类品种	饮片
易生虫饮片	党参、人参、南沙参、冬虫夏草、当归、独活、白芷、防风、板蓝根、甘遂、生地黄、泽泻、全瓜蒌、枸杞子、大皂角、桑椹、龙眼肉、核桃仁、莲子、薏苡仁、苦杏仁、青风藤、桑白皮、鹿茸、蕲蛇、鸡内金、菊花、金银花、凌霄花、北沙参、防己、莪术、川贝母、金果榄、佛手、陈皮、砂仁、酸枣仁、红花、闹羊花、蒲黄、芫花、蝉蜕、黄柏、狗肾、地龙、甘草、黄芪、山药、天花粉、桔梗、灵芝、猪苓、茯苓、水蛭、僵蚕、蜈蚣、乌药、葛根、丹参、何首乌、赤芍、苦参、延胡索、升麻、草薢、大黄、肉豆蔻、淡豆豉、柴胡、地榆、川芎、半夏、玉竹、天麻、粉葛、全蝎、天冬、化橘红、月季花、天南星、五加皮、太子参、胖大海、川乌、石菖蒲、芡实、乌梢蛇、火麻仁
易发霉饮片	天冬、牛膝、独活、玉竹、黄精、白果、橘络、全瓜蒌、山茱萸、莲子心、枸杞子、大枣、马齿苋、大蓟、小蓟、大青叶、桑叶、哈蟆油、鹿筋、狗肾、水獭肝、蛤蚧、黄柏、白鲜皮、川槿皮、人参、党参、当归、知母、紫菀、菊花、红花、金银花、白及、木香、五味子、洋金花、蟛蜞、地龙、蕲蛇、蜈蚣、甘草、葛根、山柰、青皮、天南星、五加皮、胖大海、陈皮、川乌、乌梢蛇、巴戟天、栀子、羌活、黄芩、远志
易泛油饮片	独活、火麻仁、核桃仁、榧子、千金子、当归、牛膝、巴豆、狗肾、木香、龙眼肉、橘核、苦杏仁、蟛蜞、前胡、川芎、白术、苍术
易变色饮片	月季花、白梅花、玫瑰花、款冬花、红花、西红花、山茶花、金银花、扁豆花、橘络、佛手、通草、麻黄
易失去气味饮片	广藿香、香薷、紫苏、薄荷、佩兰、荆芥、细辛、肉桂、花椒、月季花、玫瑰花、吴茱萸、八角茴香、丁香、檀香、沉香、厚朴、独活、当归、川芎
易升华饮片	樟脑、薄荷脑、冰片
易软化融化类饮片	松香、芦荟、阿魏、猪胆膏、白胶香、安息香、柿霜、乳香、没药、苏合香
易风化饮片	硼砂、白矾、绿矾、芒硝、胆矾
易潮解饮片	玄明粉、大青盐、绿矾、胆矾、硼砂、咸秋石、盐附子、全蝎、海藻、昆布

二、引起中药质量变异的因素

（一）自身因素对中药质量变异的影响

1. 水分 一般饮片均含有一定量的水分，所含水分又因其组成成分和内部结构不同而存在结晶水、自由水、结合水、吸湿水等，而含水量则与其质量有着密切的关系。如果含水量高于或低于饮片本身应有的水分含量，就易发生质量的变化。水分过高，饮片容易发生虫蛀、霉烂、潮解、粘连等。反之，若水分过低，饮片又会发生风化、气味散失、泛油、干裂、脆化等现象。目前，测定饮片含水量的方法很多，主要有烘干法、甲苯法、减压干燥法、气相色谱法等。

2. 淀粉 淀粉是一种适合蛀虫、霉菌生长的营养基质，同时，含淀粉较多的饮片很容易吸收水分，当表面水分增加时，更便于霉菌、虫卵繁殖，因此淀粉含量高的饮片容易发生虫蛀、霉变。

3. 黏液质 黏液质是一种近似树胶的多糖类物质，它存在于植物细胞中。黏液质遇水后会膨胀发热，既易于发酵，又是微生物、虫卵的营养基质。因此，含黏液质的饮片也易于发霉、生虫。如枸杞子、天冬等。

4. 油脂 油脂是脂肪油和脂肪的总称，分植物性油脂和动物性油脂两大类。含油脂的饮片，若长时间与空气、日光、湿气等接触，或因微生物的作用，会发生氧化反应，继而发生异味、酸败等现象。油脂也易在脂酶影响下水解，形成甘油和脂肪酸而具有异味。如桃仁、苦杏仁、刺猬皮、狗肾等。

5. 挥发油 挥发油在植物类中药饮片中分布较广，特别是伞形科、唇形科、樟科、姜科等，其含量都极为丰富，如白芷、当归、荆芥、薄荷、肉桂、樟脑、姜黄、山柰等。含挥发油的药物，都具有不同的浓郁气味，长期与空气接触，随着油分的挥发，其气味会随之减弱，且在温度较高时，会加速挥发。

6. 色素　一般饮片都含有不同的色素，特别是花类饮片。颜色从外观上反映了饮片的质量，不仅作为鉴别中药品质的重要标志，同时也直接关系到药材加工质量的优劣。但有些色素很不稳定，易受到日光、空气等影响而遭到破坏，受潮后也易发霉变色，如月季花、玫瑰花等。

7. 鞣质　鞣质是广泛存在于中药饮片中的一类分子较大的多元酚类化合物，按化学结构可分为水解鞣质和缩合鞣质。五味子、石榴皮、大黄、丁香等含有水解鞣质，水解鞣质可被酸、碱、酶所催化水解而失去鞣质特性；虎杖、桂皮、四季青、钩藤等含有缩合鞣质，缩合鞣质不能水解但长期接触空气，在酶的影响下容易氧化，缩合成暗红色或更深颜色的鞣红沉淀。因此，含有该类成分的中药饮片，若长期贮存或加工炮制，都会引起颜色变化。

8. 无机化合物　含有无机化合物的矿物类饮片，主要的成分有钠、钙、铁、铜、汞、砷、铅等化合物。这些化合物在外界因素影响下，容易产生物理、化学性的变化。如磁石在空气中久置会失去磁性。

9. 树脂　树脂类中药饮片如乳香、没药、血竭、安息香等，由植物的黏稠汁液采集加工而成。该类饮片软化点、熔点较低，高温贮存或日晒常部分融化、粘连；个别品种如阿魏夏季易吸附水汽，由固态变为黏稠液体；秋冬季又会散失水分，变为黏硬的固体。

（二）环境因素对中药质量变异的影响

除了自身因素会影响中药质量外，药材、饮片、中成药在贮藏过程中，由于受到外界诸多因素的影响，其质量也会不断发生变化。这些外界因素主要有温度、湿度、空气、日光、微生物（霉菌）及害虫等。另外包装容器、保存时间也是影响中成药质量的重要因素。这些因素直接或间接影响药物，使之产生复杂的物理、化学和生物化学的变化。

1. 温度　药物在贮存过程中，外界温度的

改变，对药物变质速度有很大的影响。在常温情况下，贮藏中的中药一般都比较稳定。

当温度升高，害虫和霉菌容易滋生繁殖，饮片容易生虫、霉变；温度还会加速物质分子的运动，促使饮片水分蒸发，以致降低含水量和重量；同时加速氧化、降解等化学反应，促使化学成分迅速变化。贮存温度过高会给饮片带来不利影响，挥发油的挥发会加快，使芳香气味减弱或消失；含糖类及黏液质的饮片就容易发霉、生虫、变质；含油脂成分的饮片因受热容易引起酸败泛油，外表油润的炮制品，因受热和空气的影响易引起外表失润；胶类及树脂类饮片容易变软而粘结成块，如阿胶、乳香等。

但如果温度过低，低于冰点，对某些新鲜的药物如鲜石斛、鲜芦根，或某些含水量较多的药物等，也会产生有害的影响。

2. 湿度　湿度是指空气中含有水蒸气量的程度，也就是空气潮湿的程度。它是影响药物质量的一个极重要因素，不仅可引起药物的物理和化学变化，如含水量、外观形态、化学成分发生改变等，而且能影响微生物的繁殖及害虫的生长。

一般炮制品的绝对含水量应控制在 7% ~ 13%，贮存环境的相对湿度应控制在 35% ~ 75%。当空气相对湿度达到 75%，温度 30℃，很多饮片会加速吸收空气中的水分，而使本身含水量增加，易发生霉变现象，特别是含糖类、黏液质、淀粉类饮片更容易吸潮变质，如天冬、地黄、山药等；一些粉末状药物也易吸潮粘连成块。相对湿度高于 75% 时，多数无机盐类矿物药都容易潮解，如玄明粉、胆矾；盐炙的饮片也容易吸收空气中的水分而变潮，继而生霉，如盐知母等；有些蜜炙饮片，如炙甘草、炙黄芪、炙枇杷叶等，特别容易吸湿粘连，吸湿后饮片表面也容易霉变。但当相对湿度过低时，饮片的含水量又易逐渐降低，含结晶水的药物易失去结晶水而风化。

3. 日光　日光的照射，是使中药变色、气味散失、挥发、风化、泛油的因素之一。日光对某些药物的色素有破坏作用而导致变色，如玫瑰花、月季花、桑叶、益母草等花、叶、草类饮片，在日光照射下颜色变浅，干燥易碎。

直接的日光照射，能促使药物温度增高，发生变化，如含有挥发油的饮片当归、丁香、川芎等易发生气味散失、泛油。但紫外线和热能，却能杀灭霉菌并使过多的水分蒸发，起到散潮防霉的作用。

4. 空气　空气乃是氮、氧、氢和其他气体（氖、臭氧等）的混合物，并混有少量的水蒸气、二氧化碳、灰尘等。其中氧和臭氧对中药的变异起着重要作用，以氧化反应最为主要。如常见的牡丹皮、大黄、黄精等颜色变深，就是因为所含的鞣质、油脂及糖类成分等与空气中的氧气接触而使药物发生变化。某些药物中的挥发油、脂肪油、糖类等成分因氧化、酸败、分解，使药物变质。又如薄荷的变色、气味散失，也是氧化作用的结果。臭氧在空气中的含量虽然微少，但却是一个强氧化剂，可加速中药中有机物质，特别是脂肪油的变质。

此外，药材经炮制加工制成饮片后，与空气接触面积较原药材大，更容易发生泛油、虫蛀、霉变等变异现象。

5. 霉菌　引起中药霉变的霉菌属于真菌中不形成大的子实体的丝状菌类，常寄生于有机体或腐生于粮食、食品、中药或其他产品上使之发霉变质。有的霉菌还可产生毒素，危害人的健康，如黄曲霉毒素、杂色曲霉素、黄绿青霉素、灰黄霉素等。常见的霉菌有黑酵菌、云白酶、绿霉菌、蓝霉菌等几类。一般室温在20～35℃，相对湿度在75%以上，霉菌极易萌发为菌丝，发育滋长，使淡豆豉、瓜蒌、肉苁蓉等饮片发生霉变、腐烂变质而失效。

6. 虫害　温度在18～35℃，药材含水量达13%以上及空气的相对湿度在70%以上时，最利于常见害虫的繁殖生长。尤其是蕲蛇、泽泻、党参、川贝母、莲子等含蛋白质、淀粉、油脂、糖类较多的饮片，易被虫蛀蚀心。

7. 包装容器　包装容器是直接盛装和保护药品的器具。合理选择适当的容器贮藏药品，不仅可以保护药品的完整和清洁，而且还能防止微生物（霉菌）、虫害等的侵蚀，以及避免外界温度、湿度和有害气体、阳光等的影响，保证药品质量。常用的包装有陶瓷容器、玻璃容器、金属容器、木质容器、纸及硬纸包装、塑料包装等。容器密封方法一般有封盖法、塞口法、泥头密封、熔蜡密封、热合密封及粘贴密封等。

不同的包装器具具有不同的理化性质，对所盛药品的影响也不同。金属容易受酸碱及其他化学物质的腐蚀，所以易与金属发生化学反应的药品不宜用金属容器包装；塑料包装应选用无毒塑料包装；故在贮存中药时，必须根据药品理化性质、贮存要求，选择适当的容器，以免影响药品质量。

8. 贮存时间　中药材或饮片，如果贮藏时间过长，会出现质量变化。中成药都有一定的有效期，由于中成药成分复杂，出厂时虽是合格品，但因贮存过程中受内外因素的影响，药品质量会发生不同程度的变化，最终导致不能使用。因此，为保证药品质量，减少损失，保证患者用药安全，药品不宜长时间贮存，要做到先产先出、近效期先出。

第三节　中药贮藏与养护

一、中药贮藏

（一）《中国药典》"凡例"［贮藏］项下对各名词术语的规定

《中华人民共和国药典》简称《中国药典》，是国家监督管理药品质量的法定技术标准。在《中国药典》"凡例"中，对中药［贮藏］项下的各名词术语进行了详细的解释。

［贮藏］项下的规定，系对药品贮藏与保管的基本要求，除矿物药应置干燥洁净处不作具体规定外，一般以下列名词术语表示。

遮光：系指用不透光的容器包装，例如棕色容器或黑色包装材料包裹的无色透明、半透明容器。

避光：系指避免日光直射。

密闭：系指将容器密闭，以防止尘土及异物进入。

密封：系指将容器密封，以防止风化、吸潮、挥发或异物进入。

熔封或严封：系指将容器熔封或用适宜的材料严封，以防止空气和水分的侵入并防止污染。

阴凉处：系指不超过20℃。

凉暗处：系指避光并不超过20℃。

冷处：系指2~10℃。

常温：系指10~30℃。

除另有规定外，[贮藏]项未规定贮存温度的一般系指常温。

（二）中药贮藏对环境的基本要求

《药品经营质量管理规范》(卫生部令第90号)、《药品生产质量管理规范（2010年修订)》(卫生部令第79号)以及《医院中药饮片管理规范》(国中医药发〔2007〕11号)中关于中药贮藏环境的要求如下。

（1）按包装标示的温度要求贮存药品，包装上没有标示具体温度的，按照《中国药典》规定的贮藏要求进行贮存。

（2）贮存药品相对湿度为35%~75%。

（3）贮存药品应当按照要求采取避光、遮光、通风、防潮、防虫、防鼠等措施。

（4）特殊管理的药品应当按照国家有关规定贮存。

（三）中药饮片的贮藏要求

盛装中药饮片的容器应是一个无毒、洁净、不与内容中药饮片发生化学反应，不影响饮片质量的容器。对于含不同性质化学成分或用不同炮制方法炮制的饮片，可根据其具体情况，确定不同的贮存方法。举例如下。

（1）含淀粉多的药材和饮片，如天麻、山药、粉葛、天花粉等，应贮于通风、干燥处，以防虫蛀。

（2）含挥发油多的药材和饮片，如薄荷、当归、川芎、荆芥等，贮藏时室温不可太高，否则容易走失香气或泛油，应置阴凉、干燥处贮存。

（3）含糖分及黏液质较多的饮片，如肉苁蓉、熟地黄、天冬、党参等，应贮于通风干燥处。

（4）种子类药材因炒制后增加了香气，如紫苏子、莱菔子、薏苡仁、白扁豆等，若包装不坚固则易受虫害及鼠咬，故应密闭贮藏于缸、罐中。

（5）动物类药材主要有皮、骨、甲、蛇虫躯体，易生虫和泛油，并且有腥臭气味。应密封保存，四周无鼠洞，并有通风设备，阴凉贮存。

（6）加酒炮制的当归、常山、大黄等饮片，加醋炮制的芫花、大戟、香附、甘遂等饮片，均应贮于密闭容器中，置阴凉处贮存。

（7）盐炙的泽泻、知母、车前子、巴戟天等饮片，很容易吸收空气中的湿气而受潮，若温度过高盐分就会从表面析出，故应贮于密闭容器内，置通风干燥处贮存。

（8）蜜炙的款冬花、甘草、枇杷叶等饮片，易被污染、虫蛀、霉变或鼠咬，通常密闭贮于缸、罐内，并置通风、干燥处贮存，以免吸潮。

（9）某些矿物类饮片如硼砂、芒硝等，在干燥空气中容易失去结晶水而风化，故应贮于密封的缸、罐中，并置于凉爽处贮存。

（10）少数贵重饮片如人参、西洋参、麝香、熊胆、西红花、冬虫夏草等，应与一般饮片分开贮藏，专人管理，并注意防虫、防霉、置阴凉、通风、干燥处贮藏。细贵药品中的麝香，应用瓶装密闭，以防香气走失；牛黄宜瓶装，在梅雨季时放入石灰缸中，以防受潮霉变；人参极易受潮、发霉、虫蛀、泛油、变色，在霉季也应放入石灰箱内贮存等。

（11）毒性中药应严格按照有关的管理规定办理，设专人负责管理，切不可与一般饮片混贮，以免发生意外事故。

（12）易燃的硫黄、火硝等，必须按照消防管理要求，贮存在安全地点。在夏天，应防止自燃。引发自燃的原因主要是含油脂的药材，层层堆置重压，中央产生热量散不出，局部温度增高所致。防止药材自燃的方法主要是药材应干燥，空气要流通，堆垛层间不能太高。

（四）中成药的贮藏要求

中成药有多种剂型，成分、性质也很复杂，所以要针对不同剂型采取不同的保管养护办法，以确保药品质量。现将中成药主要剂型的贮存养护方法介绍如下。

1. 丸剂 丸剂可分为蜜丸、水蜜丸、水丸、糊丸、浓缩丸、蜡丸等。

（1）蜜丸：蜜丸是不易保存的一种剂型。因蜂蜜及药材本身含有少量水分，而且糖及某些成分又是蛀虫极好的营养物质，如果贮存环境潮湿，蜜丸极易吸收空气中的水分而发霉生虫。一般应密封后，贮存于干燥处，应防潮、防霉变、防虫蛀。夏秋季节经常检查，如发现变质者，必须立即拣出。若发现丸药表面吸湿，应立即采取干燥除湿措施。梅雨季节，空气潮湿，也可置于石灰缸或石灰箱内干燥（一般置3~5天）。蜡皮包装的蜜丸，因其性脆易破裂，易软化塌陷，甚至熔化流失，故应防止重压与受热。水蜜丸贮藏要求参照蜜丸。

（2）水丸、糊丸：水丸、糊丸含药物原粉较多，易吸收空气中的水分，容易发生霉变、虫蛀、松碎等。宜密封置于干燥处。

（3）浓缩丸：可同水丸、糊丸一样保管养护，密封贮存。

（4）蜡丸：蜡丸应密封并置阴凉干燥处贮存。

除另有规定外，各种丸剂均应密封贮存，防止受潮、发霉、虫蛀、变质。

2. 散剂 散剂的吸湿性与风化性较显著，故须充分干燥，包装材料防潮性能要好。一般散剂用防潮、韧性大的纸或塑料薄膜包装折口或熔封后，再装入外层袋内、封口。含有挥发性成分的散剂，应用玻璃管或玻璃瓶装，塞紧，沾蜡封口。对含糖、贵重及急救的散剂如紫雪散、安宫牛黄散，宜密封在瓷质、玻璃、金属等容器内，必要时还需置吸潮剂，贮藏较大量散剂时，可酌加防腐剂，以防久贮变质发霉。另外，有些散剂还须避热、避光，防鼠害、虫蛀。除另有规定外，散剂应密闭贮存，含挥发性原料药物或易吸潮原料药物的散剂应密封贮存。

3. 片剂 片剂因含药材粉末或浸膏量较多，因此当气温高时，片剂极易吸潮、松片、裂片以致粘连、霉变等，发现上述现象则不能使用。温度过低，则药片干裂，影响质量。片剂常用无色、棕色玻璃瓶或塑料瓶封口加盖密封，亦可用塑料袋包装密封。片剂应注意贮存环境中温度、湿度及光照的影响。除另有规定外，片剂应密封贮存。

4. 膏剂 膏剂分内服和外用两类。内服的膏剂多称煎膏剂（俗称膏滋）；外用的膏剂分为药膏（软膏剂）和膏药两种。

（1）煎膏剂（膏滋）：如枇杷膏、益母草膏等，若保管不当，可出现结皮、霉变、发酵、变酸、糖晶析出等现象，而不宜药用。除另有规定外，煎膏剂应密封，置阴凉处贮存。

（2）膏药：常含有挥发性药物，如冰片、樟脑、麝香等。若贮存日久，有效成分易散失；贮存环境过热，膏药容易渗出裱褙材料外；贮存环境过冷或吸湿，黏性亦降低，敷贴时容易脱落。除另有规定外，膏药应密闭，置阴凉处贮存。

（3）软膏剂（油膏）：熔点较低，受热后极易熔化，质地变稀薄，会出现外溢现象。软膏种类多，组成复杂，性质各异，其稳定性主要决定于所用基质（脂肪油和植物油）和所含药物的理化属性。除另有规定外，软膏剂应避光，密封贮存。

5. 合剂 合剂成分复杂，久贮容易变质，生产中可加入防腐剂，灌装后密封，置于阴凉处保存。在贮存期间允许有少量轻摇易散的沉淀。除另有规定外，合剂应密封，置阴凉处贮存。

6. 颗粒剂 颗粒剂含有浸膏及一定量的蔗糖，易吸潮，在潮热条件下极易受潮结块、潮解、发霉。无糖型颗粒剂较含糖型颗粒剂潮解情况为轻。除另有规定外，颗粒剂应密封，置干燥处贮存，防止受潮。

7. 胶囊剂 胶囊剂容易吸收水分，轻者可膨胀，胶囊表面浑浊，严重时可发霉、粘连、甚至软化、破裂。胶囊遇热也易软化、粘连，因此贮存温度不宜超过30℃；且过于干燥又易脆裂。贮存湿度应适宜，防止受潮、发霉、变质。除另有规定外，胶囊剂应密封贮存。

8. 糖浆剂 由于糖浆剂中含有蔗糖，其水溶液易被霉菌、酵母菌等污染，使糖浆被分解而酸败、浑浊。应使用深色盛装容器避光保存，灌装后密封，防潮热，防污染。除另有规定外，糖浆剂应密封，避光置干燥处贮存。

9. 注射剂

（1）注射液：注射液易受到光、热影响，

发生氧化、水解、聚合反应，逐渐出现浑浊和沉淀。因此应密封于中性硬质玻璃安瓿中，防冻结，防高热，并应按说明书规定的条件贮藏。

（2）注射用无菌粉末：注射用无菌粉末是用冷冻干燥法或喷雾干燥法制得，易吸潮，发生水解、氧化等反应。因此应密封于西林瓶中，并应按说明书规定的条件贮藏。

除另有规定外，注射剂应避光贮存。

10. 胶剂　胶剂在温度过高或受潮时，会发软发黏，甚者会粘连成团，或发霉变质。若发现胶剂受潮发软，不能曝晒或火烘，可置于石灰缸内保存数日，使之除潮，防止发霉。胶剂应密闭贮存，防止受潮。

11. 酒剂　在贮藏期间允许有少量轻摇易散的沉淀。除另有规定外，酒剂应密封，置阴凉处贮存。

12. 露剂　露剂若包装不严或受热，水溶液内的挥发性物质易于散发，使香味走失，降低疗效，同时也容易生霉和发生大量的絮状沉淀而变质。除另有规定外，露剂应密封，置阴凉处贮存。

13. 栓剂　栓剂的基质是可可豆酯或甘油明胶等低熔点的物质，遇热容易软化变形。当空气中湿度过低时，它又会析出水分而干化。故在贮藏中，应以蜡纸、锡纸包裹，放于纸盒内或装于塑料或玻璃瓶中，注意不要挤压，以免互相接触发生粘连或变形。除另有规定外，应在30℃以下密闭贮存，防止因受热、受潮而变形、发霉、变质。

14. 其他剂型

（1）锭剂：除另有规定外，应密闭，置阴凉干燥处贮存。

（2）贴膏剂：除另有规定外，应密封贮存。

（3）滴丸剂：除另有规定外，应密封贮存。

（4）酊剂：除另有规定外，应置遮光容器内密封，置阴凉处贮存。

（5）流浸膏剂与浸膏剂：除另有规定外，应置遮光容器内密封，流浸膏剂应置阴凉处贮存。

（6）凝胶剂：除另有规定外，应避光，密闭贮存，并应防冻。

（7）茶剂：应密闭贮存；含挥发性及易吸潮药物的茶剂应密封贮存。

（8）搽剂、洗剂、涂膜剂：除另有规定外，搽剂应避光密封贮存，洗剂应密闭贮存，涂膜剂应避光、密闭贮存。

（9）鼻用制剂：除另有规定外，应密闭贮存。

（10）眼用制剂：除另有规定外，应遮光密封贮存。

（11）气雾剂、喷雾剂：除另有规定外，气雾剂应置凉暗处贮存，并避免曝晒、受热、撞击；喷雾剂应避光密封贮存。

二、中药养护

中药养护是研究中药保管及养护的一门综合性技术。现代中药养护是以预防为主，近年来还进一步研究如何防止中药在贮藏养护过程中毒物的污染，以符合21世纪无残毒、无公害绿色中药的要求。

（一）传统养护技术

传统养护技术具有经济、有效、简便易行等优点，是目前饮片贮存养护中重要的基础措施，其方法大致有以下几种。

1. 清洁养护法　搞好中药与仓库的清洁卫生是一切防治工作的基础。由于搞好清洁卫生可以恶化蛀虫的生活条件，杜绝蛀虫滋生，因此清洁卫生是防止仓虫入侵的最基本和最有效的方法。

2. 除湿养护法　通过养护技术来改变库房的小环境，或利用自然吸湿物，如生石灰等在密封不严条件下吸湿，可起到抑制蛀虫和霉菌生长的作用。常用的方法有通风法和吸湿防潮法。

（1）通风法：利用自然气候来调节库房的温湿度，起到降温防潮作用。

合理通风，可使干燥的药物不致受潮。一般应在晴天无雾及室外相对湿度低时开窗开门通风，反之则关窗关门，有条件的应在仓库内安装排风扇或其他通风设备。何时通风应酌情而定，如不考虑库内外温湿度情况，盲目通风则反而会使药物返潮，甚至带来不良后果。

（2）吸湿防潮法：为了保持库房贮存药物

环境的干燥，除采取上述通风法来降低湿度外，也可用除湿机保持环境的干燥，或采用干燥剂来吸收空气或药物中的水分。吸潮方法通常采用以下三种。

①选择条件较好的小库房全部密封后，放入干燥剂，以减少库内湿度，保持贮存环境的干燥。

②选择一定的容器（如缸、罐、皮箱、铁桶、糊封后的木箱等），放入适量的生石灰，用薄木板隔开，上放置药物，以吸收药物的水分，保持其经常干燥。常采用的干燥剂有以下两种。

生石灰块，又名氧化钙，具有取材和使用方便、成本低、吸湿率高等特点，其吸潮率可达 20%～25%，是传统养护方法中一种主要的吸潮剂。

无水氯化钙，是一种白色无定形的固体，呈粒状、块状或粉状。吸潮率可达 100%～120%。氯化钙吸潮后即溶化成液体，将其溶化物放在搪瓷盆内加热，待水分蒸发，仍能恢复固体块状，可重复使用。

③可利用日晒或采用加热烘干，使饮片的水分散失，保持干燥。

3. 密封（密闭）养护法　密封贮藏，早在 1360 年就有详细的记载，并有"十年不坏"之说。在技术发展的今天，它仍然是一种贮藏的基本办法。采用密封或密闭养护的目的是使饮片及其炮制品与外界的温度、湿度、空气、光线、细菌、害虫等隔离，尽量减少这些因素对药物的影响，保持饮片的原有质量，以防虫蛀、霉变。但在密封前饮片的水分不应超过安全值，且无变质现象，否则反而会有利于霉变虫蛀的发生。一般可分为容器密封、罩帐密封和库房密封三类。

（1）容器密封贮藏法：容器密封贮藏，适用于量少、细贵、易变质的中药品种。一般采用缸、罐、坛、瓶、箱、柜、铁桶等容器，密封或密闭贮存。铝制品由于有反辐射热的作用，能隔热，适宜用于高温易发生质变的药材贮藏；玻璃和塑料容器，由于不能避光，不能用于易变色药材的贮藏。容器要有良好的密封性能，无漏孔，清洁干燥，放入药材后要立即封口，并用适当的方法密封。如取用容器中密闭的药

材后，要立即密封，以防吸潮引起变质。传统方法还有用干沙、稻糠、花椒等对遇热敏感的饮片进行密封。

（2）罩帐密封贮藏法：罩帐密封，就是塑料薄膜帐密封，是用密封性能更高的新材料密封，更能增强防霉、防虫的效果。适用于普通大宗药材或饮片量较大时的贮藏。在安全水分内的新药材，以及需较长时间贮存的品种，亦适用该法。密封的办法，分五面罩帐和六面罩帐。

（3）库房密封贮藏法：库房密封，比罩帐密封规模更大。在库房密封贮藏中，从传统的小库房，到现代技术产生的密闭库、密闭小室，密闭性能的差别很大。在密封材料的选择上，可选择油纸、涂裱草纸、油毡纸、塑料薄膜、氯丁胶乳沥青等处理库房，使其具有较强的密封、隔湿、避光等性能。如密封或密闭前后库内湿度较高或因密封、密闭不严，外界潮气会不断侵入，则可加入木炭、硅胶、生石灰等吸湿剂，这样密封和吸湿结合，可取得较好的养护效果。但不宜将高水分品种和低水分品种混同贮藏，以防止高水分品种向低水分品种转移水分，影响低水分品种的安全贮藏。

总之，若饮片品种单一而数量多，库房面积又小的，则宜采用仓库密封法或小室密封法；若中药或炮制品品种数量较多，库房面积又大的，则宜采用薄膜材料包装袋真空密封，分开堆垛的方法；若药房的库存量小，则宜采用缸、坛、罐、玻璃瓶、塑料箱、铁箱（桶）等容器密闭贮存。细料、贵重中药或饮片，除可用容器密封贮存外，还可采用复合薄膜材料包装袋真空密封贮存。对于当归、熟地黄、龙眼肉、党参以及蜜炙品等含糖量较多的药材，可采用薄膜材料密封贮存。此外，当气温逐渐升高，空气中相对湿度增大或当各种霉菌、害虫繁殖生长旺季时，则宜采用密封法或密闭法。

4. 低温养护法　一般蛀虫在环境温度 8～10℃停止活动，在 -8～-4℃进入冬眠状态，温度低于 -4℃经过一定时间，可以使害虫致死。采用低温（2～10℃）贮存饮片，就可以有效防止不宜烘、晾中药的生虫、发霉、变色等变质现象发生。有些贵重中药也多采用低温

养护。

梅雨季节来临时，可将饮片贮藏于冷藏库中，温度以2～10℃为宜，不仅能防霉、防虫、防变色、走油，而且不影响药材品质。由于此法需要一定的设备，费用较大，故主要用于贵重药材，特别是容易霉蛀的药材以及无其他较好办法保管的药材。例如哈蟆油、银耳、人参、菊花、山药、枸杞子、陈皮等也常用此法。冷藏最好在梅雨季前进行，并且过了梅雨季才可以出库，同时温度不能低于2℃，以免影响饮片的质量。

5. 高温养护法 中药蛀虫对高温的抵抗力均很差，因此采用高温（如暴晒或烘烤）贮存中药饮片，可有效地防止虫害的侵袭。一般情况下温度高于40℃，蛀虫就停止发育、繁殖，当温度高于50℃时，蛀虫将在短时间内死亡。但必须注意的是，含挥发油的饮片烘烤时温度不宜超过60℃，以免影响饮片的质量。

6. 对抗贮存法 对抗贮存法也称异性对抗驱虫养护，是采用两种或两种以上药物同贮，相互克制，起到防止虫蛀、霉变作用的养护方法。一般适用于数量不多的药物，如牡丹皮与泽泻、山药同贮，蛤蚧与花椒、吴茱萸或荜澄茄同贮，蕲蛇或白花蛇与花椒或大蒜瓣同贮，土鳖虫与大蒜同贮，人参与细辛同贮，冰片与灯心草同贮，硼砂与绿豆同贮，藏红花（西红花）与冬虫夏草同贮等。还可采用与具有特殊气味的物质密封同贮，如山苍子油、花椒、樟脑、大蒜、白酒等，有时也可达到良好的防蛀、防霉效果。动物、昆虫类饮片，如乌梢蛇、地龙、蛤蚧等；油脂类中药及炮制品，如柏子仁、桃仁、枣仁等；含糖类饮片，如枸杞子、龙眼肉、黄芪、大枣等；贵重饮片，如冬虫夏草、鹿茸等；含挥发油类饮片，如当归、川芎、瓜蒌等；均可喷洒少量95%药用乙醇或50°左右的白酒密封养护，也可达到良好防蛀、防霉效果。

（二）现代养护技术

1. 干燥养护技术 干燥养护技术又可分为远红外加热干燥技术、微波干燥技术等数种。

（1）远红外加热干燥养护法：远红外加热干燥的原理，是被干燥物体的分子吸收由电能转变来的远红外线后产生共振，引起分子、原子的振动和转动，导致物体变热，经过热扩散、蒸发或化学变化，最终达到干燥的目的。中药饮片使用热风烘房干燥时要消耗大量电能，如采用远红外干燥则可以节电20%～50%，效果显著。

利用远红外线加热干燥养护与电力热烘等比较，它有比较明显的优点：

①干燥快，成本低，脱水率高。干燥时间一般为热风干燥的1/10。能降低成本，设备造价低于热风烘房，并节约电能达50%。

②质优良。由于是在密闭箱内进行干燥的，受大气中杂菌污染的机会大为降低，故不但具有较高的杀菌、杀虫及灭卵能力，而且脱水率高，可做到表里同时干燥，避免外焦内湿现象，提高了药材质量，有利于贮存。

但应注意凡不易吸收远红外线的药材或太厚（大于10mm）的药材，均不宜用远红外辐射干燥。

（2）微波干燥养护法：微波干燥依赖于微波加热。微波加热利用的是介质损耗原理，物料中的水分子是极性分子，且水是强烈吸收微波的物质，在微波作用下，其极性取向随外电磁场的变化而变化，致使分子急剧摩擦碰撞，使物料产生热化和膨化等一系列过程而达到加热目的，在此过程中，水分子由物料内部向表面移动，变成水蒸气而被排走，从而迅速完成干燥。但微波加热器温度不宜过高，时间不宜过长，在温度60℃以上时，经1～2分钟即可。

微波干燥养护的优点有以下几种。

①干燥迅速。因微波可深入物料的内部，故只需常规方法的1/100～1/10的时间即可完成加热过程。

②产品质量好。由于加热时间短，则水分吸热量大而排出，而物料本身吸热却很少，不会过热，仍可保持原有的色香味，有效成分也较少破坏，因此产品质量较高。此外，微波还具有消毒作用，有益于防止饮片发霉、生虫。

③加热均匀。由于微波加热是从饮片内部直接进行的，故无论被加热饮片形状如何不规则，加热也可相当均匀，不会有外焦内生、表面硬化等现象产生。

④热效率高。由于热量直接来自干燥物内

部，因此热量在周围大气中损耗极少。

⑤反应灵敏。常规的加热方法如电热、蒸汽、热空气等，达到一定温度需要预热一段时间，而停止加热时，温度下降又需较长时间。采用微波干燥在开机 5 分钟后即可正常运转，而且是自动控制，容易操作。

2. 气调养护技术　气调养护是将药材置于密闭的容器内，对能导致药材发生质变的空气中的氧浓度进行有效的控制，人为地造成低氧状态，或高浓度二氧化碳状态。药材在这样的环境中，不但新的害虫不能产生和侵入，而且原有的害虫将窒息或中毒死亡，微生物的繁殖及药材自身呼吸需要的氧气都受到了抑制，并且阻隔了潮湿空气对药材的影响，从而保证了被贮藏的中药饮片品质的稳定，防止了药材的质变。气调养护不仅可以杀虫、防霉，尚能保持药材原有的色、味，减少成分损失。在高温季节里，还能有效地防止走油、变色等现象发生。气调养护费用低，不污染环境，保存质量好，容易管理，是一项科学而经济的养护方法。

3. $^{60}Co - \gamma$ 射线辐射杀虫灭菌养护技术　应用放射性 ^{60}Co 产生的 γ 射线或加速产生的 β 射线辐照药材时，附着的霉菌、害虫吸收放射能和电荷，很快引起分子电离，从而产生自由基。这种自由基经由分子内或分子间的反应过程，诱发射线化学的各种过程，使机体内的水、蛋白质、核酸、脂肪和碳水化合物等发生不可逆变化，导致生物酶失活，生理生化反应延缓或停止，新陈代谢中断，霉菌和害虫死亡。

辐射杀虫灭菌养护的特点包括：①穿透力强，常温灭菌，效率高，效果显著；②不破坏药材外形；③不会有残留放射性和感生放射性物质，在不超过 1000Rad 的剂量下，不会产生毒性物质和致癌物质；④有些药物辐射后会引起成分变化。

4. 包装防霉养护技术　即将无菌包装用于中药材和饮片的包装。首先将中药材或饮片灭菌，然后把无菌的中药材和饮片放进一个霉菌无法生长的环境，这样由于避免了再次污染的机会，在常温条件下，不需任何防腐剂或冷冻设施，在一段时间内不会发生霉变。值得注意的是，进行这种包装时，一定需要包装环境无

菌、贮存物无菌及包装容器无菌。无菌包装过程中，对产品及容器的灭菌是一个重要的问题。包装容器的种类很多，用在中药材或饮片的包装，目前绝大部分是采用聚乙烯材料。聚乙烯不宜用蒸汽灭菌，最适宜用环氧乙烷混合气体灭菌。

5. 气幕防潮养护技术　气幕，又称气帘或气闸，是装于仓库房门上，配合自动门以防止库内冷空气排出库外、库外热空气又侵入库内的装置。但安装这种气幕，首要条件是在库房结构密封，外界空气无法侵入的情况下进行，不然效果不佳。另外，由于气幕只有防护作用，而没有吸湿作用，因此配合除湿机使用效果更佳。

6. 蒸汽加热养护技术　是利用蒸汽杀灭中药材及饮片中所含的霉菌、杂菌及蛀虫的一种方法。可分为低温长时灭菌、亚高温短时灭菌及超高温瞬时灭菌三种。主要是利用蒸汽来杀死中药材及饮片中所含的霉菌及蛀虫等，具有成本低、投资少、成分损失少及无残留毒物等优点。从能源的节省和对中药成分的破坏上来说，超高温瞬间灭菌技术有其不可比拟的优越性。超高温瞬间灭菌是将灭菌物迅速加热到 150℃，经 2~4 秒钟的瞬间完成灭菌。超高温瞬间灭菌由于灭菌温度高，灭菌时间短，这样加热杀灭微生物的速度比药物成分发生反应的速度来得快，因此药效损失甚微。

7. 气体灭菌养护技术　气体灭菌主要是指环氧乙烷防霉技术及混合气体防霉技术。环氧乙烷是一种气体灭菌杀虫剂，可与细菌蛋白分子中氨基、羟基、酚基或巯基中的活泼氢原子，起加成反应生成羟乙基衍生物，使细菌代谢受阻而产生不可逆的杀灭效果，有较强的扩散性和穿透力，有杀灭各种细菌、霉菌及昆虫、虫卵的作用。但环氧乙烷的沸点较低，有易燃易爆的危险，因此可应用环氧乙烷混合气体，它是由环氧乙烷与氟利昂按国际通用配方组成，具有灭菌效果可靠、安全、操作简便等优点。

8. 中药挥发油熏蒸防霉养护技术　是利用某些中药的挥发油，使其挥发，熏蒸其他中药材或饮片，起到抑菌和灭菌作用的一种方法。具有迅速破坏霉菌结构，使霉菌孢子脱落、分解，从而起到杀灭霉菌，并抑制其繁殖的作用。

对中药表面色泽、气味均无明显改变。其中以荜澄茄、丁香挥发油的效果最佳。

9. 超高压杀菌技术 又称超高压技术、高静压技术，其工作原理为在相对低的温度下（0~40℃），当压力大于200MPa时，小分子的共价键不会受到影响，但是由疏水键和离子键维持的大分子的三级和四级结构会发生改变。利用超高压杀菌技术，将药材放置于超高的静水压力下，处理时间通常从几秒钟到20分钟，药材中的微生物蛋白、酶等会发生不同程度的改变，从而达到杀菌保鲜的作用。超高压的整个处理过程安全、无污染物产生，对环境也非常安全。

10. 植物源天然防霉剂养护技术 植物源天然防腐剂具有广谱高效、抗菌性强、安全无毒、性能稳定的特点。植物产生的次级代谢产物中，尤其是中药材资源中包含很多抑菌防霉的活性成分。目前，来源于柑橘、杜仲、大蒜汁、甘草及竹叶等属的防霉剂已在生产上应用。从现有的研究来看，植物中抑菌防霉的活性化学成分多数集中在酚类、黄酮类以及倍半萜烯类化合物中。

11. 生物防控养护技术 是指采用某些拮抗微生物或其代谢产物防止或避免中药材霉菌侵染的生物防控技术。该技术既能有效防止中药材在贮藏过程中霉变变质，且不会影响中药材的质量，具有安全、无残毒、无公害、对环境友好的特点。已有研究表明，微生物如乳酸菌、酵母菌、芽孢杆菌等都可抑制霉菌的繁殖和真菌毒素的产生。

（刘 力）

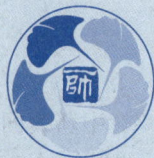

第十一章 中药调剂

第一节 中药处方

一、处方的概念

处方是医疗和药剂配制的重要书面文件。广义的处方概念是指制备任何一种药剂的书面文件；狭义的处方概念是指医师处方。本章所说的处方是指狭义的处方概念，即医师处方的概念。从处方的类别划分，处方包含法定处方、协议处方和医师处方三大类。

处方是指由注册的执业医师和执业助理医师在诊疗活动中为患者开具的、由取得药学专业技术职务任职资格的药学专业技术人员审核、调配、核对，并作为患者用药凭证的医疗文书。处方包括医疗机构病区用药医嘱单。

中药处方是医师辨证论治的书面记录和凭证，反映了医师的辨证立法和用药要求，既是给中药调剂人员的书面通知，又是中药调剂工作的依据，也是计价、统计的凭证，具有法律意义。中药处方包括中药饮片处方、中药配方颗粒处方、中成药（含医疗机构中药制剂）处方。

二、中药处方格式

中药处方内容由三部分组成。

1. 前记 包括医疗机构名称、费别，患者姓名、性别、年龄，门诊或住院病历号，科别或病区和床位号，中医临床诊断及开具日期等，并可添列特殊要求的项目。中医诊断，包括病名和证型（病名不明确的可不写病名），应填写清晰、完整，并与病历记载一致。

2. 正文 以 Rp 或 R（拉丁文 Recipe "请取"的缩写）标示，分列药品名称、数量、用量、用法，中成药还应当标明剂型、规格。

3. 后记 医师签名或者加盖专用签章，药品金额以及审核、调配、核对、发药药师签名或者加盖专用签章。

医疗机构的处方，按规定格式统一印制。不同类别的处方使用不同颜色的纸张印刷。

三、中药饮片处方的常用术语

由于医疗需要，医师为了表达用药意图和要求，在中药处方中常应用不同的术语，对药品的产地、炮制、质量、调剂和煎煮等特殊要求加以注明。

（一）与药名有关的术语

1. 炮制类 采用不同的方法炮制中药，可获得不同的作用和疗效。医师根据医疗需要，提出不同的炮制要求。如酒蒸大黄，能缓和其泻下作用；蜜炙麻黄，能缓和其辛散之性，增强其止咳平喘功效；炒山药，能增强其健脾止泻作用。

2. 修治类 修治是除去杂质和非药用部分，以洁净药材，保证其符合医疗需要。如远志去心，山茱萸去核，乌梢蛇去头、鳞片等。

3. 产地类 中药讲究道地药材，医师在药名前常标明产地。如怀山药、田三七、东阿胶、杭白芍、广藿香、江枳壳、建泽泻、浙麦冬、化橘红等。

4. 品质类 药材的品质优劣直接影响到疗效，历代医家都非常重视药材的质量优劣，医师处方对药品质量提出了要求。如明天麻、子黄芩、左牡蛎、左秦艽、金毛狗脊、鹅枳实、马蹄决明、九孔石决明、净山楂等。

5. 采时、新陈类 药材的质量与采收季节密切相关，有的以新鲜者为佳，有的以陈久者为佳。医师处方对此也有不同要求。如绵茵陈（质嫩）、陈香橼、陈佛手、陈皮、嫩桂枝、鲜芦根、鲜茅根、霜桑叶等。

6. 颜色、气味类 药材的颜色和气味也与质量密切相关。如紫丹参、香白芷、苦杏仁等。

（二）与调剂有关的术语

1. 中药调剂 指调剂人员根据医师处方，按照配方程序和原则，及时、准确地调配和发放药剂的一项操作技术。包括中药饮片调剂和中成药的调剂。中药调剂是中医药学的重要组成部分，古籍中的"和药分剂""合和""合剂"等均属于中药调剂的范畴。中药调剂具有临时调配的特点，调配成的药剂用于防治疾病，保障人民健康。

2. 饮片用量 一般以克（g）为单位，按干品重量计算。使用鲜品时，药品名称前要注明"鲜"。

3. 饮片常规用量 系指成人一日常用剂量，饮片常规用量一般为一个数值范围，如黄芪，9～30g。

4. 脚注 根据治疗的需要和饮片的性质，医师在开具饮片处方时会对某味药物的煎煮方式或用法提出要求，用简明的词语指示药剂人员在调剂时要采取特定的处理方法，是对饮片处方中某单味药的特殊医嘱。脚注的内容包含特殊调剂方法、保存方法、煎法、服法等。

（三）与煎煮有关的术语

1. 特殊煎服法 某味药的特殊煎法属于特殊医嘱，常以脚注的形式进行标注说明，常见的有单包、配方用、先煎、后下、包煎、另煎、打碎、烊化、冲服、兑服、煎汤代水等。药剂人员应按医师注明的要求，认真执行医嘱。

2. 煎药量 煎药应使用符合国家卫生标准的饮用水。煎药量应当根据儿童和成人分别确定。儿童每剂一般煎至100～300ml，成人每剂一般煎至400～600ml，一般每剂按两份等量分装，或遵医嘱。

3. 煎药方法 可以采用传统的煎药器具，如砂锅、不锈钢锅等单剂煎煮，煎药温度一般不超过100℃；也可以采用煎药机，在常压或微压（压力＜0.1Mpa）状态下煎煮药物。中药一般煎取两次或遵医嘱。

第二节 中药饮片调剂

中药饮片调剂流程一般可分为审方、调配、复核和发药四个部分。审方是调配前的准备，复核是确保用药准确安全的关键，发药是药物到患者手中的最后一环，这是一个不可分割的连续过程。

药师调剂处方时必须做到"四查十对"，即查处方，对科别、姓名、年龄；查药品，对药名、剂型、规格、数量；查配伍禁忌，对药品性状、用法用量；查用药合理性，对临床诊断。

一、审方

（一）中药饮片处方审核原则和注意事项

中药饮片处方审核是中药饮片调剂工作中的第一个关键环节，应对处方所写的各项内容进行审核，包括对处方合法性、规范性、适宜性进行审核，未审核通过的中药饮片处方不得进行调配。若经审核判定为合理处方，药师在处方上签名（手工签名，或加盖专用签章，或电子签名），处方经药师签名后进入收费和调配环节。若经审核判定为不合理处方，则提示、建议医师修改、确认或重新开具处方，之后再次进入处方审核流程。处方审核人员应满足以下条件：取得药师及以上药学专业技术职务任职资格；具有3年及以上处方调剂工作经验，接受过处方审核相应岗位的专业知识培训并考核合格。

在审方中必须注意以下几点：

（1）认真审查处方各项内容，包括处方前记、正文、后记是否清晰完整，并确认处方的合法性，对不规范处方或不能判定其合法性的处方不得调剂。对老年人、妊娠期妇女、儿童、肝肾功能异常等特殊人群的用药适宜性进行重点审核，如发现问题，应向处方医生或患者核对。

（2）药师经处方审核后，认为存在用药不适宜时，如有用药不对证、妊娠禁忌、配伍禁忌、超剂量用药、超时间用药、服用方法有误、毒麻药使用违反规定等，应当告知处方医师，请其确认或者重新开具处方。

（3）药师发现严重不合理用药或者用药错

误,应当拒绝调剂,及时告知处方医师,并应当记录,按照有关规定报告。

(4)处方一般当日有效,特殊情况下需延长有效期的,由开具处方的医师注明有效期,但最长不得超过3天。

(5)药师不应擅自涂改医师处方所列的药味、剂量、处方旁注等。

(二)中药饮片处方合法性审核的主要内容

中药饮片处方开具人是否为中医类别医师或其他类别的医师(包括取得省级以上教育行政部门认可的中医、中西医结合、民族医学专业学历或学位的医师,或者参加省级中医药主管部门认可的2年以上西医学习中医培训班(总学时数不少于850学时)并取得相应证书的医师,或者取得《中医(专长)医师资格证书》,并经注册后取得《中医(专长)医师执业证书》者)。麻醉药品是否由取得相应处方权的医师开具。

不符合上述合法性要求的处方审核不予通过。

(三)中药饮片处方规范性审核的主要内容

(1)中药饮片处方是否符合规定的标准和格式,处方医师签名(手工签名或电子签名)或加盖的专用签章是否备案,备案与处方签名或签章是否一致,电子处方是否有处方医师的电子签名。

(2)中药饮片处方前记、正文、后记是否缺项、完整或规范,文字是否正确、清晰、完整,条目是否规范。如不符合以下要求,应明确提示、建议医师完善相应内容,否则审核不通过:

前记:①一般项目包括医疗机构名称、费别、患者姓名、性别、年龄、门诊或住院病历号、科别或病区、床位号和处方日期等;②新生儿、婴幼儿处方是否写明日、月龄,必要时要注明体重;③中医诊断包括中医病名(病名不明确的可不写病名)和中医证型,应填写清晰、完整,并与病历记载一致。

正文:包括中药饮片名称、剂量、剂数、用法。①处方开具时应使用规范的中药饮片处方用名,不宜以中药饮片别名、并开名代替中

药饮片处方用名;②中药饮片处方书写应体现"君、臣、佐、使"的特点要求;③剂量使用法定剂量单位,用阿拉伯数字书写,原则上应以克(g)为单位,"g"(单位名称)紧随数值后;④调剂、煎煮的特殊要求应注明在药名右上方;⑤对饮片的产地、炮制有特殊要求的,应在药品名称之前写明;⑥根据整张处方中药味多少选择每行排列的药味数,并原则上要求横排及上下排列整齐;⑦中药饮片剂数应以"剂"为单位;⑧处方用法紧随剂数之后,包括每日剂量、采用剂型(水煎煮、酒泡、打粉、制丸、装胶囊等)、每剂分几次服用、给药途径(内服、外用等)、服用要求(温服、凉服、顿服、慢服、饭前服、饭后服、空腹服等)等内容。

后记:①医师签名(手工签名或电子签名)或加盖专用签章;②药品金额;③处方修改处是否签名并注明修改日期。

处方用量:处方是否超过7日用量,急诊处方是否超过3日用量,若处方超规定用量,应明确提示、建议医师修改处方;对于某些慢性病、老年病或特殊情况,处方用量可适当延长,但需审核医师是否在处方中注明理由;对符合开具长期处方条件的慢性病患者处方用量是否按照《长期处方管理规范》执行。

(3)特殊药品:①毒性中药处方应符合《处方管理办法》《医疗用毒性药品管理办法》的相关要求。若出现内服时超剂量使用或一次处方超过两日极量,应明确提示并建议医师修改处方,否则不予审核通过。②麻醉药品处方应符合《处方管理办法》《医疗机构麻醉药品、第一类精神药品管理规定》的相关要求,开具淡红色处方,并注明患者身份证明编号、代办人姓名与身份证明编号等。按麻醉药管理的饮片只有一味罂粟壳。每张处方中若出现罂粟壳且未有其他群药,或超过3日用量,或成人一次的常用量超过6g,或连续使用超过7天,应明确提示并建议医师修改处方,因病情确需使用,须经医师再次确认签字后予以审核通过。

(4)中药饮片处方是否单独开具,未与西药、中成药、中药配方颗粒开具在同一张处方上。未单独开具的中药饮片处方,应明确提示、

建议医师重新开具处方，否则不予审核通过。

（四）中药饮片处方适宜性审核的主要内容

1. 辨证选用方剂 中药饮片处方用药与中医诊断（病名和证型）是否相符，包括"适应症不适宜"和"无适应症用药"。中药饮片使用与病名相符与证型不符，属于适应症不适宜；中药饮片使用与疾病、疾病并发症、证型均不符合，属于无适应症用药。对于明显存在"适应症不适宜"和"无适应症用药"的情况，应明确提示并建议医师修改处方。如小柴胡汤和解少阳，用于少阳证；四逆散和逍遥散调和肝脾，用于肝脾不调证；半夏泻心汤调和寒热，用于寒热错杂之痞证；白虎汤清气分热，用于阳明气分热盛证；清营汤清营凉血，用于热入营血证；黄连解毒汤和普济消毒饮清热解毒，分别用于三焦火毒证和大头瘟；导赤散清心利水养阴，用于心经火热证和心火下移小肠证；龙胆泻肝汤清肝胆实火和肝胆湿热，用于肝胆实火上炎证和肝胆湿热下注证等。

2. 品种选择 应审核中药基原或炮制品选择合理性。对明显存在用药不适宜，应明确提示并建议医师修改处方。如：黄芪功可补气升阳、固表止汗，补中益气汤补气升阳，方中宜用炙黄芪；玉屏风散固表止汗，方中宜用生黄芪。当归功可活血养血，桃红四物汤活血行瘀，方中宜用酒当归；当归补血汤补气生血，方中宜用生当归。大黄功可泻下攻积、清热泻火、凉血解毒、逐瘀通经，大承气汤泻下用生大黄；大黄䗪虫丸或加减方破瘀消癥则宜用熟大黄。黄连有生黄连、姜黄连、萸黄连之分，泻心汤泻火解毒，用生黄连；香连丸清热化湿、行气止痛，宜用萸黄连。知母功可清热，白虎汤用于外感热病，方中用生知母；大补阴丸、知柏地黄丸等用于阴虚火旺证，方中宜用盐炙知母。半夏生用有毒，一般都制用，最常见的有法半夏、姜半夏、清半夏，都有化痰功效，但姜半夏能温中降逆，故香砂六君丸、温胆汤、小陷胸汤用姜半夏；小青龙汤治疗痰多咳喘病证，用法半夏为宜。

此外还应审核儿童中药饮片处方选择毒副作用较大或含有对小儿有特殊毒副作用成分的

中药饮片合理性、患有多种慢性疾病的老年人选择的中药饮片合理性、肝肾功能不全的患者使用可能损害肝肾功能的中药饮片合理性、哺乳期患者选择使用影响乳汁分泌或经乳汁排泄而对婴幼儿可造成不良影响的中药饮片合理性。对明显存在用药不适宜的情况，应明确提示并建议医师修改处方。

3. 用法用量 主要审核中药饮片处方中单味药剂量、给药途径、给药时间、给药次数、疗程以及药味数偏多的合理性。

（1）不宜入汤剂内服的中药饮片入汤剂内服使用时，应明确提示并建议医师修改处方。若因病情确需使用，医师双签字确认后予以审核通过。

（2）单味中药饮片剂量应按照《中华人民共和国药典》《全国中药饮片炮制规范》及各省市中药饮片炮制规范相关饮片项下的规定剂量即成人一日常用剂量开具，一般情况下新生儿为成人量的1/6，乳婴儿为成人量的1/3～1/2，幼儿及幼童为成人量的2/3或用成人量，学龄儿童用成人量。60岁以上老年人为成人量的1/2～3/4。

若因病情确需使用，医师双签字确认后予以审核通过。

（3）有毒中药饮片的单味剂量若超出《中华人民共和国药典》《全国中药饮片炮制规范》及各省市中药饮片炮制规范相关饮片项下的剂量上限或一次处方超过两日极量时，应明确提示并建议医师修改处方。若因病情确需超量使用，应由医师再次确认签字后予以审核通过。

国务院1988年12月27日颁布《医疗用毒性药品管理办法》中规定的毒性中药和原国家食品药品监督管理总局、公安部、原国家卫生计生委于2013年11月11日联合公布《麻醉药品品种目录（2013年版）》列出的医疗配方使用的罂粟壳都属于特殊管理的中药饮片。对含这类饮片的处方调剂、使用时应按照《医疗用毒性药品管理办法》《麻醉药品和精神药品管理条例》及国家中医药管理局2007年3月12日发布的《医院中药饮片管理规范》的规定执行。

毒性中药系指毒性剧烈，治疗剂量与中毒

剂量相近，使用不当会致人中毒或死亡的中药。毒性中药品种有27种，包括：砒石（红砒，白砒）、砒霜、水银、雄黄、轻粉、红粉、白降丹、生川乌、生草乌、生白附子、生附子、生半夏、生天南星、生狼毒、生甘遂、生藤黄、洋金花、闹羊花、雪上一枝蒿、斑蝥、青娘虫、红娘虫、蟾酥、生马钱子、生巴豆、生千金子、生天仙子。具体内容见表11-2-1。

表11-2-1　27种毒性中药品种的用法用量

名称	用法用量	注意事项
红粉	外用适量，研极细粉单用或与其他药味配伍成散剂或制成药捻	只可外用，不可内服。外用亦不宜久用；孕妇禁用
闹羊花	内服，0.6~1.5g，浸酒或入丸散。外用适量，煎水洗	不宜多服、久服。体虚者及孕妇禁用
轻粉	外用适量，研末掺敷患处。内服每次0.1~0.2g，一日1~2次，多入丸剂或装胶囊服，服后漱口	不可过量；内服慎用；孕妇禁用
洋金花	内服，0.3~0.6g，宜入丸散；亦可作卷烟分次燃吸（一日用量不超过1.5g）。外用适量	孕妇、外感及痰热咳喘、青光眼、高血压及心动过速患者禁用
斑蝥	内服，0.03~0.06g，多炮制后入丸散用。外用适量，研末或浸酒醋，或制油膏涂敷患处	内服慎用；孕妇禁用。不宜大面积外用
雄黄	0.05~0.1g，入丸散用。外用适量，熏涂患处	内服宜慎；不可久用；孕妇禁用
蟾酥	0.015~0.03g，多入丸散。外用适量	孕妇慎用
砒石（红砒，白砒）*、砒霜	内服0.002~0.004g，入丸散。外用适量，研末撒、调敷或入膏药中贴之	毒性大，用时宜慎；不宜与水银同用；体虚及孕妇忌服
水银	外用适量	不宜与砒石同用。本品有大毒，不宜内服；孕妇忌用。外用不宜过多或久用
白降丹*	外用适量，研末调敷或作药捻	不可内服，具腐蚀性
生草乌	一般炮制后用	生品内服宜慎；孕妇禁用；不宜与半夏、瓜蒌、瓜蒌子、瓜蒌皮、天花粉、川贝母、浙贝母、平贝母、伊贝母、湖北贝母、白蔹、白及同用
生附子	3~15g。先煎，久煎	孕妇慎用；不宜与半夏、瓜蒌、瓜蒌子、瓜蒌皮、天花粉、川贝母、浙贝母、平贝母、伊贝母、湖北贝母、白蔹、白及同用
生白附子	3~6g。一般炮制后用。外用生品适量捣烂，熬膏或研末以酒调敷患处	孕妇慎用；生品内服宜慎
生半夏	内服一般炮制后用。外用生品适量，磨汁涂或研末以酒调敷患处	不宜与乌头类药材同用；生品内服宜慎
生巴豆	外用适量，研末涂患处，或捣烂以纱布包擦患处	孕妇禁用，不宜与牵牛子同用
生千金子	内服，1~2g，去壳，去油，多入丸散服。外用适量，捣烂敷患处	孕妇禁用
生甘遂	内服，0.5~1.5g，炮制后多入丸散用。外用适量，生用	孕妇禁用，不宜与甘草同用
生狼毒△	熬膏外敷	不宜与密陀僧同用
生藤黄△	内服，0.3~0.6g。外用适量	内服慎用
生天仙子	内服，0.06~0.6g	心脏病、心动过速、青光眼患者及孕妇禁用
青娘虫*	内服，0.03~0.06g，多入丸散用。外用适量	体虚及孕妇忌服
红娘虫*	内服，0.1~0.3g，多入丸散用。外用适量	体虚及孕妇忌服

名称	用法用量	注意事项
生马钱子	内服，0.3~0.6g，炮制后入丸散	孕妇禁用；不宜生用；不宜多服久服；运动员慎用；有毒成分能经皮肤吸收，外用不宜大面积涂敷
生川乌	一般炮制后用	同生草乌
雪上一枝蒿*	内服研末，0.06~0.12g，或浸酒外用适量，酒磨敷	未经炮制，不宜内服；服药期间，忌食生冷、豆类及牛羊肉
生天南星	外用生品适量，研末以酒或醋调敷患处	孕妇慎用；生品内服宜慎

注：带 * 者为现行版《中国药典》（一部）未收载品种，带△者为原卫生部部颁《药品标准》(1992年）收载品种。

按麻醉药管理的饮片罂粟壳必须凭有麻醉药处方权的执业医师签名的淡红色麻醉药处方方可调配，且于群药中，每张处方不得超过三日用量，连续使用不得超过7天，成人一次的常用量为每天3~6g。

《中国药典》（现行版）载有毒性药材和饮片共计83种，其中有大毒的药材和饮片10种，如川乌、马钱子（马钱子粉）、天仙子、巴豆（巴豆霜）、草乌、斑蝥等；有毒的药材和饮片42种，如三颗针、山豆根、天南星（制天南星）、木鳖子、附子、雄黄等；有小毒的药材和饮片31种，如土鳖虫、川楝子、苦杏仁、北豆根、重楼、蛇床子等。见表11-2-2。

表11-2-2　《中国药典》（现行版）收载毒性药材和饮片的用法用量

序号	药品名称	毒性	用法用量	妊娠禁忌	其他注意事项
1	丁公藤	小毒	3~6g。用于配制酒剂，内服或外搽	禁用	有强烈的发汗作用，虚弱者慎用
2	九里香	小毒	6~12g		
3	土鳖虫	小毒	3~10g	禁用	
4	大皂角	小毒	1~1.5g。多入丸散用。外用适量，研末吹鼻取嚏或研末调敷患处	忌服	咯血及吐血者忌用
5	小叶莲	小毒	3~9g。多入丸散用		
6	川楝子	小毒	5~10g。外用适量，研末调涂		
7	飞扬草	小毒	6~9g。外用适量，煎水洗	慎用	
8	水蛭	小毒	1~3g	禁用	
9	北豆根	小毒	3~9g		
10	艾叶	小毒	3~9g。外用适量，供灸治或熏洗用		
11	地枫皮	小毒	6~9g		
12	红大戟	小毒	1.5~3g。入丸散服，每次1g；内服醋制用。外用适量，生用	禁用	
13	两面针	小毒	5~10g。外用适量，研末调敷或煎水洗患处		不能过量，忌以酸味食物同服
14	吴茱萸	小毒	2~5g。外用适量		
15	苦木	小毒	枝3~4.5g；叶1~3g。外用适量		
16	苦杏仁	小毒	5~10g。生品入煎剂后下		内服不宜过量
17	金铁锁	小毒	0.1~0.3g。多入丸散服。外用适量	慎用	
18	南鹤虱	小毒	3~9g		

续表

序号	药品名称	毒性	用法用量	妊娠禁忌	其他注意事项
19	急性子	小毒	3～5g	慎用	
20	草乌叶	小毒	1～1.2g。多入丸散	慎用	
21	重楼	小毒	3～9g。外用适量,研末调敷		
22	鸦胆子	小毒	0.5～2g。龙眼肉包裹或入胶囊吞服。外用适量		
23	猪牙皂	小毒	1～1.5g。多入丸散。外用适量,研末吹鼻取嚏或研末调敷患处	禁用	咯血、吐血者禁用
24	绵马贯众	小毒	4.5～9g		
25	绵马贯众炭	小毒	5～10g		
26	蛇床子	小毒	3～10g。外用适量,多煎汤熏洗,或研末调敷		
27	紫萁贯众	小毒	5～9g		
28	蒺藜	小毒	6～10g		
29	榼藤子	小毒	10～15g		不宜生用
30	鹤虱	小毒	3～9g		
31	翼首草	小毒	1～3g		
32	三颗针	有毒	9～15g		
33	千金子	有毒	1～2g。去壳去油用,多入丸散服。外用适量,捣烂敷患处	禁用	
34	千金子霜	有毒	0.5～1g。多入丸散服。外用适量	禁用	
35	土荆皮	有毒	外用适量,醋或酒浸涂擦,或研末调涂患处		
36	山豆根	有毒	3～6g		
37	干漆	有毒	2～5g	禁用	对漆过敏者禁用
38	天南星	有毒	外用生品适量,研末以醋或酒调敷患处	慎用	生品内服宜慎
39	木鳖子	有毒	0.9～1.2g。外用适量,研末,用油或醋调涂患处	慎用	
40	仙茅	有毒	3～10g		
41	半夏	有毒	内服一般炮制后使用,3～9g。外用适量,磨汁涂或研末以酒调敷患处		不宜与川乌、制川乌、草乌、制草乌、附子同用;生品内服宜慎
42	甘遂	有毒	0.5～1.5g。炮制后多入丸散用。外用适量,生用	禁用	不宜与甘草同用
43	白附子	有毒	3～6g。一般炮制后用。外用生品适量捣烂,熬膏或研末以酒调敷患处	慎用	生品内服宜慎
44	白屈菜	有毒	9～18g		
45	白果	有毒	5～10g		生食有毒
46	全蝎	有毒	3～6g	禁用	
47	华山参	有毒	0.1～0.2g	慎用	不宜多服;青光眼者禁服;前列腺重度肥大者慎用

续表

序号	药品名称	毒性	用法用量	妊娠禁忌	其他注意事项
48	朱砂	有毒	0.1～0.5g。多入丸散，不宜入煎剂。外用适量	禁用	不宜少量久服或大量服，肝肾功能不全者禁服
49	两头尖	有毒	1～3g。外用适量	禁用	
50	芫花	有毒	1.5～3g。醋芫花研末吞服，每日1次，每次0.6～0.9g。外用适量	禁用	不宜与甘草同用
51	苍耳子	有毒	3～10g		
52	附子	有毒	3～15g。先煎，久煎	慎用	不宜与半夏、瓜蒌、瓜蒌子、瓜蒌皮、天花粉、川贝母、浙贝母、平贝母、伊贝母、湖北贝母、白蔹、白及同用
53	京大戟	有毒	1.5～3g。入丸散服，每次1g；内服醋制用。外用适量，生用	禁用	不宜与甘草同用
54	制川乌	有毒	1.5～3g。先煎，久煎	慎用	不宜与半夏、瓜蒌、瓜蒌子、瓜蒌皮、天花粉、川贝母、浙贝母、平贝母、伊贝母、湖北贝母、白蔹、白及同用
55	制天南星	有毒	3～9g	慎用	
56	制草乌	有毒	1.5～3g。先煎，久煎	慎用	不宜与半夏、瓜蒌、瓜蒌子、瓜蒌皮、天花粉、川贝母、浙贝母、平贝母、伊贝母、湖北贝母、白蔹、白及同用
57	苦楝皮	有毒	3～6g。外用适量，研末，用猪脂调敷患处	慎用	肝肾功能不全者慎用
58	金钱白花蛇	有毒	2～5g。研粉吞服，1～1.5g		
59	洋金花	有毒	0.3～0.6g。宜入丸散；亦可作卷烟分次燃吸（不超过1.5g/d）。外用适量	禁用	外感及痰热咳喘、青光眼、高血压及心动过速者禁用
60	牵牛子	有毒	3～6g。入丸散服，每次1.5～3g	禁用	不宜与巴豆、巴豆霜同用
61	轻粉	有毒	内服每次0.1～0.2g，每日1～2次。多入丸剂或装胶囊服，服后漱口。外用适量，研末掺敷患处	禁服	不可过量，内服慎用
62	香加皮	有毒	3～6g		不宜过量
63	狼毒	有毒	熬膏外用		不宜与密陀僧同用
64	臭灵丹草	有毒	9～15g		
65	商陆	有毒	3～9g。外用适量，煎汤熏洗	禁用	
66	常山	有毒	5～9g	慎用	有催吐副作用，量不宜过大
67	硫黄	有毒	1.5～3g。炮制后入丸散服。外用适量，研末油调涂敷患处	慎用	不宜与芒硝、玄明粉同用
68	雄黄	有毒	0.05～0.1g。入丸散用。外用适量，熏涂患处	禁用	内服宜慎，不可久用
69	蓖麻子	有毒	2～5g。外用适量		
70	蜈蚣	有毒	3～5g	禁用	

续表

序号	药品名称	毒性	用法用量	妊娠禁忌	其他注意事项
71	罂粟壳	有毒	3 ~ 6g	禁用	易成瘾，不宜常服；儿童禁用；运动员慎用
72	蕲蛇	有毒	3 ~ 9g。研末吞服，每次 1 ~ 1.5g，每日 2 ~ 3 次		
73	蟾酥	有毒	0.015 ~ 0.03g。多入丸散。外用适量	慎用	
74	川乌	大毒	一般炮制后用	禁用	生品内服宜慎，不宜与半夏、瓜蒌、瓜蒌子、瓜蒌皮、天花粉、川贝母、浙贝母、平贝母、伊贝母、湖北贝母、白蔹、白及同用
75	马钱子	大毒	0.3 ~ 0.6g。炮制后入丸散	禁用	不宜多服久服、生用；运动员慎用；有毒成分能经皮肤吸收，外用不宜大面积涂敷
76	马钱子粉	大毒	0.3 ~ 0.6g。入丸散	禁用	不宜多服久服、生用；运动员慎用；有毒成分能经皮肤吸收，外用不宜大面积涂敷
77	天仙子	大毒	0.06 ~ 0.6g	禁用	心脏病、心动过速、青光眼者禁用
78	巴豆	大毒	外用适量，研末涂患处，或捣烂以纱布包擦患处	禁用	不宜与牵牛子同用
79	巴豆霜	大毒	0.1 ~ 0.3g。多入丸散用。外用适量	禁用	不宜与牵牛子同用
80	红粉	大毒	外用适量，研极细粉单用或与其他药味配成散剂或制成药捻	禁用	只外用，不内服，亦不宜久用
81	闹羊花	大毒	0.6 ~ 1.5g。浸酒或入丸散。外用适量，煎水洗	禁用	体虚者禁用，不宜多服久服
82	草乌	大毒	一般炮制后用	禁用	生品内服宜慎；不宜与半夏、瓜蒌、瓜蒌子、瓜蒌皮、天花粉、川贝母、浙贝母、平贝母、伊贝母、湖北贝母、白蔹、白及同用
83	斑蝥	大毒	0.03 ~ 0.06g。炮制后多入丸散用。外用适量，研末或浸酒醋，或制油膏涂敷患处，不宜大面积用	禁用	内服慎用

处方药味的多少和剂量的大小不是整齐划一和一成不变的，往往因疾病种类、病情轻重、用药目的、治疗思路、学术流派等的不同而呈现不同的特征。如白芍在起缓急止痛作用时用量偏大，在起平抑肝阳作用时往往用量中等，在用于柔肝健脾时用量最小。又如柴胡在小柴胡汤中为君药，主透邪外出，用量大于其他药一倍有余；在逍遥散中主疏肝解郁为臣药，用量与各药相等；在补中益气汤中起升举清阳作用为佐药，用量偏小。

（4）饮片处方的服用

①内服汤剂

药液温度：一般汤剂应在温而不凉时服用，但热性病者应冷服，而寒性病者应热服。如发散风寒药最好热服，服后避风寒，遍身微微出汗为宜。

服用次数：每剂药物一般煎药汁 2 次，分头煎、二煎，有些滋补药也可以煎 3 次。可将头煎、二煎药汁混合后分服，也可将两次所煎药汁顿服、分数次服等，需视病情不同而分别对待。若遇到患急性病，或高热不退、四肢冰冷等病情危急的患者，应以重剂量急救，可以一日2~3剂，并且昼夜观察酌情增减。如病缓者一天服一剂，病情紧急者可一次顿服，重病、急病者可隔4小时服药1次，以使药效持续。呕吐的患者或小儿宜小量频服。遇到复杂病理变化须根据医嘱或特定服法，以适应病情的需要。代茶饮则不拘时频服。

服药时间：药品治疗疾病有不同的特点，根据病情和药效，服药时间有饭前、饭后和早晚的区别。一般药物宜于饭后服，滋补药宜饭前服，驱虫和泻下药宜空腹服，安眠药宜睡前服，抗疟药宜在发作前1~2小时服用，健胃药和对胃肠刺激性较大的药物宜饭后服。无论饭前或饭后服药，均应略有间隔，以免影响疗效。重病者不拘时间，迅速服用，有的也可煎汤代茶饮。昏迷的患者吞咽困难可用鼻饲法。总之，应根据病情需要和药物性能确定不同的服药时间，以便取得好的治疗效果。

②外用汤剂

汤剂的外用，主要是利用药物与皮肤接触从而达到"外治内效"。常见的有熏蒸法，即以药物加水煎汤利用"蒸汽"来熏蒸局部或肌体。洗浸法则用适当药物煎液或浸液来洗浸，洗浸是传统的"药浴"方法。如皮肤病的疥疮湿癣，可用苦参、地肤子、野菊花、豨莶草等药物煎洗患处，从而达到除湿止痒、杀虫解毒的目的。汤剂外治多取其温通经络、活血止痛、止痒以及康复健身等作用。有些外治的疗效还优于内服。

其他外用方法，如研末外敷、熬膏调敷等方法也很常用。

4. 中药饮片处方药味的脚注 处方药味在调剂、煎法、用法等方面的特殊医嘱，往往以脚注的形式标注在药味的右上角，是实现全方用药目的的不可或缺的重要部分。特殊调剂医嘱内容可见用时捣（打）碎、用时破开或去核等；特殊煎法医嘱内容可见先煎、后下、不宜久煎、包煎、烊化、另煎、沸水泡服等；内服特殊医嘱包括兑服、冲服、研粉吞服，入丸散服等，外用特殊医嘱包括配制酒剂、醋或酒浸、煎水、捣烂、研粉、熬膏、磨汁、醋蒸等方法制备后，外搽、外擦、外敷、点敷、漱口、洗目、熏洗、油或醋调敷、吹鼻、吹喉等。这些脚注中的特殊医嘱往往对药效的发挥和用药安全起至关重要的作用，是处方审核的重要内容，其中有许多含脚注的药味在调剂时需要单独包装，方便后续的特殊操作。现行版《中国药典》收载特殊调剂、特殊煎法和用法见表11-2-3。

表11-2-3 饮片的特殊调剂、内服特殊煎法和特殊用法、外用方法

名称	特殊调剂	内服特殊煎法和特殊用法	外用方法
丁公藤		配制酒剂内服	配制酒剂外搽
丁香	用时捣碎		研末外敷
人工牛黄		多做配方用	外用适量，敷患处
人参	或用时粉碎、捣碎	另煎兑服，也可研粉吞服	
儿茶	用时打碎	包煎；多入丸散服	外用适量
刀豆	用时捣碎		
三七		研粉吞服	外用适量
土木香		多入丸散服	
土荆皮			外用适量，醋或酒浸涂擦，或研末调涂患处
大叶紫珠			外用适量，研末敷于患处
大皂角	用时捣碎	多入丸散用	外用适量，研末吹鼻取嚏或研末调敷患处

续表

名称	特殊调剂	内服特殊煎法和特殊用法	外用方法
大青盐		内服或入丸散用	外用适量，研末擦牙或水化漱口、洗目
大枣	用时破开或去核		
大黄		用于泻下不宜久煎	外用适量，研末敷于患处
大蓟炭		多入丸散服	
山香圆叶			外用适量
山楂叶		内服或泡茶饮	
山慈菇	用时捣碎		外用适量
千里光			外用适量，煎水熏洗
千金子	去壳，去油用；用时打碎	多入丸散服	外用适量，捣烂敷患处
千金子霜		多入丸散服	外用适量
川贝母		研粉冲服	
川乌	用时捣碎		
制川乌		先煎、久煎	
川楝子	用时捣碎		外用适量，研末调涂
广东紫珠			外用适量，研粉敷患处
小叶莲		多入丸散服	
小驳骨			外用适量
飞扬草			外用适量，煎水洗
马齿苋			外用适量，捣敷患处
马勃	剪成小块		外用适量，敷患处
马钱子		炮制后入丸散用；不宜久服	有毒成分能经皮肤吸收，外用不宜大面积涂敷
天山雪莲		水煎或酒浸服	外用适量
天南星		生品内服宜慎	外用生品适量，研末以醋或酒调敷患处
天然冰片		入丸散服	外用适量，研粉点敷患处
木芙蓉叶			外用适量
木鳖子	用时捣碎		外用适量，研末，用油或醋调涂患处
五味子	用时捣碎		
五倍子			外用适量
车前子		包煎	
瓦松			外用适量，研末涂敷患处
瓦楞子		先煎	
牛黄		多入丸散用	外用适量，研末敷患处
牛蒡子	用时捣碎		
毛诃子		多入丸散服	
巴豆	去皮取净仁		外用适量，研末涂患处，或捣烂以纱布包擦患处

名称	特殊调剂	内服特殊煎法和特殊用法	外用方法
巴豆霜		多入丸散用	外用适量
水飞蓟		供配制成药用	
水牛角		宜先煎 3 小时以上	
水红花子			外用适量，熬膏敷患处
功劳木			外用适量
甘松			外用适量，泡汤漱口或煎汤洗脚或研末敷患处
甘遂		炮制后多入丸散用	外用适量，生用
艾片		入丸散用	外用研粉点敷患处
艾叶			外用适量，供灸治或熏洗用
石吊兰			外用适量，捣敷或煎水外洗
石决明		先煎	
石膏	粉碎成粗粉	先煎	
煅石膏			外用适量，研末撒敷患处
平贝母	用时捣碎	入汤剂服或研粉冲服	
四季青			外用适量，水煎外涂
仙鹤草			外用适量
白及		入汤剂服或研粉吞服	外用适量
白附子		内服，一般炮制后用	外用生品适量捣烂，熬膏或研末以酒调敷患处
白矾	用时捣碎		外用适量，研末敷或化水洗患处
白果	除去硬壳，用时捣碎		
白扁豆	用时捣碎		
白蔹			外用适量，煎汤洗或研成极细粉敷患处
白鲜皮			外用适量，煎汤洗或研粉敷
瓜蒌子	用时捣碎		
冬凌草			外用适量
玄明粉		溶入煎好的汤液中服用	外用适量
半夏	用时捣碎	内服，一般炮制后使用	外用适量，磨汁涂或研末以酒调敷患处
母丁香	用时捣碎		研末外敷
地肤子			外用适量，煎汤熏洗
地榆			外用适量，研末涂敷患处
地锦草			外用适量
芒硝		一般不入煎剂，待汤剂煎得后，溶入汤液中服用	外用适量
亚乎奴			外伤肿痛，干粉适量加酒或蛋清调敷患处；创伤出血，干粉适量外敷，一日 1 次
亚麻子	生用捣碎或炒研		
西瓜霜			外用适量，研末吹敷患处

续表

名称	特殊调剂	内服特殊煎法和特殊用法	外用方法
西红花		煎服或沸水泡服	
西河柳			外用适量，煎汤擦洗
西洋参	用时捣碎	另煎兑服	
百部			外用适量，水煎或酒浸
肉桂	用时捣碎		
朱砂		多入丸散服，不宜入煎剂	外用适量
竹节参	用时捣碎		
延胡索	用时捣碎	煎汤服，研末吞服	
华山参	用时捣碎	不宜多服	
自然铜	用时砸碎	多入丸散服，若入煎剂宜先煎	外用适量
血竭	打成碎粒或研成细末	或入丸剂	外用研末撒或入膏药用
合欢皮			外用适量，研末调敷
决明子	用时捣碎		
冰片		入丸散用	外用研粉点敷患处
关黄柏			外用适量
灯盏细辛		煎服或研末蒸鸡蛋服	外用适量
安息香		多入丸散用	
红大戟		煎汤服，入丸散服，内服醋制用	外用适量，生用
红豆蔻	用时捣碎		
红参	用时粉碎或捣碎	另煎兑服	
红粉		不可内服	外用适量，研极细粉单用或与其他药味配成散剂或制成药捻；不宜久用
赤小豆			外用适量，研末调敷
赤石脂		先煎	外用适量，研末敷患处
芫花		醋芫花研末吞服	外用适量
花椒			外用适量，煎汤熏洗
花蕊石		多研末服	外用适量
芥子	用时捣碎		外用适量
芦荟		宜入丸散	外用适量，研末敷患处
芦根		鲜品用量加倍，或捣汁用	
苏合香		宜入丸散服	
杠板归			外用适量，煎汤熏洗
豆蔻	用时捣碎	后下	
两头尖			外用适量
两面针		不能过量服用；忌与酸味食物同服	外用适量，研末调敷或煎水洗患处
连钱草			外用适量，煎汤洗
吴茱萸			外用适量

续表

名称	特殊调剂	内服特殊煎法和特殊用法	外用方法
牡蛎		先煎	
体外培育牛黄		多入丸散用	外用适量，研末敷患处
皂角刺			外用适量，醋蒸取汁涂患处
皂矾			外用适量
余甘子		多入丸散服	
龟甲		先煎	
龟甲胶		烊化兑服	
辛夷		包煎	外用适量
沉香	用时捣碎或研成细粉	后下	
没药		炮制去油，多入丸散用	
诃子	用时打碎		
补骨脂			外用20%~29%酊剂涂患处
阿胶	捣成碎块	烊化兑服	
阿魏		多入丸散	多入外用膏药
附子		先煎、久煎	
青果	用时打碎		
青蒿		后下	
青礞石		多入丸散服，3~6g；煎汤10~15g，布包先煎	
青黛		宜入丸散用	外用适量
苦木			外用适量
苦玄参			外用适量
苦地丁			外用适量，煎汤洗患处
苦杏仁	用时捣碎	生品入煎剂后下；内服不宜过量	
苦参			外用适量，煎汤洗患处
苦楝皮			外用适量，研末，用猪脂调敷患处
松花粉			外用适量，撒敷患处
枫香脂		宜入丸散服	外用适量
郁李仁	用时捣碎		
虎杖			外用适量，制成煎液或油膏涂敷
岩白菜			外用适量
委陵菜			外用适量
使君子	用时捣碎	捣碎入煎剂；使君子仁多入丸散或单用，作1~2次分服。小儿每岁1~1.5粒，炒香嚼服，一日总量不超过20粒	
侧柏叶			外用适量
金果榄			外用适量，研末吹喉或醋磨涂敷患处

续表

名称	特殊调剂	内服特殊煎法和特殊用法	外用方法
金荞麦		用水或黄酒隔水密闭炖服	
金钱白花蛇		研粉吞服	
金铁锁		多入丸散服	外用适量
金礞石		多入丸散服，3~6g；煎汤10~15g，布包先煎	
乳香		煎汤或入丸散，3~5g	外用适量，研末调敷
鱼腥草		不宜久煎；鲜品用量加倍，水煎或捣汁服	外用适量，捣敷或煎汤熏洗患处
京大戟		入丸散服，每次1g；内服醋制用	外用适量，生用
闹羊花		浸酒或入丸散	外用适量，煎水洗
炉甘石			外用适量
降香		后下	外用适量，研细末敷患处
细辛			外用适量
珍珠		多入丸散用	外用适量
珍珠母		先煎	
荜茇	用时捣碎		
草乌		一般炮制后用	
制草乌		宜先煎、久煎	
草乌叶		多入丸散用	
草豆蔻	用时捣碎		
草果	用时捣碎		
茵陈			外用适量，煎汤熏洗
胡椒		研粉吞服	外用适量
荔枝核	用时捣碎		
南五味子	用时捣碎		
栀子			外用生品适量，研末调敷
砂仁	用时捣碎	后下	
牵牛子	用时捣碎	煎汤或入丸散用	
轻粉		多入丸剂或装胶囊服，服后漱口	外用适量，研末掺敷患处
鸦胆子		用龙眼肉包裹或装入胶囊吞服	外用适量
哈蟆油		用水浸泡，炖服，或作丸剂服	
钟乳石		先煎	
钩藤		后下	
重楼			外用适量，研末调敷
禹余粮		先煎；或入丸散	
胖大海		沸水泡服或煎服	
姜黄			外用适量

续表

名称	特殊调剂	内服特殊煎法和特殊用法	外用方法
首乌藤			外用适量，煎水洗患处
洋金花		宜入丸散；亦可作卷烟分次燃吸（一日量不超过 1.5g）	外用适量
穿山龙		水煎，也可制成酒剂用	
穿心莲			外用适量
秦皮			外用适量，煎洗患处
珠子参	用时捣碎		外用适量，研末敷患处
莱菔子	用时捣碎		
桃仁	用时捣碎		
桃枝			外用适量，煎汤洗浴
夏天无		研末服	
鸭跖草			外用适量
徐长卿		后下	
狼毒			熬膏外敷
高山辣根菜		水煎或入丸散	外用适量，研末敷
拳参			外用适量
益智	用时捣碎		
娑罗子	用时打碎		
海马	用时捣碎或碾粉		外用适量，研末敷患处
海龙	用时捣碎或切段		外用适量，研末敷患处
海金沙		包煎	
海螵蛸			外用适量，研末敷患处
浮萍			外用适量，煎汤浸洗
通关藤			外用适量
预知子	用时打碎		
桑螵蛸	用时剪碎		
黄山药			外用适量，捣烂敷患处
黄连	用时捣碎		外用适量
黄柏			外用适量
黄蜀葵花		煎汤或研末内服	外用适量，研末调敷
黄藤			外用适量
菟丝子			外用适量
救必应			外用适量，煎浓汤涂敷患处
野菊花			外用适量，煎汤外洗或制膏外涂
蛇床子			外用适量，多煎汤熏洗，或研末调敷
蛇蜕		研末吞服	
甜瓜子	用时捣碎		

名称	特殊调剂	内服特殊煎法和特殊用法	外用方法
猪牙皂	用时捣碎	多入丸散用	外用适量，研末吹鼻取嚏或研末调敷患处
猪胆粉		冲服或入丸散	外用适量，研末或水调涂敷患处
麻黄根			外用适量，研粉撒扑
鹿角胶		烊化兑服	
鹿角霜 鹿茸	用时捣碎	先煎或研末冲服	
商陆			外用适量，煎汤熏洗
旋覆花		包煎	
羚羊角		宜另煎2小时以上；磨汁或研粉服	
断血流			外用适量，研末敷患处
斑蝥		炮制后多入丸散用	外用适量，研末或浸酒醋，或制油膏涂敷患处；不宜大面积用
葶苈子		包煎	
萹蓄			外用适量，煎洗患处
棕榈		一般炮制后用	
硫黄		内服1.5~3g，炮制后入丸散服	外用适量，研末油调涂敷患处
雄黄		入丸散用	外用适量，熏涂患处
紫石英		先煎	
紫花前胡		水煎或入丸、散	
紫草			外用适量，熬膏或用植物油浸泡涂擦
紫珠叶		研末吞服	外用适量，敷于患处
蛤壳		先煎，蛤粉包煎	外用适量，研极细粉撒布或油调后敷患处
蛤蚧	除去鳞片及头足，切成小块	多入丸散或酒剂	
黑芝麻	用时捣碎		
黑豆			外用适量，煎汤洗患处
筋骨草			外用适量，捣烂敷患处
鹅不食草			外用适量
番泻叶		后下，或开水泡服	
湖北贝母		研粉冲服	
滑石		先煎	外用适量
滑石粉		包煎	外用适量
蓖麻子	用时去壳，捣碎		外用适量
蒲黄		包煎	外用适量，敷患处
雷丸	粉碎；不得蒸煮或高温烘烤	不宜入煎剂，一般研粉服，饭后用温开水调服，一日3次，连服3天	

续表

名称	特殊调剂	内服特殊煎法和特殊用法	外用方法
蜂房	剪块		外用适量，研末油调敷患处，或煎水漱，或洗患处
蜂胶		多入丸散用，或加蜂蜜适量冲服	外用适量
蜂蜡			外用适量，熔化敷患处；常作成药赋形剂及油膏基质
锦灯笼			外用适量，捣敷患处
满山红		煎汤或用40%乙醇浸服	
榧子	去壳取仁，用时捣碎		
酸枣仁	用时捣碎		
磁石		先煎	
辣椒			外用适量
赭石		先煎	
蕤仁	用时捣碎		
蕲蛇		研末吞服	
薄荷		后下	
橘核	用时捣碎		
蟾酥		多入丸散用	外用适量
鳖甲	用时捣碎	先煎	
麝香	用时研碎	多入丸散用	外用适量

5. 使用禁忌　使用禁忌主要包括：证候禁忌、配伍禁忌、妊娠禁忌、饮食禁忌及其他用药禁忌。

（1）证候禁忌：是指某类或某种中药不适用于某类或某种证候，在使用时应予以避忌的，又名病证禁忌。这是因为每类或每味中药皆有各自的性能特点，具有或寒或热，或升或降，或补或泻，或散或收等不同的偏性。若用之得当，即可以其偏性纠正疾病的病理偏向，达到减轻或治愈疾病之目的；若用之不当，其偏性反会伤害机体，轻则加重病情，重则导致死亡。鉴此，凡药不对证，即药物的性能功效与所疗疾病的病证相悖，有可能导致病情加重、恶化者，原则上都属于禁忌范围。如体虚多汗者，忌用发汗药，以免加重出汗而伤阴津。阳虚里寒者，忌用寒凉药，以免再伤阳生寒。阴虚内热者，慎用苦寒清热药，以免苦燥伤阴。脾胃虚寒、大便稀溏者，忌用苦寒或泻下药，以免再伤脾胃。阴虚津亏者，忌用淡渗利湿药，以

免加重津液的耗伤。火热内炽和阴虚火旺者，忌用温热药，以免助热伤阴。妇女月经过多及崩漏者，忌用破血逐瘀之品，以免加重出血。脱证神昏者，忌用香窜的开窍药，以免耗气伤正。邪实而正不虚者，忌用补虚药；湿热泻痢者，忌用涩肠止泻药，以免闭门留邪。表邪未解者，忌用固表止汗药，以免表邪入里化热。又如体虚多汗者忌用发汗力较强的麻黄；虚喘、高血压及失眠患者，慎用麻黄；湿盛胀满、水肿患者，忌用甘草；麻疹已透及阴虚火旺者，忌用升麻；有肝功能障碍者，忌用黄药子；肾病患者忌用马兜铃；哺乳期妇女不宜大量使用麦芽等。

应审核处方药物的证候禁忌。对明显存在证候禁忌的处方，应明确提示、建议医师修改处方。

（2）配伍禁忌：是指有些药物相互配伍后能产生毒性反应或降低疗效。历代中医药书籍对配伍禁忌药物品种的论述不尽相同，其中影

响较大的有《儒门事亲》中的"十八反"歌诀和《医经小学》中的"十九畏"歌诀，这是前人的经验总结。因此，对歌诀所记述的药对，必须采取慎重态度，避免盲目配合使用。

"十八反"配伍禁忌

本草明言十八反，半蒌贝蔹及攻乌。
藻戟遂芫俱战草，诸参辛芍叛藜芦。

十八反列述了三组相反药，分别是甘草反甘遂、京大戟、海藻、芫花；乌头（川乌、附子、草乌）反半夏、瓜蒌（全瓜蒌、瓜蒌皮、瓜蒌仁、天花粉）、贝母（川贝、浙贝）、白蔹、白及；藜芦反人参、党参、西洋参、北沙参、南沙参、丹参、玄参、苦参、细辛、芍药（赤芍、白芍）。

"十九畏"配伍禁忌

硫黄原是火中精，朴硝一见便相争。
水银莫与砒霜见，狼毒最怕密陀僧。
巴豆性烈最为上，偏与牵牛不顺情。
丁香莫与郁金见，牙硝难合京三棱。
川乌草乌不顺犀，人参最怕五灵脂。
官桂善能调冷气，若逢石脂便相欺。
大凡修合看顺逆，炮爁炙煿莫相依。

十九畏列述了九组十九味相反药，具体是硫黄畏朴硝（包括芒硝、玄明粉），水银畏砒霜，狼毒畏密陀僧，巴豆（包括巴豆霜）畏牵牛子（包括黑丑、白丑），丁香（包括母丁香）畏郁金，川乌（包括附子）、草乌畏犀角，芒硝（包括玄明粉）畏三棱，官桂畏赤石脂，人参畏五灵脂。爁又称煿，指放水加热微沸，如桃仁、苦杏仁去皮即用此法。煿，火干也，即今日之烘干法。炙，加液体辅料炒。

"十八反""十九畏"也可以根据病情灵活应用。如《金匮要略》中的甘遂甘草汤，将甘遂与甘草同用，治痰饮留结；《医宗金鉴》中的海藻玉壶汤，将海藻与甘草同用，治瘿瘤；《本草纲目》中曾有人参与五灵脂同用的记载，等等。但为保证用药安全，还应慎重。

对存在配伍禁忌的处方，应明确提示并建议医师修改处方。若因病情确需使用，医师再次签字确认后予以审核通过。

（3）妊娠禁忌：是指能影响胎儿生长发育，甚至造成堕胎的中药为妊娠禁忌用药。妇女在怀孕期间应避忌或慎用。妊娠禁忌药有毒性大小、性能峻缓之别，对胎儿及母体影响程度也有差别。据此，常分为禁用、忌用和慎用。禁用指绝对禁止使用，忌用指避免使用或最好不用，慎用指在一定条件下可谨慎使用，但必须有相应的措施，在没有特殊需要时应尽量避免使用，以免发生事故。《中国药典》（现行版）一部收录妊娠禁用、忌用和慎用药材和饮片共计 97 种。妊娠禁用药多为剧毒或性能峻猛的中药，妊娠慎用药一般包括活血祛瘀、破气行滞、攻下通便、辛热及滑利类的中药。见表 11-2-4。

应审核妊娠妇女处方药物的妊娠禁忌。若有妊娠慎用药，应明确提示并建议医师修改处方。若因病情确需使用，医师双签字确认后予以审核通过。若有妊娠禁用药，应明确提示并建议医师修改处方，否则不予审核通过。

表 11-2-4 《中国药典》（现行版）收录的妊娠禁忌中药品种

妊娠禁忌类别	品种
妊娠禁用中药	丁公藤、三棱、干漆、土鳖虫、千金子、千金子霜、川乌、马钱子、马钱子粉、天仙子、巴豆、巴豆霜、水蛭、甘遂、朱砂、全蝎、红粉、芫花、两头尖、阿魏、京大戟、闹羊花、草乌、牵牛子、轻粉、洋金花、莪术、猪牙皂、商陆、斑蝥、雄黄、黑种草子、蜈蚣、罂粟壳、麝香
妊娠忌用中药	大皂角、天山雪莲
妊娠慎用中药	人工牛黄、三七、大黄、川牛膝、制川乌、小驳骨、飞扬草、王不留行、天花粉、天南星、制天南星、天然冰片（右旋龙脑）、木鳖子、牛黄、牛膝、片姜黄、艾片（左旋龙脑）、白附子、玄明粉、芒硝、西红花、肉桂、华山参、冰片（合成龙脑）、红花、芦荟、苏木、牡丹皮、体外培育牛黄、皂矾、没药、附子、苦楝皮、郁李仁、虎杖、金铁锁、乳香、卷柏、制草乌、草乌叶、枳壳、枳实、禹州漏芦、禹余粮、急性子、桂枝、桃仁、凌霄花、益母草、通草、黄蜀葵花、常山、硫黄、番泻叶、蒲黄、漏芦、赭石、薏苡仁、瞿麦、蟾酥

（4）饮食禁忌：患者在服药或用药期间，对某些食物不宜同时进服，称为服药禁忌，即通常所说的"忌口"。具体来说，在服药期间，不宜吃与药性相反或影响治疗的食物，因为各种食物与药物一样，都具有不同的性能，因此要使忌口适宜，必须根据疾病和药物的性能特点来考虑，这样有利于发挥药效，缩短病程，早日恢复健康。如古人曾认为常山忌葱；地黄、首乌忌葱、蒜、萝卜；人参忌萝卜；薄荷忌鳖肉；茯苓忌醋；鳖甲忌苋菜；蜜忌生葱。

寒性病服温热药时要忌生冷食物；热性病服寒凉药时要忌食辛辣食物。服镇静安神药时，忌食辛辣、酒、浓茶等刺激和兴奋中枢神经的食物。服人参等滋补药时要忌饮茶，高热患者忌食油腻。另外，由于疾病关系，在服药期间，凡属生冷、黏腻、腥臭等不易消化及有特殊刺激的食物，都应根据病情予以避免。如肾炎患者及水肿患者不能吃咸，否则会使病情加重。患哮喘、过敏性皮炎、肝炎、疮疖等的患者，在服药时，不能食鸡、羊、猪头肉、鱼、蟹、虾、韭菜、发菜等食品。因为这些食品含有异体蛋白，一部分人对它特别敏感，容易引发过敏反应，使病情加重。如果服药时不注意饮食禁忌，不仅服药会无效，还可能使病情加重。如服人参时食用萝卜，就会减低甚至消除人参的补气作用。

（5）其他用药禁忌：应审核患者的其他用药禁忌。如对某种中药饮片有不良反应史的患者，中药饮片处方是否存在用药禁忌。对明显存在用药禁忌的处方，应明确提示并建议医师修改处方。

6. 重复用药　应审核同一中药饮片处方中是否存在同时使用同一中药饮片或使用同一中药饮片不同炮制品或使用同一中药饮片的不同基原等重复用药问题。对存在中药饮片重复应用的处方应明确提示并建议医师修改处方，如因病情确需使用，使用同一中药饮片不同炮制品的，医生双签字后予以通过，否则不予审核通过。

7. 联合用药　应审核中药饮片与同时开具的中成药或西药是否存在用药重复或配伍禁忌。对存在用药重复或配伍禁忌的处方，应明确提示并建议医师修改处方。

（五）中药饮片处方审核实例分析

[**案例1**]

科别：内分泌科

姓名：张×× 　性别：男　年龄：36 岁

临床诊断：1. 乏力　2. 结膜炎

R：

北柴胡 10g	白芍 15g	麸炒枳壳 12g
炙甘草 6g	桂枝 12g	干姜 8g
法半夏 12g	豆蔻 10g[后下]	草果仁 10g
生地黄 40g	肉桂 8g	酒女贞子 15g
醋香附 10g	茯苓 30g	炒酸枣仁 15g
黑顺片 30g[先煎]		

自煎，口服，每日 1 剂，分两次服用

存在问题：1. 缺少诊断；2. 用法用量不适宜；3. 存在配伍禁忌

分析：

（1）根据国家中医药管理局发布的《中药处方格式及书写规范》，中药处方应当包含完整的中医诊断，其中包括病名和证型，该处方缺少中医诊断。

（2）根据现行版《中华人民共和国药典》（一部），黑顺片内服用量为 3~15g，先煎、久煎，且不宜与半夏、瓜蒌、瓜蒌子、瓜蒌皮、天花粉、川贝母、浙贝母、平贝母、伊贝母、湖北贝母、白蔹、白及同用，存在用法用量不适宜及配伍禁忌的问题。

[**案例2**]

科别：推拿疼痛科

姓名：方×× 　性别：女　年龄：60 岁

临床诊断：1. 腰痛　2. 痛痹：肾阳虚证

R：

川楝子 15g	白芍 9g	百合 10g
南沙参 10g	北沙参 10g	天花粉 9g
甘草片 3g	射干 6g	桔梗 6g
干石斛 10g	黄连片 6g	淡竹叶 6g
知母 10g	西洋参 6g	麦冬 9g

自煎，口服，每日 1 剂，分两次服用

存在问题：1. 适应证不适宜；2. 用法用量不适宜；3. 脚注不规范

分析：

（1）中医诊断为"痛痹－肾阳虚证"，处

方用药以养阴利咽汤、清暑益气汤为基础方进行加减，存在适应证不适宜的问题。

（2）根据《中华人民共和国药典（一部）》（现行版），川楝子有小毒，内服用量为 5 ~ 10g，而方中川楝子用量 15g，存在用法用量不适宜的问题。

（3）根据《中华人民共和国药典（一部）》（现行版），西洋参内服用量为 3 ~ 6g，另煎兑服，中药饮片处方中煎煮有特殊要求的应注明在药品右上方，并加括号，该处方存在脚注不规范的问题。

二、调配

（一）中药饮片调配注意事项

调配是调剂饮片处方最重要的环节，要求从事调剂的人员具有高尚的职业道德和高度责任心，需要严肃认真按照医师处方要求进行调剂。

（1）调剂人员接到处方，需要对处方各项内容进行审核，经过复审无问题后，方可进行调配。

（2）调剂所用的戥秤，首先核准定盘星。持戥方法为左手握住戥杆，右手取药，提起戥毫至眉齐，检视戥星指数与所取药味剂量相符。

（3）不准使用不合格药品。如发现有伪劣药品、发霉变质药品等，应及时更换，再行调配。

（4）调剂处方所列药味，要按照规范的处方药味应付称取，不得随意替代，不准生制不分。

（5）使用铜缸捣药后，应立即擦拭干净，不得残留粉末。凡捣碎特殊气味或毒性药后，必须洗刷干净。

（6）调剂处方完毕时，经手人应自行检查核对无误后签字。

（二）中药饮片斗谱安排

药斗是盛放饮片必不可少的容器，中药调剂室都以药斗的排列为布置中心。由于中药品种繁多，品质各异，为了便于调剂操作，减轻劳动强度，易于统计盘点，避免差错事故，提高调剂质量及确保患者的用药安全等，药斗的排列应有一定的规律和要求。中药行业通过多

年的实践经验，总结出一套存放中药饮片的科学规律，即"斗谱"。

中药斗谱应根据中药的性能和中医处方用药的配伍规律以及医院饮片品种和使用频率、医院专科设置、医院用药特色、医师用药习惯等情况，按照知识性、科学性和方便性、安全性的原则进行设计，合理有序地存放。斗谱编排是否科学、合理，直接影响配方效率和质量，但一般都是根据各药使用的不同频率以及药物的性质而安排的。不论是医院药房还是药品经营企业，都不可忽视中药斗谱的编排规律，不可任意改动饮片的排放顺序。否则不仅给调剂人员的工作带来不便，还可能导致调剂差错的发生。

1. 传统斗谱编排的基本原则

（1）按饮片使用频率排序。常用药物应放在斗架的中上层，便于调剂操作。如黄芪、党参与甘草；当归、白芍与川芎；麦冬、天冬与北沙参；肉苁蓉、巴戟天与补骨脂；金银花、连翘与板蓝根；防风、荆芥与白芷；柴胡、葛根与升麻；砂仁、豆蔻与木香；黄芩、黄连与黄柏；厚朴、香附与延胡索；焦麦芽、焦山楂与焦神曲；酸枣仁、远志与柏子仁；苦杏仁、桔梗与桑白皮；天麻、钩藤与蒺藜；陈皮、枳壳与枳实；附子、干姜与肉桂；山药、泽泻与牡丹皮等。

（2）按饮片的质地轻重排序。质地较轻且用量较少的药物，应放在斗架的高层。如月季花、白梅花与佛手花；玫瑰花、代代花与厚朴花；地骨皮、千年健与五加皮；络石藤、青风藤与海风藤；密蒙花、谷精草与木贼草等。质地沉重的矿石、化石、贝壳类药物和易于造成污染的药物（如炭药），多放在斗架的较下层。前者如磁石、赭石与紫石英，龙骨、龙齿与牡蛎，石决明、珍珠母与瓦楞子，石膏、寒水石与海蛤壳等；后者如藕节炭、茅根炭与地榆炭，大黄炭、黄芩炭与黄柏炭，艾炭、棕榈炭与蒲黄炭等。质地松泡且用量较大的药物，多放在斗架最低层的大药斗内。如芦根与白茅根；茵陈与金钱草；白花蛇舌草与半枝莲；灯心草与通草；竹茹与丝瓜络；薄荷与桑叶；荷叶与荷梗。

（3）按饮片药用部位或功效排列。如将饮片按其药用部位分为根茎、皮、花、果实种子、全草、动物、矿物等若干类，或按其功效分为止咳平喘类、理气类、清热类、活血化瘀类等若干类，每类饮片相对集中并逐类按一定顺序排列，这种斗谱排列的特点是分类清楚，便于熟悉记忆，适用于饮片品种少、配方量小的医院。

（4）将同一处方中经常一起配伍应用的，如"相须""相使"配伍的饮片、处方常用的"药对"药物可同放于一个斗中。如麻黄、桂枝；酸枣仁、远志；射干、北豆根；党参、黄芪；桃仁、红花；杜仲、续断；陈皮、青皮；泽泻、猪苓；山药、薏苡仁；板蓝根、大青叶；辛夷、苍耳子；火麻仁、郁李仁；羌活、独活；苍术、白术；麦冬、天冬；川乌、草乌；知母、浙贝母；蒲公英、紫花地丁；萹蓄、瞿麦；三棱、莪术；乳香、没药；小茴香、橘核。

根据各医院、药房的实际情况和用药习惯，在实际编排斗谱时应灵活选择、应用上述原则，初步制定斗谱后，在实际工作中，可根据使用情况随时调整。

2. 斗谱排列时还应参考的其他原则　有些药物放在一起可能造成意外事故的发生，因此在摆放时应注意以下几点：

（1）属于配伍禁忌的药物，不能装于一斗或上下药斗中。如甘草与京大戟、甘遂、芫花；藜芦与丹参、南沙参、玄参、苦参、白芍、赤芍、细辛；乌头类（附子、川乌及草乌）与半夏的各种炮制品、瓜蒌（瓜蒌皮、瓜蒌子、瓜蒌仁及天花粉）；丁香（包括母丁香）与郁金（黄郁金、黑郁金）；芒硝（包括玄明粉）与京三棱；肉桂（官桂）与石脂（赤石脂）均不宜放在一起。

（2）外观性状相似的饮片，尤其是外观性状相似但功效不同的饮片，不宜排列在一起。如蒲黄与海金沙，山药与天花粉，苦杏仁与桃仁，厚朴与海桐皮，荆芥与紫苏叶，大蓟与小蓟，炙甘草与炙黄芪，当归与独活，制南星与象贝（浙贝），菟丝子与紫苏子，熟地黄与黄精，知母与玉竹，蛇床子与地肤子，玫瑰花与月季花，血余炭与干漆炭，韭菜子与葱子等。

（3）药名相近，但性味功效不同的饮片不应排列在一起，如附子与白附子，藜芦与漏芦，天葵子与冬葵子等。

（4）同一植物来源但不同部位入药的并且功效不相同的饮片不能排列在一起，如麻黄与麻黄根。

（5）为防止灰尘污染，有些中药不宜放在一般的药斗内，而宜存放在加盖的瓷罐中，以保持清洁卫生。如熟地黄、龙眼肉、青黛、玄明粉、松花粉、生蒲黄、乳香面、没药面、儿茶面、血竭面等。

（6）有恶劣气味的药物，不能与其他药物装于一个药斗中。如阿魏、鸡矢藤等。

（7）贵细药品（价格昂贵或稀少的中药）不能存放在一般的药斗内，应设专柜存放，由专人管理，每天清点账物。如牛黄、麝香、西红花、人参、西洋参、羚羊角、鹿茸、珍珠、冬虫夏草、海龙、海马等。

（8）毒性中药和麻醉中药应按照有关规定存放，绝不能放于一般药斗内，必须专柜、专锁、专账、专人管理，严防意外事故的发生。

（三）中药饮片调配用具

中药计量工具是中药称重的衡器，中药调剂工作中最常用的是传统的戥称（又称戥子），其次是分厘戥、盘秤、勾秤、台秤、天平及字盘秤，乃至现代电子秤的使用。所有衡器必须定期计量强检。

（四）药味调配操作

一方多剂的处方应按"等量递减""逐剂复戥"的原则进行称量分配。每一剂的重量误差应控制在±5%以内。为便于核对，要按处方药味所列的顺序调配，间隔平放，不可混放一堆。对体积松泡而量大的饮片如通草、灯心草等应先称，以免覆盖前药。对黏度大的饮片如瓜蒌、熟地黄等应后称，放于其他饮片之上，以免沾染包装用纸。

处方中有需要特殊处理的药品，如先煎、后下、包煎、冲服、烊化、另煎等，要单包成小包并注明用法。鲜药应分剂量单包成小包。矿物类、动物贝壳类、果实种子类等质地坚硬的药品，需碾碎、捣碎后再分剂量调配。处方中有需要临时炮制加工的药品，可称取生品后由专人按照炮制方法进行炮制。

处方要求加工成其他制剂的，与中药汤剂调配方法基本相同，另外根据各药味的特殊性，为便于粉碎和制剂要求，对含挥发油和脂肪油多、树脂、粘性大、糖分多和动物类药、纤维性强、质地松软药以及贵重细料药，均应单取、单包，以利加工制剂时分别处理。对并开药应分别称取。对处方中贵重细料药、毒性药要按剂准确称取并分别单包。

（五）27 种毒性中药饮片、《中国药典》收载的毒性饮片和中药罂粟壳的调配饮片

1. 毒性中药饮片的调配　为了加强对医疗用毒性药品的管理，保证用药安全，防止出现中毒和死亡事故，药品经营企业和医疗单位在经营和使用毒性中药时必须遵守有关法规规定。

含有 27 种毒性中药饮片的处方，每次处方剂量不得超过二日极量。处方保存 2 年备查。对处方未注明"生用"的，应给付炮制品，不属于毒性饮片处方。

2. 罂粟壳的调配　按麻醉药管理的罂粟壳也称米壳，其炮制规格有生罂粟壳和蜜罂粟壳，处方用名为罂粟壳时给付蜜罂粟壳。罂粟壳具有敛肺止咳，涩肠，定痛的功效。治久咳，久泻，久痢，脱肛，便血，心腹筋骨诸痛，滑精，多尿，白带等病证，临床使用时的用量一般为 3～6g。本品有成瘾性，故不宜常服，孕妇及儿童禁用，运动员慎用。

罂粟壳必须凭有麻醉药处方权的执业医师签名的淡红色麻醉药处方方可调配，应于群药中，且与群药一起调配，不得单方发药。处方保存 3 年备查。

（六）部分中药饮片的特殊调配

严格按照处方特殊调配、煎煮方法、用法要求进行调配，具体见表 11－2－3。

（七）饮片的处方应付

处方应付系指调剂人员根据医师处方的要求，选用符合规格标准的药物，进行处方调配。处方应付一般包括中药别名和并开药应付、中药炮制品应付。由于各地区历史上的用药习惯的差异，从而形成了各地区自己的处方给付规

律，处方直接写药名调配一般给付炮制品。随着行业的发展，医保、中医药相关政策的落地，中药饮片名称逐步规范，现主要遵循《中国药典》及地方中药炮制规范等标准，处方直接写药名，调剂给付生品。

1. 过去常见的处方应付实例

（1）处方直接写药名（或炒），需调配清炒品，如紫苏子、莱菔子、谷芽、麦芽、王不留行、酸枣仁、蔓荆子、苍耳子、牛蒡子、白芥子等。

（2）处方直接写药名（或炒），需调配麸炒品，如僵蚕、白术、枳壳等。

（3）处方直接写药名（或制），需调配炮制品，如草乌（水制）、川乌（水制）、天南星（矾制）、附子（炮制）、吴茱萸（甘草水制）、远志（甘草水制去心）、厚朴（姜制）、何首乌（黑豆汁制）等。

（4）处方直接写药名（或炒或炙），需调配烫制品，如龟甲、鳖甲、穿山甲等。

（5）处方直接写药名（或煅），需调配煅制品，如花蕊石、钟乳石、自然铜、金礞石、青礞石、瓦楞子等。

（6）处方直接写药名（或炒或炭），需调配炭制品，如干漆、炮姜、地榆、侧柏叶、蒲黄等。

（7）处方直接写药名（或炒或炙），需调配蜜炙品，如枇杷叶、马兜铃等。

（8）处方直接写药名（或炒或炙），需调配醋炙品，如延胡索等。

（9）处方直接写药名（或炒或炙），需调配盐炙品，如补骨脂、益智仁等。

2. 处方注明炮制要求的，则按要求调配　处方药名注酒炒，需调配酒炒品，如酒黄芩、酒当归等；处方药名注焦，需调配炒焦品，如焦麦芽、焦谷芽、焦山楂、焦栀子等；处方药名注姜制，需调配姜制品，如姜半夏等；处方药名注霜，需调配霜制品，如柏子仁霜等；处方药名注煨，需调配煨制品，如煨木香等。

3. 中药饮片正名、别名和并用名　中药饮片的使用品种繁多，历代文献记载和各地区使用情况常有差异，造成中药饮片名称繁杂众多。同名异物，异名同物，名称相似等现象常见。因此中药调剂人员必须掌握中药饮片的正名、别名、并开药名等，了解并关注同种饮片多种基原及药品名称变化的政策，做到正确的处方

应付，避免调配时出现不应有的差错。

（1）饮片的正名和别名：中药饮片正名是饮片的规范化名称，是以《中国药典》（现行版）和局、部颁《药品标准》或《炮制规范》（现行版）为依据。除正名以外的名称为别名。常见的饮片正名与相关别名见表11-2-5。

表11-2-5 常见的饮片正名与相关别名

正名	别名	正名	别名
丁香	公丁香	忍冬藤	金银藤 银花藤
儿茶	孩儿茶	青皮	小青皮 青橘皮
三七	田三七 参三七 旱三七 田七 滇七 金不换	青果	干青果 橄榄
土鳖虫	地鳖虫 䗪虫 地鳖	青蒿	嫩青蒿
大血藤	红藤 血藤 活血藤	郁金	黄郁金 黑郁金 玉金
大黄	川军 生军 锦纹 将军	佩兰	佩兰叶 省头草 醒头草
山豆根	广豆根 南豆根	金银花	忍冬花 双花 二花 银花
山茱萸	山萸肉 杭山萸 枣皮	油松节	松节
山药	怀山药 淮山药 淮山	泽泻	建泽泻 福泽泻
千金子	续随子	细辛	北细辛 辽细辛 小辛
马钱子	番木鳖 马前 马前子	珍珠	真珠 濂珠
王不留行	王不留 留行子	茜草	红茜草 茜草根 茜根 活血丹 血见愁 地血
天冬	天门冬 明门冬	茵陈	绵茵陈 茵陈蒿
天花粉	栝楼根 瓜蒌根 花粉	茺蔚子	益母草子 坤草子
木瓜	宣木瓜	南沙参	泡沙参 空沙参 白沙参 白参
木蝴蝶	玉蝴蝶 千张纸 云故纸 白故纸	栀子	山栀子 山栀
五味子	辽五味子 北五味子 五梅子	枸杞子	甘枸杞 枸杞 枸杞果
牛蒡子	大力子 鼠黏子 牛子 恶实	厚朴	川厚朴 紫油厚朴 川朴 赤朴 烈朴
牛膝	怀牛膝	砂仁	缩砂仁 春砂仁 缩砂密
升麻	绿升麻 周升麻	牵牛子	黑丑 白丑 二丑 黑白丑
丹参	紫丹参 赤参	香加皮	北五加皮 杠柳皮
乌药	台乌药	香附	香附子 莎草根
功劳叶	十大功劳叶	重楼	七叶一枝花 蚤休 草河车
甘草	粉甘草 皮草 国老	独活	川独活 香独活
艾叶	祁艾 蕲艾 灸草 冰台	姜炭	炮姜炭 干姜炭
龙眼肉	桂圆肉 益智	前胡	信前胡 岩风
北沙参	辽沙参 东沙参 莱阳沙参	首乌藤	夜交藤
白芍	杭白芍 白芍药	穿山甲	山甲珠 炮山甲 鲮鲤
白芷	杭白芷 香白芷	秦艽	左秦艽
白果	银杏	莱菔子	萝卜子
瓜蒌	全瓜蒌 栝楼 药瓜	桂枝	桂枝尖 嫩桂枝 柳桂
芒硝	马牙硝 英硝 金硝 牙硝	桔梗	苦桔梗 白桔梗 玉桔梗

续表

正名	别名	正名	别名
西红花	藏红花　番红花	柴胡	北柴胡　南柴胡　软柴胡
西河柳	柽柳　山川柳　观音柳　赤柽柳	党参	潞党参　台党参　防参
百部	百部草　肥百部　野天门冬	拳参	紫参
当归	秦当归　云当归　川当归	益母草	坤草　茺蔚　益明
肉苁蓉	淡大芸	浙贝母	象贝母　大贝母
肉豆蔻	肉果　玉果	娑罗子	梭罗子
肉桂	紫油肉桂	海螵蛸	乌贼骨
朱砂	丹砂　辰砂　镜面砂　朱宝砂	浮萍	紫背浮萍　浮萍草　水萍　田萍
竹茹	淡竹茹　细竹茹　青竹茹　竹二青	通草	通脱木
延胡索	元胡　玄胡索	桑叶	霜桑叶　冬桑叶
血余炭	血余　发炭　乱发炭	桑白皮	桑皮　桑根白皮
血竭	麒麟竭　麒麟血	黄芩	条芩　子芩　枯芩　片芩
决明子	草决明　马蹄决明	黄连	川连　雅连　云连　味连　鸡爪连
防己	粉防己　汉防己	梅花	绿萼梅　绿梅花
红花	草红花　红蓝花	蛇蜕	龙衣
麦冬	麦门冬　杭寸冬　杭麦冬　寸冬	淫羊藿	仙灵脾
赤小豆	红小豆　红豆	续断	川续断　川断　接骨草　六汗
苍术	茅苍术	葛根	甘葛根　干葛
杜仲	川杜仲　木棉	蛤壳	海蛤壳
牡丹皮	粉丹皮　丹皮　牡丹根皮	蒺藜	刺蒺藜　白蒺藜
牡蛎	左牡蛎	椿皮	椿根皮　臭椿皮
佛手	川佛手　广佛手　佛手柑　佛手片	槟榔	花槟榔　大腹子　海南子
辛夷	木笔花　辛夷花　毛辛夷	磁石	灵磁石　活磁石　生磁石　慈石
羌活	川羌活　西羌活	蝉蜕	蝉衣　蝉退
沙苑子	沙苑蒺藜　潼蒺藜	罂粟壳	米壳　御米壳
诃子	诃子肉　诃黎勒	赭石	代赭石
补骨脂	破故纸	墨旱莲	旱莲草
附子	川附子　淡附片　炮附子	僵蚕	白僵蚕

　　（2）饮片的并开药名：并开药名是指将2～3种疗效基本相似或有协同作用的饮片缩写在一起而构成并开药品。这是一种传统的写法。如二母即知母、浙贝母，二乌即制川乌、制草乌，荆防即荆芥、防风等。详见表11-2-6。

表11-2-6　常见的并开药名

处方药名	调配应付	处方药名	调配应付
二门冬	天冬　麦冬	二术	苍术　白术
二风藤	青风藤　海风藤	二冬	天冬　麦冬
二乌	制川乌　制草乌	二母	知母　浙贝母
二丑	黑丑　白丑	二地	生地黄　熟地黄

处方药名	调配应付	处方药名	调配应付
二地丁	蒲公英 紫花地丁	苏子叶	紫苏子 紫苏叶
二芍	赤芍 白芍	谷麦芽	炒谷芽 炒麦芽
二决明	生石决明 决明子	羌独活	羌活 独活
二活	羌活 独活	忍冬花藤	金银花 忍冬藤
二蒺藜	蒺藜 沙苑子	青陈皮	青皮 陈皮
龙牡	煅龙骨 煅牡蛎	知柏	知母 黄柏
生龙牡	生龙骨 生牡蛎	金银花藤	金银花 忍冬藤
生炒蒲黄	生蒲黄 炒蒲黄	乳没	乳香 没药
生熟地	生地黄 熟地黄	炒知柏	盐知母 盐黄柏
生熟麦芽	生麦芽 炒麦芽	荆防	荆芥 防风
生熟谷芽	生谷芽 炒谷芽	砂蔻	砂仁 蔻仁
生熟枣仁	生枣仁 炒枣仁	盐知柏	盐知母 盐黄柏
生熟稻谷	生稻芽 炒稻芽	荷叶梗	荷叶 荷梗
生熟薏米	生薏苡仁 炒薏苡仁	桃杏仁	桃仁 苦杏仁
白术芍	炒白术 炒白芍	酒知柏	酒知母 酒黄柏
冬瓜皮子	冬瓜子 冬瓜皮	猪茯苓	猪苓 茯苓
全荆芥	荆芥 荆芥穗	棱术	三棱 莪术
全紫苏	紫苏子 紫苏梗 紫苏叶	炒三仙	炒神曲 炒麦芽 炒山楂
全藿香	藿香叶 藿香梗	焦三仙	焦山楂 焦麦芽 焦神曲
赤白芍	赤芍 白芍	焦四仙	焦神曲 焦山楂 焦麦芽 焦槟榔
苍白术	苍术 白术	腹皮子	大腹皮 生槟榔
芦茅根	芦根 白茅根	潼白蒺藜	沙苑子 蒺藜

(3) 规范饮片处方用名：为保障医疗安全，保证临床疗效，处方用名应符合《中国药典》（现行版）、医保政策、本省（区、市）的中药饮片处方用名与调剂给付的相关规定。没有统一规定的，各医疗机构应当制定本单位中药饮片处方用名与调剂给付规定。

三、复核

中药饮片调配后，必须经复核后方可发出。核对调配好的药品是否与处方所开药味及剂数相符，有无错味、漏味、多味和掺杂异物，每剂药的剂量误差应小于 ±5%，必要时要复称。还需审查有无配伍禁忌（十八反、十九畏）、妊娠禁忌药物，毒麻药有无超量。毒性中药、贵细药品的调配是否得当。对于需特殊煎煮或处理的药味如先煎、后下、包煎、烊化、另煎、

冲服等是否单包并注明用法。审查药品质量，保证无伪劣饮片，审查有无虫蛀、发霉变质，有无生炙不分或以生代炙，整药、籽药应捣未捣，调配处方有无乱代乱用等现象。如发现问题及时调换。复核检查无误后，经复核人员签字，方可包装药品。外用药应使用专用包装，并要有外用标志。调剂复核工作应当由主管药师或执业药师等专业技术人员负责，复核率应当达到100%。

四、发药和用药交代

（一）发药流程和要求

（1）核对患者姓名、取药号和取药剂数，要特别注意防止姓名相同或相似错发药的事故发生。

（2）处方中需特殊处理的药味，或需另加

"药引"，以及煎法、用法、服法，需加以说明。外用药应有明显标注。

（3）一方多剂的鲜药，要提示患者注意保鲜，置于阴凉干燥处，以防发霉变质。

（4）检查附带药品是否齐全，药品包装是否捆扎结实。

（5）向患者或其家属做详细的用药指导，并解答其相关疑问。含毒麻药品的处方应留存，整理登记，备查。

（二）用药交代内容

（1）向患者耐心说明方药的用法用量，尤其是对中药不熟悉的患者，必要时介绍煎药流程。

（2）向患者说明中药的用药禁忌。如忌食辛辣、油腻等。

（3）对有特殊煎法的饮片，要逐一向患者说明煎煮方法。

（4）对特殊贮存要求的饮片，如鲜药，需让患者明确贮存方法。

（5）如处方中有需患者自备的药引，需向患者强调。如热粥送服，黄酒送服。

（6）如有需自行处理的饮片、贵细饮片，要特别做出说明。如红参需患者自行蒸软后，切、分入药。

（7）如有关于药品疗效、药源情况、不良反应方面的咨询，应尽可能解答，如不确定，应在事后详查后予以回复。

第三节　中成药调剂

一、审方

（一）中成药处方审核的原则和注意事项

中成药处方审核是指中药学专业技术人员运用专业知识与实践技能，根据相关法律法规、规章制度与技术规范等，对医师在诊疗活动中为患者开具的中成药处方，进行合法性、规范性和适宜性审核，并作出是否同意调配发药决定的药学技术服务。

审核原则与注意事项同中药饮片处方审核。

（二）中成药处方合法性审核内容

根据《处方管理办法》，中成药处方开具人应具有医师资格，并在执业地点注册，取得处方权。

中医类别医师应当按照《中成药临床应用指导原则》等，遵照中医临床基本的辨证施治原则开具中成药处方。其他类别的医师，经过不少于1年系统学习中医药专业知识并考核合格后，遵照中医临床基本的辨证施治原则，可以开具中成药处方。

不符合上述合法性的处方，药师审核不通过，不予调配发药。

（三）中成药处方规范性审核内容

处方前记、正文和后记符合《处方管理办法》《中药处方格式及书写规范》等有关规定，文字正确、清晰、完整。

（1）按照中医诊断（包括病名和证型）结果，辨证或辨证辨病结合选用适宜的中成药。

（2）中成药名称应当使用经药品监督管理部门批准并公布的药品通用名称，院内中药制剂名称应当使用经省级药品监督管理部门批准的名称，备案的医院内传统中药制剂应当使用备案时的名称。

（3）用法用量应当按照药品说明书规定的常规用法用量使用，特殊情况需要超剂量使用时，应当注明原因并再次签名。

（4）普通药品处方一般不得超过7日用量；急诊普通药品处方一般不得超过3日用量；对于某些慢性病、老年病或特殊情况的一般常用普通药品，处方用量可适当延长，一般控制在4周内，病情稳定的患者适当延长，最长不超过12周。超过4周的长期处方，医师应当严格评估，强化患者教育，并通过在病历中记录，患者知情签字等方式确认。

（5）片剂、丸剂、胶囊剂、颗粒剂分别以片、丸、粒、袋为单位，软膏及乳膏剂以支、盒为单位，溶液制剂、注射剂以支、瓶为单位，应当注明剂量。

（6）每张处方不得超过5种药品，每一种药品应当分行顶格书写，药性峻烈的或含毒性成分的药物应当避免重复使用，功能相同或基本相同的中成药不宜叠加使用。

（7）中成药可以单独开具处方，也可以与西药开具同一张处方，但不能与中药饮片开具同一张处方。中药注射剂应单独开具处方。

（8）处方开具当日有效。特殊情况下需延长有效期的，由开具处方的医师注明有效期限后审核通过，但有效期原则上不得超过 3 天。超过 3 天的处方审核不通过。

不符合上述要求的，审核不通过。处方医生修改合格后，审核通过，方可调配发药。

（四）中成药处方适宜性审核内容

1. 适应证　审核处方药物有无相应治疗的病证。

2. 遴选药品

（1）考虑疾病的寒热虚实，病情轻重缓急等，根据诊断辨证或辨证与辨病相结合正确选用中成药，是取得较好临床疗效的关键。

如六神丸、清咽丸等可治疗实热引起的咽喉肿痛，而风热外袭引起的咽喉疼痛应选用复方鱼腥草片、金嗓开音丸等，对虚火上炎引起的咽喉干燥微痛则应选用玄麦甘桔颗粒、铁笛丸等。同类中成药也因组方的不同而各有所长，如临床治疗温热病的"三宝"安宫牛黄丸、至宝丹、紫雪，同治温热病热入心包证，但其中安宫牛黄丸偏于清热安神，至宝丹偏于芳香开窍，紫雪偏于镇痉息风，应注意鉴别使用以取得最佳疗效。再如人参再造丸益气养血、祛风化痰、活血通络，偏于气虚血瘀、风痰阻络所致中风，而华佗再造丸活血化瘀、化痰通络、行气止痛，偏于瘀血痰湿闭阻引起的中风偏瘫。摩罗丹和胃复春都主要治疗慢性萎缩性胃炎，但摩罗丹养阴活血，胃复春益气活血。治疗"胃病"的中成药中，胃苏颗粒、复方陈香胃片、气滞胃痛颗粒等以行脾胃之气为主；调和脾胃的有健胃消炎颗粒等；健脾疏肝丸、逍遥丸等调和肝脾；沉香舒气丸、舒肝理气丸、舒肝顺气丸等调和肝胃；温胃舒颗粒等散寒行气；理中丸、桂附理中丸、虚寒胃痛颗粒等温阳散寒，行气止痛等。

（2）考虑特殊人群、用药禁忌遴选合适的中成药

特殊人群：

1）新生儿、婴幼儿、儿童：①含有婴幼儿、儿童禁忌使用中药组分的：如马兜铃、天仙藤等婴幼儿禁用，雪上一枝蒿、罂粟壳等儿童禁用；②说明书规定的婴幼儿、儿童禁忌的：如强力枇杷露等儿童禁用。

2）老年人：①含有老年人禁忌使用中药组分的：如雪上一枝蒿老年人禁用；②说明书规定的老年人禁忌的：如伤湿镇痛膏老年人慎用。

3）孕妇及哺乳期妇女：①含有孕妇禁忌使用中药组分的：如巴豆、三棱、莪术、水蛭、虻虫等孕妇禁用；②说明书规定的孕妇禁用或忌用的：如复方罗汉果含片孕妇禁用；③马兜铃、天仙藤、雪上一枝蒿、罂粟壳哺乳期慎用，鼻渊软胶囊、海蛇药酒哺乳期禁用。

4）肾功能不全：①含有肾功能不全者禁忌使用中药组分的：如马兜铃、天仙藤、寻骨风、朱砂莲、雷公藤、朱砂、红升丹等；②说明书规定的肾功能不全者禁忌的：如鼻渊片。

5）肝功能不全：①含有肝功能不全者禁忌使用中药组分的：如雷公藤、朱砂、红升丹等；②说明书规定的肝功能不全者禁忌的：如复方胆通胶囊。

用药禁忌：

1）含有病证禁忌使用中药组分的：如洋金花等感冒、痰热咳喘、青光眼、高血压及心动过速者禁服，青葙子等青光眼者禁服，猪牙皂等咯血、吐血者忌服；麻黄等高血压、大汗者忌服。

2）说明书规定的病证禁忌：如补肾益脑丸感冒发热者忌服。

3）药品剂型不适宜：如含糖制剂的药品糖尿病患者禁服。

4）对食物及药物过敏：过敏体质或对某物某药过敏者，如对漆过敏者忌用含干漆制剂，酒精过敏者禁用伤科活血酊，汞制剂过敏者禁用腋臭粉。

3. 用量用法

（1）日使用量：超过说明书规定的单日使用极量（标明极量值的按极量值算，未标明极量值的为最大单次使用剂量与最大单日使用频次的乘积）。

（2）单次使用量：超过说明书规定的单次使用剂量。

（3）单日使用频次：超过说明书规定的单日使用频次。

（4）给药途径：非说明书规定的使用途径。

（5）输液：药品溶媒的选择、给药速度是否适宜。

（6）具体用法：药物可通过口服胃肠道吸收、黏膜吸收、透皮吸收和注射吸收。应根据患者的体质强弱、病情轻重缓急及各种剂型的特点，选择适宜的剂型，能口服给药的，不采用注射给药；能肌内注射给药的，不选用静脉注射或滴注给药。中成药的主要用法有内服和外用。

1）中成药的内服用法：一般中成药均以温开水送服，但有的中成药需要含服，即将中成药含于口腔中使其缓缓溶化，无需用水，此法多用于咽喉肿痛患者，如玄麦甘桔含片、金果含片、六神丸、西瓜霜片等，以便迅速发挥消肿止痛之效。有的中成药如麝香保心丸、速效救心滴丸、复方丹参滴丸在心绞痛症状发作时含于舌下。医师根据病情需要，有时也可将中成药入汤剂煎煮以增强疗效，如六一散、益元散、左金丸、越鞠丸等。

2）中成药的外用方法

①调敷患处：是将药物用适当的液体调成糊状，敷布于患处。药物直接接触患处，达到治疗目的。常用的液体辅料有白酒、醋、香油、茶水等。如治跌打外伤的七厘散、五虎丹，用白酒调成糊状，敷于患处。治痈肿疮毒的紫金锭、蟾酥锭，用醋研成糊状敷于患处。此外，还有用香油调敷的黄水疮药，花椒油调敷的四圣散，茶水调敷的如意金黄散，蛋清调敷的武力拔寒散等。

②涂患处：外用油膏、水剂多用此法。一般先洗净患处后直接涂抹，如獾油、癣药水等。

③贴患处：多为硬质膏药。如狗皮膏药，将膏药加热软化后贴于患处，以及橡皮膏制剂如伤湿止痛膏，可直接贴于患处。

④撒布患处：外用散剂多采用此法。如生肌散、珍珠散等，将药粉直接撒布于患处。

⑤吹布患处：多为散剂，用小纸筒将少许药粉，吹之使其散布于患处，如吹耳的红棉散，吹咽喉的锡类散、珠黄散，吹牙龈的冰硼散等。

总之，中成药的品种繁多，用法各异。一般外用药不可内服，特别是含有毒性药物的外用药，更应注意，以免发生事故；即使有的中成药既可内服，又可外用，但在临床使用时，也必须注意其用法和用量，以确保安全用药。

3）中成药特殊剂型的正确使用

滴丸：滴丸剂主要供口服用，多用于病情急重者，如冠心病、心绞痛、咳嗽、急慢性支气管炎等。服用滴丸时应注意仔细阅读药物的服法，剂量不能过大；宜以少量温开水送服，有些可直接含于舌下；滴丸在保存中不宜受热。

滴眼剂：使用滴眼剂时，宜注意用手指轻轻按压眼内眦，以防药液分流降低眼内局部用药浓度及药液经鼻泪管流入口腔而引起不适；清洁双手，将头部后仰，眼往上望，用食指轻轻将下眼睑拉开成一袋状；将药液从眼角侧滴入眼袋内，1次滴1~2滴；滴药时应距眼睑2~3cm，勿使滴管口碰及眼睑或睫毛，以免污染；滴后轻轻闭眼1~2分钟，同时用手指轻轻压住鼻梁，用药棉或纸巾擦拭流溢在眼外的药液；若同时使用2种药液，宜间隔10分钟；一般先滴右眼后左眼，以免用错药，如左眼病较轻，应先左后右，以免交叉感染；角膜有溃疡或眼部有外伤或眼球手术后，滴药后不可压迫眼球，也不可拉高上眼睑；如眼内分泌物过多，应先把分泌物清净，再滴入或涂敷，否则会影响疗效；滴眼剂不宜多次打开使用，如药液出现浑浊或变色时，切勿再用；白天宜用滴眼剂滴眼，反复多次，临睡前宜用眼膏剂涂敷，便于附着眼壁维持时间长，可保持夜间的浓度。

眼膏剂：使用眼膏剂时，宜按下列步骤操作：清洁双手，用消毒的剪刀剪开眼膏管口；头部后仰，眼往上望，用食指轻轻将下眼睑拉开成一袋状；压挤眼膏剂尾部，使眼膏成线状溢出，将约1cm长的眼膏挤进下眼袋内（如眼膏为盒装，将药膏抹在玻璃棒上涂敷下眼睑内），轻轻按摩2~3分钟以增加疗效，但注意不要使眼膏管口直接接触眼或眼睑；眨眼数次，尽量使眼膏分布均匀，后闭眼休息2分钟；用脱脂棉擦去眼外多余药膏，盖好管帽。多次开管和连续使用超过1个月的眼膏不要再用。

滴鼻剂：使用滴鼻剂前应先清洁双手，擤净鼻腔分泌物。滴药时可坐在靠背椅上，头向后仰，或取平卧位，在颈下放一枕物，头尽量后仰，使头部与身体呈垂直姿势，鼻孔向天。将滴管靠近鼻腔，但不要触及，滴入药液后保持仰卧姿势 30 秒，再向左右各偏移 30 秒，然后再坐起或站立做低头姿势，用手指轻轻按压鼻翼避免药液流出，使药液与鼻黏膜充分接触。常用的如滴通鼻炎水。

鼻用喷雾剂：鼻用喷雾剂是专供鼻腔使用的气雾剂，其包装带有阀门，使用时挤压阀门，药液以雾状喷射出来，供鼻腔外用。使用步骤如下：喷鼻前先呼气；头部稍向前倾斜，保持坐位；用力振摇气雾剂并将尖端塞入一个鼻孔，同时用手堵住另一个鼻孔并闭上嘴；挤压气雾剂的阀门喷药，一次喷入 1 ~ 2 揿或参阅说明书的剂量，儿童 1 揿，一日 3 ~ 4 次，同时慢慢地用鼻子吸气；喷药后将头尽力向前倾，置于两膝之间，10 秒后坐直，使药液流入咽部，用嘴呼吸；更换另一个鼻孔重复前一过程，用毕后可用凉开水冲洗喷头。

栓剂：栓剂因施用腔道的不同，分为直肠栓、阴道栓和尿道栓。

①直肠栓剂：应用直肠栓宜注意栓剂基质的硬度易受气候的影响而改变，在夏季，炎热的天气会使栓变得松软而不易使用，应用前宜将其置入冰水或冰箱中 10 ~ 20 分钟，待其基质变硬；剥去栓剂外裹的铝箔或聚乙烯膜，在栓剂的顶端蘸少许液状石蜡、凡士林、植物油或润滑油；塞入时患者取侧卧位，小腿伸直，大腿向前屈曲，贴着腹部，儿童可趴伏在大人的腿上；放松肛门，把栓的尖端向肛门插入，并用手指缓缓推进，深度距肛门口幼儿约 2cm，成人约 3cm，合拢双腿并保持侧卧姿势 15 分钟，以防栓被压出；尽力憋住大便，力争在用药后 1 ~ 2 小时不解大便。因为栓剂在直肠的停留时间越长，吸收越完全；有条件的话，在肛门外塞一点脱脂棉或纸巾，以防基质融化漏出而污染。

②阴道栓剂：应用阴道栓时宜注意洗净双手，除去栓剂外封物；如栓剂太软，则应将其带着外包装放在冰箱的冷冻室或冰水中冷却片刻，使其变硬，然后除去外封物，放在手中揉暖以消除尖状外缘，用清水或水溶性润滑剂涂在栓剂的尖端部；患者仰卧床上，双膝屈曲并分开，可利用置入器或戴指套，将栓剂尖端部向阴道口塞入，并用手以向下、向前的方向轻轻推入阴道深处；置入栓剂后患者应合拢双腿，保持仰卧姿势约 20 分钟；在给药后 1 ~ 2 小时内尽量不排尿，以免影响药效；应于入睡前给药，以便药物充分吸收，并可防止药栓遇热溶解后外流；月经期停用，有过敏史者慎用。

③尿道栓剂：应用尿道栓宜注意使用前洗净双手，也可适当清洁会阴部及尿道口，保持局部清洁干燥，减少感染风险；从包装中取出尿道栓时要小心，避免栓剂破碎或变形，若栓剂较软，可先放入冰箱冷藏使其变硬后再取用；一般取仰卧位，双腿弯曲并外展，这样能使尿道充分暴露，便于操作；插入深度：男性一般将尿道栓插入尿道 2 ~ 3cm，女性插入 1 ~ 2cm，插入过浅可能导致药物过早排出，过深可能损伤尿道；插入时动作要轻柔，可先在栓剂头部涂抹适量润滑剂，如凡士林，以减少对尿道黏膜的刺激和损伤，若插入过程中感到疼痛或阻力较大，应停止操作并检查原因；插入后保持仰卧位片刻，一般 5 ~ 10 分钟，防止药物脱出，尤其是在药物未完全融化吸收前，尽量避免站立或剧烈活动。

外用固体制剂

①软膏剂（乳膏）：应用软膏和乳膏剂时宜注意涂敷前将皮肤清洗干净；对有破损、溃烂、渗出的部位一般不要涂敷，如急性湿疹，在渗出期采用湿敷方法可收到显著的疗效，若用软膏反可使炎症加剧、渗出增加，相反对急性无渗出性糜烂则宜用粉剂或软膏；涂布部位有烧灼或瘙痒、发红、肿胀、出疹等反应时，立即停药，并将局部药物洗净；部分药物（尿素）涂后采用封包（即用塑料膜、胶布包裹皮肤）可显著地提高角质层的含水量，封包条件下的角质层含水量可由 15% 增至 50%，增加药物的吸收，提高药物的疗效；涂敷后轻轻按摩可提高疗效；不宜涂敷于口腔、眼结膜。

②硬膏剂：又称膏药，包括橡皮膏和黑膏药。橡皮膏使用时可直接贴敷，如麝香壮骨膏、活血止痛膏等。黑膏药使用时需加温软化后贴于患处或穴位上，如狗皮膏、暖脐膏等。外用

膏药时需注意长时间贴敷可能发生皮肤过敏现象；皮肤破溃或感染处禁用；部分含毒性药材的膏药不宜长期大面积使用。

③外用散剂：系将药材或药材提取物经粉碎、混匀制成的粉状制剂。外用时吹敷或直接涂于患处。如冰硼散、外用溃疡散、锡类散等。

④外用丸剂：可将丸剂以冷开水或米醋化散，外敷于患处，每日数次，常保潮润，至红肿消退。如红肿已将出脓或已溃烂，切勿再敷。如六神丸。

⑤外用丹剂：亦称丹药，是用水银、硝石、雄黄等矿物药经高温烧炼制成的不同结晶形状的无机化合物，常研粉涂撒疮面，治疗疮疡痈疽，亦可制成药条、药线和外用膏剂应用。如红升丹、白降丹等。

⑥锭剂：是将药物研成细粉，或加适当的黏合剂制成规定形状的固体剂型，有纺锤形、圆柱形、条形等。可供外用与内服，内服通常研末调服或磨汁服，外用则磨汁涂患处。常用的有紫金锭、万应锭、蟾酥锭等。

⑦熨剂：将外包装袋剪开，取出药袋，晃动数次，使药物充分松散，接触空气，手摸有热感时，置于固定袋内，覆盖于痛患处并加以固定，直至热感消失，产热过程中，如有结块，用手轻轻揉散。如寒痛乐熨剂。

外用液体制剂

①搽剂：系指将药材用乙醇、油或其他适宜溶媒制成的外用搽涂患处的液体制剂，通常不可用于皮肤、黏膜破损处。如骨友灵搽剂、筋骨宁搽剂、妇洁搽剂等。

②洗剂：系指药材经提取制成的供皮肤或腔道清洗或涂抹用的液体制剂。洗剂一般以水为溶媒，用于创伤和腔道清洗的洗剂应注意保持无菌，用于阴道冲洗的洗剂易改变阴道 pH 值，破坏正常菌群的平衡，不宜长期使用，如复方苦参洗剂、皮肤康洗液等。

③气雾剂：使用气雾剂时宜注意尽量将痰液咳出，口腔内的食物咽下；用前将气雾剂摇匀；将双唇紧贴近喷嘴，头稍微后倾，缓缓呼气尽量让肺部的气体排尽；于深呼吸的同时撤压气雾剂阀头，使舌头向下；准确掌握剂量，明确 1 次给药撤压几下；屏住呼吸 10～15 秒，后用鼻子呼气；用温水清洗口腔或用 0.9% 氯化钠溶液漱口，喷雾后及时擦洗喷嘴。

4. 重复给药

（1）含毒性中药，如川乌、草乌、朱砂等制剂的重复使用。

（2）主要成分含重金属（铅、镉、砷、汞）中药，如含汞的朱砂、含砷的雄黄制剂的重复使用。

（3）组分重复或包含中成药的重复使用，①同一药物的不同规格、剂型合用；②成分（或组成）相同的两药合用，如单味虫草制剂（金水宝胶囊、百令胶囊、至灵胶囊）；③一种中成药的组分被另一种完全包含的两药合用，如二妙丸与三妙丸、四妙丸，六味地黄丸与杞菊地黄丸、麦味地黄丸；④功效相近中成药的重复使用，如治疗风寒表实证的九味羌活丸（颗粒）、荆防颗粒（合剂）、感冒软胶囊、感冒清热颗粒（胶囊）。⑤含有相同成分药物联用，如含有相同成分的或机制相同的药物，即珍菊降压片（含氢氯噻嗪）和脉君安片（含氢氯噻嗪）与氢氯噻嗪联用，血脂康胶囊（含洛伐他汀）与洛伐他汀或其他他汀制剂联用，消渴丸（含格列本脲）和消糖灵胶囊（含格列本脲）与格列本脲联用，维 C 银翘片（含对乙酰氨基酚、马来酸氯苯那敏、维生素 C）与感冒灵胶囊（含对乙酰氨基酚、马来酸氯苯那敏、咖啡因）与一些含相同成分的西药联用。

5. 联合用药　为适应复杂病情的需要，中成药在临床使用时常常配伍联合使用，中成药联合使用时应注意"相须""相使"为用而增强疗效，避免"相畏""相杀"而减低疗效，或利用"相畏""相杀"来抑制或消除另一种中成药的偏性或毒副作用。如附子理中丸联合健脾丸治疗阳虚夹湿泄泻，既可温运脾阳又可健脾益气，可收事半功倍之效。又如，以乌鸡白凤丸为主治疗妇女气血不足，月经不调，配以香砂六君丸为辅，"相使"为用，开气血生化之源，增强乌鸡白凤丸养血调经之功。再如用金匮肾气丸补火助阳、纳气平喘功效治疗肾虚作喘；若久病不愈，阳损及阴，兼有咽干烦躁者，又应当配以麦味地黄丸或生脉散防止金匮肾气丸燥烈伤阴。

中成药联合应用遵循以下原则：

（1）当疾病复杂，一个中成药不能满足所有证候时，可以联合应用多种中成药。

（2）多种中成药的联合应用，应遵循药效互补原则及增效减毒原则。功能相同或基本相同的中成药原则上不宜叠加使用。

（3）药性峻烈的或含毒性成分的药物应避免重复使用。

（4）合并用药时，注意中成药的各药味、各成分间的配伍禁忌。

（5）一些病证可采用中成药的内服与外用药联合使用。

以下情况避免联合用药：

（1）联用后减弱药物治疗作用的：如含人参制剂与含莱菔子制剂合用。

（2）有不良相互作用：如含有格列本脲的消渴丸与含乙醇的藿香正气水等制剂合用可引起腹部绞痛、恶心、呕吐、头痛、面部潮红和低血糖等。

（3）中成药中所含西药成分与西药之间存在潜在不良相互作用的药物联用。

（4）含相同的毒性药味的中成药慎重联用，防止毒性药味超量而引起毒副作用，如痹祺胶囊和华佗再造丸同含马钱子，柏子养心丸和天王补心丹同含朱砂，风湿骨痛胶囊和复方小活络丸同含制川乌和制草乌。

（5）功效相同或相似，成分相同或包含的中成药不宜联合使用。如金花清感颗粒与连花清瘟颗粒均治疗风热感冒，二者不宜联合使用；金水宝胶囊和百令胶囊成分均为虫草菌粉，二者不宜联合使用；六味地黄丸与杞菊地黄丸均治疗肝肾阴虚证，且杞菊地黄丸成分包含了六味地黄丸的成分，二者不宜联合使用。

（五）中成药处方审核实例分析

[案例1]

科别：心血管科

姓名：李×× 性别：女 年龄：69岁

临床诊断：1.高血压 2.冠状动脉粥样硬化性心脏病 3.咽痛

R：

替米沙坦片（40mg）	80mg
每天一次	口服
麝香保心丸（22.5mg）	2丸
每天三次	口服
六神丸（每1000粒重3.125g）	10丸
每天三次	口服

存在问题：1.缺少诊断；2.联合用药不适宜

分析：

（1）根据国家中医药管理局发布的《中药处方格式及书写规范》，中药处方应当包含完整的中医诊断，其中包括病名和证型，上述处方中麝香保心丸、六神丸缺少中医诊断。

（2）麝香保心丸、六神丸中均含毒性中药蟾酥，两药均以足量联合应用，存在联合用药不适宜的问题。

[案例2]

科别：脾胃病科

姓名：刘×× 性别：男 年龄：33岁

临床诊断 1.胃痞病：脾虚气滞证 2.痛痹：血瘀气滞证 3.咳嗽：痰热证

R：

枳术宽中胶囊（0.43g）	3粒
每天3次	口服
荆花胃康胶丸（80mg）	2粒
每天3次	口服
荜铃胃痛颗粒（每袋相当于饮片20g）	5g
每天3次	口服
治伤胶囊（0.25g）	6粒
每天3次	口服
苏黄止咳胶囊（0.45g）	3粒
每天3次	口服

存在问题：1.重复用药；2.用法用量不适宜；3.适应证不适宜

分析：

（1）枳术宽中胶囊、荆花胃康胶丸、荜铃胃痛颗粒功效类似，且均属同一亚类"理气剂－疏肝和胃剂"，存在重复用药的问题。

（2）治伤胶囊中含毒性中药生关白附，说明书用法用量为口服，一次4~6粒，一日1~2次，存在用法用量不适宜的问题。

（3）苏黄止咳胶囊用于风邪犯肺，肺气失宣所致咳嗽，咽痒，痒时咳嗽，或呛咳阵作，气急，遇冷空气、异味等因素突发或加重，或夜卧晨起咳剧，多呈反复性发作，干咳无痰或少痰，舌苔薄白等，存在适应证不适宜的问题。

二、调配

（一）中成药处方调配的程序和注意事项

（1）调剂中成药仍应遵从前述的调配工作制度，严格按审方、调配、复核和发药程序进行。

执业药师应熟悉常用中成药的药物组成、剂型特点、功能与主治、用法与用量、注意事项等，要注意处方药物与处方上的临床诊断是否相符，是否合理，特别是对孕妇、老人和婴幼儿的用药更应引起充分的重视。当患者在药店自行购买非处方中成药时，执业药师应对患者进行指导，帮助患者选用安全有效药物。

（2）中成药的调剂必须注意药品的有效期。药品必须在有效期内使用，超过有效期，其作用将会降低或可能产生毒性，因此不能继续使用。

为防止药品过期失效，确保用药安全，调剂部门应关注药品的有效期，加强管理，定期检查，做到近效期药品先用。对有效期内的药品也要注意检查其外观性状，一旦发现异常情况，应立即停止销售。

（二）含毒性饮片、按麻醉药管理饮片以及含朱砂的中成药调配

含27种毒性中药的中成药，应严格按说明书使用，含相同毒性成分的中成药应尽量避免联合使用，防止药物过量而引发毒性反应。马钱子、附子、川乌、草乌等药物炮制后的毒性大为降低，但含这些炮制后药味的中成药在使用时，一般仍需注意避免联用造成相同成分的"叠加"，防止药物过量引起毒性反应。含罂粟壳等按麻醉药管理饮片的中成药，应注意用法用量，且不宜长期服用。此外朱砂含汞类成分，过量服用可产生各种中毒症状。因此对含有此类成分的中成药处方应注意严格审核、调配数量准确和发药交代完整清晰。《中国药典》（现行版）收载含27种毒性、按麻醉药管理以及含朱砂等饮片的中成药见表11-3-1。

表11-3-1 含27种毒性饮片、按麻醉药管理饮片以及含朱砂的中成药

序号	药品名称	功效	含毒性成分	用法用量	注意事项
1	胃肠安丸	芳香化浊，理气止痛，健胃导滞	巴豆霜	口服。小丸：一次20丸，一日3次；小儿周岁内一次4~6丸，一日2~3次；1~3岁一次6~12丸，一日3次；3岁以上酌加。大丸：成人一次4丸，一日3次；小儿周岁内一次1丸，一日2~3次；1~3岁一次1~2丸，一日3次；3岁以上酌加	脾胃虚弱者慎用
2	癣湿药水	祛风除湿，杀虫止痒	斑蝥	外用。擦于洗净的患处，一日3~4次；治疗灰指甲应先除去空松部分，使药易渗入	切忌入口；严防触及眼、鼻、口腔等黏膜处
3	正骨水	活血祛瘀，舒筋活络，消肿止痛	草乌	用药棉蘸药液轻搽患处；重症者用药液湿透药棉敷患处1小时，每日2~3次	忌内服；不能搽入伤口；用药过程中如有瘙痒起疹，暂停使用
4	血栓心脉宁片	益气活血，开窍止痛	蟾酥	口服。一次2片，一日3次	孕妇忌服
5	灵宝护心丹	强心益气，通阳复脉，芳香开窍，活血镇痛	蟾酥		孕妇忌服。少数患者在服药初期偶见轻度腹胀、口干，继续服药后症状可自行消失，无需停药

续表

序号	药品名称	功效	含毒性成分	用法用量	注意事项
6	金蒲胶囊	清热解毒，消肿止痛，益气化痰	蟾酥	饭后用温开水送服。一次3粒，一日3次；或遵医嘱。42日为一疗程	孕妇忌服；用药早期偶有恶心，可自行缓解；超量服用时，少数患者可见恶心、纳差
7	熊胆救心丸	强心益气，芳香开窍	蟾酥	口服。一次2粒，一日3次	小儿及孕妇禁用
8	麝香保心丸	芳香温通，益气强心	蟾酥	口服。一次1~2丸，一日3次；或症状发作时服用	孕妇禁用
9	麝香通心滴丸	芳香益气通脉，活血化瘀止痛	蟾酥	口服。一次2丸，一日3次	孕妇禁用；肝肾功能不全者慎用；运动员慎用；个别患者可能出现身热、颜面潮红、舌麻辣感、ALT升高等；蟾酥有毒，请按说明书规定剂量服用
10	梅花点舌丸	清热解毒，消肿止痛	蟾酥（制）、朱砂、雄黄	口服。一次3丸，一日1~2次；外用。用醋化开，敷于患处。	孕妇忌服
11	牛黄消炎片	清热解毒，消肿止痛	蟾酥、雄黄	口服。一次1片，一日3次，小儿酌减；外用。研末调敷患处	孕妇忌服
12	牙痛一粒丸	解毒消肿，杀虫止痛	蟾酥、朱砂、雄黄	每次取1~2丸，填入龋齿洞内或肿痛的齿缝处，外塞一块消毒棉花，防止药丸滑脱	将含药后渗出的唾液吐出，不可咽下
13	小儿肺咳颗粒	健脾益肺，止咳平喘	淡附片	开水冲服。周岁以内一次2g，1~4岁一次3g，5~8岁一次6g，一日3次	高热咳嗽慎用
14	四逆汤	温中祛寒，回阳救逆	淡附片	口服。一次10~20ml，一日3次；或遵医嘱	
15	肾康宁片	补脾温肾，渗湿活血	淡附片	口服。一次5片，一日3次	
16	肾康宁胶囊	补脾温肾，渗湿活血	淡附片	口服。一次5粒〔规格（1）〕或一次4粒〔规格（2）〕，一日3次〔规格〕（1）每粒装0.35g。（2）每粒装0.45g	
17	肾康宁颗粒	补脾温肾，渗湿活血	淡附片	开水冲服。一次1袋，一日3次	
18	痰饮丸	温补脾肾，助阳化饮	淡附片	口服。一次14丸，一日2次，儿童酌减	孕妇禁服；心脏病、高血压患者慎用
19	复方蛤青片	补气敛肺，止咳平喘，温化痰饮	附片	口服。一次3片，一日3次	孕妇慎用
20	桂附理中丸	补肾助阳，温中健脾	附片	用姜汤或温开水送服。水蜜丸：一次5g；小蜜丸：一次9g；大蜜丸：一次1丸；一日2次	孕妇慎用
21	春血安胶囊	益肾固冲，调经止血	附片（黑顺片）	口服。一次4粒，一日3次；或遵医嘱	

续表

序号	药品名称	功效	含毒性成分	用法用量	注意事项
22	温胃舒胶囊	温中养胃，行气止痛	附片（黑顺片）	口服。一次3粒，一日2次	胃大出血时禁用；忌食生冷，油腻及不宜消化的食物
23	益心丸	益气温阳，活血止痛	附片（黑顺片）、蟾酥	舌下含服或吞服。一次1~2丸，一日1~2次	孕妇禁用；月经期慎用
24	参附强心丸	益气助阳，强心利水	附子（制）	口服。大蜜丸：一次2丸；水蜜丸：一次5.4g；一日2~3次	孕妇禁服；宜低盐饮食
25	前列舒丸	扶正固本，益肾利尿	附子（制）	口服。水蜜丸：一次6~12g；大蜜丸：一次1~2丸；一日3次；或遵医嘱	尿闭不通者不宜用本药
26	济生肾气丸	温肾化气，利水消肿	附子（制）	口服。水蜜丸：一次6g；小蜜丸：一次9g；大蜜丸：一次1丸；一日2~3次	
27	桂附地黄丸	温补肾阳	附子（制）	口服。水蜜丸：一次6g；小蜜丸：一次9g；大蜜丸：一次1丸；一日2次	
28	桂附地黄胶囊	温补肾阳	附子（制）	口服。一次7粒，一日2次	
29	益肾灵颗粒	温阳补肾	附子（制）	开水冲服。一次1袋，一日3次	
30	定喘膏	温阳祛痰，止咳定喘	附子、生川乌	温热软化，外贴肺俞穴	
31	附桂骨痛片	温阳散寒，益气活血，消肿止痛	附子、制川乌	口服。一次6片，一日3次，餐后服。3个月为一疗程；如需继续治疗，必须停药一个月后遵医嘱服用	服药后少数可见胃脘不舒，停药后可自行消除；服药期间注意血压变化；高血压，严重消化道疾病慎用；孕妇及有出血倾向者，阴虚内热者禁用
32	附桂骨痛颗粒	温阳散寒，益气活血，消肿止痛	附子、制川乌	口服。一次1袋，一日3次，餐后服。3个月为一疗程；如需继续治疗，必须停药一个月后遵医嘱服用	服药后少数可见胃脘不舒，停药后可自行消除；服药期间注意血压变化；高血压，严重消化道疾病慎用；孕妇及有出血倾向者，阴虚内热者禁用
33	季德胜蛇药片	清热解毒，消肿止痛	干蟾皮	口服。第一次20片，以后每隔6小时续服10片，危急重症者将剂量增加10~20片并适当缩短服药间隔时间。不能口服药者，可行鼻饲法给药。外用。被毒虫咬伤后，以本品和水外搽，即可消肿止痛	孕妇忌用；脾胃虚寒者慎用；肝肾功能不全者慎用；本品不可过服久服；若用药后出现皮肤过敏反应需及时停用；忌食辛辣、油腻食物
34	肛泰软膏	凉血止血，清热解毒，燥湿敛疮，消肿止痛	盐酸罂粟碱	肛门给药。一次1g，一日1~2次，或遵医嘱，睡前或便后外用。使用时先将患部用温水洗净，擦干，然后将药管上的盖拧下，揭掉封口膜，用药前取出给药管，套在药管上拧紧，插入肛门内适量给药或外涂于患部	孕妇禁用

序号	药品名称	功效	含毒性成分	用法用量	注意事项
35	天麻丸	祛风除湿，通络止痛，补益肝肾	黑顺片	口服。水蜜丸：一次 6g；小蜜丸：一次 9g；大蜜丸：一次 1 丸；一日 2~3 次	孕妇慎用
36	天麻祛风补片	温肾养肝，祛风止痛	黑顺片	口服。一次 6 片，一日 3 次	孕妇及感冒发热期间禁用；忌食生冷油腻食物
37	止血复脉合剂	止血祛瘀，滋阴复脉	黑顺片	口服。一次 20~40ml，一日 3~4 次，或遵医嘱。治疗失血性休克，开始 2 小时内服 180ml，第 3~12 小时和 12~24 小时分别服 90~180ml，第 2~7 天可根据病情恢复情况，每天给药 90~180ml，分数次口服或遵医嘱	
38	正天丸	疏风活血，养血平肝，通络止痛	黑顺片	饭后服用。一次 6g，一日 2~3 次。15 天为一个疗程	用药期间注意血压监测；孕妇慎用；宜饭后服用；有心脏病史，用药期间注意监测心律情况
39	固肾定喘丸	温肾纳气，健脾化痰	黑顺片	口服。一次 1.5~2.0g，一日 2~3 次，可在发病预兆前服用，也可预防久喘复发，一般服 15 天为一个疗程	
40	九一散	提脓拔毒，去腐生肌	红粉	外用。取本品适量均匀地撒于患处，对深部疮口及瘘管，可用含本品的纸捻条插入，疮口表面均用油膏或敷料盖贴。每日换药一次或遵医嘱	本品专供外用，不可入口，凡肌薄无肉处不能化脓，或仅有稀水者忌用
41	拔毒膏	清热解毒，活血消肿	红粉、轻粉	加热软化，贴于患处。隔日换药一次，溃脓时每日换药一次	溃疡创面不宜外用
42	九分散	活血散瘀，消肿止痛	马钱子粉	口服，一次 2.5g，一日 1 次，饭后服用；外用。创伤青肿未破者以酒调敷患处	本品含毒性药，不可多服；孕妇禁用；小儿及体弱者遵医嘱服用；破伤出血者不可外敷
43	风湿马钱片	祛风除湿，活血祛瘀，通络止痛	马钱子粉	口服。常用量：一次 3~4 片；极量：一次 5 片；一日 1 次。睡前温开水送服。连服 7 日为一个疗程，两疗程间需停药 2~3 日	孕妇忌服；年老体弱者慎服或遵医嘱
44	平消片	活血化瘀，散结消肿，解毒止痛	马钱子粉	口服。一次 4~8 片，一日 3 次	孕妇禁用；不宜久服
45	平消胶囊	活血化瘀，散结消肿，解毒止痛	马钱子粉	口服。一次 4~8 粒，一日 3 次	孕妇禁用；不宜久服
46	伤科接骨片	活血化瘀，消肿止痛，舒筋壮骨	马钱子粉	口服。成人一次 4 片，10~14 岁儿童一次 3 片，一日 3 次。以温开水或温黄酒送服	本品不可随意增加服量，增加时，需遵医嘱；孕妇忌服；10 岁以下儿童禁服
47	舒筋丸	祛风除湿，舒筋活血	马钱子粉	口服。一次 1 丸，一日 1 次	孕妇忌服
48	疏风定痛丸	祛风散寒，活血止痛	马钱子粉	口服。水蜜丸：一次 4g（20 丸）；小蜜丸：一次 6g；大蜜丸：一次 1 丸；一日 2 次	按规定量服用，不宜多服；体弱者慎服；孕妇忌服

续表

序号	药品名称	功效	含毒性成分	用法用量	注意事项
49	痹祺胶囊	益气养血，祛风除湿，活血止痛	马钱子粉	口服。一次4粒，一日2~3次	孕妇禁服
50	腰痛宁胶囊	消肿止痛，疏散寒邪，温经通络	马钱子粉（调制）	黄酒兑少量温开水送服。一次4~6粒，一日1次。睡前半小时服；或遵医嘱	孕妇及儿童禁用；心脏病、高血压及脾胃虚寒者慎用；不可过量久服
51	宣肺止嗽合剂	疏风宣肺，止咳化痰	蜜罂粟壳	口服。一次20ml，一日3次	
52	六味木香散	开郁行气止痛	闹羊花	口服。一次2~3g，一日1~2次	
53	生发搽剂	温经通脉	闹羊花	外用。涂擦患处，一日2~3次	局部皮肤破损处禁用；切忌口服及入眼；发生过敏反应时停用；不可大剂量或长期使用
54	右归丸	温补肾阳，填精止遗	炮附片	口服。小蜜丸：一次9g；大蜜丸：一次1丸；一日3次	
55	九圣散	解毒消肿，燥湿止痒	轻粉、红粉	外用，用花椒油或食用植物油调敷或撒布患处	不可内服
56	玉真散	熄风，镇痉，解痛	生白附子、生天南星	口服。一次1~1.5g，或遵医嘱。外用。取适量敷于患处	孕妇禁用
57	复方鲜竹沥液	清热化痰，止咳	生半夏	口服。一次20ml，一日2~3次	
58	暑湿感冒颗粒	清暑祛湿，芳香化浊	生半夏	口服。一次1袋，一日3次，小儿酌减	
59	藿香正气口服液	解表化湿，理气和中	生半夏	口服。一次5~10ml，一日2次，用时摇匀	
60	藿香正气水				
61	藿香正气软胶囊	解表化湿，理气和中	生半夏	口服。一次2~4粒，一日2次	
62	藿香正气滴丸	解表化湿，理气和中	生半夏	口服。一次1~2袋，一日2次	
63	跌打镇痛膏	活血止痛，散瘀消肿，祛风胜湿	生草乌、马钱子	外用，贴患处	孕妇及皮肤过敏者慎用
64	祛伤消肿酊	活血化瘀，消肿止痛	生草乌、天南星	外用。用棉花浸取药液涂擦患处。一日3次	孕妇及皮肤破损处禁用。使用过程中若出现皮疹等皮肤过敏者应停用
65	天和追风膏	温经散寒，祛风除湿，活血止痛	生川乌	外用。贴患处	孕妇禁用。偶见皮肤过敏反应。皮肤过敏者慎用，皮肤破损处不宜贴用
66	药艾条	行气血，逐寒湿	生川乌	直接灸法。一次适量，红晕为度，一日1~2次或遵医嘱	
67	麝香镇痛膏	散寒，活血，镇痛	生川乌	贴患处	孕妇及皮肤破损处禁用；使用中如皮肤发痒或变红，应立即停用

序号	药品名称	功效	含毒性成分	用法用量	注意事项
68	少林风湿跌打膏	散瘀活血，舒筋止痛，祛风散寒	生川乌、生草乌	贴患处	孕妇慎用或遵医嘱
69	安阳精制膏	消积化癥，逐瘀止痛，舒筋活血，追风散寒	生川乌、生草乌	贴患处	用于癥瘕积聚时，患者忌食不易消化的食物
70	狗皮膏	祛风散寒，活血止痛	生川乌、生草乌	外用。用生姜擦净患处皮肤，将膏药加温软化，贴于患处或穴位	孕妇忌贴腰部和腹部
71	阳和解凝膏	温阳化湿，消肿散结	生川乌、生草乌、生附子	外用。加温软化，贴于患处	
72	阿魏化痞膏	化痞消积	生川乌、生草乌、雄黄	外用。加温软化，贴于脐上或患处	孕妇禁用
73	伤疖膏	清热解毒，消肿止痛	生天南星	外用。贴于患处，每日更换一次	肿疡阴证者禁用；忌食辛辣食物；皮肤如有过敏现象可停用
74	如意金黄散	清热解毒，消肿止痛	生天南星	外用。红肿，烦热，疼痛，用清茶调敷；漫肿无头，用醋或葱酒调敷，亦可用植物油或蜂蜜调敷。一日数次	外用药，不可内服
75	活血止痛膏	活血止痛，舒筋通络	生天南星、生半夏	外用。贴患处	孕妇慎用
76	安儿宁颗粒	清热祛风，化痰止咳	唐古特乌头	开水冲服。周岁以内一次 1.5g，1~5 岁一次 3g，5 岁以上一次 6g，一日 3 次	
77	溃疡散胶囊	理气和胃，制酸止痛。	天仙子	口服。一次 5 粒，一日 3 次	
78	小儿化毒散	清热解毒，活血消肿	雄黄	口服。一次 0.6g，一日 1~2 次；3 岁以内小儿酌减；外用。敷于患处	
79	牛黄至宝丸	清热解毒，泻火通便	雄黄	口服。一次 1~2 丸，一日 2 次	孕妇忌服
80	牛黄解毒丸	清热解毒	雄黄	口服。水蜜丸：一次 2g；大蜜丸：一次 1 丸；一日 2~3 次	孕妇禁用
81	牛黄解毒片	清热解毒	雄黄	口服。小片一次 3 片，大片一次 2 片，一日 2~3 次	孕妇禁用
82	牛黄解毒软胶囊	清热解毒	雄黄	口服。一次 4 粒，一日 2~3 次	孕妇禁用
83	牛黄解毒胶囊	清热解毒	雄黄	口服。一次 2 粒〔规格（1）〕，或一次 3 粒〔规格（2）〕，一日 2~3 次〔规格〕（1）每粒相当于饮片 0.78g。每粒装 0.3g，每粒装 0.4g，每粒装 0.5g。（2）每粒相当于饮片 0.52g。每粒装 0.3g	孕妇禁用

续表

序号	药品名称	功效	含毒性成分	用法用量	注意事项
84	纯阳正气丸	温中散寒	雄黄	口服。一次1.5~3g，一日1~2次	孕妇禁用
85	珠黄吹喉散	解毒化腐生肌	雄黄	外用。吹于患处。一日3~5次	
86	六应丸	清热，解毒，消肿，止痛	雄黄、蟾酥	饭后服。一次10丸，儿童一次5丸，婴儿一次2丸，一日3次；外用。以冷开水或醋调敷患处	
87	郁金银屑片	疏通气血，软坚消积，清热解毒，燥湿杀虫	雄黄、马钱子粉	口服。一次3~6片，一日2~3次	
88	周氏回生丸	祛暑散寒，解毒辟秽，化湿止痛	雄黄、朱砂	口服。一次10丸，一日2次	孕妇禁服；不宜久服
89	暑症片	祛寒辟瘟，化浊开窍	雄黄、朱砂	口服。一次2片，一日2~3次；必要时将片研成细粉，取少许吹入鼻内取嚏	孕妇禁用
90	三七伤药片	舒筋活血，散瘀止痛	雪上一枝蒿、制草乌	口服。一次3片，一日3次；或遵医嘱	本品药性强烈，应按规定量服用；孕妇忌用；有心血管疾病患者慎用
91	三七伤药胶囊	舒筋活血，散瘀止痛	雪上一枝蒿、制草乌	口服。一次3粒，一日3次；或遵医嘱	本品药性强烈，应按规定量服用；孕妇忌用；有心血管疾病患者慎用
92	三七伤药颗粒	舒筋活血，散瘀止痛	雪上一枝蒿、制草乌	口服。一次1袋，一日3次；或遵医嘱	本品药性强烈，应按规定量服用；孕妇忌用；有心血管疾病患者慎用
93	骨痛灵酊	温经散寒，祛风活血，通络止痛	雪上一枝蒿	外用。一次10ml，一日1次。将药液浸于敷带上贴敷患处30~60分钟；20天为一疗程	孕妇及皮肤破损处禁用；本品只供外用，不可内服；用药后3小时内用药部位不得吹风，不接触冷水
94	化痔栓	清热燥湿，收涩止血	洋金花	患者取侧卧位，置入肛门2~2.5cm深处。一次1粒，一日1~2次	
95	如意定喘片	宣肺定喘，止咳化痰，益气养阴	洋金花、制蟾酥	口服。一次2~4片，一日3次	孕妇禁用
96	二母安嗽丸	清肺润燥，化痰止咳	罂粟壳	口服。一次1丸，一日2次	
97	克咳片	止嗽，定喘，祛痰	罂粟壳	口服。一次2片〔规格（1）〕或一次3片〔规格（2）〕，一日2次〔规格〕每片重（1）0.54g。（2）0.46g	心动过速者慎用；高血压及冠心病患者忌服；儿童、孕妇及哺乳期妇女禁用；不宜常服
98	肠胃宁片	健脾益肾，温中止痛，涩肠止泻	罂粟壳	口服。一次4~5片，一日3次	禁食酸、冷、刺激性的食物；儿童慎用

序号	药品名称	功效	含毒性成分	用法用量	注意事项
99	京万红软膏	活血解毒，消肿止痛，去腐生肌	罂粟壳	用生理盐水清理创面，涂敷本品或将本品涂于消毒纱布上，敷盖创面，用消毒纱布包扎，一日1次	孕妇慎用
100	咳喘宁口服液	宣通肺气，止咳平喘	罂粟壳	口服。一次10ml，一日2次；或遵医嘱	
101	复方满山红糖浆	止咳，祛痰，平喘	罂粟壳	口服。一次5~10ml，一日3次	本品含罂粟壳不宜长期服用
102	洋参保肺丸	滋阴补肺，止嗽定喘	罂粟壳	口服。一次2丸，一日2~3次	感冒咳嗽者忌服
103	消炎止咳片	消炎，镇咳，化痰，定喘	罂粟壳	口服。一次2片，一日3次	儿童禁服；孕妇忌服；不宜常服
104	强力枇杷膏(蜜炼)	养阴敛肺，镇咳祛痰	罂粟壳	口服。一次20g，一日3次；小儿酌减	
105	橘红化痰丸	敛肺化痰，止咳平喘	罂粟壳	口服。一次1丸，一日2次	不宜久服
106	止嗽化痰丸	清肺化痰，止嗽定喘	罂粟壳	临睡前口服。一次15丸，一日1次	风寒咳嗽者不宜服用
107	止咳宝片	宣肺祛痰，止咳平喘	罂粟壳浸膏	口服。一次2片，一日3次；或遵医嘱。7日为一疗程，可以连续服用3~5个疗程	孕妇、婴儿及哺乳期妇女忌服；肺热、肺燥之干咳及咳痰带血者慎用；服药期间不宜再受风寒，并禁食冷物、辣椒及各种酒类
108	三七血伤宁胶囊	止血镇痛，祛瘀生新	制草乌	用温开水送服。一次1粒（重症者2粒），一日3次，每隔4小时服一次，初服者若无副作用，可如法连服多次；小儿2~5岁一次1/10粒，5岁以上1/5粒。跌打损伤较重者，可先用酒送服1丸保险子。瘀血肿痛者，用酒调和药粉，外擦患处；如外伤皮肤破损或外伤出血，只需内服	轻伤及其他病证患者忌服保险子；服药期间忌食蚕豆、鱼类和酸冷食物；孕妇禁用
109	小金丸	散结消肿，化瘀止痛	制草乌	打碎后口服。一次1.2~3g，一日2次；小儿酌减	孕妇禁用
110	小金片	散结消肿，化瘀止痛	制草乌	口服。一次2~3片，一日2次；小儿酌减	孕妇禁用
111	小金胶囊	散结消肿，化瘀止痛	制草乌	口服。一次3~7粒〔规格(1)〕，一次4~10粒〔规格(2)〕，一日2次；小儿酌减〔规格〕(1)每粒装0.35g。(2)每粒装0.30g	孕妇禁用

序号	药品名称	功效	含毒性成分	用法用量	注意事项
112	云南白药	化瘀止血，活血止痛，解毒消肿	制草乌	刀、枪、跌打诸伤，无论轻重，出血者用温开水送服；瘀血肿痛与未流血者用酒送服；妇科各症，用酒送服；但月经过多、红崩，用温水送服。毒疮初起，服0.25g，另取药粉，用酒调匀，敷患处，如已化脓，只需内服。其他内出血各症均可内服 口服。一次0.25~0.5g，一日4次（2~5岁按1/4剂量服用；6~12岁按1/2剂量服用）。凡遇较重的跌打损伤可先服保险子一粒，轻伤及其他病证不必服	孕妇忌用；服药一日内，忌食蚕豆、鱼类及酸冷食物
113	云南白药胶囊	化瘀止血，活血止痛，解毒消肿	制草乌	刀、枪、跌打诸伤，无论轻重，出血者用温开水送服；瘀血肿痛与未流血者用酒送服；妇科各症，用酒送服；但月经过多、红崩，用温水送服。毒疮初起，服1粒，另取药粉，用酒调匀，敷患处，如已化脓，只需内服。其他内出血各症均可内服 口服。一次1~2粒，一日4次（2~5岁按1/4剂量服用；6~12岁按1/2剂量服用）。凡遇较重的跌打损伤可先服保险子1粒，轻伤及其他病证不必服	孕妇忌用；服药一日内，忌食蚕豆、鱼类及酸冷食物
114	复方夏天无片	祛风逐湿，舒筋活络，行血止痛	制草乌	口服。一次2片，一日3次，小儿酌减或遵医嘱	孕妇禁服
115	祛风止痛胶囊	祛风寒，补肝肾，壮筋骨	制草乌	口服。一次6粒，一日2次	孕妇忌服
116	痧药	祛暑解毒，辟秽开窍	制蟾酥、雄黄、朱砂	口服。一次10~15丸，一日1次；小儿酌减，或遵医嘱。外用。研细吹鼻取嚏	按规定用量服用，不宜多服；孕妇禁用
117	中华跌打丸	消肿止痛，舒筋活络，止血生肌，活血祛瘀	制川乌	口服。水蜜丸：一次3g；小蜜丸：一次6g；大蜜丸：一次1丸。一日2次，儿童及体虚者减半	孕妇忌服；皮肤破伤出血者不可外敷
118	复方羊角片	平肝熄风，通络止痛	制川乌	口服。一次5片，一日3次	孕妇慎服
119	活血壮筋丸	祛风活血，强腰壮筋	制川乌	口服。一次2丸，一日2次，酒或温开水送服；或遵医嘱	热症者忌服；孕妇及哺乳期妇女禁服；严重心脏病、高血压，肝、肾疾病者忌服；本品含乌头碱，应严格在医师指导下按规定量服用，不得任意增加服用量和服用时间；服药后如果出现唇舌发麻、头痛头昏、腹痛腹泻、心烦欲呕、呼吸困难等情况就医

序号	药品名称	功效	含毒性成分	用法用量	注意事项
120	麝香风湿胶囊	祛风散寒，除湿活络	制川乌	口服。一次4~5粒，一日3次	孕妇及儿童禁用；不可过量、久服；忌食生冷
121	小活络丸	祛风散寒，化痰除湿，活血止痛	制川乌、制草乌	黄酒或温开水送服。小蜜丸：一次3g（15丸）；大蜜丸：一次1丸。一日2次	孕妇禁用
122	木瓜丸	祛风散寒，除湿通络	制川乌、制草乌	口服。一次30丸，一日2次	孕妇禁用
123	风湿骨痛胶囊	温经散寒，通络止痛	制川乌、制草乌	口服。一次2~4粒，一日2次	本品含毒性药，不可多服；孕妇忌服
124	骨刺丸	祛风止痛	制川乌、制草乌	口服。水蜜丸：一次6g；大蜜丸：一次1丸。一日2~3次	孕妇禁用，肾病患者慎用
125	骨刺消痛片	祛风止痛	制川乌、制草乌	口服。一次4片，一日2~3次	肾病患者慎用
126	追风透骨丸	祛风除湿，通经活络，散寒止痛	制川乌、制草乌	口服。一次6g，一日2次	不宜久服，属风热痹者及孕妇忌服
127	祛风舒筋丸	祛风散寒，除湿活络	制川乌、制草乌	口服。小蜜丸：一次12丸；大蜜丸：一次1丸。一日2次	孕妇慎用
128	筋痛消酊	活血化瘀，消肿止痛	制川乌、制草乌	外用。用药棉浸渍药液10~20ml，湿敷患处1小时，一日3次	孕妇禁用；开放性损伤禁用；偶见局部瘙痒、皮疹
129	风寒双离拐片	祛风散寒，活血通络	制川乌、制草乌、制马钱子	黄酒或温开水送服。一次3~4片，一日2次；或遵医嘱	孕妇禁服
130	骨友灵搽剂	活血化瘀，消肿止痛	制川乌	外用。涂于患处，热敷20~30分钟，一次2~5ml，一日2~3次，14天为一疗程，间隔一周，一般用药2疗程；或遵医嘱	孕妇禁用；使用过程中皮肤出现发痒、发热及潮红时，应停用
131	乌梅丸	缓肝调中，清上温下	制附子	口服。水丸：一次3g；大蜜丸：一次2丸。一日2~3次	孕妇禁服
132	马钱子散	祛风湿，通经络	制马钱子	每晚用黄酒或开水送服。一次0.2g，如无反应，可增至0.4g，最大服量不超过0.6g；老幼及体弱者酌减	本品含毒性药，不可多服；服药后约1小时可能出现汗出周身、发痒、哆嗦等反应，反应严重者可请医生处理；13岁以下儿童、孕妇及身体虚弱者，心脏病、严重气管炎、单纯性高血压患者禁服；忌食生冷食物
133	伸筋丹胶囊	舒筋通络，活血祛瘀，消肿止痛	制马钱子	口服。一次5粒，一日3次，饭后服用或遵医嘱	不宜过量、久服；孕妇和哺乳期妇女禁用；心脏病患者慎用
134	甜梦口服液（甜梦合剂）	益气补肾，健脾和胃，养心安神	制马钱子	口服。一次10~20ml，一日2次	
135	甜梦胶囊	益气补肾，健脾和胃，养心安神	制马钱子	口服。一次3粒，一日2次	
136	疏风活络丸	祛风散寒，除湿通络	制马钱子	口服。一次半丸，一日2次，或于睡前服1丸	高血压患者及孕妇慎用；不得超量服用

序号	药品名称	功效	含毒性成分	用法用量	注意事项
137	通痹胶囊	祛风胜湿，活血通络，散寒止痛，调补气血	制马钱子、附子（黑顺片）、制川乌、朱砂	口服。一次1粒，一日2~3次，饭后服用；或遵医嘱	孕妇、儿童禁用；肝肾功能损害与高血压患者慎用；不可过量久服；忌食生冷油腻食物
138	伸筋活络丸	舒筋活络，祛风除湿，温经止痛	制马钱子、制川乌、制草乌	口服。成人男子一次2~3g，女子一次1~2g，一日1次，晚饭后服用。服药后应卧床休息6~8小时。老弱酌减，小儿慎用；或遵医嘱	孕妇、儿童、高血压及肝肾不全者禁用；不可过量、久服；忌食生冷及荞麦
139	一捻金	消食导滞，祛痰通便	朱砂	口服。周岁以内一次0.3g，1~3岁一次0.6g，4~6岁一次1g，一日1~2次；或遵医嘱	不宜久服
140	一捻金胶囊	消食导滞，祛痰通便	朱砂	口服。或倾出内容物，温水冲服。周岁以内一次1粒，1~3岁一次2粒，4~6岁一次3粒，一日1~2次，6岁以上请遵医嘱	不宜久服
141	二十五味松石丸	清热解毒，疏肝利胆，化瘀	朱砂	开水泡服。一次1g，一日1次	
142	二十五味珊瑚丸	开窍，通络，止痛	朱砂	开水泡服。一次1g，一日1次	
143	十香返生丸	开窍化痰，镇静安神	朱砂	口服。一次1丸，一日2次；或遵医嘱	孕妇忌服
144	七厘胶囊	化瘀消肿，止痛止血	朱砂	口服。一次2~3粒，一日1~3次	孕妇禁用
145	七厘散	化瘀消肿，止痛止血	朱砂	口服。一次1~1.5g，一日1~3次；外用。调敷患处	孕妇禁用
146	八宝坤顺丸	益气养血调经	朱砂	口服。一次1丸，一日2次	
147	万氏牛黄清心丸	清热解毒，镇惊安神	朱砂	口服。一次2丸〔规格（1）〕一次1丸〔规格（2）〕，一日2~3次〔规格〕（1）每丸重1.5g。（2）每丸重3g	孕妇慎用
148	小儿百寿丸	清热散风，消食化滞	朱砂	口服。一次1丸，一日2次；周岁以内小儿酌减	
149	小儿金丹片	祛风化痰，清热解毒	朱砂	口服。周岁一次0.6g，周岁以下酌减，一日3次	
150	小儿肺热平胶囊	清热化痰，止咳平喘，镇惊开窍	朱砂	口服。6个月以内小儿一次服0.125g，7~12个月一次服0.25g，1~2岁一次服0.375g，2~3岁一次服0.5g，3岁以上一次服0.75~1.0g，一日3~4次	本品不宜久服；肝肾功能不全者慎用
151	小儿解热丸	清热化痰，镇惊，息风	朱砂	口服。一次1丸，一日2次；周岁以内酌减	
152	天王补心丸	滋阴养血，补心安神	朱砂	口服。水蜜丸：一次6g；小蜜丸：一次9g；大蜜丸：一次1丸。一日2次	

序号	药品名称	功效	含毒性成分	用法用量	注意事项
153	天王补心丸（浓缩丸）	滋阴养血，补心安神	朱砂	口服。一次8丸，一日3次	不宜过量久服，肝肾功能不全者慎用
154	牛黄千金散	清热解毒，镇痉定惊	朱砂	口服。一次0.6～0.9g，一日2～3次。3岁以内小儿酌减	不宜过量久服，肝肾功能不全者慎用
155	气痛丸	行气止痛，健胃消滞	朱砂	口服。一次3.4g，一日1～2次	不宜过量久服，肝肾功能不全者慎用
156	仁青常觉	清热解毒，调和滋补	朱砂	口服。重病一日1g；一般隔3～7天或10天服1g；开水或酒泡，黎明空腹服用	服用前后3天忌食各类肉、酸性食物；服药期间，禁用酸、腐、生冷食物；防止受凉；禁止房事
157	心脑静片	平肝潜阳，清心安神	朱砂	口服。一次4片，一日1～3次	孕妇忌服；本品不宜久服；肝肾功能不全者慎用
158	瓜霜退热灵胶囊	清热解毒，开窍镇惊	朱砂	口服。周岁以内一次0.15～0.3g，1～3岁一次0.3～0.6g，3～6岁一次0.6～0.75g，6～9岁一次0.75～0.9g，9岁以上一次0.9～1.2g，成人一次1.2～1.8g，一日3～4次	不宜久服，孕妇禁服
159	苏合香丸	芳香开窍，行气止痛	朱砂	口服。一次1丸，一日1～2次	孕妇禁用
160	补肾益脑丸	补肾生精，益气养血	朱砂	口服。一次8～12丸，一日2次	感冒发热者忌用；孕妇忌服
161	柏子养心丸	补气养血，安神	朱砂	口服。水蜜丸：一次6g；小蜜丸：一次9g；大蜜丸：一次1丸。一日2次	
162	柏子养心片	补气养血，安神	朱砂	口服。一次3～4片，一日2次	
163	香苏正胃丸	解表化湿，和中消食	朱砂	口服。一次1丸，一日1～2次；周岁以内小儿酌减	
164	益元散	清暑利湿	朱砂	调服或煎服。一次6g，一日1～2次	
165	琥珀抱龙丸	清热化痰，镇静安神	朱砂	口服。成人则小蜜丸：一次1.8g（9丸）；大蜜丸：一次1丸；一日2次。婴儿则小蜜丸：每次0.6g（3丸）；大蜜丸：每次1/3丸。婴儿化服	慢惊及久病、气虚者忌服
166	紫雪散	清热开窍，止痉安神	朱砂	口服。一次1.5～3g，一日2次；周岁小儿一次0.3g，5岁以内小儿每增一岁递增0.3g，一日1次；5岁以上小儿酌情服用	孕妇禁用
167	舒肝丸	舒肝和胃，理气止痛	朱砂	口服。水丸：一次2.3g；水蜜丸：一次4g；小蜜丸：一次6g；大蜜丸：一次1丸。一日2～3次	孕妇慎用

续表

序号	药品名称	功效	含毒性成分	用法用量	注意事项
168	避瘟散	祛暑避秽，开窍止痛	朱砂	口服。一次 0.6g。外用适量，吸入鼻孔	
169	平肝舒络丸	平肝疏络，活血祛风	朱砂	温黄酒或温开水送服。一次 1 丸，一日 2 次	
170	保赤散	消食导滞，化痰镇惊	朱砂、巴豆霜	口服。小儿 6 个月至 1 岁一次 0.09g，2~4 岁一次 0.18g	泄泻者忌服
171	抱龙丸	祛风化痰，健脾和胃	朱砂、白附子	口服。周岁以内一次 1 丸，1~2 岁一次 2 丸，一日 2~3 次	
172	再造丸	祛风化痰，活血通络	朱砂、附子	口服。一次 1 丸，一日 2 次	孕妇禁用
173	抗栓再造丸	活血化瘀，舒筋通络，息风镇痉	朱砂	口服。一次 1 袋，一日 3 次	孕妇忌服；年老体弱者慎服
174	仁青芒觉	清热解毒，益肝养胃，明目醒神，愈疮，滋补强身	朱砂、马钱子	研碎开水送服。一次 1 丸，一日 1 次	服药期禁用酸腐、生冷食物；防止受凉
175	小儿至宝丸	疏风镇惊，化痰导滞	朱砂、雄黄	口服。一次 1 丸，一日 2~3 次	
176	小儿惊风散	镇惊熄风	朱砂、雄黄	口服。周岁小儿一次 1.5g，一日 2 次；周岁以内小儿酌减	
177	小儿清热片	清热解毒，祛风镇惊	朱砂、雄黄	口服。一次 2~3 片，一日 1~2 次；周岁以内小儿酌减	
178	牛黄抱龙丸	清热镇惊，祛风化痰	朱砂、雄黄	口服。一次 1 丸，一日 1~2 次；周岁以内小儿酌减	
179	牛黄净脑片	清热解毒，镇惊安神	朱砂、雄黄	口服。一次 2~4 片，一日 3 次，小儿酌减，或遵医嘱	体弱或低血压者慎用，孕妇忌服
180	牛黄清心丸(局方)	清心化痰，镇惊祛风	朱砂、雄黄	口服。大蜜丸：一次 1 丸；水丸：一次 1.6g。一日 1 次	孕妇慎用
181	牛黄清宫丸	清热解毒，镇惊安神，止渴除烦	朱砂、雄黄	口服。一次 1 丸，一日 2 次	孕妇禁用；不宜久服
182	牛黄镇惊丸	镇惊安神，祛风豁痰	朱砂、雄黄	口服。水蜜丸：一次 1g；小蜜丸：一次 1.5g；大蜜丸：一次 1 丸。一日 1~3 次；3 岁以内小儿酌减	
183	安宫牛黄散	清热解毒，镇惊开窍	朱砂、雄黄	口服。一次 1.6g，一日 1 次；小儿 3 岁以内一次 0.4g，4~6 岁一次 0.8g，一日 1 次；或遵医嘱	孕妇慎用
184	安宫牛黄丸	清热解毒，镇惊开窍	朱砂、雄黄	口服。一次 2 丸〔规格 (1)〕或一次 1 丸〔规格 (2)〕；小儿 3 岁以内一次 1/2 丸〔规格 (1)〕或一次 1/4 丸〔规格 (2)〕，4~6 岁一次 1 丸〔规格 (1)〕或一次 1/2 丸〔规格 (2)〕，一日 1 次；或遵医嘱〔规格〕(1) 每丸重 1.5g。(2) 每丸重 3g	孕妇慎用

序号	药品名称	功效	含毒性成分	用法用量	注意事项
185	安脑丸	清热解毒，醒脑安神，豁痰开窍，镇惊熄风	朱砂、雄黄	口服。小蜜丸：一次 3~6g；大蜜丸：一次 1~2 丸。一日 2 次；小儿酌减或遵医嘱	
186	红灵散	祛暑，开窍，辟瘟，解毒	朱砂、雄黄	口服。一次 0.6g，一日 1 次	孕妇禁用
187	医痫丸	祛风化痰，定痫止搐	朱砂、雄黄	口服。一次 3g，一日 2~3 次；小儿酌减	本品含毒性药，不宜多服；孕妇禁用
188	局方至宝散	清热解毒，开窍镇惊	朱砂、雄黄	口服。一次 2g，一日 1 次；小儿 3 岁以内一次 0.5g，4~6 岁一次 1g；或遵医嘱	
189	复方牛黄消炎胶囊	清热解毒，镇静安神	朱砂、雄黄	口服。一次 3~4 粒，一日 2 次	不宜久服，孕妇禁服
190	速效牛黄丸	清热解毒，开窍镇惊	朱砂、雄黄	口服。一次 1 丸，一日 2 次，小儿酌减	孕妇慎用
191	紫金锭	辟瘟解毒，消肿止痛	朱砂、雄黄	口服。一次 0.6~1.5g，一日 2 次；外用。醋磨调敷患处	孕妇忌服
192	七珍丸	定惊豁痰，消积通便	朱砂、雄黄、巴豆霜	口服。小儿 3~4 个月，一次 3 丸；5~6 个月，一次 4~5 丸；周岁一次 6~7 丸，一日 1~2 次；周岁以上及体实者酌加用量；或遵医嘱	
193	庆余辟瘟丹	辟秽气，止吐泻	朱砂、雄黄、制川乌、巴豆霜、千金子霜、斑蝥	口服。一次 1.25~2.5g，一日 1~2 次	孕妇禁服
194	人参再造丸	益气养血，祛风化痰，活血通络	朱砂	口服。一次 1 丸，一日 2 次	孕妇忌服
195	清泻丸	清热，通便，消滞	朱砂粉	口服。一次 5.4g	孕妇禁用

三、复核

中成药调配后，也需经过复核后方可发出。按照"四查十对"审查调配药品。中成药复核工作应当由药师及以上专业技术人员负责。

四、发药和用药交代

（一）发药流程和要求

发药人员首先核对取药凭证，应问清患者姓名、注意区分姓名相同相似者，防止错发事故。中成药要核对药品种类和数量，并核查药品有效期。向患者或其家属做详细的用药指导，并解答其相关疑问，如发现差错应立即采取措施，予以纠正。

（二）用药交代内容

（1）与患者核对药品种类和数量，根据处方向患者明确药品的用法用量，如用药时间、用药间隔等。对特殊剂型，如栓剂、滴眼剂、贴膏剂等，需特别说明使用方法。

（2）向患者说明中成药的使用禁忌和注意事项。特别是对含罂粟壳、含毒性药味、含朱砂和雄黄、含易引发肝肾损害药味等的中成药，应重点向患者说明药物的功效、使用方法和注意事项。

（3）如有联合用药情况，向患者交代联合用药需注意的问题，如中成药和西药，应相隔半小时左右服用。

（4）如有需特殊贮存的药品，提醒患者按

要求贮存。

（5）对特殊人群，如过敏体质、妊娠妇女等，应详细询问用药史、过敏史等相关信息，避免发生药害事件。

（6）为加强中成药临床疗效或减少不良反应，有时需要用盐水、米汤等送服，需向患者交代。如用淡盐水服用六味地黄丸，加强入肾的作用。

（7）如有关于药品疗效、药品质量、不良反应等方面的咨询，应尽可能作答，如不确定，应在事后详查并予以回复。

第四节　中药煎煮

汤剂是将药物用煎煮或浸泡后去渣取汁的方法制成的液体剂型，是应用最早、最广泛的一种中药传统剂型。汤剂可适应中医的辨证施治、随症加减的原则，表现出显著的灵活性和适用性，符合临床个体化给药的需求，具有制备简单易行、易吸收、起效快等特点。汤剂多为复方，通过不同药物间的配伍，从而达到增强疗效，扩大治疗范围，适应复杂的病情，减少不良反应，预防药物中毒的目的。

中药煎煮的过程是提取药效成分的过程，煎药质量的好坏，将直接影响临床疗效。中药煎煮有人工煎煮和煎药机煎煮两种形式。

一、人工煎煮

（一）煎药程序

（1）煎药人员收到待煎药时应核对处方药味、剂量、数量及质量，查看是否有需要特殊处理的饮片，如发现疑问及时与医师或调剂人员联系，确认无误后方可加水煎煮。

（2）为便于煎出有效成分，在煎煮前先加常温水浸泡饮片，浸泡时间一般不少于30分钟，使药材充分吸收水分。但不宜使用60℃以上的热水浸泡饮片，以免使药材组织细胞内的蛋白质遇热凝固、淀粉糊化，不利于药效成分的溶出。加水量的多少受饮片的重量、质地等影响，一般用水量以高出药面2~5cm为宜，第二煎则应酌减。用于小儿内服的汤剂可适当减少用水量。注意在煎煮过程中不要随意加水或抛弃药液。

（3）群药按一般煎药法煎煮，需特殊煎煮的饮片则按特殊方法处理。在煎煮过程中要经常搅动，并随时观察煎液量，使饮片充分煎煮，避免出现煎干或煎糊现象。若已煎干则宜加新水重煎，若已煎糊则应另取饮片重新煎煮。

（4）煎煮用火应遵循"先武后文"的原则。即在沸前宜用武火，使水很快沸腾；沸后用文火，保持微沸状态，使之减少水分蒸发，以利于药效成分的煎出。解表药多用武火，补虚药多用文火。

（5）煎药时间的长短，常与加水量、火力、药物吸水能力及治疗作用有关。中药煎煮一般分为一煎、二煎。一般药一煎沸后煎20~30分钟，二煎沸后煎15~20分钟；解表、清热、芳香类药不宜久煎，一煎沸后煎15~20分钟，二煎沸后煎10~15分钟；而滋补药一煎沸后文火煎40~60分钟，二煎沸后煎30~40分钟为宜。

（6）每剂药煎好后，应趁热及时滤出煎液，以免因温度降低而影响煎液的滤出及有效成分的含量。滤药时应压榨药渣，使药液尽量滤净。将两次煎液合并混匀后分两次服用。

（7）每剂药的总煎出量为成人400~600ml，儿童100~300ml。

（8）煎药质量要求为依法煎煮的药液应有原处方中各味中药的特征气味，无霉烂、酸腐等其他异味；剩余的残渣无硬心、无白心、无焦化或煳化，挤出的残液量不超出残渣总重量的20%。

（9）核对患者姓名、取药号、药味、质量及煎煮方法等，复核无误后，即可签字发出。

（二）煎药注意事项

煎药的用具一定是以化学性质稳定，不易与所煎之药起化学变化为前提。煎药可选择砂锅，砂锅有受热均匀、保温性能好、化学性质稳定、价廉等优点，也可选择耐高温及化学性质比较稳定的陶瓷器皿、玻璃器皿、不锈钢器皿等。在使用时要随时洗刷干净，保持清洁。切忌使用铁、铝制等器皿，煎好的药液也应避免与这类器皿直接接触，以免发生化学反应，损害人体健康。

煎煮药物应使用符合国家卫生标准的饮用水，如自来水、甜井水等无污染的干净水，忌用反复煮过的水、保温瓶中的隔夜水及被污染的水。煎药前一定要用常温水浸泡超过30分钟再煎。

煎药室的内外环境应保持洁净，保证安全，注意防火、防毒和防煤气中毒等。煎药人员必须严格遵守煎药操作规程，思想集中，认真执行。

（三）中药特殊煎服法

1. 先煎 先煎的目的是为了延长药物的煎煮时间，使药物中难溶性成分充分煎出。一般来说，需先煎的饮片，经武火煮沸后文火煎煮10~15分钟后再与用水浸泡过的其他药物合并煎煮。需要先煎的药物有以下几类。

（1）矿物、动物骨甲类饮片。因其质地坚硬，有效成分不易煎出，故应打碎先煎约15分钟，方可与其他药物同煎。如蛤壳、紫石英、石决明、珍珠母、瓦楞子、鳖甲、龟甲、鹿角霜、磁石、牡蛎、生石膏、赭石、自然铜等。水牛角宜先煎3小时以上。

（2）某些有毒饮片。一般应先煎1~2小时，达到降低毒性或消除毒性的目的。如含有毒成分乌头碱的川乌、草乌或附子，经1~2小时的煎煮后，可使乌头碱分解为乌头次碱，进而分解为乌头原碱，使毒性大为降低。

2. 后下 后下的目的是为了缩短药物的煎煮时间，减少药物因煎煮时间过久所造成的成分散失。一般来说，在其他群药文火煎煮15~20分钟后，放入需后下的饮片再煎煮5~10分钟即可。需要后下的药物有以下几类。

（1）气味芳香类饮片，因其含挥发性成分故不宜煎煮时间过久，以免其有效成分散失，一般在其他群药煎好前5~10分钟入煎即可。如降香、沉香、薄荷、砂仁、豆蔻、鱼腥草等。

（2）久煎后有效成分易被破坏的饮片，一般在其他群药煎好前10~15分钟入煎即可。如钩藤、生苦杏仁、徐长卿、生大黄、番泻叶等。

3. 包煎 包煎是把需包煎的饮片装在用棉纱制成的布袋中，扎紧袋口后与群药共同煎煮。需要包煎的药物主要有以下几类。

（1）含黏液质较多的饮片，包煎后可避免在煎煮过程中黏糊锅底。如车前子、葶苈子等。

（2）富含绒毛的饮片，包煎后可避免脱落的绒毛混入煎液后刺激咽喉引起咳嗽。如旋覆花、枇杷叶等。

（3）花粉等微小饮片，因总表面积大，疏水性强，故也宜包煎，以免因其漂浮而影响有效成分的煎出。如蒲黄、海金沙、蛤粉、六一散等。

4. 烊化（溶化） 胶类中药不宜与群药同煎，以免因煎液黏稠而影响其他药物成分的煎出或结底煳化。可将此类药置于已煎好的药液中加热溶化后一起服用。也可将此类药置于容器内，加适量水，加热溶化或隔水炖化后，再兑入群药煎液中混匀分服。如阿胶、鳖甲胶、鹿角胶、龟鹿二仙胶等。

5. 另煎 一些贵重中药饮片，为使其成分充分煎出，减少其成分被其他药渣吸附引起的损失，需先用另器单独煎煮取汁后，再将药渣并入其他群药合煎，然后将前后煎煮的不同药液混匀后分服。如人参、西洋参等质地较疏松者，通常视片型、体积等另煎0.5~1小时。而羚羊角等质地坚硬者，则应单独煎煮2小时以上。西红花亦可沸水泡服。

6. 兑服 对于液体中药，放置其他药中煎煮，往往会影响其成分，故应待其他药物煎煮去渣取汁后，再行兑入服用。如黄酒、竹沥水、鲜藕汁、姜汁、梨汁、蜂蜜等。

7. 冲服 贵细中药用量少，宜先研成粉末再用群药的煎液冲服，避免因与他药同煎而导致其成分被药渣吸附而影响药效。如雷丸、蕲蛇、羚羊角、三七、川贝、琥珀、鹿茸、紫河车、沉香、金钱白花蛇等。

8. 煎汤代水 对于质地松泡、用量较大，或泥土类不易滤净药渣的药物，可先煎15~25分钟，去渣取汁，再与其他药物同煎。如葫芦壳、灶心土等。

（四）经典方剂的特殊煎煮方法

历代医家都十分重视中药煎煮方法对药物疗效的影响，明代医药学家李时珍就讲到"凡服汤药，虽品物精专，修治如法，而煎煮卤莽造次，水火不良，火候失度，则药亦无功。"医圣张仲景的《伤寒论》对药物的煎煮方法有详细的记载，对现代中药汤剂制作具有十分重要的启示意义。

《伤寒论》中提到先煎的药物首先是麻黄，麻黄汤的煎煮项下就明确指出"以上四味，以水九升，先煎麻黄，减二升，去上沫，内诸药……"；葛根也属于先煎的药物。在桂枝加葛根汤、葛根汤、葛根黄芩黄连汤等方中强调了葛根要先煎，如在葛根黄芩黄连汤中记载"以水八升，先煎葛根，减两升……"；茯苓亦有先煎的记载，如茯苓桂枝甘草大枣汤中记载"先煎茯苓减二升，内诸药……"；茵陈蒿汤中先煎茵陈"以水一斗二升，先煎茵陈，减六升……"等。现代临床上此类药物没有强调先煎，还有一些现代临床先煎的药物在《伤寒论》中并没有先煎，如牡蛎，在桂枝甘草龙骨牡蛎汤中记载，"上四味，以水五升，煮取二升半……"；再如石膏，麻黄杏仁石膏甘草汤、白虎加人参汤、竹叶石膏汤等方剂中，均未要求先煎石膏，如白虎汤记载"以水一斗，煮米熟，汤成，去滓"；再如代赭石亦未强调先煎，如旋覆代赭汤中记载"以水六升，煮取三升"；附子作为毒性药物，现代用药中强调先煎，但在《伤寒论》中始终未见记载。如四逆汤中记载"上三味，以水三升，煮取一升二合"，其他如芍药甘草附子汤、麻黄附子细辛汤、通脉四逆汤等方剂中均未先煎。

《伤寒论》中还提到一些特殊煎法，如炙甘草汤和当归四逆加吴茱萸生姜汤用清酒煎煮，在炙甘草汤中记载"以清酒七升，水八升。先煮八味……"，药物用清酒煎煮可增强通利血脉的作用；麻黄连翘赤小豆汤煎煮"以潦水一斗……"，潦水即地面流动的雨水，有补脾益气之功；茯苓桂枝甘草大枣汤以甘澜水煎煮，甘澜水制备：取水二升，置大盆内，以杓扬之，水上有珠子五六千颗相逐，取用之，可去其水寒之性而不助水邪，以便化气行水，温通心阳。此外，《伤寒论》还常用浓缩法，如半夏泻心汤中记载"以水一斗，去滓，煮取三升"，还有甘草泻心汤、生姜泻心汤、旋覆代赭汤、小柴胡汤等均是。徐大椿《伤寒论类方》解释："去渣再煎者，此方乃和解之剂，再煎则药性和合，能使经气相融，不复往来出入。"可见，再煎能减少药物偏性，促进药性和合。

这些经方的特殊煎法是否科学，值得后人深入研究，借鉴学习。

二、煎药机煎煮

使用煎药机煎煮中药，煎药机的煎药功能应当满足手工煎药的要求，在常压或微压（压力＜0.1Mpa）煎煮药物。药液量应当与方剂的剂量相符，分装剂量应当均匀，包装药液的材料应当符合药品包装材料国家标准。煎药设备设施、容器使用前应确保清洁，要有清洁规程和每日清洁记录。

第五节　中药的临方炮制和临方制剂

一、临方炮制

临方炮制是指按照中医药理论，根据中药饮片的自身性质，为提高调剂、煎煮与制剂的质量及效率，满足临床（特殊）需求，对中药饮片进行加工的一项制药技术。即在医师开具中药饮片处方时，根据药物性能和治疗需要，要求中药师遵医嘱临时将生品中药饮片进行炮制的操作过程。中药临方炮制是适应中医辨证施治用药需求发展而来的一项传统制药技术，是中药炮制的组成部分，是确保中药临床应用有效性和安全性的重要环节。现行法律规定，中药饮片应当按照国家药品标准炮制；国家药品标准没有规定的，应当按照省、自治区、直辖市人民政府药品监督管理部门制定的炮制规范炮制。对市场上没有供应的中药饮片，医疗机构可以根据本医疗机构医师处方的需要，在本医疗机构内炮制、使用。医疗机构炮制中药饮片，应当向所在地设区的市级人民政府药品监督管理部门备案。

（一）临方炮制的目的

临方炮制的方式可以解决中医药临床实践中，对用量极少且品种或规格市场无供应的饮片需求问题、缺味或以生代制的调剂问题，丰富了中医临床用药品种，提高了中医药的临床疗效。

（二）常用临方炮制方法

中药炮制分为净制、切制、炮炙（炒法、炙法、制炭、煅、蒸、煮、炖、煨）及燀、制霜、水飞、发芽、发酵等制法。临方炮制时若使用上述方法，须遵照《中国药典》、《全国中药炮制规范》及各省、直辖市、自治区中药饮片炮制规范要求。临床有特殊需要的并有古文献资料支撑的特殊加工炮制各医疗机构可根据古文献记载自订炮制工艺和标准，以满足临床需要。

（三）临方炮制实例分析

柴胡临床上常用的有生柴胡和醋柴胡，亦是《药典》收载之品，但柴胡在地方标准、地方炮规及古籍中记载的炮制方法有几十种。如《四川省中药材标准》（1987年版）记载有蜜柴胡，《上海市中药饮片炮制规范》（2008年版）记载有炒柴胡和鳖血拌柴胡，《河南省中药材炮制规范》（修订本）记载有酒柴胡、柴胡炭。柴胡的不同炮制品作用有所偏重，临床可根据实际需要加工不同的炮制品。

二、临方制剂

2010年8月31日，卫生部、国家中医药管理局和国家食品药品监督管理局联合印发的《关于加强医疗机构中药制剂管理的意见》中指出：受患者委托，按医师处方（一人一方）应用中药传统工艺加工而成的制品不纳入中药制剂管理范围。业界将这种"一人一方"的制剂称之为"临方制剂"。临方制剂加工，又称个体化制剂加工。即药师根据医生开具的中药处方（一人一方），受患者委托，为患者制作丸剂、散剂、颗粒剂、胶囊剂、膏方、酒剂等中药个体化制剂的加工服务。

（一）目的及注意事项

临方制剂是由医师辨证施治，随症加减，开具个体化的处方，由药师根据处方药味的综合特性（组织构造、有效成分等），将不便熬制、携带、服用的中药汤剂制成适宜患者使用的丸、散、膏、丹等传统剂型，易于为更多的患者所接受。

临方制剂在充分体现中医辨证论治理论的同时，为临床提供了多元化的治疗手段，有利于提升"以患者为中心"的中医特色服务能力，可满足不同患者的个性化需求，是促进中医药传承和发展的有效途径。

开展中药临方制剂加工服务的单位，应有符合相应规定的制剂场所和与加工剂型相匹配的制剂设备；应制定加工服务的质量管理制度，有相应的管理制度和岗位操作规程、设备操作规程等；制剂加工人员应熟练掌握传统中药制剂制作技能，每年接受系统培训；对临方制剂加工从审方、调配、剂型加工乃至包装检查、发放等全过程，应建立追溯机制和质量监管体系，并对其加工的药物质量负责，确保安全。

（二）临方制剂常见剂型及适用情况

1. 丸剂　系指药材细粉或药材提取物加适宜的黏合剂或其他辅料制成的球形或类球形制剂，分为蜜丸、水蜜丸、水丸、糊丸、蜡丸和浓缩丸等类型。丸剂属于传统剂型，与汤剂、散剂等比较发挥药效作用迟缓，但作用长久，适宜于对慢性病的治疗。临方制剂常见蜜丸、水蜜丸、水丸和浓缩丸。

蜜丸：指药材细粉以蜂蜜为黏合剂制成的丸剂。蜂蜜有益气补中、缓急止痛、润肺止咳、滑肠通便、解毒防腐等作用，且富含营养，味道甜润，故蜜丸能增加药物的滋补作用，矫正某些药物的不良味道，延缓药物的溶解吸收，使药效缓和持久。蜜丸主要用于制作滋养补虚类品种或用于治疗慢性疾病，但糖尿病患者不宜服用。

水蜜丸：指药材细粉以蜂蜜和水为黏合剂制成的丸剂。一般适用于补益剂制成丸剂，其特点与蜜丸相似。

水丸：指药材细粉以水（或根据制法用黄酒、醋、稀药汁、糖液等）为黏合剂制成的丸剂。水丸体积小，表面致密光滑，便于吞服，不易吸潮；一般较蜜丸崩解快，便于吸收。一般适用于解表剂、清热剂、消导剂等。

浓缩丸：指药材或部分药材提取浓缩后与适宜的辅料或其他药材细粉，一般以水为黏合剂制成丸剂。

2. 散剂　系指药材或药材提取物经粉碎、均匀混合制成的粉状制剂，分为内服散剂和外用散剂，是我国古代剂型之一。散剂治疗范围广，服用后分散快，奏效迅速，且具有制作简单、携带方便、节省药材等优点。有效成分不溶或难溶于水、不耐高温、剧毒不易掌握用量、贵重细料药物均适宜于制成散剂。

3. 颗粒剂　系指药材提取物与适宜的辅料或药材细粉制成具有一定粒度的颗粒状制剂，既保持了汤剂吸收快、起效迅速的特点，又具有携带、运输、贮存方便的优势。颗粒剂一般加温水或热水，溶解或分散后服用，基本上适宜于各种人群使用。颗粒剂药物容量大，在一定程度上可以保证中药的有效服用剂量，又因携带和服用方便，现在临床应用较多。

4. 硬胶囊剂　系指采用适宜的制剂技术，将原料药物或加适宜辅料制成的均匀粉末、细小颗粒、小丸、半固体或液体等，填充于空心胶囊中的胶囊剂。胶囊剂携带、服用比较方便，临床上应用较多。对于胃病（胃炎、胃溃疡）患者来说，胶囊崩解后常有大片的胶囊皮，一定时间内在胃中存留对胃有刺激作用，临床使用时应注意。

5. 煎膏剂　系指药材用水煎煮，取煎煮液浓缩，加炼蜜或糖（或转化糖）制成的半流体制剂。煎膏加有炼蜜或蔗糖、葡萄糖经熬制而成，具有滋养补虚、润肺止咳及防腐的作用，又有容易吸收，奏效迅速，便于服用的特点，常用于久病体虚、燥咳劳嗽等患者。

6. 合剂　系指药材用水提取，经浓缩制成的口服液体制剂。合剂既能保持汤剂的特点，又能避免汤剂临时煎煮的麻烦，便于携带、贮存和服用。

（三）临方制剂实例分析

患者记忆力下降，医师辨证为气血不足、痰瘀阻窍，治宜益气养血、化痰祛瘀开窍，考虑患者需服药时间较长，根据患者情况及治疗药物宜制成水丸服用。处方：炙黄芪120g，当归90g，川芎45g，丹参90g，石菖蒲60g，胆南星45g，清半夏60g，远志60g，益智仁60。泛水丸，一次6g，一日3次。

实施流程：

（1）医师提出加工水丸申请。

（2）药师审核处方，重点审核需特殊处理的药物是否有脚注，处方药品是否适合制备所需剂型，用法用量是否合理，特别是毒性药品用量，是否有十八反、十九畏、妊娠禁忌等用药禁忌等，审核无误后进入调配环节。审方中若发现不合理处方，应及时与医师联系，协商处理，必要时需处方医师说明情况并签字确认。

（3）处方调配，药师应当按照操作规程调剂处方药品；发现严重不合理用药或者用药错误，应当拒绝调剂，及时告知医师，做好记录；调配毒性、刺激性或易污染的中药饮片，调配人员应采取相应的防护措施；在完成处方调剂后，应由复核人员进行复核，确认无误后在处方上签名或者加盖专用签章。

（4）制剂制备，根据水丸制作工艺流程（起模、成丸、盖衣、干燥、包衣、打光、包装）规范操作。

（5）质量检验，内容包括是否与处方相对应，外观是否符合规定，是否有调配记录，是否有标签，注明姓名、配制日期等。

（6）发药，质量检验合格后发药，发药人员核对委托申请表、处方、标签，核对患者信息，确定无误后，将再制品及用药指导单发至患者，并做好发药记录。用药指导内容包括但不限于药物剂型、给药途径、剂量、用药时间和疗程、用药注意事项；用药期间应当监测症状及体征、检验指标及监测频率，解释药物可能对相关临床检验结果的干扰以及对排泄物颜色可能造成的改变；可能出现的常见和严重不良反应，可采取的预防措施及发生不良反应后应当采取的应急措施，发生用药错误（如漏服药物）时可能产生的结果以及应对措施；潜在的药物－药物、药物－食物/保健品、药物－疾病及药物－环境相互作用或禁忌；药品的适宜贮存条件，过期药或废弃装置的处理；饮食、运动等健康生活方式指导；患者如何做好用药记录和自我监测，以及如何及时联系医师、药师等。

（薛春苗）

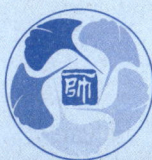

第十二章　中药的合理应用和健康促进

社会的发展使得人们对预防、医疗、康复、保健、养生等服务的需求不断增长，中药的应用受到前所未有的关注。疾病谱的改变、人口老龄化也为中药的使用拓展了新的空间。在一些疑难病症和多系统病变的治疗中，中药以其整体调整和多靶点的作用特点显示出独特的优势和巨大的潜力。目前，我国临床应用的中药种类繁多，数量巨大，每种中药又含有许多组分，作用机制复杂。治疗中既要考虑致病原因、疾病诊断，又要顾及辨证分型，还要考虑患者的个体差异。药物的双重性决定了药物既有治疗疾病的有利一面，又有产生不良反应对机体不利的一面。药物使用不合理，不但达不到治疗效果，还能引起药源性疾病，甚至危及生命。因此，无论是在医院药房、社会药房，还是在中药生产、流通领域的执业药师，都必须熟练掌握和实时更新合理使用中药的知识和相关技能。

第一节　中药的合理应用

一、合理用药的基本原则

合理用药的基本原则就是安全、有效、简便、经济，四者缺一不可。既要权衡患者应用药物所获得的收益，又要考虑用药后对患者可能造成的伤害；既要考虑药物的疗效与治疗疾病的需要，又要顾及患者的经济承受能力及保护卫生资源与生态环境。以此为宗旨，制定出最好的药物治疗方案，进而达到最大限度地发挥药物的治疗效果，减少药物不良反应的发生；有效地防治疾病，提高患者的生命质量，降低发病率；控制医疗保健费用的过度增长，使社会和患者都获得最佳效益。

(一)基本概念

所谓合理使用中药，是指运用中医药学综合知识及管理学知识指导临床用药。也就是以中医药理论为指导，在充分辨析疾病和掌握中药性能特点的基础上，安全、有效、简便、经济地使用中药或中成药，达到以最小的投入，取得最大的医疗和社会效益之目的。合理用药这一概念是相对的、动态发展的。一般认为，以某种中药或中成药治疗某种病证，在选用时认为其合理，仅是与同类药物相比较而言。其次，不同时期合理使用中药或中成药的标准也不同。这是因为人类对疾病的病因病机和中药或中成药性能主治的认识，随着中医药学及其他相关科学技术的发展在不断地深化。新药的不断研制开发，以及越来越多的药物上市后临床再评价研究特别是药物真实世界的临床综合评价研究，其结果也为中药临床合理应用提供更多的循证依据，使合理使用中药和中成药的标准日臻科学完善。

(二)目的与意义

合理用药的目的，其一就是要最大限度地发挥药物治疗效能，将中药和中成药的不良反应降低到最低限度，甚至于零。其二是使患者用最少的支出，冒最小的风险，得到最好的治疗效果。其三是最有效地利用卫生资源，减少浪费，减轻患者的经济负担。其四是方便患者使用所选药物。合理用药是在充分考虑患者用药后获得的效益与承担的风险后作出的最佳选择。即使药效得到充分发挥，不良反应降至最低水平，药品费用更为合理。合理用药与广大群众的切身利益息息相关，是用药安全、有效、简便、经济的保障。合理用药可以经济有效地利用卫生资源，取得最大的医疗和社会效益，避免浪费。

（三）基本原则

1. 安全 所谓安全，即保证用药安全。药物因本身固有的药理学特性在发挥治疗作用的同时，也会对机体产生不同程度的损害或改变病原体对药物的敏感性，甚至产生药源性疾病。因此保证患者用药安全是药物治疗的前提。一名合格的执业药师在建议临床医师或指导患者使用中药或中成药时，必须把保证患者用药安全放在首位。无论所使用的药物是有毒者，还是无毒者，均应首先考虑所用药物是否安全，是否会对患者造成不良反应。同时在用药过程中，还要针对所用药物或出现的意外情况，建议医师或患者采取相应措施，以达到消除或减少药物不良反应之目的。

2. 有效 所谓有效，即确保用药有效。一名合格的执业药师在建议临床医师或指导患者使用中药或中成药时，必须在用药安全的前提下，选择所用药物对所防治的疾病有效。力争做到在药学服务中，所推选的中药或中成药对患者既尽可能不会造成伤害，又有较好的疗效，使患者用药后能迅速达到预期目的，解除患者的病痛，或提高使用者的健康水平。这也是治愈或缓解患者病痛或强健用药者身体的最佳选择。

3. 简便 所谓简便，即提倡用药方法要简便。一名合格的执业药师在建议临床医师或指导患者使用中药或中成药时，必须在用药安全、有效的前提下，力争做到所推选药物的使用方法简便易行，使临床医师及使用者易于掌握，应用方便。

4. 经济 所谓经济，即倡导用药要经济实用。一名合格的执业药师在建议临床医师或指导患者使用中药或中成药时，必须在用药安全、有效的前提下，除力争做到所推选的药物用法简便外，还必须做到用药不滥、经济实用，最大限度地减轻患者的经济负担、降低中药材等卫生资源的消耗，并有利于环境保护。

（四）执业药师的作用

指导临床合理用药是执业药师的职责之一。临床药学也要求每一个执业药师必须走向临床，

与医、护人员密切合作，为广大患者和药品的使用者提供更直接的药学服务。如今，执业药师的工作模式正在向专业知识与技术服务型转变，已经在提供药学信息与咨询服务、药物不良反应监测、审查处方与监督不合理用药、向患者宣讲相关的用药知识等工作中，发挥着不可替代的积极作用。总之，执业药师是合理用药的主力军，在合理用药工作中，担负着义不容辞的责任。

此外，合理用药不仅是执业药师和执业医师的责任，而且还与患者及其家属关系密切。如患者是否能按医嘱用药（即依从性），就直接关系到能否达到治疗效果。因此，如何正确合理使用药物，还需要患者及其家属与医药人员密切配合。

二、不合理用药的主要表现、后果及合理用药主要措施

合理用药涉及的面很广，从药物的适应病证、剂型、剂量、用法、服用时间及配伍应用，到使用者的性别、年龄、体质及病情的变化等，无不密切相关。临床上经常出现不合理用药的情况，概括起来主要有以下几种。

（一）不合理用药的主要表现

1. 辨析病证不准确，用药指征不明确。

[案例1]某男，85岁，临床诊断为"心律失常、不完全性肠梗阻"，医师开具处方：生脉饮、养心定悸胶囊、木香顺气丸。

解析：该处方临床诊断虽有病名但没有中医诊断及证型。生脉饮、养心定悸胶囊治疗的心律失常均为气阴两虚型，而且老年人患病以虚证为主，可推测该患者为气阴两虚证，治疗气阴两虚型不完全性肠梗阻应选用苁蓉润肠口服液，而处方开具的木香顺气丸组方多为香燥之品，阴虚患者服用会进一步耗伤阴液加重病情，可判定为适应证不适宜。

[案例2]某男，45岁，自诉3个月前因咽喉微痛，腰膝酸软、夜半为甚，神萎头晕，自用六味地黄丸，10丸/次，每日2次；服用2个月，咽痛诸恙未见好转，不久即见大便溏薄，夜尿增多；近日来又出现早泄等情况。疑六味地黄丸毒副作用，特去医院就诊。查体：形腴，

咽后壁见串珠样淋巴滤泡，色淡，悬雍垂下抵舌根，水肿明显。双肾叩击痛（－），双下肢呈轻度凹陷性水肿，舌质淡，苔白润根厚腻，脉沉细，血压正常。四诊合参辨为阳虚喉痹。遂予以温肾扶阳、引火归元之右归丸加味，即淮山药18g，山茱萸12g，熟地黄18g，砂仁3g（捣），肉桂6g，淡附片6g（先煎），枸杞子10g，炒杜仲10g，菟丝子10g，茯苓10g，鹿角霜10g（先煎）。7剂，水煎服，30剂告愈。

解析：本案初有肾虚之候时，在未明阴虚、阳虚的情况下，又未经医生指导擅自购药服用，用滋阴降火之六味地黄丸来治疗阳虚之证，不仅原来的病证未愈，又造成新的病证产生，这是典型的误治之案。看似药邪，实仍不知医之过错。同样证明药物使用不当，平和的丸药也同样会助邪伤正，加重病情，引起新的病证。

2. 给药剂量失准，用量过大或过小。

[案例1]某男，30岁，某晚10时许，为治疗脚骨刺口服自制10天的药酒约30ml（药方含生川乌、生草乌各10g，浸泡于500ml 50°白酒中）。服后遂感身体麻木，嗜睡。次日凌晨3时许自述呼吸困难，胸闷。急送医院，心电图示二度Ⅰ型窦房阻滞，部分T波抬高。经抢救无效于5时死亡。

解析：生川乌、生草乌的主要成分为乌头碱、中乌头碱、次乌头碱等，以乌头碱毒性最强，口服乌头碱0.2mg即可中毒，2～4mg可致死，安全范围较窄，其毒性可直接作用于心脏，产生异常兴奋，致心律失常，引起室颤而死亡。

[案例2]某男，40岁，因胃出血收治入院，主治医师（西医）给予云南白药内服，每次1瓶（4g），每日3次，患者从中午12时开始到晚上11时共服大约11g，次日凌晨4时出现危象，经抢救无效（未做任何云南白药中毒的急救措施）患者死亡。

解析：云南白药具有化瘀止血，活血止痛，解毒消肿的功效。常规剂量口服一次0.25～0.5g，每日4次。这是1例严重超剂量使用云南白药导致死亡的药物不良事件。云南白药含制草乌，而医师不知道云南白药有毒且超剂量处方，药师没有认真审方而照量配发。

3. 疗程长短失宜，用药时间过长或过短。

[案例]1989年日本首次报道服用小柴胡汤引起间质性肺炎的案例后，1996年日本厚生省发出了关于小柴胡汤可导致间质性肺炎甚至预后不良的警告，一时间关于小柴胡汤具有严重副作用的说法甚嚣尘上。

100例小柴胡汤导致的间质性肺炎患者中，从服用小柴胡汤到间质性肺炎发病时间平均为78.9天。患者服用小柴胡汤最短时间1个月，最长是一位57岁的女性慢性肝炎患者，服用时间为3年8个月。

解析：日本运用小柴胡汤治疗慢性肝炎患者，大多数病例症状改善或消失，但是日本医生按照西医检查诊断，仅根据西医检查结果的变化（如HBV或HCV病毒的消失、肝功能的改善、抑制肝纤维化等）决定患者的治疗。运用小柴胡汤治疗慢性肝炎改善症状或症状消失后，应该根据病证的变化而调整用方，或者停止服用小柴胡汤，即中医常说的"中病即止"。

肝炎患者长期服用小柴胡汤，由于柴胡的疏散和清热过度、黄芩的清上焦热过度，可导致肝和肺的虚证或各种变证，其结果易出现发热、咳嗽、呼吸困难、气短、易疲劳乏力等间质性肺炎的表现。

4. 给药途径不适，未选择最佳给药途径。

[案例]某女，48岁，因宫颈炎医嘱予以康妇消炎栓对症治疗，每晚1次，阴道给药。用药第1天未出现明显不适，第2天用药后出现头晕、心慌、胸闷、乏力等不适，自行于家中测血压70/55mmHg（1mmHg＝0.133kPa），立即平卧休息2小时后血压仍偏低，家人陪同入院进一步检查。

解析：康妇消炎栓是由苦参、败酱草、紫花地丁、穿心莲、蒲公英、猪胆粉、紫草、芦荟制成的中药栓剂，给药方式是直肠给药，用于湿热、湿毒所致盆腔炎、附件炎、阴道炎的治疗，不适宜阴道及其他给药途径用药。

康妇消炎栓由直肠给药后，药物有效成分由直肠中静脉、下静脉和肛门静脉直接吸收入循环，或由直肠上静脉进入肝脏代谢后再参与大循环，药物吸收无需经过胃肠道，避免了酸、碱、消化酶对有效成分的影响和破坏，也避免了方中苦寒清热药物对胃肠的刺激，提高药物生物利用度。而阴道上皮具有多层细胞，形成了吸收屏障，一般药物很难从阴道充分吸收，因此阴道给药主要是发挥局部作用而不是全身作用。另外，阴道分泌液的体积、pH 值、黏度等与直肠液也存在较大差异，该药物的设计并非阴道环境下给药。因此发挥全身作用的直肠栓经阴道给药，可能会影响药物的吸收，影响制剂的疗效并对阴道产生一定的不良刺激。

2004—2022 年，国家药品不良反应监测系统共收到康妇消炎栓不良反应报告 1916 例。康妇消炎栓为直肠栓，但有 215 例报告给药途径为阴道给药。对比分析显示，与直肠给药相比，阴道给药报告相关的用药部位疼痛，外阴阴道瘙痒、不适、灼烧感，过敏反应等占比更高。

5. 服用时间不当，不利于药物的药效发挥。

[案例1]选取风寒型慢性支气管炎急性发作期患者，随机分成 4 组，在常规治疗的基础上，服用三拗汤合止嗽散加减观察疗效。其中在午时服药的为治疗组、亥时服药的为对照 1 组、巳时服药的为对照 2 组、酉时服药的为对照 3 组。结果提示在日夜间咳嗽症状改善方面，治疗组优于对照 1、3 组。在临床疗效方面，4 组总有效率分别为 93.7%、81.2%、87.5%、84.4%（均 $P<0.05$）。说明在午时阳气最盛的时候，服用中药治疗风寒型慢性支气管炎急性发作期疗效更好。

解析：根据《黄帝内经》中"天人相应"的理论，人气血流注脏腑的规律和自然界天地之气运行的规律相交感。这就是《伤寒论》中所蕴含的择时治病的原则，是将疾病的阴阳属性与自然界的昼夜阴阳变化相结合所得出的临证经验。因其理论与西方的时间医学有诸多相似之处，故被国外学者称为"中国式的时间医学"。

[案例2]将 120 例气阴两虚型心悸患者作为观察对象，随机分为治疗组和对照组各 60 例；两组患者西药服药时间、频次及服药剂量一致；两组患者汤药（参脉饮）剂型、剂量不变，只是给药时间发生改变，对照组采用（早 9 时之前，晚 7 时之前）传统服药方法；治疗组选择午时（11:00~13:00）心经流注时刻服药，戌时（19:00~21:00）心包经流注时刻服药。

结果中医证候改善治疗组疗效明显优于对照组，与常规的服药方法相比，对心悸患者实施择时服药，能有效地改善患者临床症状快速提高临床疗效。

解析：让患者选择在午时（11:00~13:00）气血流注心经之时服药，心经功能旺盛，心火生脾土有利于药物消化吸收，不但增加药物快速吸收，迅速祛除病邪；还可以利于疏通周身气血，增强脏腑的功能活动，充分激发人体生理活动达到高潮，迅速促进健康的恢复。在戌时（19:00~21:00）气血循环流注心包经时服药，心包经功能最旺。心包是心的保护组织，又是气血之通道，可清除心脏周围外邪，使心脏处于完好状态，再次增加心的力量；夜又主阴，在阴血归复之际，便于药物的发挥，心的调养。另外药物经过人体 2~4 小时的消化、吸收，这时用药，正好发挥最大药效作用。

6. 违反用药禁忌，有悖于明令规定的配伍禁忌、妊娠禁忌、证候禁忌及服药时的饮食禁忌。

[案例1（证候禁忌）]某女，83 岁，因急性脑梗死就诊于某院急诊科，给予注射用灯盏花素 100mg 静脉滴注，每日 1 次，当天晚上患者出现上消化道出血，后详细问明病史得知患者曾有 3 次以上消化道出血史，经住院抢救，后好转出院。

解析：注射用灯盏花素说明书提示静脉注射剂量为 20~50mg，患者实际使用量为 100mg，属于超剂量用药，且患者曾有多次消化道出血史，而这恰好是本患者使用需特别注意之处，因此，临床应用该药应严格按药品说明书使用，掌握禁忌证及用量。

[案例2（特殊人群禁忌）]某女，7 个月，因"支气管肺炎"入院，处方予以小儿双黄连口服液进行治疗。

解析：小儿双黄连口服液说明书中明确规定 1 岁以下婴幼儿禁用，该处方超说明书适应人群用药，可能会对患儿脾胃功能造成严重影响。

[案例3（配伍禁忌）]某男，25 岁，因腹股沟淋巴结炎（属中医疮疡），医生开具中药处方：牛蒡子 15g，桔梗 15g，板蓝根 20g，连翘 20g，玄参 20g，僵蚕 10g，皂角刺 15g，海藻

10g，昆布 10g，鳖甲 10g，蒲公英 20g，甘草 10g。患者内服后出现头胀痛，视物模糊，耳鸣如潮涌，汗出等不良反应，去除海藻，再内服就未出现不良反应。

解析：此病例中海藻与甘草配伍属于"十八反"，有可能导致不良反应的发生。

[案例 4（妊娠禁忌）] 某女，28 岁，怀孕 6 个月。1 年前因痔疮肛裂就诊，医生开具麝香痔疮膏，嘱外用涂擦患处，结果用药 3 天病情好转。最近痔疮发作，出现便血、肛内肿物脱出，便自用麝香痔疮膏涂抹痔疮处，结果用药 2 小时后流产。

解析：麝香禁用于孕妇，因麝香有开窍醒神、活血通经等作用，故能增加女性子宫宫缩的频率、速度、力度，怀孕期女性对麝香尤其敏感，并且越到怀孕后期反应越大，可造成流产等严重不良反应。麝香痔疮膏因含有人工麝香、人工牛黄、冰片等多种孕妇禁用、慎用中药，故孕妇慎用。

[案例 5（饮食禁忌）]

（1）茯苓忌醋及一切酸，茯苓为甘、淡利渗之品，醋及酸具有酸、涩收敛之性，两者同服，可使茯苓的甘、淡利渗之性受到酸、涩的抑制。

（2）紫苏忌鲤鱼，鲤鱼其性沉降而利水消肿、下气通乳，紫苏其性升浮而能散、能行，两者同服会影响紫苏的升散之性。

解析：食忌是中医保证临床用药有效的一个因素，在先秦时期就有属发物的食物应忌口的论述，《本草纲目》中专门设有服药禁忌的章节，并从药物性能、作用、疾病关系等方面论述。李时珍的服药食忌是运用中医药理论的结晶。

7. 不合理联用中药或中西药，造成药效降低，甚至毒性增加。

[案例] 患者诊断为跌打损伤，辨证为气滞血瘀，医师开具跌打七厘片、伤科接骨片。

解析：两药均属活血化瘀剂中的内服药，且这两药均有朱砂，联合应用会增加有毒中药朱砂的服用量，朱砂的主要成分为汞，过量服用会出现恶心呕吐、头昏倦怠等不良反应，重者可出现肾功能衰竭。

8. 乱用贵重药品，因盲目自行购用，或追求经济效益，导致滥用贵重药品。

[案例] 某女，45 岁，体壮，因听说人参能美容养颜，便将 20g 人参与鸡同煲并和 8 岁的儿子一起服用。当晚该女士出现发热、寒颤、咽喉疼痛、吞咽困难。其儿子表现为全身大汗、鼻子出血等症。

解析：中医学认为，当形体不虚，病证夹实之时，均应谨慎服用人参；而体质强实，邪盛病实，则不宜人参进补。小儿特别是新生儿和婴幼儿对人参特别敏感，往往新生儿一次口服 0.5g 就可能引起急性中毒。人参还有促性腺激素样作用，可使儿童出现性早熟，因此儿童要慎用。

9. 炮制品遴选不适，不利于药物药效充分发挥。

[案例] 某女，37 岁，身高 159cm，体重 60kg，体表面积 1.64m²，Karnofsky 功能状态（KPS）评分为 90，以"左乳癌术后 1 个月"为求进一步中西医结合治疗入院。患者体检：T 36.3℃，P 84 次/分，R 19 次/分，BP 106/74mmHg；疼痛数字评分（NRS）为 1 分。入院症状：神志清，精神可，纳食可，寐欠安，大小便正常，近期体重无明显下降。舌质暗红，苔薄白，脉弦滑。

中医诊断：乳岩之冲任失调证；西医诊断：左乳浸润性导管癌术后 pT1bN0M0 Ⅰ 期 Luminal B 型，中危组。

中药方剂组方：知母 10g，黄柏 6g，生地黄 10g，酒萸肉 6g，牡丹皮 6g，茯苓 10g，泽泻 10g，党参 10g，白术 10g，炒白扁豆 10g，焦神曲 10g，麦芽 10g，醋鸡内金 3g，酸枣仁 10g，合欢皮 15g，合欢花 6g，制远志 6g，刺猬皮 10g，九香虫 10g；共 7 剂。均使用中药免煎颗粒，1 次 200ml，每日 2 次，口服。

解析：患者舌质暗红，苔薄白，脉弦滑，症型为冲任失调。治法当为扶正祛邪，攻补兼施，相机为用。针对乳腺癌特有发病机制，治法为扶正解毒、疏肝健脾、祛痰逐瘀、补肝益肾，调和冲任。中医学认为，乳腺癌以脏腑亏虚、气血不足为发病之本，气郁、痰浊、血瘀、热毒等为发病之标。

结合患者舌苔脉象，医生辨证论治予知柏

地黄汤联合参苓白术散加减，滋补肝肾、补中益气。生地黄质润入肾、填精益髓，为君药。脾胃为后天之本，气血生化之源，主肌肉、四肢百骸。脾胃既虚，则失健运之职，故饮食不消，兼寒而呕吐，兼湿则濡泻，治宜益气健脾渗湿。党参、白术益气健脾渗湿，佐以焦神曲、麦芽、鸡内金消食健脾，改善患者化疗后食欲不佳的症状。

本方中药炮制品遴选不适宜之处：生地黄性寒，为清热凉血之品，具有养阴清热、凉血生津功能，而没有滋补功效。知柏地黄汤中使用熟地黄入药，药性由寒转温，由清转补，增加益精填髓功效。白术宜用麸炒白术，麸炒后白术挥发油损失，对胃肠道刺激性减小，药性缓和，同时内酯类成分含量增加，提高健脾和胃作用，选择麸炒白术对于化疗后的患者尤为适宜。

（二）不合理用药的主要后果

不合理用药常会导致不良后果，这些后果可以是单方面的，也可以是综合性的；可以是轻微的，也可以危及生命。大体可归纳为以下几种。

1. 浪费医药资源 不合理用药会造成医药资源的浪费，这可以是直接的，如重复给药、无病用药、无必要的合并用药等；也可以是间接的，如处置药物不良反应、药源性疾病等会增加医药资源的消耗，且常会被医务人员和患者忽视。

2. 延误疾病的治疗 许多不合理用药都不利于疾病的治疗，如用药错误或给药不足，会延误疾病治疗或导致疾病治疗不彻底，没有痊愈，容易复发，从而增加患者的痛苦和医师治疗的难度；而不适当的合并用药，则又会干扰药物的吸收和排泄，降低治疗效果等。

3. 引发药物不良反应及药源性疾病的发生 导致药物不良反应的因素很多。有药物的因素，如品种混淆、炮制不当；有患者的因素，如过敏性体质、个体差异、特殊人群；也有辨证是否准确，立法是否确当等。但更不能忽视不合理用药，如选用药物不准确、用药时间过长、剂量过大、用法不适当，均会引起不良反应，甚至药源性疾病。

4. 造成医疗事故和医疗纠纷 不合理用药常常会造成医疗事故，或称为药疗事故。医疗事故的发生，常常会引发医疗纠纷，不但会给患者、医师、药师带来许多的痛苦和不必要的经济支出，而且会给医院、药品经营单位乃至全社会带来许多的麻烦和不必要的经济损失。因此，每一个执业药师在用药时，一定要坚持合理用药，以降低医疗事故的发生率，避免医疗纠纷的发生。

（三）临床合理用药的主要措施

1. 努力研习中医药学 辨证论治是中医药理论体系的核心，每一个执业药师都要认真学习中医药基本理论和中药基本知识，熟悉中药药性理论与常用中药的性能特点、功效主治、配伍应用、用量用法及使用注意等并能应用于实践，及时发现不合理用药问题，为临床医师和患者提供更好的药学服务，为合理用药发挥专业特长。

此外，还要区别中药的有毒与无毒，慎用有毒特别是有剧毒的中药，并当严格炮制，谨守用法用量，以免发生中毒。给患者使用的中药和中成药，一般宜选毒副作用或不良反应小的药物；若必须使用对人体有较大毒副作用的药物时，应依法炮制，按法而用，并采用递增药量法，从最小剂量开始投药，根据需要配伍他药，以达到尽量减轻其毒副作用之目的。

2. 准确辨析患者的病证 中医治疗疾病的特点，是将辨证论治与辨病施治相结合，正确地辨析病证，是合理应用中药的根本保证。对患者进行准确的辨病与辨证，不仅是对每一个临床医师的要求，也是对每一个执业药师的要求。每一个执业药师要不断研习中医药的基本理论、基本知识和诊断疾病的基本方法，努力学会运用所学知识与技能，通过望、闻、问、切，搜集与患者病证有关的各种资料，并应用八纲辨证与脏腑辨证等手段进行分析归纳，对患者的病证做出正确判断，并依此确定治病法则及方药，只有这样才能为指导合理用药创造条件。

3. 参辨患者的身体状况 人与人在体质、年龄、性别和生活习惯等方面存在着许多差异，这些差异对药物的敏感性和耐受性不同，从而影响药物的有效性和安全性。不但健康人是如此，患者更是如此。所以，执业药师在建议临床用药时，应详细辨析患者的体质、年龄、性别和生活习惯等，将其作为选用药物及制定用药方案时的重要依据，针对病情及患者具体情况选用适宜药物，确定合理给药剂量，万不能疏忽大意。如儿童、老人因对药物代谢能力不全或衰退，机体对部分药物耐受性较差，易发生蓄积，引起不良反应，在应用药性峻烈或有毒的药物时就要有所避忌。又如患者的营养好坏、体质的强弱、脏腑的功能是否正常及性别差异等，均能影响其机体对药物的代谢速度和耐受能力，以及毒性反应的发生与严重程度。遇到营养较差，或体质较弱，或脏腑功能失常，或逢经期的妇女患者，特别是对患有心、肝、肾功能不全或糖尿病者，在应用有毒或作用强烈的药物时更应慎重考虑，以免用药失度，对患者造成伤害。

4. 确认有无药物过敏史　了解患者以往有无药物过敏史以及相关遗传病，如酶的缺陷或异常等，指导临床医师及患者谨慎选择使用药物，特别是避开患者高度敏感的药物等，以保证用药安全。若患者用药后突发过敏反应，执业药师除依法确认其对何种药物过敏，并立即向有关单位报告外，还要将此结果告诉患者本人，以免再次发生过敏现象。

5. 选择质优的饮片　中药饮片因受品种、产地、药用部位、炮制及贮藏等的影响，质量良莠不齐，致使疗效及对人体的毒副作用有别。执业药师应时刻把好药材与饮片的质量关，选择质优效佳的饮片，同时做到品种混乱者不用，受到污染者不用，药用部位不当者不用，违规炮制者不用，霉烂变质者不用，确保给患者使用的是质量最佳、疗效最好的饮片。

6. 合理配伍　用药配伍组方合理可以起到协调药物偏性，增强药物疗效，降低药物毒性，减少不良反应发生的作用。反之，配伍不当可造成药效降低，甚至毒性增大，产生不良后果。我国历代医药学家都十分重视合理配伍用药，并建立了包括中药七情配伍与君臣佐使配伍两大部分在内的中药配伍理论。所谓七情配伍，具体有单行、相须、相使、相畏、相杀、相恶、

相反。所谓君臣佐使配伍，习称"君臣佐使"，其从多元角度论述了药物在方中的地位及配用后性效变化规律。每一个执业药师，均应认真研究上述理论，并能灵活地应用，为指导、监督合理用药打下扎实的功底。

7. 选择适宜的给药途径及剂型　中医的给药途径多种多样，为使药物能够迅速达到病变部位发挥作用，需要根据病情缓急、用药目的以及药物性质选择适宜的给药途径和用药方案。一般病情，口服有效则多采用口服给药方法；危重患者、急症患者宜用静注或静滴；皮肤及阴道疾病常用外治法，也可口服给药；气管炎、哮喘患者等可用口服给药方法，也可采用气雾剂吸入疗法等。一般来说，经口服给药能达到预期疗效的，则不考虑注射，以避免中药注射剂引起不良反应。

中药的剂型与其效用关系密切，若选用的剂型恰当，不但能提高其疗效，而且能减轻或消除其毒副作用，否则不但不能增强其疗效，反而会引发或增强其毒副作用。如有毒的川乌、附子宜用汤剂，因为汤剂在水煎过程中能促使其毒性成分水解，降低其毒性等。

8. 正确掌握剂量及用法　部分患者认为服用中成药随意增减剂量，对身体不会造成损害。殊不知中成药的应用也是讲究剂量的，用量过小则药力不足，达不到预期效果；剂量过大，药力太猛，则挫伤人体正气；对于峻烈、毒性较大之药应慎酌用量，婴幼儿用药更应如此。

严格掌握剂量的同时，也应注意服药禁忌，恰当的服药方法是充分发挥药效的关键。如治疗热性病，要求患者在服药期间慎食辛辣、油炸等热性食物，失眠患者睡前忌饮浓茶，滋补药宜饭前空腹服，对胃肠有刺激或欲使药力停留上焦较久的药宜在饭后服，有些中成药在服用时需加药引以助药效，如藿香正气胶囊在治疗呕吐时，宜用生姜煎汤送下，以增强止呕作用。

9. 制定合理的用药时间和疗程　应根据病情轻重缓急，确定合理的给药时间以充分发挥药物的作用，并减少不良反应的发生。用药时选用适当的疗程，是合理用药的重要一环。疗程过短则难以收到预期疗效，疗程过长则可能

给患者带来新的伤害。这是因为有些中药所含的某些成分在人体内有蓄积作用，一旦这些成分的蓄积量达到了人体的最大耐受量，即可对人体造成伤害。故凡偏性突出、作用强烈的中药，特别是有毒中药或含毒性成分的中成药都不宜久服。

10. 严格遵守用药禁忌　中药用药禁忌是中医保证临床安全用药的经验总结，它包括配伍禁忌、妊娠禁忌、证候禁忌及服药饮食禁忌四大部分，每一个执业药师应当熟练掌握，严格遵守。

11. 认真审方堵漏　认真审核临床医师的处方，严堵处方中用药不合理的漏洞，是执业药师义不容辞的责任。在调配中药汤剂时，要依据所学中医药学知识及调剂规范，一字一句地认真审核每一张处方，若发现处方中有字迹潦草难辨之处，要立即询问处方医师，切勿主观臆断；若发现处方中有违背合理用药之处，要立即提醒医师，并建议予以改正，切勿漠然置之。

12. 详细嘱告用药宜忌　从事调剂工作的执业药师，在患者领取中药饮片或中成药时，要详细地向其说明药物的煎煮或服用方法、服用剂量及注意事项等，耐心地叮嘱患者一定要按所嘱方法服用药物，以免因使用不当而影响药物的疗效，或引起不良反应。

13. 按患者的经济条件斟酌选药　选药时，还要从药物经济学方面考虑患者的经济承受能力。应尽可能使用价廉质优的中药，尽量少使用价格昂贵的中药。

第二节　中药饮片的合理应用

中药饮片是汤剂与中成药的基本原料，中药材只有经过一定的炮制方法，制成饮片之后方可用于临床治病。中药饮片在临床上用于治疗疾病时，不可无规则地随意使用，应该遵循一定的标准，方可做到安全、有效、简便、经济。中药饮片的合理应用主要与饮片的外观性状特点、内在药性与作用特点以及中药的配伍运用理论等息息相关。此处主要讨论中药的配伍运用理论。

中药配伍是按照病情、治法和药物的性能，选择两种以上单味药物同用的用药方法。中药配伍是中药治疗疾病的主要形式，配伍得当能提高临床疗效，扩大治疗范围，适应复杂病情，减少不良反应。

一、中药饮片配伍和应用原则

（一）配伍目的和原则

1. 七情配伍　七情配伍是中药配伍最基本的理论，是中医遣药组方的基础。七情是单行、相须、相使、相畏、相杀、相恶、相反的合称，用以说明中药配伍后药效，毒性变化的关系。

中药配伍应用注意事项：①有些药物因产生协同作用而增进疗效，是临床用药时要充分利用的。如相须配伍中，金银花配连翘，可增强辛凉解表、疏散风热的作用。相使配伍中，枸杞子配菊花，枸杞子补肾益精、补肝明目为主药，菊花清肝泻火，兼能益阴明目，可增强枸杞子补肝明目的作用；②有些药物可能互相拮抗而抵消、削弱原有功效，用药时应加以注意，如生姜可温胃止呕，黄芩药性寒凉，可削弱生姜的温胃作用，即生姜恶黄芩，两药应避免同用；③有些药物则由于相互作用，而能减轻或消除原有的毒性或副作用，在应用毒性药或剧烈药时必须考虑选用，如相畏、相杀配伍：半夏畏生姜，或生姜杀半夏，生姜可以抑制半夏的毒副作用；④另一些本来单用无害的药物，却因相互作用而产生毒性反应或强烈的副作用，则属于配伍禁忌，原则上应避免配用，如相反。

2. 中药气味配伍　药有四气五味，辛散、酸收、甘缓、苦坚、咸软，寒、热、温、凉。若合而用之，七情相制，四气相和，则变化无穷。具体运用有辛甘发散、寒凉清热（辛凉清热、辛寒清气、清热解暑）、苦寒清热（苦寒泄热、苦寒泻火、清热解毒）、苦辛通降、辛热温中回阳、辛热除痹止痛、甘淡利湿、清热利湿、芳香化湿、苦温燥湿（升阳除湿）、通阳化湿（温阳化湿、温阳利湿、通阳泄浊）、咸以软坚（软坚散结、软坚化痰等）、酸以收敛（敛肺止咳、敛津止汗、涩肠止泻止痢、敛涩脱肛、固崩止带、固精缩尿）、酸味开胃生津、清利咽喉、香药走窜（开窍通关、通经止痛、去腐消肿）等。气味合和配伍，可以充分发挥药物的作用，从而提高临床疗效。

气味配伍是根据药物四气五味的性能特点及配伍原则，结合具体病证，以药物气味配伍制方以协调阴阳平衡、调理脏腑功能的配伍理论，内容包括四气配伍、五味配伍和气味配伍。

（1）四气配伍：根据病证的寒热性质和用药法度，将药性寒、热、温、凉相同或相异的药物配伍组方使用。四气配伍中，药性相同者可相辅相成，增强疗效。如四逆汤中，附子配伍干姜，附子辛热，回阳救逆，善补命门之火，干姜辛热，回阳温中，两药配伍使用可增强附子回阳救逆之功。四气配伍中，药性相反者配伍，各对其证，用于寒热错杂的复杂证候，或相反相成，制性存用，降低毒副作用。如左金丸中，重用黄连，配伍少量吴茱萸，以黄连苦寒泻火为主，少佐辛热之吴茱萸，反佐以制黄连苦寒，且吴茱萸可入肝降逆，两药共奏清肝降火、降逆止呕之功。

（2）五味配伍：药物具酸、苦、甘、辛、咸等味，利用不同味的药物配伍组方，功效不同。如辛味药与甘味药配伍，可起辛甘发散、辛甘扶阳和辛甘化阳的功效。桂枝甘草汤中，桂枝配伍甘草，桂枝辛、甘、温，入心助阳，具有温经通阳之效；甘草甘、平，补中益气。二者配伍，共奏辛甘化阳，益心气、通心阳、止心悸之功。

（3）气味配伍：气味配伍是根据临床疾病的情况，将不同气和味的药物配伍以满足临床治疗需要。

3. 中药升降浮沉配伍　药物有升降浮沉的性用不同，治法亦有升降浮沉的因势利导，两者参合而行之，则治法甚多，变化无穷。具体运用有升降肺气（宣降法、开降法）、升降脾胃、升降肠痹、升阳泻火、升阳散火、升降相因、升水降火（交通心肾）、开上通下（腑病治脏、下病上取）、提壶揭盖（以升为降）、上病下取（脏病治腑）、轻可去实、逆流挽舟、釜底抽薪、行气降气、引火归元、介类潜阳（养阴潜阳、潜阳息风）、重镇摄纳（具体包括镇肝息风、镇心安神、重镇降胃、重镇纳气、固涩止遗、固涩止汗、涩肠止泻、固崩止带）等。

4. 中药归经配伍　从气味厚薄，升降浮沉，

进行比较分析，更能构成对于药物功用的比较全面的认识，可以从此选出最适合于当前病情需要的药物。再运用引经报使的方法，使药效更加集中于某一经络、某一脏腑，从而提高疗效。但归经、引经的理论，亦存在一些问题，最主要的是不可能概括所有的药物，亦包含着某些推测的成分。但便于学，便于用，是属于执简驭繁的药物优选方法，是无可非议的。以下选择几味，作为举例（援《本草纲目》引自张元素"引经报使"的二十余种药），引申其义。如细辛气味辛温，无毒，入足少阴、厥阴经血分，又为手少阴引经之药，并能治督脉为病；藁本气味辛温，无毒，足太阳本经药，亦治督脉为病；黄柏气味苦寒，无毒，入足少阴经，为足太阳引经药；独活气味辛苦微温，无毒，入足少阴经气分；升麻气味甘苦平微寒，无毒，为足阳明、足太阴引经药，亦入手阳明、手太阴经，并治带脉为病；川芎气味辛温，无毒，少阳本经引经药，入手、足厥阴气分等。

（二）配伍禁忌

有些药物配伍后能产生毒性反应或降低疗效，即用药配伍禁忌。影响较大的"十八反""十九畏"即前人的用药经验总结。

《神农本草经·序录》指出"勿用相恶、相反者""若有毒宜制，可用相畏、相杀者尔，勿合用也"。自宋代以后，将"相畏"关系也列为配伍禁忌。因此，"十九畏"的概念，与"配伍"所谈的"七情"之一的"相畏"，含义并不相同。"十九畏"和"十八反"诸药，有一部分同实际应用有出入，历代医家也有所论及，引古方为据，证明某些药物仍然可以合用。如甘遂半夏汤以甘草同甘遂并列；散肿溃坚汤、海藻玉壶汤等均合用甘草和海藻；十香返魂丹是将丁香、郁金同用；大活络丹中乌头与犀角同用等等。现代实验研究初步表明，甘草与甘遂合用，毒性的大小主要取决于甘草的用量比例，甘草的剂量若相等或大于甘遂，毒性较大；又如贝母和半夏分别与乌头配伍，未见明显的毒性增强。由于对"十九畏"和"十八反"的研究，还有待进一步作较深入的实验和观察，并研究其机制，因此，目前应采取慎重态度。一般说来，对于其中一些药物，若无充分根据

和应用经验，仍须避免盲目配合应用。

（三）中药复方配伍用药剂量规律

中药复方是由两种以上单味中药按照中医辨证论治、理法方药的原则，依照君臣佐使配伍组成的。在数以万计的中药复方中，这些药物的用量是十分讲究的，并有着一定的规律性，归纳起来，主要有以下三种情况。

1. 复方中药物用量依君臣佐使而递减 这是中药复方中最为常见的药物配伍原则，一般君药用量最大，臣药次之，佐使药用量为小，故金元时期的名医李东垣指出："君药分量最多，臣药次之，佐使又次之。"如苓桂术甘汤中以茯苓健脾渗湿，祛痰化饮，为君药，用量是12g；桂枝温阳化气为臣药，用量是9g；白术健脾燥湿为佐药，用量是6g；甘草（炙）益气和中为使药，用量是6g，共奏温化痰饮、健脾利湿的功效，是治疗中阳不足之痰饮病的良方。此类复方具有组方严谨、结构分明、疗效显著的特点。又如著名的小承气汤由大黄、枳实、厚朴三味药物组成，其中大黄用量须倍于厚朴，以达清热通便的功效，用于热结便秘之证；但若将厚朴用量倍于大黄，则该方具有行气除满的作用，用于腹部气滞胀满之证的治疗，方名亦变为厚朴三物汤。因此，同为三味药物，由于剂量的变化，导致了方名、功效、主治的改变，由此可见中医复方用药的精当与奥妙。

2. 复方中各药物的用量相等 在复方中比较常见，如越鞠丸由香附（醋制）、川芎、栀子（炒）、苍术（炒）、六神曲各200g组成；九分散中马钱子粉、麻黄、乳香（制）、没药（制）等各药的用量均为250g；良附丸由高良姜、香附（醋制）各500g组成。

3. 复方中主药用量小于其他药物用量 常见于主药为贵重药材如人参、牛黄、麝香等，因作用强、价格昂贵而用量少，被用作复方的主药时，其用量往往小于其他药物。例如，（万氏）牛黄清心丸中的主药牛黄的用量为10g，其他药物的用量分别为黄连20g，黄芩120g，栀子120g，郁金80g；人参健脾丸中的人参用量为25g，其他药物的用量为白术（麸炒）150g，茯苓50g，山药100g，陈皮50g，木香12.5g，砂仁25g，炙黄芪100g，当归50g，酸枣仁（炒）

50g，远志（制）25g。

现代医学研究表明，中药配伍中可能存在着一种中药有效成分与其他中药有效成分在药理作用方面的相互作用，也可能存在着多种有效成分之间产生物理的或化学的相互作用。这种相互作用经常发生在中药方剂的煎煮或其他剂型制备过程中，从而使方剂中的有效成分无论在质的方面，还是在量的方面都与单味药有所改变。因此，合理的配伍可以增强药效，降低不良反应；而不合理的配伍则会降低药物疗效，产生或增强药物的不良反应。

二、毒性中药饮片的合理使用

（一）管理要求

1. 依据《医疗用毒性药品管理办法》，为保障患者的用药安全、有效，使用单位必须建立健全毒性中药饮片的采购、验收、保管、领发、核对等制度，严防收假、发错，严禁与其他药品混杂。

2. 具有经营毒性中药资格的企业以及使用毒性中药的医院采购毒性中药饮片，必须从持有毒性中药材的饮片定点生产证的饮片生产企业和具有经营毒性中药资格的批发企业购进。毒性中药饮片包装和标签必须印有医疗用毒性药品的专用标志（黑底白字）。

3. 毒性中药饮片必须按照国家有关规定，实行专人、专库或专柜加锁、专用衡器、双人双锁保管、专帐记录，做到账、物、卡相符，日清日结。专库专柜前上方应安装摄像头实时监控，确保药品安全。

4. 凭医生签名的正式处方供应和调配含毒性中药饮片的处方。如在审方时对处方有疑问，必须经处方医生重新审定后方可调配。每次处方剂量不得超过二日极量，且不能另配、另包。处方一次有效，取药后处方保存二年备查。

5. 《药品管理法》明确规定，国家实行特殊管理的药品包括27种毒性中药以及按麻醉药品管理的罂粟壳不得在网络上销售。

（二）使用注意

1. 药师调配含毒性中药处方时，必须认真负责，计量准确，按医嘱注明要求，并由配方人员及具有药师以上技术职称的复核人员签名盖章后方可发出。对处方未注明"生用"的毒性中药，应当付炮制品。

毒性中药因其毒性剧烈、治疗剂量与中毒剂量相近，使用不当会致人中毒或死亡。剂量是决定中药疗效的关键因素，安全性是中药使用的第一要素。因此临床医师开具处方时应严格按照《中国药典》规定的剂量。对于个别患者辨证论治后超剂量使用毒性中药饮片，处方医师需再次签名确认。

2. 中药饮片处方中有些成分及作用类似的药物出现在同一处方时，应注意隐形超量。例如"川乌、草乌各3g"，从表面上看，虽然每味药的用量没有超量，但由于川乌和草乌毒性成分一样，功效相同，因此从整张处方来看就存在药物超量的问题。

3. 毒性中药饮片生品内服宜慎用，如生半夏内服一般炮制后用，用时捣碎，用量3～9g。其炮制加工品法半夏内服剂量3～9g，但在实际中药处方内有用到15g，其实际使用剂量已经接近规定剂量的2倍。半夏自身具备毒性，若应用剂量过大会导致明显的毒副反应。

4. 处方中毒性中药饮片未注明"生品"的，应给付炮制品。如有中药处方对制川乌开具的剂量为每剂12g，而《中国药典》规定制川乌的使用剂量范围为每剂1.5～3.0g，虽然生川乌通过开展炮制工艺处理后，制川乌的毒性作用有所降低，但若大剂量用药仍可导致毒副作用出现。

5. 严格掌握毒药的适应证及禁忌证，是临床医生必须重视的问题。

（三）使用实例

历代本草书籍中，常在每一味药物的性味下标明其"有毒""无毒"，因此毒性是药物性能的重要标志之一。有毒中药至今仍为临床常用中药，与其治疗作用相关。李时珍曾言："用之得宜，皆有功力，用之失宜，参术亦能为害。"因此合理使用毒性中药饮片、充分发挥其药物疗效的同时，确保安全同样非常重要。

[案例1]某男，85岁，2015年5月21日初诊。症见头昏沉不适，颈项僵痛，伴胸闷气短，下肢酸软，夜尿频多，舌淡，苔薄白，脉沉细。诊断为眩晕，证属肾阳亏虚，清窍不利，筋脉

失养。治宜温补肾阳，柔筋止痛。方选真武汤加味。方药为白附片15g，茯苓30g，白芍30g，麸炒白术15g，干姜9g，炒金樱子肉15g，盐益智仁15g，党参15g，肉桂6g，五味子15g，7剂，水煎服，每日1剂，分3次服。二诊时患者自诉颈项僵硬不适稍缓，胸闷气短好转，仍头昏，下肢酸软乏力，怕冷，夜尿频，4～5次/晚，大便干，口干不欲饮，舌淡苔白脉沉，尺脉弱。药已对症，但力有不逮，将白附片加量至20g，加女贞子10g，墨旱莲10g，取"善补阳者，必于阴中求阳"之意。7剂，煎服法同前。三诊时患者诉服药后上述症状明显好转，颈项已无僵硬感，偶有头昏，以清晨为主。效不更方，续服二诊方药6剂，以巩固疗效。

解析：白附片为乌头子根附子的加工品，量小而无显，大而伤阴，加减运用时须因病、因时、因人、因用药配伍而异，初诊未必能很好的把握剂量，往往根据二诊怕冷程度的变化，或加或减，把握附子用量。而加重附子的用量，常需加入适量养阴之药，以免附子燥热伤阴。

[案例2]儿童白血病的治疗常采用联合序贯化疗，诱导治疗获得初始缓解后再进行巩固治疗。某女，12岁，2016年5月，因发热和贫血确诊为急性髓系白血病，给予阿糖胞苷＋柔红霉素方案化疗4个疗程，每3周为1个疗程。基本达临床治愈，但还需辅助化疗10个疗程。2016年9月，患儿家长担心化疗的副作用选择服用雄黄胶囊（某白血病专科医院制剂，每粒胶囊含雄黄100mg），替代输液的辅助化疗，每天3次，每次2粒，口服15天后停药30天，2018年8月停药。2019年1月，白血病复发，加量至每天10粒，连续服用28天。2019年2月，突发心悸，心脏骤停，送医院急救。临床症状为肝、肾功能衰竭，尿砷含量为33.56μmol/L，远超过人体尿砷正常值1.8μmol/L，诊断为急性砷中毒，经抢救无效死亡。

解析：雄黄作为含砷中药，毒性相对小，但长期服用和超量服用，重金属砷在体内蓄积易引起砷中毒，该患儿雄黄日用量为1g，远高于单味日用量50～100mg；副作用是心脏毒性和肝、肾功能衰竭，导致心电图QT间期延长的

恶性心律失常，最终导致心力衰竭。

三、中药复方中饮片不同炮制品的正确应用

中药材必须经过炮制加工成饮片后才能应用于临床。中医药治疗贵在秉承中医的辨证施治原则，用心处方、精准用药，尤其在一些专病专科的特色用药中注重中药不同炮制品对临床疗效的影响。因此中药饮片炮制品在遣方中的正确使用，关乎中医临床疗效，对中药饮片的合理使用意义重大。现以一些常用中药不同炮制品的特点、应用和方剂举例分述如下。

（一）当归、酒当归与当归炭

生当归质润，长于补血调经，润肠通便，常用于血虚证、血虚便秘、痈疽疮疡等。酒当归善活血调经，常用于血瘀经闭、痛经、风湿痹痛，跌仆损伤等。当归炭以止血和血为主，多用于崩中漏下，月经过多，血虚出血。

1. 当归四逆汤（《伤寒论》）

[组成] 生当归　桂枝去皮　芍药　细辛　甘草炙　通草　大枣擘

[用法] 上七味，以水八升，煮取三升，去滓。温服一升，日三服。

[功用] 温经散寒，养血通脉。

[主治] 血虚寒厥证。手足厥寒，或腰、股、腿、足、肩臂疼痛，口不渴，舌淡苔白，脉沉细或细而欲绝。

2. 四物汤（《太平惠民和剂局方》）

[组成] 当归去芦，酒浸炒　川芎　白芍　熟干地黄酒蒸，各等分

[用法] 上为粗末。每服三钱（10g），水一盏半，煎至八分，去渣，空心食前热服。

[功用] 补血调血，调经化瘀。

[主治] 营血虚滞证。头晕目眩，心悸失眠，面色无华，妇人月经不调，量少或经闭不行，脐腹作痛，甚或瘕块硬结，舌淡，口唇、爪甲色淡，脉细弦或细涩。

3. 共入散剂（《百一选方》）

[组成] 当归　白芍　干姜　棕榈

[用法] 各烧存性，灰等分秤，醋汤调，食前服。

[功用] 止血和血。

[主治] 崩中漏下，月经过多。

（二）紫苏子与炒紫苏子

紫苏子生用多用于兼有肠燥便秘的痰壅气逆之咳喘；炒紫苏子辛散之性缓和，多用于咳喘。

1. 苏子降气汤（《医方简义》）

[组成] 生苏子　橘红　姜半夏　归身　前胡　桂枝　厚朴　炙甘草　姜　竹茹

[功用] 降气平喘，祛痰止咳。

[主治] 喘哮之缓者。

2. 降气定喘丸（《临床用药须知中药成方制剂卷》现行版）

[组成] 麻黄　葶苈子　桑白皮　紫苏子炒　白芥子　陈皮

[功用] 降气定喘，祛痰止咳。

[主治] 用于痰浊阻肺所致咳嗽痰多，气逆喘促；慢性支气管炎，支气管哮喘见上述证候者。

3. 苏子降气汤（《太平惠民和剂局方》）

[组成] 紫苏子炒　半夏汤洗七次　川当归去芦　甘草爁　前胡去芦　厚朴去粗皮，姜汁拌炒　肉桂去皮

[用法] 上为细末。每服二大钱，水一盏半，入生姜二片，枣子一个，紫苏五叶，同煎至八分，去滓热服。

[功用] 降气平喘，祛痰止咳。

[主治] 上实下虚喘咳证。痰涎壅盛，喘咳短气，胸膈满闷；咽喉不利，虚烦引饮，头目昏眩或腰疼脚弱，肢体倦怠；或肢体浮肿，舌苔白滑或白腻，脉弦滑。

（三）大蓟与大蓟炭

二者为大蓟的不同炮制品种，生大蓟凉血止血，化瘀消肿，常用于热淋，痈肿疮毒等热邪偏盛的出血证。大蓟炭凉性减弱，收敛止血作用增强，常用于吐血、呕血、咯血等症。

1. 大蓟散（《世医得效方》）

[组成] 大蓟根洗　犀角镑　升麻　桑白皮炙　蒲黄炒　杏仁去皮尖　桔梗去芦，炒　甘草

[用法] 咀，每服四钱，水一盏半，姜五片，煎至八分，去滓，温服，不拘时候。

[功用] 清肺解毒，凉血止血。

[主治] 饮啖辛热，热邪伤肺，呕吐出血之肺疽。

2. 十灰散（《十药神书》）

[组成] 大蓟　小蓟　荷叶　侧柏叶　茅根　茜根　山栀　大黄　牡丹皮　棕榈皮

[用法] 上药各烧灰存性，研极细末，用纸包，碗盖于地上一夕，出火毒，用时先将白藕捣汁或萝卜汁磨京墨半碗，调服五钱，食后服下。

[功用] 凉血止血。

[主治] 血热妄行证。呕血、吐血、咯血、衄血，血色鲜红，来势急暴，舌红，脉数。

（四）干姜与姜炭、炮姜

干姜性热而偏燥，以温中散寒，回阳通脉，温肺化饮为主，能守能走，故对中焦寒邪胜而兼湿者以及寒饮伏肺的喘咳尤为适宜；又因力速而作用较强，故用于回阳复脉，其效甚佳；常用于脘腹冷痛，呕吐、泄泻，肢冷脉微，痰饮咳喘等。姜炭辛味消失，守而不走，功专止血温经；炮姜味苦涩，固涩止血作用较强，临床多用于各种虚寒性出血。

1. 温脾汤 [《备急千金要方》（卷十五）]

[组成] 大黄　附子　人参　干姜　甘草

[用法] 咀，以水八升，煮取二升半，分三服，临熟下大黄。

[功用] 温阳补脾，泻下寒积。

[主治] 冷积便秘，腹满痛，手足不温，或久利赤白，面色无华，口不渴，舌淡苔白，脉沉弱者。

2. 如圣散（《妇人大全良方》）

[组成] 棕榈　乌梅　干姜

[用法] 上药并烧灰存性，研为细末，每服二钱。乌梅酒调下，空心、食前服。

[功用] 固涩止血。

[主治] 妇人血崩。

3. 生化汤（《傅青主女科》）

[组成] 全当归　川芎　桃仁去皮尖　干姜炮黑　甘草炙

[用法] 黄酒、童便各半煎服。

[功用] 养血祛瘀，温经止痛。

[主治] 血虚寒凝，瘀血阻滞证。产后恶露不行，小腹冷痛。

（五）枳壳与麸炒枳壳

枳壳生品较峻烈，偏于行气宽中除胀，用于气实壅满所致脘腹胀痛或胁肋胀痛，瘀滞疼痛，及子宫下垂，脱肛，胃下垂。麸炒后可缓和烈性，偏于理气健胃消食，多用于宿食停滞，呃逆嗳气，风疹瘙痒。

1. 血府逐瘀汤（《医林改错》）

[组成] 桃仁　红花　当归　生地黄　川芎　赤芍　牛膝　桔梗　柴胡　枳壳　甘草

[用法] 水煎服。

[功用] 活血化瘀，行气止痛。

[主治] 胸中血瘀证。

2. 槐花散（《普济本事方》）

[组成] 槐花炒　柏叶杵，焙　荆芥穗　枳壳麸炒

[用法] 上为细末，用清米饮调下二钱，空心食前服。

[功用] 清肠止血，疏风行气。

[主治] 风热湿毒，壅遏肠道，损伤血络。

（六）生大黄、酒大黄、熟大黄与大黄炭

四种均为大黄的不同炮制品种，由于炮制方法不同，作用亦各有偏重。生大黄泻下力强，故欲攻下者宜生用，汤剂应后下，或用开水泡服；久煎则泻下力减弱。酒大黄泻下力较弱，善清上焦血分热毒，宜用于目赤咽肿，齿龈肿痛。熟大黄泻下力缓，能减轻泻下的腹痛，增强活血化瘀作用，适用于体虚而有瘀血者。大黄炭凉血化瘀止血，多用于血热有瘀之出血证。

1. 温脾汤 [（《备急千金要方》（卷十三）]

[组成] 大黄　当归　干姜　附子　人参　芒硝　甘草

[用法] 上七味，以水七升，煮取三升，分服，一日三次。

[功用] 攻下冷积，温补脾阳。

[主治] 寒积里实证。腹痛便秘，脐下绞结，绕脐不止，手足不温，苔白不渴，脉沉弦而迟。

2. 当归龙荟丸（《中华人民共和国药典》

现行版）

[组成] 龙胆酒炒 大黄酒炒 芦荟 黄连酒炒 黄芩酒炒 黄柏盐炒 栀子 青黛 当归酒炒 木香 麝香

[功用] 泻火通便。

[主治] 用于肝胆火旺，心烦不宁，头晕目眩，耳鸣耳聋，胁肋疼痛，脘腹胀痛，大便秘结。

[用法] 口服。一次6g，一日2次。

3. 大黄䗪虫丸（《中华人民共和国药典》现行版）

[组成] 熟大黄 䗪虫炒 水蛭制 虻虫去翅、足，炒 蛴螬炒 干漆煅 桃仁 地黄 白芍 黄芩 苦杏仁炒 甘草

[功用] 活血破瘀，通经消癥。

[主治] 用于瘀血内停所致癥瘕、闭经，症见腹部肿块、肌肤甲错、面色暗黑、潮热羸瘦、经闭不行。

[用法] 口服。水蜜丸：一次3g；小蜜丸：一次3~6丸；大蜜丸：一次1~2丸。一日1~2次。

4. 十灰丸（《临床用药须知中药成方制剂卷》现行版）

[组成] 大蓟炒炭 小蓟炒炭 茜草炒炭 白茅根炒炭 荷叶煅炭 侧柏叶炒炭 棕榈煅炭 栀子炒炭 大黄炒炭 牡丹皮炒炭

[功用] 凉血止血。

[主治] 用于血热妄行所致吐血、衄血、血崩。

[用法] 口服。一次3~9g，一日1~2次。

（七）生白芍、炒白芍与酒白芍

三者为白芍的不同炮制品种。生白芍擅长养血敛阴，平抑肝阳，用于血虚月经不调，痛经，头痛眩晕以及自汗、盗汗等。炒白芍性稍缓，以养血和营，敛阴止汗为主，用于血虚萎黄，腹痛，四肢挛痛，自汗盗汗等。酒白芍酸寒之性降低，入血分，善于调经止血，柔肝止痛，用于肝郁血虚，胁痛腹痛，月经不调，四肢挛痛。

1. 四物汤（《仙授理伤续断秘方》）

[组成] 当归去芦，酒浸炒 川芎 白芍 熟干地黄酒蒸

[用法] 上为粗末。每服三钱（15g），水一盏半，煎至八分，去渣，空心食前热服。

[功用] 补血调血。

[主治] 营血虚滞证。头晕目眩，心悸失眠，面色无华，妇人月经不调，量少或经闭不行，脐腹作痛，甚或瘕块硬结，舌淡，口唇、爪甲色淡，脉细弦或细涩。

2. 痛泻要方（《丹溪心法》）

[组成] 白术炒 白芍炒 陈皮炒 防风

[用法] 上细切，分作八服，水煎或丸服。

[功用] 补脾柔肝，祛湿止泻。

[主治] 脾虚肝旺之痛泻。肠鸣腹痛，大便泄泻，泻必腹痛，泻后痛缓，舌苔薄白，脉两关不调，左弦而右缓者。

3. 柴胡舒肝丸（《中华人民共和国药典》现行版）

[组成] 柴胡 青皮炒 陈皮 防风 香附醋制 枳壳炒 木香 乌药 半夏姜炙 茯苓 桔梗 厚朴姜炙 紫苏梗 豆蔻 甘草 山楂炒 槟榔炒 六神曲炒 大黄酒炒 白芍酒炒 当归 三棱醋炙 莪术制 黄芩 薄荷

[功用] 疏肝理气，消胀止痛。

[主治] 用于肝气不疏，胸胁痞闷，食滞不清，呕吐酸水。

[用法] 口服。一次1丸，一日2次。

（八）生香附、醋炙香附

生香附长于行气解郁，调经止痛，常用于肝郁气滞，胁肋胀痛，胸膈痞闷，痛经等。醋炙香附偏于疏肝止痛，并能消积化滞，用于伤食腹痛，血中气滞，寒凝气滞，胃脘疼痛等。

1. 越鞠丸（芎术丸）（《丹溪心法》）

[组成] 香附 川芎 苍术 栀子 神曲各等分

[用法] 为末，水丸如绿豆大（原书未著用法用量）。

[功用] 行气解郁。

[主治] 六郁证。胸膈痞闷，脘腹胀痛，嗳腐吞酸，恶心呕吐，饮食不消。

2. 越鞠保和丸（《中华人民共和国药典》现行版）

[组成] 香附醋制 木香 槟榔 六神曲麸炒 苍术 川芎 栀子姜制

[**功用**] 疏肝解郁，开胃消食。

[**主治**] 用于气食郁滞所致胃痛，症见脘腹胀痛、倒饱嘈杂、纳呆食少、大便不调、消化不良见上述证候者。

[**用法**] 口服。一次6g，一日1～2次。

（九）生甘草、蜜炙甘草

甘草炮制品主要有生甘草、蜜炙甘草两种。二者均具补脾益气，祛痰止咳，缓急止痛，调和诸药之效，但各有专长。生甘草味甘偏凉，长于清热解毒，祛痰止咳，多用于肺热咳嗽、痰黄，咽喉肿痛，痈疽疮毒，食物中毒，药物中毒等。蜜炙甘草味甘偏温，以补脾和胃，益气复脉力胜，主治脾胃虚弱，倦怠乏力，心动悸，脉结代等。

1. 普济消毒饮（《东垣试效方》）

[**组成**] 黄芩酒炒　黄连酒炒　陈皮去白　甘草生用　玄参　柴胡　桔梗　连翘　板蓝根　马勃　牛蒡子　薄荷　僵蚕　升麻

[**用法**] 上药为末，汤调，时时服之，或蜜拌为丸，噙化。

[**功用**] 清热解毒，疏风散邪。

[**主治**] 大头瘟。恶寒发热，头面红肿焮痛，目不能开，咽喉不利，舌燥口渴，舌红苔白兼黄，脉浮数有力。

2. 炙甘草汤（复脉汤）（《伤寒论》）

[**组成**] 甘草炙　生姜切　桂枝去皮　人参　生地黄　阿胶　麦门冬去心　麻仁　大枣擘

[**用法**] 上以清酒七升，水八升，先煮八味，取三升，去滓，内胶烊消尽，温服一升，日三服。

[**功用**] 益气滋阴，通阳复脉。

[**主治**] 阴血阳气虚弱，心脉失养证。症见脉结代，心动悸，虚羸少气，舌光少苔，或质干而瘦小者；虚劳肺痿。症见干咳无痰，咳吐涎沫，量少，形瘦短气，虚烦不眠，自汗盗汗，咽干舌燥，大便干结，脉虚数。

（十）苦杏仁、燀苦杏仁与炒苦杏仁

三者为苦杏仁的不同炮制品种。苦杏仁生者有小毒，剂量过大或使用不当易中毒；性微温而质润，长于降气止咳，润肠通便，多用于咳嗽气喘，肠燥便秘。苦杏仁制后可降低毒性，使用药安全。将生苦杏仁照燀法除去皮，干燥，即得燀苦杏仁，便于有效成分煎出，提高药效，其作用与生苦杏仁相同。炒苦杏仁性温，长于温肺散寒，作用与生苦杏仁和燀苦杏仁相同，多用于肺寒咳喘，久患肺喘。

1. 麻黄杏仁汤（《症因脉治》）

[**组成**] 麻黄　杏仁　桔梗　甘草

[**用法**] 水煎服。

[**功用**] 解表散寒，宣肺止咳。

[**主治**] 冬月伤寒咳嗽，头痛身痛，恶寒发热，无汗喘咳，脉浮紧等。

2. 杏仁煎（《太平圣惠方》）

[**组成**] 麦门冬去心，焙　杏仁汤浸，去皮、尖、双仁，麸炒微黄　甘草炙微赤，锉　贝母煨微黄　款冬花以上各一分　紫菀半两，洗去苗土

[**用法**] 捣细罗为散，每服以乳汁调下半钱。日三四服。量儿大小，以意加减。

[**功用**] 利肺化痰，止咳平喘。

[**主治**] 小儿咳嗽，声不出。

3. 麻黄杏仁薏苡甘草汤（《金匮要略》）

[**组成**] 麻黄去节，半两，汤泡　甘草一两，炙　薏苡仁半两　杏仁十个，去皮、尖、炒

[**用法**] 锉麻豆大，每服四钱匕，水盏半，煮八分，去滓，温服，有微汗，避风。

[**功用**] 轻清宣化，解表祛湿。

[**主治**] 湿病风湿在表，症见一身尽疼，发热，日晡所剧者。

第三节　中成药的合理应用

中成药是中医药学宝库中的重要组成部分。它是以中药为原料，在中医药基本理论指导下，按规定的处方和加工方法制成一定的剂型。其制作生产与应用具有悠久的历史。长沙马王堆汉墓出土的《五十二病方》是我国现存最早的医方书，其用药达240余种，医方280多个，所治疾病涉及内、外、妇、儿、五官各科，并记载有丸、散、膏、丹等成药的传统剂型，尚有药浴剂、药熏剂、药熨剂、饼剂等10余种，其中丸剂又有酒制丸、油脂制丸、醋制丸，软膏方约40个，其中25个以猪脂为基质。

中成药在临床上运用得当可取得预期疗效。倘若配伍或使用不当，则可产生不良的作用。

因此，执业药师除了应掌握辨证论治与辨病施治之外，也要对中药的配伍问题进行更加细致的研究，以便在调剂审方等工作中发现问题，保证患者安全、合理地用药。

一、中成药的合理联用

（一）中成药之间的配伍应用

中成药之间的配伍应用为明清以来的历代医家广泛采用，如明·薛己以补中益气丸、六味地黄丸合用治疗气阴不足；清·叶天士以大补阴丸、水陆二仙丹、牡蛎全樱膏配伍同用治疗阴虚火旺、淋浊、早泄。由此可见中成药之间的配伍应用，自古以来就是临床应用中成药的主要形式之一。

1. 两种功效相似的中成药同用治疗一种病证，以起到增强疗效的协同作用。如附子理中丸与四神丸合用，可以增强温肾运脾、涩肠止泻的功效，治疗脾肾阳虚之五更泄泻。归脾丸与人参养荣丸同用，可明显增强补益心脾、益气养血、安神止悸的功效，治疗心悸失眠、眩晕健忘。脑立清胶囊（片）与六味地黄丸合用，用于高血压证属肝肾阴虚、风阳上扰者。

2. 功效不同的中成药配伍同用，一药为主，一药为辅，辅药能够提高主药功效。例如以二陈丸燥湿化痰为主方治疗湿痰咳嗽，而脾为生痰之源，辅以平胃散同用，燥湿健脾，可明显增强二陈丸燥湿化痰之功。又如以乌鸡白凤丸为主药治疗妇女气血不足、月经失调，辅以香砂六君丸，以开气血生化之源，增强主药的养血调经之功。

3. 中成药配伍应用，其中一种药物能够明显抑制或消除另一种中成药的偏性或副作用。如二便不通、阳实水肿，可用峻下通水的舟车丸，但为使峻下而不伤正气，常配合四君子丸同用。又如用金匮肾气丸治疗肾虚作喘，但若久治不愈，阳损及阴，兼见咽干烦躁者，又当配麦味地黄丸、生脉散或参蛤散同用，以平调阴阳、纳气平喘，且防止金匮肾气丸燥烈伤阴，降低副作用。

4. 有些中成药之间的配伍应用是因为部分疾病的治疗必须采用不同治疗方法。如妇女宫冷不孕，需内服艾附暖宫丸，外贴十香暖脐膏，共奏养血调经、暖宫散寒之效；咽喉肿痛，可内服六神丸，外用冰硼散吹喉，共奏清热解毒、消肿利咽之效。

[案例]84例中风恢复期患者，均采用口服复方丹参滴丸、脉血康胶囊和华佗再造丸，8周为1个疗程。三药联用有效地降低了患者的血脂等血流变水平，对中风恢复期患者有较好的临床疗效。

解析：复方丹参滴丸、脉血康胶囊和华佗再造丸都具有活血化瘀的作用，但又各有侧重，相辅相成。

三药合用，不仅能降低血液黏稠度、降低血脂，抑制血小板聚集和血栓形成，兴奋中枢神经系统，增加供氧量，促进大脑功能的恢复，并能有效改善中风所造成的肢体痿废、活动不利等后遗症，达到既能治标又能治本的目的。

（二）中成药联用的配伍禁忌

临床上使用中成药，对于病情单纯的，仅用一种中成药即可。但对于病情复杂，数病相兼，就需要选择两种或两种以上的中成药配合使用，以适应复杂的病情。中成药联用，需注意其配伍禁忌问题。

1. 含"十八反""十九畏"药味中成药的配伍禁忌 单味中药饮片配伍有"十八反""十九畏"的禁忌，含有"十八反""十九畏"的中成药，也应属于配伍禁忌，原则上禁止联用。

例如，治疗风寒湿痹证的大活络丸、尪痹颗粒、天麻丸、人参再造丸等均含有附子，而止咳化痰的川贝枇杷露、蛇胆川贝液、通宣理肺丸等分别含有川贝、半夏，依据配伍禁忌原则，若将上述两组合用，附子、乌头与川贝、半夏当属相反禁忌同用之列。利胆中成药利胆排石片、胆乐胶囊、胆宁片等都含有郁金，若与六应丸、苏合香丸、妙济丸、纯阳正气丸、紫雪散等含丁香（母丁香）的中成药同时使用，就要注意具有"十九畏"药物的禁忌。临床常用中成药心通口服液、内消瘰疬丸中含有海藻，祛痰止咳颗粒含有甘遂，若与橘红痰咳颗粒、通宣理肺丸、镇咳宁胶囊等含甘草的中成药联用也属禁忌之列。

2. 含有毒药物中成药的联用 功效相似的中成药联用，组方中往往有一种或几种相同的药味，联用将会增加某一味或几味药的剂量，尤其是含有毒中药饮片的中成药，应避免联用。如大活络丸与天麻丸合用，两者均含附子；朱砂安神丸与天王补心丸合用，两者均含朱砂，均会增加有毒药味的服用量，加大患者产生不良反应的危险性，故在使用时应考虑药物"增量"的因素。再如复方丹参滴丸和速效救心丸同属胸痹之气滞血瘀证用药，其处方组成与功效基本相似，而且这一类的药物多数含有冰片，由于冰片药性寒凉，服用剂量过大易伤人脾胃，导致胃痛胃寒，故不可过量使用，在临床应用中使用其中一种即可。因此中成药之间的联合用药，尤其是几种含有有毒成分或相同成分的中成药联合应用时，应注意有毒成分或相同成分的"叠加"，以免引起不良反应。

3. 不同功效药物联用的辨证论治和禁忌

如附子理中丸与牛黄解毒片联用，附子理中丸系温中散寒之剂，适用于脾胃虚寒所致胃脘痛、呕吐、腹泻等；而牛黄解毒片性质寒凉，为清热解毒泻火之剂，适用于火热毒邪炽盛于内而上扰清窍者，可见不加分析地盲目将两者合用是不适宜的。再如，盲目将附子理中丸与黄连上清丸、金匮肾气丸与牛黄解毒片等合用，均属不注意证候的不合理用药。

[案例]患者诊断为消渴之肾阴亏虚证，医师开具格列本脲、参芪降糖丸、六味地黄丸。

解析：参芪降糖丸用于气阴两虚证，六味地黄丸用于肾阴虚证，故该患者给予六味地黄丸即可。

4. 某些药物的相互作用问题

含麻黄的中成药忌与降血压的中成药如复方罗布麻片、降压片、珍菊降压片、牛黄降压丸等并用；也忌与扩张冠脉的中成药如速效救心丸、山海丹、活心丹、心宝丸、益心丸、滋心阴液、补心气液等联用。因麻黄中麻黄碱的化学结构与肾上腺素相似，能直接与肾上腺素受体结合，同时还能促使肾上腺素神经末梢释放介质，从而使血管收缩、血压升高；另一方面，又能兴奋心脏，增强心肌收缩力，使心肌耗氧量增加。若同时并用，可产生拮抗作用。含朱砂较多的中成药，如磁朱丸、更衣丸、安宫牛黄丸等与含较多还原性溴离子或碘离子的中成药如消瘰五海丸、内消瘰疬丸等长期同服，在肠内会形成有刺激性的溴化汞或碘化汞，导致药源性肠炎、赤痢样大便。

[案例]某男，61岁，因"尿黄1个月，肤黄眼黄10余天"就诊。患者自诉因左侧脚踝扭伤于外院就诊，肝功能示正常，给予"虎力散片、骨康胶囊"口服治疗1个月后开始出现小便黄染症状，后逐渐加重，且出现恶心、嗳气等症状，未予治疗。10天后患者出现眼黄、皮肤黄染，遂予住院治疗，查肝功能：ALT：1213IU/L，AST：315IU/L，GGT 70IU/L，ALP 156IU/L，TBIL 213.7μmol/L，DBIL 180.1μmol/L，IBIL 33.6μmol/L。虎力散片的 RUCAM 评分为8分，骨康胶囊的 RUCAM 评分为9分，因此判断该患者的药物性肝损伤很可能由虎力散片和（或）骨康胶囊所致。停用虎力散片和骨康胶囊，并给予异甘草酸镁、乙酰半胱氨酸、腺苷蛋氨酸、激素等治疗后，病情较前缓解后出院。

解析：虎力散片的主要成分为三七、制草乌、断节参、白云参。制草乌的主要成分是双酯型二萜类生物碱，一般认为含生物碱类、苷类、毒蛋白类、萜类及内酯类、蒽醌衍生物类及重金属类中药导致肝损害发生比较集中，并且含有碱类、苷类成分的药物，肝损害发生率明显高于含有其他成分的药物。骨康胶囊含有芭蕉根、酢浆草、续断、三七、补骨脂，三七和补骨脂为肝损害常见单味中药。临床医师应用中成药时尽量避免两种具有潜在肝毒性中成药的联用，同时要加强肝功能监测，严格限制剂量与疗程。

二、中西药的合理联用

随着中西医药结合工作的深入发展，临床上中西药结合防治疾病日趋普遍，中西药联用遍及各个临床学科成为我国临床用药的优势与特色，它拓宽了临床用药的空间，其联用几率呈上升趋势。由于中药与化学药的基本特点和作用机制各有侧重，联用得当、合理，可相互为用，取长补短，使疗效增强，病程缩短，药物的毒副作用减少，尤其是对一些疑难重症的治疗，有时可取得意想不到的效果。如肿瘤患者在化疗同时服用中药能减轻毒副反应，肾脏病患者在用激素治疗的期间配用中药，可减少激素的用量、减少毒副反应等。然而，如果中西药配伍不当、剂量不适或用法不妥等，可使药效降低或消失、毒副反应增加或引起药源性疾病，延误病情，甚至危及生命，导致死亡。

（一）中西药联用的目的

1. 协同增效　许多中西药联用后，常能使疗效提高，呈现药物之间的协同作用，如黄连、黄柏与四环素、呋喃唑酮（痢特灵）、磺胺甲基异噁唑，治疗痢疾、细菌性腹泻有协同作用，常使疗效成倍提高。金银花能加强青霉素对耐药性金黄色葡萄球菌的杀菌作用。枳实能松弛胆括约肌，有利于庆大霉素进入胆道，提高后者的抗感染作用。丙谷胺与甘草、白芍、冰片联合治疗消化性溃疡，有协同作用，现已制成复方丙谷胺（胃丙胺）。甘草与氢化可的松在抗炎、抗变态反应方面有协同作用，因甘草甜素有糖皮质激素样作用，并可抑制氢化可的松在体内的代谢灭活，使其在血液中浓度升高。具有保护肝脏和利胆作用的茵陈蒿汤、大柴胡汤等与西药利胆药联用，能相互增强消炎利胆的作用。针对幽门螺杆菌的根除治疗，参苓白术散和补中益气丸与西药三联或四联疗法同时使用，具有协同增效作用。小青龙汤联合激素治疗小儿轻中度急性哮喘有良好的协同作用，用药无明显不良反应，对中医证候及肺功能的改善优于单一西药治疗，其机制考虑与增强患儿免疫力有关。丹参注射液、黄芪注射液、川芎嗪注射液等与低分子右旋糖酐、能量合剂等同用，可提高心肌梗死的抢救成功率。丹参注射液与间羟胺（阿拉明）、多巴胺等升压药同用，不但能加强升压作用，还能减少对升压药的依赖性。用生脉散、丹参注射液与莨菪碱合用，治疗病态窦房结综合征，既可适度提高心率，又能改善血液循环，从而改善缺血缺氧的状况，达到标本兼治的目的。复方丹参注射液联合门冬氨酸钾注射液治疗慢性重度肝炎，患者症状体征明显改善，肝功能恢复速率提高，治愈时间缩短，提高了临床治愈率。

2. 降低毒副作用　某些西药虽治疗作用明显但毒副反应却较大，若与某些适当的中药配

伍，既可以提高疗效，又能减轻毒副反应。肿瘤患者接受化疗后常出现燥热伤津的阴虚内热或气阴两虚，治宜滋阴润燥清热或益气养阴中药而取效。顺铂对于治疗恶性肿瘤有很好的临床疗效，但其易造成肝肾损伤，临床常将艾迪注射液和顺铂联用，艾迪注射液可能通过抗氧化作用，对肝肾起保护作用。如康艾注射液联合 XELOX 方案（奥沙利铂＋卡培他滨方案）治疗老年结直肠癌，患者胃肠道反应、手足综合征、周围神经病变、血液系统反应等化疗不良反应均比单用 XELOX 方案化疗明显减少。以甘草与呋喃唑酮合用治疗肾盂肾炎，既可防止呋喃唑酮的胃肠道反应，又可保留其杀菌作用。氯氮平治疗精神分裂症有明显疗效，但最常见的不良反应之一是流涎。应用石麦汤（生石膏、炒麦芽）30 ~ 60 剂为 1 个疗程，流涎消失率为 82.7%，总有效率达 93.6%。抗肿瘤药氟尿嘧啶与环磷酰胺常产生呕吐、恶心等胃肠道反应，而海螵蛸和白及粉既能止血消肿，又能保护胃黏膜，联用对治疗消化道肿瘤有较好疗效。近年碳酸锂被广泛应用于治疗白细胞减少症，但因其胃肠道反应也限制了其适用范围，若同时用白及、姜半夏、茯苓等复方中药，就可减轻胃肠道反应，使许多有胃肠道疾患的白细胞减少症患者也可以接受治疗。

3. 减少剂量　长期大量用药常常造成患者依从性差，治疗效果不理想，其相应药物不良反应发生概率也会增加。某些西药联合中药使用后，在达到相同治疗作用的情况下，西药剂量较单用时能有所降低。地西泮有嗜睡等不良反应，若与茯苓桂枝白术甘草汤合用，地西泮用量只需常规用量的 1/3，嗜睡等不良反应也因为并用中药而消除。他克莫司胶囊临床用于预防肾脏移植术后的移植物排斥反应，一般用药初始剂量为 3mg/d，分两次服用，若五酯胶囊与他克莫司联合应用，既能提高后者的血药浓度，又能保肝降酶，用量为每日口服 2mg 他克莫司 +6 粒五酯胶囊，他克莫司使用剂量降低，其血药浓度仍在治疗窗范围内，且费用可降一半。

（二）中西药联用的药物相互作用

1. 在药动学上的相互作用　中西药联用时

影响药物的吸收，主要是影响药物透过生物膜吸收和影响药物在胃肠道的稳定性。

（1）影响吸收

①影响药物透过生物膜吸收：中药中的某些成分如鞣质、药用炭、生物碱、果胶及金属离子等易与西药结合或吸附，特别是以固体形式口服的西药，可导致某些药物作用下降。含鞣质较多的中药有大黄、虎杖、五倍子、石榴皮等，因此中成药牛黄解毒片（丸）、麻仁丸、七厘散等不宜与口服的红霉素、士的宁、利福平等同用，因为鞣质具有吸附作用，使这些西药透过生物膜的吸收量减少。蒲黄炭、荷叶炭、煅瓦楞子等不宜与生物碱、酶制剂同服，因为药物炭吸附生物碱及酶制剂，抑制其生物活性，影响药物的吸收。含有果胶类药物，如六味地黄丸、人参归脾丸、山茱萸等不宜与林可霉素（洁霉素）同服，同服后可使林可霉素的透膜吸收减少90%。含槲皮素中药与碳酸钙、氢氧化铝、四环素、大环内酯类抗菌药等西药能形成螯合物。磺胺类抗生素与含炭类的中成药槐角丸等联用，可以减少这些药在胃肠道的吸收，降低疗效。含朱砂中药与溴化物西药能生成溴化汞。含雄黄中药与亚硝酸盐类西药能形成硫代砷酸盐。山楂、乌梅与氨茶碱、碳酸氢钠能发生中和反应。硼砂、煅牡蛎与阿司匹林能发生中和反应等。

②影响药物在胃肠道的稳定：药物之间通过直接改变胃肠道的内环境，比如酸碱度、胃肠蠕动和排空速率等，间接引起药物吸收情况改变。如胃宁散（麦芽、龙胆、碳酸氢钠、三硅酸镁等）、复方陈香胃片（陈皮、木香、石菖蒲、大黄、碳酸氢钠、氢氧化铝等）、活胃胶囊（砂仁、小茴香、肉桂、红曲、大黄、滑石粉、碳酸氢钠、碳酸镁等）能够改变胃液酸碱度，减少弱酸性药物阿司匹林、头孢霉素的吸收，降低疗效。一些含生物碱的中药如麻黄、颠茄、洋金花、曼陀罗、莨菪等，可抑制胃蠕动及排空，延长红霉素、洋地黄类药物在胃内的滞留时间，或使红霉素被胃酸破坏而降低疗效，或使洋地黄类药物在胃肠道内的吸收增加，引起中毒。因此，含有上述中药成分的中成药都不宜与红霉素、洋地黄类药物同时口服。中成药

中含有某些重金属或金属离子，当与一些具有还原性的西药配伍使用时，会生成不溶性螯合物，影响药物在胃肠道的稳定性，甚至造成毒副反应。四环素类抗生素是多羟基氢化并苯衍生物，在与含金属离子如 Ca^{2+}、Fe^{2+}、Fe^{3+}、Al^{3+}、Mg^{2+} 等的中药如石膏、海螵蛸、自然铜、赤石脂、滑石、明矾等以及含有以上成分的中成药，如牛黄解毒片等同服时，酰胺基和多个酚羟基能与上述金属离子发生螯合反应，形成溶解度小、不易被胃肠道吸收的金属螯合物，从而降低四环素在胃肠道的吸收。

（2）影响分布：药物分布是指药物吸收后随血液循环分布到各组织间液和细胞内液的过程，与血浆蛋白结合率、血－脑屏障、胎盘屏障密切相关。某些中西药联用相互作用后，血药浓度有所变化，影响药物与血浆蛋白组织结合。碱性中药如硼砂、红灵散、女金丹、痧气散等，能使氨基糖苷类抗生素如链霉素、庆大霉素、卡那霉素、阿米卡星等排泄减少，吸收增加，血药浓度上升，药效增加20～80倍，同时增加脑组织中的药物浓度，使耳毒性增加，造成暂时性或永久性耳聋，故长时间联用应进行血药浓度监测。含有鞣质类化合物的中药在与磺胺类药物合用时，导致血液及肝脏内磺胺类药物浓度增加，严重者可发生中毒性肝炎。银杏叶与地高辛合用可促进主动脉内皮细胞内 Ca^{2+} 水平升高，使地高辛的游离血药浓度明显升高，易造成中毒，因此，临床上两者联合使用时应适当降低地高辛剂量，并进行血药浓度的监测。香豆素类药物血浆蛋白结合率高，可以将口服降糖药甲苯磺丁脲置换出来而引起低血糖，独活、白芷、羌活等中药主含香豆素类成分，有可能发生此类安全性风险。又如中药丹参、黄连、黄柏等通过与血浆蛋白竞争性结合影响华法林的药效作用，甚至中药能够直接改变病理状态下患者的血浆蛋白水平，从而引发未知相互作用风险。麝香、苏合香、冰片等开窍药都具有提高药物血－脑屏障通透率的作用，尤其与作用于中枢神经系统药物联用时，必要时需要监测西药血药浓度。

（3）影响代谢：中西成药配伍时会影响药酶的活性，从而影响药物在体内的代谢。

①酶促反应：中药酒剂、酊剂中含有一定浓度的乙醇，乙醇是常见的酶促剂，它能使肝药酶活性增强，在与苯巴比妥、苯妥英钠、安乃近、利福平、二甲双胍、胰岛素等药酶诱导剂合用时，使上述药物在体内代谢加速，半衰期缩短，药效下降；当与三环类抗抑郁药盐酸氯米帕明、丙米嗪、阿米替林及多塞平等配伍使用时，由于肝药酶的诱导作用，使代谢产物增加，从而增加三环类抗抑郁药物的不良反应。甘草、五味子有可能通过诱导代谢酶使苯巴比妥、华法林等的代谢加快而减弱药效。丹参制剂（丹参片、丹参酮ⅡA注射液、丹参多酚酸盐）能够通过诱导CYP3A4和CYP2C9，加快氯沙坦原形药在体内的代谢，降低氯沙坦的降压作用。黄芪颗粒和黄芪注射液对大鼠CYP1A2活性有诱导作用，与经过该酶代谢的普萘洛尔、硝苯地平等西药联用时需要注意药物相互作用。银杏叶提取物能上调CYP3A4酶的活性，在体内，与经过该酶代谢的氯沙坦联用时，使后者转化成更多活性代谢物，联合用药时应注意监测血压及肝肾功能。

②酶抑反应：中西药合用时发生酶抑反应也会影响药物在体内代谢，使药效降低或毒副作用增加。白芷、当归有可能通过抑制代谢酶使地西泮、硝苯地平等的代谢减慢而增强药效。另外，单胺氧化酶也属于一种药物代谢酶。单胺氧化酶抑制药呋喃唑酮、异烟肼、丙卡巴肼、司来吉兰等通过抑制体内单胺氧化酶的活性，使单胺氧化酶类神经递质如去甲肾上腺素、多巴胺、5-羟色胺等神经递质不被破坏，而贮存于神经末梢中。此时若口服含有麻黄碱成分的中成药如大活络丸、千柏鼻炎片、蛤蚧定喘丸、通宣理肺丸等，所含麻黄碱可随血液循环至全身组织，促进单胺类神经递质的大量释放，引起头痛、恶心、呼吸困难、心律失常、运动失调及心肌梗死等不良反应，严重时可出现高血压危象和脑出血，因此，临床上应避免联用。

当含乌头类生物碱中药与美托洛尔和氯沙坦联合应用时，可能由于前者对药物代谢酶的抑制作用，减弱美托洛尔和氯沙坦在机体内的代谢，进而引起美托洛尔和氯沙坦药物动力学及药效学的改变。因此，临床上含乌头类生物

碱中药与美托洛尔和氯沙坦合用时，应注意调整给药剂量，以免发生药物相互作用。丹参与华法林联用因被相同的肝药酶代谢产生竞争性抑制现象，药动学参数发生变化，凝血时间延长，从而增强华法林的药效。

（4）影响排泄：肾小管内尿液的酸碱度对药物的解离有明显影响。一些中药及其制剂能酸化或碱化肾小管内尿液，从而影响西药的解离，使其重吸收增加或减少，导致排泄较慢或较快。

①增加排泄：碱性药物由于与酸性药物发生相互作用，可大大加快药物排泄速度，导致药效降低，甚至失去治疗作用。碱性中药如煅牡蛎、煅龙骨、红灵散、女金丹、痧气散、乌贝散、陈香露白露片等，可碱化尿液，与酸性药物诺氟沙星、呋喃妥因、吲哚美辛、头孢类抗生素等联用时，增加酸性西药的解离，排泄加快，使作用时间和作用强度降低。红霉素在碱性环境下抗菌作用强，当与含山楂制剂合用时，可使血液中pH值降低，导致红霉素分解，失去抗菌作用。此外，冰硼散可使尿液碱化，增加青霉素与磺胺类药物的排泄速度，降低药物有效浓度，抗菌作用明显降低。含有机酸成分的中药如乌梅、山茱萸、陈皮、木瓜、川芎、青皮、山楂、女贞子等，与一些碱性药物如氢氧化铝、氢氧化钙、碳酸钙、枸橼酸镁、碳酸氢钠、氨茶碱、氨基糖苷类抗生素等合用时，会发生酸碱中和，加快排泄而降低或失去药效。

②减少排泄：含有机酸成分的中药，如乌梅、山茱萸、陈皮、木瓜、川芎、青皮、山楂、女贞子等与磺胺类药物、利福平、阿司匹林等酸性药物合用时，因尿液酸化，可使磺胺类药物的溶解性降低，导致尿中析出结晶，引起结晶尿或血尿，增加磺胺类药物的肾毒性；可使利福平和阿司匹林的排泄减少，加重肾脏的毒副作用。灯盏花素能够减少阿托伐他汀的胆汁排泄，产生增效作用，但增强疗效的同时，也会伴随着更严重的毒副作用，使阿托伐他汀在组织尤其是肌肉组织内的浓度过高，从而产生肌肉毒性。每日用生山楂150g水煎服与呋喃妥因联合治疗急性肾盂肾炎，疗效优于单用，而这与山楂使尿液中pH值降低，增加呋喃妥因在

肾小管的重吸收有关。

2. 在药效学上的相互作用

（1）药效学的协同作用：中西药合理的配伍，可产生协同作用，增强疗效，减轻毒副作用。研究表明，香连丸与广谱抗菌增效剂甲氧苄啶联用后，其抗菌活性增强 16 倍。妇科千金片、云南白药、六味地黄丸、桂枝茯苓丸等与甲硝唑联合使用治疗妇科、口腔科、皮肤科炎症性疾病，既能提高甲硝唑对疾病的治愈率，又能降低复发率及不良反应发生率，也能在一定程度上减小对甲硝唑的耐药。黄葵胶囊联合 RAS 系统阻滞剂对比单纯使用 RAS 系统阻滞剂治疗 IgA 肾病，在提高临床缓解率，降低尿素氮及减少 24 小时尿蛋白定量方面更有优势。清燥救肺汤加减联合孟鲁司特钠治疗慢性持续期小儿哮喘之痰热阻肺证具有协同增效的作用，且可减少孟鲁司特钠引起的过敏反应（如皮疹、荨麻疹）及烦躁、恶心呕吐、嗜睡等不良反应。

（2）药理作用相加产生毒副作用：有些中西成药均具有较强的药理作用，合用后药理作用相互加强产生毒性作用。强心苷有较强的生理效应，如过量会引起中毒。故六神丸、救心丹等含有蟾酥、罗布麻、夹竹桃等强心苷成分的中成药，不宜与洋地黄、地高辛、毒毛花苷 K 等强心苷类同用。发汗解表药荆芥、麻黄、生姜等及其制剂（如防风通圣丸），与解热镇痛药阿司匹林、安乃近等合用，可致发汗太过，发生虚脱。丹参注射液、刺五加注射液、注射用血栓通、丹红注射液、疏血通注射液、红花注射液可使华法林的抗凝作用增强。相关作用机制包括药动学相互作用，如影响华法林的血浆蛋白结合率，抑制或诱导华法林代谢相关的细胞色素 P450 酶，以及药效学影响。有些中药注射剂与华法林联用有出血风险，但亦有临床研究显示治疗某些血栓栓塞性疾病时，可利用两者协同抗凝作用而对治疗产生有益的影响，但尚缺乏循证研究和评价。

（3）药效学上的拮抗作用：若中西成药配伍不当，会使两者在疗效上发生拮抗作用，甚至产生严重的毒副作用。甘草、鹿茸具有糖皮质激素样作用，有水钠潴留和排钾效应，还能促进糖原异生，加速蛋白质和脂肪的分解，使甘油、乳酸等各种糖、氨基酸转化成葡萄糖，使血糖升高，从而减弱胰岛素、甲苯磺丁脲、格列本脲等降糖药的药效。因此含有甘草、鹿茸的中成药，如人参鹿茸丸、全鹿丸等，不能与磺酰脲类降糖药联用。中药麻黄及含麻黄碱的中成药如止咳喘膏、通宣理肺丸、防风通圣丸、小青龙合剂、大活络丸、人参再造丸等有拟肾上腺素作用，具有兴奋受体和收缩周围血管的作用，与复方降压片、帕吉林等降压药同时服用，会产生明显的拮抗作用，使其作用减弱，疗效降低，甚至使血压失去控制，严重者可加重高血压患者的病情；如与镇静催眠药氯丙嗪、苯巴比妥等同用，则会产生药效的拮抗；与拟胆碱药甲硫酸新斯的明联用，二者药理机制拮抗，可致疗效降低或失效。

（三）中西药联用的实例分析

1. 中西药合理联用的例举　中西药合理联用可提高疗效，降低化学药物的用量和毒性及不良反应，缩短疗程和促进体质恢复等，显示了极大的优点。临床报道甚多，值得研究借鉴。

（1）协同增效

①逍遥散或三黄泻心汤等与西药催眠镇静药联用，既可提高对失眠症的疗效，又可逐渐摆脱对西药的依赖性。

②石菖蒲、地龙与苯妥英钠等抗癫痫药联用，能提高抗癫痫的效果；大山楂丸、灵芝片、癫痫宁（含马蹄香、石菖蒲、甘松、牵牛子、千金子等）与苯巴比妥联用，治疗癫痫有协同增效作用。

③芍药甘草汤等与西药解痉药联用，可提高疗效。

④补中益气汤、葛根汤等具有免疫调节作用的中药与抗胆碱酯酶药联用，治肌无力疗效较好。

⑤木防己汤、茯苓杏仁甘草汤、四逆汤等与强心药地高辛等联用，可以提高疗效和改善心功能不全患者的自觉症状。

⑥苓桂术甘汤、苓桂甘枣汤等与普萘洛尔类抗心律失常药联用，既可增强治疗作用，又能预防发作性心动过速。

⑦钩藤散、柴胡加龙骨牡蛎汤等与抗高血压药甲基多巴、卡托普利等联用，有利于提高

对老年高血压的治疗效果。

⑧苓桂术甘汤、真武汤等与脑血管疾病用药甲磺酸二氢麦角碱联用，可增强对体位性低血压的治疗作用。

⑨桂枝茯苓丸、当归四逆加吴茱萸生姜汤等与血管扩张药联用，可增强作用，其中的中药方剂对于微循环系统的血管扩张特别有效。

⑩黄连解毒汤、大柴胡汤等与抗动脉粥样硬化、降血脂药联用，可增强疗效。

⑪木防己汤、真武汤、越婢加术汤、分消汤等与西药利尿药联用，可以增强利尿效果。

⑫枳实与庆大霉素联用，枳实能松弛胆道括约肌，有利于庆大霉素进入胆道，增强抗感染作用。

⑬小青龙汤、柴朴汤等与氨茶碱、色甘酸钠等联用，可提高对支气管哮喘的疗效。

⑭麦门冬汤、滋阴降火汤等对老年咳嗽有镇咳作用，与磷酸可待因联用，可提高疗效。

⑮具有抗应激作用的中成药如柴胡桂枝汤、四逆散、半夏泻心汤等与治疗消化性溃疡的西药（H_2受体阻断剂，制酸剂）联用，可增强治疗效果。

⑯具有保护肝脏和利胆作用的茵陈蒿汤、茵陈五苓散、大柴胡汤等与西药利胆药联用，能相互增强作用。

⑰茵陈蒿及含茵陈蒿的复方与灰黄霉素联用，可增强疗效，这是因为茵陈蒿所含的羟基苯丁酮能促进胆汁的分泌，而胆汁能增加灰黄霉素的溶解度，促进其吸收，从而增强灰黄霉素的抗菌作用。

⑱甘草与氢化可的松在抗炎抗变态反应时同用，有协同作用。因甘草甜素有糖皮质激素样作用，并可抑制氢化可的松在体内的代谢灭活，使其在血液中浓度升高，从而使疗效增强。

⑲炙甘草汤、加味逍遥散等与甲巯咪唑等联用，可使甲状腺功能亢进症的各种自觉症状减轻。四逆汤与左甲状腺素联用，可使甲状腺功能减退症的临床症状迅速减轻。

⑳延胡索与阿托品制成注射液，止痛效果明显增加；若再加少量氯丙嗪、异丙嗪，止痛效果更优；洋金花与氯丙嗪、哌替啶等制成麻醉注射液，用于手术麻醉不但安全可靠，而且术后镇痛时间长。

㉑十全大补汤、补中益气汤、小柴胡汤等与西药抗肿瘤药联用，可以提高疗效。其中的中药可以提高自然杀伤细胞活性，还可能有造血及护肝作用。

㉒清肺汤、竹叶石膏汤、竹茹温胆汤、六味地黄丸等与抗生素类药联用，有增强抗生素治疗呼吸系统反复感染效果的作用。这些中药方剂具有抗炎、祛痰、激活机体防御功能的作用，尤其是含人参、柴胡或甘草的方剂效果更佳。有些单味中药如黄连、黄柏、葛根等，具有较强的抗菌作用，如与抗生素类药物联用，可增强抗菌作用。

㉓麻黄与青霉素联用，治疗细菌性肺炎，有协同增效作用；黄连、黄柏与四环素、呋喃唑酮、磺胺脒联用，香连化滞丸与呋喃唑酮联用，可增强治疗细菌性痢疾的效果；碱性中药与苯唑西林、红霉素同服，可防止后者被胃酸破坏，增强肠道吸收，从而增强抗菌作用。

㉔丹参注射液加泼尼松，治结节性多动脉炎，有协同作用；与维生素C联用治疗小儿急性病毒性心肌炎时，在拮抗自由基方面与维生素C有协同作用。

㉕复方丹参滴丸联用阿托伐他汀钙能显著降低2型糖尿病患者的血清学指标，改善内皮功能，延缓动脉粥样硬化的发展。

㉖丹参片与阿德福韦酯片联合使用治疗乙型肝炎纤维化，也可提高疗效。

（2）降低西药的不良反应

①柴胡桂枝汤等具有抗癫痫作用的中药复方与西药抗癫痫药联用，可减少抗癫痫药的用量及肝损害、嗜睡等副作用。

②六君子汤等与抗震颤麻痹药联用，可减轻其胃肠道副作用，但也可能影响其吸收、代谢和排泄。

③抗抑郁药与相应的中药方剂联用，可减少口渴、嗜睡等副作用的产生。

④芍药甘草汤等与解痉药联用，在提高疗效的同时，还能消除腹胀、便秘等副作用。

⑤小青龙汤、干姜汤、柴朴汤、柴胡桂枝汤等与抗组胺药联用，可减少西药的用量和嗜睡、口渴等副作用。

⑥木防己汤、真武汤、越婢加术汤、分消汤等与西药利尿药联用，可减轻因应用西药利尿药而导致的口渴等副作用。但排钾性利尿药不宜与含甘草类的中药复方联用，以避免乙型醛固酮增多症。

⑦桂枝汤、含人参的方剂与皮质激素类药联用，可减少激素的用量和副作用。

⑧八味地黄丸、济生肾气丸、人参汤等中药与降血糖药联用，可使糖尿病患者的性神经障碍和肾功能障碍减轻。

⑨黄芪、人参、女贞子、刺五加、当归、山茱萸等，与西药化疗药联用，可降低患者因化疗药而导致的白细胞降低等不良反应。

⑩黄连、黄柏、葛根等具有较强抗菌作用的中药与抗生素类药联用，可减少抗生素的不良反应。

⑪黄精、骨碎补、甘草等与链霉素联用，可消除或减少链霉素引发的耳鸣、耳聋等不良反应。

⑫逍遥散有保肝作用，与西药抗结核药联用，能减轻西药抗结核药对肝脏的损害。

⑬用含麻黄类中成药治疗哮喘，常因含麻黄素而导致中枢神经兴奋，若与巴比妥类西药联用，可减轻此副作用。

⑭小柴胡汤、人参汤等与丝裂霉素C联用，能减轻丝裂霉素对机体的副作用。

⑮半夏泻心汤含漱，可以显著改善使用靶向药舒尼替尼治疗晚期肾癌导致口腔溃疡的患者因疼痛影响进食的状况。半夏泻心汤也能减轻肺癌靶向治疗药物阿法替尼引起的严重腹泻。

⑯丹参注射液与庆大霉素联用，可以使肾皮质 Na^+,K^+-ATP 酶活性保持在较高水平，降低因酶活性降低引起的肾损害作用。

此外，中西药联用还能促进药物的吸收，如木香、砂仁、黄芩等对肠道有明显抑制作用，可延长维生素 B_{12}、灰黄霉素、地高辛等在小肠上部的停留时间，从而有利于药物吸收。

合理联用典型案例：芪苈强心胶囊联合沙库巴曲缬沙坦钠片治疗扩张型心肌病心力衰竭可提高疗效。98 例扩张型心肌病心力衰竭患者，随机分为两组各 49 例，两组均用沙库巴曲缬沙坦钠片治疗，每次 2 粒，每天 2 次，治疗 14 天；观察组加用芪苈强心胶囊治疗，每次 4 粒，每天 3 次，治疗 14 天。

研究结果显示：观察组治疗后 NTproBNP（N 端脑钠肽前体）、ICAM-1（细胞间黏附分子-1）低于对照组，提示芪苈强心胶囊与沙库巴曲缬沙坦钠联用可有助于控制病情进展。

分析：可能是芪苈强心胶囊中的人参、附子、黄芪，可起到提高心肌的收缩力，从而改善心室重构，降低心室壁厚度，改善心功能。

2. 中西药不合理联用的例举　不合理联用中西药，会产生种种问题，或产生沉淀，降低药物疗效；或产生络合物，妨碍吸收；或产生毒性，引起疾病，甚至危及生命等。临床应当避忌，切勿联用。

（1）降低药物疗效

①含钙、镁、铁等金属离子的中药，如石膏、瓦楞子、牡蛎、龙骨、海螵蛸、石决明、赭石、明矾等及其中成药，不能与四环素类抗生素联用，因金属离子可与此类西药形成络合物，而不易被胃肠道吸收，降低疗效。

②含钙、镁、铁等金属离子的中药及中成药，不能与异烟肼联用，因异烟肼分子中含有肼类官能团，与上述中药同服后，既会产生螯合效应，生成异烟肼与钙、铝、镁、铁、铋的螯合物，妨碍机体吸收；又能影响酶系统发挥干扰结核杆菌代谢的作用，从而降低疗效。

③含钙、镁、铁等金属离子的中药及中成药，不能与左旋多巴联用，因左旋多巴中有游离酚羟基，与上述中药合用后，遇金属离子则会产生络合反应，生成左旋多巴与钙、铝、镁、铁、铋的络合物，影响其吸收，从而降低左旋多巴的生物效应。

④含雄黄类的中成药，不能与硫酸盐、硝酸盐、亚硝酸盐及亚铁盐类西药合服，因雄黄所含硫化砷具有氧化还原性，遇上述无机盐类后即生成硫化砷酸盐沉淀物，既阻止西药的吸收，又使含雄黄类的中成药失去原有的疗效，并有导致砷中毒的可能。

⑤碱性较强的中药及中成药，如瓦楞子、海螵蛸，不宜与酸性药物如胃蛋白酶合剂、阿司匹林等联用，以免因联用而使疗效降低。

⑥碱性较强的中药及中成药，不能与四环

素族抗生素、奎宁等同服，因其可减少四环素族抗生素及奎宁等在肠道的吸收，使其血药浓度降低。

⑦含碱性成分的中药及中成药，不能与维生素 B_1 同服，因其能中和胃酸而促使维生素 B_1 的分解，从而降低维生素 B_1 的药效。

⑧含生物碱类中药的制剂如陈香露白露片、健胃片、安胃片、红灵散等，不宜与苯巴比妥联用，前者能使苯巴比妥离子化程度增强，减少肾小管的重吸收，降低血药浓度，致疗效降低。

⑨含生物碱类中药的制剂如陈香露白露片、健胃片、安胃片、红灵散等，不宜与左旋多巴联用，可使左旋多巴分子迅速降解，生成无生物活性的黑色素，致疗效降低。

⑩含生物碱的中药如黄连、黄柏、川乌、附子、麻黄、延胡索和贝母类，不宜与苯丙胺联用，可产生拮抗作用，致疗效降低。

⑪酸性较强的中药，如山楂、五味子、山茱萸、乌梅及中成药五味子糖浆、山楂冲剂等，不可与磺胺类药物联用。因磺胺类药物在酸性条件下不会加速乙酰化的形成，从而失去抗菌作用。

⑫酸性较强的中药及其制剂，不可与碱性较强的西药如氨茶碱、复方氢氧化铝、乳酸钠、碳酸氢钠等联用，因与碱性药物发生中和反应后，会降解或失去疗效。

⑬含有机酸的中药及其制剂与苯丙胺、罂粟碱联用，能减少肾小管对苯丙胺、罂粟碱的吸收，致疗效降低。

⑭含鞣质较多的中药及其制剂，如五倍子、地榆、诃子、石榴皮、大黄等，不可与胃蛋白酶合剂、淀粉酶、多酶片等消化酶类药物联用。因这些酶类药物的化学成分主要为蛋白质，含有肽键或酰胺键，极易与鞣质结合发生化学反应，形成氢键络合物而改变其性质，不易被胃肠道吸收，从而引起消化不良、纳呆等症状。

⑮含鞣质较多的中药及其制剂，不可与维生素 B_1 或维生素 K 合用，因合用后会在体内生成难以吸收的结合物，使药效降低。

⑯含鞣质较多的中药及其制剂，不可与索米痛（去痛片）、酚氨咖敏片（克感敏）、酚氨

咖敏颗粒等同服，因同服后可产生沉淀而不易被机体吸收。

⑰含鞣质较多的中药及其制剂，不可与四环素类抗生素及红霉素、利福平、灰黄霉素、制霉菌素、林可霉素、克林霉素、新霉素、氨苄西林等同时服用，因同服后可生成鞣酸盐沉淀物，不易被吸收，从而降低药物的生物利用度与疗效。

⑱含鞣质较多的中药及其制剂，不可与麻黄碱、小檗碱、士的宁、奎宁、利血平及阿托品类药物合用，因鞣质是生物碱沉淀剂，同用后会结合生成难溶性鞣酸盐沉淀，不易被机体吸收而降低疗效。

⑲含鞣质较多的中药及其制剂，不可与含金属离子的西药如钙剂、铁剂、氯化钴等合用，因同服后可在回盲部结合，生成沉淀，致使机体难于吸收而降低药效。

⑳含有皂苷成分的中药，如人参、三七、远志、桔梗等，不宜与酸性较强的药物如烟酸合用，因在酸性环境下，皂苷极易水解失效。

㉑含有皂苷成分的中药，不宜与含有金属离子的盐类药物如硫酸亚铁、碱式碳酸铋等合用，因同服后可形成沉淀，致使机体难于吸收而降低疗效。

㉒含蒽醌类的中药，如大黄、虎杖、何首乌等，不宜与碱性西药联用，因蒽醌类的化学成分在碱性溶液中易氧化失效。

㉓炭类中药不宜与多酶片、胃蛋白酶等联用，因为炭类中药等会吸附酶类制剂，从而降低疗效。

㉔金银花、连翘、黄芩、鱼腥草等及其中成药，不宜与菌类制剂如乳酶生、促菌生等联用，因金银花、连翘、黄芩、鱼腥草等及其中成药具有较强抗菌作用，服用后在抗菌的同时，还能抑制或降低西药菌类制剂的活性。

㉕含有槲皮苷和芸香苷的中药，如柴胡、桑叶、槐米、侧柏叶和山楂等，不宜与抗惊厥药硫酸镁联用，前者能水解生成槲皮素，联用后容易形成螯合物，致药物的生物利用度和疗效降低。

㉖蜂蜜、饴糖等含糖较多的中药及其制剂，不可与胰岛素、格列本脲等治疗糖尿病的西药

同用，以免影响药效。

（2）产生或增加不良反应

①含钙较多的中药及其制剂，如石膏、龙骨、牡蛎、珍珠、蛤壳及瓦楞子等，不可与洋地黄类药物合用，因钙离子为应激性离子，能增强心肌收缩力，抑制 Na^+，K^+ – ATP 酶活性（也可以说与强心苷有协同作用），从而增强洋地黄类药物的作用和毒性。

②含汞类中药及其制剂，如朱砂、轻粉、朱砂安神丸、仁丹、紫雪散、补心丹、磁朱丸等，不能与溴化钾、三溴合剂、碘化钾、碘喉片等同服，因汞离子与溴离子或碘离子在肠中相遇后，会生成有剧毒的溴化汞或碘化汞，从而导致药源性肠炎或赤痢样大便。

③含汞的中药及其制剂，不能长期与含苯甲酸钠的咖溴合剂，或以苯甲酸钠作为防腐剂的制剂同服，因同服后可产生可溶性苯汞盐，引起药源性汞中毒。

④含汞的中药及其制剂，不能与具有还原性的西药如硫酸亚铁、亚硝酸异戊酯同服，同服后能使 Hg^{2+} 还原成 Hg^+，毒性增强。

⑤含汞的中药及其制剂，不能与巴比妥联用，同服后可产生可溶性苯汞盐，引起药源性汞中毒。

⑥含有机酸类的中药及其制剂，不能与磺胺类西药同服，因同服后易在肾小管中析出结晶，引起结晶尿、血尿，乃至尿闭、肾衰竭。

⑦含大量有机酸的中药及其制剂，不可与呋喃妥因、利福平、阿司匹林、吲哚美辛等同服，因前者能增加后者在肾脏中的重吸收，从而加重对肾脏的毒性。

⑧含水合型鞣质而对肝脏有一定毒性的诃子、五倍子、地榆、四季青等，以及含有这些药物的中成药，不能与对肝脏有一定毒性的西药四环素、利福平、氯丙嗪、异烟肼、依托红霉素等联用，因联用后会加重对肝脏的毒性，导致药源性肝病的发生。

⑨含鞣质类中药如虎杖、大黄、诃子、五倍子等，不能与磺胺类西药同服，因鞣质能与磺胺类药物结合，影响磺胺的排泄，导致血及肝内磺胺药浓度增高，严重者可发生中毒性肝炎。

⑩含碱性成分的中药及其制剂，不能与氨基糖苷类西药合用，因这些中药及其制剂能使机体对氨基糖苷类抗生素吸收增加，排泄减少，虽能提高抗生素的抗菌药力，但却增加了其在脑组织中的药物浓度，使耳毒性作用增强，从而影响前庭功能，导致暂时或永久性耳聋及行动蹒跚。

⑪含碱性成分的中药及其制剂，不能与奎尼丁同用，因其能使尿液碱化，增加肾小管对奎尼丁的重吸收，从而使排泄减少，血药浓度增加，引发奎尼丁中毒。

⑫含颠茄类生物碱的中药及其制剂，如曼陀罗、洋金花、天仙子、颠茄合剂等；含有钙离子的中药，如石膏、牡蛎、龙骨等，均不可与强心苷类药物联用，因颠茄类生物碱可松弛平滑肌，降低胃肠道的蠕动，与此同时也就增加了强心苷类药物的吸收和蓄积，故增加了毒性。

⑬含麻黄碱的中药及其制剂，如复方川贝精片、莱阳梨止咳糖浆、复方枇杷糖浆等，不可与强心药、降压药联用。因麻黄碱会兴奋心肌 β 受体、加强心肌收缩力，与洋地黄、地高辛等联用时，可使强心药的作用增强，毒性增加，易致心律失常及心衰等毒性反应，同时麻黄碱也有兴奋 α 受体和收缩周围血管的作用，使降压药作用减弱，疗效降低，甚至使血压失去控制，可加重高血压患者的病情。

⑭含麻黄碱的中药及其制剂，不宜与有中枢兴奋作用的盐酸哌甲酯联用，因可致失眠。

⑮含氰苷的中药，如苦杏仁、桃仁、枇杷叶等，不宜长期与镇咳类的西药如喷托维林等联用。因氰苷在酸性条件下，经酶水解后产生的氢氰酸虽有止咳功效，但在一定程度上抑制呼吸中枢，喷托维林等可加强其抑制作用，使呼吸功能受抑制。

⑯含氰苷的中药，不可与巴比妥类药物如硫喷妥钠联用，可加重后者的呼吸中枢抑制作用。

⑰含强心苷的中药如罗布麻叶、夹竹桃等，及其制剂如复方罗布麻片等，不宜与噻嗪类利尿药合用，利尿药可使机体失钾，增加心脏对强心苷的敏感性，导致不良反应增强。

⑱海藻、昆布等含碘类中药及其制剂，不宜与治疗甲状腺功能亢进症的西药联用。因其所含的碘能促进酪氨酸的碘化，使体内甲状腺素的合成增加，不利于治疗。

⑲含钾高的中药及制剂如萹蓄、泽泻、白茅根、金钱草、丝瓜络等，不宜与依拉普利以及保钾利尿剂螺内酯、氨苯蝶啶等合用，有引起高血钾的风险。

⑳含乙醇的中成药如各种药酒等，不可与镇静剂如苯巴比妥、苯妥英钠、安乃近等联用，因联用后既可产生具有毒性的醇合三氯乙醛，又能抑制中枢神经系统，引起呼吸困难、心悸、焦虑、面红等不良反应，严重者可致死亡。

㉑含乙醇的中成药如各种药酒等，不可与阿司匹林、水杨酸钠等抗风湿药同服，因乙醇与水杨酸等对消化道均有刺激作用，同用后能增加对消化道的刺激性，严重者可导致胃肠出血。

㉒含乙醇的中成药如各种药酒等，不可与三环类抗抑郁药丙米嗪、阿米替林、氯米帕明、多塞平等同服，因前者可加快后者的代谢，从而增强三环类抗抑郁药毒性，甚至导致死亡。

㉓含乙醇的中成药如各种药酒等，不可与抑制乙醇代谢的氯丙嗪、奋乃静、氟奋乃静、三氟拉嗪等吩噻类西药同用，因后者能使前者分解缓慢，加重恶心、呕吐、头痛、颜面潮红等中毒症状。

㉔含乙醇的中成药如各种药酒等，不可与胍乙啶、利血平、肼屈嗪、甲基多巴及妥拉唑啉等抗高血压药联用，因同用后易产生协同作用而引起体位性低血压。

㉕含乙醇的中成药如各种药酒等，不可与对乙酰氨基酚同服，因同用后二者的代谢产物对肝脏损害严重，有些患者对此类药极为敏感，从而可引起肝坏死及急性肾衰竭。

㉖含乙醇的中成药如各种药酒等，不可与抗组胺类药如氯苯那敏等联用，因同用后能增强对中枢神经系统的抑制，导致熟练技能障碍、困倦等不良反应等。

㉗含乙醇的中成药如各种药酒等，不可与胰岛素及磺酰脲类降糖西药同用或同服。因联用后会导致严重的低血糖，或头晕、呕吐，严重者可出现昏睡等酪酊反应，甚至出现不可逆性神经系统症状等。

㉘含乙醇的中成药如各种药酒等，不可与磺胺及呋喃类抗生素联用，因这两类西药均能抑制乙醇在体内的代谢，增加乙醇对机体的毒性作用，严重者亦可出现酪酊反应，而所含乙醇又能加重这两类西药对中枢神经的毒性。

㉙含乙醇的中成药如各种药酒等，不可与硝酸甘油等扩张血管类西药同用，因所含乙醇对交感神经和血管运动中枢有抑制作用，致使心肌收缩力减弱，血管扩张，从而与硝酸甘油的扩张血管作用产生协同作用，导致血压明显降低。

㉚黄药子对肝脏有一定毒性，不可与利福平、四环素、红霉素、氯丙嗪等本身也具有肝毒性的西药联用，以免引发药源性肝病。

不合理联用典型案例1：患者男，诊断为冠心病、胸痹，辨证为心血瘀阻证，医生开具琥珀酸美托洛尔缓释片和参松养心胶囊。

解析：参松养心胶囊中有黄连，黄连碱是黄连的特征成分，人肝微粒体 CYP450 酶中的 CYP2D6 可能参与了黄连碱的代谢，而美托洛尔也会通过 CYP2D6 代谢，二者联用可能会增加美托洛尔的血药浓度，不推荐黄连或黄连的制剂与美托洛尔联用，如若必须联用，建议监测心率。此外，包括黄连的中成药还有拨云退翳丸、坤泰胶囊、瘰清胶囊、肾衰宁颗粒、延伸健胃胶囊、一清胶囊、一清片等。

不合理联用典型案例2：患者男，诊断为癫痫，辨证为热毒内盛证，医生开具安宫牛黄丸和复方苯巴比妥溴化钠片。

解析：安宫牛黄丸含有朱砂，与较多含有还原性溴离子的复方苯巴比妥溴化钠联用，尤其是长期合用，在肠内会形成有刺激性的溴化汞，导致药源性肠炎。

含朱砂成分的中成药如天王补心丸、补肾益脑片、柏子养心丸、磁朱丸、安宫牛黄丸、朱砂安神丸、六神丸等不宜与溴化钾/钠、三溴合剂、复方碘溶液等联用，朱砂的主要成分是硫化汞，与溴离子或碘离子生成沉淀，刺激肠壁，可导致赤痢样大便、药源性肠炎。

三、含西药组分的中成药的合理使用

（一）常用的品名和所含西药成分

1. 含西药组分的中成药　在我国批准注册的中成药中，有一百多种是中西药复方制剂，即含有化学药的中成药。医师、药师都必须了解掌握，这类制剂不能仅作为一般的中成药使用。部分含西药组分的中成药，见表 12-3-1。

表 12-3-1　部分含西药组分的中成药

品名	功效	含西药成分
1. 内科用药		
（1）抗感冒类药		
感冒清片（胶囊）	疏风解表，清热解毒。用于风热感冒，症见发热头痛，鼻塞流涕，喷嚏，咽喉肿痛，全身痛	盐酸吗啉胍、马来酸氯苯那敏、对乙酰氨基酚
金羚感冒片	疏风解表，清热解毒。用于风热感冒，症见发热头痛，咽干口渴；上呼吸道感染见上述证候者	阿司匹林、马来酸氯苯那敏、维生素C
精制银翘解毒片（胶囊）	清热散风，发汗解表。用于感冒风热证，症见发热恶风，头痛，咳嗽，咽喉肿痛	对乙酰氨基酚
强力感冒片	疏风解表，清热解毒。用于风热感冒，症见发热，头痛，口干，咳嗽，咽喉痛	对乙酰氨基酚
维C银翘片	疏风解表，清热解毒。用于外感风热所致流行性感冒，症见发热，头痛，咳嗽，口干，咽喉疼痛	对乙酰氨基酚、马来酸氯苯那敏、维生素C
治感佳胶囊	清热解毒，疏风解表。用于温病初起，风热感冒，症见发热恶风，头痛鼻塞，咽喉肿痛，咳嗽痰黄	对乙酰氨基酚、盐酸吗啉双胍、马来酸氯苯那敏
重感灵片	解表清热，疏风止痛。用于感冒表邪未解，入里化热所致恶寒高热，头痛，四肢酸痛，咽痛，鼻塞咳嗽	马来酸氯苯那敏、安乃近
复方感冒灵片（胶囊，颗粒）	辛凉解表，清热解毒。用于风热感冒及温病之发热，微恶风寒，头身痛，口干渴，鼻塞涕浊，咽喉红肿疼痛，咳嗽，痰黄黏稠	对乙酰氨基酚、马来酸氯苯那敏、咖啡因
感速康胶囊	清热解毒，消炎止痛。适用于风热感冒，流行性感冒及上呼吸道感染引起的头痛身痛，鼻塞流涕，咳嗽痰黄，咽喉肿痛，齿龈肿痛等	对乙酰氨基酚、马来酸氯苯那敏、维生素C
速感宁胶囊	清热解毒，消炎止痛。用于治疗感冒，流行感冒，咽喉肿痛等	对乙酰氨基酚、马来酸氯苯那敏
感特灵胶囊	清热解毒，清肺止咳。用于感冒初期引起的咳嗽，流清涕，头痛目眩	对乙酰氨基酚、马来酸氯苯那敏、咖啡因
新复方大青叶片	清瘟，消炎，解热。用于伤风感冒，发热头痛，鼻流清涕，骨节酸痛	对乙酰氨基酚、异戊巴比妥、咖啡因、维生素C
抗感灵片	解热镇痛，消炎。用于感冒引起的鼻塞，流涕，咽部痒痛，咳嗽头痛，周身酸痛，发热及由感冒引起的扁桃体炎	对乙酰氨基酚
感冒安片	解热镇痛。用于感冒引起的头痛发热，鼻塞，咳嗽，咽喉痛	对乙酰氨基酚、马来酸氯苯那敏、咖啡因
贯黄感冒颗粒	辛凉解表，宣肺止咳。用于风热感冒，发热恶风，头痛鼻塞，咳嗽痰多	马来酸氯苯那敏

品名	功效	含西药成分
（2）清热解毒类药		
牛黄消炎灵胶囊	清热解毒、镇静安神。用于气分热盛，高热，烦躁；上呼吸道感染，肺炎，气管炎见上述证候者	盐酸小檗碱
复方牛黄消炎胶囊	清热解毒，镇静安神。用于气分热盛，高热烦躁；上呼吸道感染、肺炎、气管炎见上述证候者	盐酸小檗碱
清开灵口服液（片，软胶囊，泡腾片，胶囊，颗粒）	清热解毒，镇静安神。用于外感风热时毒、火毒内盛所致高热不退，烦躁不安，咽喉肿痛。舌质红绛，苔黄，脉数者；上呼吸道感染，病毒性感冒，急性化脓性扁桃体炎，急性咽炎，急性气管炎，高热等属上述证候者	猪去氧胆酸、黄芩苷
清开灵注射液	清热解毒，化痰通络，醒神开窍。用于热病，神昏，中风偏瘫，神志不清；急性肝炎，上呼吸道感染，肺炎，脑血栓形成，脑出血见上述证候者	猪去氧胆酸、黄芩苷
（3）止咳平喘化痰类药		
良园枇杷叶膏	清热化痰，宣肺止咳。用于外感风热、肺气失宣所致风热咳嗽，症见发热，咳嗽，痰黄，气促	盐酸麻黄碱
止咳宝片	宣肺祛痰，止咳平喘。用于外感风寒所致咳嗽，痰多清稀，咳甚而喘；慢性支气管炎，上呼吸道感染见上述证候者	氯化铵
痰咳清片	清肺化痰，止咳平喘。用于痰热阻肺所致胸闷咳嗽，痰多黄稠；急、慢性气管炎，支气管哮喘见上述证候者	盐酸麻黄碱、氯化铵
芒果止咳片	宣肺化痰，止咳平喘。用于咳嗽，气喘，多痰	马来酸氯苯那敏
痰咳净片（散）	通窍顺气，镇痰祛咳。用于痰热阻肺所致咳嗽，气喘，痰多，胸闷，气促，喘息；急、慢性支气管炎，咽喉炎，肺气肿见上述证候者	咖啡因
海珠喘息定片	宣肺平喘，止咳化痰。用于痰浊阻肺，肺气不降所致咳嗽，咳痰，气喘；慢性支气管炎，支气管哮喘见上述症候者	盐酸氯丙那林、盐酸去氯羟嗪
咳特灵片（胶囊）	镇咳平喘，消炎祛痰。用于咳喘及慢性支气管炎	马来酸氯苯那敏
镇咳宁糖浆	止咳，平喘，祛痰。用于风寒束肺所致咳嗽，气喘，咳痰；支气管炎，支气管哮喘见上述证候者	盐酸麻黄碱
安嗽糖浆	润肺化痰，止咳平喘。用于痰热阻肺，喘息气短，咳嗽痰黏，口渴咽干	盐酸麻黄碱、氯化铵
清咳散	清热解毒，化痰镇咳。用于痰热阻肺所致急、慢性咽喉炎，上呼吸道炎症引起的痰多咳嗽	盐酸溴己新
舒咳枇杷糖浆	止咳祛痰。用于伤风引起的支气管炎	氯化铵
苏菲咳糖浆	祛痰镇咳。用于咳嗽，哮喘，痰多，支气管炎等	盐酸麻黄碱、氯化铵
舒肺糖浆	祛痰镇咳。用于急、慢性支气管炎	盐酸麻黄碱、氯化铵
散痰宁糖浆	清肺，止咳，平喘。用于支气管炎，咳嗽痰多	盐酸麻黄碱、氯化铵
天一止咳糖浆	止咳，化痰，平喘。用于感冒，咳嗽，痰多，支气管性气喘等	盐酸麻黄碱、氯化铵
化痰平喘片	清热化痰，止咳平喘。用于急、慢性支气管炎，肺气肿，咳嗽痰多，胸满气喘	盐酸异丙嗪
消咳宁片	止咳祛痰。用于感冒，咳嗽，气管炎，支气管哮喘等	盐酸麻黄碱、碳酸钙

续表

品名	功效	含西药成分
消痰咳片	清热祛痰，止咳平喘。用于急、慢性支气管炎的痰热证之咳嗽，痰黄难咳，或兼喘息之证候	盐酸依普拉酮、甲氧苄啶、磺胺林
咳喘膏	止咳平喘，利湿祛痰。用于单纯性慢性支气管炎，喘息性慢性支气管炎，哮喘（除心脏引起的）等	盐酸异丙嗪

（4）消化系统用药

品名	功效	含西药成分
复方陈香胃片	行气和胃，制酸止痛。用于脾胃气滞所致胃脘疼痛、脘腹痞满、嗳气吞酸；胃及十二指肠溃疡，慢性胃炎见上述证候者	碳酸氢钠、重质碳酸镁、氢氧化铝
野苏颗粒	理气调中，和胃止痛。用于气滞寒凝所致胃脘疼痛，腹胀，嗳气	碳酸氢钠
活胃胶囊（散）	理气和胃，降逆止呕。用于肝郁气逆，脾胃不和引起胸胁胀满，胃脘疼痛，气逆嘈杂，呕吐吞酸，消化不良	碳酸氢钠、碳酸镁
复方田七胃痛片（胶囊）	制酸止痛，理气化瘀，温中健脾，收敛止血。用于胃酸过多，胃脘痛，胃溃疡，十二指肠球部溃疡及慢性胃炎	氧化镁、碳酸氢钠
神曲胃痛片（胶囊）	止痛生肌，理气，健脾消食。用于胃酸过多，胃痛，消化不良，食欲不振	氢氧化铝、碳酸氢钠
珍黄胃片	芳香健胃，行气止痛，止血生肌。用于气滞血瘀、湿浊中阻所致胃脘胀痛，纳差，吞酸等症，以及消化性溃疡，慢性胃炎见上述证候者	碳酸钙
胃宁散（心痛口服液）	和胃止痛。用于胃胀，腹痛，消化不良	碳酸氢钠、三硅酸镁
复方猴头颗粒	治疗消化道溃疡。用于胃溃疡，十二指肠溃疡，慢性胃炎	硫酸铝、碱式硝酸铋、三硅酸镁
溃疡宁片	制酸，解痉，止痛，止血，调整胃肠功能，促进溃疡面的愈合。用于胃及十二指肠溃疡	维生素U、硫酸阿托品、氢氯噻嗪、盐酸普鲁卡因
谷海生片	补气健脾，行气止痛，活血和肌。用于脾虚、气滞血虚所致胃脘胀痛，食少体倦，嗳气吞酸以及消化性溃疡等	呋喃唑酮、甘珀酸钠、盐酸小檗碱
陈香露白露片	健胃和中，理气止痛。用于胃溃疡，糜烂性胃炎，胃酸过多，急、慢性胃炎，肠胃神经症和十二指肠炎等	碳酸氢钠、碱式硝酸铋、氧化镁、碳酸镁
痢特敏片	清热解毒，抗菌止痢。用于急性痢疾，肠炎与腹泻属湿热证者	甲氧苄啶
连蒲双清片	清热解毒，燥湿止痢。用于湿热蕴结所致肠炎，痢疾；亦用于乳腺炎，疖肿，外伤发炎，胆囊炎	盐酸小檗碱
肠康片	清热燥湿，理气止痛。用于大肠湿热所致泄泻，痢疾，症见腹痛泄泻，或里急后重，大便脓血	盐酸小檗碱
复方黄连素片	清热燥湿，行气止痛，止痢止泻。用于大肠湿热，赤白下痢，里急后重或暴注下泻，肛门灼热；肠炎，痢疾见上述证候者	盐酸小檗碱
消炎止痢灵片	清热燥湿，抗菌消炎。用于菌痢，胃肠炎等	甲氧苄啶

（5）降糖类药

品名	功效	含西药成分
消渴丸	滋肾养阴，益气生精。用于气血两虚型的消渴病。症见多饮，多尿，多食，消瘦，体倦乏力，眠差，腰痛型糖尿病见上述证候者	格列本脲
消糖灵胶囊	益气养阴、清热泻火。用于阴虚燥热、气阴两虚所致消渴病，症见口渴喜饮，体倦乏力，多食，多尿，消瘦	格列本脲

（6）补虚药

品名	功效	含西药成分
参乌健脑胶囊	补肾填精，益气养血，强身健脑。用于肾精不足、肝气血亏所致精神疲惫、失眠多梦、头晕目眩、体乏无力、记忆力减退	卵磷脂、维生素E

品名	功效	含西药成分
安神补脑液（片）	生精补髓，益气养血，强脑安神。用于肾精不足、气血两亏所致头晕，乏力，健忘，失眠；神经衰弱症见上述证候者	维生素 B_1
脑力静糖浆	健脾和中，养心安神。用于心脾不和所致失眠健忘，心烦易躁，头晕；神经衰弱症见上述证候者	甘油磷酸酯钠（50%）、维生素 B_1、维生素 B_2、维生素 B_6
强力脑清素片	益气健脾，补肾安神。用于心脾两虚、肾精不足所致乏力，纳呆，腰膝酸软，失眠多梦；神经衰弱症，更年期综合征见上述证候者	甘油酸磷脂
新血宝胶囊	补血益气，健脾和胃。用于缺铁性贫血所致气血两虚证	硫酸亚铁
力加寿片	补脾益肾，滋阴养血，益智安神。用于因年老体衰出现的疲乏，心悸，失眠，健忘，尿频等症，并可用于慢性病恢复期的体质增强	维生素 E
维尔康胶囊	健脾固本，益气扶正，安神益智，延缓衰老。用于年老体虚，健忘，妇人脏躁，老人面色黑斑，亦可作胁痛，虚劳，久喘气短诸症的辅助治疗	维生素 E、维生素 A、维生素 C、维生素 B_1
复方酸枣仁胶囊	养血安神。用于心神不安，失眠，多梦，惊悸	左旋延胡索乙素
健脾生血片	健脾和胃，养血安神。用于脾胃虚弱及心脾两虚所致血虚证，症见面色萎黄或㿠白，食少纳呆，腹胀脘闷，大便不调，烦躁多汗，倦怠乏力。舌胖色淡，苔薄白，脉细弱；缺铁性贫血见上述证候者	硫酸亚铁
维血康糖浆	补肾健脾，补血养阴。用于腰膝酸软，倦怠体瘦；以及营养性贫血，缺铁性贫血属上述证候者	硫酸亚铁
益康胶囊	调节全身代谢，恢复细胞活力，改善心血管功能，健脑健身，延缓衰老，扶正固本。用于冠心病，高脂血症，脑动脉硬化，老年性视力减退。对甲状腺功能减退症和慢性老年性支气管炎患者有辅助治疗作用	维生素 E、维生素 A
腰肾膏	温肾助阳，强筋壮骨。用于肾阳不足所致腰膝酸痛，夜尿频数，遗精早泄，阳痿	水杨酸甲酯、盐酸苯海拉明

（7）心脑血管病用药

品名	功效	含西药成分
脉平片	活血化瘀。用于瘀血痹阻的胸痹、心痛症，症见胸闷，胸痛，心悸。舌暗或有瘀斑等，以及冠心病心绞痛见上述证候者	维生素 C、芦丁
脉络通胶囊（颗粒）	益气活血，化瘀止痛。用于气虚血瘀所致胸痹，症见心胸疼痛、胸闷气短，头痛眩晕；冠心病心绞痛见上述证候者及中风所致肢体麻木，半身不遂	维生素 C、碳酸氢钠
脑络通胶囊	补气活血、通经活络。用于脑动脉硬化，脑血栓，中风后遗症属气虚血瘀者	盐酸托哌酮、维生素 B_6
脂降宁片	行气散瘀，活血通络，益精血，降血脂。用于胸痹心痛，眩晕耳鸣，肢体麻木，高脂血症或合并高血压、冠心病、动脉硬化等高脂血症	维生素 C、氯贝酸铝
冠通片	增加冠状动脉血流量，降低冠状动脉阻力，减少心肌耗氧量，并有降低血压的作用。用于冠状动脉粥样硬化，心肌梗死，心绞痛及高血压等	维生素 C、异去氧胆酸
脉君安片	平肝息风、解肌止痛。用于高血压，头痛眩晕，颈项强痛，失眠心悸，冠心病等	氢氯噻嗪

续表

品名	功效	含西药成分
(8) 降压药		
珍菊降压片	降压。用于高血压	盐酸可乐定、氢氯噻嗪
(9) 肝胆用药		
复方五仁醇胶囊	清热利胆，平肝养血，降低血清丙氨酸氨基转移酶。用于迁延性、慢性肝炎	碳酸钙
复方益肝灵胶囊	益肝滋肾，解毒祛湿。用于肝肾阴虚，湿毒未清所致胁痛，症见胁痛、纳差、腹胀、腰酸乏力、尿黄；慢性肝炎见上述证候者	水飞蓟素
胆益宁	疏肝止痛，清热利胆。用于急、慢性胆囊炎，胆道感染，胆囊和胆道结石	胆酸钠
2. 外科用药		
伤疖膏	清热解毒，消肿止痛。用于热毒蕴结肌肤所致疮疡，症见红、肿、热、痛、未溃破。亦用于乳腺炎，静脉炎及其他皮肤创伤	水杨酸甲酯
化痔栓	清热燥湿，收涩止血。用于大肠湿热所致内外痔，混合痔	次没食子酸铋
消痔灵注射液	收敛，止血。用于内痔出血，各期内痔，静脉曲张性混合痔	鞣酸、三氯叔丁醇、低分子右旋糖酐注射液、枸橼酸钠、亚硫酸氢钠、甘油
肛泰软膏	凉血止血，清热解毒，燥湿敛疮，消肿止痛。用于湿热瘀阻所引起的内痔，外痔，混合痔所出现的便血，肿胀，疼痛	盐酸小檗碱、盐酸罂粟碱
肛泰栓	凉血止血，清热解毒，燥湿敛疮，消肿止痛。用于湿热下注所致内痔，混合痔的内痔部分Ⅰ、Ⅱ期出现的便血，肿胀，疼痛，以及炎性外痔出现的肛门坠胀疼痛，水肿，局部不适	盐酸小檗碱、盐酸罂粟碱
复方土槿皮酊	杀菌，止痒。适用于趾痒，皮肤瘙痒，一般癣疾	苯甲酸、水杨酸
黑豆馏油软膏	消炎，收敛，止痒，使角质再生。用于神经性皮炎，亚急性、慢性皮炎及慢性湿疹等	氧化锌
癣宁搽剂	清热除湿、杀虫止痒，有较强的抗真菌作用。用于脚癣，手癣，体癣，股癣，皮肤癣	樟脑
3. 妇科用药		
妇科十味片	养血疏肝，调经止痛。用于血虚肝郁所致月经不调，痛经，月经前后诸证，症见经行后错，经水量少，有血块，行经小腹疼痛，血块排出痛减，经前双乳胀痛，烦躁，食欲不振	碳酸钙
百草妇炎清栓	苗医：布发讲港，嘎几昂代窝奴，嘎溜纳络。中医：清热解毒，杀虫止痒，去瘀收敛。用于霉菌性、细菌性、滴虫性阴道炎和宫颈糜烂	硼酸
4. 儿科用药		
小儿肠胃康颗粒	清热平肝，调理脾胃。用于肝热脾虚引起的食欲不振，面色无华，精神烦扰，夜寐哭啼，腹泻，腹胀；小儿营养不良见上述证候者	盐酸小檗碱
小儿止咳糖浆	祛痰，镇咳。用于小儿感冒引起的咳嗽	氯化铵
贝羚胶囊	清热化痰，止咳平喘。用于痰热阻肺，气喘咳嗽；小儿肺炎，喘息性支气管炎及成人慢性支气管炎见上述证候者	猪去氧胆酸
婴儿健脾颗粒（口服液）	健脾，消食，止泻。用于脾虚夹滞所致泄泻，症见大便次数增多，质稀气臭，消化不良，面色不华，乳食少进，腹胀腹痛，睡眠不宁；婴儿非感染性腹泻见上述证候者	碳酸氢钠

品名	功效	含西药成分
龙牡壮骨颗粒	强筋壮骨，和胃健脾。用于治疗和预防小儿佝偻病，软骨病；对小儿多汗，夜惊，食欲不振，消化不良，发育迟缓也有治疗作用	乳酸钙、葡萄糖酸钙、维生素 D_2
小儿生血糖浆	健脾养胃，补血生津。用于小儿缺铁性贫血及营养不良性贫血	硫酸亚铁
婴儿散胶囊	健脾，消食，止泻。用于消化不良，乳食不进，腹痛腹泻	碳酸氢钠
复方鹧鸪菜散	驱虫消积。用于小儿蛔虫病	盐酸左旋咪唑
临江风药	疏风清热，开窍豁痰，平肝息风，镇静止痉。用于小儿急、慢性惊风；痰热壅盛，四肢抽搐等表里实热证	对乙酰氨基酚
小儿解热栓	解热，消炎。用于小儿感冒和上呼吸道感染等小儿发热	安乃近
复方小儿退热栓	解热镇痛，利咽解毒，祛痰定惊。用于小儿发热，上呼吸道感染，支气管炎，惊悸不安，咽喉肿痛及肺热痰多咳嗽等	对乙酰氨基酚

5. 五官科用药

品名	功效	含西药成分
鼻炎康片	清热解毒，宣肺通窍，消肿止痛。用于风邪蕴肺所致急、慢性鼻炎，过敏性鼻炎	马来酸氯苯那敏
鼻舒适片	清热消炎，通窍。用于肺经蕴热，壅塞鼻窍所致喷嚏，流涕，鼻塞，头痛；慢性鼻炎，过敏性鼻炎，慢性鼻窦炎见上述证候者	马来酸氯苯那敏
康乐鼻炎片	疏风清热，活血祛瘀，祛湿通窍。用于外感风邪、胆经郁热、脾胃湿热所致伤风鼻塞，鼻窒，鼻渊（急、慢性鼻炎，过敏性鼻炎，鼻窦炎）	马来酸氯苯那敏
苍鹅鼻炎片	清热解毒，疏风通窍。用于风热蕴毒所致过敏性鼻炎，慢性单纯性鼻炎及鼻窦炎引起的头痛，鼻塞，流涕等	马来酸氯苯那敏
三黄片（丸）	清热解毒，泻火通便，用于三焦热盛所致目赤肿痛，口鼻生疮，咽喉肿痛，牙龈肿痛，心烦口渴，尿黄，便秘；亦用于急性胃肠炎，痢疾	盐酸小檗碱
咽立爽口含滴丸	苗医：宋宫证，抬凯抬蒙。中医：疏风散热，解毒止痛。用于急性咽炎，症见喉咙肿痛，咽干，口臭等	甘草酸单胺盐
新癀片	清热解毒，活血化瘀，消肿止痛。用于热毒瘀血所致咽喉肿痛，牙痛，痹痛，胁痛，黄疸，无名肿毒	吲哚美辛
四味珍层冰硼滴眼液（珍视明滴眼液）	清热解痉，去翳明目。用于肝阴不足，肝气偏盛所致不能久视、轻度眼胀，眼痛，青少年远视力下降；青少年假性近视，视力疲劳，轻度青光眼见上述证候者	硼砂、硼酸
障翳散	行滞祛瘀，退障消翳。用于老年性白内障及角膜翳属气滞血瘀证者	硼砂、盐酸小檗碱、维生素 B_2、无水硫酸钙
耳炎液	清热消肿，敛湿去脓。用于肝胆湿热所致脓耳，症见耳底肿痛，耳内流脓；急、慢性化脓性中耳炎见上述证候者	麝香草酚
鼻炎通喷雾剂（鼻炎滴剂）	散风，清热，宣肺，通窍。用于风热蕴肺所致鼻塞，鼻流清涕或浊涕，发热，头痛；急、慢性鼻炎见上述证候者	盐酸麻黄碱

6. 伤骨科用药

品名	功效	含西药成分
跌打镇痛膏	活血止痛，散瘀消肿，祛风胜湿。用于急、慢性扭挫伤，慢性腰腿痛，风湿关节痛	水杨酸甲酯、樟脑
风痛灵	活血化瘀，消肿止痛。用于扭挫伤痛，风湿痹痛，冻疮红肿	水杨酸甲酯
神农镇痛膏	活血散瘀，消肿止痛。用于跌打损伤，风湿关节痛，腰背痛	水杨酸甲酯

品名	功效	含西药成分
少林风湿跌打膏	散瘀活血，舒筋止痛，祛风散寒。用于跌打损伤、风湿痹病，症见伤处瘀肿疼痛，腰肢酸麻	水杨酸甲酯
按摩乳（软膏）	活血化瘀，和络止痛。用于运动劳损，肌肉痛，跌打扭伤，无名肿痛	水杨酸甲酯
正红花油	活血祛风，舒筋止痛。用于风湿骨痛，肢体麻木，跌打损伤，蚊虫叮咬	水杨酸甲酯
红药贴膏	祛瘀生新，活血止痛。用于跌打损伤，筋骨瘀痛	樟脑、硫酸软骨素、水杨酸甲酯、盐酸苯海拉明
克伤痛搽剂	活血化瘀，消肿止痛。用于急性软组织扭挫伤，症见皮肤青紫瘀斑，血肿疼痛	樟脑
云香祛风止痛酊	祛风除湿，活血止痛。用于风湿骨痛，伤风感冒，头痛，肚痛，心胃气痛，冻疮	樟脑
麝香跌打风湿膏	祛风除湿，化湿止痛。用于风湿痛，跌打损伤，肿痛	樟脑、水杨酸甲酯
麝香舒活搽剂	活血散瘀，消肿止痛。用于闭合性新旧软组织损伤和肌肉酸痛及风湿痹痛	樟脑
祛伤消肿酊	活血化瘀，消肿止痛。用于跌打损伤，皮肤青紫瘀斑，肿胀疼痛，关节屈伸不利；急性扭挫伤见上述证候者	樟脑
麝香壮骨膏	祛风除湿，消肿止痛。用于风湿阻络、外伤瘀血所致风湿，关节痛，腰痛，神经痛，肌肉痛及扭挫伤	水杨酸甲酯、盐酸苯海拉明、硫酸软骨素
关节止痛膏	活血散瘀，温经镇痛。用于寒湿瘀阻经络所致风湿关节痛及关节扭伤	樟脑、水杨酸甲酯、盐酸苯海拉明
麝香镇痛膏	散寒，活血，镇痛。用于风湿性关节痛，关节扭伤	樟脑、水杨酸甲酯
按摩软膏	活血化瘀，和络止痛。用于运动筋伤，肌肉酸痛，跌打扭伤，无名肿痛	水杨酸甲酯、樟脑
中华跌打丸	消肿止痛，舒筋活络，止血生肌，活血祛瘀。用于挫伤筋骨，新旧瘀痛，创伤出血，风湿瘀痛	樟脑
正骨水	活血祛瘀，舒筋活络，消肿止痛。用于跌打扭伤，骨折脱位以及体育运动前后消除疲劳	樟脑
麝香祛痛气雾剂（搽剂）	活血祛瘀，舒经活络，消肿止痛。用于各种跌打损伤，瘀血肿痛，风湿瘀阻，关节疼痛	樟脑
消肿止痛酊	舒筋通络，消肿止痛。用于跌打损伤，风湿骨痛，无名肿毒及腮腺炎肿痛	樟脑
通络祛痛膏	活血通络，散寒除湿，消肿止痛。用于腰部、膝部骨性关节病瘀血停滞、寒湿阻络证，症见关节刺痛或钝痛，关节僵硬，屈伸不利，畏寒肢冷。用于颈椎病（神经根型）瘀血停滞、寒湿阻络证，症见颈项疼痛，肩臂疼痛，颈项活动不利，肢体麻木，畏寒肢冷，肢体困重等	樟脑
活血止痛膏	活血止痛，舒筋通络。用于筋骨疼痛，肌肉麻痹，痰核流注，关节酸痛	水杨酸甲酯

7. 治风湿痹证类药

品名	功效	含西药成分
附桂风湿膏	祛风除湿，散寒止痛。用于寒湿瘀阻所致痹病，症见腰腿冷痛，四肢麻木，或跌打损伤所致局部肿痛	水杨酸甲酯

续表

品名	功效	含西药成分
新型狗皮膏	祛风散寒，舒筋活血，活络止痛。用于风寒湿痹所致痹病，症见腰腿疼痛，肌肉酸痛，筋脉拘挛，关节不利；或急性扭伤，风湿痛，神经痛	水杨酸甲酯、盐酸苯海拉明
天和追风膏	温经散寒，祛风除湿，活血止痛。用于风寒湿闭阻、瘀血阻络所致痹病，症见关节疼痛，局部畏风寒，腰背痛，屈伸不利，四肢麻木	水杨酸甲酯、樟脑
伤湿止痛膏	祛风湿，活血止痛。用于风湿性关节炎，肌肉疼痛，关节肿痛	水杨酸甲酯
狗皮膏	祛风散寒，活血止痛。用于风寒湿邪、气血瘀滞所致痹病，症见四肢麻木，腰腿疼痛，筋脉拘挛，或跌打损伤，闪腰岔气，局部肿痛；或寒湿瘀滞所致脘腹疼痛，行经腹痛，寒湿带下，积聚痞块	樟脑
特制狗皮膏	祛风散寒，舒筋活血，和络止痛。用于风湿寒痹，肩膊腰腿疼痛，肢体麻木，跌打损伤	水杨酸甲酯
麝香海马追风膏	驱风散寒，活血止痛。用于风寒麻木，腰腿疼痛，四肢不仁，积聚疝气	水杨酸甲酯
麝香追风膏	祛风散寒，活血止痛。用于风湿痛，关节痛，筋骨痛，神经痛，腰背酸痛，四肢麻木，扭伤，挫伤及类风湿肿痛	水杨酸甲酯
消炎镇痛膏	消炎镇痛。用于神经痛，风湿痛，肩痛，扭伤，损伤，关节痛，肌肉疼痛等	水杨酸甲酯、盐酸苯海拉明
祖师麻关节止痛膏	祛风除湿，活血止痛。用于风寒湿闭阻，瘀血阻络所致痹病，症见肢体关节肿痛，畏寒肢冷	二甲苯麝香、水杨酸甲酯、苯海拉明
安阳精制膏	消积化癥，逐瘀止痛，舒筋活血，追风散寒。用于癥瘕积聚，风寒湿痹，胃寒疼痛，手足麻木	水杨酸甲酯
8. 其他		
风油精	消炎，镇痛，清凉，止痒，驱风。用于伤风感冒引起的头痛，头晕以及由关节痛，牙痛，腹部胀痛和蚊虫叮咬，晕车等引起的不适	水杨酸甲酯、丁香酚
复方牵正膏	祛风活血，舒经活络。用于风邪中络，口眼㖞斜，肌肉麻木，筋骨疼痛	樟脑、麝香草酚
消炎止痛膏	消炎，活血，镇痛。用于神经性疼痛，关节痛，头痛等	樟脑、麝香草酚、盐酸苯海拉明、水杨酸甲酯
阿魏化痞膏	化痞消积。用于气滞血凝，癥瘕痞块，脘腹疼痛，胸胁胀满	樟脑

2. 含西药组分中成药的使用注意事项 在使用含有西药成分中成药的时候，要注意不能再使用同种成分的西药或随意加大该中成药的剂量，以免重复用药或用药过量；同时也要注意和其他西药联用的药物相互作用，以防药物疗效降低及发生药物不良反应。

（1）含格列本脲成分的中成药：格列本脲可促进胰岛 B 细胞分泌胰岛素，抑制肝糖原分解和糖原异生，增加胰外组织对胰岛素的敏感性和糖的利用，可降低空腹血糖与餐后血糖。

其常用量一般为每次 2.5mg，3 次/日。磺胺过敏、白细胞减少者禁用，孕妇及哺乳期妇女不宜使用，肝肾功能不全、体虚高热、甲状腺功能亢进者慎用。服用过量易致低血糖。

[案例]患者诊断为消渴，辨证为气阴两虚证，医师开具格列美脲片、消渴丸、参精止渴丸。

解析：消渴丸中含有格列本脲，不宜与其他磺酰脲类药物合用。格列美脲属第 3 代磺酰脲类，合用加大了磺酰脲类药物的用量，易引起低血糖；消渴丸和参精止渴丸均用于气阴两虚证，故该患者给予参精止渴丸即可。

（2）含西药成分治疗感冒的中成药：患者在感冒发热时往往急于求愈，常常既服西药又服中药，或几种感冒药、退热药同服，若患者不了解所服每种药物的成分及其作用，加之目前西药解热镇痛药同物异名的情况很多，则易导致重复用药、过量用药。存在着严重的用药安全隐患。

①含安乃近成分的中成药：安乃近多用于急性高热时退热，其退热作用强，易致患者大汗淋漓，甚至发生虚脱。长期应用可能引起粒细胞缺乏症、血小板减少性紫癜、再生障碍性贫血。因此，在服用含有安乃近成分的中成药时，切不可随意加大剂量，更不能长期使用，年老体弱者用药尤其应慎重，不能再同时加用西药解热药。因安乃近的代谢产物可进入乳汁，故哺乳期患者不宜应用。对安乃近、氨基比林及阿司匹林类药物过敏者禁用。

②含对乙酰氨基酚成分的中成药：对乙酰氨基酚也称扑热息痛，是乙酰苯胺类解热镇痛药，可用于感冒或其他原因引起的高热和缓解轻中度疼痛，一般剂量较少引起不良反应。长期大量使用对乙酰氨基酚，尤其是肾功能低下时，可出现肾绞痛或急性肾衰竭、少尿、尿毒症。若与肝药酶诱导剂尤其是巴比妥类并用时，发生肝脏毒性反应的危险增加。肝肾功能不全的患者应慎用，有增加肝脏、肾脏毒性的危险。服用超量可出现恶心、呕吐、胃痛、胃痉挛、腹泻、多汗等症状。有不少中成药含有对乙酰氨基酚，若在治疗感冒发热使用这类中成药时再服用对乙酰氨基酚制剂，则使对乙酰氨基酚的剂量过大，增加药物的不良反应。

③含马来酸氯苯那敏成分的中成药：氯苯那敏也称扑尔敏，常用其马来酸盐用于各种过敏性疾病，并与解热镇痛药配伍用于感冒，但有嗜睡、疲劳乏力等不良反应。因此在服药期间，不得驾驶车船、登高作业或操作危险的机器。

（3）含盐酸麻黄碱的中成药：麻黄碱虽然是中药麻黄中的一个主要成分，但是两者之间功效并非等同。盐酸麻黄碱有舒张支气管、加强心肌收缩力、增强心输出量的作用，并有较强的兴奋中枢神经作用，能收缩局部血管。对于前列腺肥大者可引起排尿困难，大剂量或长期应用可引起震颤、焦虑、失眠、头痛、心悸、心动过速等不良反应。故甲状腺功能亢进症、高血压、动脉硬化、心绞痛患者应禁用含盐酸麻黄碱的中成药。

（4）含吲哚美辛的中成药：吲哚美辛的不良反应发生率高达35%～50%，其中约20%的患者常因不能耐受而被迫停药。常见的不良反应包括以下几个方面。

①胃肠道反应：如恶心，呕吐，厌食，消化不良，胃炎，腹泻，偶有胃溃疡，穿孔，出血。

②中枢神经系统反应：头痛，眩晕，困倦，偶有惊厥，周围神经痛，晕厥，精神错乱等。

③造血系统损害：可有粒细胞、血小板减少，偶有再生障碍性贫血。

④过敏反应：常见为皮疹，哮喘，呼吸抑制，血压下降等。

⑤可引起肝肾损害。

鉴此，溃疡病，哮喘，帕金森病和精神病患者以及孕妇、哺乳期妇女禁用；14岁以下儿童一般不用；老年患者及心功能不全、高血压、肝肾功能不全、出血性疾病患者慎用；且不宜与阿司匹林、丙磺舒、钾盐、氨苯蝶啶合用。

（5）含氢氯噻嗪的中成药：氢氯噻嗪引起的不良反应最常见为低血钾，同时因其可抑制胰岛素释放，可使糖耐量降低、血糖升高，故肝肾疾病、糖尿病患者，孕妇及哺乳期妇女不宜服用。所以，使用含氢氯噻嗪的中成药时，一方面要注意氢氯噻嗪本身所具有的不良反应，同时也要避免重复用药，以防止药物自身不良反应的发生。

四、中药注射剂的合理应用

中药注射剂系指药材经提取、纯化后制成的供注入体内的溶液、乳状液及供临用前配制成溶液的粉末或浓溶液的无菌制剂。中药注射剂具有起效迅速、生物利用度高的特点，可用于肌内注射、穴位注射、静脉注射或静脉滴注。自1941年第一个中药注射剂柴胡注射液诞生并用于防治流感，至今经国家批准生产使用的中药注射剂已有一百多种，在临床疾病治疗中发挥了独特的作用。中药注射剂处方组成有中药单方、中药复方、提取的有效部位或成分等；按适应证可分为清热解毒类、活血化瘀类、抗风湿病证类、抗肿瘤类、补益类、清热利湿类等。

历年来国家药品不良反应监测年度报告显示，无论是中药还是西药，作为一种特殊的剂型，注射剂的用药风险始终存在，2023 年药品不良反应/事件报告中注射给药占 56.3%，口服给药占 34.4%，其他给药途径占 9.3%；注射给药中，静脉注射给药占 91.1%，其他注射给药占 8.9%。虽然大多数中药注射剂组方来源于经方和验方，但中药注射剂毕竟是改变了传统给药途径的一种新型中药制剂，缺乏可以借鉴的传统用药经验。同时由于中药注射剂成分复杂，加上临床不规范不合理使用的情况时有发生，导致出现了一些不良反应/事件，涉及中药注射剂的用药安全。有数据统计显示，中药注射剂不良反应 70% 是临床不合理使用造成的。由此可知，影响中药注射剂安全性的因素是多方面的，不仅与人们对中药安全性的认知度以及中药注射剂本身的问题有关，更多的还与其在临床不规范使用有关。因此，中药注射剂在临床安全合理使用问题值得医师、护士、药师的关注。

（一）中药注射剂合理应用基本原则

（1）选用中药注射剂应严格掌握适应证，合理选择给药途径。能口服给药的，不选用注射给药；能肌内注射给药的，不选用静脉注射或滴注给药。必须选用静脉注射或滴注给药的应加强监测。

（2）辨证施药，严格掌握功能主治。临床使用应辨证用药，严格按照药品说明书规定的功能主治使用，禁止超功能主治用药。

（3）严格掌握用法用量及疗程。按照药品说明书推荐剂量、调配要求、给药速度、疗程使用药品。不超剂量、过快滴注和长期连续用药。

（4）严禁混合配伍，谨慎联合用药。中药注射剂应单独使用，禁忌与其他药品混合配伍使用。谨慎联合用药，如确需联合使用其他药

品时，应谨慎考虑与中药注射剂的间隔时间以及药物相互作用等问题。

（5）用药前应仔细询问过敏史，对过敏体质者应慎用。

（6）对老人、儿童、肝肾功能异常患者等特殊人群和初次使用中药注射剂的患者应慎重使用，加强监测。对长期使用者，在每疗程间要有一定的时间间隔。

（7）加强用药监护。用药过程中，应密切观察用药反应，特别是开始 30 分钟。发现异常立即停药，采用积极救治措施，救治患者。

（二）中药注射剂的不合理应用实例分析

中药注射剂不合理使用常见情况包括：未遵循中医理论使用、药证不符、配伍不合理、超剂量使用、溶媒选用不当、滴速过快、改变输注方式、特殊人群用药禁忌、合并用药过多等。

1. 药证不符　某女，46 岁，头晕、心悸、胸闷 1 年余，加重 3 天，住院治疗。心电图：Ⅱ、Ⅲ、aVF 导联 ST 段压低 1.5mV，T 波倒置。血脂提示高胆固醇血症。临床诊断：冠心病。治疗：生脉注射液 50ml 加入 5% 葡萄糖注射液 300ml 静脉滴注，每日 1 次。3 天后患者诉头晕、胸闷加重，口苦纳差，复查心电图结果同前。查体：患者形体肥胖，面色红润，声音洪亮，说话急促。舌质淡暗，苔黄腻，舌根部苔尤厚，脉滑。停用生脉注射液，改瓜蒌薤白汤每日 1 剂。另予复方丹参注射液 20ml 加入 5% 葡萄糖注射液 300ml 静脉滴注。2 天后口苦、头晕、胸闷稍减，胃纳有增。14 天后症状完全消失，黄腻苔化，脉细兼滑，心电图恢复正常。

分析：生脉注射液由人参、麦冬、五味子组成，具有兴奋心肌 β 受体，促进心肌收缩，增强心肌对缺氧的耐受性及提高免疫力等药理作用，有升血压、抗休克、改善心肌缺血等作用，临床多用于治疗冠心病、休克等。生脉注射液益气养阴、敛汗生津，用于中医辨证属气阴两虚者，夹痰湿者不宜用。本案证属痰浊蒙蔽兼有瘀血的胸痹，用该药则助湿生痰，更碍气机流畅而致症状加重。

中药注射剂的绝大部分仍具有其原药的寒、热、温、凉、补、泻的药性；同种病有不同的

"证"。不同的病在其发生、发展过程中又可以出现相同的"证"。中医用药辨证论治是中医治疗疾病的特点，也是中医的灵魂，不可忽视。如鱼腥草注射液性凉，能清热解毒，消痈排脓，利尿通淋，适用于痰热咳喘、热痢、热淋、痈肿疮毒等症，但不适于寒性病证。川芎嗪注射液对于心血瘀阻型的心脑血管疾病疗效较佳，但对痰浊壅塞型的疗效则差些。如果对虽有体温升高但属中医风寒束表或风寒束肺的患者使用鱼腥草等清热解毒类注射液治疗，可使患者卫阳闭束、表寒不解，反而出现寒战、发热、体温上升的情况；对素体阳虚或脾胃虚寒的患者使用药性寒凉的注射液，则可致寒凝经脉气血，阳气受损，脾胃气机升降失调而出现腰痛、腹痛、呕吐等症；对无体虚的患者使用补益类如参麦、黄芪等注射液则会出现心悸、眩晕、血压升高等不良反应。这些都是中医辨证不明、查证不清所导致的，中药注射剂不良事件的发生也常源于此。

2. 超功能主治用药　某女，46岁，乳腺癌术后2周，无明显不适症状，入院进行化疗；查体：心、肺无异常。既往无药物、食物过敏史。住院期间，给予参附注射液40ml＋5%葡萄糖注射液250ml静脉滴注，60滴/分。1分钟后，患者出现心悸、胸闷、呼吸困难、面色发绀，查体示心率108次/分，律齐，呼吸频率9次/分。立即停用参附注射液，同时给予吸氧3L/min，地塞米松5mg静脉注射，异丙嗪25mg肌内注射，3分钟后上述症状缓解，7分钟后呼吸平稳，皮肤红润，心率72次/分，律齐，血压115/70mmHg，患者诉无心慌、胸闷等不适。

分析：乳腺癌手术治疗与药物化疗后，可能出现气虚、阳虚证（症见疲乏无力，少气懒言，语言低微，自汗怕冷。舌质淡、胖嫩，脉虚无力等），也可能出现阴虚、气阴两虚证（症见心悸，气短，四肢厥冷，汗出。脉微欲绝等）。若患者术后出现的气虚、阳虚导致了惊悸，怔忡，喘咳，泄泻等，可以使用参附注射液治疗。而此案例中的患者住院期间无不适症状，查体心肺无异常，使用参附注射液属于超出了药物的功能主治，结果导致了速发型过敏反应。

3. 给药途径和（或）给药方式不当　某女，50岁，因腰痛给予野木瓜注射液4ml作腰椎束旁痛点封闭注射。突然出现胸闷、心悸、全身麻木，颈、胸部出现皮疹，即予吸氧，皮下注射地塞米松注射液、肾上腺素注射液，静脉滴注葡萄糖酸钙注射液、碳酸氢钠注射液等，对症处理后症状缓解。

分析：野木瓜注射液说明书注明给药途径和方式为"肌内注射"，该例用于腰椎束旁痛点封闭注射，从而造成不良反应。

4. 超剂量使用　某男，63岁，患糖尿病、高血压10余年。近因"反复发作左前胸闷痛1周"入院。1周以前患者饱餐后出现左前胸闷痛，范围约为一巴掌大小，疼痛持续约2分钟，休息后缓解，其未予重视。后又发作两次胸痛，疼痛症状与前相同，偶伴心悸、气短，无冷汗淋漓，纳可，夜寐差，二便调。舌质紫暗，苔薄白，脉涩。心电图显示多个胸导联ST－T改变，冠脉造影为前降支中段65%狭窄。西医诊断为冠心病，稳定型心绞痛。中医诊断为胸痹心痛，辨证为心血瘀阻证。予以注射用丹参多酚酸盐400mg＋0.9%氯化钠注射液250ml静脉滴注，每日1次。

分析：根据注射用丹参多酚酸盐的药品说明书，其单次用量为200mg，医嘱用量过大。

5. 溶媒选用不当　某女，57岁，冠心病。予以参麦注射液50ml＋氯化钠注射液500ml静脉滴注。5分钟后。突感头昏，胸闷，多汗，心悸，继而出现呼吸困难，口唇及肢端发绀，四肢厥冷，面色苍白，血压测不到。立刻停止输液，吸氧，给予肾上腺素注射液1mg、地塞米松注射液10mg静脉推注，15分钟后患者恢复正常。

分析：参麦注射液说明书对溶媒的使用有明确规定，即"静脉滴注，一次20～100ml（用5%葡萄糖注射液250～500ml稀释后应用）"。该例使用了氯化钠注射液作为溶媒稀释药物。

在中药注射剂应用过程中，选择合适的溶媒也是相当重要的。绝大多数中药注射剂是从中药饮片中提取制成，成分比较复杂，且有些蛋白质等大分子物质难于去除，残留在药液中作为抗原在输注时易引起过敏反应。另外中药注射剂多选用输液作为溶媒配伍使用，一旦输液选择不当，就可能产生一系列变化，包括药液的 pH 值改变、澄清度变化，出现絮状物或沉淀、颜色改变等，进而影响药效，甚至产生不良反应。据有关资料报道，参麦注射液、丹参注射液等中药注射剂的 pH 值为 4~6.5，与 0.9% 的氯化钠注射液配伍后可能产生大量的不溶性微粒，增加不良反应的发生，故其药品说明书规定用 5% 葡萄糖注射液稀释后静脉滴注。而在临床见到有不少医师喜欢用 0.9% 氯化钠注射液作溶媒稀释丹参注射液等静脉滴注，其理由是丹参注射液大多应用于老年心血管病患者，这些患者中又大多患有高脂血症、糖尿病，不宜用葡萄糖注射液作溶媒稀释，但如此选用却增加了药品不良反应的发生率，是得不偿失的。因此，我们必须依据中药注射剂本身的酸碱性等特点严格选用药品说明书中推荐的溶媒。

6. 溶媒用量不足（药物浓度过高）　某男，48 岁，原发性肝癌。予以艾迪注射液 100ml + 5% 葡萄糖注射液 250ml 静脉滴注。用药 10 分钟，心悸。查体：面色潮红、肿胀，可见散在皮疹，心率 70 次/分，血压 110/70mmHg。立即停止输液，给予苯海拉明注射液 20mg 肌内注射，30 分钟后症状缓解。

分析：艾迪注射液说明书［用法用量］注明"成人一次 50~100ml，加入 0.9% 氯化钠注射液或 5%~10% 葡萄糖注射液 400~450ml 中静脉滴注。"该例以 5% 葡萄糖注射液 250ml 配制溶剂稀释 100ml 艾迪注射液，溶媒用量明显不足，造成药物浓度过高。

中药注射剂浓度与微粒成正比，微粒数随药物浓度而变化。另有研究表明，临床给药过程中药品浓度过大或给药速度过快，均可能导致头晕、疼痛、刺激性皮炎等不良反应的发生。因此，建议临床使用中药注射剂时应严格按说明书推荐剂量使用，切不可随意加大剂量。

7. 配伍禁忌　某男，40 岁，发热、呕吐、全身乏力，诊断为肠胃型感冒。给予输液，第一组为硫酸庆大霉素注射液 24 万 U + 西咪替丁注射液 0.6g + 0.9% 氯化钠注射液 250ml；第二组为清开灵注射液 20ml + 5% 葡萄糖注射液 250ml。在输完第一组，第二组输入约 70ml 时，患者出现抽搐、胸闷、气促、呼吸抑制等症状。立即停止输液，给予抗过敏、强心、心肺复苏、吸氧等处理，症状缓解。

分析：清开灵注射液说明书的［注意事项］注明"已确认清开灵注射液不能与硫酸庆大霉素、青霉素 G 钾、肾上腺素、间羟胺、乳糖酸红霉素、多巴胺、山梗菜碱、硫酸美芬丁胺等药物配伍使用"。

目前，临床上常将中药注射剂与其他药物如西药配伍应用，以达到中西药联用的协同增效作用，但如果配伍不当则容易引起注射液之间物理化学反应，如复方丹参注射液与氧氟沙星、环丙沙星、甲磺酸培氟沙星、诺氟沙星等喹诺酮类药物配伍时，立即出现浑浊，有时有絮状沉淀，有时析出结晶等。临床统计表明，复方丹参注射液加入低分子葡萄糖酐注射液中静脉滴注，较易引起过敏反应。"双黄连注射液事件"也是个别医师未按双黄连注射液说明书的要求，与数种西药联用所致。因此，对临床中西药的配伍，特别是注射用药时需谨慎。

8. 配制不规范　某女，60 岁，非胰岛素依赖型糖尿病。予以黄芪注射液 20ml、丹香冠心注射液 20ml 共同溶于 0.9% 氯化钠注射液 250ml 静脉滴注。用药 10 分钟，患者出现心悸憋喘、呼吸困难、皮疹瘙痒。立即停止输液，给予吸氧、抗过敏治疗等，症状缓解。

分析：黄芪注射液说明书注明"本品不宜在同一容器中与其他药物混用。""宜用 5%~10% 葡萄糖注射液稀释后使用。"该病例未按照说明书［注意事项］用药；还存在配制溶媒选用不当的问题。

有数据显示，在中药注射剂不良反应报告中，合并用药的占 25%。2006 年发生的"鱼腥草注射剂事件"报道的 222 例严重不良反应中，绝大部分病例有与其他药物在同一容器中混合应用史。《中药注射剂临床使用基本原则》已规定中药注射剂应单独使用，禁忌与其他药品混合配伍使用。

此外当患者需要连续输入多组液体，有些医务人员常忽视在输液组与组间使用中性液体隔离后续滴，导致多组液体混合产生反应，影响疗效，甚至发生不良反应。此外，有些粉针剂需首先用灭菌注射用水溶解后再用适宜溶媒稀释使用，如双黄连等粉针剂，临床配制输液时有的直接用稀释剂溶解，导致溶解不充分而使微粒数增加，最后导致不良反应发生。

第四节 特殊人群的中药应用

一、老年患者的中药应用

老年人因各脏器的组织结构和生理功能都有不同程度的退行性改变，因而影响了药物在体内的吸收、分布、代谢和排泄过程。主要表现为细胞数减少、细胞内水分减少、组织局部血液灌流量减少、总蛋白减少等"四少"现象。肝肾功能、免疫功能均较成年人减低 1/3～1/2，致使血液内药物浓度较一般成年人为高，药物半衰期亦较一般人明显延长。这都使得药物的安全范围变小、药物反应的个体差异增大，因此老年人用药的合理性应给予特别重视。执业药师为老年患者提供药学服务，以减少药物不良反应（ADR）和药源性疾病的发生，发挥药物应有的作用，对保证患者的用药安全、减轻患者的经济负担具有重要的现实意义。

（一）用药基本原则和注意事项

1. 用药基本原则

（1）治疗方案应尽量简单，尽量减少用药种类，防止多重用药和滥用药物。

（2）选用适合老年人服用的药物剂型，特别是内服类中药剂型。

（3）疗程要适当，停药要适时。

（4）做好老年患者的病史与用药史记录。

（5）重视老年患者对药物使用的依从性。

（6）药物名称、用法与用量标记应简明醒目，包装开启方便。

2. 用药注意事项

（1）辨证论治，严格掌握适应证：老年人体虚多病，病情往往复杂多变，若药物使用不当可使病情急转直下，甚至无法挽救，故首先应明确是否需要进行药物治疗。对有些病证可以不用药物治疗的就不用，更不要滥用。不辨证就无法选择中药，掌握了辨证之后，还需要知道哪些中药是治疗此证型的。辨证有误则药

不对证，会使机体阴阳偏盛或偏衰，以致病情更趋严重。如疮疡日久、大失血患者即使有表证也应慎用解表药，表虚自汗、阴虚盗汗禁用发汗力较强的解表药，实热证、津血亏虚者忌用温里药。再如羚羊解毒片有疏风、清热解毒功效，治疗外感风热效果好，用于外感风寒者则会加重病情；而川贝止咳糖浆治疗风寒感冒咳嗽有效，若用于肺热咳嗽则会加重病情。

（2）熟悉药品，恰当选择应用：由于老年人的靶器官或细胞的敏感性增强，使他们对药物的反应比年轻人强烈，特别是对中枢神经抑制药物、降血糖药物、心血管系统药物反应特别敏感，在正常剂量下的不良反应增加，甚至出现药源性疾病，因此在联合用药中应高度重视。如麝香保心丸与地高辛等强心类药物联合用药，由于麝香保心丸中所含蟾酥的基本化学结构与强心苷相似，故具有与强心苷类药物地高辛相似的强心作用，联合应用势必会造成相同或相似功效的累加，产生拟似效应，诱发强心苷中毒，出现频发性早搏等心律失常等不良反应。常有一些患有胃病的老年患者将银杏叶及其提取物制剂和法莫替丁片同时服用。法莫替丁片为抗溃疡抗酸药，与含有多量黄酮类成分的银杏叶制剂同时服用可产生络合效应，形成螯合物，影响疗效。因此，在服用抗酸类西药时应避免与含黄酮类的中成药如复方丹参片、复方丹参滴丸、银杏叶片等同服，应分时应用，一般来讲，以间隔 1 小时为宜。患有糖尿病的心脑血管患者用培元通脑胶囊、益心通脉颗粒、活血通脉片等含有甘草、人参、鹿茸等成分的中成药，可使降糖药的疗效降低。因为，甘草、人参、鹿茸具有糖皮质激素样作用，可以促进糖原异生，升高血糖，与降糖药二甲双胍、消渴丸、阿卡波糖和胰岛素产生拮抗作用，导致降糖效果降低。因此，要尽量准确了解老年患者的用药情况，对此类患者尽量选用不含此类成分的中成药。如必须并用，应适当加大降糖药的剂量，并密切注意患者的血糖变化，避免加重患者的病情。此外，含有糖皮质激素样物质的中药甘草、鹿茸应避免与阿司匹林合用，防止加重对胃黏膜的损伤。

（3）选择合适的用药剂量：老年人肝肾功

能多有不同程度的减退或合并多器官严重疾病。因此，用药要因人而异，一般应从"最小剂量"开始。尤其对体质较弱，病情较重的患者切不可随意加药。如小活络丸含有毒成分，其中大部分成分又具有镇痛抗炎作用。实验表明，小活络丸用药剂量为 20~100mg/kg，具有良好的镇痛作用，按传统用药方案给药（1丸/次，2次/日）一般不会中毒。最好做到按照病情决定用量，同一种中药饮片因剂量不同作用可有所不同，如甘草 1~3g 能调和药性，5~15g 能益气养心，大量服用或小剂量长期使用，患者可出现水肿、低血钾、血压升高等；大黄用量 1~5g 泻下，小剂量 0.05~0.3g 收敛而止泻；苏木量小和血，量大破血。这些中药的使用应该根据需要，选择用量。虽然中药活性成分含量低，作用缓和而持久，但慢性病患者长期服用，往往会产生不良反应。长期使用含马兜铃酸的制剂可导致慢性肾功能衰竭。长期使用黄花夹竹桃（含强心苷），会发生洋地黄样蓄积中毒。胖大海作为保健饮料长期泡服，易致大便溏泻、饮食减少、脘腹痞闷、消瘦。长期服用天王补心丸、朱砂安神丸、紫雪散、至宝丹等，会因蓄积而出现慢性汞中毒等。若慢性病患者长期服用中药需注意调节药物品种，避免不良反应。

老年人使用某些中药要酌情减量。如阿胶、熟地黄、玄参等质厚滋腻，易滞胃脘；甘草、大枣、炙黄芪甘味过重，使人气壅中满；黄芩、黄连、黄柏苦寒燥湿，易伤脾阳；川芎耗气、红花破血。以上药物用量均不宜过大。有些常用的中药或成方制剂，含有有毒成分，老年人也不宜久服和多服。如六神丸、牛黄解毒丸（片）处方中有雄黄，雄黄中含有硫化砷；牛黄清心丸、磁朱丸处方中有朱砂，朱砂中含有硫化汞；舟车丸处方中有轻粉，轻粉主含氯化亚汞（Hg_2Cl_2）；疏风定痛丸和跌打丸处方中有马钱子，马钱子中含有士的宁；三物备急丸、三物白散、九龙丹、胃肠安丸处方中有巴豆，巴豆中含有巴豆毒素等。

（4）合理服用滋补药：老年人由于生理功能的衰退，常感到体力、精力不如往年，总想用些滋补药来增强体质，延年益寿。但在使用滋补药时，要严格遵照中医的辨证论治，按需

行补，不需不补。如果不辨病证，不分气血、阴阳、寒热、温凉，滥用补药，很容易引起病情加重或诱发新的疾病。例如老年慢性支气管炎日久会出现肺阴虚之象，宜用西洋参、沙参等益气养阴清热，若用红参，偏于甘温，反而使余邪复燃，病情加重。所以老年人选用补药应弄清自己的体质情况，属于哪一种证型，再根据补药的药性，合理选用，达到补而不滞，滋而不腻。

老年人的体虚，也有阴虚、阳虚、气虚、血虚和心、肝、脾、肺、肾等不同脏器虚衰之区别。阴虚者选用清补型滋补剂，如大补阴丸；偏于阳虚者应服用温补型滋补剂，如龟龄集；肾阴虚老人宜服六味地黄丸；心脾两虚老人宜服人参归脾丸。除此之外，病体还有寒热虚实之别。所以，辨证应用补药，才能药到病除，补到虚消。中医讲究按季节时令使用滋补药，即"春暖平补""夏暑清补""秋燥润补""冬寒大补"。四季比较，以秋冬为佳，尤以冬季最佳，此季人体的阴精阳气也趋于潜藏，补益阴精阳气易于吸收而藏于体内，使体质得到增强，起到扶正固本的作用。如果忽略季节时令，春夏大补，则易上火，出现口干、咽燥，甚至引发新的病证。

由于滋补药的种类很多，服用方法和剂量以及用药注意事项可参照说明书，但剂量常标明一定的幅度，采用低限或高限量应按个人情况而定。药酒还应根据自己的酒量酌情服用，不会饮酒的，可从小剂量开始逐渐加大。

（二）用药实例分析

某女，81 岁，因"脑梗死"于某年 9 月 7 日入院，住院期间未使用他汀类等药物，查肝功能示各项指标均正常。9 月 15 日患者如厕时不慎摔倒，胸片示右侧第八肋骨骨折，保守治疗，开具虎力散胶囊和接骨七厘片，每日分别口服 0.3g 和 1.5g，各 2 次，用于活血化瘀、消肿和接骨止痛。24 天后患者出现恶心、食欲欠佳，查体示全身皮肤、巩膜无黄染，腹软，无压痛，肝脾肋下未触及，肝区叩击痛（－）。肝、胆、脾、胰 B 超提示肝区光点增粗。12 月 8 日查肝功能示丙氨酸氨基转移酶 617U/L，天门冬氨酸氨基转移酶 668U/L，碱性磷酸酶

287U/L，总胆红素 23.3mmol/L，直接胆红素 13.9mmol/L，γ-谷胺酰转肽酶 343U/L。及时停服上述药物，查甲、乙、丙、戊肝抗体、肿瘤指标均为阴性，即给予口服五酯片、复方甘草酸、利肝康片保肝降酶治疗 1 周，患者自觉恶心症状好转，12 月 15 日查肝功能显示丙氨酸氨基转移酶 146U/L，天门冬氨酸氨基转移酶 225U/L，碱性磷酸酶 221U/L，总胆红素 15.6mmol/L，直接胆红素 7.6mmol/L，γ-谷氨酰转肽酶 317U/L。继续服用保肝药物，患者食欲明显改善，再次复查肝功能示丙氨酸氨基转移酶 39U/L，天门冬氨酸氨基转移酶 76U/L，碱性磷酸酶 136U/L，总胆红素 13.1mmol/L，直接胆红素 5.3mmol/L，γ-谷氨酰转肽酶 212U/L。于次日停服五酯片，继续口服复方甘草酸和利肝康片，11 月 6 日停服所有保肝药物，复查肝功能显示正常。在停药 12 周后再次复查肝功能显示完全正常。

分析：虎力散胶囊的主要成分为制草乌、三七、断节参、白云参，接骨七厘片的主要成分为乳香、没药、当归、土鳖虫、骨碎补、硼砂、龙血竭、自然铜、大黄。本例导致肝功能损害的可能原因为制草乌的主要成分是双酯型二萜类生物碱，毒性大，大黄的主要成分是蒽醌苷及双蒽酮苷，硼砂连续摄取会在体内蓄积，妨碍消化道酶的作用，其急性中毒症状为呕吐、腹泻、红斑、循环系统障碍、休克等，自然铜为重金属类，两药联合应用导致肝毒性增加。

二、妊娠期、哺乳期患者的中药应用

（一）用药基本原则和注意事项

1. 妊娠期用药　妊娠期用药不但要考虑用药所带来的风险，也要考虑不用药物所带来的风险。若孕妇出现发热（因感染性疾病等原因），体温上升 1.5℃ 就可以导致胎儿畸形，致畸的部位和程度与母体发热时间的长短、热度和胎龄有关，故及时用药治疗十分必要，但实际使用时要尽量平衡用药对胎儿的危害和孕妇得到的潜在收益。《中国药典》具有法律效力，是最权威的临床用药参考文献，对妊娠禁忌用药分为禁用、忌用和慎用。凡禁用药妊娠期间绝对不能使用，忌用药是指避免使用或最好不用，慎用药可根据孕妇体质及病情需要审慎使用，但必须严密监护病情变化及用药后反应。一般应尽量避免应用妊娠禁忌药。对《中国药典》标示有妊娠禁忌的药物必须遵照执行。如新癀片含吲哚美辛，用于妊娠的后 3 个月时可使胎儿动脉导管闭锁，引起持续性肺动脉高压，孕妇禁用。对《中国药典》未标示有妊娠禁忌的药物，或列出的妊娠禁忌等级偏低的药物，医师或药师仍可依据经验或其他文献报道作出更为严格的使用限制。如舒筋活络酒（乙醇含量 50% ~57%），《中国药典》标示孕妇慎用，但医师或药师可按"禁用"对待，禁止孕妇服用。对部分药物，如藿香正气水（乙醇含量 40% ~50%）、柏子养心丸（片）（朱砂含量 3.8%）等，《中国药典》未做任何妊娠禁忌标注，类似情况并不少见。对此，用药时要慎重选择。

2. 哺乳期用药　哺乳期患者应慎用中药。乳母服用某些中药后，药物会通过乳汁进入新生儿体内，所以应该注意哪些药物能通过母乳影响新生儿。这些药物可分为 3 类：影响最大的是乳汁中浓度高于乳母血中浓度的药物；其次是乳汁中浓度与乳母血中浓度相似的药物；再次是乳汁中浓度小于乳母血中浓度的药物。对于乳汁中浓度大于乳母血浓度的药物最好不用，或用量要小，即便是不易进入母乳的药物也要加以选择应用。例如，复方甘草口服液含阿片酊，这些药虽在乳汁中量小，但因哺乳量大，新生儿对这类药物特别敏感，故哺乳期患者应禁用。

（二）妊娠期禁用、忌用、慎用的中药（中药饮片和中成药）

1. 妊娠期禁用、忌用与慎用的中药饮片　《中国药典》（现行版）一部收录妊娠禁用、忌用与慎用药材和饮片共计 97 种。妊娠禁用药多为剧毒或性能峻猛的中药，妊娠慎用药一般包括活血祛瘀、破气行滞、攻下通便、辛热及滑利类的中药。

妊娠禁用中药包括：丁公藤、三棱、干漆、土鳖虫、千金子、千金子霜、川乌、马钱子、马钱子粉、天仙子、巴豆、巴豆霜、水蛭、甘遂、朱砂、全蝎、红粉、芫花、两头尖、阿魏、京大戟、闹羊花、草乌、牵牛子、轻粉、洋金花、莪术、猪牙皂、商陆、斑蝥、雄黄、黑种草子、蜈蚣、罂粟壳、麝香。

妊娠忌用中药包括：大皂角、天山雪莲。

妊娠慎用中药包括：人工牛黄、三七、大黄、川牛膝、制川乌、小驳骨、飞扬草、王不留行、天花粉、天南星、制天南星、天然冰片（右旋龙脑）、木鳖子、牛黄、牛膝、片姜黄、艾片（左旋龙脑）、白附子、玄明粉、芒硝、西红花、肉桂、华山参、冰片（合成龙脑）、红花、芦荟、苏木、牡丹皮、体外培育牛黄、皂矾（绿矾）、没药、附子、苦楝皮、郁李仁、虎杖、金铁锁、乳香、卷柏、制草乌、草乌叶、枳壳、枳实、禹州漏芦、禹余粮、急性子、桂枝、桃仁、凌霄花、益母草、通草、黄蜀葵花、常山、硫黄、番泻叶、蒲黄、漏芦、赭石、薏苡仁、瞿麦、蟾蜍。

2. 妊娠期禁用、忌用与慎用的中成药 与单味中药一样，有些中成药也会损伤胎儿及母体，妊娠妇女应当有所避忌。一般分为妊娠期禁用、忌用与慎用。

《中国药典》收载的妊娠禁用的主要品种有：七厘胶囊（散）、九气拈痛丸、九分散、三七血伤宁胶囊、小金丸（片，胶囊）、小活络丸、马钱子散、开胸顺气丸（胶囊）、天菊脑安胶囊、天麻祛风补片、天舒胶囊、木瓜丸、木香槟榔丸、比拜克胶囊、牛黄清宫丸、牛黄解毒丸（片，软胶囊，胶囊）、化癥回生片、丹桂香颗粒、丹蒌片、风湿定片、风湿骨痛片、风寒双离拐片、乌梅丸、心脑康胶囊、心通口服液、玉真散、平消片（胶囊）、瓜霜退热灵胶囊、冯了性风湿跌打药酒（禁内服，忌擦腹部）、再造丸、西黄丸、当归龙荟丸、血府逐瘀胶囊（丸，口服液）、血美安胶囊、壮骨关节丸、壮骨伸筋胶囊、庆余辟瘟丹、关节止痛膏、如意定喘片、妇炎康片、妇科千金胶囊、红灵散、花红胶囊、芪蛭降糖胶囊（片）、克咳片、克痢痧胶囊、苏合香丸、医痫丸、尪痹颗粒（片）、抗宫炎胶囊（片，颗粒）、利胆排石片（颗粒）、伸筋丹胶囊、伸筋活络丸、肛泰软膏、辛芩片（颗粒）、龟龄集、沈阳红药胶囊、尿塞通片、阿魏化痞膏、附桂骨痛片（胶囊，颗粒）、纯阳正气丸、肾炎康复片、肾衰宁胶囊、肾炎消肿片、金佛止痛丸、金黄利胆胶囊、金

蒲胶囊、金蝉止痒胶囊、乳康颗粒、周氏回生丸、治伤胶囊、参附强心丸、茵芪肝复颗粒、按摩软膏、胃肠复元膏、骨友灵搽剂、骨折挫伤胶囊、骨刺丸、骨刺宁胶囊、骨痛灵酊、复方牛黄消炎胶囊、复方牛黄清胃丸、复方珍珠散、复方夏天无片、复方益肝丸、复方益母草胶囊、便通片（胶囊）、保妇康栓、脉络舒通丸（胶囊）、独圣活血片、养血荣筋丸、活血止痛散（胶囊，软胶囊）、活血壮筋丸、宫瘤清胶囊（片）、冠心苏合丸（胶囊）、祛伤消肿酊、神香苏合丸、速效救心丸、致康胶囊、脑心通胶囊、脑栓通胶囊（孕妇禁用，产妇慎用）、狼疮丸、益心丸、益母丸、益母草口服液（颗粒，膏，片，胶囊）、消肿止痛酊、消络痛片（胶囊）、消癥丸、调经止痛片、调经丸、调经活血片（胶囊）、通天口服液、通心络胶囊、通幽润燥丸、通窍镇痛散、通痹片（胶囊）、通窍耳聋丸、桑葛降脂丸、银屑灵膏、痔康片、清泻丸、清眩治瘫丸、颈舒颗粒、紫龙金片、紫雪散、暑症片、跌打丸、跌打活血散、跌打七厘片、筋痛消酊、舒筋活血定痛散、舒筋通络颗粒、痧药、痛经丸、强力枇杷露、暖脐膏、腰痛丸（片）、腰痛宁胶囊、腰痹通胶囊、瘀血痹胶囊（颗粒）、痹祺胶囊、痰饮片、新癀片、障翳散、豨红通络口服液、豨莶通栓丸（胶囊）、鲜益母草胶囊、熊胆救心丸、醒脑再造胶囊、藤丹胶囊、麝香通心滴丸、麝香风湿胶囊、麝香抗栓胶囊、麝香保心丸、麝香舒活搽剂、麝香镇痛膏、蠲哮片。

《中国药典》收载的妊娠忌用的主要品种有：二十七味定坤丸、十一味能消丸、十二味翼首散、十香返生丸、十滴水（软胶囊）、人参再造丸、九味肝泰胶囊、九制大黄丸、三七片、三七伤药片（胶囊，颗粒）、三两半药酒、大七厘散（忌服，但可外用）、大川芎口服液、大黄清胃丸、大黄䗪虫丸、山楂化滞丸、云南白药（胶囊）、云香祛风止痛酊、五味麝香丸、止咳宝片、止痛化癥胶囊（片）、止痛紫金丸、少腹逐瘀丸、中华跌打丸、牛黄至宝丸、牛黄消炎片、片仔癀（胶囊）、风湿马钱片、风湿骨痛胶囊、六味安消散（胶囊）、龙泽熊胆胶囊、六味香连胶囊、心宁片、心脑宁胶囊、心脑静片、

心舒胶囊、玉泉胶囊（颗粒）、白蚀丸、地榆槐角丸、伤痛宁片、华佗再造丸、冠脉宁胶囊、血栓心脉宁胶囊（片）、安宫止血颗粒、妇科通经丸、坎离砂、芪冬颐心颗粒（口服液）、抗栓再造丸、利膈丸、补肾益脑丸、灵宝护心丹、国公酒、季德胜蛇药片、乳块消片（胶囊，颗粒）、乳疾灵颗粒、乳癖散结胶囊、治咳川贝枇杷露（滴丸）、荡石胶囊、保济口服液、追风透骨丸、恒古骨伤愈合剂、祛风止痛片（丸，胶囊）、桂枝茯苓胶囊（丸，片）、根痛平颗粒、唇齿清胃丸、脂康颗粒、脑立清丸（胶囊）、消渴灵片、消糜栓、消栓口服液（颗粒，肠溶胶囊）、消瘀康片（胶囊）、梅花点舌丸、控涎丸、得生丸、麻仁润肠丸、清宁丸、清脑降压片（胶囊，颗粒）、清淋颗粒、颈复康颗粒、紫金锭、舒筋丸、疏风定痛丸、槟榔四消丸（大蜜丸，水丸）、癫痫平片、礞石滚痰丸、颈痛颗粒、康莱特软胶囊、泻青丸。

《中国药典》收载的妊娠慎用的主要品种包括：十香止痛丸、三妙丸、三黄片、万氏牛黄清心丸、万应胶囊、万应锭、山玫胶囊、川芎茶调丸（散，片，颗粒）、女金丸、马应龙八宝眼膏、马应龙麝香痔疮膏、天麻丸、木香分气丸、木香顺气丸、五虎散、少林风湿跌打膏、牛黄上清丸（片，软胶囊，胶囊）、牛黄清心丸（局方）、气滞胃痛片（颗粒）、分清五淋丸、丹七片、丹红化瘀口服液、风痛安胶囊、乌军治胆片、乌蛇止痒丸、心可舒片、心荣口服液、正心泰片（胶囊）、龙胆泻肝丸（水丸）、四方胃片、四妙丸、白癜风胶囊、朴沉化郁丸、当归拈痛丸、竹沥达痰丸、伤湿止痛膏、华山参片、血脂康片（胶囊）、灯台叶颗粒、安宫牛黄丸（散）、安宫降压丸、防风通圣丸（颗粒）、妇乐颗粒、妇炎净胶囊、妇科分清片、妇康宁片、妇宁栓、芪参益气滴丸、抗骨髓炎片、抗感口服液（颗粒）、利胆片、利鼻片、沉香化气丸、补脾益肠丸、附子理中丸（片）、枣仁安神胶囊（颗粒）、明目上清片、固本统血颗粒、乳宁颗粒、乳核散结片、乳康胶囊（丸，前3个月禁用）、乳增宁胶囊、乳癖消片（胶囊，颗粒）、京万红软膏、泻痢消胶囊、珍黄胶囊、参芍片（胶囊）、参芪五味子颗粒、荜铃胃痛颗粒、栀子金花丸、胃乃安胶囊、胃脘舒颗粒、

胃康胶囊、骨仙片、复方大青叶合剂、复方川贝精片、复方丹参片（颗粒，滴丸，丸，胶囊，喷雾剂）、复方川芎片（胶囊）、复方血栓通胶囊、复方陈香胃片、复方青黛丸、复方珍珠暗疮片、复方蛤青片、复方滇鸡血藤膏、复方羊角片、复明片、保心片、胆石通胶囊、独一味胶囊（片）、独活寄生丸（合剂）、前列通片、养心氏片、活血止痛膏、活血通脉片、穿龙骨刺片、冠心生脉口服液、祛风舒筋丸、祖师麻片、桂附理中丸、速效牛黄丸、夏天无片、柴连口服液、积雪苷片、健胃片、健脑丸（胶囊）、脑脉泰胶囊、益心酮分散片（滴丸）、益脑宁片、消痤丸、消渴平片、消炎止痛膏、烫伤油、诺迪康胶囊、通关散、通脉养心口服液、黄疸肝炎丸、黄连上清丸（片，颗粒，胶囊）、麻仁滋脾丸、痔宁片、痔炎消颗粒、清肺抑火丸、清胃黄连丸（水丸）、清咽润喉丸、清膈丸、越鞠保和丸、跌打镇痛膏、喉疾灵片（胶囊）、舒心口服液（糖浆）、舒肝丸（浓缩丸）、舒肝平胃丸、舒胸片（胶囊，颗粒）、舒筋活络酒、舒泌通胶囊、痛风定胶囊、湿毒清片（胶囊）、滑膜炎片（颗粒，胶囊）、强力枇杷胶囊、强肾片、疏痛安涂膜剂、疏风活络丸、稳心颗粒（片，胶囊）、鼻炎康片、鼻咽灵片、鼻咽清毒颗粒、镇心痛口服液、糖脉康颗粒（片，胶囊）、麝香祛痛气雾剂（搽剂）、麝香痔疮栓、麝香跌打风湿膏。

（三）用药实例分析

某孕妇，26岁，定期孕检，未见明显异常。2015年8月29日妊娠6个月产检查尿常规：白细胞（＋＋＋）；白带检查：清洁度Ⅲ，脓细胞（＋＋＋）。医生诊断为尿路感染，给予口服热淋清颗粒，每袋4g，2袋/次，tid。患者当日中午、晚上各服2袋，8月30日6:00出现阵发性下腹坠痛，阴道少量见红，门诊诊断为先兆流产，11:30入院保胎。立即停用热淋清颗粒，给予硫酸镁注射液5g静脉滴注保胎，后给予硫酸镁注射液10g静脉泵入，维持7小时，患者宫缩逐渐增强，13:30阴道分泌物增加，14:00查宫口扩张，羊膜囊突入阴道内，即送入产房，15:31分娩体质量800g男婴，经抢救无效死亡。患者既往体健，有头孢类药物过敏史，无食物

过敏史，否认家族遗传性疾病，无重大疾病史，无烟酒等不良嗜好。

分析：热淋清颗粒为头花蓼的单方制剂，具有清热泻火，利尿通淋功能。用于下焦湿热所致热淋，症见尿频，尿急，尿痛；尿路感染，肾盂肾炎见上述证候者。头花蓼的全草又称石莽草，始载于1963年《广西中药志》，孕妇及无实热者忌用。而热淋清颗粒2010年版药品说明书上不良反应、禁忌及注意事项均为尚不明确。虽然热淋清颗粒引发流产的病例少见报道，但为用药安全，2023年最新修订的药品说明书已增加了不良反应、禁忌及注意事项，明确孕妇禁用，对本品及所含成分过敏者禁用，经期妇女及无实热者、过敏体质者慎用。

三、婴幼儿患者的中药应用

（一）用药基本原则和注意事项

婴幼儿机体正处于生长发育的过程之中，在肌肤、脏腑、筋骨、津液等方面，均柔弱不足。在这个时期，许多器官和组织尚未发育成熟，新陈代谢旺盛，吸收、排泄都比较快，对药物敏感性强。由于中药疗效好、副作用小，许多小儿常见病、疑难病中医中药疗效独特，因此现代临床对中医中药治疗小儿常见病、疑难病应用颇多。

1. 用药基本原则

（1）用药及时，用量宜轻：小儿得病急，变化快，因此用药要及时。小儿脏腑娇嫩，对药敏感，处方要精，用量要轻。

（2）宜用轻清之品：小儿脏气清灵，对大苦、大辛、大寒、大热、攻伐和药性猛烈的药物要慎用。若为风热表证，当应辛凉解散表邪，以银翘散、桑菊饮为主。对外有表邪，内有火热之发热者，仍以辛凉解表。顺其大热之势清而扬之，不宜用苦寒退热之品，以免闭遏邪气于里，攻伐正气；如属必用，则宜少量，中病即止。

（3）宜佐健脾和胃之品：小儿脾气不足，消化能力差，因此应佐以健脾和胃，消食导滞之山药、山楂、陈皮、六神曲、麦芽、鸡内金、白术等。

（4）宜佐凉肝定惊之品：小儿体属"纯阳"，热病偏多，且肝常有余，易出现肝热抽搐、惊风之症。救治小儿疾病特别是外感病邪，出现壮热、烦躁、惊惕等症，则应在清热透解之时，佐以平肝息风之蝉蜕、钩藤、僵蚕、地龙等。

（5）不宜滥用滋补之品：小儿生机旺盛，宜饮食调理，不宜滥用滋补之品，否则会使机体阴阳失衡，伤及脏腑气机。过用或滥用滋补药，常常引起相关不良反应，如过服人参会引起人参滥用综合征，过服阿胶会引起火气亢盛的症状等。

2. 注意事项 随着人们生活水平的提高，出现了婴幼儿盲目服用保健品、滋补药的现象。婴幼儿服用中药应有讲究。中医认为"虚者补之"。这就是说，滋补药的对象应该是有虚证的小儿。随意甚至滥用中药滋补剂，如人参、人参蜂王浆、虫草精、北芪精等，不但达不到效果，还可能适得其反。例如小儿感冒后容易食欲减退，若此时舌苔厚腻、口有异味、大便秘结，说明体内湿热重，绝不能给予滋补药。又如生长发育旺盛的小儿，若过多服用含有激素的食品或补品，可引发性早熟，导致男孩口唇边汗毛变粗、变长，阴茎变粗、易勃起；女孩八九岁乳房就开始增大，阴蒂增大，乃至阴道流血等。

对于体虚夹湿热，而有口臭、便秘、舌苔黄腻的患儿应先用清热除湿的广藿香、黄芩、黄连、薏苡仁、陈皮等，使热清湿化，然后再服调补中药；如平时易感冒、多汗，属于气虚的患儿，可服用补气固表的黄芪、太子参、白术等；如消瘦、面色萎黄、厌食、大便溏稀，属于脾虚，可选用健脾和胃消食的山药、茯苓、白术、白扁豆、稻芽等；若面色苍白、神疲乏力、夜寐不安、舌质淡，属于气血两虚的小儿，可给予益气养血的黄芪、党参、当归、黄精、何首乌、大枣等。有些小儿生长发育迟缓、尿频、面色苍白、舌胖，属于肾虚，宜用补肾的补骨脂、菟丝子、肉苁蓉、熟地黄等。

总之，健康小儿不必进补，尤其婴幼儿更不宜乱进补。

（二）用药实例分析

[**案例1**]某男，5岁，32kg。因"咳嗽"于2015年10月25日10:00给予强力枇杷露

15ml 口服镇咳，未给予其他药物。20:00 再次给予强力枇杷露 15ml 口服，于 21:00 患儿感觉全身皮肤轻度瘙痒，无发热、气促、腹泻等其他不适。次日 7:00 再次给予强力枇杷露 15ml 口服，10:00 患者瘙痒加重，四肢出现少许散在细小红疹，无破溃及渗出，按压后消失。无发热、气促、腹泻等其他不适。立即停药观察，未作特殊处理，10 月 26 日 16:00 患儿皮疹较前明显好转。

分析：强力枇杷露中罂粟壳的主要成分之一吗啡能使肥大细胞释放组胺，组胺作用于毛细血管和平滑肌，使毛细血管扩张，通透性增高，痒敏感性改变，引起皮肤瘙痒及红疹。该案例为儿童，儿童作为特殊人群，身体机能发育不完善，药物代谢能力缓慢，易发生药物在体内蓄积，不良反应的风险较高。鉴于强力枇杷露未明确儿童、孕妇、哺乳期妇女的治疗剂量，且提示禁止以上人群服用，因此给予服用存在一定风险。

[案例 2] 某女，7 岁，因"急性上呼吸道感染""细菌感染"入院，处方给予小儿豉翘清热颗粒、肺力咳合剂、蒲地蓝消炎口服液进行治疗。

分析：小儿豉翘颗粒主治小儿风热感冒，药性寒凉；肺力咳合剂镇咳祛痰，药性寒凉；蒲地蓝消炎口服液清热解毒，抗炎消肿；三者合用，苦寒药性叠加，联合使用可损伤儿童脾胃，同属于"联合用药不适宜""药物配伍不适宜"。

四、肝、肾功能不全者的中药应用

（一）用药基本原则和注意事项

1. 肝功能不全者用药基本原则和注意事项
肝脏是人体内进行解毒及药物转化和代谢的最重要器官之一，最容易遭受药物或毒物的侵袭而损及肝脏的结构和功能。特别是肝病患者由于肝功能减退，药物代谢较慢，药物作用加强或作用时间延长。不适当地用药，不仅不能取得预期的治疗效果，反而会加重病情，造成严重后果。所以，肝功能不全者应在医师指导下慎重、合理地选择药物，用药要少而精，避免加重肝脏损伤。

（1）明确疾病诊断和治疗目标：首先要明确疾病的诊断，包括所患肝病的类型、合并疾病等；其次应明确治疗需达到的目标，是改善肝功能，还是抗病毒，或抗纤维化、抗脂肪肝、降氨基转移酶、调整蛋白代谢等。在治疗过程中，应密切观察病情变化，确定目标达到程度，是否需调整用药，避免盲目用药。

（2）忌用有肝毒性的药物：肝脏是药物体内代谢的主要场所，肝功能不全者应谨慎用药，要了解哪些中药或中成药容易引起肝损害，对已知有肝毒性的中药或中成药，应尽量避免使用，如因病情需要必须使用时，应适当减少药物剂量，同时采取相应的保护措施。对有药物过敏史或过敏体质者，避免再度给予相同的药物，用药时应注意观察肝功能的变化。

（3）注意药物相互作用，避免产生新的肝损害：同时服用多种药物，要注意药物间的相互作用，警惕药物间的代谢产物形成新的肝毒性物质。作为执业药师应熟知并掌握能引起肝损害的常用药物以及主要临床表现和病理改变等知识，对刚上市的新的中成药应密切观察其不良反应，以预防和及早发现药源性肝损害。

（4）坚持少而精的用药原则：肝功能不全者，往往出现多种并发症，临床症状呈多样化，病情错综复杂，在治疗上势必多药联用，致使肝脏负担加重。同时在体内代谢过程中，药物相互作用增多，形成新的肝毒性物质的机会也相应增多，这样不仅达不到预期的治疗目的，反而可能使病情加重，所以必须减少药量和疗程。一般来说，慢性肝功能不全时，易被肝脏摄取的药物清除率可降低 50%，服药的剂量应减少一半；不易被肝脏摄取的药物剂量不变或稍减少。凡用药剂量偏大，疗程过长，则产生肝损害的机会亦越多。即便使用保肝药物也要注意选择，不可乱用，以免加重肝脏损害。

（5）定期检查肝功能，及时调整治疗方案：肝病患者或肝功能不全者在用药治疗期间，必须动态监测肝脏功能，密切观察药物的疗效及不良反应。如果在治疗期间突然出现氨基转移酶的异常升高、黄疸或黄疸加重等情况，应警惕药物的毒副作用，不要误认为是肝病病情加重而增加药物的用量或添加新的保肝药物。临床医师应该对病情及药物反应作出正确的评价，根据肝功能损害的程度选择药物品种、剂量以及疗程等。同时注意避免加重肝损害的诱因，如空腹状态下服药；患者处于长期营养不良状态下服药；嗜酒者或饮酒后服药。

2. 肾功能不全者用药基本原则和注意事项 肾脏是人体重要生命器官，具有诸多生理功能：①排泄功能：肾脏通过尿液的生成与排出，排除机体代谢终产物以及药物和毒物。②调节功能：肾脏通过调节体液渗透压、体液量和电解质浓度，维持机体酸碱平衡，维持血压。③内分泌功能：肾脏通过分泌肾素，参与动脉血压的调节；通过合成促红细胞生成素等，调节骨髓红细胞的生成，改善贫血；肾脏的 1α - 羟化酶，可使 $25 - OH - D_3$，转化为有活性的 $1,25 - (OH)_2 - D_3$，从而调节机体钙磷代谢；肾脏还能生成前列腺素及激肽类激素，参与局部或全身血管活动的调节。肾脏还有灭活甲状旁腺激素和胃泌素等功能。

肾功能不全时，药物代谢和排泄会受到影响。对于同一药物、相同剂量，肾功能正常者使用可能是安全的，但对肾功能不全者则可能引起蓄积而加重肾脏损害。由于药物的有限性（品种、疗效有限）和疾病的无限性（疾病种类、严重程度无限），所以对肾功能不全者进行药物治疗时，不能简单地以疾病是否治愈作为判断用药是否合理为标准，还应考虑所用药物对肾脏有无损害，特别注意在品种和剂量上的选择应慎重。肾功能不全者用药基本原则和注意事项如下。

（1）明确疾病诊断和治疗目标：在治疗时，首先应明确疾病诊断，对疾病的病理生理过程及现状作出准确的分析，合理选择药物，既要针对适应证，又要排除禁忌证；接着应明确治疗需要达到的目标，是治标或治本，还是标本同治。治疗一段时间后，观察目标是否达到，以确定用药是否合理，是否需要调整，避免盲目用药。

（2）忌用有肾毒性的药物：肾脏是药物排泄的主要途径，肾功能不全者用药更应谨慎，对可能致肾损害的药物应尽量不用；凡必须用者，应尽量采用肾损害较小的药物来替代，可

短期或交替使用，切不可滥用。

（3）注意药物相互作用，避免产生新的肾损害：凡同时服用多种药物者，要注意药物间的相互作用，警惕药物间的代谢产物形成新的肾损害。许多情况下，要明确肯定中药特别是复方的肾损害作用常很困难。在某些病例中，把肾损害作用完全归于某一药物，恐怕也不完全符合事实。所以，作为执业药师应熟知哪些药物能引起肾损害，其主要临床表现及病理改变如何，对于预防和发现药源性肾损害十分重要。

（4）坚持少而精的用药原则：肾功能不全者，往往出现多种并发症或合并其他疾病，可出现各种各样的临床症状和表现，治疗时应祛邪扶正并举，这在肾衰治疗中尤其重要。治疗中一定要对患者的疾病状态做一个全面的分析，选用少数几种切实有效的药物进行治疗。

（5）定期检查，及时调整治疗方案：对待肾功能不全者应始终负责，在治疗中必须严密观察病程发展、肾功能变化及药物不良反应的出现，及时调整剂量或更换治疗药物。一般情况下，如按肾功能损害程度递减药物剂量或延长给药间隔时间，可避免一般肾毒性药物对肾脏的进一步损害。内生肌酐清除率是测定肾功能的可靠指标，它与药物半衰期（$t_{1/2}$）呈反比关系，例如某一主要经肾排泄的药物，在正常人的 $t_{1/2}$ 为 1 小时；当肾功能减退，内生肌酐清除率为正常的 50% 时，$t_{1/2}$ 为 2 小时；内生肌酐清除率为正常的 25% 时，$t_{1/2}$ 为 4 小时。

（二）易引起肝损伤的中药品种及有关化学物质

1. 植物类 文献报道多、有明确肝损伤的中药有柴胡、川楝子、苍术、苍耳子、栀子、吴茱萸、艾叶、山豆根、番泻叶、何首乌、黄药子、雷公藤等。其肝毒性与所含成分有关。

（1）生物碱类：为一类含氮有机化物，普遍存在于各科植物中，具有很强的生理活性，对机体具有毒副作用的生物碱大多数侵害中枢神经及自主神经系统，但也有一些生物碱具有典型的肝脏毒性，如含有吡咯双烷生物碱的中草药，包括菊科的千里光属（如千里光、菊三七等）、款冬属、蜂斗菜属、泽兰属，紫草科的

紫草属、天芥菜属，可引起肝细胞坏死、肝纤维化，继而发展为肝硬化。

（2）苷类：可分为强心苷类、氰苷类和皂苷类。强心苷类及氰苷类成分鲜有造成肝损伤的报道，皂苷有局部刺激作用，有的还有溶血作用。含皂苷的中药有三七、商陆、黄药子等，黄药子是目前公认的肝脏毒性中药。另外随着对何首乌引起的药物性肝损害研究的不断深入，部分研究认为顺式二苯乙烯苷为何首乌的肝毒性的主要成分之一。何首乌含有蒽醌类成分如大黄素、大黄酚以及大黄素甲醚等，对肝脏细胞也能产生一定的损伤。苍耳子的主要毒性靶器官为肝脏，苍术苷是苍耳子的毒性成分之一。

（3）毒蛋白类：毒蛋白主要存在于一些中药的种子中，如苍耳子、蓖麻子、望江南子、相思豆等，其中蓖麻毒蛋白的作用机制是阻断蛋白质的合成，和相思豆毒蛋白机制相似，相思豆蛋白的毒性反应是使肝脏坏死，淋巴充血。

（4）多肽类：有一些毒性较大的活性肽，其中毒蕈植物中毒蕈伞对肝脏损害最重，其毒素为毒伞肽和毒肽，可损害细胞膜的功能，使肝细胞蛋白合成受到抑制而引起肝脏损害。

（5）萜与内酯类：萜类在自然界分布广泛，种类繁多，不少萜类化合物对肝脏有明显毒副作用，但肝损伤机制还不甚明了。包括川楝子、黄药子、艾叶等，其中川楝子是含萜类肝脏毒性中药中最典型的一类药物，能引起急性中毒性肝炎，出现氨基转移酶升高、黄疸、肝肿大。

（6）鞣质类：鞣质广泛存在于各种植物中，一般分为缩合鞣质和可水解鞣质。研究表明，缩合鞣质的毒性较低，对肝脏无毒或只有轻度损害，而可水解鞣质的毒性较高，是直接肝脏毒，长期大量应用可引起肝小叶中央坏死、脂肪肝、肝硬化。包括五倍子、石榴皮、诃子等，其中五倍子中含有大量可水解鞣质，进入机体后几乎全部被分解成倍酸与焦酸，极大量时可引起灶性肝细胞坏死。

2. 动物类

（1）蜈蚣：蜈蚣含有类似蜂毒的毒性成分，即组胺样物质及溶血蛋白质，可引起溶血作用及过敏反应，对肾脏及肝脏造成损伤。

（2）鱼胆：对肝脏损伤的作用机制可能是胆汁毒素直接作用于肝，造成器官的损害，引起功能障碍，肝脏病理表现为肝细胞普遍水肿，部分细胞水样变性或胞浆嗜酸性增强，可见点状或灶状乃至较广泛坏死。

（3）蟾酥：能产生强烈的刺激性物质蟾蜍毒素，致使肝脏损害。具体的致毒机制还不清楚。

（4）斑蝥：斑蝥主要含有斑蝥素、脂肪、树脂、蚁酸及色素等。其中斑蝥素具有一定的肝脏毒性，致肝细胞混浊肿胀、脂肪变性、坏死。

（5）猪胆：含有组胺类物质，可引起变态反应，其中的胆盐及氰化物也可能引起肝损害。

3. 矿物类

（1）含汞矿物药：指以汞及其化合物为主要成分的一类矿物药，主要包括朱砂、银朱、红粉、轻粉、白降丹等，其以 HgS、HgO、Hg_2Cl_2、$HgCl_2$ 等汞化物形式存在，它们的毒性与其在水中的溶解度有关。硫化汞类在水中的溶解度较小，因此毒性较小，常可内服。氧化汞类、氯化汞类溶解度较大，毒性亦较大，一般仅作外用，其中朱砂系天然的砂石，主要成分是硫化汞（HgS 含量约占96%），朱砂中含有的杂质游离汞（Hg^{2+}）与蛋白质的巯基有很强的亲和力，它与血液中的血红蛋白和血浆蛋白结合并随血液循环到达人体的各组织器官，易造成蓄积中毒。亚急性实验结果显示，给药时间较长者，肝脏出现明显浊肿，严重者出现局部坏死。

（2）含砷矿物药：包括砒石、雄黄、代赭石等，其毒性成分主要是三氧化二砷（As_2O_3），即砒霜，其原浆毒作用可抑制含巯基酶活性，使肝脂肪变性，肝小叶中心坏死，心、肠充血，上皮细胞坏死。

（3）含铅矿物药：包括铅丹、密陀僧等。铅是多亲和性毒物，作用于全身各个系统，主要损害神经、造血、消化和心血管系统，致使肝损伤。

4. 可致肝损伤的常用中成药　近年报道发

生肝损伤的中成药包括：复方青黛丸、壮骨关节丸、克银丸、雷公藤制剂、追风透骨丸、天麻丸、昆明山海棠片、腰痛宁胶囊、尪痹冲剂（片）、通络开痹片、复方雪莲胶囊、鼻炎康片、千柏鼻炎片、荷丹片、华佗再造丸、大活络丹等。

5. 肝功能不全者禁用的中成药 肝功能不全者禁用的中成药包括：仙灵骨葆胶囊、鼻渊片、活血壮筋丸、白蚀丸、伸筋活络丸、雷公藤片等。

6. 肝功能不全者慎用的中成药 肝功能不全者慎用的中成药包括：麝香通心滴丸、通痹胶囊、小儿肺热平胶囊、心脑静片等。

（三）药物性肝损伤的临床表现和防治措施

中药药源性肝损伤的风险因素较为复杂，包括药物本身性质、机体病理生理状态及其相互作用等。药物肝损伤相关风险物质、处方及配伍、给药方式等是否合理都是可能的风险因素，有些中成药含有西药成分，这些西药成分本身具有一定的肝毒性；机体因素包括个体化差异，特殊人群易感性，有肝脏基础疾病等；在临床实践过程中，中药的剂量和疗程过长，方证不符合，不适宜的联合用药等可能增加中药药源性肝损伤风险。为防止药物性肝损伤的发生，对于以上因素，在临床实践过程中均需要考虑。

具体而言，中药在临床使用中引起肝损伤多与超剂量用药、联合用药、患者有肝脏基础疾病等因素相关。因此预防药物性肝损伤，首先要严格掌握各种药物应用的适应证，避免滥用。其次也应注意下述事项。

（1）药物应用中注意剂量、疗程，用药期间严密监测天门冬氨酸氨基转移酶、丙氨酸氨基转移酶、胆红素等肝生化指标。对某些有肝损害高危因素者，药物应慎用或减量。如婴幼儿、营养状况差、肝功能不全者，应尽量避免使用本类药物；必须要用的，应根据具体情况减量或延长给药间隔时间。

（2）数种药物并用时，注意药物间的相互作用，尤其避免其他对肝功能有影响的药物的联合使用。

（3）正确的炮制及煎煮方法可以降低药物的毒性。如何首乌"九蒸九晒"后肝毒性降低；朱砂用传统的水飞法炮制即可除去可溶性汞和游离汞，从而降低其毒性。细辛中的黄樟醚作用于人的呼吸中枢，阻止氧代谢，严重的会破坏肝细胞，引起肝中毒，但黄樟醚是一种极易挥发的物质，通过水煎煮20~30分钟，95%的黄樟醚都会挥发掉，因此适当的煎煮方法非常重要。另外煎煮器具选择不当，也可致毒，应避免用铝锅、铁锅煎药。

（4）如果因慢性病需长期服用某类中药，对有蓄积可能的药物，应采用少量、间断服药的方法。

（5）一旦发现有肝损害，应立即停药，对症处理，并适当使用保肝药物进行治疗。

（四）易引起肾损伤的中药品种及有关化学物质

中药品种繁多，成分复杂，有些中药含有生物毒素，用之不慎将对人体造成伤害。虽然目前对许多中药引起的不良反应机制尚不清楚，但若能知道哪些药物能引起肾损害以及主要临床表现和病理改变，这对于预防和发现药物所致的机体损害十分重要。

1. 植物类

（1）含生物碱类：近年来发现，不但雷公藤、草乌、益母草、蓖麻子、麻黄、北豆根等均可导致急性肾功能衰竭，而且含上述中药的一些制剂也可引起肾损害甚至急性肾功能衰竭。如含雷公藤类中成药有雷公藤片、雷公藤多苷片、昆明山海棠片等，剂量稍大时即可出现血尿、蛋白尿、管型尿、腰痛和肾脏叩击痛。一般在服药数日后可出现少尿型急性肾衰。临床应用要严格控制用药剂量和用药天数，并加强肾功能监测，对已有肾功能不全者禁用雷公藤制剂，慎用昆明山海棠片。两份来自国外的案例报道发现含麻黄的中药制剂致使患者血压升高，并导致单侧肾损害，随后研究表明相关毒性成分为麻黄碱；来自我国台湾的一项为期6年的大型队列观察研究表明，益母草可能导致多种慢性肾脏病，动物毒理实验表明，益母草总生物碱是其产生肾毒性的主要毒性物质基础。因此对已有肾功能不全者慎用或避免使用此类药物，若临床应用要严格控制用药剂量。

（2）含马兜铃酸类：马兜铃、天仙藤、寻骨风等均含马兜铃酸，中毒可致肾小管坏死出现面部浮肿，渐至全身水肿、尿频尿急，甚至出现急、慢性肾功能衰竭及尿毒症而死亡。研究表明大部分马兜铃酸导致的肾损害多表现为肾小管－间质损害，肾小球病变轻，尿蛋白轻微，且主要是小管性蛋白尿；其主要病理特征为肾间质纤维化，且症状在停药多年后依然可能发生。马兜铃酸致肾损害与服用马兜铃酸剂量、时间和病程及肾脏基础疾病相关。

（3）含挥发油类：部分芳香类药物的肾毒性可能与其挥发油类成分相关，如土荆芥、广藿香、茵陈、艾叶等。国外文献曾报道过患者自行服用苦艾草精油导致急性肾损伤的报道；服用含广藿香、茵陈的患者人群发展为肾脏病终末期的概率大大增加。

（4）含蒽醌类：美国"国家毒理学规划"研究显示，大黄蒽醌类成分（大黄、番泻叶、芦荟）具有潜在的肝肾毒性和致癌性。毒理实验表明，大黄素等游离蒽醌能诱导肾小管上皮细胞凋亡，具有明显的细胞毒性作用，因此，部分国家对含有大黄蒽醌成分的泻药进行了限制使用。与此同时，大黄也是传统中医治疗"肾水病"的常用药物之一，大黄素能通过抑制人肾成纤维细胞、肾小球系膜细胞和肾小管上皮细胞的增殖来阻止肾间质纤维化。事实上，大黄的肾毒性与配伍、用量、炮制方法等因素相关，不可一概而论。

（5）苷类：苍耳子含苍术苷或羧基苍术苷可导致近端肾小管坏死、肝中心小叶坏死。目前较为广泛接受的毒性作用机制是苍耳苷竞争性抑制线粒体上 ADP 的转运蛋白，使得 ATP 合成受抑制，组织细胞能量不足而导致细胞受损或坏死。此外，柴胡（柴胡皂苷）、番泻叶（番泻苷）、苦杏仁（苦杏仁苷）等药物的肾毒性也主要与其苷类成分相关。

近年报道中成药包括中药注射剂也可引起急性肾功能损伤。截止 2017 年 1 月 1 日，原国家食品药品监督管理总局公布的药品不良反应信息通报报告的具有肾毒性风险的中药共 16 种，包括感冒清片（胶囊）、珍菊降压片、雷公

藤制剂、维 C 银翘片、穿琥宁注射剂、双黄连注射剂、清开灵注射剂、莲必治注射液、含青木香的中药汤剂、冠心苏合丸、舒肝理气丸、二十五味松石丸、含广防己的中药汤剂、含朱砂莲的中药颗粒剂、感冒通（片剂）、龙胆泻肝丸。另外使用壮骨关节丸、云南白药、中华跌打丸等引起急性肾损伤也时有报道。因此患者需遵从医嘱慎服，肾功能不全者应避免使用该类药物。

2. 动物类

（1）斑蝥：斑蝥的肾毒性极强，主要含有斑蝥酸酐，超量内服、外用或制药不慎均可引起中毒。因毒性强，发病迅速，故若治疗不及时可致肾功能不能完全恢复甚至死亡。

（2）鱼胆：鱼胆含有胆汁毒素，可降低肝、肾、脑等脏器中细胞色素氧化酶活性，抑制细胞的氧化磷酸化，造成肝、肾、脑的细胞广泛中毒坏死。又因急性肝功能衰竭，胆毒素取代了去甲肾上腺素，以致小血管扩张，有效血容量下降，肾血灌流量不足，引起少尿或无尿，从而促使肾功能衰竭。

（3）海马：别名水马、马头鱼。性温、入肾经，有温肾壮阳、活血散瘀作用。提取物含雄激素，治疗肾阳不足。煎服偶可引起皮肤紫斑、蛋白尿及肾功能减退。

（4）其他：蜈蚣、蜂毒等也具肾毒性，应用时要严格限制剂量。引起急性肾功能衰竭的含动物类中成药有牛黄解毒片、安宫牛黄丸、蚂蚁丸、蛔虫散。对此类药物中毒，如发现早，治疗及时，绝大多数患者可完全恢复。处理应立即予以洗胃去除残留毒素，除支持疗法外，可应用肾上腺皮质激素以减轻毒血症或过敏反应，早期及时透析治疗。近年来广泛应用的蛇毒也可引起肾脏损害，有报道用常规量蝮蛇抗栓酶 1 个疗程后出现蛋白尿、肾功能不全者。

3. 矿物类

（1）含砷类：砒石、砒霜、雄黄、红矾，以及中成药牛黄解毒片、安宫牛黄丸、牛黄清心丸、六神丸、砒枣散等，均含砷元素，服用后可被水解生成 3 价砷离子，3 价砷离子对机体的毒性是多方面的，首先危害神经细胞，使中枢神经中毒，产生一系列中毒症状，临床表现有剧烈恶心、呕吐、腹痛、腹泻等消化系统症

状和氨基转移酶升高、黄疸、血尿、蛋白尿等肝肾功能损害。

（2）含汞类：朱砂、升汞、轻粉、红粉，以及中成药安宫牛黄丸、牛黄清心丸、朱砂安神丸、天王补心丸、安脑丸、苏合香丸、人参再造丸、大活络丸、七厘散、梅花点舌丸、一捻金（胶囊）等，均含汞元素。服用后可被水解生成 2 价汞离子，2 价汞离子被机体吸收后迅速弥散到各个器官和组织，并可通过血 - 脑屏障进入脑组织，过量服用可产生各种中毒症状。泌尿系统表现为少尿、蛋白尿，严重者可致急性肾功能衰竭。

4. 可致肾损伤的常用中成药 近年报道发生肾损伤的中成药包括：八正散、甘露消毒丹、导赤散、口炎宁、冠心苏合丸、妇科分清丸、朱砂安神丸等。

5. 肾功能不全者禁用的中成药 肾功能不全者禁用的中成药包括：活血壮筋丸、白蚀丸、伸筋活络丸等。

6. 肾功能不全者慎用的中成药 肾功能不全者慎用的中成药包括：麝香通心滴丸、通痹胶囊、小儿肺热平胶囊、心脑静片等。急、慢性肾脏病患者慎用牛黄解毒片。

（五）药物性肾损伤的临床表现和防治措施

预防药物性肾损伤，首先要严格掌握各种药物应用的适应证，避免滥用。其次也应注意下述事项。

（1）药物应用中注意剂量、疗程，用药期间严密监测尿酶、尿蛋白及肾功能。对某些有肾损害高危因素者，药物应慎用或减量。如婴幼儿、营养状况差、肾功能不全者，应尽量避免使用本类药物；必须要用时，应根据具体情况减量或延长给药间隔时间。

（2）数种药物并用时，注意药物间的相互作用。

（3）部分中草药有特殊煎煮时间要求，如山豆根煎煮时间越长，则毒性作用越强。因此应搞清不同中草药的煎煮时间。同时煎煮器具选择不当也可致毒，应避免用铝锅、铁锅煎药。

（4）如果因慢性病需长期服用某类中药，对有蓄积可能的药物，应采用少量、间断服药

的方法。含金属矿石成分的中药一般排泄极为缓慢，不但一次用量要严格控制，若长期服用，即使小剂量也易蓄积致肾损害。

（5）一旦发现有肾损害，应立即停药，根据不同药物种类及其临床表现给予相应处理。

（六）用药实例分析

[案例 1]某女，54 岁，体重 55kg，2017 年 9 月 24 日，因肿瘤转移致病理性骨折、肿瘤骨转移，开始口服盐酸羟考酮缓释片 40mg，q12h。2018 年 1 月 27 日，MRI 检查：①盆腔左侧壁及骶前软组织肿块，累及腹腔网膜并包裹直肠，左侧肾盏肾盂及输尿管无扩张；②腹膜后多发淋巴结肿大，疑为肿瘤转移；③骶椎转移，胸、腰椎及髂骨信号普遍降低，提示骨髓恶性侵袭性改变。继续口服盐酸羟考酮缓释片，60mg，q12h。其后患者根据偏方自购白花蛇舌草，每日 50g 煎服，连用 3 个月余。2018 年 4 月 16 日因"宫颈癌放化疗后复发，少尿 1 天"入院。患者无吸烟、饮酒史，否认既往肾脏疾病史、外伤史、输血史和传染病接触史，否认近期患急性上呼吸道感染及急性肾炎，无药物、食物过敏史。未诉咳嗽、腹泻、腰痛、尿频、尿痛等。入院诊断：宫颈癌放化疗后复发，骨转移。肾功能检查：尿素氮 11.48mmol/L，血肌酐 269.7μmol/L，β_2 - 微球蛋白 10.26mg/L，总二氧化碳 12.6mmol/L；凝血功能：D - 二聚体 2100.0μg/L；彩超示左肾轻度积液并发左侧输尿管轻度扩张，双下肢动静脉未见血栓形成。患者入院后给予输血，肾康注射液 100ml 静脉滴注，qd；碳酸氢钠注射液 125ml 静脉滴注，qd；同时给予左氧氟沙星、呋塞米等。入院初期仍未停药，入院第 6 天停用白花蛇舌草煎液，给予谷胱甘肽，入院第 21 天肾功能恢复正常。出院后随访复查，肾功能正常。

分析：①急性肾损伤发生在长期服用白花蛇舌草后，符合时间先后顺序；②停用白花蛇舌草，保护肾脏治疗后肾功能逐渐恢复，符合停药后反应停止。从不良反应出现时间关联性和停药后缓解等相关因素推断，该患者急性肾损伤可能由长期服用白花蛇舌草所致。

[案例 2]某女，63 岁，2019 年 2 月 12 日因

患盆腔炎来院就诊，医生配予口服妇炎舒胶囊 2g，每天 3 次。服药 10 天后，患者出现皮肤黄染、尿色发黄，伴下腹部阵发性隐痛，程度不剧，无明显皮肤瘙痒不适，第 13 天出现巩膜黄染，仍未停药，第 15 天来院就诊后，查胆红素（TBil）214.0μmol/L，直接胆红素（DBil）139.3μmol/L，间接胆红素（IBil）74.7μmol/L，丙氨酸氨基转移酶（ALT）996IU/L，天门冬氨酸氨基转移酶（AST）1115IU/L，谷氨酰转肽酶（γ-GT）247IU/L，碱性磷酸酶（ALP）146IU/L，甲乙丙丁戊肝炎全套病毒检测阴性；血常规、自身抗体、抗核抗体谱均未见异常。患者有高血压病史 10 年，近 2 年规律服用缬沙坦分散片和左旋氨氯地平片，临床用药资料显示安全性好，而且 2 年内无肝功能异常病史，排除降压药物引起肝损害的可能。

入院治疗给予患者复方甘草酸苷、腺苷蛋氨酸、还原型谷胱甘肽行保肝退黄等对症支持治疗，同时予以停用妇炎舒胶囊药。24 天后黄疸症状明显好转，3 周后复查肝功能：TBil 49.0μmol/L，DBil 31.4μmol/L，IBil 17.6μmol/L，ALT 71IU/L，AST 33IU/L，γ-GT 117IU/L，ALP 93IU/L。出院后，继续口服熊去氧胆酸胶囊及双环醇片，随访 6 个月，先后 3 次复查肝功能，发现肝酶、胆红素水平逐渐下降。9 月 23 日再查肝功能，各项指标均恢复正常。

分析：患者既往无肝脏基础疾病，入院查自身抗体、抗核抗体及甲乙丙丁戊肝全套病毒均为阴性，考虑药物引起肝损害的可能。妇炎舒胶囊具有清热解毒、活血通经的功效，由忍冬藤、大血藤、甘草、大青叶、蒲公英、赤芍、酒大黄、丹参、虎杖、炒川楝子、制延胡索 11 味药材组成，临床广泛用于治疗妇科炎症性疾病。虽然妇炎舒胶囊引起肝损害未见报道，但其中的大黄、川楝子有引起肝损害的报道。

因此用药时关注患者身体情况以及选用合适的剂量和疗程非常重要。长期用药需定期检查肝肾功能，发现肝肾损害时及时停药，并做好安全用药宣教。

第五节　中药药学服务发展与健康促进

一、用药咨询、用药教育、健康宣教服务

（一）用药咨询服务内容

用药咨询服务是药学技术人员应用所学专业知识面向患者、医护人员、公众等提供直接的、负责任的、与药品使用有关的服务，以期增强患者的用药依从性，提高药物治疗的安全性、有效性与经济性。执业药师积极开展药学咨询，是促进合理用药的重要环节，对提高药学服务质量具有重大意义。同时，这也是药师参与全程化药物治疗的需要和职责。

1. 咨询工作开展准备

（1）咨询场所设置：咨询场所宜紧邻门诊药房取药窗口或药店大堂的明显处，目的是方便患者及时向药师咨询与用药相关的问题。有的医院或药店设置咨询窗口或服务台，有条件的医院或药店设有专门的咨询室。

（2）咨询标识制备：标识制作应美观大方，内容应清晰明了，摆放位置应相对固定、明显而易被发现，以便患者能够及时找到咨询处，主动咨询药师。

（3）咨询环境要求：咨询环境应舒适，且相对安静，避免受外界干扰，创造一个让患者感觉信任和舒适的咨询环境。对老年患者、站立不便的患者或咨询时间较长的患者，应请患者坐下，药师与患者面对面咨询。此外，咨询环境还应适当隐秘。对大多数问题可采用柜台式面对面咨询的方式，但对部分患者（如计划生育、妇产科、泌尿生殖科、皮肤性病科等患者）购买一些特殊药品或咨询一些健康私密问题时，执业药师应该在一个相对隐蔽的咨询环境中完成解答，以便保护患者的隐私。同时，也有利于患者咨询，使患者放心、大胆地提出问题。

（4）咨询辅助工具：为确保用药咨询服务质量，药师应准备部分药学、医学等权威参考资料、书籍（可参考第一章药学服务常用文献信息的内容）以及为患者准备的医药科普宣传

资料。准备可上互联网的电脑、打印机，安装实用的医药信息查询软件及工作记录系统。准备一些必要的药效监护或药物科普工具，如血压计、体重秤、身高测量仪、皮尺、血糖仪、中药图谱及中药标本等，以及常规办公软件。

（5）咨询服务制度：为确保用药咨询工作能持续、稳定地开展，应该制定相应的岗位工作制度，明确咨询药师的职责、工作记录方式及工作量等。

2. 用药咨询常见方式

（1）窗口（或柜台）咨询：患者在取药时，有许多需要咨询的问题，医院药房的药师和社会药房的药师都要做好专业咨询服务。药师在窗口发药或柜台售药时，与患者进行面对面的交流是最常见的咨询方式。药师要具备真诚、自信、尊重患者的基本素质和良好的专业知识，通过认真倾听、仔细分析，解答患者的疑问，在咨询过程中，药师可记录患者的重点咨询内容并整理成册，供其他药师开展此项工作时参考。

（2）电话咨询：现代通信手段为药师开展全天候的咨询服务提供了保障，患者离开医院药房或社会药房后遇到的问题，可以通过电话咨询药师以解决疑问。药师在解答患者的问题时，要注意使用标准的问候语，认真聆听患者的问题，了解患者的需求和目标，要在掌握完整、全面、准确的药物信息基础上，有针对性地回答患者的用药问题，解决患者的用药疑惑。药师在具体解答完毕后，对关键性的嘱咐，要请患者重复，以确认患者掌握了解决问题的方法。药师要做好咨询的书面记录并进行归档，要采用易于检索的方法保存咨询记录。

（3）网络咨询：网络已成为我们生活中的重要组成部分，无论医院药房或者社会药房都可以建立网络咨询平台或微信公众号、微博等，积极开展咨询服务。但需关注信息安全。

（4）专题讲座：药师利用自己的专业知识采用多种形式对患者和公众进行药学知识的普及和讲座，提高患者的用药依从性和合理性，提高公众对安全用药的认知度，充分发挥药师在用药教育中的专业优势。

（5）其他科普资源：药师可以通过药讯，制作合理用药图片、宣传手册、简报、光盘等方式进行用药教育。

3. 咨询服务的对象和内容

执业药师在更广泛的范围内开展药物咨询，可促进药学服务的发展，对保证合理用药有着重要意义。根据药物咨询的对象不同，可将其分为面向患者、医师和护士的用药咨询。

（1）患者用药咨询：医药领域是专业性非常强的特殊领域，绝大多数患者是不可能掌握较全面的医学或药学知识的，执业药师作为药学专业技术人员，应利用自己所掌握的专业知识指导患者用药，最大限度地提高患者的药物治疗效果和用药的依从性，保证用药安全有效。此类咨询除面向患者本人外，有时还包括患者的家属，如未成年人、有精神障碍而不能自主的患者，为确保用药安全，应向其父母、子女或法定代理人告知用药注意事项。患者咨询的内容主要包括：①药品名称：包括通用名、商品名、别名；②适应病证：药品适应病证与患者病情相对应；③用药禁忌：包括配伍禁忌、妊娠禁忌、证候禁忌、饮食禁忌等；④用药方法：包括口服药品的正确服用方法、服用时间和用药前特殊提示；栓剂、滴眼剂、气雾剂等外用剂型的正确使用方法；缓释制剂、控释制剂、肠溶制剂等特殊剂型的用法；如何避免漏服药物，以及漏服后的补救方法；⑤用药剂量：包括首次剂量、维持剂量，每日用药次数、间隔，疗程；⑥服药后预计疗效及起效时间、维持时间；⑦药品的不良反应与药物相互作用；⑧有否替代药物或其他疗法；⑨药品（包括中药材、饮片、中成药、保健品等）的鉴定辨识、贮存和有效期；⑩药品价格、报销，是否进入医疗保险报销目录等。

（2）医师用药咨询：从部分医院目前发布的药师用药咨询数据来看，医师向药师咨询的内容主要包括：药物的药效学与药动学，药品的选择（含中药的不同炮制品），不同厂家生产的同一药品的性价比，替代品的评价，国内外新药动态，开发新药的知识，与本专业有关的药物相互作用和不良反应，处方药和非处方药，国外报道的新药我国是否进口，药物、食品与化学品及其中毒鉴别与解救等。目前，社会药房执业药师可从以下几个方面向医师提供用药咨询：①新药信息：当前随着制药工业的迅猛发展，新药不断涌现，在带给医师更多的治疗药物选择的同时，也带给他们更多的困惑，加上大量仿制药物和一药多名现象更使得医师开药无所适从，某些医药企业对药物的误导宣传，极大地干扰了医师，影响了临床治疗。此时需要给予医师信息支持，使其了解新药系统评价的有关内容，为临床合理使用提供依据；②合理用药信息：目前75%左右的中成药是由西医师处方的，部分医师有"西学中"的经历，接受过较系统的中医药理论知识培训，对中医理论和用药能融会贯通，但也有大部分西医师并未接受过系统培训，他们也希望能得到一些合理用药的信息。如：某患者，三叉神经痛复发，痛得说不出话，吃不下饭，睡不着觉。就诊后，西医师处方西药卡马西平和中成药山海丹胶囊，患者服药后当晚疼痛加剧。第二天医师咨询执业药师，药师分析该患者是热性体质，而山海丹胶囊主要含有人参、黄芪、灵芝、山羊血等温补药，不适合热性体质患者服用，于是医师嘱患者停服此胶囊，患者疼痛迅速缓解。随着临床药师的努力，很多药师已经在合理用药咨询方面形成了自身的特色；③药品不良反应：有关药品不良反应（ADR）的内容一直以来是医师咨询最多的问题。随着医师对ADR认识的提高，药师在配合医师做好ADR的发现、整理和上报工作的同时，还要及时搜寻国内外有关ADR的最新进展和报道，并提供给临床医师。通过ADR的咨询服务，有益于提高医师合理用药的意识和能力，为上市新药评审和注册提供依据，为药物经济学评价提供理论参数，为药物流行病学的调研及国家药品分类管理提供参考资料，为公正解决医患纠纷提供科学的论证指导；④药物相互作用和禁忌证：执业药师有责任提醒处方医师随时防范有禁忌证的患者，尤其是医师在使用本人专业以外的药物时。例如，某风湿专科医师给患者处方尪痹颗粒，时届冬日，患者另有咳嗽，再处方半夏露，而尪痹颗粒中含附子，按传统"十八反"，属禁忌用药。后经药师提醒，另择止咳药。

（3）护士用药咨询：由于护理的工作特点

决定了他们需要更多地获得有关药物的用法用量、药物不良反应/事件、特殊人群给药、注射剂的配伍禁忌、溶媒选择、注射剂浓度和输液滴注速度，以及输液药物的稳定性、配伍后的理化变化、药品的保管等信息。例如，临床应用中药注射剂，与其他西药注射剂联用，输液过程中经常出现絮状物。临床药师根据对药物理化性质的了解，对护士人员做了解释：中药注射剂特别是复方中药注射剂是一个不稳定高分子体系，酸碱等环境对其稳定性有很大影响。当与其他药物联合应用时，往往会打破稳定状态，产生絮状沉淀。为保证用药安全，建议临床用中药注射剂时，要单独输注，不要与其他药物混合，必要时可以使用带过滤装置的输液管，避免给患者造成伤害。

（二）用药教育服务内容

广义的用药教育包含药学宣教和狭义的用药教育。狭义的用药教育是指药师通过直接与患者及其家属交流，针对具体的用药个体，个性化地解答其用药问题，介绍相应药物和疾病知识，提供个性化用药知识的专业服务。其对象主要包括门诊患者、住院患者及患者家属。针对门诊患者的用药教育多指发药交代，两者的区别是发药交代多要求精简明了，相对内容较少；用药教育则要求尽量全面，教育内容涉及面广。

1. 用药教育的目的和意义　用药教育是通过收集与患者用药相关的信息，对患者进行合理用药知识的宣教和指导，介绍药物和疾病的知识，增强患者对相关知识的认知和了解，从而提高患者的用药依从性，减少不良反应，降低用药错误的发生率。用药教育的意义不仅在于为患者解决"吃什么药、怎么吃药"等专业问题，也旨在提供人文关怀，帮助患者平复情绪，对治疗重树信心。用药教育是执业药师全程化参与药学服务的一个不可或缺的重要环节，对于促进临床合理用药，保障药物治疗的安全有效，具有十分重要的意义。

2. 中药用药教育的主要内容　中药用药教育包括针对中成药和中药汤剂两方面的用药教育内容，概括如下：

（1）中成药的通用名、商品名，药物的主

要组成、功效主治及预期疗效。

（2）药物剂型、给药途径、剂量、用药时间和疗程，主要的用药注意事项。

（3）药物的特殊剂型、特殊装置、特殊配制方法的给药说明。

（4）用药期间应当监测的症状体征、检验指标及监测频率，解释药物可能对相关临床检验结果的干扰以及对排泄物颜色可能造成的改变。

（5）可能出现的常见和严重不良反应，可采取的预防措施及发生不良反应后应当采取的应急措施，发生用药错误（如漏服药物）时可能产生的结果以及应对措施。

（6）潜在的中成药-汤药、中成药-西药、汤剂-西药、中药-食物/保健品、中药-疾病及环境相互作用或禁忌。

（7）药品的适宜贮存条件，过期药或废弃装置的处理。

（8）患者对药物和疾病的认知，提高患者的依从性。

（9）饮食、运动等健康生活方式指导。

（10）患者如何做好用药记录和自我监测，以及如何及时联系到医师、药师。

中药汤剂和中成药的具体服法是中药用药教育的一大特色，执业药师在给患者做中药服法的用药教育时，须区别对待中成药与中药汤剂，应该重点掌握以下知识点。

（1）服药剂量：包括药物的首次剂量、维持剂量、每次服用剂量、每日服用剂量、服药频次、疗程等。如汤剂一般每日一剂，煎煮后根据疾病的轻重缓急分两至三次服用。发汗药、泻下药等药力峻猛者，一般得汗下或泻下为度，不必尽剂，以免耗伤正气。毒性大的药物当中病即止或逐渐减量，不宜长时间用药。中成药通常依照说明书标示的内容或遵医嘱服用。

（2）服药时间：可在中医天人相应理论的指导下，根据人体的气血运行与自然界白昼日照时间变化同步的规律来决定，即中药服用的最佳时间也应与自然界阴阳消长、疾病邪正盛衰和机体气血出入节律一致。《素问·生气通天论》云："阳气者，一日而主外，平旦人气生，日中而阳气隆，日西而阳气已虚，气门乃闭。"

说明人体阳气随昼夜推移而呈盛衰变化。《灵枢·顺气一日分为四时》云："以一日分为四时，朝则为春，日中为夏，日入为秋，夜半为冬。"将每日 24 小时分为 4 个阶段，夜半至黎明为阴中之阳，黎明至中午为阳中之阳，中午至黄昏为阳中之阴，黄昏至夜半为阴中之阴。因此，中药服用（尤其是汤剂）的具体时间应根据病患具体情况个体化。常见的特殊服法包括：①空腹服：包括饭前空腹服用、晨起空腹服用及晚睡前空腹服用三种情况。峻下逐水药宜空腹服，可使药力直达病所，如《伤寒论》中的十枣汤方后注明要求清晨空腹服下；驱虫药空腹服可使药效更佳；攻积导滞药空腹服用可使泻下之力更强。此外，一些活血化瘀药也宜空腹服药，如仲景之桃核承气汤，其强调"先食"，后世医家在应用活血化瘀之剂时亦多注明"食前"或"空心服"，体现了《神农本草经》之"病在四肢血脉者，宜空腹而在旦"的思想。②饭前服：一般而言，病在膈以下，如鼓胀、淋证、阴肿等肝、肾脏病变，宜饭前服，旨在使药力不受饮食影响，直达病所，发挥最佳效力。此外，补益药宜饭前服以利于吸收，如六味地黄丸、参苓白术散等；制酸药宜饭前服，以减少胃酸分泌，增强对胃黏膜的保护，如乌及散。③饭后服：一般而言，病在膈以上，如头痛、眩晕、目疾、咽痛等宜饭后服，使药物借胃中谷气，持续达于上焦病所，便于发挥药效。此外，对胃肠道有刺激的药物及苦寒伤胃之药宜饭后服，如皂角丸、羚羊角散；健胃消食药宜饭后服，如保和丸、大山楂丸等。④清晨服：利水蠲饮祛湿剂可于清晨服，如通阳利湿之鸡鸣散即宜于五更时服药，盖因水湿之邪一般多留于阳分、气分，清晨进药，既可借营卫之气行阳之际，载药直达病所，又可因清晨人体阳气旺盛，增强药物温行水湿之力。此外，涌吐痰涎截疟的常山饮，以及截疟七宝饮等均宜清晨服用，因为"平旦至日中，天之阳，阳中之阳也，此天气在上，人气亦在上"，此时服药效力更佳。⑤清晨至午前服：凡需借助阳气扶正祛邪的方药，均宜清晨至午前服，此时处于阴中之阳、阳中之阳，阳气渐旺，有助于发挥最大药力，扶助正气，祛除病邪。如东垣认为"午前为阳之分，当发汗；午后阴之分，不当发汗"，因而发汗解表药宜取清晨至午前分温三服，病瘥即止，如桂枝汤、麻黄汤、桂枝加葛根汤、九味羌活汤等即宜午前服。此外，凡温补肾阳、温阳健脾等方药，亦宜清晨至午前服，借助阳气充盛之势增强扶正祛邪之药效，如金匮肾气丸、附子理中丸、右归丸等。⑥午后至夜晚服：具有滋阴潜阳、清热解毒、重镇固摄的中药，应在午后至夜晚服，此时为阳中之阴、阴中之阴，可助药物发挥养阴、清热、摄纳、潜藏的功效。例如寒下之剂宜午后至夜晚分服，得效即止，盖因寒下之剂多用大苦大寒之品峻下热结，寓"釜底抽薪""急下存阴"之意。东垣认为"乃当日巳午之后，为阴之分下之"，李梴亦谓"凡下积聚、癫狂、须五鼓或平旦空心服药。伤寒潮热，不纳饮食者，巳时以后尤好。故曰：下无太晚，下不厌晚。杂病皆同"，皆为取午后人体气机下降之时协助泻下药从内从下夺其病势之意。⑦睡前服：安神药宜睡前服，如酸枣仁汤、朱砂安神丸、天王补心丸等；涩精止遗药宜睡前服，以便增强治疗梦遗滑精之效；部分缓泻药宜睡前服，以便翌日清晨排便；治疗夜间盗汗、夜半腹痛者，均宜睡前服用。⑧临近疾病急性发作时服：截疟药宜于疟疾发作前1~2小时服用；平喘药宜于哮喘发作前2小时服用。⑨其他：急性病应立即服药；慢性病宜定时服药；调经药应根据不同病因分别于经前、经期及经后服用不同的汤药；呕吐、惊厥、石淋、咽喉病须煎汤代茶饮者，均可不定时服药。

（3）服药频次：①分服：即将一天的药量分次服用。中成药多遵照说明书服用。汤剂通常采用一日2次的服法；年老体弱、久病体虚患者，宜采用少量多次的服药方法，可分为3~4次服用。此外由于治疗疾病的需要，部分药物可日三夜一服用。如麦门冬汤治疗咳逆证，因肺阴虚内热多于夜间加剧，故夜间需加服一次；奔豚汤治疗奔豚气上冲胸，腹痛，往来寒热，发作频繁，故日三夜一服用以利于控制症状。②顿服：指将一剂药量一次服完。顿服法服药量大力峻，起效较快，多用于正气未虚的急重症治疗，年老体虚患者慎用此法。如《金匮要

略》中的大黄牡丹汤，方后注云："右五味，以水六升，煮取一升，去滓，纳芒硝，再煎沸，顿服之"，其意是指集中药力，直趋下焦而泄热邪。此外如桑杏汤、瓜蒂散等也宜顿服。③频服：指少量多次，频频服用的方法。本法多用于病变在上焦者，如咽喉病，旨在服药时取少量多服的方法，即少饮慢咽，多次饮用。目的是使药力能持续作用于咽喉，达到清解热邪之功。如《伤寒论》中治疗少阴咽痛的半夏汤和苦酒汤。此外，止吐药宜小量多次频服；重病、急病可间隔4小时左右服药一次，昼夜不停，以使药效持续。④连服：指在短时间内连续给予大剂量药物的服用方法。连服可在短时间内使体内药物浓度达到较高水平，多用于急病和危重症的治疗。

（4）服药温度：①温服：一般汤剂均适宜温服，对于丸、散、胶囊、片剂等固体剂型，除有特殊规定外，通常用温开水送服。温服一方面可和胃益脾，避免损伤脾阳，如补益类的汤药以及散寒的当归四逆汤等；另一方面可减轻药物对胃肠道的刺激，如乳香、没药、瓜蒌仁等。②热服：适用于解表药、寒证药以助药力。如解表药需趁热服用，服后须温覆衣被，或啜热稀粥以助发汗，如桂枝汤、麻黄汤。治疗寒证用热药宜热服，如出现真热假寒之证也应寒药热服。③冷服：通常适用于解毒药、止吐药、热证药、清热祛暑药。如中毒患者服用热药易促进毒药扩散，因此冷服为宜。治疗热证用寒药宜冷服，如玉女煎清胃滋阴，治水亏火盛、烦热干渴，即宜冷服。如出现真寒假热之证也应热药冷服，以防格拒药势。此外如蚕矢汤、鸡鸣散等，古人亦要求冷服。

（5）服药方式：一般而言，丸剂、散剂、片剂、胶囊剂等固体剂型通常直接以温开水送服。其中大蜜丸可咀嚼服用，或分成小丸服用；老人、儿童及吞咽困难的患者可将普通片剂等碾碎服用，但应注意缓控释制剂不可碾碎，以免影响药物的生物利用度，如雷公藤缓释片等。含片和舌下片用药时需保持口腔湿润，其中舌下含服速效救心丸、复方丹参滴丸、冠心丹参滴丸等应将药物放于舌下。咽喉含片（丸）如草珊瑚含片、金嗓子喉宝、清咽滴丸等是将药

物含于口中，然后合并双唇，避免搅动舌头，直至药物完全溶解，在用药过程中应避免吃喝吞咽、抽烟等动作，不可咀嚼或吞咽药物。颗粒剂用开水冲服。口服液、糖浆剂可直接服用。煎膏剂可以用温开水化开后服用。胶剂可用水或黄酒加热熔化后服用，或兑入煎好的药液中加热烊化服用，如阿胶、鳖甲胶、鹿角胶等。茶剂用时以沸水泡汁或煎汁，不定时饮用。

（6）中成药特殊剂型的使用：中成药剂型种类繁多，既有汤、丸、散、膏、丹、酒、胶、露等传统剂型，又有片剂、颗粒剂、胶囊剂、气雾剂、注射剂等现代剂型。除常用的丸剂、散剂、片剂、颗粒剂、胶囊剂等口服剂型外，尚有外用剂型以及部分特殊剂型需要在临床使用时向患者特别交代使用方法和注意事项。

（7）中药安全性的用药教育：中医药的发展和临床应用具有悠久的历史，形成了完整的理论体系，部分中药因其疗效确切、服用方便、不良反应相对较少等特点，在临床上得到广泛应用，受到患者的青睐。但值得注意的是，现在社会上流传着"中药没有副作用""有病治病、无病强身"等错误观点，从而导致部分患者长期、盲目、大量滥用中成药，不仅不能使中药发挥防病治病、保健康复等应有的作用，反而造成了资源浪费，甚至引起严重不良反应和不良事件的发生。因此对患者进行中药的用药安全性教育，促进中药的合理使用，是中药师的重要职责所在。①中药临床应用基本原则：中药师首先应告知患者，中药必须在中医理论的指导下辨证用药、辨病辨证用药，根据患者的表现，依据中医理论，辨认、分析疾病的证候，针对证候确定具体治法，再依据治法遣方用药，即所谓"法随证立，方从法出"。因此中药的临床应用需要在临床医生的诊断和药师的指导下使用，不能仅根据西医诊断和个人理解选用药物。②正确认识中药的毒性：药师应加强对患者的宣传教育和指导，提醒患者注意服药方法，如服用乌头类中药时，应避免大量饮酒，减少不良反应的发生，同时应特别注意特殊人群的用药宣教。如雷公藤制剂具有生殖毒性，育龄期人群应避免服用；含马兜铃酸类药材可导致严重肾损害，肾功能不良患者及老人、

儿童应避免使用等。③中药不良反应的认知与应对方法：常见的药物不良反应及其应对方法是患者最为关心的问题，也是安全性用药教育中需要重点交代的部分。应教育患者正确认识药物的不良反应，同时需加强对可能出现的不良反应进行监测，在发生不良反应后应及时处置，并在日常用药中加强对药物不良反应的预防。

3. 应用药品的特殊提示

（1）需特殊提醒的用药人群：①老年人的用药：随着年龄的增长，老年人的各组织、器官的功能呈退行性改变，他们对药物的反应和普通人相比，也有很大的差异。老年病患者往往慢病多病共存，服用药品种类多，依从性差，故临床药师在指导老年人合理用药时要重点关注药物的使用剂量和药物之间的相互作用，减少药物的不良反应和药源性疾病，提高老年人用药的安全性。在调整老年人给药方案时要与老年人的生活方式相适应，如选择适宜的规格、使用容易打开的瓶子和适合吞咽的剂型，选择醒目的辅助标签等，以提高老年患者用药的依从性。②妊娠期及哺乳期妇女的用药：妊娠期及哺乳期妇女的药品使用关系到母子双方的安全，执业药师在指导用药时，要充分考虑此类患者的生理和药动学特点，选择临床应用时间长且安全的药物，注意从低剂量开始。使用中药时，要注意中药之间的配伍，注意妊娠禁忌。使用西药时，要尽量选择半衰期短、高蛋白结合、生物利用度低和低脂溶性药物。要关注药品说明书中"妊娠和哺乳期妇女用药"项下的内容，禁止指导使用其项下规定禁止使用的药物。对患者要进行用药教育，对于一天只服一次的药品，建议晚上给药，这样可延长与哺乳时间的间隔。对于一天服用多次的药物建议哺乳后立即给药，要告知患者不能自行用药。③婴幼儿和儿童的用药：婴幼儿和儿童处在生长发育阶段，药物在体内药效学和药代学的特点与成人不同，执业药师要注意研究婴幼儿及儿童的生理特点和用药特点，严格掌握用药指征和药物剂量。在指导使用中药时，要注意小儿为纯阳之体、体质柔嫩、气血未成、脏腑甚脆、极易伤残的特点，要避免或减少使用猛药

重剂，以免伤害儿童及婴幼儿。在指导使用西药时，要推荐选择适宜的剂型、合理的剂量，副作用小的品种，避免推荐儿童禁止使用的药物如氟喹诺酮类、四环素类等药物。要对患儿家长进行必要的用药教育，如药品的使用方法、使用疗程、药品保存及注意事项等。④肾功能不全患者的用药：肾是调节机体水和电解质的重要器官，也是药物及其代谢产物排泄的重要器官，肾功能不全对药物的吸收、分布、代谢、排泄过程均有重要影响。执业药师在指导肾功能不全患者的用药时要重点关注对肾功能有影响的药物，注意药物之间的相互作用，避免产生新的肾损害。指导患者定期检查肾功能，关注病情变化，注意药物剂量，避免过量。⑤肝功能不全患者的用药：肝功能不全对体内药物的药动学影响重大，一般情况下，其对药物代谢的影响与疾病的严重程度呈正比。执业药师在指导此类患者的用药时要注意在明确诊断的前提下，选择低风险药物，避免或减少使用对肝脏毒性大的药物，注意药物之间的相互作用，在联合用药时，要避免肝毒性药物的合用。要选择肝毒性小，从肾脏排泄的药物。初始宜从小剂量开始，必要时要进行血药浓度监测，做到个体化给药。要指导患者定期检查肝功能，及时调整治疗方案。

（2）需特殊提示的情形和特别注意的问题：①患者同时使用 2 种或 2 种以上含同一成分的药品时；或合并用药较多时。②当患者用药后出现不良反应时；或既往曾发生过不良反应事件。③当患者依从性不好时；或患者认为疗效不理想，或剂量不足以有效时。④病情需要，处方中配药剂量超过规定剂量时（需医师双签字）。处方中用法用量与说明书不一致，或非药品说明书中所指示的用法、用量、适应证时。⑤患者正在使用的药物中有配伍禁忌或配伍不当时（如有明显配伍禁忌时应第一时间联系该医师以避免纠纷的发生）。⑥第一次使用该药的患者。⑦近期药品说明书有修改（如商品名、适应证、剂量、有效期、贮存条件、药品不良反应）。⑧患者所用的药品近期发现严重或罕见的不良反应。⑨使用含有毒中药或有毒成分药品的患者。⑩同一种药品有多种适应证或用药

剂量范围较大或剂量接近阈值时。⑪药品被重新分装，而包装的标识不清晰时。⑫使用需特殊贮存条件的药品时；或使用临近有效期药品时。

（三）健康宣教服务内容

健康宣教是执业药师为公众提供药学服务最直接有效的方法之一。其中，药学宣教是药师所提供的健康宣教服务中最常见的内容。药学宣教主要面向患者及其家属、广泛健康大众，也可面向医生、护士，往往提供某一具体药物治疗及合理用药相关知识的宣传和教育，如：如何家庭煎煮解表药、如何服用膏滋中药等。

健康宣教的内容往往有别于用药咨询及用药教育，其内容更偏向于健康知识的科普或药物治疗中普遍存在问题的集中解决等，内容具有相似性，宣教具有普适性，宣教对象的心理期望往往具有共性。具体服务可以采取讲座形式集中讲解，听者往往也可以在现场通过互相讨论获取更多地知识。健康宣教的主要形式除可集中讲座宣教外，还可视频宣教、网络宣教、电话或电台访谈宣教、科普文章宣教等。

面向患者或健康大众的药学宣教内容主要包括：特殊药物的煎煮方法、不同类型方剂的煎煮方法、药物的贮存方法及条件、药物的用法用量、服药期间注意事项、用药禁忌、不良反应、服药期间需要监测的指标等。

二、中药处方点评

中药处方点评是根据相关法规、技术规范，对中药处方书写的规范性及药物临床使用的适宜性（用药适应证、药物选择、给药途径、用法用量、药物相互作用、配伍禁忌等）进行评价，发现存在或潜在的问题，制定并实施干预和改进措施，促进临床药物合理应用的过程。根据点评的处方内容，分为中药饮片处方点评和中成药处方点评。

（一）中药处方点评的目的和意义

目前，中药饮片处方书写不规范的情况在部分医疗机构或中医诊所中仍然存在，中药饮片及中成药临床应用中存在诸多不合理问题，如药不对证、不合理配伍、超剂量使用、超疗

程使用等。药师开展中药处方的点评工作是为了更好地发现存在的问题，及时实施干预措施，以达到改进与提高中药处方质量，促进合理用药，最终提高医疗质量，保障医疗安全的目的。

无论是医疗机构的药师，还是零售药店的药师，积极开展中药处方点评意义重大：有利于发挥药学人员在药物使用过程中的作用与责任；有利于提升中药治疗水平，提高医疗质量；有利于处方或用药医嘱以及调剂工作的规范，防范发生与用药有关的错误；有利于提高患者对医院和医务人员信任度，提高患者用药依从性，改善医患关系与构建和谐社会；有利于降低医疗费用，节约医疗卫生资源。

总之，中药处方点评是"医疗质量改进"和"药品临床应用管理"的重要组成部分，是提高药物治疗水平的重要措施。

（二）中药处方点评的依据和形式

中药处方点评的依据是《中华人民共和国药典》《药品管理法》《处方管理办法》《医院处方点评管理规范（试行）》、药品说明书、临床指南、教科书、合理用药的评价指标、国家制定的各项药物使用管理规范如《医院饮片管理规范》《中药处方格式及书写规范》《中成药临床应用指导原则》等。

处方点评药师应掌握系统药学专业知识、了解一般医学知识，具有较丰富药物合理应用知识；具有获得信息如新药和临床正确、适宜使用药物新知识的能力；熟悉相关的药事法律法规；具有较强的交流沟通技能。药师依据本医疗机构或药店的实际情况，确定抽样办法和抽样率。中成药点评医疗机构门急诊抽样率一般不少于总处方量的1‰，且每月点评总处方数不少于100张；病房（区）抽样量按出院患者病历数抽取医嘱单，抽取率应不少于1%，且每月点评出院病历绝对数不少于30份。中药饮片点评门急诊中药饮片处方抽查率不少于中药饮片总处方量的0.5%，每月点评处方绝对数不少于100张，不足100张的全部点评；病房（区）中药饮片处方抽查率（按出院病历数计）不少于5%，且每月点评出院病历绝对数不少于30份，不足30份的全部点评。处方点评工作要有完整、准确的书面记录和报告。

零售药店药师具体抽样方案可由相关医疗管理部门或本店负责质量管理的药师确定，处方量较少的药店亦可将每月中药处方全部进行处方点评。

（三）中药处方点评的内容和结果

中药处方点评的具体内容和结果判定可以参考《医院处方点评管理规范（试行）》及中华中医药学会颁布的《中药饮片处方审核与点评技术规范》的相关内容。处方点评结果分为合理处方和不合理处方，不合理处方包括不规范处方、用药不适宜处方及超常处方。

可以判定为不规范处方的情况包括：①处方的前记、正文、后记内容缺项，书写不规范或者字迹难以辨认的；②医师签名、签章不规范或者与签名、签章的留样不一致的；③药师未对处方进行适宜性审核的（处方后记的审核、调配、核对、发药栏目无审核调配药师及核对发药药师签名，或者单人值班调剂未执行双签名规定）；④新生儿、婴幼儿处方未写明日、月龄的；⑤西药、中成药与中药饮片未分别开具处方的；⑥未使用药品规范名称开具处方的；⑦药品的剂量、规格、数量、单位等书写不规范或不清楚的；⑧用法、用量使用"遵医嘱""自用"等含糊不清字句的；⑨处方修改未签名并注明修改日期，或药品超剂量使用未注明原因和再次签名的；⑩开具处方未写临床诊断或临床诊断书写不全的；⑪单张门急诊处方超过五种药品的；⑫无特殊情况下，门诊处方超过7日用量，急诊处方超过3日用量，慢性病、老年病或特殊情况下需要适当延长处方用量未注明理由的；⑬开具麻醉药品、精神药品、医疗用毒性药品、放射性药品等特殊管理药品处方未执行国家有关规定的；⑭医师未按照抗菌药物临床应用管理规定开具抗菌药物处方的；⑮中药饮片处方药物未按照"君、臣、佐、使"的顺序排列，或未按要求标注药物调剂、煎煮等特殊要求的。

可以判定为用药不适宜处方的情况包括：①适应证不适宜；②遴选的药品不适宜；③药品剂型或给药途径不适宜；④无正当理由不首选国家基本药物；⑤用法、用量不适宜；⑥联合用药不适宜；⑦重复给药；⑧有配伍禁忌或者不良相互作用；⑨其他用药不适宜情况。

可以判定为超常处方的情况包括：①无适应证用药；②无正当理由开具高价药；③无正当理由超说明书用药；④无正当理由为同一患者同时开具2种以上药理作用相同药物。

（四）中药处方点评的案例分析

1. 中药饮片处方点评案例

××× 医院处方笺　　医 保
中草药处方笺

定点医疗机构编码：04110001　　　　门诊中药房
科别：中医呼吸科　2023年08月06日　病历号：655176
姓名：李×× 　　性别：女　　　年龄：45

| 临床诊断：
咳嗽
咽喉肿痛
发热、舌红，
苔黄、脉数
肝功能受损 | 葛根15g　升麻6g　赤芍药10g 射干10g

山豆根15g 绵马贯众15g 青连翘15g 桑白皮15g

生甘草 6g

五付，水煎服，每日一付，每付熬两遍，早、晚餐后各服一次 | |
| 过敏试验：
无 | 医师：陈盈　　医师签名（盖章） | 陈盈
0732 |

药品金额：×××××　审核/调配签名（盖章）×××　核对/发药签名(盖章)×××
药师提示：1.请遵医嘱服用；2.请在窗口点清药品；3.处方当日有效；4.发出药品不予退换。

（1）处方类型：不适宜处方

（2）分类原因：①山豆根，有毒，单次用量超量，属于用量不适宜；②绵马贯众，有小毒，单次用量超量，属于用量不适宜。

（3）点评要点：①山豆根，有毒，《中国药典》（现行版）规定的每日剂量为3～6g，处方用量15g，大于《中国药典》规定的剂量，用量不适宜；②绵马贯众，有小毒，《中国药典》（现行版）规定的每日剂量为4.5～9g，处方用量15g，大于《中国药典》规定的剂量，用量不适宜；③综上，此处方属于不合理处方中的不适宜处方。

2. 中成药处方点评案例

××× 医院处方笺　　医 保
中成药处方笺

定点医疗机构编码：04110001　　　　门诊中药房
科别：中医呼吸科　2023年11月08日　病历号：6534423
姓名：张×× 　　性别：男　　　年龄：50岁

| 临床诊断：
外感咳嗽
痰热壅肺证
咳嗽、咽痛、
咽干 | 复方鲜竹沥液　20ml×36支　口服
　　　　　　每次20ml　每日三次

养阴清肺口服液　10ml×12瓶　口服
　　　　　　每次10ml　每日三次 | |
| 过敏试验：
无 | 医师：陈贤　　医师签名（盖章） | 陈贤
0706 |

药品金额：×××××　审核/调配签名(盖章)×××　核对/发药签名(盖章)×××
药师提示：1.请遵医嘱服用；2.请在窗口点清药品；3.处方当日有效；4.发出药品不予退换。

（1）处方类型：不适宜处方。

（2）分类原因：①辨证为痰热壅肺证，处方养阴清肺口服液，属于中医证型不适宜（适应证不适宜）；②外感咳嗽，辨证为痰热壅肺证，处方复方鲜竹沥液36支（12天），用量偏大（疗程大于3天），属于用法用量不适宜。

（3）点评要点：①养阴清肺口服液可养阴润肺、清热利咽，主要用于咽喉干燥疼痛，干咳、少痰或无痰；患者咳嗽，辨证为痰热壅肺证，处方养阴清肺口服液属适应证不适宜；②外感咳嗽，辨证为痰热壅肺证，属于急性病证，处方用量不宜超过3天用量；此外，复方鲜竹沥液含有生半夏，其属于有毒中药，不宜长期服用。处方用量为12天，属于用法用量不适宜；③综上，此处方属于不合理处方中的不适宜处方。

三、药物重整服务

药物重整是指药师在住院患者入院、转科或出院等重要环节，通过与患者沟通、查看相关资料等方式，了解患者用药情况，比较目前正在使用的所有药物与用药医嘱是否合理一致，给出用药方案调整建议，并与医疗团队共同对不适宜用药进行调整的过程。

药物重整的服务对象为住院患者，重点面向的患者包括：①接受多系统、多专科同时治疗的慢性病患者，如慢性肾脏病、高血压、糖尿病、高脂血症、冠心病、脑卒中等患者；②同时使用5种及以上药物的患者；③医师提出有药物重整需求的患者。

药物重整服务的主要内容包括：①入院患者药物重整服务。通过与患者或其家属面谈、查阅患者既往病历及处方信息等方式，采集既往用药史、药物及食物过敏史、药品不良反应等相关信息。②转科、出院患者药物重整服务。药师根据转科或出院医嘱，对比正在使用的药物与医嘱的差异。如正在使用的药物与医嘱存在不适宜用药或出现不一致情况，药师应当提出用药方案调整建议，并与经治医师沟通，由医师确认后调整。药师建立药物重整记录表。

对于零售药店的药师而言，尤其是那些在特药药房或慢病药房实施药学服务的药师们，在药物治疗管理工作中为患者建立用药档案或者撰写药历时，需要对患者既往用药或者出院用药资料进行仔细收集，认真记录并且分类整理，以便对患者的购药处方进行全面审核及为后期持续提供药学服务做好铺垫。药店药师在收集整理患者的既往用药时（含西药、中成药、中药饮片等），若发现患者存在或有潜在的药物问题时，应该及时为患者指出，告知其就医。对于部分双通道药店的药师，发现患者的治疗问题后可联系处方医师，并向其提出用药方案调整建议，最终由经治医师确认后调整处方。

四、药学监护服务

药学监护是指药师应用药学专业知识为住院患者提供直接的、与药物使用相关的药学服务，以提高药物治疗的安全性、有效性与经济性。药学监护重点服务的患者和疾病情况包括：①病理生理状态存在脏器功能损害者、儿童、老年人、存在合并症的患者、妊娠及哺乳期患者；②具体疾病常见重症感染、高血压危象、急性心力衰竭、急性心肌梗死、哮喘持续状态、癫痫持续状态、甲状腺危象、酮症酸中毒、凝血功能障碍、出现临床检验危急值、慢性心力衰竭、慢性阻塞性肺疾病、药物中毒的患者等，既往有药物过敏史、上消化道出血史或癫痫史的患者等；③治疗过程中，应用治疗窗窄的药物、抗感染药物、抗肿瘤药物、免疫抑制剂、血液制品等，接受溶栓治疗，有基础病的患者围手术期用药，血药浓度监测值异常，出现严重药品不良反应，联合应用有明确相互作用的药物，联合用药5种及以上，接受静脉泵入给药、鼻饲或首次接受特殊剂型药物治疗；④存在特殊治疗情况，如接受血液透析、血液滤过、血浆置换、体外膜肺氧合。

住院患者药学监护服务应贯穿于患者药物治疗的全过程，从确认患者为监护对象开始，至治疗目标完成、转科或出院为止。如患者有转科，再次转回病区后，应重新评估是否将其列为药学监护对象。药师对患者开展药学监护的要点包括用药方案合理性的评估、用药方案疗效监护、药品不良反应监护、药物治疗过程监护、患者依从性监护、药物基因检测及治疗药物监测等结果进行解读等。

中医药治疗的药学监护思维需要药师以逻辑思维为主，辨证思维为辅，综合运用中医临床理论、临床中药学、西医西药等理论知识，紧密联系实践案例，逐渐形成。具体实践过程包括首次查房、治疗过程及出院用药教育。对于首次查房应该重视中医四诊资料采集、既往中西药物使用情况，并且归纳药学问题；对于治疗过程监护应该重视在明确的中西医病名下，分析首次诊疗方案（含中医治则治法）及具体方药；对于出院用药教育，不仅告知患者出院所带的中、西药的服用知识，还应该包括服药期间的饮食调摄、复诊交待等。在中医药治疗相关的药学监护过程中，药师往往需要先归纳出中医药方案拟解决的临床问题，其具体方法包括：①根据临床首次病程中制定的诊疗计划，归纳出患者整个疗程中拟解决的问题主线；②根据患者现阶段存在的最急迫的问题（可能是某个症状或多个症状形成的证型），归纳出目前最需要解决的临床问题；③现阶段存在多个问题时，应该根据病情发展的主线，分析问题发生的先后顺序，找出其中的因果关系，归纳出最关键的临床问题。

药师在进行中医治疗方案分析时，一定要围绕拟解决的问题，全面分析中药饮片处方。可先根据处方的组成药物归纳出基本方剂，可能归纳出多种基本方剂，应根据治则和治法确定最适合的基本方剂。对于不能归纳出适宜基本方剂的处方，可分析处方的君、臣、佐、使组方原则。若药物多而杂，不能归纳基本方剂，又无法分析其君臣佐使的处方，可以先将药物根据其药性进行分类，然后根据治则和治法进行分析。药师在进一步对饮片处方进行药物分析时，应先与前面分析所得基本方剂的原方组成药味对比，找出是否存在加味或减味？理由是什么？与基本方剂中每味药物的剂量、主要药物的组成比例对比，有无变化？与基本方剂中药物来源的选择对比，是否合理？与基本方剂中药物炮制品种的选择对比，是否合理？全面分析整个处方中药物的组方原则、配伍禁忌、炮制品的选用、相互作用、用法用量、疗程等，是否合理？最后，药师针对中医药治疗方案的合理性进行评估，对中药饮片治疗方案，从选方、选药、剂型、服法等提出建议，供临床医师参考。同时，对新的治疗方案从症状、体征

（含舌象、脉象）、检验、检查结果等方面提出具体监测计划。

五、居家药学服务

居家药学服务是指药师为居家药物治疗患者上门普及健康知识，开展用药评估和用药教育，指导贮存和使用药品，进行家庭药箱管理，提高患者用药依从性等个体化、全程、连续的药学服务。

居家药学服务内容至少包括：①评估居家患者药物治疗需求，如使用的药品中是否含有需使用特殊给药途径的药品和/或高警示药品、最近是否有较大用药调整、家中是否余药较多并存在过期用药风险等。药师应当依据评估结果，与居家患者共同制定药学服务计划；②对于用药种数多的患者，药师可协助整理和制作用药清单；③居家患者对所用药物有疑问时，药师宜提供用药咨询服务；④药师应当了解居家患者的用药依从性，进行药物的使用目的、用法用量、注意事项等用药教育；⑤药师可指导有需要的居家患者清理家庭药箱，关注家中药品的有效期、性状和贮存条件等，对居家患者进行药品整理、分类存放、过期或变质药品清理提供服务指导等；⑥药师对居家患者所用药品的常见不良反应进行询问和筛查；⑦药师通过对居家患者所用药品的整理，判断是否存在药物相互作用；⑧在访视中发现居家患者存在药物治疗问题，药师应及时与家庭医生沟通，由家庭医生确定是否需要调整药物治疗方案。

六、药学门诊

药学门诊服务是指医疗机构药师在门诊或零售药店药师为患者提供的用药评估、用药咨询、用药教育、用药方案调整建议等一系列专业化药学服务。

中药药学门诊服务的特色内容包括：①中药汤剂的个性化煎法、服法、用量、服后调摄、饮食禁忌及煎煮前后的贮藏方法；②各种中药材及饮片的真伪优劣鉴定，尤其是名贵细料药材及饮片；③中成药使用的基本原则、多种中成药使用的合理性及安全性；④具体中成药的用法用量及注意事项、贮藏方法；⑤多种中成药之间的相互作用、中西药联用的相互作用等；⑥含有毒性中药饮片的汤剂及中成药的用法用量；⑦中药常见不良反应及事件的处理；⑧中药饮片的配伍禁忌及证候禁忌；⑨中药饮片与中成药联用的注意事项；⑩中药饮片与西药联用的注意事项；⑪中药外洗、熏蒸等外用注意事项；⑫保健食品、传统滋补药的安全性；⑬特殊人群（老年人、孕妇、哺乳期妇女、婴幼儿、肝肾功能不全者等）服用各种中药的注意事项。

七、互联网药学服务

互联网药学服务是指通过互联网平台，为消费者提供药物咨询、处方审核、用药指导等专业化服务。这一服务模式是医药零售业与电子商务相结合的产物，旨在满足消费者日益增长的便捷、高效购药需求，并逐渐成为医药行业中不可或缺的一部分。互联网药学服务打破了传统药学服务的时空限制，使得药学服务更加便捷、高效，覆盖面更广。

目前，互联网药学服务市场主要由在线药品销售平台、在线医疗咨询平台、移动医疗应用程序等构成。

（刘　力　毛　敏）

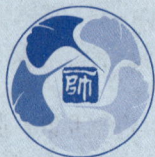

第十三章 中药用药安全

第一节 中药安全应用和药物警戒

一、中药药物安全性的认识

（一）传统中医药对药物安全性的认识

我国传统中医药对药物安全性的认识主要包括配伍禁忌、妊娠禁忌、毒性分级、中毒解救及炮制减毒思想等。这些思想是在中医药的长期使用中积累而来的，是历代中医药学家临床用药经验与智慧的结晶。至今仍然是指导临床安全合理用药的依据，对保障临床用药安全起着非常重要的作用。

1. 毒性分级思想 毒性是指药物对机体的损害性。有些有毒药物的治疗剂量与中毒剂量比较接近，治疗用药时安全范围较窄，易引起中毒反应。因此为确保用药安全，就必须认识和了解中药的毒性。中医药的毒性分级思想在中医药理论形成之初就已逐步产生并持续发展。如现存最早的本草著作《神农本草经》将药物按照功效及毒性分为上、中、下三品："上药一百二十种，为君，主养命以应天，无毒，多服、久服不伤人；中药一百二十种，为臣，主养性以应人，无毒有毒，斟酌其宜；下药一百二十五种，为佐使，主治病以应地，多毒，不可久服。"魏晋时期的《名医别录》，首次将中药分为大毒、有毒、小毒三个等级。明代《本草纲目》则将毒性中药分为大毒、有毒、小毒、微毒四个等级。清代对药物的分级进一步细化，如汪昂《本草易读》将毒性中药分为了大毒、有毒、小毒、微毒、微有小毒五个等级。可见，中药的毒性分级思想在中医药的临床治疗中始终受到关注，并有着持续的传承和发展。

2. 配伍禁忌思想 中医药配伍禁忌思想与中药配伍用药的临床治疗方法密切相关。中医辨证用药讲求多种中药之间的君臣佐使配伍，也就不可避免地会产生中药的配伍禁忌。早在《神农本草经》中就提到了"勿用相恶相反"的配伍禁忌理论。到了金元时期，随着中药经典配伍禁忌理论"十八反""十九畏"的提出，标志着中医药配伍禁忌思想理论体系的成熟。至今，"十八反""十九畏"仍然是中药配伍禁忌思想理论体系的核心内容。

3. 妊娠禁忌思想 中药妊娠禁忌思想由来已久，早在《素问·六元正纪大论》中就提到"妇人重身，毒之何如"，对妊娠用药进行了论述。此后，历代本草著作和中医药典籍都对妊娠禁忌思想多有涉及。如东汉《神农本草经》中收载了瞿麦、牛膝等多味堕胎药物；魏晋时期的《本草经集注》专设了堕胎药项，并载药41种；唐代《产经》收载82种妊娠禁忌药；宋代以后陆续出现了多个版本的妊娠禁忌歌诀，较为流行的如元代李杲的《妊娠用药禁忌歌》："蚖斑水蛭及虻虫，乌头附子配天雄；野葛水银并巴豆，牛膝薏苡与蜈蚣；三棱芫花代赭麝，大戟蝉蜕黄雌雄；牙硝芒硝牡丹桂，槐花牵牛皂角同；半夏南星与通草，瞿麦干姜桃仁通；硇砂干漆蟹爪甲，地胆茅根都失中。"《中华人民共和国药典》中即对妊娠禁忌中药进行了标注。

4. 中毒解救思想 在传统中医药的理论体系中，很早就提出了中药的中毒解救思想。如早在《本草经集注》就提到了"半夏毒，用生姜汁，煮干姜汁并解之"的解毒方法。葛洪《肘后备急方》则设有专篇论述中药解毒方法，详细记述了狼毒、雄黄、蜀椒、羊踯躅等多种毒性中药的解毒方法。此后的《备急千金要方》《千金翼方》等医药学著作中，也记述了多种中药的中毒解救方法，并列出了部分解毒方剂。

可见中药的中毒解救思想在历代中医药典籍中多有论述，并对保障临床用药安全起着重要作用。

5. 用药剂量与疗程 在中医药治疗过程中，用药剂量和疗程很早就受到临床的关注。《神农本草经》中就提到："若用毒药疗病，先起如黍粟，病去即止，不去倍之，不去十之，取去为度。"《素问·五常政大论》中也指出："大毒治病十去其六，常毒治病十去其七，小毒治病十去七八，无毒治病十去其九，谷肉果菜食养尽之，无使过之伤其正也。"可见在传统中医药的治疗中，始终关注着用药的剂量和疗程，尤其是对于毒性中药，提出应从小剂量开始尝试，逐渐加量，同时应注意中病即止，避免长期大量服用。

（二）现代中医药对药物安全性的认识

现代中医药对中药安全性的认识，既承袭了中医药数千年的安全用药思想，对我国历代医药学家的安全合理用药经验进行了精炼和总结，有着丰富的中医药理论底蕴和特色，又借鉴了现代西方药物警戒理论体系的思想，包括了对药物安全性的基础研究和临床用药问题的发现、评估、认识与防范。如传统中药的毒性分级思想，在现代本草著作和历版中药材教材中都有记载，大多遵古沿用了历代本草的毒性分级法。如《中华本草》将毒性中药分为极毒、大毒、有毒、小毒四个等级，《中药大辞典》将毒性中药分为剧毒、大毒、有毒、小毒、微毒五个等级，《中国药典》则规定毒性中药分为大毒、有毒、小毒三个等级。传统中医药理论中的配伍禁忌、妊娠禁忌思想，在包括现代药典和教科书在内的各类中医药著作中仍有论述，并指导着现代临床用药。关于毒性中药的用药剂量与疗程，在现代临床用药中也仍然受到普遍关注，如《中国药典》就根据药物毒性分级的高低不同，限定了不同的用药剂量。

随着时代的发展和西方医药理论体系的传入，对药物安全性的认识开始融入新的理念和研究内容。主要包括中药药理学、中药毒理学、中药临床疗效观察与实验研究、中药上市后安全性和有效性的再评价、中药不良反应理论研究和监测体系的建设、中药药效和毒性物质基础的研究等。近年来，中药药物安全性事件引起国内外广泛关注，如马兜铃酸肾病事件，以鱼腥草注射液、双黄连注射液、刺五加注射液等严重不良反应为代表的中药注射剂不良反应事件，何首乌类药物的肝损伤事件等，使人们意识到对中药安全性进行监测和深入研究的重要性，也给中医药的安全性研究提出了新的任务和要求。我们在现代研究的基础上更加系统和全面地开展中药安全性研究，有助于在中医药理论的指导下更为安全合理地使用中药。

二、中药药物警戒

（一）中药药物警戒的内容

世界卫生组织（WHO）将药物警戒定义为 The science and activities relating to the detection, assessment, understanding and prevention of adverse effects or any other drug-related problems. 即与发现、评价、认识和预防药品不良作用或其他任何与药物相关问题的科学研究和活动。药物警戒不仅涉及药物的不良反应，还涉及与药物相关的其他问题，如用药错误、不合格药品、缺乏药物有效性的报告、因缺乏充分依据而不被认可的超适应证用药、急慢性药物中毒的病例报告、药物致死率评价、药物的滥用与误用、药物之间及药物和食品之间的不良相互作用等。根据WHO的指南性文件，药物警戒涉及的范围已经扩展到草药、传统药物、辅助用药、生物制品、血液制品、医疗器械及疫苗等。

我国传统中药的药物警戒思想是伴随着临床实践过程中对中药毒性的认识而萌芽的。从《周礼·天官·冢宰》的"医师掌医之政令，聚毒药以供医事"；《淮南子·修务训》记载的"神农……尝百草之滋味，水泉之甘苦，令民之所避就，当此之时，一日而遇七十毒"；到《神农本草经》的药物毒性三品分类；《名医别录》对药物的"大毒、有毒、小毒"三个等级的分类，体现了传统中药药物警戒和毒性分级思想的萌芽和产生。而东汉时期《伤寒论》桂枝汤后加注的："禁生冷、黏滑、肉面、五辛、酒酪、臭恶等物"；东晋《肘后备急方》收录的有毒中药的解毒治疗专篇；到南宋《卫生家宝产科备要》首载的妊娠禁忌歌诀；《圣济总录·杂疗门》中对药物中毒解救的论述；金元时期中药"十八反""十九畏"配伍禁忌思想的明确提出，则标志着中药药物警戒思想伴随着临床实践和对药性的认识，逐渐从思想萌芽发展成为系统成熟的理论体系。这些与安全用药相关，且蕴含了对中药安全性与合理用药思考的思想统称为中药药物警戒思想，不仅是历代中医药学家临床用药经验的结晶，也是中医药安全合理用药思想的集中体现。

（二）中药药物警戒与中药不良反应监测的区别

中药不良反应是指在中医药理论指导下应用合格中药预防、诊断、治疗疾病时，在正常用法用量下出现的与用药目的无关的有害反应。引发不良反应的药物既可以是中成药，也可以是中药饮片。由于中药临床应用存在个体化差异，如用药剂量差别大、给药途径多样化、配伍组合较灵活等，同时中药具有成分复杂、作用靶点多等特点，因此中药不良反应概念的界定较化学药物更加困难。中药不良反应报告和监测，是指中药不良反应的发现、报告、评价和控制的过程。

中药药物警戒则是指与中药用药安全性相关的一切科学研究与活动。中医药学历来重视用药安全，历代本草典籍中记载了大量与安全用药相关的论述，包括用药禁忌，药物的分级，配伍、炮制等减毒方法，有毒中药的用药剂量、使用原则、中毒表现及解救方法等内容。这些思想和理论都是中药药物警戒的重要组成部分。在现代，中药药物警戒的内容则包括了中药临床用药安全性研究、中药的不良反应监测、中药毒理学研究，以及中药上市前后的安全性监测和再评价、中药安全使用的科普宣传活动等。

第二节 中药不良反应

一、药物不良反应概念

世界卫生组织将药物不良反应（adverse drug reactions，简称 ADR）定义为正常剂量的药物用于预防、诊断、治疗疾病或调节生理机能时出现的有害的和与用药目的无关的反应。该定义排除有意的或意外的过量用药及用药不

当引起的不良反应，将其限定为伴随正常药物治疗的一种风险，以消除报告者的疑虑，便于药物不良反应监测报告工作的开展。我国《药品不良反应报告和监测管理办法》将合格药品在正常用法用量下出现的与用药目的无关的有害反应定义为药品不良反应。几乎所有的药物都可引起不良反应，只是反应的程度和发生率不同。

二、中药不良反应/事件的基本类型和发生机制

（一）中药不良反应/事件的基本类型

中药不良反应/事件是指在中医药理论指导下预防、诊断、治疗疾病或调节生理功能过程中，患者接受正常剂量的药物时出现的任何有伤害的和与用药目的无关的反应。中药不良反应/事件的基本类型根据分类方法的不同而有所不同。

1. 病因学分类

（1）与药物剂量有关的中药不良反应：该类型由药物本身或其代谢物所引起，使固有药理作用持续和增强。由于不同个体在药物吸收、分布、代谢及排泄等方面的差异，导致单位时间内药物浓度异常升高，引起有关组织器官的不良反应。其不良反应包括药物的副作用、毒性作用，以及继发反应、首剂效应、后遗作用等。该类型具有剂量依赖性和可预测性，个体易感性差异大，并受年龄、性别、病理状态等因素影响，一旦发生，后果十分严重，甚至可导致死亡。如具有止咳平喘作用的苦杏仁，主要成分是苦杏仁苷，含量约为 3.0%，治疗量的苦杏仁苷在体内消化分解后会产生少量的氢氰酸，对呼吸中枢呈轻度的抑制作用，从而达到止咳平喘的疗效，但是当大剂量服用时，产生的大量氢氰酸能够抑制细胞内的呼吸循环，使细胞内的氧化反应停止，形成"细胞内窒息"组织缺氧，由于中枢神经系统对缺氧最为敏感，故脑部首先受到损害，呼吸中枢麻痹常为氰化物中毒致死的原因。

（2）与药物剂量无关的中药不良反应：该类型与药物固有的正常药理作用无关，而与药物变性（如药物有效成分降解产生有害物质）

和人体特异体质（指患者的特殊遗传素质）有关。该类型与用药剂量无关，难以预测，经常规的毒理学筛选也很难发现，发生率虽较低，但危险性大，病死率较高。如青黛有清热解毒、凉血消斑、泻火定惊的功效，用量 1~3g，其不良反应不严重，仅少量患者用药后有轻度恶心、呕吐、腹痛、腹泻、腹胀等胃肠道刺激症状，但仍有极少数的高敏患者会出现严重的不良反应，如氨基转移酶升高、头痛、水肿、红细胞减少、血小板减少，甚至骨髓严重抑制表现。此类伤害又可分为两种。

①特异质反应：指由于遗传因素机体产生的不良反应。为患者先天性代谢紊乱表现的特殊形式，即只有在接触某种药物后才表现出来的先天性代谢异常。

②变态反应：亦称药物过敏反应。本质上是一类病理性免疫反应，由抗原抗体的相互作用引起，与药物的药理作用无关。过敏反应对机体的危害程度轻重不一，轻者停药后可恢复，重者甚可致死亡。从接触抗原至出现症状，时间差异很大，反应持续时间也不相同。

2. 病理学分类

（1）功能性改变：指药物引起人体的器官或组织功能发生改变。这种变化多为暂时性，停药后可以恢复正常，无病理组织的变化。但有些功能性改变如肝功能异常、肾功能损害等亦可十分严重，甚至引起器质性改变，常需住院治疗。

（2）器质性改变：指药物引起人体器官或组织出现病理性器质改变。由于药物不良反应引起的器质性改变，与疾病本身引起器质性改变无明显区别，因此鉴别诊断时不能仅根据组织病理检查，还应参照药物不良反应判断。此类型又可细分为炎症型、增生型、发育不全型、萎缩坏死型等。

（二）中药不良反应/事件的发生机制

中药不良反应/事件的发生机制既与药物本身的药理作用有关，也与机体的生理功能和对药物的敏感程度有关。不良反应/事件既可能是由单一因素引起的，也可能是多种因素相互作用的结果。具体可归纳为以下几方面。

1. 副作用 副作用是药物的固有反应，其发生机制往往是因为一种药物具有多种功效，治病时通常只利用其中一二种作用，而其他的作用就会成为副作用。例如临床利用大黄逐瘀通经的功效治疗瘀血肿痛，其泻下攻积的功效就会导致腹泻的副作用；利用麻黄宣肺平喘的功效治疗哮喘，其所含的麻黄碱具有升压作用，因而在用药过程中就可能导致患者血压出现波动。通常来说，药物的治疗范围越广，选择性越低，其副作用就表现得越多。

2. 毒性作用 药物毒性作用的发生机制可能由于用药剂量过大或时间过长引起，也可能由患者对该种药物的敏感性较高导致。毒性反应可能在用药后立即发生，即急性毒性，如大量服用乌头、附子，可即刻出现口舌及全身麻木、呕吐、头昏、神志不清、手足抽搐、呼吸困难或衰竭、心律失常、血压下降和中枢神经系统功能紊乱等症状；也可能是长期用药蓄积中毒，即慢性毒性，如长期服用朱砂、雄黄等中药，即可导致汞、砷等重金属蓄积中毒，出现恶心、呕吐、腹痛腹泻等胃肠道症状及血尿、蛋白尿等肾损害。

3. 变态反应 药物的过敏反应本质上是一种病理性免疫反应，过敏反应的发生机制往往与药物的药理作用和剂量大小无关，因而往往难以预料。过敏反应在所有中药药源性疾病中发病率最高，其发生机制可能与中药成分复杂，往往含有大量大分子半抗原物质，且大多为复方制剂等因素有关。中药引起的变态反应包括多种类型，如五味子、白芍、当归、丹参等可引起荨麻疹；虎杖、两面针等可引起药疹；蟾酥、苍耳子、蓖麻子可引起剥脱性皮炎；槐花、南沙参可引起丘状皮疹；黄柏、天花粉、大黄等可引起湿疹样药疹；清开灵注射液、双黄连注射液、参麦注射液、生脉注射液、香丹注射液、喜炎平注射液、丹参注射液、柴胡注射液等中药注射液可引起皮疹等过敏样反应、过敏性哮喘、过敏性休克。

4. 后遗作用 药物的后遗作用指停止用药后遗留下来的生物学效应。遗留的效应分可逆和不可逆两种情况，如长期大量服用关木通造成的肾损害，就是不可逆的，无法恢复的；服用小金丸、西黄丸等引起的皮肤红肿、瘙痒等过敏反应，停药后即可逐渐消失。遗留时间的长短也不同，有些时间短暂，如服用熊胆粉、大黄、番泻叶、黄连等苦寒泻火药物后，患者短期内出现的食欲减退等消化道不适症状；有些则后遗作用较为持久，如长期大量服用甘草出现的假性醛固酮增多症。

5. 特异质反应　药物的特异质反应指少数患者服用某些药物后出现的一些与一般人群不同的反应。药物特异质反应发生的机制往往和药物的剂量大小和药理作用无关，而与患者的特殊体质和先天遗传有关。如某些患者在遗传性葡萄糖-6-磷酸脱氢酶缺陷的情况下，食用新鲜蚕豆后可突然发生急性血管内溶血。

6. 药物依赖性　药物依赖性的发生机制可分为精神依赖性和生理依赖性。如部分患者长期服用番泻叶可产生生理依赖性，主要症状包括焦虑不安、全身疼痛、失眠、面热潮红、厌食、体温上升、呼吸频率加快、心率加快、呕吐、腹痛等。连续服用罂粟壳及含有罂粟壳的中成药易致成瘾，出现的症状兼有生理依赖性和精神依赖性。

7. 致癌作用　部分中药具有致癌作用的发生机制与其含有的成分有关，如细辛、土槿皮、桂皮、八角茴香中含有黄樟醚和细辛醚等致癌物质；槟榔中含有槟榔碱和水解槟榔碱，也是一种致癌物质。还有部分中药本身没有直接的致癌作用，但当它与有致癌作用的药物合用时，可使致癌作用增强，如巴豆中含有的巴豆油就有明显的辅助致癌活性。

8. 致畸作用　药物的致畸作用主要指某些药物可影响胚胎的正常生长发育，导致胎儿畸形。药物致畸作用的发生机制包括两个方面，一是导致胚胎的生长发育停止，引起胚胎死亡；二是影响胚胎的正常生长发育，导致畸形。近年来中药的致畸作用越来越受到关注，如研究发现含砷和砷化合物的药物可致动物畸胎及增加死胎率。

9. 致突变作用　药物的致突变作用的发生机制主要是由于药物引起人体细胞内染色体及脱氧核糖核酸的构成和排列顺序发生变化，进而使某些器官在形态、功能上发生病变。如研究发现中药雄黄、千里光等诱发雄性小鼠的微核率显著高于阴性对照，显示其具有潜在致突变作用。

三、常见临床表现

（一）皮肤症状

中药引起的不良反应在临床可表现为各种皮肤症状，如荨麻疹与血管性水肿，麻疹样、猩红热样与斑丘疹型药疹，固定性药疹，水疱或大疱型药疹，多形性红斑型药疹，结节性红斑型药疹，紫癜型药疹，湿疹样药疹，红斑性狼疮样反应，接触性皮炎，光敏性皮炎，大疱性表皮坏死松解症，剥脱性皮炎型药疹，Stevens-Johnson 综合征型药疹，银屑病样药疹，药物热，注射局部红、肿、坏死、色素沉着、痤疮样疹等。如乳香、没药可导致皮肤丘疹、红肿、斑块，全身发痒等迟发型过敏反应；白芥子油对皮肤黏膜有刺激作用，可引起充血、灼痛，甚至发疱；小金丸可引起皮疹、瘙痒等皮肤过敏症状；生脉注射液可导致皮疹、剥脱性皮炎等皮肤及附件损害。

（二）全身症状

1. 各系统常见的不良反应表现　中药不良反应的临床表现与药物的种类、性质、药理作用、用药剂量、用药时间和给药途径密切相关，并与患者的年龄、性别、身体状况、既往疾病与合并用药等因素密切相关。中药不良反应可发生于身体各系统，造成多系统多脏器的损害。

（1）消化系统不良反应：恶心、呕吐、食欲减退、厌食、嗳气、反酸、胃灼热（烧心）、腹痛、腹泻、便秘，甚至呕血、便血及肝脏损害等。如生半夏、天南星、白附子等中药可引起呕吐；甘遂、芫花、牛蒡子、番泻叶等中药可引起腹泻或排便次数增多；使君子、藜芦等中药可引起呃逆；壮骨关节丸可导致恶心、呕吐、腹痛、腹泻、胃痛，肝功能异常等消化道症状，严重者可出现肝损害。

（2）神经系统不良反应：口唇麻木或全身麻木、眩晕、头痛、失眠或嗜睡，严重时出现意识模糊、言语不清或谵妄，甚至抽搐、惊厥、昏迷、呼吸抑制等。如马钱子对中枢神经系统有广泛兴奋作用，可引起头痛、头晕，严重者可出现惊厥、痉挛抽搐，伴有意识模糊或意识丧失；珍菊降压片可导致头晕、视物模糊、运动障碍、麻木等症状。

（3）心血管系统不良反应：心悸、胸闷、面色苍白、发绀、心率加快或减慢、心律失常、血压下降或升高、传导阻滞等。如大剂量服用乌头类中药可导致心律失常、房室传导阻滞，还可引起急性心源性脑缺血、心衰等症状；蟾酥具有心脏毒性，中毒时刺激迷走神经或直接损害心肌，引起心动过缓或心律不齐，严重者可导致心脏停搏。

（4）血液系统不良反应：贫血、出血倾向、血小板减少性紫癜、溶血性贫血、再生障碍性贫血等。如雷公藤可导致骨髓抑制，引起粒细胞、白细胞、血小板减少；葛根素注射液可导致急性血管内溶血，临床表现为寒战、发热、腰痛、腹痛、黄疸和尿色改变（严重者呈酱油色）。

（5）呼吸系统不良反应：呼吸急促、咳嗽咳痰、呼吸困难，甚至引发急性肺水肿、呼吸衰竭或麻痹等。如罂粟壳用量过大可抑制延髓呼吸中枢，严重者甚至出现呼吸衰竭；鼻炎宁制剂可引起喉头水肿、呼吸困难，严重者可出现过敏性休克。

（6）泌尿系统不良反应：少尿或多尿、蛋白尿、管型尿、血尿、腰痛或肾区叩击痛、肾功能降低或衰竭、氮质血症、酸中毒、电解质紊乱，甚至尿毒症等。如斑蝥可引起尿急、尿频、尿痛、排尿困难等尿道刺激症状，严重者可出现血尿、蛋白尿；莲必治注射液可导致急性肾功能损害，临床表现为腰酸、腰痛，并伴有肌酐、尿素氮的升高。

（7）其他不良反应：眼、耳、鼻、喉等五官功能障碍，如视力降低，甚而复视、失明；耳痛、耳鸣、听力下降甚至耳聋；鼻痒、鼻塞、打喷嚏、流鼻涕、嗅觉减退、鼻出血；咽干、咽痛、声音嘶哑、喉头水肿等。如使用夏天无眼药水可引起眼压升高，导致眼部胀痛、急性充血性青光眼等不良反应；旋覆花、枇杷叶等中药的绒毛可刺激咽喉，导致声音嘶哑、喘鸣、呼吸困难等不良反应。

2. 肝、肾损害的临床表现

（1）中药引起肝损害的临床表现：主要为全身表现和急性肝损害。全身表现为纳差、乏力、恶心、厌油腻、尿黄等症状及皮肤、巩膜黄染等体征，也可有肝区疼痛、肝脏压痛、肝肿大；肝功能的改变，可有血清总胆红素升高、氨基转移酶异常升高，甲、乙、丙、丁、戊肝炎病毒检验全阴性，可有急性肝炎、慢性肝炎、脂肪变性而致的中毒性肝炎、急性亚急性黄色肝萎缩的表现。及时停药并对症治疗，多数患者临床症状和肝功能损害可于短期内恢复，预后良好。如何首乌及其成方制剂可导致肝损伤，出现食欲不振、厌油、尿黄、目黄、皮肤黄染等症状，实验室检查可见胆红素及氨基转移酶升高。临床报道可导致肝损害的中药还包括黄药子、苍耳子、川楝子、雷公藤制剂等。

（2）中药引起肾损害的临床表现：肾损害临床表现各异，严重的可引起肾功能衰竭。急性肾功能衰竭时可表现为服药后肾功能在短时期内急剧地进行性下降，氮质代谢废物积聚和电解质紊乱，可出现少尿或无尿，或非少尿性急性肾功能衰竭。常伴有肾性糖尿、低渗尿、低比重尿。肾小管性酸中毒，可有蛋白尿，尿中可见红细胞、白细胞、颗粒管型，尿 NAG 酶及溶菌酶升高。并可演变为慢性肾功能不全，患者可见神昏、头痛、嗜睡、发热、全身浮肿、心慌气急等。部分患者还有肾外表现，如恶心、呕吐、上腹部不适、肝功能损害等表现，以及贫血、血小板减少等骨髓造血抑制等。慢性肾功能衰竭患者早期临床症状不明显，血生化检查指标多正常，血肌酐和尿素氮通常在正常范围的高值或轻微升高。此时若继续使用肾毒性中药，则会加重肾脏损害，可致逐步出现氮质血症、血肌酐和尿素氮升高、肾浓缩能力损害，表现为多尿、尿频和夜尿增多，并可出现轻度贫血，尿化验显示肾性尿糖及轻度蛋白尿、低比重及低渗透压尿。如马兜铃酸具有肾毒性，短期大剂量服用含马兜铃酸中药可导致肾损害，病理表现为急性肾小管坏死，临床出现急性肾功能衰竭。临床还有服用朱砂、鱼胆、雷公藤制剂导致急性肾衰竭的案例报道。

四、引起中药不良反应发生的因素和预防措施

引起中药不良反应的原因众多，主要有药物因素、患者机体因素、临床使用因素等。

（一）药物因素

1. 基原与品种　中药品种繁多，来源复杂，同名异物、同物异名等基原混杂现象较为普遍。如五加皮分为南五加和北五加，南五加为五加科植物细柱五加的干燥根皮，北五加为萝藦科植物杠柳的根皮。二者均有祛风湿、强筋骨的作用，但北五加皮（香加皮）还具有强心作用，有毒，《中国药典》限定用量为 3 ~ 6g，二者不可混用。大戟分为京大戟和红大戟，京大戟为大戟科植物大戟的干燥根，主要含大戟苷等，毒性较大；红大戟为茜草科植物红大戟的干燥块根，主要含蒽醌类成分，毒性较小，二者不可混用。

2. 药材产地　产自不同地方的中药材，由于自然条件、生态环境的差别，所含成分差异较大，从而导致其疗效和毒副作用也各有不同。例如四大怀药、八大浙药、东北的人参、云南的三七、甘肃的当归、宁夏的枸杞子等道地药材，因生产较为集中，栽培技术、采收加工也都有一定的讲究，因此较同种药材在其他地区所产者品质佳、疗效好。而异地出产的药材，往往在质量上有明显的差异。例如有研究曾对四川、陕西等不同产地的附子生物碱含量进行比较，结果发现各地附子浸出物、总生物碱和双酯型生物碱含量差异较大，其中四川布拖作为附子的道地产区，其附子的总生物碱和双酯型生物碱含量最高。

3. 采集时间　中药的采集时间与药材的质量有着密切的关系。因为动植物在生长发育的不同时期，其有效成分和有毒成分的含量各不相同，因而疗效和毒副作用也各有差异。孙思邈《千金要方》曰："早则药势未成，晚则盛时已歇"，就是强调了适时采集药材的重要性。现代研究也表明，不同时期采集的药材，其有效成分差别较大。如人参皂苷以 8 月份含量最高；青蒿素在 7 ~ 8 月份花蕾出现前含量最高；槐米中芦丁含量高达 23.5%，而开花后芦丁含量降至 13%。毒性药物中的钩吻以春夏时所采的嫩芽毒性最大；乌头中乌头碱的含量以春季最高，夏季最低。又如有毒蜂蜜多产于农历 7 月前后，因为有毒植物大多在此时开花，蜜蜂采集有毒植物的花蜜后酿造所致。

4. 炮制工艺　炮制是指药物在应用或制成各种剂型之前，需要根据临床用药需求进行必要的加工处理的过程。炮制不仅可以增强药效、改变药性，还能够消除或降低药物的峻烈之性和毒副作用。部分毒性药材如乌头、附子、马钱子、半夏、天南星等，都必须经过炮制降低毒性。巴豆、千金子等毒性峻烈，通过炮制去油制霜，可减缓其毒性和泻下之力。酒制常山，可减缓其催吐作用。附子经浸泡、蒸煮等方法炮制后，其中含有的剧毒双酯型生物碱可水解成毒性较弱的单酯型生物碱，使毒性大大降低。苍耳子有小毒，其有毒成分苍术苷存在于脂肪蛋白中，经炒后去刺可使脂肪中所含的蛋白变性，凝固在细胞中不易溶出，毒性降低。半夏辛温有毒，生用能使人呕吐、咽喉肿痛或失音，使用白矾、石灰、甘草、生姜等辅料炮制，可降低或消除其毒性作用。

5. 贮存条件　药物的贮存是否得当，对药物的疗效和毒副作用影响很大。中药中含有丰富的淀粉、蛋白质、脂肪、糖类等有机物和多种无机物，贮存不当可发生变质。如斑蝥、蕲蛇等有毒动物药材，贮存过程中被虫蛀就可能失去疗效和毒性作用。桃仁、柏子仁、麦芽等易霉变药材贮存不当可产生黄曲霉毒素，具有致癌作用，因而《中国药典》收载的桃仁、陈皮、胖大海、酸枣仁、僵蚕、柏子仁、莲子、使君子、槟榔、麦芽、肉豆蔻、决明子、远志、薏苡仁、大枣、地龙、蜈蚣、水蛭、全蝎等项下均增加了"黄曲霉毒素"检查项目。

6. 药物的成分　部分药材中含有毒性成分和重金属成分等，是造成不良反应的重要原因。如马钱子中的番木鳖碱、乌头中的乌头碱、斑蝥中的斑蝥素、巴豆中的巴豆油，都具有一定的毒性；而朱砂、雄黄等含重金属的药材，长期大量使用可导致蓄积中毒；关木通、青木香、朱砂莲等药材中的马兜铃酸可导致药物性肾损害等。因此在用药的过程中，需要了解药材的

毒性成分和易引起的不良反应，注重中药的合理使用，有意识地避免或减少不良反应的发生。

7. 药品质量　由于药材价格、资源等方面因素的影响，药材市场存在一些制假、掺伪、以次充好、不按规范炮制等问题，药材质量参差不齐。如用硫黄熏制药材，饮片中掺入硫酸镁增重，以南五味子冒充北五味子等。中药饮片的质量要从产地、采收加工、鉴别、炮制及用药各个环节来把控，缺一不可。此外中药材的重金属和农药残留情况也普遍存在，严重影响其疗效，并导致不良反应的发生，因此《中国药典》也在相应的饮片品种项下增加了"重金属及有害元素"检测项目和"农药残留量"检查项目。由于药材质量存在的问题，也严重影响着中药的用药安全性，导致了不良反应的发生。

（二）患者机体因素

1. 生理因素

（1）特殊人群：患者的年龄差异对同一药物的反应会产生很大的影响。少儿与老年人对药物的反应与一般成年人有区别。少儿期正在发育阶段，许多器官、系统的发育尚未完善，老年人肝肾功能普遍减退，会影响药物的体内代谢及排泄功能，药物更容易在体内蓄积，造成中毒或其他不良反应，故用量应适当减少。中医学认为老年人体虚，对药物的耐受力较弱，故用攻病祛邪药物时宜减量使用；幼儿稚阳之体不能峻补，故小儿不宜用人参、鹿茸骤补。

（2）性别：性别对药物作用的影响主要为性激素的作用，妇女一方面因体重差异，一方面由于激素的影响，对某些药物的敏感性颇有不同。如定坤丹、调经丸、乌鸡白凤丸适用于妇科；而催吐药、峻泻药则禁用于孕妇。与性别相关的还有社会和心理因素，性别差异造成的生活习惯的不同，如对乙醇的摄取等都会对药物的作用产生影响。

2. 遗传因素

（1）个体差异：不同的个体对同一剂量的同一药物有不同的反应，这种个体差异是由于人体的生物学差异造成的。人类因种族和个体差异而有基因变异，人群中的差异超过1%即称为基因多态性，它可以使药物代谢受到影响表现出个体差异。

（2）种族不同：不同种族对同一剂量相同药物的敏感度不同，产生的作用与反应也不同。中医学强调禀赋不同对药效的影响，意指遗传因素、身体素质对抗病能力及药物反应存在较大差异。临床上也存在不同种族对某药的治疗剂量相差多倍的现象。

3. 病理因素　人体病理状态下，药物代谢、排泄会受到影响，如肝、肾功能减退时会延长中药在体内的停留时间，容易引起中药不良反应或蓄积中毒。

（三）临床使用因素

1. 剂量过大　中药的剂量使用范围比较大，在常规剂量下，发生不良反应的机会较少，但不可为强调疗效而随意加大用药剂量。处方中某些药物剂量的增减，很可能改变原方剂的功效和主治。大多数中药不良反应的发生，都与超剂量使用有关，如肉桂过量会发生血尿，麻黄过量出现心率加快、血压升高、心律失常等。

2. 疗程过长　中药与化学药一样，具有疗效和毒性的双重性。有的中药本身就有毒性。因此长期使用一些中药，也会引起中药不良反应或药源性疾病。

3. 辨证不准　中药有寒热温凉等药性特点，是治疗作用的基础。临床因辨证失准，寒热错投，攻补倒置，而引起不良反应或药源性疾病时有发生。热者用热药，火上加油；寒者用寒药，雪上加霜，易引发不良反应。

4. 配伍失度　中成药组方不合理、中药汤剂配伍不合理及中西药不合理联用等，常引发中药不良反应或药源性疾病。此外，误服、乱用、给药途径不正确等，亦常导致中药不良反应或药源性疾病。

（四）不良反应的预防措施

1. 强化药物使用管理

（1）大力开展用药安全与风险防范的宣传教育，全面强化用药安全意识，加强对药物不良反应的监测。

（2）加强对药物使用的风险管理，重点关注易发生不良反应的高风险药品，如毒性及药性峻烈的中药、易引起肝肾功能损伤的中药、中药注射剂等。合理选择用药品种，避免不必要的多重用药或联合用药。

（3）关注药物的迟发反应，部分药物的不良反应发生于用药数月或数年后，如药物的致畸、致突变、致癌作用，因此需要加以长期观察，收集相关信息。

2. 关注患者用药安全

（1）了解患者的药物、食物过敏史，尤其是特异体质及 ADR 家族史。

（2）重点关注特殊人群用药，包括孕妇及哺乳期妇女、儿童、老年人、肝肾功能不全患者等，应根据其生理特点谨慎用药。

（3）对于慢病用药患者应注意定期监测各脏器功能，关注 ADR 的早期症状，发现问题及时停药和处理。

3. 重视用药安全监测

（1）加强药品的上市后监管，规范药品不良反应的报告和监测工作，对相关人员开展药品不良反应报告和监测的宣传、培训。

（2）重点关注新药（包括新上市药品和首次进口药品）的用药安全，发现不良反应信息及时处理并上报。

（3）及时关注用药安全相关信息，对药品的不良反应报告信息和监测资料进行定期汇总分析，进行风险和效益评估并向临床反馈，及时、有效控制药品风险，保障公众用药安全。

五、监测与报告

（一）自愿呈报和集中监测

1. 自愿呈报系统 又称为自愿呈报制度，是一种自愿而有组织的报告系统，国家或地区设有专门的药物不良反应登记处，成立有关药物不良反应的专门委员会或监测中心，委员会或监测中心通过监测报告单位把大量分散的不良反应病例收集起来，经加工、整理、因果关系评定后贮存，并将不良反应及时反馈给监测报告单位，从而及早提出警告，以保障用药安全。医师在诊治患者的过程中，如发现某些症状可能是某种药物引起时，即可填写不良反应报告表，并通过一定程序呈报给监测机构。目前，世界卫生组织国际药物监测合作中心的成员国大多采用这种方法。自愿呈报系统的优点是监测覆盖面大，监测范围广，时间长，简单

易行。药物上市后自然地加入被监测行列，且没有时间限制。药物不良反应能够得到早期警告。由于报告者及时得到反馈信息，可以调整治疗计划，更加合理用药。缺点是存在资料偏差和漏报现象。自愿呈报系统在药物不良反应监测中占有极重要的地位，国家应在制度的建立、医务人员的培训等方面改进和加强，以促进和鼓励更多的医务工作者加入药物不良反应的监测工作中来。

2. 集中监测系统 在一定时间、一定范围内根据研究的目的不同分为病源性和药源性监测。病源性监测是以患者为线索，了解患者用药及药物不良反应情况。药源性监测是以药物为线索，对某一种或几种药物的不良反应进行监测。我国集中监测系统采用重点医院监测和重点药物监测系统相结合。

（1）重点医院监测：指定有条件的医院报告不良反应和对药品不良反应进行系统监测研究。这种方法覆盖面虽然较小，但针对性强、准确性高。即以医院为单位，由医师、护士、药师共同合作，在一定时间内根据研究目的详细记录药品的使用情况、不良反应的发生情况等，从而得到各种或某种药品的不良反应发生率、频度分布、易致因素等。其又可分为一般性全面监测与重点监测。

①一般性全面监测：即在一定时间内对所有住院患者进行不良反应的全面监测，可以得到各种药物的不良反应情况及其发生率。

②重点监测：即在一定时间内对所有住院患者使用某种药物所可能发生的不良反应进行统计，以查清某种药物的不良反应是否存在或其发生率。

（2）重点药物监测：主要是对新药和进口药品进行上市后的监测，以便及时发现一些未知或非预期的不良反应，并作为这类药品的早期预警系统。集中监测系统通过对资料的收集和整理，对药物不良反应的全貌有所了解，如药物不良反应出现的缓急、轻重程度，不良反应出现的部位、持续时间，是否因不良反应而停药，是否延长住院期限，各种药物引起的不良反应发生率及转归等。

3. 记录联结 记录联结是指通过独特方式

把各种信息联结起来，以发现与药物有关的事件。通过分析提示药物与疾病间和其他异常行为之间的关系，从而发现某些药物的不良反应。如通过研究发现地西泮等苯二氮䓬类药物与交通事故之间存在相关性，证实该类药物有嗜睡、精力不集中的不良反应，建议驾驶员、机器操作者应慎用含有此类药物的中成药。又如阿司匹林与脑出血间也存在相关性等。记录联结的优点是能监测大量的人群，有可能发现不常用药物的不常见不良反应。可以计算不良反应发生率，能避免回忆和访视时的主观偏差，能发现延迟性不良反应。

4. 记录应用　记录应用是指在一定范围内通过记录使用研究药物的每个患者的全部有关资料，以提供没有偏性的抽样人群，从而了解药物不良反应在不同人群中的发生情况，以计算药物不良反应发生率，寻找药物不良反应的易发因素。根据研究的内容不同，记录应用规模可大可小。范围越大，则越易发现问题。

（二）监管系统

我国实行药品不良反应报告制度。国家药品监督管理局负责全国药品不良反应报告和监测的管理工作，国家药品不良反应监测中心负责全国药品不良反应报告和监测的技术工作，药品生产、经营企业和医疗机构应当建立药品不良反应报告和监测管理制度。

1. 国家药品不良反应监测中心　国家药品不良反应监测中心负责全国药品不良反应报告和监测的技术工作，并履行以下主要职责：

（1）承担国家药品不良反应报告和监测资料的收集、评价、反馈和上报，以及全国药品不良反应监测信息网络的建设和维护。

（2）制定药品不良反应报告和监测的技术标准和规范，对地方各级药品不良反应监测机构进行技术指导。

（3）组织开展严重药品不良反应的调查和评价，协助有关部门开展药品群体不良事件的调查。

（4）发布药品不良反应警示信息。

（5）承担药品不良反应报告和监测的宣传、培训、研究和国际交流工作。

2. 省级药品不良反应监测机构　省级药品不良反应监测机构负责本行政区域内的药品不良反应报告和监测的技术工作，并履行以下主要职责：

（1）承担本行政区域内药品不良反应报告和监测资料的收集、评价、反馈和上报，以及药品不良反应监测信息网络的维护和管理。

（2）对设区的市级、县级药品不良反应监测机构进行技术指导。

（3）组织开展本行政区域内严重药品不良反应的调查和评价，协助有关部门开展药品群体不良事件的调查。

（4）组织开展本行政区域内药品不良反应报告和监测的宣传、培训工作。

3. 市级、县级药品不良反应监测机构　设区的市级、县级药品不良反应监测机构负责本行政区域内药品不良反应报告和监测资料的收集、核实、评价、反馈和上报；开展本行政区域内严重药品不良反应的调查和评价；协助有关部门开展药品群体不良事件的调查；承担药品不良反应报告和监测的宣传、培训等工作。

4. 药品生产、经营企业和医疗机构　药品生产、经营企业和医疗机构应当建立药品不良反应报告和监测管理制度。药品生产企业应当设立专门机构并配备专职人员，药品经营企业和医疗机构应当设立或者指定机构并配备专（兼）职人员，承担本单位的药品不良反应报告和监测工作。

5. 人员要求　从事药品不良反应报告和监测的工作人员应当具有医学、药学、流行病学或者统计学等相关专业知识，具备科学分析评价药品不良反应的能力。

（三）报告范围和程序

1. 报告范围　我国药品不良反应报告原则为可疑即报，报告者不需要待有关药品与不良反应的关系肯定后才作呈报。我国《药品不良反应报告和监测管理办法》中规定的报告范围如下。

（1）国产药品：新药监测期内的国产药品应当报告该药品的所有不良反应；其他国产药品，报告新的和严重的不良反应。

（2）进口药品：自首次获准进口之日起5年内，报告该进口药品的所有不良反应；满5

年的，报告新的和严重的不良反应。

（3）严重药品不良反应：指因使用药品引起后续损害情形之一的反应：①导致死亡；②危及生命；③致癌、致畸、致出生缺陷；④导致显著的或者永久的人体伤残或者器官功能的损伤；⑤导致住院或者住院时间延长；⑥导致其他重要医学事件，如不进行治疗可能出现上述所列情况的。

（4）新的药品不良反应：指药品说明书中未载明的不良反应。说明书中已有描述，但不良反应发生的性质、程度、后果或者频率与说明书描述不一致或者更严重的，按照新的药品不良反应处理。

2. 报告程序 药品生产、经营企业和医疗机构获知或者发现可能与用药有关的不良反应，应当通过国家药品不良反应监测信息网络报告；不具备在线报告条件的，应当通过纸质报表报所在地药品不良反应监测机构，由所在地药品不良反应监测机构代为在线报告。

（1）药品生产、经营企业和医疗机构应当主动收集药品不良反应，获知或者发现药品不良反应后应当详细记录、分析和处理，填写《药品不良反应/事件报告表》并报告。

（2）药品生产、经营企业和医疗机构发现或者获知新的、严重的药品不良反应应当在15日内报告，其中死亡病例须立即报告；其他药品不良反应应当在30日内报告。有随访信息的，应当及时报告。

（3）药品生产企业应当对获知的死亡病例进行调查，详细了解死亡病例的基本信息、药品使用情况、不良反应发生及诊治情况等，并在15日内完成调查报告，报药品生产企业所在地的省级药品不良反应监测机构。

（4）进口药品和国产药品在境外发生的严重药品不良反应（包括自发报告系统收集的、上市后临床研究发现的、文献报道的），药品生产企业应当填写《境外发生的药品不良反应/事件报告表》，自获知之日起30日内报送国家药品不良反应监测中心。国家药品不良反应监测中心要求提供原始报表及相关信息的，药品生产企业应当在5日内提交。

（5）个人发现新的或者严重的药品不良反应，可以向经治医师报告，也可以向药品生产、经营企业或者当地的药品不良反应监测机构报告，必要时提供相关的病历资料。

（四）填写内容和评价方法

1. 填写内容 医务人员在报告可疑的不良反应时，必须使用国家药品监督管理局统一印制的《药品不良反应/事件报告表》，并逐项认真填写。详见表13-2-1。

表13-2-1 药品不良反应/事件报告表

首次报告□	跟踪报告□							编码：	
报告类型：新的□ 严重□ 一般□			报告单位类别：医疗机构□ 经营企业□ 生产企业□ 个人□ 其他□						
患者姓名：	性别：男□ 女□		出生日期： 年 月 日 或年龄：		民族：		体重（kg）：		联系方式：
原患疾病：	医院名称：			既往药品不良反应/事件：有□ 无□ 不详□					
	病历号/门诊号：			家族药品不良反应/事件：有□ 无□ 不详□					
相关重要信息：吸烟史□ 饮酒史□ 妊娠史□ 肝病史□ 肾病史□ 过敏史□ 其他□									
药品	批准文号	商品名称	通用名称（含剂型）	生产厂家	生产批号	用法用量（次剂量、途径、日次数）		用药起止时间	用药原因
怀疑药品									
并用药品									

续表

不良反应/事件名称：		不良反应/事件发生时间：　年　月　日

不良反应/事件过程描述（包括症状、体征、临床检验等）及处理情况（可附页）：

不良反应/事件的结果：	痊愈□　好转□　未好转□　不详□　有后遗症□	表现：
	死亡□　　直接死因：	死亡时间：　年　月　日

停药或减量后，反应/事件是否消失或减轻？	是□　否□　不明□　未停药或未减量□
再次使用可疑药品后是否再次出现同样反应/事件？	是□　否□　不明□　未再使用□

对原患疾病的影响：	不明显□　病程延长□　病情加重□　导致后遗症□　导致死亡□

关联性评价	报告人评价：	肯定□　很可能□　可能□　可能无关□　待评价□　无法评价□　签名：
	报告单位评价：	肯定□　很可能□　可能□　可能无关□　待评价□　无法评价□　签名：

报告人信息	联系电话：	职业：医生□　药师□　护士□　其他□
	电子邮箱：	签名：

报告单位信息	单位名称：	联系人：	电话：	报告日期：　年　月　日

生产企业请填写信息来源	医疗机构□　经营企业□　个人□　文献报道□　上市后研究□　其他□
备注	

2. 评价方法

（1）目前国际上使用的药品不良反应评价方法：世界卫生组织（WHO）国际药品不良应监测合作中心推荐的标准评价方法是根据药品和不良事件的关系程度，运用综合分析方法，将药品和不良反应的因果关系分为6个等级：肯定、很可能、可能、不可能、未能充分证实、无法判断，目前我国使用的因果关系评价方法即属于此类。

（2）我国实行的药品不良反应评价方法：我国借鉴国际标准评价方法制定了现行的药品不良反应标准评价方法，对报告的不良反应和药品进行关联性评价，中药和化学药的不良反应均采用这一方法。

其中包括的五项因果关系分析评价原则如下。

①时间方面的联系：即用药时间和可疑不良反应出现的时间有无合理的时间关系。

②是否为已知的 ADR：所怀疑的不良反应是否符合该药已知的不良反应类型。

③去激发：即停药或减量后，可疑不良反应是否消失或减轻。

④再激发：即再次用药后，同样的不良反应是否再次出现。

⑤混杂因素：即怀疑的不良反应是否可用并用药的作用、患者病情的进展或其他治疗的影响来解释。

根据以上判定原则，国家药品监督管理局（NMPA）发布的《药品不良反应报告和监测管理办法》将不良反应与药品的关联程度分为六个级别：肯定、很可能、可能、可能无关、待评价、无法评价。其中待评价和无法评价是指因为资料不足，难以评价不良反应与药品之间的关联性。

关联性评价标准：

①肯定：用药及反应发生时间顺序合理；停药以后反应停止，或迅速减轻或好转（根据机体免疫状态某些 ADR 反应可出现在停药数天以后）；再次使用，反应再现，并可能明显加重（即激发试验阳性）；同时有文献资料佐证；并已排除原患疾病等其他混杂因素影响。

②很可能：无重复用药史，余同"肯定"，或虽然有合并用药，但基本可排除合并用药导致反应发生的可能性。

③可能：用药与反应发生时间关系密切，同时有文献资料佐证；但引发 ADR 的药品不止一种，或原患疾病病情进展因素不能除外。

④可能无关：ADR 与用药时间相关性不密切，反应表现与已知该药 ADR 不相吻合，原患疾病发展同样可能有类似的临床表现。

⑤待评价：报表内容填写不齐全，等待补

充后再评价，或因果关系难以定论，缺乏文献资料佐证。

⑥无法评价：报表缺项太多，因果关系难以定论，资料又无法补充。

依据上述五项因果关系分析评价原则作出关联性评价，详见表 13 - 2 - 2。

表 13 - 2 - 2　关联性评价具体分级要点

	①	②	③	④	⑤
肯定	+	+	+	+	−
很可能	+	+	+	?	−
可能	+	+	±?	?	±?
可能无关	−		±?	?	±?
待评价		缺乏必须信息，需补充材料才能评价			
无法评价		缺乏必须信息，且无法获得补充资料			

注：＋表示肯定；－表示否定；±表示难以肯定或否定；?表示尚不明确。

①用药与不良反应的出现有无合理的时间关系？②反应是否符合该药已知的不良反应类型？③停药或减量后，反应是否消失或减轻？④再次使用可疑药品后是否再次出现同样反应？⑤反应是否可用并用药的作用、患者病情的进展、其他治疗的影响来解释？

对药品不良反应个例进行因果关系评价，及其评价信号的可靠程度一直是药品不良反应监测工作中的关键问题和难点问题。中药成分复杂，其有效成分的量效关系和有毒成分的毒理作用机制不明确，加上中药在临床上大多以复方形式使用，加减化裁灵活多变，因而更增加了中药不良反应评价的难度和复杂程度。同时在治疗疾病的过程中，经常会同时或先后使用多种药物及疗法，许多不良反应是由于药物的相互作用或药物与其他疗法（如放射治疗等）的相互作用所引起。报告时要尽可能详细地说明并用药或并用疗法、曾用药和曾用疗法的情况。许多医疗单位的病历、药历制度不够健全，患者的诊治医生也不固定，要做到这一点可能较困难，报告者应尽力而为。

（五）注意事项

（1）药品不良反应报告表是药品安全性监测工作的重要档案资料，需长期保存，务必用钢笔书写（用蓝或黑色墨水），填写内容、签署意见（包括有关人员的签名）的字迹要清楚，不得用报告表中未规定的符号、代号、不通用的缩写和草体签名等。表格中的内容必须填写齐全和确切，不得缺项。

（2）"不良反应事件过程描述"。要求对不良反应的主要表现和体征描述详细、具体、明确。若为过敏性皮疹，应填写类型、性质、部位、面积大小等；为上消化道出血呕血者，需估计呕血量的多少等；为心律失常，要填写属何种类型等。

（3）"怀疑引起不良反应的药品"。主要填写报告人认为可能是不良反应原因的药品，如认为有两种药品均有可能，可将两种药品的情况同时填上；药品名称要填写完整，不可填任意简化的名称；生产厂家要求填写全名；给药途径应填口服、肌内注射；如系静脉给药，需填明是静脉滴注或缓慢静脉注射等。

（4）"用药起止时间"。是指药品同一剂量的起止时间，均需填写×年×月×日。用药过程中剂量改变时应另行填写或在备注栏中注明，如某药只用一次或只用一天可具体写明。

（5）"用药原因"。应填写具体，如患高血压性心脏病的患者合并肺部感染因注射氨苄西林引起不良反应，则此栏应填写肺部感染。

（6）"并用药品"。主要填写可能与不良反应有关的药品，与不良反应无关的药品不必填写。

（7）"不良反应结果"。是指本次药品不良反应经采取相应的医疗措施后的结果，不是指原患疾病的后果，例如患者的不良反应已经好转，后又死于原疾病或与不良反应无关的并发症，此栏仍应填"好转"，如有后遗症，需填写其临床表现。

（8）"关联性评价"。评价结果、负责人的签名、日期均需填写齐全，这与监测报告表的完整密切相关。

（9）严重的、特别是致死的不良反应应以最快通讯方式（电话、传真、特快专递、E-mail）将情况报告国家药品不良反应监测中心。

六、常见中药品种的不良反应

（一）中药饮片的不良反应

1. 香加皮

（1）不良反应表现

①消化系统：主要为恶心、呕吐、腹泻等胃肠道症状。

②心血管系统：主要为心律失常，如心率减慢、早搏、房室传导阻滞等。动物毒性实验表明香加皮中毒后多表现为血压先升而后下降、心肌收缩力增强、每分钟心输出量增加，继而心输出量减弱、心律失常，乃至心肌颤动而死亡。

（2）可能的机制：香加皮所含强心苷类化合物，表现为选择性地作用于心脏，如：①刺激延髓呕吐中枢，引起胃肠道反应；②抑制窦房结，并直接抑制心脏房室传导组织；③抑制 Na^+,K^+-ATP 酶，促使心肌细胞内 K^+ 大量丢失，增加心肌兴奋性，提高异位节律点（如房室结）自律性，引起心律失常，甚至室颤；④抑制脑细胞氧的利用；⑤减少肾脏血流量。

（3）不良反应救治

①甘草15g，绿豆30g，水煎服。

②心律失常时，干姜6g，附子12g，甘草6g，葱白2节，煎服。每2~4小时服一次。禁用钙剂，拟肾上腺素药。

③心跳过缓时注射阿托品0.5~1mg，必要时重复注射。

④呼吸困难时，可用山梗菜碱、尼可刹米等。

2. 蓖麻子

（1）不良反应表现：蓖麻毒素经呼吸道吸入、消化道摄入和肌内注射均可致人中毒，潜伏期一般为4~8小时，临床主要表现如下。

①消化系统：口麻、咽部烧灼感、恶心、呕吐、腹痛、腹泻、出血性胃肠炎，黄疸以及中毒性肝病等。

②呼吸、循环系统：呼吸、循环衰竭。

③网状内皮系统：严重脱水、低蛋白血症、水肿、毒血症、高热。

④血液、泌尿系统：溶血；血便、血尿、少尿、尿闭等中毒性肾病。

⑤神经系统：四肢麻木、步态不稳、烦躁不安、精神错乱、手舞足蹈、昏迷、幻觉、癫痫样发作。

⑥有时可伴发过敏反应如口唇青紫、荨麻疹。

（2）可能的机制：蓖麻子主要含有脂肪油和蓖麻毒素。蓖麻毒素对细胞毒性作用的机制如下。

1）抑制蛋白合成：这是蓖麻毒素的主要毒性作用机制，过程较为复杂，但可概括为以下几点：①RTB 与细胞受体结合，形成通道；②蓖麻毒素内吞，形成内吞体；③完整的毒素在高尔基体或粗面内质网中裂解为 A 链和 B 链，A 链转位至胞浆；④A 链在胞浆中催化失活 60S 亚基，切下其组分中 28SrRNA 上特异的腺嘌呤，从而抑制细胞蛋白质的合成，最终导致细胞死亡。

2）蓖麻毒素诱导体内单核细胞、淋巴样细胞分泌肿瘤坏死因子（TNF-α）、白细胞介素（IL-1、IL-6），引起组织坏死出血。毒素诱导细胞产生细胞因子有时间依赖性和剂量依赖性。

3）脂质过氧化损伤作用：蓖麻毒素与巨噬细胞的相互作用，不仅诱导细胞免疫，而且诱导产生自由基和活性氧，引起脂质过氧化作用。

4）细胞凋亡：蓖麻毒素可诱导巨噬细胞、未成熟 T 细胞出现 DNA 破碎，而后者被认为是与凋亡有关的生化改变之一。

（3）不良反应救治

1）用1∶4000 高锰酸钾或2%~3%药用炭洗胃，口服5mg 酒石酸锑钾催吐，用50%硫酸镁或硫酸钠导泻。而后口服牛奶、蛋清、冷米汤等保护胃黏膜。

2）对症治疗

①如有惊厥，可给予镇静剂苯巴比妥钠或水合氯醛等。

②剧烈呕吐、腹泻时，可静脉滴注葡萄糖

氯化钠注射液和乳酸钠注射液，并给予止吐剂，心力衰竭时用强心剂。

③出现溶血时，可用激素，并给予补血药。有心律失常时，可给利多卡因抗心律失常。

④如有条件，可皮下注射抗蓖麻毒血清并输血。出现过敏性休克时，皮下注射肾上腺素，静脉输入10%葡萄糖注射液、多巴胺、地塞米松、维生素C。然后用5%葡萄糖注射液加氢化可的松、间羟胺、山梗菜碱、氨茶碱抢救。

3）中药治疗

①仙人掌30g，捣烂如泥，加适量肥皂水灌肠。

②甘草30g，北沙参15g，金银花15g，黄连9g，茯苓3g，水煎，早晚各服1次。

③防风30g，甘草15g，水煎至200ml，顿服。

3. 雷公藤

（1）不良反应表现

①消化系统：腹痛、腹泻、恶心、呕吐、食欲不振，肝损害，少数可致伪膜性肠炎，严重者可致消化道出血。

②血液系统：血小板、白细胞、血红蛋白减少，严重者可发生急性粒细胞减少、再生障碍性贫血等。

③生殖系统：对男性患者雷公藤可抑制精细胞中酶的活性，导致精子产生和成熟发生障碍，表现为精子数量显著减少，长期用药还会导致性欲减退、睾丸萎缩；对女性患者雷公藤可抑制其卵巢功能，表现为月经紊乱、经量减少、卵巢早衰。

④神经系统：头晕、乏力、失眠、听力减退、嗜睡、复视，还可引起周围神经炎。

⑤泌尿系统：主要表现为急性肾功能衰竭，服药后迅速出现或逐渐发生少尿、水肿、血尿、蛋白尿、管型尿、腰痛或伴肾区叩击痛，常常发生于过量中毒时。

⑥心血管系统：心悸、胸闷、心动过缓、气短、心律失常、心电图改变（ST-T改变），严重者可见血压急剧下降，个别出现室颤、心源性休克而死亡。

⑦皮肤黏膜损害：皮肤糜烂、溃疡、斑丘疹、荨麻疹、瘙痒等。

（2）可能的机制：雷公藤的主要毒性物质为雷公藤甲素与雷公藤醋酸乙酯。雷公藤甲素是雷公藤中活性最高的环氧二萜内酯化合物，也是雷公藤引起毒副作用的主要成分，雷公藤甲素导致肝损伤与激活肝中Kuffer细胞释放大量TNF（肿瘤坏死因子）及NO（一氧化氮）有关，也可能与脂质过氧化有关。雷公藤甲素还可损伤内皮细胞，致毛细血管通透性增加，部分蛋白成分漏出至肾小球囊，刺激壁层上皮细胞增生，若长期服用或剂量过大可能导致肾功能衰竭。雷公藤导致骨髓抑制，可能与雷公藤甲素和雷公藤醋酸乙酯有关。

（3）不良反应救治

1）紧急处理：中毒后立即停药、催吐、洗胃、导泻、灌肠。静脉输液。

2）对症治疗

①如出现急性肾衰竭时，应用渗透性利尿剂，如20%甘露醇，或低分子右旋糖酐，快速输入，给药后仍无尿，可静脉滴注呋塞米。

②如有急性溶血，可用碳酸氢钠碱化尿液。

③如有继发感染时，及时应用抗生素。

3）中药治疗

①杨梅根60g，水煎，内服。

②鲜乌蔹150~250g，捣汁，配香附、三七、鸡血藤、茜草、广木香各15g，冰片1.5g，共研为末，每次3~9g，细粉兑汁服。

③绿豆120g，甘草30g，水煎服。

④鲜地苍90~150g，水煎服或灌服，严重时每4小时服用1次。

⑤蛇莓60g，绿豆60g，冷开水浸泡，绞汁服。

⑥铁箍散60g，大黄、芒硝、防风各18g，水煎2次，合在一起，每4小时服1次，2次服完，连服2剂。

⑦鲜凤尾草90g，塘螺60g，乌桕树鲜嫩芽10余个，混合，洗净后捣汁，吞服1~2次。

4. 黄药子

（1）不良反应表现：目前临床报道的与黄药子及其制剂相关的安全性问题主要是肝毒性，且有死亡病例发生。其肝损害的临床表现，以混合性损伤为主，兼有肝细胞损伤和胆汁淤积的症状，且损伤程度和剂量与给药时间有关。

实验室检查血 ALT、AST、STB 等显著升高。

一般常见症状为乏力、纳差、尿黄、头晕、厌油腻，有的伴有巩膜、皮肤黄染，瘙痒，大便灰白等，严重者表现为急性肝炎等，有的患者伴有胆囊炎。大剂量服用可引起恶心、呕吐、脱发等症状。

文献报道黄药子亦可引起肾损害和甲状腺损害，临床应用过程中应注意加强监测。

（2）可能的机制：研究提示其毒性与薯蓣皂苷、薯蓣毒皂苷、二萜内酯类成分如黄独乙素、黄酮类和皂苷类等有关。其中二萜内酯类成分具有肝细胞毒性，然而黄药子引起肝肾损害的具体成分与机制仍待充分研究。

（3）不良反应救治

1）首先用 1∶5000 的高锰酸钾洗胃，用硫酸镁导泻，再口服药用炭、牛奶、蛋清等。

2）应用保肝药如葡醛内酯、维生素 C、消炎利胆片和降低氨基转移酶的药物等。如出现肝昏迷时，予精氨酸加入 5% 葡萄糖注射液中静脉滴注。

3）腹痛、腹泻、呼吸困难、瞳孔缩小时，皮下注射阿托品。

4）中药治疗

①生姜 30g 榨汁，加白米醋 60g，甘草 9g，水煎服。

②岗梅 250g，清水 5 碗煎至 2 碗饮服。大量服绿豆汤。也可应用茵栀黄注射液。

5. 吴茱萸

（1）不良反应表现：腹痛、腹泻、视力障碍、错觉、脱发、胸闷、头痛、眩晕或皮疹、流产等症状。尽管临床尚无报道，但动物实验证实吴茱萸存在肝脏毒性，临床应用仍需警惕。

（2）可能的机制：吴茱萸的毒性成分可能是吴茱萸次碱，其在体外试验证实具有肝肾毒性。另有实验证实，连续给小鼠灌服一定剂量的吴茱萸水提组分，其在发挥镇痛药效的同时会对肝脏产生一定的毒性和不良反应，肝脏为主要的毒性靶器官，并呈现一定的剂量依赖关系，其毒性机制与氧化损伤有一定相关性。

（3）不良反应救治

1）中毒后用 1∶5000 的高锰酸钾洗胃，用硫酸镁导泻，内服牛奶、蛋清等。腹痛时应用

阿托品或颠茄合剂，视力障碍时可补充 B 族维生素等，其他对症治疗。

2）中药治疗

①黄连 15g，水煎服。

②剧烈腹痛、腹泻时，可用地锦 24g，延胡索 9g，黄柏 9g，秦皮 12g，甘草 15g，水煎，每 4 小时服 1 次，2 次服完，连服 3～6 剂。

③视力障碍、毛发脱落时，用石斛 15g，黄芩 9g，谷精草 15g，菊花 12g，枸杞子 15g，生地黄 9g，甘草 6g，水煎，早晚各服 1 次。

④黄柏 9g，绿豆 30g，甘草 15g，芦根 30g，水煎服。

6. 鸦胆子

（1）不良反应表现

①消化道症状：恶心、呕吐，食欲不振，腹痛、腹泻，便血，胃肠道充血等。

②神经系统：头昏、乏力，体温增高，四肢麻木或瘫痪，昏迷、抽搐等。

③泌尿系统：尿量减少，双肾刺痛。

④心血管系统：心率增快，严重者可心律失常致死。

⑤其他：眼结膜充血；外用可引起过敏反应。

（2）可能的机制：一般认为其毒性成分主要存在于水溶性的苦味成分中，鸦胆子苷、双氢鸦胆子苷是水溶性的苦味成分，可能也是鸦胆子的主要毒性成分。其水溶性苦味成分为剧烈的细胞原浆毒，对中枢神经有抑制作用，对肝肾实质有损害作用，并能使内脏动脉显著扩张，引起出血。其脂肪油对皮肤和黏膜有强烈的刺激性。

（3）不良反应救治

1）用 1∶5000 的高锰酸钾洗胃，用硫酸铜催吐、硫酸钠导泻，静脉输入 5% 葡萄糖氯化钠注射液加维生素 C，另外注射或口服维生素 B$_1$、维生素 B$_6$、维生素 K 等。

2）对症治疗：如有剧烈腹痛时，皮下注射硫酸阿托品。如有昏睡、呼吸困难时可吸氧，酌情先用中枢兴奋剂等，必要时进行人工呼吸。如有便血给予止血药。

3）中药治疗

①甘草 9g，水煎顿服。甘草 12g，绿豆

15g，芦根 60g，金银花 15g，葛根 9g，水煎 2 次合在一起，早晚分服。

②胃肠出血用甘草 30g，远志 9g，沙参 15g，焦地榆 9g，血余炭 9g，三七 1.5g（冲服），水煎 2 次，合在一起，早晚分服。或用熟大黄 10g，白及 12g，水煎，每日 3 次服。

7. 白矾

（1）不良反应表现

1）急性中毒：大剂量内服可引起口腔、喉头烧伤，呕吐腹泻，虚脱，甚至死亡。曾有文献报道 1 例重度硫酸铝钾（白矾中的主要成分）中毒，患者表现为心率增快、心电图 T 波高尖（高钾血症导致），血压降低，上腹部烧灼样痛，尿少及严重腹泻。

2）慢性中毒：慢性中毒主要为白矾中的铝离子长期摄入导致的蓄积反应，表现如下。

①神经毒性：痴呆和认知功能障碍。

②骨骼：骨软化和骨营养不良。

③肝肾功能损伤：动物试验证实铝蓄积可导致肝肾功能损伤。

④血液系统：非缺铁性的小细胞低色素性贫血等。

（2）可能的机制

①急性中毒：中毒机制主要为含金属离子的硫酸根电解质经口服后导致的消化道灼烧样症状（硫酸根对胃肠道黏膜以及吸收入血后所接触的血细胞和器官组织等均有腐蚀性），以及高血钾导致的心律失常等，严重者可休克致死。

②慢性中毒：中毒机制主要为白矾中的铝离子导致的蓄积反应。铝对于神经系统损伤，主要机制是干扰中枢胆碱能系统功能、影响单胺类神经递质的含量和脑能量代谢以及脑组织的脂质过氧化等；对于骨损伤，可能的机制是过量铝进入成骨细胞后干扰磷酸和钙磷结晶形成，并竞争性抑制羟基磷灰石结晶与胶原蛋白结合，抑制矿化过程；对于肝肾损伤机制可能是因为铝拮抗其他微量元素（如铜、锌、锰等）而抑制细胞抗氧化酶的活性；对于血液系统毒性机制可能是铝抑制亚铁氧化酶的活性并与转铁蛋白结合，影响铁的利用。

（3）不良反应救治

1）口服中毒者可用乳汁洗胃，内服镁盐作

为抗酸剂。

2）服用阿拉伯胶浆或西黄芪胶浆，以保护消化道黏膜，减少毒物吸收。

3）静脉输入 5% 葡萄糖氯化钠注射液，以补充体液，稀释毒素。

4）中药治疗

①陈皮 9g，法半夏 9g，茯苓 9g，甘草 6g，白及 15g，水煎，早晚服。

②地榆炭 15g，白及 30g，藕节 15g，黄连 9g，共研为细末，每 4 小时冲服 6g。

③绿豆 30g，甘草 9g，法半夏 9g，牡蛎 21g，龙骨 21g，水煎，早晚分服。

8. 胆矾

（1）不良反应表现

①消化系统：流涎、恶心、呕吐、腹痛、腹泻、呕血、便血等，口涎、呕吐物、粪便多呈蓝绿色，口中有特殊金属味；黄疸、中毒性肝炎等症状。

②血液系统：溶血性贫血。

③泌尿系统：蛋白尿、血尿、少尿、无尿、氮质血症、急性肾功能衰竭或尿毒症等。

④循环系统：血管麻痹、血压下降。铜离子对心脏损害可引起中毒性心肌炎，表现为心动过速、心律失常及心力衰竭。

⑤神经系统：头痛头晕、全身乏力，严重者出现脑水肿、痉挛、神经麻痹、谵妄、意识障碍等中毒性脑炎症状。

（2）可能的机制：硫酸铜为多亲和性毒物，可以直接对心、肝、肾造成损伤，同时具有肌肉神经毒性。硫酸铜刺激胃黏膜的末梢神经引起反射性呕吐，对黏膜组织有腐蚀性，可引起口腔、食道和胃黏膜损伤。铜离子对肝脏有直接的损害作用，同时贫血缺氧及大量溶血也会增加肝脏负担导致肝脏变性及肿大，并引起黄疸。硫酸铜引起溶血的机制主要为大量 Cu^{2+} 进入血液后与血红蛋白、红细胞及其他细胞的巯基有亲和力，它与红细胞膜的巯基结合，使红细胞内还原型谷胱甘肽减少，并降低葡萄糖 – 6 – 磷酸脱氢酶的活性，使红细胞的脆性明显增加而发生溶血和贫血。溶血后血红蛋白及红细胞碎片堵塞肾小管，造成少尿、无尿，甚至发生急性肾功能衰竭，成为硫酸铜中毒的主要死因。

（3）不良反应救治

①中毒后立即口服含丰富蛋白质的食品，如蛋清、牛奶、豆浆等，形成蛋白铜盐而沉淀，阻止胃肠道吸收，保护胃黏膜。而后用1%亚铁氰化钾洗胃解毒。

②解毒剂：首选依地酸二钠，成人每日1g，小儿每次15～25mg/kg，每日2次，加入10%葡萄糖溶液中静脉滴注，每个疗程不超过5天。也可用青霉胺，成人每次口服0.3g，每日3～4次，小儿每日20～25mg/kg，分3～4次口服。二巯丁二钠2g加入20ml注射用水静脉注射，以后每次1g，4～8小时1次，5天为一疗程。

③内服通用解毒剂：硫酸镁37g，硫酸氢钠12.5g，氢氧化钠1g，硫化氢4g，加水至1000ml，摇匀，每次50～100ml，口服；硫酸亚铁饱和液100ml，碳酸镁88g，药用炭40g，加水至800ml，混匀，每次服50～100ml。

④对症治疗：有溶血时可用氢化可的松、碳酸氢钠，必要时输血。血压下降或心力衰竭时，给予抗休克治疗。

⑤中药治疗：乌豆衣30g，当归15g，黄芪30g，阿胶12g（烊化），茵陈15g，三七末3g（冲服），水煎服。

9. 蜈蚣

（1）不良反应表现

①消化道症状：恶心、呕吐、腹痛、腹泻，十二指肠溃疡，黄疸、急性肝损害等。

②循环系统：胸闷、气短，心律失常，血压下降等。

③泌尿系统：急性肾功能损害，尿量减少等。

④血液系统：溶血性贫血，酱油尿、黑便等。

⑤神经系统：抽搐、面神经损害等。

⑥过敏反应：过敏性皮疹、口唇肿胀、鼻黏性分泌物大量流出、呼吸困难等，严重者可致过敏性休克。

（2）可能的机制：不同种属的药用蜈蚣均含有两种似蜂毒的毒性成分，即组胺和溶血蛋白质，主要存在于躯干部。溶血蛋白质的溶血作用可直接引起急性肾皮质坏死，造成急性肾

小管损伤；而组胺样物质能使平滑肌痉挛，毛细血管扩张及通透性增加，同时还有致敏作用；因此对急性肾功能衰竭起了促进作用。

（3）不良反应救治

1）被蜈蚣咬伤后，立即用火罐拔出毒液，并迅速用3%氨水或5%～10%碳酸氢钠液，或用肥皂水清洗伤口。局部冷湿敷。

2）内服中毒后，用2%～3%碳酸氢钠液洗胃，然后服药用炭，吸附毒素。输入5%葡萄糖氯化钠注射液或10%葡萄糖注射液并加入维生素C。

3）如有过敏性休克，可将氢化可的松加入液体中静脉滴注，并皮下注射肾上腺素。如呼吸困难时，可选用山梗菜碱等呼吸兴奋剂。

4）中药治疗

①半边莲、白花蛇舌草适量，捣烂外敷。

②芋头、鲜桑叶、鲜扁豆叶、鱼腥草或鲜蒲公英适量，捣碎，外敷伤口周围。

③凤尾草120g，金银花90g，甘草60g，加水1000ml，煎至250ml，1次灌服。每日2剂。

④脉搏缓慢，呼吸困难时，用人参9g（先煎），附子12g，五味子9g，甘草9g，水煎2次，合在一起，2次服完，每次间隔4小时，连续服2～4剂。

10. 细辛

（1）不良反应表现：细辛中的挥发油直接作用于中枢神经系统，最终可因呼吸中枢完全麻痹而致死。细辛的急性毒性对小鼠肺、肝、肾等重要脏器均有明显损害，其中对肺脏的病理损害最为严重。

细辛中毒时，常可出现头痛、呕吐、出汗、口渴、烦躁不安、面赤、呼吸急促、脉数、瞳孔散大，体温血压均升高；个别出现心慌、气短、胸闷，动则加重，窦性心动过速及双下肢水肿等急性心力衰竭症状，或精神紧张，失眠，胆小易惊，心悸、濒死感，面色萎黄灰暗，多发性阵发性窦性心动过速等心律失常伴自主神经紊乱等。严重者可出现牙关紧闭、角弓反张、意识不清、四肢抽搐、尿闭，最后因呼吸麻痹而死亡。

（2）可能的机制：细辛的有效成分是挥发油，其毒性作用也主要源于挥发油。细辛挥发

油中的黄樟醚不仅具有呼吸麻痹作用，而且是毒性较大的致癌物质，尤其是对核黄素和维生素 E 缺乏者，致癌作用更强，长期小剂量服用，即可引起磷中毒样肝、肾脂肪变性。临床实践和现代药理实验已经证实，大剂量细辛挥发油可使实验动物中枢神经系统先兴奋后抑制，使随意运动和呼吸减慢，反射消失，最后因呼吸麻痹而死亡。此外，细辛对心肌有直接抑制作用，过量使用可引起心律失常。

（3）不良反应救治

1）中毒后立即催吐，用 1 : 4000 高锰酸钾洗胃，服用蛋清、乳汁或通用解毒剂，静脉输液内加维生素 C。

2）对症治疗

①有惊厥、痉挛等症状时，可给地西泮或安宫牛黄丸。

②尿闭时进行导尿或口服氢氯噻嗪。

3）中药治疗

①中药导泻：可用枳壳 9g，厚朴 9g，菖蒲 9g，芒硝 9g（冲服），大黄 15g（后下），水煎 2 次，合在一起，每 4 小时服 1 次，2 次服完。

②呼吸困难时用半边莲 15g，茶叶 15g，甘草 9g，水煎 2 次，合在一起，每小时服 1 次，2 次服完。

③出现意识不清、昏迷时，用安宫牛黄丸 1 粒，加水 50ml，烊化鼻饲。

④应用扶正解毒剂：西洋参 3g（先煎），北五味子 3g，麦冬 9g，生石膏 24g，生甘草 30g，羚羊角粉 3g（冲服），加绿豆汤，共煎至 300ml，鼻饲。

⑤清醒后继续解毒：用金银花 15g，连翘 15g，生石膏 12g，西洋参粉 3g（冲服），生甘草 30g，生地黄 9g，丹皮 9g，水煎至 400ml，分上下午 2 次服。

11. 苍耳子

（1）不良反应表现

①消化系统：恶心、呕吐，腹痛、腹泻，重者可见黄疸、肝肿大、消化道出血等。

②神经系统：头痛、头晕等。

③循环系统：胸闷、心慌气短、血压下降、心律失常、房室传导阻滞等。

④呼吸系统：呼吸困难、呼吸节律不整、肺水肿等。

⑤泌尿系统：水肿、少尿、尿闭、血尿、尿失禁、肾功能异常、急性肾功能衰竭等。

⑥其他：见于报道的还有血小板减少性紫癜、神经性水肿、声哑、喉头水肿、喉梗塞等。

（2）可能的机制：苍术苷、羧基苍术苷或其衍生物是苍耳子中的主要毒性成分，它们引起的不良反应的重要机制之一是影响氧化应激。苍术苷可引起线粒体膜外氧化磷酸化的抑制作用，导致细胞损伤及脂质过氧化。羧基苍术苷抑制细胞质中 ADP/ATP 的转运，从而阻止了氧化磷酸化过程，进而引起各种不良反应。

（3）不良反应救治

1）无胃肠道出血时，可催吐，用 1 : 5000 高锰酸钾液洗胃，内服硫酸镁导泻，若大量服用并中毒超过 4 小时者，应及早用 1% ~2% 食盐水做高位灌肠。

2）静脉滴注 5% 葡萄糖氯化钠注射液，并大量饮糖水。如有心力衰竭、肺水肿及尿闭者应限制输液量。

3）有出血时给予维生素 K 等止血剂，必要时输血。

4）肝脏明显损害时，可给予糖皮质激素及维生素 B_1、维生素 B_{12}、维生素 C 等保肝药物。在治疗期间暂禁脂肪类食物，其他对症治疗。

5）中药治疗

①甘草 30g，绿豆 120g，煎汤内服。

②板蓝根 120g，水煎，分 2 次早晚服。

③芦根 60g，绿豆 30g，金银花 15g，葛花 9g，甘草 9g，水煎 2 次，合并一起，每日早晚分服，连服 3 ~6 剂。

④有胃肠道出血症状时，用甘草 30g，远志 9g，北沙参 15g，血余炭 9g，三七粉 1.5g（冲服），水煎 2 次，合并一起，每 4 小时 1 次，2 次服完，连服 2 ~6 剂。

12. 苦杏仁

（1）不良反应表现：苦杏仁的主要成分苦杏仁苷是其有效成分也是中毒成分，误服过量苦杏仁可发生氢氰酸中毒，使延髓等生命中枢先抑制后麻痹，并抑制细胞色素氧化酶的活性而引起组织窒息。

临床表现为眩晕、心悸、恶心、呕吐等中

毒反应，重者出现昏迷、惊厥、瞳孔散大、对光反射消失，最后因呼吸麻痹而死亡。

（2）可能的机制：苦杏仁及其制剂中含有苦杏仁苷。苦杏仁苷内服后，可在体内分解为氢氰酸和苯甲醛。氢氰酸的氰酸离子在组织细胞内迅速与细胞色素及细胞色素氧化酶的三价铁结合，使其失去传递电子作用而发生细胞内窒息，产生细胞中毒性缺氧，主要影响中枢神经系统，患者常因呼吸麻痹而死亡。

（3）不良反应救治

1）如在食后 4 小时内出现中毒症状，则用 1 :（2000 ~ 5000）的高锰酸钾液及大量清水或 3% 过氧化氢充分洗胃催吐，然后服硫代硫酸钠 2g，也可用 10% 硫代硫酸钠溶液洗胃，并留置 100ml 在胃中，使与胃肠道的氢氰酸结合成无毒的硫氰酸化合物，亦可 15 分钟口服 1 匙硫酸亚铁液。

2）联合使用亚硝酸钠和硫代硫酸钠：亚硝酸盐能与血红蛋白形成高铁血红蛋白，而氰离子（CN⁻）则能与高铁血红蛋白结合成氰化高铁血红蛋白，从而解除了氰离子对细胞呼吸酶的抑制，但氰化高铁血红蛋白在数分钟后又逐渐解离放出氰离子，故需立即注射硫代硫酸钠，使其与氰离子形成稳定的硫氰酸盐，由尿排出体外。具体用法如下。

①迅速取亚硝酸异戊酯 1 ~ 2 支，折断，让患者从口鼻吸入，时间为 15 ~ 30 秒，2 分钟后再照前法吸入一次，如此可根据情况重复数次，但总量不可超过 5 ~ 6 支。

②尽快用 3% 亚硝酸钠溶液 10 ~ 20ml，静脉缓注（每分钟 2 ~ 3ml），一旦发现血压下降，应立即停药，必要时用升压药（不可用肾上腺素）及输氧、输血。

③亚硝酸钠注射完后，随即用同一针管注入 50% 硫代硫酸钠 25 ~ 50ml，必要时在半小时后重复注射半量或全量（小儿可按 0.25 ~ 0.5g/kg）。

3）如无亚硝酸钠，可用亚甲蓝按 10mg/kg 剂量加入 5% 葡萄糖注射液 40ml 中静脉注射，再接着注射硫代硫酸钠，但疗效不如亚硝酸钠。

4）可用依地酸二钴按 5 ~ 15mg/kg，加入 50% 的葡萄糖注射液内静脉注射，必要时可重复应用 8 ~ 10 次，本品与氰基结合力大于细胞色素氧化酶与氰基结合力，0.8g 依地酸二钴可结合 0.1g 氰离子。

5）葡萄糖的醛基能与氰离子结合成无毒的腈类，静脉注射高渗葡萄糖液，并可促进毒物排泄，防治脑水肿和肺水肿。

6）对症治疗：必要时给呼吸兴奋剂、强心剂、镇静剂及升压药物等，重症患者给细胞色素 C，根据循环、呼吸情况给予其他处理，如吸氧、人工呼吸等。

7）中药治疗

①杏树根 60 ~ 90g，煎汤内服，每 4 小时 1 次。

②生萝卜或白菜 1 ~ 1.5kg，捣烂取汁，加红糖或白糖适量，调匀频服。

③蕹菜根 0.5kg 捣烂，开水冲服。

④桂枝、乌药、赤芍各 9g，红花、桃仁各 15g，朱砂 1.5g（冲服），水煎，早晚分服。

⑤甘草、黑大枣各 120g，水煎服。

⑥绿豆 60g，水煎，加砂糖内服。

13. 罂粟壳

（1）不良反应表现：罂粟壳中含有的主要成分是吗啡、可待因、罂粟碱等，罂粟壳中毒与其所含的主要成分吗啡有关。其临床表现为昏睡或昏迷，抽搐，呼吸浅表而不规则，恶心、呕吐、腹泻，面色苍白，发绀、瞳孔极度缩小呈针尖样，血压下降等。目前文献报道的病例报告中，罂粟碱中毒均体现在婴幼儿中，可能因为婴儿中枢神经系统、肝、肾、酶系统等发育未成熟，对中药较敏感，易引起中毒。

（2）可能的机制：吗啡对大脑皮质感觉区、延髓呼吸及咳嗽中枢均有抑制作用，严重者可因呼吸抑制而死亡。少数合并抽搐，抽搐可能与呼吸抑制引起脑细胞缺氧、水肿有关。

（3）不良反应救治

1）先用碘酒 20 ~ 30 滴，温开水送服，再用 1 : 5000 高锰酸钾或 5% 碳酸氢钠洗胃，内服硫酸钠导泻，口服牛奶、蛋清，保护胃黏膜。

2）静脉注射 50% 葡萄糖注射液促进解毒，或滴入 10% 葡萄糖注射液促进排泄，防止脱水，静滴甘露醇，降低颅内压。

3）保持呼吸道通畅，应用呼吸兴奋剂，如山梗菜碱、间羟胺、苯丙胺等。呼吸衰竭时，给予含二氧化碳的氧气，必要时进行人工呼吸，保暖，给浓茶或咖啡，勿使患者入睡。

4）可用烯丙吗啡对抗毒性，不可用士的宁，以免和吗啡作用相加而导致惊厥。必要时导尿，其他对症治疗。

5）中药治疗

①甘草30g，防风15g，水煎，分2次服。

②半边莲9g，万年青6g，水煎，早晚各服1次。

③人参9g（先煎），五味子6g，麦冬12g，水煎服，或肌内注射或静脉注射生脉注射液，用于心力衰竭、低血压、呼吸麻痹、心源性休克。

14. 何首乌

（1）不良反应表现：全身乏力、消化道症状（食欲不振、厌油等）、黄疸表现（尿黄、目黄、皮肤黄染等）、实验室检查异常（胆红素及氨基转移酶升高等）。总体来看所致肝损伤病例一般属轻、中度，多呈可逆性。停药、对症治疗后，预后多较好，但也有严重肝损伤的个案病例报告，未见有迟发型肝毒性的文献报道。

（2）可能的机制：何首乌不同提取物的毒性比较实验表明，醇提物的毒性比水提物和药材全粉的毒性大，提示何首乌的肝毒性物质可能集中在醇提物中。醇提物比水提物含有较多的极性较弱蒽醌类成分，因此推测何首乌所含蒽醌类成分可能是其重要的肝毒性成分之一，同时也提示服用何首乌药酒应该保持一定的警惕性。研究表明何首乌肝损伤的机制主要是因为其醇提物对人正常肝细胞L02产生周期阻滞从而引起凋亡。此外，何首乌醇提物的毒性作用体现在多个方面，包括对体重增长的抑制作用、脏器指数异常，总胆红素、肌酐、白蛋白、丙氨酸氨基转移酶和肌酸激酶等多项肝肾功能生化指标的显著改变，以及引起多个脏器（肝脏、肾脏和肺脏）的病理改变。值得关注的是，何首乌对大鼠脏器的损伤作用不只限于肝脏，对肺脏和肾脏同样有损害。

（3）用药指导

1）以下几种情况可能增加肝损伤风险。

①超剂量、长期连续用药。

②生何首乌较制何首乌可能更易导致肝损伤。

③有服用何首乌及其成方制剂引起肝损伤个人史的患者。

④同时使用其他可导致肝损伤的药品。

2）应充分了解何首乌的用药风险，注意特殊人群用药安全。

3）严格按说明书用法用量服用，不超剂量、长期连续用药，应注意避免同时服用其他可导致肝损伤的药品。

4）服用何首乌及含何首乌的复方中药期间，应注意与肝损伤有关的临床表现。服药期间如发现肝生化指标异常或出现全身乏力、食欲不振、厌油、恶心、尿黄、目黄、皮肤黄染等可能与肝损伤有关的临床表现时，或原有肝生化检查异常、肝损伤临床症状加重时，应立即停药并就医。

15. 马兜铃

（1）不良反应表现：服用马兜铃30～90g可引起机体中毒，临床表现为频繁恶心、呕吐、心烦、头晕、气短等症状，严重者可出现蛋白尿、血尿、肾衰竭、出血性下痢、知觉麻痹、嗜睡、瞳孔散大、呼吸困难。本品所含马兜铃酸具有肾毒性，短期大剂量服用可引起急性马兜铃酸肾病，病理表现为急性肾小管坏死，临床出现急性肾功能衰竭；长期间断或持续小剂量服用可引起慢性马兜铃酸肾病，病理表现为寡细胞性肾间质纤维化，临床出现慢性进行性肾功能衰竭（持续服用者肾损害进展较快）；小剂量间断服用数周至数月可出现肾小管功能障碍型马兜铃酸肾病，病理表现为肾小管变性及萎缩，临床出现肾小管酸中毒或范可尼综合征，而血清肌酐正常。此外，还有马兜铃酸致癌的报道，人体主要诱发泌尿系统上皮癌。

（2）可能的机制：马兜铃中所含的马兜铃酸是一种有肾毒性的化学成分；所含木兰花碱对神经节有阻断作用，并具有箭毒样作用。

（3）用药指导

①含马兜铃酸中药材的肾毒作用与其马兜铃酸含量和用药时间长短有一定关系，因此在服用马兜铃及含马兜铃酸的中药材或中成药时，必须在医师的指导下使用，严格控制剂量和疗程，并在治疗期间注意肾小管及肾小球功能

监测。

②儿童及老年人慎用。

③孕妇、婴幼儿及肾功能不全者禁用。

（二）中成药的不良反应

1. 壮骨关节丸

（1）不良反应表现：皮疹、瘙痒，恶心、呕吐、腹痛、腹泻、胃痛，血压升高，肝损害。在不良反应的报告中，胆汁淤积型肝炎例数有一定比例。

（2）典型病例：某女，47岁，因类风湿关节炎，服用壮骨关节丸，每日服2次，每次6g。服药30天后，出现乏力、尿黄如浓茶色，皮肤黄染，伴明显皮肤瘙痒，大便呈灰白色。实验室检查：丙氨酸氨基转移酶（ALT）339U/L，天门冬氨酸氨基转移酶（AST）126U/L，碱性磷酸酶（ALP）317U/L，γ-谷氨酰转肽酶（GGT）231U/L，总胆红素（STB）169μmol/L，结合胆红素（CB）103μmol/L，凝血酶原活动度（PTA）80%，甲、乙、丙、丁、戊型肝炎病毒学标志均呈阴性。肝穿病理检查提示胆汁淤积型肝炎。

（3）用药指导

①建议患者应严格遵医嘱用药，避免大剂量、长期连续用药；一旦出现纳差、尿黄、皮肤黄染等症状应及时停药就医。

②肝功能不全、孕妇及哺乳期妇女禁用。定期检查肝功能。

③30天为1个疗程，长期服用者每疗程之间间隔10~20天。

2. 克银丸

（1）不良反应表现：肝损害、剥脱性皮炎。

（2）典型病例：某男，57岁，因恶心、乏力、腹胀10余日伴皮肤、巩膜黄染入院。患者1个月前因银屑病服用克银丸，每次100粒（10g），每日3次。服药10余日后自觉恶心、乏力、腹胀、纳差，继之出现皮肤及巩膜黄染，皮肤瘙痒，尿色变深，粪便颜色变浅。体检：体温36.4℃，呼吸20次/分，心率78次/分，血压110/70mmHg。皮肤黏膜黄染，巩膜黄染。实验室检查：丙氨酸氨基转移酶（ALT）1084U/L，天门冬氨酸氨基转移酶（AST）428U/L，γ-谷氨酰转肽酶（GGT）157U/L，

碱性磷酸酶（ALP）256U/L，乳酸脱氢酶（LDH）157U/L，乙肝表面抗原（-），抗甲肝病毒IgM抗体（-），抗丙肝病毒抗体（-），尿胆红素（+），尿胆原（++），总胆红素（STB）73.0μmol/L，1分钟胆红素18.1μmol/L。

（3）用药指导

①必须在医生指导下使用，严格控制剂量和疗程，避免超量、长期使用。

②在治疗过程中注意肝功能监测。

③儿童、老年人、孕妇及哺乳期妇女慎用；有克银丸过敏史、肝功能不全患者禁用；对其他药物过敏者慎用。

3. 白蚀丸

（1）不良反应表现：肝损害。

（2）典型病例：某男，24岁，因患白癜风在医生指导下服用白蚀丸2.5g，一日3次，20余天后出现纳差，厌油腻。肝功能检查：总胆红素（STB）48.9μmol/L，结合胆红素（CB）33.2μmol/L，丙氨酸氨基转移酶（ALT）1410U/L，天门冬氨酸氨基转移酶（AST）38.2U/L，碱性磷酸酶（ALP）232U/L，γ-谷氨酰转肽酶（GGT）183U/L。结合病史诊断为药物性肝炎。

（3）用药指导

①必须在医师指导下使用，严格掌握适应证和禁忌证。

②使用过程中，严格控制剂量和疗程，避免超剂量、长期服用；同时注意肝功能监测。

③儿童、老年人及哺乳期妇女慎用；孕妇、肝功能不全者禁用。

4. 痔血胶囊

（1）不良反应表现：肝损害为主，另有腹痛、皮疹、过敏样反应、头晕、头痛。

（2）典型病例：某男，38岁，口服痔血胶囊14天出现乏力、纳差、尿黄如浓茶色，发病过程中无发热、腹痛、腹泻、反酸、腰痛等症状。查体见双侧巩膜中度黄染。肝功能检查示谷氨酸氨基转移酶（ALT）3132U/L，天门冬氨酸氨基转移酶（AST）831.1U/L，总胆红素（STB）104.7μmol/L，结合胆红素（CB）69.7μmol/L；病毒学检查示甲肝、乙肝、丙肝、戊肝抗体阴性；血常规显示嗜酸性粒细胞百分

比 16.8%，计数 1.71×10^9/L。

（3）用药指导

①患者应严格遵医嘱用药，避免大剂量、长期连续用药；一旦出现纳差、尿黄、皮肤黄染等症状应及时停药就医。

②用药过程中密切监测肝功能，肝功能异常或特异体质者慎用。

③服药期间勿食辣椒等刺激性食物。

5. 鼻炎宁颗粒

（1）不良反应表现：过敏性休克、全身过敏反应、皮疹。

（2）典型病例：某男，20 岁，因慢性鼻炎口服鼻炎宁颗粒 12g，用药 10 分钟后，出现全身皮肤瘙痒，四肢抽搐。送医院急救，30 分钟后出现咽喉部阻塞感、四肢麻木、头晕，继而出现寒战、心悸、胸闷、呼吸困难、意识不清，并伴有恶心呕吐。既往体健，无药物及食物过敏史。查体：体温 36.8℃，心率 116 次/分，呼吸 29 次/分，血压 66/37mmHg，神志恍惚，面色苍白，唇甲发绀，额头冷汗出，诊断为过敏性休克。

（3）用药指导

①患者应在医师指导下严格按照说明书用药，对有药物过敏史或过敏体质的患者应避免使用。

②首次用药及用药后 30 分钟内加强用药监护，出现面色潮红、皮肤瘙痒等早期症状应引起重视并密切观察，必要时及时停药并对症治疗。

6. 雷公藤制剂

（1）不良反应表现：药物性肝炎、肾功能不全、粒细胞减少、白细胞减少、血小板减少、闭经、精子数量减少、心律失常等；严重者有肝肾功能异常、肾功能衰竭、胃出血等。

（2）典型病例：某男，52 岁，因"类风湿关节炎"，口服雷公藤片 3 次/日，每次 2 片。用药 35 天后，患者出现小便色黄，皮肤瘙痒，全身皮肤进行性黄染，遂入院治疗。尿常规：尿胆原（+），胆红素（+++）；肝功能：丙氨酸氨基转移酶（ALT）353U/L，天门冬氨酸氨基转移酶（AST）581U/L，γ-谷氨酰转肽酶（GGT）942U/L，总胆红素（STB）267.3μmol/L，

结合胆红素（CB）161μmol/L，非结合胆红素（UCB）106.3μmol/L，甲、乙、丙、丁、戊型肝炎病毒学标志均呈阴性。肝穿刺活组织病理检查提示胆汁淤积型肝炎。

（3）用药指导

①患者服用该类药物时，必须在医师的指导下使用，用药初期从最小剂量开始。

②严格控制用药剂量和疗程，一般连续用药不宜超过 3 个月。

③用药期间应定期随诊并注意检查血、尿常规，加强心电图和肝肾功能监测。

④儿童、育龄期有孕育要求者、孕妇和哺乳期妇女禁用；心、肝、肾功能不全者禁用；严重贫血、白细胞和血小板降低者禁用；胃、十二指肠溃疡活动期及严重心律失常者禁用。老年有严重心血管病者慎用。

7. 维 C 银翘片

（1）不良反应表现：皮肤及附属器损害，表现为全身皮疹伴瘙痒、严重荨麻疹、重症多形红斑型药疹、大疱性表皮松解症；消化系统损害，表现为肝功能异常；全身性损害，表现为过敏性休克、过敏样反应、昏厥；泌尿系统损害，表现为间质性肾炎；血液系统损害，表现为白细胞减少、溶血性贫血。

（2）典型病例：某女，33 岁，因发热，咽喉痛口服该药，3 次/日，每次 3 片。服药 3 天后，体温未降反而上升至 39℃，伴厌食、上腹部不适。前往医院就诊。实验室检查：丙氨酸氨基转移酶（ALT）364U/L，天门冬氨酸氨基转移酶（AST）265U/L，γ-谷氨酰转肽酶（GGT）189U/L，碱性磷酸酶（ALP）259U/L，总胆汁酸（TBA）58.8μmol/L，乳酸脱氢酶（LDH）407U/L，甲、丙、戊型肝炎病毒学标志均呈阴性。

（3）用药指导

①提示维 C 银翘片为中西药复方制剂，本品含马来酸氯苯那敏、对乙酰氨基酚、维生素 C。对本品所含成分过敏者禁用，过敏体质者慎用。

②服用本品期间不得饮酒或含有酒精的饮料；不得同时服用与本品成分相似的其他抗感冒药。

③肝、肾功能受损者慎用；膀胱颈梗阻、甲状腺功能亢进症、青光眼、高血压和前列腺肥大者慎用；孕妇及哺乳期妇女慎用。服药期间不得驾驶机、车、船，不得从事高空作业、机械作业及操作精密仪器。

④建议严格按说明书用药，避免超剂量、长期连续用药，用药后应密切观察，出现皮肤瘙痒、皮疹、呼吸困难等早期过敏症状应立即停药并及时处理或立即就诊；出现食欲不振、尿黄、皮肤黄染等症状应立即停药，及时就诊，并监测肝功能。

8. 珍菊降压片

（1）不良反应表现：消化系统表现为肝功能异常、黄疸、胰腺炎等；精神神经系统表现为头晕、视物模糊、运动障碍、麻木；皮肤及附件损害表现为剥脱性皮炎、全身水疱疹伴瘙痒等；代谢和营养障碍表现为低钾血症、低氯血症、低钠血症；有肾功能异常、心前区疼痛、心律失常、白细胞减少等个例报告。

（2）典型病例：某女，49岁，有高血压病史，每日服用1片珍菊降压片已2年余。患者无明显诱因下出现四肢乏力伴胸闷，症状呈进行性加重，继发现双上肢抽搐，双手僵硬呈爪型。急诊检查血压146/92mmHg，血钾2.9mmol/L，予积极补钾治疗，症状明显好转。数日后再次出现四肢乏力、胸闷、肢体麻木症状，复查血钾3.2mmol/L，以"低钾血症"收治入院。

（3）用药指导

①注意用药剂量：与含有盐酸可乐定、氢氯噻嗪和芦丁成分的药品联合使用时，应分别计算各药品中相同组分的用量，以避免药物过量。

②防止撤药反应：停用本品时应在2～4天缓慢减量，以避免本品组分盐酸可乐定的撤药反应；如果已与β受体阻断剂合用，应先停用β受体阻断剂，再停用本品，避免与β受体阻断剂序贯给药。

9. 复方青黛丸（胶丸、胶囊、片）

（1）不良反应表现：腹泻、腹痛、肝炎、肝功能异常、头晕等；严重临床表现为药物性肝损害和胃肠出血。

（2）典型病例：某女，35岁，因银屑病口服复方青黛丸每次6g，3次/日。用药23天后，患者出现乏力、恶心、腹胀、纳差，小便色黄如浓茶，立即停药并入院就诊。患者于2年前服用该药20天后亦出现上述类似症状，住院29天痊愈出院。本次入院体检：体温37℃，巩膜、皮肤中度黄染，无肝掌及蜘蛛痣，心肺听诊未闻及异常，腹软，肝上界在右第6前肋间，肋缘下触及1.0cm，质软，无触痛，无腹水征。实验室检查：丙氨酸氨基转移酶（ALT）666.4U/L，天门冬氨酸氨基转移酶（AST）633.5U/L，γ-谷氨酰转肽酶（GGT）942U/L，碱性磷酸酶（ALP）208.8U/L，凝血酶原时间（PT）14秒，总胆红素（STB）98.21μmol/L，甲、乙、丙、丁、戊型肝炎病毒学标志均呈阴性；尿常规：尿胆原（+），胆红素（++）。诊断为药物性肝炎。

（3）用药指导

①患者在医师指导下严格按照说明书用法用量用药，用药期间注意监测肝生化指标、血常规及患者临床表现，若出现肝脏生化指标异常、便血及腹泻等，应立即停药，及时就医。

②孕妇和对本品过敏者禁用，肝脏生化指标异常、消化性溃疡、白细胞低者禁用。

10. 仙灵骨葆胶囊

（1）不良反应表现：主要包括胃肠系统损害（占55.6%）、皮肤及其附件损害（占23.2%）、中枢及外周神经系统损害（占5.5%）等，不良反应表现包括恶心、呕吐、皮疹、瘙痒、腹痛、腹泻、腹胀、心悸、胸闷、肝功能异常、肝细胞损害等。在严重不良反应报告中，肝胆系统损害所占比例明显高于总体报告中的相应比例，不良反应表现包括肝酶水平升高、胆红素水平升高、肝细胞损害等。肝胆系统损害多见于中老年患者，其中45～64岁患者占40.5%，65岁以上患者占51.9%。大多数（约60.7%）肝损伤不良反应报告中的用药时间在30天以上。

（2）典型病例：某女，56岁，因颈椎、腰椎疼痛服用仙灵骨葆胶囊，每日2次，每次3粒，约2个月后出现眼黄、尿黄、乏力、纳差。查肝生化指标：总胆红素（STB）63.1μmol/L，丙氨酸氨基转移酶（ALT）832U/L，天门冬氨酸氨基转移酶（AST）744U/L；查肝炎病毒学、自身免疫性肝炎指标，均呈阴性。停用仙灵骨葆胶囊，给予保肝对症治疗。2周后肝生化指标：STB 19.77μmol/L，ALT 156U/L，AST 73U/L。

（3）用药指导

①医务人员在使用仙灵骨葆口服制剂前应详细了解患者疾病史及用药史，避免同时使用其他可导致肝损伤的药品，对有肝病史或肝生化指标异常的患者，应避免使用仙灵骨葆口服制剂。

②患者用药期间应定期监测肝生化指标；若出现肝生化指标异常或全身乏力、食欲不振、厌油、恶心、上腹胀痛、尿黄、目黄、皮肤黄染等可能与肝损伤有关的临床表现时，应立即停药并到医院就诊。

③应当加强药品不良反应监测，并以有效的方式将仙灵骨葆口服制剂的用药风险告知医务人员和患者，加大合理用药宣传，最大程度保障患者的用药安全。

11. 感冒清片（胶囊）

（1）不良反应表现：全身性损害表现为乏力、发热、寒战等；泌尿系统损害表现为血尿、少尿、多尿、眼睑及面部水肿等，有肾功能不全的个案报告；血液系统损害表现为急性粒细胞减少、血小板减少、贫血、出血倾向等；消化系统损害表现为恶心、呕吐、口干、纳差、胃痛、呃逆、腹泻、腹痛、腹胀、腹部不适、氨基转移酶升高、肝生化指标异常等；精神及神经系统损害表现为头痛、头晕、嗜睡、失眠、手足麻木、局限性抽搐、腰痛等；皮肤及其附件损害表现为皮疹、瘙痒等；其他损害包括胸闷、咽痛、心悸、潮红、耳鸣、听力下降等。

（2）典型病例：某男，44岁，因患感冒服用感冒清片，4片 tid。连续用药3天后患者出现肉眼血尿及尿频、尿痛等尿路刺激征，遂入院就诊。查尿常规，镜检见红细胞满视野。嘱立即停用感冒清片，给予对症治疗后，患者血尿及尿路刺激征缓解，好转出院。

（3）用药指导

①本品含对乙酰氨基酚、马来酸氯苯那敏、盐酸吗啉胍3种化药成分，应避免与含有相同成分或功效类似的药品联合使用，导致组方成分超剂量使用或引起毒性协同作用。

②有使用非甾体类抗炎药诱发的哮喘、荨麻疹或其他过敏反应病史的患者禁用。有非甾体抗炎药导致的胃肠道出血或穿孔病史的患者，活动性消化道溃疡/出血的患者，或者既往曾复发溃疡/出血的患者禁用。

③冠状动脉搭桥手术（CABG）围手术期的患者，重度心力衰竭的患者，严重肝肾功能不全者禁用。

④本品含马来酸氯苯那敏：新生儿和早产儿、癫痫患者、接受单胺氧化酶抑制剂治疗者禁用；高空作业者、车船驾驶者、危险机械操作人员工作期间禁用。

12. 脑络通胶囊

（1）不良反应表现：过敏反应较为突出（占总体报告数的22.3%，其中严重过敏反应占3.3%），主要累及消化系统、精神/神经系统、皮肤及附件等，临床表现以头晕、头痛、恶心、呕吐、腹痛、腹泻、皮疹、乏力为最多见，其他不良反应包括口干、便秘、肝生化指标异常、嗜睡、胸闷、呼吸困难、心悸、血压下降、肌肉疼痛、月经过多，有男性乳房肿大的个案报告。

（2）典型病例：某女，49岁，因"脑中风后遗症"就诊，给予脑络通胶囊口服，2粒 tid。首次用药2小时后，患者周身起大小不等风团，伴喉部不适，呼吸困难，唇部肿胀剧痒。诊断为"药物性荨麻疹"，给予盐酸异丙嗪注射液肌注，复方甘草酸铵注射液、葡萄糖酸钙注射液、地塞米松注射液静滴。次日患者症状缓解，治愈出院。

（3）用药指导

①本品含盐酸托哌酮、甲基橙皮苷、维生素B₆3种化药成分，在临床应用过程中，应避免与含有相同成分或功效类似的药品联合使用，该药所导致的过敏反应可能主要与其盐酸托哌酮组分有关。

②对本品及其组方成分过敏者禁用；孕妇禁用；重症肌无力患者禁用。

③哺乳期妇女不宜使用；肝功能异常患者慎用，用药期间应监测肝功能。

④在使用脑络通胶囊前，应仔细阅读药品说明书，充分了解脑络通胶囊的用药风险，并详细了解患者疾病史及用药史，避免或减少过敏不良反应的发生。

13. 新复方大青叶片

（1）不良反应表现：主要表现为过敏反应，以皮肤过敏反应为主，表现为皮疹、瘙痒、多汗、紫癜、口唇及生殖器瘙痒、红肿及溃疡等，也有重症药疹、过敏性休克等严重过敏反应的个案报告；消化系统损害表现为口干、恶心、呕吐、腹痛、腹泻、腹胀等，有消化道出血及肝生化指标异常的个案报告；精神神经系统损害表现为嗜睡、失眠、头晕、头痛、眩晕等；此外有长期服用新复方大青叶片致药物依赖的个案报告。

（2）典型病例：患者因"头痛、咽喉痛"，门诊给予新复方大青叶片4片，tid。首次服药约20分钟后患者自觉嘴唇发麻，全身皮肤出现红肿瘙痒，继而意识不清，急送医院就诊。入院查体：血压80/40mmHg，呼吸106次/分，诊断为"过敏性休克"。给予抗过敏及抗休克治疗，患者病情好转，治愈出院。

（3）用药指导

①本品含对乙酰氨基酚、异戊巴比妥、咖啡因、维生素C4种化药成分，在临床应用过程中，应避免与含有相同成分或功效类似的药品联合使用，导致组方成分超剂量使用或引起毒性协同作用。

②长期或超剂量使用该药时，其组方成分异戊巴比妥和对乙酰氨基酚可能存在肝毒性协同作用，必要时应注意监测肝功能。个别病例长期服用新复方大青叶片，或合用多种与本品组分相同或类似的药品，导致肝功能损伤、消化道出血等严重不良反应。

③据文献报道，新复方大青叶片所含组分异戊巴比妥长时间使用可发生药物依赖，停药后易发生停药综合征。

④乙醇中毒、胃溃疡、病毒性肝炎、肝硬化等肝病患者禁用；严重肺功能不全、哮喘史者禁用，肾功能不全者禁用；血卟啉病史、贫血者禁用，血糖未控制的糖尿病患者禁用；抑郁症患者不宜使用。

（三）中药注射剂的不良反应

1. 清开灵注射液

（1）不良反应表现：以过敏反应为主，表现为皮肤潮红或苍白、皮疹、呼吸困难、心悸、喉头水肿、过敏性休克等。全身性损害表现为畏寒、寒战、发热、高热、疼痛、乏力、多汗、水肿、颤抖等；呼吸系统损害表现为鼻塞、喷嚏、流涕、咽喉不适、咳嗽、喘憋等；心血管系统损害表现为胸闷、胸痛、发绀、血压下降或升高、心律失常等；消化系统损害表现为恶心、呕吐、腹胀、腹痛、腹泻等；神经精神系统损害表现为眩晕、头痛、烦躁、惊厥、震颤、嗜睡、失眠等；皮肤及其附件损害表现为皮肤发红、瘙痒、斑丘疹、荨麻疹等；血液系统损害表现为黏膜充血、紫癜、静脉炎等；其他损害包括耳鸣、视觉异常、眼充血、低血钾症、血尿等。

（2）典型病例：某女，10岁，因发热、头痛、喉痒、咳嗽3天到儿科门诊治疗，经检查诊断为上呼吸道感染。给予清开灵25ml加10%葡萄糖注射液250ml静脉滴注。输入药液约50ml时，患儿开始诉胸闷不适，继而呼吸急促、烦躁、惊叫，咳大量粉红色泡沫样痰，双肺可闻弥漫性湿性啰音，心律40次/分，口唇发绀，脉搏消失，血压未测及。诊断为过敏性休克。

（3）用药指导

①医护人员应充分了解清开灵注射剂的功能主治，严格掌握其适应证，权衡患者的治疗利弊，谨慎用药。

②医护人员应在用药前仔细询问患者的过敏史，过敏体质者及有家族过敏史者禁用。

③新生儿、婴幼儿、孕妇禁用；有低钾血症包括与低钾血症相关的周期性麻痹病史者禁用。

④清开灵注射剂应单独使用，禁忌与其他药品混合配伍；谨慎联合用药，如确需联合其他药品时，医护人员应谨慎考虑与清开灵注射液的时间间隔以及药物相互作用等因素。

⑤医护人员应严格按照说明书规定的用法用量给药，不得超剂量、高浓度应用；对于老年人、儿童、心脏严重疾患、肝肾功能异常患者等特殊人群患者应谨慎使用；用药期间密切

观察，发现异常应及时停用清开灵注射液，并及时采取救治措施。

2. 双黄连注射液

（1）不良反应表现：全身性损害主要表现为过敏性休克、过敏样反应、高热、寒战、心悸、发绀、血压下降或升高等；呼吸系统损害主要表现为呼吸困难、呼吸急促、喉头水肿等；皮肤及其附件损害表现为皮疹、荨麻疹、斑丘疹、红斑疹、皮肤发红、肿胀、瘙痒、皮炎等；其他损害包括眼充血、静脉炎等。

（2）典型病例：某女，57岁，因上呼吸道感染，给予10%葡萄糖注射液250ml加入注射用双黄连3.6g静脉滴注。约输入150ml时，患者出现耳后皮肤瘙痒。停止输液5分钟后，全身出现红色皮疹，呼吸困难，大汗，血压75/50mmHg。经静脉推注地塞米松，皮下注射肾上腺素，3小时后症状逐渐消失。

（3）用药指导

①建议医护人员充分了解双黄连注射液的功能主治，严格掌握其适应证，权衡患者的治疗利弊，谨慎用药。除临床必须使用静脉输液外，尽量选择相对安全的口服双黄连制剂，或采用肌内注射方式给药。

②医护人员在用药前仔细询问患者的过敏史，对使用该产品曾发生过不良反应的患者、过敏体质的患者（包括对其他药品易产生过敏反应的患者）禁用。有咳喘病、心肺功能疾病、血管神经性水肿、静脉炎的患者避免使用该产品。

③4周岁及以下儿童、孕妇禁用；严重心肺功能不全者禁用；高龄老人和病危患者应避免使用。

④双黄连注射液应单独使用，禁忌与其他药品混合配伍。谨慎联合用药，如确需联合其他药品时，医护人员应谨慎考虑与双黄连注射液的时间间隔以及药物相互作用等因素。

⑤严格按说明书规定的用法用量给药，不得超剂量、高浓度应用。用药期间密切观察，发现异常应及时停用双黄连注射液，并及时采取救治措施。

3. 参麦注射液

（1）不良反应表现：过敏反应如荨麻疹样

皮疹、面潮红、胸闷、心悸、全身无力、麻痹、头晕、头痛、静脉炎、过敏性休克、癫痫大发作、恶心、呕吐、黄疸等；严重不良反应包括消化道出血、急性肝肾功能损害、心绞痛、过敏性休克。

（2）典型病例：某女，56岁，中医诊断为气血亏虚型眩晕。入院后中药煎剂治疗1个月后，病情好转，但是有口干、夜寐不安等症状，给予参麦注射液100ml静脉滴注，用药2分钟后，患者突感四肢麻木、头昏、胸闷、出汗、心悸、全身不适，继而出现呼吸困难、濒死感、口唇及肢端发绀、四肢厥冷、面色苍白。

（3）用药指导

①临床上应严格按照本品适应证范围使用，使用时务必加强用药监护。

②对有药物过敏史或过敏体质的患者应避免使用。

③孕妇及老年人慎用。新生儿、婴幼儿禁用。

④本品含人参，不宜与含藜芦、五灵脂的药物同时使用。

4. 穿琥宁注射液

（1）不良反应表现：全身性损害主要表现为过敏性休克、过敏样反应、发热、寒战等，其中过敏性休克约占严重病例报告总数的43%；呼吸系统损害主要表现为呼吸困难、胸闷、气促等；皮肤黏膜损害表现为重症药疹等；其他损害包括血小板减少、紫癜、急性肾衰竭等。

（2）典型病例：某女，28岁，因上呼吸道感染静脉滴注穿琥宁注射液（5%葡萄糖注射液500ml加入穿琥宁40ml静脉滴注），约10分钟后，患者感到胸闷、憋气，继而出现口唇发绀，大汗淋漓，血压不能测到。立即停止输液，予以肾上腺素和多巴胺等抢救治疗，5小时后，患者症状逐渐消失，血压恢复正常。

（3）用药指导

①临床应用时务必加强用药监护，并严格按照本品适应证范围使用。

②对有药物过敏史或过敏体质的患者应避免使用，静脉输注时不应与其他药品混合使用，并应避免快速输注。

③孕妇慎用。鉴于目前儿童用药尚无足够

的临床资料，建议医护人员应全面权衡用药利弊，严格掌握适用人群，慎用于儿童。

④本品忌与酸、碱性药物或含有亚硫酸氢钠、焦亚硫酸钠为抗氧剂的药物配伍。

5. 炎琥宁注射液

（1）不良反应表现：全身性损害主要表现为过敏性休克、过敏样反应、高热、乏力等；呼吸系统损害主要表现为呼吸困难、窒息、呼吸衰竭等；皮肤及其附件损害表现为剥脱性皮炎、重症药疹等；其他损害包括低血压、四肢麻痹、昏迷、药物性肝炎等。

（2）典型病例：某女，28 岁，因上呼吸道感染先后给予克林霉素磷酸酯 0.9g，注射用炎琥宁 0.2g 静脉滴注。注射用炎琥宁滴注约 10 分钟，患者出现面色灰白、大汗淋漓，随即牙关紧闭、神志不清。查体：体温 36℃，心率 100 次/分，呼吸 28 次/分，血压 60/40mmHg，神志不清，双肺呼吸音粗，心音弱。立即停药，吸氧，予以地塞米松 20mg 静脉滴注，肌内注射肾上腺素 0.5mg，症状逐渐缓解，1 小时后患者面色红润，呼吸顺畅。

（3）用药指导

①医护人员应充分了解炎琥宁注射液用药风险，严格掌握其适应证，权衡患者（尤其是儿童患者）的治疗利弊，应谨慎用药。

②医护人员应严格按照说明书规定的用法用量给药，不得超剂量应用，尤其是儿童患者；用药期间密切观察，发现异常应及时停用炎琥宁注射液，并及时采取救治措施。

③本品对胎盘绒毛滋养叶细胞有细胞毒作用，动物实验提示有抗早、中孕作用，故孕妇禁用。小儿用药酌减或遵医嘱；老年人慎用或遵医嘱。

④医护人员应在用药前仔细询问患者的过敏史，对使用炎琥宁注射液曾发生过敏反应的患者应禁止使用，其他过敏体质患者（对其他药品或物质产生过敏反应的患者）应谨慎用药，如需用药，应在用药过程中对患者进行密切监测。

⑤本品忌与酸、碱性药物或含有亚硫酸氢钠、焦亚硫酸钠为抗氧剂的药物配伍；不宜与氨基糖苷类、喹诺酮类药物配伍。

6. 生脉注射液

（1）不良反应表现：全身表现为发热、寒战、过敏性休克、过敏样反应等；呼吸系统主要表现为呼吸困难、胸闷、憋气、喉头水肿等；心血管系统主要表现为发绀、心律失常、血压升高或下降等；皮肤及其附件损害主要表现为皮疹、剥脱性皮炎等；精神及神经系统主要表现为头晕、头痛、局部麻木、抽搐、震颤、头胀、意识模糊、失眠、精神障碍等；消化系统主要表现为恶心、呕吐、腹胀、腹痛、腹泻、胃不适、口干、口麻木等。

（2）典型病例：某女，因乏力待查就诊，给予生脉注射液 40ml 加入 5% 葡萄糖注射液（250ml）内静脉滴注，当滴注约 5 分钟时患者面部出现红斑样皮疹，并感瘙痒，随即神志不清，面色苍白。查体：血压 80/46mmHg，心率 56 次/分，呼吸 38 次/分。立即停用生脉注射液，给予抗休克治疗，40 分钟后血压升至 115/72mmHg。

（3）用药指导

①临床应用时务必加强用药监护，并严格按照本品适应证范围使用。

②孕妇禁用；新生儿、婴幼儿禁用。

③对有药物过敏史或过敏体质的患者禁用；对儿童、年老体弱者、高血压患者、心肺严重疾患者、肝肾功能异常者等特殊人群和初次使用本品的患者应慎重使用，加强临床用药监护。

④本品不宜与中药藜芦、五灵脂及其制剂同时使用。静脉输注时不应与其他药品混合使用，并避免快速输注。

7. 香丹注射液

（1）不良反应表现：全身性损害表现为过敏样反应、过敏性休克、发热、寒战、晕厥等；呼吸系统损害表现为呼吸困难、咳嗽、喉头水肿等；心血管系统损害表现为心悸、发绀等；中枢及外周神经系统损害表现为头晕、头痛等；皮肤及其附件损害表现为皮疹、瘙痒等；胃肠系统损害表现为恶心、呕吐等。

（2）典型病例：某女，76 岁，因冠心病至村卫生所就诊，查血压 130/80mmHg。给予香丹注射液 20ml 加入 5% 葡萄糖注射液 250ml 静脉滴注。约滴注 30ml 时，患者出现皮肤瘙痒、面色苍白、出冷汗、胸闷、气促。查血压 60/40mmHg，呼吸 60 次/分。立即停药，皮下注射肾上腺素 0.4mg，肌内注射马来酸氯苯那敏 10mg，地塞米松 10mg。20 分钟后，血压回升，症状好转。

（3）用药指导

①临床应用时务必加强用药监护，并严格按照本品适应证范围使用。

②对有药物过敏史或过敏体质的患者应避免使用，静脉输注时不应与其他药品混合使用，并避免快速输注。

③孕妇及哺乳期妇女禁用。对老人、儿童、肝肾功能异常患者等特殊人群和初次使用中药注射剂的患者应慎重使用，加强监测。对长期使用的在每个疗程之间要有一定的时间间隔。

④不宜与抗癌药如阿糖胞苷、环磷酰胺、氟尿嘧啶等合用，因其能促进恶性肿瘤的转移；不宜与止血药合用，如维生素 K、凝血酶等；不宜与抗酸药同用，如氧化镁合剂、复方氧化镁合剂、复方氢氧化铝（胃舒平）、胃得乐片等；不宜与麻黄碱、山梗菜碱等合用；不宜与阿托品合用；不宜与盐酸利多卡因、肌苷注射液配伍合用。

⑤本品不良反应包括过敏性休克，应在有抢救条件的医疗机构使用，特别是首次用药开始 30 分钟，发现异常时立即停药，采用积极救治措施救治患者。

8. 脉络宁注射液

（1）不良反应表现：全身性损害表现为过敏样反应、寒战、发热、过敏性休克等；呼吸系统损害表现为呼吸困难、憋气、喉头水肿等；心血管系统损害表现为胸闷、发绀、低血压、高血压等。

（2）典型病例：某男，67 岁，因右侧肢体麻木不利诊断为脑血栓早期。查体：体温 36.2℃，呼吸 72 次/分，血压 160/100mmHg。给予脉络宁注射液 20ml 静脉滴注，输液至 100ml 时，患者感全身发冷，血压下降至 80/45mmHg，脉搏 100 次/分。立即停药，给予抗休克治疗，30 分钟后患者上述症状缓解，2 小时后血压升至 120/60mmHg。

（3）用药指导

①临床应用时务必加强用药监护，特别是

老年患者，并严格按照本品适应证范围使用。

②孕妇、有过敏史或过敏体质者禁用；有哮喘病史者慎用。

③静脉输注时不应与其他药品混合使用，并应避免快速输注。

9. 喜炎平注射液

（1）不良反应表现：全身性损害表现为过敏样反应、过敏性休克等；呼吸系统损害表现为呼吸困难等；皮肤及其附件损害表现为全身皮疹等；心血管系统表现为发绀等。

（2）典型病例：某女，21 岁，因上呼吸道感染，静脉滴注喜炎平注射液 150mg + 5% 葡萄糖注射液 250ml。输入至 2/3 时，患者出现寒战、发热、心悸、严重呼吸困难，随即停止输液，马上给予地塞米松加入 5% 葡萄糖注射液 250ml 中，同时肌内注射苯海拉明 20mg，氧气吸入。30 分钟后患者症状好转。

（3）用药指导

①用药前详细询问患者的过敏史，对穿心莲类药物过敏者及孕妇禁用，过敏体质者慎用，老人、儿童、肝肾功能异常患者等特殊人群和初次使用中药注射剂的患者应慎重使用，加强监测。

②喜炎平注射液严禁与其他药物混合配伍，谨慎联合用药，如确需联合使用其他药品时，应谨慎考虑与本品的间隔时间以及药物相互作用等问题。

③医护人员应严格按照说明书规定的用法用量给药，不得超剂量使用。加强用药监护，用药过程缓慢滴注，特别是开始 30 分钟内要密切观察用药反应，发现异常立即停药并采用积极救治措施。

10. 红花注射液

（1）不良反应表现：全身性损害表现为过敏样反应、过敏性休克、寒战、发热、面色苍白等；呼吸系统损害表现为呼吸困难、咳嗽、喘憋、喉水肿等；心血管系统损害表现为心悸、心律失常、发绀等；中枢及外周神经系统损害表现为头晕、头痛、抽搐等；胃肠系统损害表现为恶心、呕吐；皮肤及附件损害表现为皮疹、瘙痒。

（2）典型病例：某男，53 岁，因高血压 2

级伴冠心病给予5%葡萄糖注射液250ml+红花注射液20ml，静脉滴注8～10分钟后，患者诉手臂发红、心慌难受，立即更换为葡萄糖注射液，此时患者面色苍白、出现休克。立即取中凹位，给予肾上腺素注射液0.5mg+地塞米松注射液5mg，给予吸氧，测脉搏微弱，血压测不出。继续给予肾上腺素注射液0.5mg+地塞米松注射液5mg，10分钟后症状缓解，1小时后患者恢复正常。

（3）用药指导

①用药前详细询问患者用药史、过敏史等情况。

②有药物过敏史或过敏体质的患者禁用，特别是对本品或含红花的制剂有过敏或严重不良反应病史者禁用；凝血功能不正常及有眼底出血的糖尿病患者禁用；孕妇、哺乳期妇女禁用；新生儿、婴幼儿及儿童禁用。

③年老体弱者、心肺严重疾患者、肝肾功能异常患者等特殊人群和初次使用中药注射剂的患者慎用，此类人群使用本品应加强监测。

④长期使用者应在每疗程间留有间隔时间。

⑤医护人员应严格按照说明书规定的用法用量给药，不得超剂量使用。加强用药监护，用药过程缓慢滴注，特别是开始30分钟内要密切观察用药反应，发现异常立即停药并采用积极救治措施。

11. 鱼腥草注射液

（1）不良反应表现：本品可致严重过敏反应，表现为过敏性休克，肺水肿，喉水肿，过敏性紫癜，大疱性表皮松解型药疹，剥脱性皮炎，重症多形性红斑等。尚可见其他不良反应，皮肤黏膜损害表现为皮肤潮红，瘙痒，荨麻疹，斑丘疹及血管神经性水肿等；呼吸系统损害表现为胸闷，气急，喘鸣，憋气，发绀，呼吸困难等；消化系统损害表现为恶心，呕吐，腹痛，腹泻等；循环系统损害表现为心悸，出汗，面色苍白，肢冷，发绀等；意识方面的改变表现为烦躁，头晕，头痛，意识不清；肌内注射可引起局部疼痛。

（2）典型病例：某女，15岁，因上呼吸道感染给予鱼腥草注射液100ml静脉滴注。静脉滴注约10分钟，患者出现烦躁不安、面色苍

白、血压80/50mmHg。立即停药，经静脉推注地塞米松，10分钟后症状缓解，血压升至105/70mmHg。

（3）用药指导

①为防止其严重不良反应的重复发生，临床应用时务必加强用药监护，并严格按照本品适应证范围使用。

②对本品过敏者禁用；孕妇、儿童禁用；老年人、心脏病者慎用。

③静脉输注时不应与其他药品混合使用，并避免快速输注。

12. 葛根素注射液

（1）不良反应表现：皮疹、过敏（严重者可出现过敏性休克）、寒战、发热、腰痛、腹痛、黄疸和尿色改变（严重者呈酱油色），该药所导致的急性血管内溶血发病急、进展快，病情危重，如不及时发现、治疗，会危及生命。

（2）典型病例：某男，72岁，因脑动脉硬化、脑梗死于1999年1月11日入院治疗。12日开始予葛根素注射液500mg，每日1次，静脉滴注。1月23日停药3天。1月26日继续给药，用法用量同前。从2月2日开始，患者自诉乏力，头晕加重，食欲差，小便浓茶样。查体：皮肤、巩膜黄染，肝脾未触及。2月3日急查肝功能示总胆红素（STB）36.5μmol/L，非结合胆红素（UCB）30.5μmol/L，总胆汁酸（TBA）15μmol/L；血常规：红细胞计数（RBC）2.11×10^{12}/L，血红蛋白（Hb）73g/L。考虑药物引起溶血，即停药。给予静脉滴注地塞米松，口服碳酸氢钠，并嘱多饮水，患者症状渐改善。2月24日（停药3周后）复查血常规示RBC 3.36×10^{12}/L，Hb 125g/L；肝功能检查正常。

（3）用药指导

①广大医务人员应严格掌握适应证，加强临床用药监护，防止严重不良反应的发生。

②急性血管内溶血的预后与诊断、治疗及时与否有关，故建议医生在用药过程中仔细询问患者尿色变化，并定期监测胆红素、网织红细胞、血红蛋白及尿常规，一旦患者出现寒战、发热、黄疸、腰痛、尿色加深等症状时立即停药。

③对本药过敏或过敏体质者禁用；有出血

者禁用；严重肝、肾功能不全，心力衰竭及其他严重器质性疾病患者禁用；对老年体弱患者，应注意血常规，肝、肾功能等方面的监测，并注意疗程不宜过长。

13. 莪术油注射液

（1）不良反应表现：主要是过敏反应，表现为皮疹、全身发痒、面部潮红，并伴有胸闷，心前区不适、喉头发紧、恶心欲吐，严重者呼吸困难，过敏性休克。

（2）典型病例：某男，12岁，因上呼吸道感染，给予莪术油注射液250ml，静脉滴注。患者出现头晕，口舌麻木，口周及全身发绀，晕厥。查体：血压70/40mmHg。经治疗痊愈。

（3）用药指导

①建议临床医师严格掌握适应证，用药过程中避免给药速度过快，加强临床用药监护。

②对此药过敏者禁用，过敏体质者慎用；孕妇忌用。

③禁忌与头孢曲松、头孢拉定、头孢哌酮、庆大霉素、呋塞米配伍使用，禁与丁香配伍。

14. 细辛脑注射液

（1）不良反应表现：主要为全身性损害，表现为过敏性休克、过敏样反应等；呼吸系统损害表现为呼吸困难、胸闷、喉头水肿等；心血管系统损害表现为心悸、心动过速、心律失常、发绀等；皮肤及其附件损害表现为面部水肿。

（2）典型病例：某女，25岁，因支气管哮喘给予细辛脑注射液16mg+5%葡萄糖注射液250ml静脉滴注，10分钟后患者出现胸闷，面色苍白，大汗淋漓，血压60/40mmHg。立即停止用药，给予吸氧，肌内注射肾上腺素1mg，地塞米松10mg，异丙嗪25mg，多巴胺40mg+0.9%氯化钠注射液静脉滴注。半小时后，患者症状缓解。1天后症状消失。

（3）用药指导

①细辛脑注射剂易发生过敏反应，建议医护人员在用药前应详细询问患者的过敏史，对本品所含成分过敏者禁用，过敏体质者慎用。在给药期间应对患者密切观察，一旦出现过敏症状，则应立即停药或给予适当的救治措施。

②鉴于细辛脑注射剂严重病例报告中儿童患者较多，尤其是6岁以下儿童，建议6岁以下儿童慎用。

③医护人员应严格按照说明书规定的用法用量给药，不得超剂量使用，并在使用细辛脑注射剂时尽量单独用药，以减少严重不良反应的发生。

第三节　中药用药错误

一、基本概念与评估分级

（一）基本概念

2011年我国原卫生部颁布的《医疗机构药事管理规定》中，将用药错误（medication error，ME）定义为合格药品在临床使用全过程中出现的，任何可以防范的用药不当。美国用药错误报告与防范协调委员会将用药错误定义为在药物治疗过程中，医疗专业人员或患者不恰当地使用药物而造成患者损伤的、可预防的事件。用药错误可发生于药物治疗过程中的任何环节，主要包括处方错误、调配错误、给药错误、患者依从性错误、用药监测错误等多个方面。用药错误引起的药物不良事件都是可以预防和改善的，因而不可预防的药物不良事件不是由用药错误引起的。

中药用药错误是指在药物治疗过程中，医疗专业人员或患者不恰当地使用合格中药而造成患者损伤的、可预防的事件。涉及用药错误的药物既可以是中成药，也可以是中药饮片。中药用药错误可发生于药物治疗过程中的任何环节。用药错误的原因可能与管理制度和工作流程的缺陷、医生非主观意愿的诊断用药错误、患者对药品的贮存条件或服用方法等缺乏了解、药品调配过程中操作失误、医护人员和患者沟通失误等有关。如在给药过程中，用药错误指药物、时间、患者、途径、剂量的错误。又如国家中医药管理局制定的《中成药临床应用指导原则》中明确规定：中成药临床应用应辨证用药、辨病辨证结合用药。因此临床使用中成药时，必须将辨证论治与辨病论治灵活结合，如果仅根据西医诊断选用中成药，或望文生义根据药名猜测而选择用药，就容易导致用药错误。

（二）评估分级

目前我国尚无官方发布的用药错误分级标准，通常借鉴美国国家用药错误报告及预防协调委员会制定的分级标准，即根据用药错误发生的程度和发生后可能造成危害的程度，将用药错误分为 A ~ I 九级，并可归纳为 4 个层级，见表 13 - 3 - 1。

表 13 - 3 - 1　用药错误分级标准

分级	涵义	归纳
A 级	客观环境或条件可能引发差错（差错隐患）	差错未发生
B 级	发生差错但未发给患者，或已发给患者但未使用	发生差错，未造成伤害
C 级	患者已使用，但未造成伤害	
D 级	患者已使用，需监测差错对患者造成的后果，并根据后果判断是否需要采取措施预防和减少伤害	
E 级	差错造成患者暂时性伤害，需要采取处置措施	发生差错，且造成患者伤害
F 级	差错对患者的伤害可导致患者住院或延长住院时间	
G 级	差错导致患者永久性伤害	
H 级	差错导致患者生命垂危，需要应用维持生命的措施	
I 级	差错导致患者死亡	发生差错，造成患者死亡

二、中药用药错误防范

（一）发生用药错误的风险因素

1. 管理因素　包括管理制度落实不到位，缺少专职的管理机构和人员，未建立正确的用药安全文化等因素。科学的管理可以有效降低用药风险，如在防范用药错误过程中，从系统观出发，从组织机构的角度系统设计防御错误的机制，可以有效减少犯错误的环境和机会。即错误发生后，关键是弄清楚为什么出现这些问题以及如何防范差错的再次发生。

2. 流程因素　包括医疗机构内部缺乏有效沟通，临床治疗和用药的各环节衔接不畅，从医生开具处方到患者用药的过程中系统信息的传递发生差错或药品信息未能及时更新，对易发生的用药错误在信息系统中没有提示等。

3. 环境因素　如工作空间狭小，药品或给药装置等堆放混乱，外用药、内服药等不同类别的药品未分开摆放，工作环境嘈杂拥挤，噪声污染较大等。

4. 人员因素　包括人力资源不足，人员知识结构欠缺，且缺乏系统规范的培训，工作人员风险意识不强，未能严格遵守规章制度和标准化操作规程等。

5. 药品因素　包括药品的外观、包装、标签、名称等相近，各听似、看似易混淆药品未分开摆放并设置特殊警示标识，特定剂型、特殊用法药品未与普通药品区分管理，近效期药品未及时更新，药品贮存条件不足等。

（二）用药错误的防范策略

根据美国安全用药研究所（The Institute for Safe Medication Practices，ISPM）6 个层级实施用药错误防范策略，其有效性由强到弱。

第一级：强制功能和约束，包括规范处方行为，部分药品如特殊管理级别抗菌药物需具备相应资质的医师方可开具，并在调配和用药过程中认真核对处方；明确药品调剂权限，规定符合管理资质要求的药师方可从事药品的验收、调剂和检验工作；使用特殊管理标识，对看似、听似等药品设置特殊标识加以区分；开展处方前置审核，对不合理用药及时纠正并反馈。

第二级：自动化和信息化，包括使用自动摆药机、自动发药机、电子智能药柜等自动化机器，并采用现代信息化技术进行流程维护和系统管理，如在 His 系统中对毒麻药、高风险药品及特殊管理级别抗菌药等进行标注，对出现错误的医嘱条目予以即时提醒等。

第三级：标准化和协议，包括严格执行 5R 原则，即确保正确的病人、正确的药物、正确的剂量、正确的途径、正确的给药时间；制定标准化操作流程，确保医生、护士和药师之间的交接标准合规，避免疏漏；制定标准化的指南、共识、技术规范等并遵照执行，规范医疗行为。

第四级：项目清单和复核系统，包括建立多重核对流程，在处方开具、药品调配、核对、发药等各环节进行多重核对；同时建立 PDCA 循环制度，对可能发生用药错误的环节进行讨论分析和总结改进，以减少用药错误的发生。

第五级：规章制度，包括制定标准化工作制度与流程，并确保有效执行；建立用药错误管理制度，对发生的用药错误及时上报，并查找原因，对用药各环节中的疏漏和流程缺陷进行及时改进；进行合理的人员配置，做到责权利明确，工作强度适宜；改善工作环境，减少不良干扰等。

第六级：教育/信息，对医疗机构中的信息化系统进行持续改进和维护，使之适应临床安全合理用药的需求；并通过教育培训，使医务人员提高对用药错误的认知水平和重视程度。

（三）临床常见用药错误

[案例1]某男，38 岁，因"感冒"到当地诊所就诊，予维 C 银翘片口服，每日 4 次，每次 4 片。3 天后，患者全身泛发红斑，自觉轻微瘙痒，前往医院就诊。查体：体温 36.8℃，脉搏 88 次/分，血压 152/82mmHg，神志清楚；四肢、躯干泛发红斑，部分融合，压之褪色，米粒至蚕豆大小，皮温不高。诊断：发疹型药疹。给予甲泼尼龙 20mg 静脉滴注，氯雷他定 10mg 口服等治疗，患者好转，症状消失。

分析与点评：本例用药错误属于 E 级。维 C 银翘片说明书提示，用于成人时每次 2 片，每日 3 次。本病例中患者使用维 C 银翘片每次 4 片，每日 4 次，未按照说明书推荐的用法用量使用，超过正常服用剂量和频次，导致出现发疹型药疹。维 C 银翘片属于中西药复方制剂，成分较复杂，不宜超剂量用药。

[案例2]某男，18 岁，因"会阴部及口唇皮肤黏膜损伤"就诊。患者因"感冒"自行服用多种药物：感冒清片、维 C 银翘片、氯苯那敏（扑尔敏）片、麻杏止咳糖浆、清火栀麦片等。服药 1 周后会阴部感瘙痒，局部出现红斑及大小不等水疱、溃烂伴渗液；其后口唇处亦出现局部肿胀、水疱、糜烂，伴局部疼痛。问诊：患者自发病以来，无畏寒发热，无胸闷气促，二便、睡眠良好。查体：体温 36.8℃；脉搏 84 次/分，呼吸 20 次/分；血压 120/80mmHg。考虑药物过敏所致，给予维生素 C、葡萄糖酸钙、酮替芬、咪唑斯汀缓释片（皿治林）抗过敏治疗。患者好转出院。

分析与点评：本例用药错误属于 F 级。患者同时服用感冒清片（含马来酸氯苯那敏、对乙酰氨基酚、穿心莲叶）、维 C 银翘片（含马来酸氯苯那敏、对乙酰氨基酚）、扑尔敏片（含马来酸氯苯那敏）、清火栀麦片（含穿心莲），导致出现不良反应并住院治疗。患者合并使用多种含有相同成分或功效类似的药品，造成组方成分超剂量使用。同时感冒清片、维 C 银翘片均为含西药成分的中成药，其批准文号都按中成药管理，临床易忽视其中的西药成分。建议药师应加强对患者的合理用药宣教，提示含西药成分中成药的用药风险，同时应避免多种复方药物联合使用，以免导致用药错误。

[案例3]某患者开具的中药饮片处方中含肉豆蔻，药师调配成豆蔻，复核药师在查方时及时发现调配差错并予以纠正，从而避免了将错误的药品发给患者。

分析与点评：本例用药错误属于 B 级，发生错误但未发给患者，因此未造成相应伤害。豆蔻和肉豆蔻属于听似药品，调配时易发生混淆，斗谱安排时应避免将两种药品放于相邻药斗中。在日常总结培训中应将此类听似、看似药品加以总结，重点强调，并尽量分开放置。同时提醒药师应仔细审核处方，认真核对。

第四节　医疗用毒性中药的中毒反应和基本救治原则

一、乌头类药物

乌头类中药材包括川乌、草乌、附子、雪上一枝蒿等。

含乌头类药物的中成药包括追风丸、追风透骨丸、三七伤药片、附子理中丸、金匮肾气丸、木瓜丸、小金丸、风湿骨痛胶囊、祛风止痛片、祛风舒筋丸、正天丸、右归丸等。

（一）中毒机制

主要有毒成分为乌头碱（Aconitine），一般中毒量为 0.2mg，致死量为 2～4mg。其毒性主要作用于神经系统，尤其是迷走神经等，使其先兴奋后抑制，并可直接作用于心脏，产生异常兴奋，可致心律失常，甚至引起室颤而死亡。

（二）中毒表现

（1）神经系统表现为口舌、四肢及全身麻木，头痛，头晕，精神恍惚，语言不清或小便失禁，继而四肢抽搐、牙关紧闭、呼吸衰竭等。

（2）循环系统表现为心悸气短、心律失常、血压下降、面色苍白、口唇发绀、四肢厥冷等。

（3）消化系统表现为流涎、恶心、呕吐、腹痛、腹泻、肠鸣音亢进。

（三）中毒原因

（1）过量服用为主要原因。

（2）用法不当，如煎煮时间太短或生用。

（3）泡酒服用。

（4）个体差异引起蓄积性中毒。

（四）中毒解救

（1）清除毒物，在无惊厥及严重心律失常情况下，反复催吐、洗胃。

（2）肌内注射阿托品 0.5～1.0mg，根据病情可注射数次。如未见症状改善或出现阿托品毒性反应，可改用利多卡因静脉注射或静脉滴注。

（3）对呼吸衰竭、昏迷及休克等垂危患者，酌情对症治疗。

（4）绿豆、甘草、生姜、蜂蜜等煎汤内服。

二、马钱子及含马钱子的中成药

含马钱子的中成药包括九分散、山药丸、舒筋丸、疏风定痛丸、伤科七味片等。

（一）中毒机制

马钱子含番木鳖碱即士的宁，毒性大。成人服用 5～10mg 即可中毒，一次服用 30mg 即可致死。番木鳖碱首先兴奋中枢神经系统，引起脊髓强直性痉挛，继而兴奋呼吸中枢及血管运动中枢。

（二）中毒表现

初期出现头晕、头痛、烦躁不安、面部肌肉紧张、吞咽困难；进而伸肌与屈肌同时做极度收缩，发生典型的士的宁惊厥、痉挛，甚至角弓反张，可因呼吸肌痉挛窒息或心力衰竭而死亡。

（三）中毒原因

（1）误服或服用过量。

（2）服用炮制不当的马钱子。

（四）中毒解救

（1）患者需保持安静，避免声音、光线刺激（因外界刺激可引发惊厥、痉挛），吸氧。

（2）清除毒物，洗胃、导泻。较大量的静脉输液，以加快排泄。

（3）对症治疗，痉挛时可静脉注射苯巴比妥钠 0.2～0.3g。

（4）肉桂煎汤或甘草煎汤饮服。

三、蟾酥及含蟾酥的中成药

含蟾酥的中成药包括六神丸、六应丸、喉症丸、梅花点舌丸、麝香保心丸、麝香通心滴丸等。

（一）中毒机制

主要毒性成分是强心苷（蟾蜍毒素），还含有儿茶酚胺类化合物、肾上腺素、去甲肾上腺素等。蟾蜍毒素有洋地黄样作用，小剂量能使心肌收缩力增强，大剂量则使心脏停止于收缩期。

（二）中毒表现

（1）循环系统表现为胸闷、心律失常、脉缓慢无力、心电图显示房室传导阻滞等。严重时面色苍白、口唇发绀、四肢厥冷、大汗虚脱、血压下降、休克，甚至心搏骤停而死亡。

（2）消化系统表现为恶心呕吐、腹痛、腹泻等。

（三）中毒原因

（1）服用蟾酥制剂过量。

（2）外用蟾酥浓度过高。

（3）误食或过量食用蟾酥。

（四）中毒解救

（1）清除毒物，如洗胃、灌肠、导泻、较大量静脉输液。服用蛋清、牛奶保护胃黏膜并大量饮水或浓茶。

（2）对症治疗，如注射阿托品，服用颠茄合剂等。

（3）甘草、绿豆煎汤饮用，或以生姜捣汁、鲜芦根捣汁内服。

四、雄黄及含雄黄的中成药

含雄黄的中成药包括牛黄解毒丸（片）、六神丸、喉症丸、安宫牛黄丸、牛黄清心丸、牛黄镇惊丸、牛黄抱龙丸、牛黄至宝丸、追风丸、牛黄醒消丸、紫金锭（散）、六应丸、梅花点舌丸等。

（一）中毒机制

雄黄主要成分含二硫化二砷（As_2S_2），此外还含有少量三氧化二砷（As_2O_3）。砷盐毒性较大，进入体内后，蓄积和分布于体内各组织，主要分布在肝、肾、脾等内脏及指甲、毛发等部位。砷对机体的毒性作用是多方面的，首先危害神经细胞，使中枢神经中毒，产生一系列中毒症状，并直接影响毛细血管通透性，也可使血管舒缩中枢麻痹，而导致毛细血管扩张，并可引起肝、肾、脾、心脏等血管的脂肪变性和坏死。

（二）中毒表现

（1）消化系统表现为口腔咽喉干痛、烧灼感，口中有金属味，流涎，剧烈恶心呕吐、腹痛腹泻，严重时类似霍乱。

（2）各种出血症状，如吐血、咯血、眼结膜充血、鼻衄、便血、尿血等。

（3）肝肾功能损害而引起氨基转移酶升高、黄疸、血尿、蛋白尿等。

（4）严重者因心力衰竭、呼吸衰竭而死亡。

（5）长期接触可引起皮肤过敏，出现丘疹、疱疹、痤疮样皮疹等。

（三）中毒原因

（1）超量服用。

（2）饮雄黄酒易致中毒。

（四）中毒解救

（1）清除毒物，如催吐、洗胃、导泻、输液，服用牛奶、蛋清、豆浆、药用炭等吸附毒物，保护黏膜，必要时可应用二巯基丙醇类。

（2）纠正水液代谢和电解质紊乱，抗休克、肾透析等对症治疗。

（3）甘草、绿豆煎汤饮用，也可用中医对症治疗。

五、含朱砂、轻粉、红粉的中成药

含朱砂、轻粉、红粉的中成药包括牛黄清心丸、牛黄抱龙丸、抱龙丸、朱砂安神丸、天王补心丸、安脑丸、苏合香丸、人参再造丸、安宫牛黄丸、牛黄千金散、牛黄镇惊丸、紫雪散、梅花点舌丸、紫金锭（散）、磁朱丸、更衣丸、复方芦荟胶囊。

（一）中毒机制

此类药物含汞，属汞中毒。机体吸收后迅速弥散到各个器官和组织，并可通过血－脑屏障进入脑组织，产生各种中毒症状。

（二）中毒表现

（1）消化系统表现为恶心呕吐、腹痛腹泻、口中有金属味、流涎、口腔黏膜充血、牙龈肿胀溃烂等。

（2）泌尿系统表现为少尿、蛋白尿，严重者可发生急性肾功能衰竭。

（3）神经系统及精神方面症状。

（三）中毒原因

（1）超剂量或长期服用朱砂、轻粉、红粉。

（2）长期大量服用含朱砂、轻粉、红粉的中成药。

（四）中毒解救

（1）清除毒物，如催吐、洗胃、导泻、输液，服用牛奶、蛋清等，也可用二巯基丙醇类、硫代硫酸钠等解毒。

（2）纠正水液代谢和电解质紊乱，抗休克、肾透析等对症治疗。

（3）甘草、绿豆煎汤饮，或以土茯苓煎汤饮。

（张碧华）

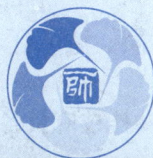

索 引
（按汉语拼音字母顺序排列）

常用中成药

A

B

C

D